U0297767

全科医师处方手册

（第 2 版）

主 编　徐彦贵　王春荣

科学出版社

北京

内 容 简 介

本书由药学和临床专家共同编写,详细阐述了临床常见疾病的药物治疗方案及处方。全书共 4 篇,包括内科、外科、妇产科、儿科系统疾病,每种疾病按概述、临床表现、治疗原则、注意事项等编排阐述。本书内容经典、简明实用,针对品种繁多的药物和疾病,提出了治疗的最佳处方,适于临床医师、基层全科医师和医学院校师生阅读参考。

图书在版编目(CIP)数据

全科医师处方手册/徐彦贵主编.—2版.—北京:科学出版社,2020.4
ISBN 978-7-03-064212-7

Ⅰ.①全… Ⅱ.①徐… Ⅲ.①处方—手册 Ⅳ.①R451-62

中国版本图书馆 CIP 数据核字(2020)第 011881 号

责任编辑:路 弘 / 责任校对:王晓茜
责任印制:赵 博 / 封面设计:牛 君

版权所有,违者必究。未经本社许可,数字图书馆不得使用

科 学 出 版 社 出版
北京东黄城根北街 16 号
邮政编码:100717
http://www.sciencep.com

北京凌奇印刷有限责任公司 印刷
科学出版社发行 各地新华书店经销

*

2020 年 4 月第 一 版 开本:850×1168 1/32
2020 年 4 月第一次印刷 印张:27
字数:850 000
POD定价: 120.00元
(如有印装质量问题,我社负责调换)

编委名单

主　编　徐彦贵　王春革
副主编　刘戈力　李正翔　张卫东　赵学群
编　者　（以姓氏汉语拼音为序）

白志杰	卜一珊	布立民	陈　凡	储赞军
戴　洁	杜　雪	段　蓉	付　蓉	高晓丽
顾向应	郭春宏	郭　健	郭丽娜	郭素箴
韩　姹	胡振华	黄赫坤	黄建华	姜丽红
姜　伟	阚　璇	孔纯玉	李　洁	李静怡
李明江	李明明	李士学	李晓平	李正翔
林　宏	刘戈力	刘光明	刘国艳	刘　军
刘　玫	刘　梅	刘　谦	刘　祥	罗　营
吕菁菁	马学功	马　迎	牛秀敏	齐　政
任海霞	宋学茹	孙燕燕	田　丹	谭东毅
陶　枫	佟若菲	汪志云	王春革	王德华
王　苊	王　屏	王旭柄	王旭晖	王彦
王雨萍	吴建辉	谢华良	邢　丽	徐　梅
徐　茜	徐彦贵	杨华良	杨菁岩	杨晓颖
姚世杰	于　和	于　虹	袁碧波	岳天孚
朱立勤	张　蓓	张红志	张慧娟	张慧英
张丽琴	张秋枫	张卫东	张旭红	张　扬
张　宇	赵学群	郑荣秀	周文辉	

前言

|||||||||
PREFACE

　　《全科医师处方手册》第 2 版,介绍了内科、外科、妇产科、儿科常见病的概念、症状、体征、辅助检查、一般治疗原则、用药目的与原则等内容,并以处方的形式为全科医师及年轻医师提供了常见病治疗的适宜药物、用法用量建议及治疗中的注意事项,可方便医师迅速抓住用药重点,使患者得到最佳的治疗方案。

　　《全科医师处方手册》第 2 版,由经验丰富的临床医师及临床药师共同编写,编写中既注重临床诊疗又关注合理用药及用药安全,处方所选择药物疗效确切,毒副作用小,用药安全且多为国家基本药物及医保药物。

　　本书内容简洁明了,临床实用性、可操作性、指导性强,特别适用于全科医师、基层医师和年轻医师参考。本书在编写中可能存在一些缺点和不足,敬请读者不吝赐教和指正。在本书的编写过程中得到了许多同仁的帮助,在此一并表示感谢。

天津市第一中心医院　徐彦贵

2020 年 3 月

目 录

CONTENTS

第二篇　外科系统疾病用药与处方

第三篇　妇产科系统疾病用药与处方

第四篇　儿科系统疾病用药与处方

第一篇

内科系统疾病用药与处方

第1章

呼吸系统疾病用药与处方

第一节　急性上呼吸道感染

急性上呼吸道感染简称上感,为外鼻孔至环状软骨下缘包括鼻腔、咽和(或)喉部急性炎症的概称。主要病原体为病毒,少数是细菌。是人类最常见的呼吸道感染性疾病。冬春季节多见。多数症状轻微,有一定传染性,病程有一定的自限性。可反复发病。

【症状与体征】

1.普通感冒(伤风)　常见病原体为病毒,以鼻咽部卡他症状为主。初期有咽干、咽痒或烧灼感,同时或之后数小时有喷嚏、鼻塞、清水样鼻涕,全身症状轻微,一般 5～7d 痊愈。

2.病毒性咽炎和喉炎　咽炎表现为咽部症状突出,如发痒、灼热感;喉炎表现为明显声嘶、讲话困难,常有发热、咽痛、咳嗽。

3.急性疱疹性咽峡炎　儿童多见,夏季多发,常由柯萨奇病毒 A 引起,明显咽痛、发热,查体咽部充血,有灰白色疱疹及浅表溃疡。病程约为 1 周。

4.急性咽结膜炎　常发生于夏季,通过游泳传播,儿童多见。主要由腺病毒、柯萨奇病毒等引起。表现为发热、咽痛、畏光、流泪、咽及结膜充血。

5.细菌性咽-扁桃体炎　多由溶血性链球菌引起。发热、咽痛,卡他症状不明显,查体咽部充血明显,腭扁桃体肿大,颌下淋巴结肿大。

【辅助检查】

1.血常规　病毒感染白细胞计数多正常或偏低,伴淋巴细胞比例升高;细菌感染可见白细胞计数与中性粒细胞增高和核左移现象。

2.病原学检查　非常规,病毒鉴定、细菌培养。

【治疗原则】

1. 一般治疗原则　保持室内空气流通、多休息、戒烟、多饮水、补充适当的维生素。

2. 用药目的与原则　目前尚无特殊抗病毒药物,可选利巴韦林及中药治疗;细菌感染予以抗感染治疗。宜给抗组胺药、解热镇痛药、鼻咽减少充血药等对症治疗。

处　方

(1)普通感冒

①控制感冒症状

复方盐酸伪麻黄碱缓释胶囊(新康泰克)　1 粒　口服　每 12h 1 次 2～3d

羚羊感冒片　4～6 片　口服　每日 2 次　2～3d

精制银翘解毒片　3～5 片　口服　每日 2 次　2～3d

②解热镇痛

对乙酰氨基酚　325～1000mg　口服　按需 4～6h 1 次

阿司匹林　500mg　口服　按需每日 4 次

(2)病毒性咽炎和喉炎

①控制症状

苦甘冲剂　4～8g　口服　每日 3 次　2～3d

银黄含化片　1 片　含服　每 2h 1 次　2～3d

右美沙芬　10～20mg　口服　每 4～6h 1 次　2～3d

喷托维林(咳必清)　25mg　口服　每日 3 次　2～3d

②解热镇痛

同普通感冒

(3)细菌性咽-扁桃体炎

①抗菌药物

生理盐水　100ml＋青霉素　160 万 U　静脉滴注　每 6h 1 次　10d

生理盐水　100ml＋克林霉素　1.2g　静脉滴注　每 12h 1 次　10d

青霉素　80 万 U　肌内注射　每日 2 次　10d

阿莫西林/克拉维酸　625mg　口服　每日 2 次　10d

头孢氨苄　0.5g　口服　每日 3 次　10d

头孢克洛　500mg　口服　每日 3 次　10d

　　乙酰螺旋霉素　200mg　口服　每日 4 次　10d

　　阿奇霉素　500mg　口服　每日 1 次　10d

②控制症状、解热镇痛

　　同普通感冒

【用药注意事项】

1. 普通感冒和病毒性咽炎、喉炎的早期不使用抗生素。

2. 使用抗生素前应询问有无药物过敏史。

3. 右美沙芬禁用于有精神病史者、正服用单胺氧化酶抑制药的患者及妊娠早期妇女。

4. 阿奇霉素宜在饭前 1h 或饭后 2h 口服。

5. 有报道，某些大环内酯类抗生素影响一些患者的地高辛肠内代谢。因此，对合用地高辛的患者，应注意地高辛血药浓度有升高的可能。

6. 磺胺类药不易清除咽部细菌，A 组溶血性链球菌对四环素类耐药者多见，这两类药物均不宜选用。

第二节　急性气管-支气管炎

　　急性气管-支气管炎是由生物、物理、化学刺激或过敏等因素引起的气管-支气管黏膜的急性炎症。常发生于寒冷季节或气候突变时，也可由急性上呼吸道感染蔓延而来。

【症状与体征】

起病较急，常先有上呼吸道感染的症状。

1. 症状　全身症状较轻，可发热、疲乏；咳嗽、咳痰，初为干咳或少量黏液痰，可转为黏液脓性或脓性痰，可持续 2～3 周。偶有气促，胸骨后发紧感。

2. 体征　多数无异常。部分双肺可闻及散在干、湿啰音，部位不固定，咳后减少或消失。

【辅助检查】

1. 血常规　多正常，细菌感染较重时白细胞总数和中性粒细胞百分比升高。

2. 病原学检查　非常规，痰培养可发现病原菌。

3. 胸部 X 线　正常或肺纹理增粗。

【治疗原则】

1. 一般治疗原则　注意休息、保暖、多饮水、避免劳累,补充足够的热量。

2. 用药目的与原则　根据感染的病原体及药物敏感试验选择抗生素治疗。同时给予祛痰、止咳、平喘等对症治疗。

处　方

(1)细菌感染所致

①抗菌药物

　　生理盐水　100ml＋青霉素240万U　静脉滴注　每6h1次　5d

　　地红霉素　500mg　口服　每日1次 7d

　　阿奇霉素　500mg　口服　每日1次 共3d

　　罗红霉素　150mg　口服　每日2次 5d

　　多西环素　200mg　口服　每日1次 5d

②祛痰药

　　溴己新(必嗽平)　4～8mg　口服　每日3次　7d

　　盐酸氨溴索　30mg　口服　每日3次　7d

　　标准桃金娘油　300mg　口服　每日3次　5d

　　乙酰半胱氨酸(富露施)　600mg　口服　每日1次　5d

　　羧甲司坦　500mg　口服　每日3次　5d

③镇咳药

　　复方可待因糖浆　15mg　口服　每日3～4次　5d

　　喷托维林(咳必清)　25mg　口服　每日3～4次　5d

　　右美沙芬　10～20mg　口服　每日3～4次　5d

④平喘药

　　沙丁胺醇吸入剂　200μg　按需每4～6h1次　5d

　　特布他林吸入剂(喘康速)　250μg　按需每4～6h1次　5d

　　丙卡特罗气雾剂　10μg　按需每8h1次　5d

　　缓释氨茶碱 200mg　口服　每12h1次　5d

　　非诺特罗气雾剂　200μg　按需每8h1次　5d

⑤解热镇痛药

　　对乙酰氨基酚　325～1000mg　口服　按需每4～6h1次

(2)过敏因素所致

①抗过敏药

　　氯雷他定　10mg　口服　每日 1 次　5d

　　氯苯那敏(扑尔敏)　4mg　口服　每日 3 次　5d

②祛痰、镇咳、平喘药

　　乙酰半胱氨酸(富露施)　600mg　口服　每日 1 次　5d

　　标准桃金娘油　300mg　口服　每日 3 次　5d

　　右美沙芬　10～20mg　口服　每日 2～3 次

　　可待因　15～30mg　口服　每日 3 次　5d

　　沙丁胺醇吸入剂　200μg　按需每 4～6h 1 次　5d

　　复方甲氧那明胶囊(阿斯美)　46.5mg　口服　每日 3 次　5d

　　特布他林吸入剂(喘康速)　250μg　按需每 4～6h 1 次　5d

③解热镇痛药

　　对乙酰氨基酚　325～500mg　口服　按需每 4～6h 1 次　24h 内不得超过 4 次

【用药注意事项】

1. 盐酸氨溴索、羧甲司坦慎用于胃肠道溃疡患者。

2. 使用抗生素前应询问有无药物过敏史。

3. 以对症治疗为主,不宜常规使用抗生素。

4. 肺炎衣原体感染可用四环素或多西环素,或红霉素等大环内酯类。衣原体感染用抗菌药物时需适当延长疗程。

5. 8 岁以下小儿应用多西环素可致恒齿黄染、牙釉质发育不良和骨生长抑制。因此,8 岁以下儿童禁用多西环素。

第三节　肺　　炎

肺炎是指终末细支气管、肺泡及肺间质的炎症。可由病原微生物、理化因素、免疫损伤、过敏及药物所致。是一种常见病、多发病。肺炎病死率:门诊肺炎患者＜1%～5%,住院患者平均为 12%。细菌性肺炎,占肺炎的 80%。

【症状与体征】

1. 症状　变化较大,可轻可重。发热,咳嗽,咳痰,或原呼吸道症状加重,脓血痰,胸痛,呼吸困难,呼吸窘迫。

2. 体征　早期肺部体征无明显异常,重症者可有呼吸频率增快,鼻翼扇动、发绀。肺实变及胸腔积液时有相应体征。

【辅助检查】

1. 血常规　白细胞计数升高或减低,中性粒细胞>80%,并有核左移或中毒颗粒。

2. 痰　经纤维支气管镜或人工气道吸引、防污染样本毛刷、支气管肺泡灌洗、经皮细针抽吸、血和胸腔积液培养可以确定病原体。

3. X线检查　病变累及一个或一个肺叶以上,革兰阴性杆菌病变融合、坏死,形成多发性脓肿,常累及双肺下叶。

4. PCR和荧光标记抗体检测　可以确定病原体。

5. 超声检查　了解胸腔积液及胸膜病变。

6. 尿抗原试验　包括军团菌尿抗原和肺炎链球菌尿抗原。

【治疗原则】

1. 一般治疗原则　卧床休息、氧疗、补充足够的热量、水分、蛋白质和维生素及对症治疗。

2. 用药目的与原则

(1)抗感染治疗是肺炎治疗的最主要环节,重症肺炎首选广谱强力抗生素。

(2)应重视病原检查,给予抗菌治疗前先采集痰标本进行涂片革兰染色检查及培养,体温高、全身症状严重者同时送血培养。有阳性结果时做药敏试验。

(3)48～72h后应对病情进行评价,并根据培养结果选择针对性抗生素。

(4)疗程根据不同病原菌、病情严重程度、基础疾病等因素而定。宜采用注射剂,病情显著好转或稳定后并能口服时改用口服药。

处　方

1. 社区获得性肺炎

(1)抗菌药物

①肺炎链球菌

　　生理盐水　100ml＋青霉素240万U　静脉滴注　每6h1次　7d

　　生理盐水　100ml＋阿莫西林/克拉维酸　1.2g　静脉滴注　每8h1次　5d

　　生理盐水　100ml＋头孢拉定　2g　静脉滴注　每8h1次　5d

头孢克洛　500mg　口服　每日 3 次　7d

②支原体、衣原体、军团菌肺炎

5％葡萄糖注射液　500ml＋阿奇霉素 500mg　静脉滴注　每日 1 次　5d

生理盐水　250ml＋左氧氟沙星　0.5g　静脉滴注　每日 1 次　5d

多西环素　200mg　口服　每日 1 次　5d

③流感嗜血杆菌肺炎

生理盐水　100ml＋阿莫西林/克拉维酸　1.2g　静脉滴注　每 8h 1 次　5d

生理盐水　100ml＋哌拉西林/他唑巴坦　4.5g　静脉滴注　每 8h 1 次　5d

头孢克洛　500mg　口服　每日 3 次　7d

莫西沙星　400mg　口服　每日 1 次　5d

④金黄色葡萄球菌

生理盐水　100ml＋阿莫西林/克拉维酸　1.2g　静脉滴注　每 8h 1 次　5d

生理盐水　100ml＋磷霉素　3g　静脉滴注　每 12h 1 次　5d

⑤革兰阴性杆菌

生理盐水　100ml＋头孢呋辛　750mg　静脉滴注　每 8h 1 次　5d

生理盐水　100ml＋头孢他啶　2g　静脉滴注　每 12h 1 次　5d

生理盐水　100ml＋头孢哌酮/舒巴坦　2g　静脉滴注　每 12h 1 次　5d

生理盐水　250ml＋亚胺培南/西司他丁　500g　静脉滴注　每 8h 1 次　5d

（2）祛痰药

盐酸氨溴索　30mg　口服　每日 3 次　7d

生理盐水　10ml＋盐酸氨溴索　30mg　雾化吸入　每日 3 次

缓释氨茶碱　200mg　口服　每 12h 1 次　5d

羧甲司坦　500mg　口服　每日 3 次　5d

生理盐水　10ml＋溴己新　16mg　雾化吸入　每日 3 次

乙酰半胱氨酸(富露施)　600mg　口服　每日 1 次　5d

标准桃金娘油　300mg　口服　每日 3 次　7d

(3)镇咳药

右美沙芬 10～20mg 口服 每日2～3次 7d

(4)平喘药

缓释氨茶碱 200mg 口服 每12h1次 5d

复方甲氧那明胶囊(阿斯美) 46.5mg 口服 每日3次 5d

特布他林气雾剂(喘康速) 250μg 按需每4～6h1次 5d

非诺特罗气雾剂 200μg 按需每8h1次 5d

2. 医院获得性肺炎

(1)抗菌药物

①金黄色葡萄球菌

甲氧西林敏感: 同社区获得性肺炎

甲氧西林耐药:

生理盐水 250ml＋万古霉素(去甲万古霉素) 1g 静脉滴注 每12h1次 5d

生理盐水 250ml＋替考拉宁 400mg 静脉滴注 每12h1次 前3剂

生理盐水 250ml＋替考拉宁 400mg 静脉滴注 每日1次 5d

利奈唑胺 600mg 静脉滴注 每12h1次 5d

利奈唑胺 600mg 口服 每12h1次 7d

②肠杆菌科细菌

生理盐水 100ml＋头孢哌酮/舒巴坦 2g 静脉滴注 每12h1次 5d

生理盐水 250ml＋亚胺培南/西司他丁 500mg 静脉滴注 每8h1次 5d

生理盐水 250ml＋奈替米星 0.4g 静脉滴注 每8h1次 5d

余同社区获得性肺炎

③铜绿假单胞菌

生理盐水 100ml＋头孢他啶 2g 静脉滴注 每12h1次 5d

生理盐水 100ml＋头孢哌酮/舒巴坦 2g 静脉滴注 每12h1次 5d

生理盐水 250ml＋亚胺培南/西司他丁 500mg 静脉滴注 每8h1次 5d

生理盐水　250ml＋奈替米星　0.4g　静脉滴注　每天 1 次　5d

通常需联合用药

④不动杆菌属

生理盐水　100ml＋头孢哌酮/舒巴坦　2g　静脉滴注　每 12h 1 次　5d

生理盐水　250ml＋亚胺培南/西司他丁　500mg　静脉滴注　每 8h 1 次　5d

重症患者可联合氨基糖苷类药物

⑤真菌

氟康唑　400mg　静脉滴注　第 1 天

以后氟康唑　200mg　静脉滴注　每日

两性霉素 B　起始剂量　0.02～0.1mg/kg,以后根据患者耐受情况加量,当增加至 0.6～0.7mg/kg 时即可暂停增加剂量。

⑥厌氧菌

生理盐水　250ml＋克林霉素　0.6g　静脉滴注　每 6～12h 1 次

生理盐水　100ml＋阿莫西林/克拉维酸　1.2g　静脉滴注　每 8h 1 次　5d

甲硝唑　0.5g　静脉滴注　每日 3 次　7d

(2)祛痰、镇咳、平喘药

同社区获得性肺炎

【用药注意事项】

1. 尽早开始抗生素的经验用药,及时、恰当。

2. 通常用药 14d,或退热后 3d 停药或由静脉用药改为口服,维持数日。

3. 治愈后可注射纯化的荚膜抗原疫苗。

4. 氨溴索禁用于:对本品过敏者,妊娠初期 3 个月妇女。

5. 氨茶碱禁用于:①严重心功能不全及急性心肌梗死伴血压显著降低者;②严重心律失常者;③活动期消化性溃疡患者;④未经控制的惊厥性疾病患者。

6. 替考拉宁与万古霉素可能有交叉过敏反应,故对万古霉素过敏者慎用。对于那些给药量高于常规用药量者,建议治疗期间进行血液检查 2 次,并进行肝功能和肾功能的检测。

7. 利奈唑胺的应用应严格限于其适应证(适应证并不包括革兰阴性菌

的治疗),如怀疑或确诊革兰阴性菌感染,应立即开始其他药物治疗。

第四节　支气管扩张

支气管扩张是指直径>2mm 中等大小的近端支气管,由于支气管及其周围组织慢性炎症及支气管阻塞,引起支气管组织结构较严重的病理性破坏,以致支气管管腔慢性异常扩张和变形。多起病于儿童及青年时麻疹、百日咳后的支气管炎,迁延不愈的支气管肺炎等。主要临床表现为慢性咳嗽,咳大量脓痰和(或)反复咯血。

【症状与体征】

1. 症状　病程多呈慢性经过,典型症状为慢性咳嗽伴大量脓痰和反复咯血。部分患者以反复咯血为唯一症状。病变多位于引流良好的上叶支气管。反复肺部感染可引起全身中毒症状,如间歇发热或高热、乏力、食欲缺乏、消瘦、贫血等,严重者可出现气促与发绀。

2. 体征　早期或干性支气管扩张可无异常肺部体征,病变重或继发感染时常可闻及下胸部、背部固定的持久的较粗湿啰音,有时可闻及哮鸣音,部分慢性患者伴有杵状指(趾)。

【辅助检查】

1. 血常规　白细胞总数可正常或升高,以中性粒细胞为主,红细胞和血红蛋白减少。

2. X线检查　早期轻症患者胸部平片常无特殊发现,典型的 X 线表现为粗乱的纹理中有多个不规则的蜂窝状透亮阴影或沿支气管的卷发状阴影。体层摄片还可发现不张肺内支气管扩张和变形的支气管充气征;胸部 CT 检查显示出管壁增厚的柱状扩张或成串成簇的囊样改变。

3. 支气管造影　可明确出血、扩张或阻塞部位。支气管造影能确诊支气管扩张的部位、形态、范围和病变严重程度,可为考虑外科手术指征和切除范围提供重要参考依据。

4. 高分辨率 CT　较常规 CT 具有更高的空间和密度分辨率,可明确支气管扩张的部位、形态、范围和病变严重程度。

5. 纤维支气管镜检查　可发现部分患者的出血部位或阻塞原因。还可进行局部灌洗,明确病原菌,有助于诊断及治疗。

【治疗原则】

1. 一般治疗原则　戒烟,体位引流;加强营养,纠正贫血;避免受凉,预防呼吸道感染。

2. 用药目的与原则　保持呼吸道引流通畅及在急性感染期控制感染。

处　　方

(1)稳定期治疗

①祛痰药

　　生理盐水　10ml＋溴己新16mg　雾化吸入　每日2次

　　生理盐水　10ml＋盐酸氨溴索30mg　雾化吸入　每日2次

　　盐酸氨溴索　30mg　口服　每日3次

　　乙酰半胱氨酸(富露施)　600mg　口服　每日1次

　　羧甲司坦　500mg　口服　每日3次

②平喘药

　　缓释氨茶碱　200mg　口服　每12h 1次

　　丙卡特罗　25μg　口服　每日2次

(2)急性发作期治疗

①抗菌药物

　　生理盐水　100ml＋阿莫西林/克拉维酸　1.2g　静脉滴注　每8h 1次

　　生理盐水　100ml＋头孢他啶　2g　静脉滴注　每12h 1次

　　生理盐水　100ml＋头孢哌酮/舒巴坦　2g　静脉滴注　每12h 1次

　　生理盐水　250ml＋亚胺培南/西司他丁　500mg　静脉滴注　每8h 1次

　　生理盐水　250ml＋奈替米星　0.4g　静脉滴注　每天1次

②祛痰药

　　羧甲司坦　500mg　口服　每日3次

　　生理盐水　10ml＋溴己新　16mg　雾化吸入　每日3次

　　乙酰半胱氨酸(富露施)　600mg　口服　每日1次

③平喘药

　　缓释氨茶碱　200mg　口服　每12h 1次

　　盐酸氨溴索　30mg　口服　每日3次

　　生理盐水　10ml＋盐酸氨溴索　30mg　雾化吸入　每日3次

标准桃金娘油 300mg 口服 每日3次

复方甲氧那明胶囊(阿斯美) 46.5mg 口服 每日3次

特布他林气雾剂 250μg 按需每4~6h 1次

④止血药

卡巴克洛(安络血) 5mg 口服 每日3次

巴曲酶 1000U 静脉注射 每8h 1次

5%葡萄糖注射液 250ml＋氨基己酸 4~6g 静脉滴注 每12h 1次

生理盐水 250ml＋垂体后叶素 10~20U 静脉滴注 每日1~2次

5%葡萄糖注射液 250ml＋氨甲苯酸(止血芳酸) 0.1~0.4g 静脉滴注 每日1次

【用药注意事项】

1. 抗生素的使用目前并无确定的疗程,但通常最短应达到7~10d。

2. 起始经验治疗,应积极行痰培养和药敏测定,以指导抗生素的治疗。

3. 巴曲酶禁用于:①出血(出凝血障碍性疾病、血管障碍所致出血倾向、活动性消化性溃疡、疑有颅内出血、血小板减少性紫癜、血友病、月经期、手术时、尿路出血、咯血、伴有性器官出血的早产、流产、刚分娩后的妇女和产褥期妇女等)患者,有出血倾向(如内脏肿瘤、消化道憩室炎、大肠炎、亚急性细菌性心内膜炎、重症高血压、重症糖尿病等)或出血史者;②新近手术患者;③乳头肌断裂、心室中隔穿孔患者;④多器官衰竭者;⑤心源性休克患者;⑥严重肝、肾功能不全者;⑦用药前凝血因子Ⅰ浓度低于100mmol/L者。

4. 奈替米星与碱性药(如碳酸氢钠、氨茶碱等)联用可增强抗菌活性,但同时也可能增加药物毒性。用药期间应多饮水,以减轻肾损害。疗程一般不宜超过14d,以减少耳、肾毒性的发生。

5. 阿莫西林/克拉维酸使用前请进行皮试。

第五节 肺 结 核

肺结核主要是由人型结核分枝杆菌引起的,以肺部病变为主要表现的疾病。是发展中国家成年人死亡的主要死因。中国是世界上结核病负担最重的22个国家之一。根据细菌学检查结果结合化疗史,将结核病划分为4类,与治疗紧密挂钩。第一类:新发涂阳肺结核、重症涂阴肺结核和重症肺外结核。第二类:复治涂阳肺结核,包括复发、治疗失败和治疗中断后返回的患者。第三类:涂阴肺结核和非重症肺外结核。第四类:慢性排菌性肺结核。

【症状与体征】

1. 症状　咳嗽、咳痰超过 2 周,可伴有或不伴咯血、胸痛、呼吸困难;全身症状有发热、倦怠乏力、盗汗、消瘦、月经不调等。

2. 体征　病变范围较小时,可以没有任何体征。渗出性病变范围较大或干酪样坏死时,有肺实变体征,可闻及支气管呼吸音和细湿啰音。当有较大范围的纤维条索形成时,气管向患侧移位,患侧胸廓塌陷、叩浊、呼吸音减弱。结核性风湿症有四肢大关节炎、结节性红斑、环形红斑等。

【辅助检查】

1. 实验室检查　血常规:白细胞正常或稍低,可有贫血。痰涂片:抗酸染色,简单、快速、可靠,但欠敏感。含菌 5000~10 000/ml 时可阳性。痰培养:"金标准"为普通需 2~6 周。Bactec TB460 法需 2 周,但昂贵。血清学检查:检测患者血清及体液中的结核杆菌抗原、抗体或免疫复合物。对痰涂片阴性、肺外结核等具有辅助诊断价值。

2. X 线检查　病变多发生在肺上叶尖后段、下叶背段,可局限、可多肺段侵犯。有多形态表现(渗出、纤维条索、干酪及钙化),易形成空洞。可伴胸腔积液、胸膜增厚与粘连。呈球形病灶时直径多在 3cm 以内,周围可有卫星灶。病变吸收慢(1 个月以内变化较小)。

3. CT 检查　可发现胸内隐匿病变,如气管、纵隔等;早期发现肺内粟粒阴影;用于空洞、孤立结节和肿块阴影的鉴别诊断;鉴别纵隔淋巴结结核和肿瘤、胸膜病变的检出。

4. 纤维支气管镜检查　用于支气管结核和淋巴结支气管瘘的诊断。可以在病变部位活检进行病理学检查、结核杆菌培养。

5. 结核菌素试验　广泛应用于检出结核杆菌的感染,而非检出结核病。对儿童、少年和青年的结核病诊断有参考意义。

【治疗原则】

1. 一般治疗原则　对症治疗,卧床休息,加强营养。

2. 用药目的与原则　化学治疗。

(1)化疗原则:早期、规律、全程、适量、联合。

(2)依据既往用药史和(或)药物敏感试验制订个体化治疗方案。

(3)掌握患者药物不良反应史。

（4）痰菌阴转或外科手术后至少持续同一治疗方案 18 个月。

处　方

（1）初治肺结核

①异烟肼（H）　300mg　口服　每日 1 次　┐
利福平（R）　450mg　口服　每日 1 次　│
吡嗪酰胺（Z）　0.5g　口服　每日 3 次　├ 强化治疗 2 个月
乙胺丁醇（E）　750mg　口服　每日 1 次　│
左氧氟沙星　500mg　口服　每日 1 次　┘
异烟肼（H）　300mg　口服　每日 1 次　┐ 巩固治疗 4 个月
利福平（R）　450mg　口服　每日 1 次　┘

②异烟肼（H）　300mg　口服　每日 1 次　┐
利福平（R）　450mg　口服　每日 1 次　│
吡嗪酰胺（Z）　0.5g　口服　每日 3 次　├ 强化治疗 2 个月
链霉素（S）　750mg　肌内注射　每日 1 次　┘
异烟肼（H）　500mg　口服　每周 3 次　┐ 巩固治疗 4 个月
利福平（R）　600mg　口服　每周 3 次　┘

③异烟肼（H）　500mg　口服　每周 3 次　┐
利福平（R）　600mg　口服　每周 3 次　│
吡嗪酰胺（Z）　2000mg　口服　每周 3 次　├ 强化治疗 2 个月
乙胺丁醇（E）　1200mg　口服　每周 3 次　┘
异烟肼（H）　500mg　口服　每周 3 次　┐ 巩固治疗 4 个月
利福平（R）　600mg　口服　每周 3 次　┘

④异烟肼（H）　300mg　口服　每日 1 次　┐
利福平（R）　450mg　口服　每日 1 次　│
吡嗪酰胺（Z）　0.5g　口服　每日 3 次　├ 强化治疗 2 个月
乙胺丁醇（E）　750mg　口服　每日 1 次　┘
异烟肼（H）　300mg　口服　每日 1 次　┐
利福平（R）　450mg　口服　每日 1 次　├ 巩固治疗 4 个月
乙胺丁醇（E）　750mg　口服　每日 1 次　┘

⑤异烟肼（H）　300mg　口服　每日 1 次　┐
利福平（R）　450mg　口服　每日 1 次　│
吡嗪酰胺（Z）　0.5g　口服　每日 3 次　├ 强化治疗 2 个月
链霉素（S）　750mg　肌内注射　每日 1 次　┘

异烟肼（H） 300mg 口服 每日 1 次
利福平（R） 450mg 口服 每日 1 次 巩固治疗 4 个月
乙胺丁醇（E） 750mg 口服 每日 1 次

⑥卫非特 4 片 口服 每日 1 次 治疗 2 个月
卫非宁 3 片 口服 每日 1 次 巩固治疗 4 个月

⑦异烟肼（H） 300mg 口服 每日 1 次
利福平（R） 450mg 口服 每日 1 次
吡嗪酰胺（Z） 0.5g 口服 每日 3 次 强化治疗 2 个月
阿米卡星 400mg 肌内注射 每日 1 次

异烟肼（H） 500mg 口服 每周 3 次 巩固治疗 4 个月
利福平（R） 600mg 口服 每周 3 次

（2）复治肺结核

①异烟肼（H） 300mg 口服 每日 1 次
利福平（R） 450mg 口服 每日 1 次
吡嗪酰胺（Z） 0.5g 口服 每日 3 次 强化治疗 2 个月
乙胺丁醇（E） 750mg 口服 每日 1 次
链霉素（S） 750mg 肌内注射 每日 1 次

异烟肼（H） 300mg 口服 每日 1 次
利福平（R） 450mg 口服 每日 1 次
吡嗪酰胺（Z） 0.5g 口服 每日 3 次 强化治疗 1 个月
乙胺丁醇（E） 750mg 口服 每日 1 次

异烟肼（H） 300mg 口服 每日 1 次
利福平（R） 450mg 口服 每日 1 次 巩固治疗 5 个月

②异烟肼（H） 300mg 口服 每日 1 次
利福平（R） 450mg 口服 每日 1 次
吡嗪酰胺（Z） 0.5g 口服 每日 3 次 强化治疗 2 个月
乙胺丁醇（E） 750mg 口服 每日 1 次
链霉素（S） 750mg 肌内注射 每日 1 次

异烟肼（H） 300mg 口服 每日 1 次
利福平（R） 450mg 口服 每日 1 次
吡嗪酰胺（Z） 0.5g 口服 每日 3 次 强化治疗 1 个月
乙胺丁醇（E） 750mg 口服 每日 1 次

异烟肼（H） 500mg 口服 每周3次
利福平（R） 600mg 口服 每周3次 ｝巩固治疗5个月
乙胺丁醇（E） 1200mg 口服 每周3次

③异烟肼（H） 500mg 口服 每周3次
利福平（R） 600mg 口服 每周3次
吡嗪酰胺（Z） 2000mg 口服 每周3次 ｝强化治疗2个月
乙胺丁醇（E） 1200mg 口服 每周3次
链霉素（S） 750mg 肌内注射 每周3次

异烟肼（H） 500mg 口服 每周3次
利福平（R） 600mg 口服 每周3次
吡嗪酰胺（Z） 2000mg 口服 每周3次 ｝强化治疗1个月
乙胺丁醇（E） 1200mg 口服 每周3次

异烟肼（H） 500mg 口服 每周3次
利福平（R） 600mg 口服 每周3次 ｝巩固治疗5个月
乙胺丁醇（E） 1200mg 口服 每周3次

（3）隐性肺结核

①异烟肼（H） 300mg 口服 每日1次（6～12个月）

②异烟肼（H） 300mg 口服 每日1次（4个月）

利福平（R） 450mg 口服 每日1次

③利福喷汀 450mg 每周1次（4个月）

④卫非宁 3片 口服 每日1次（4个月）

【用药注意事项】

1. 利福霉素类之间有交叉耐药现象，利福平（RFP）和利福喷汀（RFT）之间存在着完全交叉耐药性。

2. 氨基糖苷类的卡那霉素类（KM）和阿米卡星（AK）之间为完全性交叉耐药，与链霉素（SM）间主要表现为单向交叉耐药性，故可用于对 SM 耐药的结核分枝杆菌菌株，而 SM 不能用于耐 KM 或 AK 的菌株。

3. 氟喹诺酮类（FQs）药物间存在着几乎完全性交叉耐药，但与其他抗结核药物之间没有交叉耐药性。

4. 坚持联合用药的原则，方案中至少包括2～3种敏感或未曾使用过的抗结核药物，强化期最好由5种药物组成，巩固期至少有3种药物，合并 HIV 或 AIDS 者至少6种药联合。

5. 抗结核药利福平、异烟肼等在使用期间需监测肝功能。

第六节　慢性阻塞性肺疾病

慢性阻塞性肺疾病（chronic obstructive pulmonary disease，COPD）是一种气流受限为特征的疾病，且气流受限不完全可逆，呈进行性发展，可能伴有气道高反应。慢性支气管炎与肺气肿，肺功能检查呈气流受限且不完全可逆可诊断为 COPD；单纯慢性支气管炎与肺气肿如无气流受限或哮喘气流受限可逆的不是 COPD。

【症状与体征】

1. **症状**　起病缓慢，病程较长。慢性咳嗽、咳痰和（或）喘息，逐渐加重的呼吸困难或胸闷、气短。晚期患者有体重下降，食欲缺乏等。

2. **体征**　早期不明显，典型体征有桶状胸、呼吸运动减弱，触觉语颤减弱或消失，叩诊呈过清音，听诊呼吸音减弱、呼气时间延长等。

【辅助检查】

1. **实验室检查**　血常规：合并感染或急性加重期，有白细胞计数升高，中性粒细胞比例升高。痰检查：合并感染或急性加重期，痰涂片或培养可明确病原菌。

2. **X 线检查**　早期不明显，以后可出现肺纹理增粗、紊乱。肺气肿时肋间隙增宽、肋骨平行、膈降低且变平，两肺透亮度增加，心影狭长。

3. **肺功能检查**　第 1 秒用力呼气容积占用力肺活量百分比（FEV1/FVC）是评价气流受限指标。FEV1 占预计值％为评价严重程度的指标。吸入舒张药后 FEV1/FVC＜70％，FEV1 占预计值％＜80％，表示不完全可逆。

4. **心电图检查**　低电压，但无诊断意义。

5. **血气分析**　判断有无呼吸衰竭。

6. **CT 检查**　不作为 COPD 的常规检查。需鉴别诊断时有价值。

【治疗原则】

1. **一般治疗原则**　教育和劝导戒烟，脱离高危因素，控制性吸氧。

2. **用药目的与原则**　祛除诱因，如感染或气胸；给予舒张支气管药如 β_2 受体激动药、抗胆碱类药、茶碱类；必要时可使用糖皮质激素。

处 方

(1)急性加重期治疗

①吸氧

②抗菌药

　　生理盐水　100ml＋阿莫西林/克拉维酸　1.2g　静脉滴注　每8h1次

　　生理盐水　100ml＋头孢拉定　2g　静脉滴注　每8h或12h1次

　　头孢克洛　500mg　口服　每日3次

③祛痰药

　　标准桃金娘油　300mg　口服　每日3次

　　盐酸氨溴索　30mg　静脉注射　每12h1次

④平喘药

　　沙丁胺醇吸入剂(万托林)　200μg　按需每4～6h1次

　　二丙酸倍氯米松气雾剂(必可酮)　250μg　每日2次

　　5％葡萄糖注射液250ml＋二羟丙茶碱　250mg　静脉滴注　每12h1次

　　生理盐水10ml＋异丙托溴铵(爱全乐)　500μg＋盐酸氨溴索　30mg雾化吸入　每日2次

　　特布他林吸入剂(喘康速)　250μg　按需每4～6h1次

　　沙美特罗/氟替卡松吸入剂(舒利迭)　50μg/250μg　1吸　每日2次

　　异丙托溴铵/沙丁胺醇吸入剂(可必特)　20μg/120μg　2喷　每日3次

　　布地奈德吸入剂(普米克)　200μg　每日2次

　　甲泼尼龙　40mg　静脉注射　每12h1次

⑤其他

　　肝素　15 000U　皮下注射　每日1次

(2)稳定期治疗:长期家庭氧疗(LTOT)可延缓肺动脉高压发生。

①祛痰药

　　标准桃金娘油　300mg　口服　每日3次

②平喘药

　　缓释茶碱　200mg　口服　每12h1次

　　沙丁胺醇吸入剂(万托林)　200μg　按需每4～6h1次

特布他林吸入剂(喘康速)　250μg　按需每 4～6h 1 次

丙卡特罗(美普清)　50μg　口服　每 12h 1 次

福莫特罗吸入剂(奥克斯都保)　9μg　1 吸　每日 2 次

二丙酸倍氯米松气雾剂(必可酮)　250μg　每日 2 次

氟替卡松吸入剂(辅舒酮)　250μg　1～2 吸　每日 2 次

布地奈德吸入剂(普米克)　200μg　按需每日 2～4 次

异丙托溴铵/沙丁胺醇吸入剂(可必特)　20μg/120μg　2 喷　每日 3 次

沙美特罗/氟替卡松吸入剂(舒利迭)　50μg/250μg　1 吸　每日 2 次

【用药注意事项】

1. 支气管扩张药吸入给药优于口服,疗效高而不良反应较少。但可能出现口干、咽部刺激感等。

2. β_2 受体激动药慎用于甲状腺功能亢进、糖尿病、心律失常或心功能不全者。

3. 抗生素除非是感染导致加重或合并细菌感染,否则不推荐使用。

4. 青光眼和前列腺增生者慎用抗胆碱药。

5. 使用含皮质激素的吸入剂之后应以净水洗漱口腔颌咽部,以防感染真菌。

6. 二羟丙茶碱与克林霉素、林可霉素及某些大环内酯类、喹诺酮类抗生素合用时,可降低本药在肝脏的清除率,使血药浓度升高,甚至出现毒性反应,应在给药前后调整本药的用量。哮喘急性严重发作的患者不宜首选本药。

7. 丙卡特罗与茶碱类药物合用,疗效可能增强,但心律失常(如心率加快)等不良反应也会增加。

第七节　支气管哮喘

支气管哮喘是由多种细胞(如嗜酸粒细胞、肥大细胞、T 淋巴细胞、中性粒细胞、气道上皮细胞等)和细胞组分参与的气道慢性炎症性疾病。这种慢性炎症导致气道高反应性的增加,并引起反复发作性的喘息、气急、胸闷或咳嗽等症状,常在夜间和(或)清晨发作、加剧,通常出现广泛多变的可逆性气流受限,多数患者可自行缓解或经治疗缓解。

【症状与体征】

1. 症状 发作性伴有哮鸣音的呼气性呼吸困难或发作性胸闷和咳嗽，严重者被迫采取坐位或呈端坐呼吸，干咳或咳大量白色泡沫痰，甚至出现发绀等，有时咳嗽为唯一的症状（咳嗽变异型哮喘）。哮喘症状可在数分钟内发作，经数小时至数天，用支气管舒张药或自行缓解。某些患者在缓解数小时后可再次发作或在夜间及凌晨发作。有些青少年，其哮喘症状表现为运动时出现胸闷和呼吸困难（运动性哮喘）。

2. 体征 胸部呈过度充气状态，有广泛的哮鸣音，呼气音延长。但在轻度哮喘或非常严重哮喘发作，哮鸣音可不出现。心率增快、奇脉、胸腹反常运动和发绀常发生于严重哮喘患者。

【辅助检查】

1. 实验室检查 ①血常规：发作时可有嗜酸粒细胞增高，但多不明显，如并发感染可有白细胞数增高，分类中性粒细胞比例增高。②痰液涂片检查：在显微镜下可见较多嗜酸粒细胞，可见嗜酸粒细胞退化形成的尖棱结晶，黏液栓和透明的哮喘珠。如合并呼吸道细菌感染，痰涂片革兰染色、细菌培养及药物敏感试验有助于病原菌诊断及指导治疗。

2. X线检查 早期在哮喘发作时可见两肺透亮度增加，呈过度充气状态；在缓解期多无明显异常。如并发呼吸道感染，可见肺纹理增加及炎性浸润阴影。同时要注意肺不张、气胸或纵隔气肿等并发症的存在。

3. 呼吸功能检查 在哮喘发作时有关呼气流速的全部指标均显著下降，第1秒用力呼气（FEV1）、第1秒用力呼气占用力肺活量比值（FEV1/FVC%）、最大呼气中期流速（MMER）、25%与50%肺活量时的最大呼气流量（MEF25%与MEF50%）及呼气流量峰值（PEF）均减少，缓解期可逐渐恢复。有效的支气管舒张药可使上述指标好转。在发作时可有用力肺活量减少、残气量增加、功能残气量和肺总量增加，残气量占肺总量百分比增高。支气管激发试验、支气管舒张试验均阳性。发作时PEF下降，其变异率≥20%。

4. 动脉血气分析 发作时肺泡-动脉血氧分压差（$A\text{-}aDO_2$）增大，缺氧PaO_2降低，呼吸性碱中毒，重症时可出现呼吸性酸中毒合并代谢性酸中毒。

5. 特异性变应原的检测 患者血清特异性IgE明显升高；皮肤变应原测试和（或）吸入变应原测试可了解过敏原。

【治疗原则】

1. 一般治疗原则 脱离变应原，卧床休息，吸氧，加强营养。

2.用药目的与原则　尽快缓解气道阻塞,纠正低氧血症,恢复肺功能。必须个体化,联合应用,以最小量、最简单的联合,不良反应最少,效果最佳为原则。

处　　方

(1)轻度哮喘发作

①特布他林吸入剂(喘康速)　250μg　按需每4～6h 1次

　布地奈德吸入剂(普米克)　200μg　每日2次

②二丙酸倍氯米松气雾剂(必可酮)　250μg　每日2次

　沙丁胺醇吸入剂(万托林)　200μg　按需每4～6h 1次

　酮替芬　2mg　口服　每晚1次

③布地奈德吸入剂(普米克)　200μg　每日2次

　色甘酸钠吸入剂　10mg　每日4次

　孟鲁司特(顺尔宁)　10mg　每晚1次

④布地奈德吸入剂(普米克)　200μg　每日2次

　茶碱缓释片　200mg　口服　每12h 1次

　扎鲁司特(安可来)　20mg　口服　每日2次

　酮替芬　2mg　口服　每日2次

(2)中度哮喘发作

①沙丁胺醇吸入剂(万托林)　200μg　按需每4～6h 1次

　二丙酸倍氯米松气雾剂(必可酮)　200μg　每日3次

　福莫特罗(安通克)　80～160μg　口服　每日2次

　孟鲁司特(顺尔宁)　10mg　口服　每晚1次

　酮替芬　2mg　口服　每日2次

②沙美特罗/氟替卡松吸入剂(舒利迭)　50μg/250μg　1吸　每日2次

　美普清　50μg　口服　每日2次

　茶碱缓释片　200mg　口服　每12h 1次

　扎鲁司特(安可来)　20mg　口服　每日2次

③布地奈德吸入剂(普米克都保)　200μg　每日3次

　福莫特罗吸入剂(奥克斯都保)　9μg　1吸　每日2次

　孟鲁司特(顺尔宁)　10mg　每晚1次

　盐酸班布特罗(帮备)　10mg　口服　每晚1次

(3)重度哮喘发作

①沙美特罗/氟替卡松吸入剂(舒利迭) 50μg/500μg 1吸 每日2次

盐酸班布特罗(帮备) 10mg 口服 每晚1次

甲泼尼龙片 20mg 口服 每日2次

茶碱缓释片 200mg 口服 每12h1次

②沙美特罗/氟替卡松吸入剂(舒利迭) 50μg/500μg 1吸 每日2次

盐酸班布特罗(帮备) 10mg 口服 每晚1次

茶碱缓释片 200mg 口服 每12h1次

扎鲁司特(安可来) 20mg 口服 每日2次

③布地奈德吸入剂(普米克令保) 200μg 每日3次

福莫特罗吸入剂(奥克斯都保) 9μg 1吸 每日2次

孟鲁司特(顺尔宁) 10mg 每晚1次

盐酸班布特罗(帮备) 10mg 口服 每晚1次

茶碱缓释片 200mg 口服 每12h1次

④沙美特罗/氟替卡松吸入剂(舒利迭) 50μg/500μg 1吸 每日2次

异丙托溴铵/沙丁胺醇吸入剂(可必特) 20μg/120μg 2喷 每日3次

茶碱缓释片 200mg 口服 每12h1次

扎鲁司特(安可来) 20mg 口服 每日2次

泼尼松或甲泼尼龙 20mg 口服 每日2次

福莫特罗(安通克) 80~160μg 口服 每日2次

(4)哮喘持续状态

①氧气吸入

补液

沙丁胺醇吸入剂(万托林) 200μg 按需每4~6h1次

生理盐水250ml+氢化可的松琥珀酸钠(135mg) 静脉滴注 每日1次

5%葡萄糖注射液250ml+氨茶碱 250~500mg 静脉滴注 每日1~2次

沙丁胺醇 250μg 缓慢静脉注射 每4~6h1次

生理盐水 100ml+阿莫西林/克拉维酸 1.2g 静脉滴注 每8h1次 5d

生理盐水 10ml+特布他林(博力康尼) 5mg 雾化吸入 每日

3 次

　　盐酸氨溴索　30mg　静脉注射　每 12h 1 次

　　肝素　15 000U　皮下注射　每日 1 次

　②吸氧

　　补液

　　生理盐水　100ml＋头孢他啶 2g　静脉滴注　每 12h 1 次

　　5%葡萄糖注射液　250ml＋二羟丙茶碱　250mg　静脉滴注　每 12h

1 次

　　生理盐水　100ml＋甲泼尼龙　40～500mg　静脉滴注　每 12h 1 次

　　盐酸氨溴索　30mg　静脉注射　每 12h 1 次

　　肝素　15 000U　皮下注射　每日 1 次

　　异丙托溴铵/沙丁胺醇吸入剂(可必特)　20μg/120μg　2 喷　每日

3 次

　　沙丁胺醇吸入剂(万托林)　200μg　按需每 4～6h 1 次

　　生理盐水　10ml＋异丙托溴铵(爱全乐)　500μg　雾化吸入　每日

3 次

　　扎鲁司特(安可来)　20mg　口服　每日 2 次

【用药注意事项】

　　1. 治疗哮喘的药物分为控制药物(如糖皮质激素、白三烯受体拮抗药)和缓解药物(如速效 β_2 受体激动药等)。控制药物需要长期使用,缓解药物按需使用。

　　2. β_2 肾上腺素受体激动药是控制哮喘急性发作症状的首选药物,但每日吸入次数不应多于 3～4 次。长期应用可引起 β 受体功能下调和气道反应性增高,因而多不主张长期应用。

　　3. 白三烯调节药主要不良反应是胃肠道症状,通常较轻微,少数有皮疹、血管性水肿、转氨酶升高,停药后可恢复正常。适用于 12 岁以上的儿童及成年人。

　　4. 如病情恶化缺氧不能纠正时,进行机械通气。

　　5. 预防下呼吸道感染等综合治疗,是目前治疗重、危症哮喘的有效措施。

　　6. 口服孟鲁司特治疗哮喘急性发作的疗效尚未确定。因此,不应用于治疗哮喘急性发作。

7. 高血压、冠心病、甲状腺功能亢进者慎用 β 受体激动药。

8. 抗生素仅在有感染指征时应用。

第八节 慢性肺源性心脏病

慢性肺源性心脏病简称慢性肺心病。是由支气管肺组织、血管或胸廓慢性病变引起肺组织结构和(或)功能异常,产生肺血管阻力升高,肺动脉压力升高,使右心室扩张和(或)肥厚,伴有或不伴有右心功能衰竭的心脏病,并排除先天性心脏病变引起者。

【症状与体征】

1. 症状 代偿期有慢性咳嗽、咳痰、气促,活动后可感心悸、呼吸困难、乏力和劳动耐力下降。失代偿期以呼吸衰竭为主,有或无心力衰竭。有呼吸困难加重,甚至肺性脑病表现。

2. 体征 代偿期可有不同程度的发绀和肺气肿征,听诊多有呼吸音减弱,偶有干、湿啰音,下肢轻微水肿,下午明显,次晨消失。心浊音界常因肺气肿而不易叩出。心音遥远,但肺动脉瓣区可有第二心音亢进,提示有肺动脉高压。三尖瓣区出现收缩期杂音或剑突下示心脏搏动,多提示有右心室肥大。颈静脉充盈。肝上界及下缘明显下移。失代偿期发绀更明显,颈静脉怒张,球结膜充血水肿及高碳酸血症周围血管扩张表现,也可出现心律失常、下肢水肿。

【辅助检查】

1. 实验室检查 血常规:红细胞及血红蛋白可升高,红细胞电泳时间常延长;合并感染时,白细胞总数增高,中性粒细胞增加。血气分析:肺心病肺功能代偿期可出现低氧血症或合并高碳酸血症,当 $PaO_2 < 60mmHg$、$PaCO_2 \geqslant 50mmHg$,表示有呼吸衰竭。血液生化:部分患者可有肝功能或肾功能的改变,血电解质紊乱。痰菌检查:对急性加重期患者,可根据阳性菌和药敏试验结果指导抗生素的治疗。

2. X 线检查 除肺、胸基础疾病及急性肺部感染的特征外,尚可有肺动脉高压征。右下肺动脉干扩张,其横径 $\geqslant 15mm$,横径与气管横径之比值 $\geqslant 1.07$。肺动脉段明显突出或其高度 $\geqslant 3mm$,右心室增大征。

3. 心电图检查 电轴右偏,重度顺钟向转位,$Rv_1 + Sv_5 \geqslant 1.05mV$,肺型 P 波。也可见右束支传导阻滞及肢体导联低电压图形。

4．超声心动图　右心室流出道内径（≥30mm）、右心室内径（≥20mm）、右心室前壁的厚度、右心房均增大。

5．肺功能检查　对早期或缓解期有意义。可指导治疗，预测预后。

【治疗原则】

1．一般治疗原则　监护心肺功能，祛除诱发因素，增强免疫力，营养支持治疗，减少或避免急性加重期的发生。

2．用药目的与原则　积极控制感染；治疗原发病和诱因，通畅呼吸道，改善呼吸功能；纠正缺氧和二氧化碳潴留；控制呼吸和心力衰竭。

处　方

（1）急性加重期治疗

①低流量吸氧

②抗菌药

生理盐水　100ml＋阿莫西林/克拉维酸　2.4g　静脉滴注　每8h1次

生理盐水　100ml＋头孢他啶　2g　静脉滴注　每8h1次

生理盐水　100ml＋头孢哌酮/舒巴坦　2g　静脉滴注　每8h1次

③祛痰、平喘药

5％葡萄糖注射液　250ml＋二羟丙茶碱　250mg　静脉滴注　每8h或12h1次

盐酸氨溴索　30mg　静脉注射　每8h或12h1次

异丙托溴铵/沙丁胺醇吸入剂（可必特）　20μg/120μg　2喷　每日3次

特布他林吸入剂（喘康速）　250μg　按需每4～6h1次

沙美特罗/氟替卡松吸入剂（舒利迭）　50μg/250μg　1吸　每日2次

甲泼尼龙　40mg　静脉注射　每12h1次

④降压、强心、改善循环

氨氯地平　5mg　口服　每日1次

硝苯地平　10mg　口服　每日2次

地高辛　0.25mg　口服　每日1次

毛花苷C（西地兰）　0.2mg　静脉注射　每12h1次

氢氯噻嗪　25mg　口服　每日2次

呋塞米　20mg　口服　每日2次

氨苯蝶啶 20mg 口服 每日 2 次

贝前列素 20μg 口服 每日 3 次

依前列醇 2ng/(kg·min) 静脉注射 15min

生理盐水 250ml＋依前列醇 4ng/(kg·min) 静脉滴注 每日 1 次

依洛前列素气雾剂 2.5μg 1 吸 每日 2 次

甲泼尼龙 40mg 静脉注射 每 12h 1 次

肝素 15 000U 皮下注射 每日 1 次

低分子右旋糖酐 250ml 静脉滴注 每日 1 次

（2）稳定期治疗

①低流量吸氧

②祛痰、平喘药

沙丁胺醇吸入剂（万托林） 200μg 按需每 4～6h 1 次

特布他林吸入剂（喘康速） 250μg 按需每 4～6h 1 次

缓释茶碱 200mg 口服 每 12h 1 次

标准桃金娘油 300mg 口服 每日 3 次

沙美特罗/氟替卡松吸入剂（舒利迭） 50μg/250μg 1 吸 每日 2 次

异丙托溴铵/沙丁胺醇吸入剂（可必特） 20μg/120μg 2 喷 每日 3 次

布地奈德吸入剂（普米克） 200μg 1 喷 每日 2 次

盐酸氨溴索 30mg 口服 每日 3 次

③降压、强心、改善循环

地高辛 0.25mg 口服 每日 1 次

氨氯地平 5mg 口服 每日 1 次

依洛前列素气雾剂 2.5μg 1 吸 每日 2 次

硝苯地平 10mg 口服 每日 2 次

贝前列素 20μg 口服 每日 3 次

波生坦 62.5mg 口服 每日 2 次

西地那非 40mg 口服 每日 3 次

【用药注意事项】

1. 前列腺素类似物（如依洛前列素气雾剂、依前列醇）禁用于出血患者，慎用于使用抗凝药、抗血小板药的患者。

2. 磷酸二酯酶抑制药（西地那非）用于不适用其他药物治疗或其他药物

治疗无效的肺动脉高压患者。西地那非——硝酸酯类影响血压的相互作用，可从给药开始持续到整个 6 h 的观察期内。因此，在任何情况下，联合给予西地那非和有机硝酸酯类或提供 NO 类药物（如硝普钠）均属禁忌。

3. 波生坦（内皮素受体拮抗药）应避免与他克莫司合用。使用本药后，在停药前 3～7 d 应将剂量减半，以避免症状突然恶化。本药禁用于中至重度肝功能损害者。

4. 钙离子拮抗药禁用于严重低血压患者、主动脉狭窄者和肝功能不全者。

5. 地高辛禁用于：①室性心动过速、心室颤动；②梗阻性肥厚型心肌病（若伴心力衰竭或心房颤动时仍可考虑）；③预激综合征伴心房颤动或扑动。

第九节 原发性支气管肺癌

原发性支气管肺癌简称肺癌。肿瘤细胞源于支气管黏膜或腺体，常有区域性淋巴结转移和血行转移，早期常有刺激性咳嗽、痰中带血等呼吸道症状，病情进展速度与细胞的生物学特性有关。我国男性肺癌占常见恶性肿瘤第 4 位，女性占第 5 位。城市人口肿瘤死亡病例中，肺癌占第 1 位。

【症状与体征】

1. **症状** 可有咳嗽、咯血、喘鸣、胸闷、气短、体重下降、发热、胸痛、呼吸困难、咽下困难、声嘶、上腔静脉阻塞综合征、Horner 综合征等，以及作用于其他系统引起的肺外表现。

2. **体征** 与部位、大小、类型、发展阶段、有无并发症或转移有关。

【辅助检查】

1. **实验室检查** 血常规：合并感染时白细胞升高，中性粒细胞升高。红细胞及血红蛋白可降低。痰脱落细胞学检查：标本以 3～4 次为宜。非小细胞肺癌的阳性率较小细胞肺癌的阳性率高，一般为 70%～80%。胸腔积液检查、肿瘤标志物、基因诊断等有一定参考价值。

2. **X 线检查** 中央型肺癌表现为肺门类圆形阴影，边缘毛刺，有时有分叶；肺不张、阻塞性肺炎、局限性肺气肿；肺门淋巴结肿大、隆突下淋巴结肿大、食管受压、膈麻痹、心包积液。周围型肺癌表现为癌性空洞（厚壁偏心内壁不规则）、胸腔积液，肋骨破坏。细支气管-肺泡细胞癌表现为结节型、弥漫型。

3. 胸部 CT 可发现小病灶≥3mm;可发现 X 线检查隐藏区,如心包后、纵隔处、脊柱旁等病灶;对肺门、纵隔淋巴结有无转移,诊断价值高。肿块的实性、囊性可明确诊断。

4. 磁共振成像(MRI) 了解小病灶较 CT 差,了解血管与肿瘤关系较 CT 好。

5. 纤维支气管镜检查 可直视到支气管内新生物,明确肿瘤部位,可病理活检和刷检,中央型阳性率高。

6. 单光子发射计算机断层显像(SPECT) 核素的方法进行肿瘤的定位、定性诊断和诊断肺癌骨转移。

7. 其他 纵隔镜、胸腔镜检查、开胸肺活检、活体组织检查(如淋巴结、经皮穿刺、胸膜活检)对诊断有帮助。

【治疗原则】

1. 一般治疗原则 营养、支持、中医药治疗。

2. 用药目的与原则 化疗、其他局部疗法、生物反应调节药。

处 方

(1)非小细胞肺癌:早期以手术治疗为主,不能手术可采用化疗与放疗联合治疗。晚期以姑息治疗为主。

①生理盐水 250ml+依托泊苷(VP-16) 100mg/(m² · d) 静脉滴注 每日 1 次 第 1~3 天

生理盐水 250ml+顺铂(DDP) 100mg/m² 静脉滴注 每日 1 次 第 1 天(水化,1000ml)

5%葡萄糖注射液 250ml+爱迪注射液 50ml 静脉滴注 每日 1 次

干扰素 2×10⁶U 皮下注射 每周 3 次

②生理盐水 100ml+吉西他滨(GEM) 1000mg/(m² · d) 静脉滴注 第 1、8、15 天(30min 滴完)

生理盐水 250ml+顺铂(DDP) 80mg/m² 静脉滴注 每日 1 次 第 1 天(水化,1000ml)

5%葡萄糖注射液 250ml+核糖核酸素 150mg 静脉滴注 每日 1 次

干扰素 2×10⁶U 皮下注射 每周 3 次

③生理盐水 100ml+去甲长春碱(NVB) 30mg/(m² · d) 静脉滴注

每日 1 次　第 1、8、15 天

　　生理盐水　100ml　静脉滴注　第 1、8、15 天滴注 NVB 前、后

　　地塞米松　5mg　静脉注射　第 1、8、15 天滴注 NVB 前

　　生理盐水　250ml＋顺铂(DDP)　80mg/m^2　静脉滴注　每日 1 次
第 1 天(水化,1000ml)

　　5％葡萄糖注射液 250ml＋香菇多糖注射液　8mg　静脉滴注　每周
2 次

　　干扰素　2×10^{6}U　皮下注射　每周 3 次

　④生理盐水　500ml＋紫杉醇(TXL)　150mg/(m^2·d)　静脉滴注　每
日 1 次　第 1 天

　　生理盐水　250ml＋顺铂(DDP)　80mg/m^2　静脉滴注　每日 1 次
第 1 天(水化,1000ml)

　　5％葡萄糖注射液　250ml＋核糖核酸素　150mg　静脉滴注　每日
1 次

　(2)小细胞肺癌:以化疗为主,辅以手术和(或)放疗。

　①生理盐水　250ml＋依托泊苷(VP-16)　100mg/(m^2·d)　静脉滴注
每日 1 次　第 1～3 天

　　生理盐水　250ml＋顺铂(DDP)　80mg/m^2　静脉滴注　每日 1 次
第 1 天(水化,1000ml)

　　5％葡萄糖注射液　250ml＋爱迪注射液　50ml　静脉滴注　每日
1 次

　　干扰素　2×10^{6}U　皮下注射　每周 3 次

　②生理盐水　250ml＋依托泊苷(VP-16)　120mg/(m^2·d)　静脉滴注
每日 1 次　第 1～3 天

　　5％葡萄糖注射液　250ml＋卡铂(CBP)　300mg/m^2　静脉滴注　每
日 1 次　第 1 天

　　5％葡萄糖注射液　250ml＋香菇多糖注射液　8mg　静脉滴注　每
周 2 次

　　干扰素　2×10^{6}U　皮下注射　每周 3 次

　③生理盐水　250ml＋依托泊苷(VP-16)　75mg/(m^2·d)　静脉滴注
每日 1 次　第 1～4 天

　　生理盐水　250ml＋顺铂(DDP)　20mg/m^2　静脉滴注　每日 1 次

第1～4天(水化,1000ml)

生理盐水 500ml＋异环磷酰胺（IFO） 1200mg/（m²·d） 静脉滴注 第1～4天(3～4h)

美司钠 400mg 静脉注射 滴注 IFO 0、4、8、12h

④生理盐水 500ml＋托泊替康 1.5mg/（m²·d） 静脉滴注 每日1次 第1～5天

干扰素 2×10⁶U 皮下注射 每周3次

⑤依托泊苷（VP-16） 50mg/（m²·d） 口服 每日1次 第1～12天

干扰素 2×10⁶U 皮下注射 每周3次

【用药注意事项】

1. 非小细胞肺癌:Ⅰ～Ⅲa期,手术为主的综合治疗;Ⅲb期,放疗为主的综合治疗;Ⅳ期,化疗为主的综合治疗。小细胞肺癌:化疗为主,辅以手术、放疗。

2. 异环磷酰胺(IFO):易出现出血性膀胱炎,应预防性用药美司钠。

3. 紫杉醇(TXL):化疗前2d开始给予维生素B_1 20mg,每日3次;地塞米松10～20mg于给药前12h、6h各口服1次。

4. 化疗方案每3周为1个周期。化疗前用止吐药。

5. 依托泊苷不宜静脉推注,静脉滴注时间速度不得过快,至少30min,否则容易引起低血压、喉痉挛等过敏反应。本品与血浆蛋白结合率高,因此,与其他血浆蛋白结合的药物合用可影响本品排泄。

6. 顺铂禁用于:①对本药或其他铂制剂过敏者;②肾功能不全者;③听力受损者;④因本药引起的外周神经病变患者;⑤水痘及带状疱疹患者,或近期有感染者;⑥痛风患者或有高尿酸血症者;⑦脱水患者;⑧严重骨髓抑制者。

7. 吉西他滨为一种辐射增敏药,如用药期间同时接受放疗,可产生严重的肺或食管病变。本药单次静脉滴注时间通常为30min,最长不超过60min。延长滴注时间和增加用药频率可加重不良反应,超过60min时可能出现更严重的不良反应。故滴注时需密切观察,包括实验室监测。

8. 去甲长春碱静脉给药时只能用5%葡萄糖注射液或生理盐水稀释。本药禁用于:①消化系统有严重病变者;②严重骨髓抑制患者;③严重肝功能不全者。

9. 对其他含巯基化合物过敏者,也可能对美司钠过敏。美司钠的解毒保护作用只限于泌尿系统,所有其他对使用甲氨蝶呤(CTX)治疗时所采取的预防及治疗措施均不受本药影响。

10. 托泊替康禁用于:①对本药或其他喜树碱类药过敏者;②有严重骨髓抑制的患者。

第十节　特发性肺纤维化

特发性肺纤维化(IPF)是特发性间质性肺炎(IIP)中病理表现为普通型间质性肺炎的一种类型,是 IIP 中最常见的一种,占 47%～71%。病变局限于肺部,引起弥漫性肺纤维化,导致肺功能损害和呼吸困难。

【症状与体征】

1. 症状　隐匿性起病,干咳、劳力性气促;食欲缺乏、体重减轻、消瘦、无力。

2. 体征　呼吸浅快,80%的双肺底可闻及吸气末期音;20%～50%有杵状指(趾);晚期出现发绀等呼吸衰竭和肺心病的表现。

【辅助检查】

1. 实验室检查　血气分析 $PaO_2 < 60mmHg$,不伴 $PaCO_2 > 50mmHg$。红细胞沉降率加快,血乳酸脱氢酶增高,丙种球蛋白增高。10%～26%有类风湿因子和抗核抗体阳性。

2. 肺功能检测　进行性限制性通气功能障碍和弥散量减少。

3. 胸部影像学检查　早期基本正常或呈磨玻璃样变化,后期双肺弥漫的网格状或网格小结节状浸润影,以双下肺和外周(胸膜下)明显。高分辨率CT(HRCT)可发现早期病变。

4. 肺病理活检　普通型间质性肺炎。

【治疗原则】

1. 一般治疗原则　保证呼吸道通畅,恰当的氧疗及支持治疗。

2. 用药目的与原则　糖皮质激素或联合细胞毒性药物治疗。

处　方

①泼尼松	30mg	口服	每日 1 次	4 周
泼尼松	15mg	口服	每日 1 次	8 周
泼尼松	15mg	口服	隔日 1 次	4 周
泼尼松	10mg	口服	隔日 1 次	4 周

泼尼松 5mg 口服 隔日1次 2周

泼尼松 2.5mg 口服 隔日1次 2周

N-乙酰半胱氨酸 200mg 口服 每日3次

干扰素 1支 皮下注射 隔日1次

②环磷酰胺 25mg 口服 每日1次 14d

环磷酰胺 25mg 口服 每日2次 14d

环磷酰胺 25mg 口服 每日3次 14d

环磷酰胺 50mg 口服 每日2次 14d

环磷酰胺 50mg 口服 每日3次 60d

N-乙酰半胱氨酸 200mg 口服 每日3次

③硫唑嘌呤 25mg 口服 每日1次 14d

硫唑嘌呤 25mg 口服 每日2次 14d

硫唑嘌呤 25mg 口服 每日3次 14d

硫唑嘌呤 50mg 口服 每日1次 14d

硫唑嘌呤 50mg 口服 每日2次 14d

硫唑嘌呤 50mg 口服 每日3次 60d

N-乙酰半胱氨酸 200mg 口服 每日3次

④泼尼松 30mg 口服 每日1次

环磷酰胺 25mg 口服 每日1次

环磷酰胺 25mg 口服 每日2次

N 乙酰半胱氨酸 200mg 口服 每日3次

干扰素 1支 皮下注射 隔日1次

泼尼松逐渐减量,环磷酰胺逐渐加量。

【用药注意事项】

1. 治疗至少持续6个月。

2. 环磷酰胺、硫唑嘌呤要监测肝、肾功能。

3. 糖皮质激素的不良反应与用药品种、剂量、疗程、剂型及用法等明显相关,在使用中应密切监测不良反应,如感染,代谢紊乱(水电解质、血糖、血脂),体重增加,出血倾向,血压异常,骨质疏松,股骨头坏死等,小儿应监测生长和发育情况。

4. 环磷酰胺口服制剂一般应空腹服用,如发生胃部不适,可分次服用或进食时服用。

5. 服用硫唑嘌呤时应注意：①曾使用烷化剂（如环磷酰胺、苯丁酸氮芥、美法仑）者禁用本药；②老年人、肾功能不全者建议使用推荐剂量的低限值；③主动脉瓣关闭不全患者用量要减少到常规剂量的 $1/4\sim1/3$；④本药由于不良反应较多且严重，故不作自身免疫性疾病的首选药物，通常是在单用皮质激素而疾病不能控制时才使用；⑤若用药过量，可使用透析法排出本药。

第十一节　呼　吸　衰　竭

一、急性呼吸衰竭

由于突发的致病因素，引起通气和（或）换气功能严重损害，在短时间内引起呼吸衰竭。包括严重肺疾病、创伤、休克、电击、急性气道阻塞、急性呼吸窘迫综合征（ARDS）、药物中毒、颅脑病变抑制呼吸中枢、呼吸肌麻痹等。因机体不能很快代偿，如不及时抢救，会危及患者生命。

【症状与体征】

1. 症状　除原发病如外伤、感染、中毒等相应症状和体征外，主要表现为突发性进行性呼吸窘迫、气促、发绀，常伴有烦躁、焦虑、出汗等。其特点是呼吸深快、用力，伴明显的发绀，且不能用通常的吸氧疗法改善，亦不能用其他原发心肺疾病（如气胸、肺气肿、肺不张、肺炎、心力衰竭）解释。

2. 体征　除引起急性呼吸衰竭的原发疾病体征外，早期体征可无异常，或仅闻双肺少量细湿啰音；后期多可闻及水泡音，可有管状呼吸音。患者可出现三凹征、呼吸节律改变、外周性发绀、昏迷等。

【辅助检查】

1. 血气分析　$PaO_2<60mmHg$，伴或不伴 $PaCO_2>50mmHg$；pH 异常。

2. 肺功能检测　肺顺应性降低，无效腔通气量比例（VD/VT）增加，但无呼气流速受限。顺应性的改变对严重性评价和疗效判断有一定的意义。

3. 胸部影像学检查　早期可无异常，或呈轻度间质改变，表现为边缘模糊的肺纹理增多。继之出现斑片状，以至于融合成大片状浸润阴影，大片阴影中可见支气管充气征。其演变过程符合肺水肿的特点，快速多变。后期可出现肺间质纤维化的改变。但 X 线胸片与病情严重性的相关较差。

【治疗原则】

1. 一般治疗原则　保持呼吸道通畅，恰当的氧疗、治疗原发病及营养支持疗法及合理的液体平衡等。进行特别监护及机械通气[应用呼气末气道内正压(PEEP)或持续气道内正压(CPAP)]。

2. 用药目的与原则

(1)积极治疗基础疾病。

(2)呼吸兴奋药的使用。

(3)纠正酸碱平衡失调。

处　方

①吸氧

②抗菌药

生理盐水　250ml＋亚胺培南/西司他丁　500mg　静脉滴注　每8h
1次

生理盐水　100ml＋头孢他啶　2g　静脉滴注　每8h 1次

生理盐水　100ml＋头孢哌酮/舒巴坦　2g　静脉滴注　每8h 1次

③祛痰药

生理盐水　100ml＋盐酸氨溴索　500mg　静脉滴注　每日1次

生理盐水　10ml＋盐酸氨溴索　30mg＋异丙托溴铵(爱全乐)
500μg　雾化吸入　每日3次

5%葡萄糖注射液　250ml＋二羟丙茶碱　250mg　静脉滴注　每12h
1次

生理盐水　10ml＋盐酸氨溴索　30mg＋特布他林(博力康尼)　5mg
雾化吸入　每日3次

④呼吸兴奋药

5%葡萄糖注射液　100ml＋二羟丙茶碱　500mg＋尼可刹米
3750mg　静脉泵入　每12h 1次

洛贝林　3mg　静脉注射　每次30～60min

尼可刹米　375mg　静脉注射　每小时1次

⑤补液、扩容、改善循环等对症治疗

低分子右旋糖酐　250ml　静脉滴注　每日1次

复方氨基酸　250ml　静脉滴注　每日2次

肝素　15 000U　皮下注射　每日1次

依洛前列素气雾剂　2.5μg　1吸　每日2次

甲泼尼龙　80mg　静脉注射　每12h 1次

机械辅助通气

【用药注意事项】

1. 合理机械辅助通气是基本的治疗方法。

2. 尼可刹米作用时间短暂，一次静脉注射只能维持作用 5～10min，应视病情间隔给药。

3. 尼可刹米通常使用 4～12h 未见效即应停药。

4. 低分子右旋糖酐避免用量过大，尤其是老年人、动脉粥样硬化或补液不足者。首次使用本药者，滴注速度宜慢，并且应严密观察 5～10min，滴注过程中应注意调节电解质平衡，如发现有休克反应，须立即停药。

二、慢性呼吸衰竭

慢性呼吸衰竭是指一些慢性疾病，包括呼吸和神经肌肉系统疾病等，导致呼吸功能损害逐渐加重，经过较长时间才发展为呼吸衰竭，最常见的病因是慢性阻塞性肺疾病(COPD)。

【症状与体征】

1. 症状　除引起慢性呼吸衰竭的原发疾病症状外，主要是缺 O_2 和 CO_2 潴留所致的呼吸困难和多脏器功能紊乱的表现。患者易昏睡，危重者呈潮式、间歇或抽泣样呼吸。发绀、智力或定向功能障碍、右心衰竭。

2. 体征　烦躁不安、神志恍惚、谵妄，危重者神志丧失，甚至昏迷。发绀明显，颈静脉怒张，球结膜充血水肿及高碳酸血症周围血管扩张表现，下肢水肿。

【辅助检查】

1. 实验室检查　血常规：红细胞及血红蛋白可升高；合并感染时，白细胞总数增高，中性粒细胞增加。血气分析：低氧血症或合并高碳酸血症，当 $PaO_2 < 60mmHg$、$PaCO_2 > 50mmHg$，表示有呼吸衰竭。血液生化：电解质紊乱，有的患者存在肝、肾功能异常。

2. X 线检查　除肺、胸基础疾病及急性肺部感染的特征外，尚可有肺动脉高压症。

【治疗原则】

1. 一般治疗原则　保持呼吸道通畅条件下，改善通气和氧合功能，纠正缺 O_2 和 CO_2 潴留、代谢功能紊乱，防治多器官功能损害，从而为基础疾病和诱发因素的治疗争取时间和创造条件，营养支持治疗。

2. 用药目的与原则 氧疗、增加通气量、减少 CO_2 潴留。抗感染、纠正酸碱平衡失调和电解质紊乱、对症支持。

处 方

①吸氧

②抗感染治疗 根据细菌培养结果选用

生理盐水 250ml＋亚胺培南/西司他丁 500mg 静脉滴注 每8h 1次

生理盐水 250ml＋万古霉素（去甲万古霉素） 1g 静脉滴注 每 12h 1次

氟康唑 400mg 静脉滴注 每日1次

生理盐水 100ml＋头孢他啶 2g 静脉滴注 每8h 1次

生理盐水 250ml＋替考拉宁 400mg 静脉滴注 每12h 1次 前 3剂

生理盐水 250ml＋替考拉宁 400mg 静脉滴注 每日1次

③祛痰、平喘、呼吸兴奋药

5％葡萄糖注射液 100ml＋二羟丙茶碱 500mg 静脉泵入 每12h 1次

盐酸班布特罗（帮备） 10mg 口服 每晚1次

洛贝林 3mg 静脉注射 每次 30～60min

尼可刹米 250～500mg 静脉注射

生理盐水 100ml＋盐酸氨溴索 500mg 静脉滴注 每日1次

生理盐水 10ml＋盐酸氨溴索 30mg＋异丙托溴铵（爱全乐） $500\mu g$ 雾化吸入 每日3次

生理盐水 10ml＋盐酸氨溴索 30mg＋特布他林（博力康尼） 5mg 雾化吸入 每日3次

甲泼尼龙 80mg 静脉注射 每12h 1次

④强心、补液、扩容、改善循环等对症治疗

复方氨基酸 250ml 静脉滴注 每日2次

呋塞米 20mg 静脉注射 每12h 1次

毛花苷C 0.2mg 静脉注射 每12h 1次

肝素 15 000U 皮下注射 每日1次

支链氨基酸 250ml 静脉滴注 每日2次

机械辅助通气

【用药注意事项】

1. 根据病情选择无创机械通气或有创机械通气。对于严重呼吸衰竭患者,机械通气是抢救患者生命的重要措施。

2. 由于万古霉素的肾毒性,所以使用时应注意监测肾功能,合用药物时也应注意。

3. 注意氟康唑长期使用的肝毒性及该药与经肝酶代谢的药物合用时的相互作用。

4. 替考拉宁与环丙沙星同用,可增加发生惊厥的风险。

第2章

循环系统疾病

第一节 心 力 衰 竭

一、慢性心力衰竭

心力衰竭（heart failure）是各种心脏结构或功能性疾病导致心室充盈和（或）射血能力受损而引起的一组综合征。由于心室收缩功能下降，射血功能受损，心排血量不能满足机体代谢的需要，器官、组织血液灌注不足，同时出现肺循环和（或）体循环淤血，临床表现主要是呼吸困难和无力，而致体力活动受限和水肿。某些情况下心肌收缩尚可使射血功能维持正常，但由于心肌舒张功能障碍左心室充盈压异常增高，使肺静脉回流受阻，而导致肺循环淤血。后者常见于冠心病和高血压心脏病、心肌病等，称之为舒张期心力衰竭。

【症状与体征】

1. 症状　有基础心脏病的病史、症状，程度不同的呼吸困难；劳力性呼吸困难，端坐呼吸，夜间阵发性呼吸困难，急性肺水肿；咳嗽、咳痰、咯血；乏力、疲倦、少尿。

2. 体征　原有心脏病体征，严重者可闻及奔马律，双下肺湿啰音，下肢水肿，肝颈静脉回流征阳性，肝大。

【辅助检查】

1. 二维超声心动图（2DE）及多普勒超声，推荐采用 2DE 的改良 Simpson 法测量左心室容量及左心室射血分数（LVEF）。

2. X 线胸片提供心脏增大、肺淤血、肺水肿及原有肺部疾病的信息。

3. 核素心室造影及核素心肌灌注显像。

4. 心电图提供既往 MI、左心室肥厚、广泛心肌损害及心律失常信息。

5. 冠状动脉造影适用于有心绞痛或 MI,需血管重建,或临床怀疑 CHD 的患者。

6. 有创血流动力学检查,漂浮导管床旁监测,计算心脏指数(CI)及肺小动脉楔压(PCWP),正常时 CI>2.5L/(min·m^2);PCWP<12mmHg。

【治疗原则】

1. 一般治疗原则

(1)祛除诱发因素:需预防、识别与治疗能引起或加重心力衰竭的特殊事件,特别是感染。

(2)监测体重。

(3)调整生活方式:限钠、限水,注意休息、适度运动,进行心理和精神的调试治疗。

(4)压抑、焦虑和孤独在心力衰竭恶化中发挥重要作用,综合性情感干预包括心理疏导,可改善心功能状态。

(5)氧气治疗。

2. 用药目的与原则

(1)心力衰竭的常规治疗包括联合使用 3 大类药物,即利尿药、血管紧张素转化酶抑制药(ACEI)(或 ARB)和 β 受体阻滞药。为进一步改善症状、控制心率等,地高辛应是第 4 个联合应用的药物。醛固酮受体拮抗药则可应用于重度心力衰竭患者。

(2)利尿药是唯一能够充分控制心力衰竭患者液体潴留的药物,适用于所有曾有或现有液体潴留证据的心力衰竭患者。利尿药能迅速缓解症状,但不能作为单一治疗,而应与 ACEI 和肾上腺素 β 受体拮抗药联合应用。襻利尿药是大多数心力衰竭患者的首选药物,噻嗪类利尿药仅适用于有轻度液体潴留,伴有高血压而肾功能正常的患者。

(3)ACEI 是证实能显著降低心力衰竭患者死亡率的第一类药物,所有慢性收缩性心力衰竭患者,包括 Ⅰ～Ⅳ 级心功能的患者都需使用 ACEI,而且需要终身使用,除非有禁忌证或不能耐受。应尽量选用在大规模随机临床试验中证实有效的制剂与规格,如卡托普利、依那普利、赖诺普利、雷米普利、培哚普利、福辛普利等应终身维持使用。

(4)在应用 ACEI 和利尿药的基础上加用 β 受体拮抗药长期治疗,能改善临床情况和左心室功能,并进一步降低总死亡率、降低心脏猝死率。因此,所有慢性收缩性心力衰竭、心功能Ⅰ～Ⅲ级的患者都必须使用β受体拮抗药,而且需终身使用,除非有禁忌证或不能耐受。心功能Ⅳ级患者需待病情稳定后,在严密监护下由专科医师指导使用。应选用临床试验证实有效的制剂与规格,如琥珀酸美托洛尔缓释片、比索洛尔或卡维地洛,也可使用酒石酸美托洛尔片。

(5)血管紧张素Ⅱ受体拮抗药(ARB)的作用机制与ACEI相近,目前主要用于因严重咳嗽而不能耐受ACEI的患者,替代ACEI作为一线治疗。

(6)地高辛是唯一经过安慰剂对照临床试验评价的洋地黄制剂与规格,用于心力衰竭的主要益处和指征是减轻症状和改善心功能,适用于已经使用利尿药、ACEI(或ARB)和肾上腺素受体拮抗药治疗而仍持续有症状的慢性收缩性心力衰竭或合并心室率快的心房颤动患者。重症患者可同时应用上述四类药物。

(7)醛固酮受体拮抗药螺内酯适用于心功能Ⅲ～Ⅳ级的中、重度心力衰竭患者,或急性心肌梗死后合并心力衰竭且LVEF<40%的患者。

(8)避免使用的药物(Ⅲ类,C级):下列药物可加重心力衰竭症状,应尽量避免使用。

①非甾体抗炎药和COX-2抑制药。

②皮质激素。

③Ⅰ类抗心律失常药物。

④大多数钙拮抗药(CCB),包括地尔硫䓬、维拉帕米、短效二氢吡啶类制剂。

⑤"心肌营养"药,这类药物包括辅酶Q_{10}、牛磺酸、抗氧化剂、激素(生长激素及甲状腺素)等,其疗效尚不确定,且和治疗心力衰竭的药物之间,可能有相互作用,不推荐使用。

处 方

(1)冠心病心力衰竭或高血压心脏病心力衰竭,血压心率耐受下:可联合应用下列药物。

①血管紧张素转化酶抑制药(ACEI)或血管紧张素Ⅱ受体拮抗药(ARB)

  雷米普利 2.5～10mg/d 每日1次

  培哚普利 2.5～8mg/d 每日1次

  或坎地沙坦 4～12mg/d

②β受体阻滞药

　　美托洛尔　12.5～50mg　每日 2 次

　　比索洛尔　1.25～5mg　每日 1 次

　　卡维地洛　3.125～12.5mg　每日 1 次

③利尿药(间断应用)

　　氢氯噻嗪　12.5～50mg　每日 2 次

　　托拉塞米　10～40mg　每日 2 次

④地高辛　0.125～0.25mg　每日 1 次

⑤螺内酯　10～20mg　每日 2 次

　　(2)心肌病心力衰竭:治疗同前,ACEI 及 β 受体阻滞药在血压心率耐受下尽量加至目标剂量。

　　(3)重症心力衰竭伴快速心室率:治疗同前,外周低灌注的患者可短期应用儿茶酚胺类强心药和磷酸二酯酶抑制药,如米力农,负荷量 25～75μg/kg,5～10min 缓慢静脉注射,以后每分钟 0.25～1.0μg/kg 速度维持。

【用药注意事项】

　　1. 利尿药通常从小剂量开始(氢氯噻嗪 25mg/d,呋塞米 20mg/d 或托拉塞米 10mg/d)逐渐加量。氢氯噻嗪 100mg/d 已达最大效应,呋塞米剂量不受限制。长期服用利尿药应严密观察不良反应的出现,如电解质紊乱、症状性低血压,以及肾功能不全,特别在服用剂量大和联合用药时。

　　2. 全部 CHF 患者必须应用 ACEI,除非有禁忌证或不能耐受,ACEI 需终身应用。

　　(1)ACEI 禁忌证:对 ACEI 曾有致命性不良反应,如曾有严重血管性水肿,无尿性肾衰竭的患者或妊娠妇女须绝对禁用。以下情况需慎用:①双侧肾动脉狭窄;②血肌酐水平显著升高[>265.2μmol/L(3mg/dl)];③高钾血症(>5.5mmol/L);④低血压(收缩压<90mmHg),需经其他处理,待血流动力学稳定后再决定是否应用 ACEI;⑤左心室流出道梗阻,如主动脉瓣狭窄、梗阻性肥厚型心肌病等。

　　(2)ACEI 一般与利尿药合用,如无液体潴留亦可单独应用,一般不需补充钾盐。

　　(3)ACEI 的应用方法:①采用临床试验中所规定的目标剂量,如不能耐受,可应用中等剂量,或患者能够耐受的最大剂量。②从极小剂量开始,如能耐受则每隔 1～2 周,剂量加倍。滴定剂量及过程需个体化,一旦达到最大耐受量即可长期维持应用。见表 2-1。

表 2-1 治疗慢性心力衰竭的 ACEI 及其剂量

药品名称	起始剂量	目标剂量
卡托普利	6.25mg,每日 3 次	50mg,每日 3 次
依那普利	2.5mg,每日 2 次	10~20mg,每日 2 次
福辛普利	5~10mg/d	40mg/d
赖诺普利	2.5~5mg/d	30~35mg/d
培哚普利	2mg/d	4~8mg/d
喹那普利	5mg,每日 2 次	20mg,每日 2 次
雷米普利	2.5mg/d	5mg,每日 2 次或 10mg/d
西拉普利	0.5mg/d	1~2.5mg/d
贝那普利	2.5mg/d	5~10mg,每日 2 次

3. β受体阻滞药 应在利尿药和 ACEI 的基础上加用 β 受体阻滞药,应用低或中等剂量 ACEI 时即可及早加用 β 受体阻滞药,既易于使临床状况稳定,又能尽早发挥 β 受体阻滞药降低猝死的作用和两药的协同作用。

(1)禁用于支气管痉挛性疾病、心动过缓(心率低于 60 次/分)、二度及以上房室传导阻滞(除非已安装起搏器)患者。有明显液体潴留,需大量利尿者,暂时不能应用。

(2)起始治疗前患者需无明显液体潴留,体重恒定(干体重),利尿药已维持在最合适剂量。

(3)推荐应用琥珀酸美托洛尔、比索洛尔和卡维地洛,必须从极小剂量开始(琥珀酸美托洛尔 12.5mg/d,比索洛尔 1.25mg/d,卡维地洛 3.125mg,每日 2 次)。每 2~4 周剂量加倍。结合中国国情,也可应用酒石酸美托洛尔平片,从 6.25mg 开始每日 3 次。

4. 地高辛 应用地高辛的主要目的是改善慢性收缩性心力衰竭的临床状况,因而适用于已在应用 ACEI(或 ARB)、β 受体阻滞药和利尿药的治疗,而仍持续有症状的心力衰竭患者。重症患者可将地高辛与 ACEI(或 ARB)、β 受体阻滞药和利尿药同时应用。

(1)地高辛也适用于伴有快速心室率的心房颤动(AF)患者,但加用 β 受体阻滞药,对运动时心室率增快的控制更为有效。

(2)地高辛没有明显的降低心力衰竭患者死亡率的作用,因而不主张早期应用,亦不推荐应用于 NYHA I 级患者。

(3)急性心力衰竭并非地高辛的应用指征,除非合并有快速心室率的心房颤动。

(4)急性心肌梗死(AMI)后患者,特别是有进行性心肌缺血者,应慎用或不用地高辛。

(5)与传统观念相反,地高辛是安全的,耐受性良好。不良反应主要见于大剂量时,但治疗心力衰竭并不需要大剂量。

5. 醛固酮受体拮抗药在心力衰竭应用的要点

(1)适用于中、重度心力衰竭,NYHA Ⅲ级或Ⅳ级患者,急性心肌梗死后并发心力衰竭,且 LVEF<40％的患者亦可应用。

(2)应用方法为螺内酯起始量 10mg/d,最大剂量为 20mg/d,酌情亦可隔日给予。

(3)本药应用的主要危险是高钾血症和肾功能异常。入选患者的血肌酐浓度应在 176.8(女性)～221.0(男性)μmol/L(2.0～2.5mg/dl)以下,血钾应低于 5.0mmol/L。

(4)一旦开始应用醛固酮受体拮抗药,应立即加用襻利尿药,停用钾盐,ACEI 减量。

6. ARB 在 HF 临床应用的要点(表 2-2)

(1)ARB 可用于 A 阶段患者,以预防心力衰竭的发生;亦可用于 B、C 和 D 阶段患者,对于不能耐受 ACEI 者,可替代 ACEI 作为一线治疗,以降低病死率和并发症发生率;对于常规治疗(包括 ACEI)后心力衰竭症状持续存在,且 LVEF 低下者,可考虑加用 ARB。

(2)ARB 应用中需注意的事项同 ACEI,需要监测低血压、肾功能不全和高血钾等。

表 2-2 治疗慢性心力衰竭的 ARB 及其剂量

药物	起始剂量	推荐剂量
坎地沙坦	4～8mg/d	32mg/d
缬沙坦	20～40mg/d	160mg,每日 2 次
氯沙坦	25～50mg/d	50～100mg/d
厄贝沙坦	150mg/d	300mg/d
替米沙坦	40mg/d	80mg/d
奥美沙坦	10～20mg/d	20～40mg/d

二、急性心力衰竭

急性心力衰竭是指由于急性心脏病变引起心排血量显著、急骤降低导致的组织器官灌注不足和急性淤血综合征。临床上急性左心衰竭较为常见,以肺水肿或心源性休克为主要表现,是严重的急危重症,抢救是否及时与预后密切相关。

【症状与体征】

1. 症状 突发严重呼吸困难,呼吸急促,强迫坐位,发绀、大汗、烦躁,同时咳嗽,咳粉红色泡沫状痰。极重者可因脑缺氧而致神志模糊。发病开始可有一过性血压升高,病情如不缓解,血压可持续下降直至休克。

2. 体征 听诊时两肺满布湿啰音和哮鸣音,第一心音减弱,频率快,同时有舒张早期第三心音而构成奔马律,肺动脉瓣第二心音亢进。

【辅助检查】

1. 胸部 X 线片显示:早期间质水肿时,上肺静脉充盈、肺门血管影模糊;肺水肿时表现为蝶形肺门;严重肺水肿时,为弥漫满肺的大片阴影。

2. 重症患者采用漂浮导管行床边血流动力学监测,肺毛细血管楔压(PCWP)增高,心排血量减低。

【治疗原则】

1. 一般治疗原则 急性左心衰竭时的缺氧和高度呼吸困难是致命的威胁,必须尽快使之缓解。患者应取坐位,双腿下垂,以减少静脉回流。立即高流量鼻管给氧,对病情特别严重者应采用面罩呼吸机持续加压(CPAP)或双水平气道正压(BiPAP)给氧。

2. 用药目的与原则 为了尽快达到疗效,急性期通常采用静脉给药,根据患者的收缩压和肺淤血情况,分别选用利尿药、血管扩张药和(或)正性肌力药。

(1)利尿药:首选静脉应用呋塞米,其利尿作用强大。

(2)血管扩张药:静脉扩张药硝酸酯类能降低心脏前负荷,可缓解肺淤血而不增加心肌耗氧量。包括硝酸甘油和硝酸异山梨酯,常静脉应用。硝酸甘油疗效不佳或伴高血压危象时静脉滴注血管扩张药硝普钠。硝普钠可有效降低心脏前后负荷。

(3)正性肌力药:外周低灌注的患者可使用正性肌力药物。但通常限于短期应用,因为其改善血流动力学参数的益处会被增加心律失常、加重心肌缺血的危险所抵消,总体上可能对预后不利。多巴酚丁胺或中等剂量的多巴胺均可用,但若患者已在使用肾上腺素 β 受体拮抗药,则宜选用磷酸二酯酶抑制药如米力农。毛花苷 C 主要适用于心房颤动合并快速心室率所诱发的慢性心力衰竭急性失代偿,有助于尽快控制心室率、缓解症状。

处　方

(1)吗啡:5～10mg 静脉缓慢注射,必要时每间隔 15min 重复 1 次,共 2～3 次。老年人可酌情减量或改为皮下注射。

(2)快速利尿:呋塞米 20～40mg 静脉注射,4h 后可重复 1 次;或托拉塞米 20～40mg 静脉注射。

(3)血管扩张药:以硝普钠或酚妥拉明静脉滴注。

①硝普钠:为动静脉血管扩张药,静脉注射后 2～5min 起效,一般剂量为 12.5～25μg/min 滴入,根据血压调整用量,维持收缩压在 100mmHg 左右;对原有高血压者,血压降低幅度以不超过 80mmHg 为度,维持量为 50～100μg/min。

②硝酸甘油:扩张小动脉,患者对本药的耐受,个体差异很大,可先以 10μg/min 开始,然后每 10min 调整 1 次,每次增加 5～10μg。

③酚妥拉明:为 α 受体阻滞药,以扩张小动脉为主。静脉用药以 0.1mg/min 开始,每 5～10min 调整 1 次,最大可增至 1.5～2.0mg/min,监测血压同前。

(4)洋地黄类药物:最适合用于有心房颤动合并快速心室率,并已知有心室扩大伴左心室收缩功能不全者。50％葡萄糖注射液 20ml＋毛花苷 C 0.2～0.4mg 静脉注射,2h 后可酌情再给 0.2～0.4mg。对急性心肌梗死,在急性期 24h 内不宜用洋地黄类药物。

(5)5％葡萄糖注射液 250ml＋氨茶碱 0.25g,静脉滴注,解除气道痉挛。

(6)多巴胺:从 1μg/(kg·min)静脉滴注开始,以后每 5～10min 增加 1μg/(kg·min)。本药小剂量[2～5μg/(kg·min)]应用时,主要兴奋多巴胺受体,扩张肾及内脏血管;中等剂量[6～10μg/(kg·min)]主要兴奋心脏 β_1 受体,可使心排血量增加 30％～40％;大剂量[＞10μg/(kg·min)]应用时,主要兴奋 α 肾上腺素能受体,使外周血管收缩,但增加心脏负担。心功能不全时,应用中等剂量。

(7)多巴酚丁胺:为多巴胺衍生物,其正性肌力作用强于多巴胺,一般用量 2.5～10μg/(kg·min)。

【用药注意事项】

1. 硝普钠应用时应注意

(1)用于心力衰竭时,开始剂量宜小(一般是每分钟 $25\mu g$),逐渐增量。平均滴速血压高者为每分钟 $186(25\sim400)\mu g$,血压正常者为每分钟 $71(25\sim150)\mu g$。停药时应逐渐减量,并加用口服血管扩张药,以免出现症状"反跳"。用药期间,应严密监测血压及心率,以免产生严重不良反应。

(2)硝普钠不稳定,见光极易分解,用药过程中须避光。

(3)硝普钠代谢产物为硫氰酸盐,半衰期为 7d,大剂量容易发生硫氰酸盐中毒。肾功能不全者应用本药不宜超过 48h,长期使用应特别注意。

2. 硝酸甘油应用时应注意

(1)应慎用于血容量不足或收缩压低的患者。

(2)诱发低血压时可合并反常性心动过缓和心绞痛加重。

(3)可使肥厚型梗阻性心肌病引起的心绞痛恶化。

(4)可发生对血管作用和抗心绞痛作用的耐受性。

(5)如果出现视物模糊或口干,应停药。剂量过大可引起剧烈头痛。

3. 酚妥拉明禁用于

(1)严重动脉硬化。

(2)严重肾功能不全。

(3)胃炎或胃溃疡。

4. 强心苷治疗量和中毒量之间相差很小,每个患者对其耐受性和消除速度又有很大差异,而所列各洋地黄剂量大多是平均剂量,故需要根据病情、制剂、疗效及其他因素来摸索不同患者的最佳剂量。阵发性室性心动过速、房室传导阻滞、主动脉瘤及小儿急性风湿热所引起的心力衰竭,忌用或慎用强心苷。心肌炎及肺心病对强心苷敏感,应注意用量。

5. 使用氨茶碱时应注意

(1)应定期监测血清茶碱浓度,以保证最大的疗效而不发生血药浓度过高的危险。

(2)肾功能或肝功能不全的患者,年龄超过 55 岁,特别是男性和伴发慢性肺部疾病的患者,任何原因引起的心功能不全患者,持续发热患者。使用某些药物的患者及茶碱清除率减低者,血清茶碱浓度的维持时间往往显著延长。应酌情调整用药剂量或延长用药间隔时间。

(3)茶碱制剂可致心律失常和(或)使原有的心律失常加重;患者心率和

(或)节律的任何改变均应进行监测。

6. 多巴胺使用注意事项

(1)应用多巴胺治疗前必须先纠正低血容量。

(2)在滴注前必须稀释,稀释液的浓度取决于剂量及个体需要的液量,若不需要扩容,可用 0.8mg/ml 溶液,如有液体潴留,可用 1.6～3.2mg/ml 溶液。中、小剂量对周围血管阻力无作用,用于处理低心排血量引起的低血压;较大剂量则用于提高周围血管阻力以纠正低血压。

(3)选用粗大的静脉做静脉注射或静脉滴注,以防药液外溢,以及产生组织坏死;如确已发生液体外溢,可用 5～10mg 酚妥拉明稀释溶液在注射部位做浸润。

(4)静脉滴注时应控制每分钟滴速,滴注的速度和时间需根据血压、心率、尿量、外周血管灌流情况、异位搏动出现与否等而定,可能时应做心排血量测定。

(5)休克纠正时即减慢滴速。

(6)遇有血管过度收缩引起舒张压不成比例升高和脉压减小、尿量减少、心率增快或出现心律失常,滴速必须减慢或暂停滴注。

(7)如在滴注多巴胺时血压继续下降或经调整剂量仍持续低血压,应停用多巴胺,改用更强的血管收缩药。

(8)突然停药可产生严重低血压,故停用时应逐渐递减。

第二节　心律失常

心律失常(cardiac arrhythmia)是指心脏冲动的频率、节律、起源部位、传导速度或激动次序的异常。按其发生原理,分为冲动形成异常和冲动传导异常两大类。

一、窦性心律失常

(一)窦性心动过速

【辅助检查】

心电图:

(1)窦性心律,即 P 波在 Ⅰ、Ⅱ、Ⅲ、aVF 导联直立,aVR 导联倒置。PR间期 0.12～0.20s。

(2)频率＞100 次/分,一般≤140 次/分。

【治疗原则】

1. 一般治疗原则 常属正常生理反应,非生理性者多由于交感神经张力过高所致,无须特殊治疗。若有症状者可选用肾上腺素 β 受体拮抗药。

2. 用药目的与原则 首选 β 受体阻滞药。若需迅速控制心率,可选用静脉制剂。不能使用 β 受体阻滞药时,可选用维拉帕米或地尔硫䓬。

处　方

(1)情绪激动者,可给予镇静药,如地西泮 2.5～5mg,每日 2～3 次。

(2)如无禁忌证,首选 β 受体阻滞药。

①普萘洛尔 10～20mg,每日 3 次。

②美托洛尔 25～50mg,每日 2 次。

③阿替洛尔 25～50mg,每日 2 次。

【用药注意事项】

β 受体阻滞药使用时注意事项:

(1)β 受体阻滞药具有负性变力性作用,因此在心力衰竭治疗中要从小剂量开始,依据患者反应而逐渐缓慢增加剂量并达到靶剂量。

(2)在 AMI 后应尽早使用 β 受体阻滞药。

(3)对有阻塞性肺病或支气管哮喘患者应选用高选择性 β 受体阻滞药,并注意防止诱发支气管痉挛。

(4)β 受体阻滞药具有负性变时性及负性变传导作用,故在病态窦房结综合征、房室阻滞(尤其高度房室阻滞)不宜应用。

(二)窦性心动过缓

【辅助检查】

心电图:

(1)窦性心律。

(2)频率＜60 次/分。

(3)常同时伴有心律失常。

处　方

(1)阿托品(atropine)0.3～0.6mg,每日 3 次,必要时 0.5～1mg 皮下注射,0.5～1mg 静脉注射,15～30min 后可重复。

(2)麻黄碱(ephedrine)25mg,每日 3 次。

【治疗原则】

1. 一般治疗原则

(1)无症状者一般无须治疗。

(2)有症状者,治疗原发疾病或基础疾病,去除诱因。迷走神经张力增高者可使用阿托品。

2. 用药目的与原则　如心率过慢(一般<40 次/分),常出现一过性黑矇、头晕、心绞痛及心力衰竭症状,应置入心脏起搏器。

(三)病态窦房结综合征

简称病窦综合征,主要由于窦房结病变所致。

【症状与体征】

一过性头晕、黑矇、心悸、心绞痛,严重者可发生晕厥和抽搐,出现阿-斯综合征。

【辅助检查】

1. 心电图

(1)出现持续而显著的窦性心动过缓(<50 次/分)。

(2)窦性停搏与窦房阻滞。

(3)心动过缓-心动过速综合征,即心动过缓与心房扑动、心房颤动或房性心动过速交替发作。

(4)心房颤动的心室率缓慢,或其发作前后有显著的窦性心动过缓。

(5)房室交界区逸搏心律。

(6)心房扑动、心房颤动或房性心动过速自行终止时,窦房结恢复时间延长和(或)出现继发性显著窦性心动过缓。

(7)可伴随房室传导阻滞。

2. 心电生理与其他检查

(1)固有心率减低,正常值(次/分)计算公式为 118.1-(0.57×年龄)。

(2)阿托品试验阳性,即静脉注射阿托品 2mg 后,窦性心率未能提高到 90 次/分以上。

(3)窦房结恢复时间(SNRT)>1500ms,心率校正的窦房结恢复时间(CSNRT)>525ms。

(4)窦房传导时间(SACT)>150ms。

【治疗原则】

1. 一般治疗原则

(1)无症状者一般无须治疗,定期随诊,排除可逆因素(如药物)。

(2)对于有症状者,应置入心脏起搏器。

2. 用药目的与原则 心率缓慢显著或伴自觉症状者可试用阿托品、沙丁胺醇口服。合并快速心律失常的,安装起搏器后在加用药物控制快速心律失常发作。病态窦房结综合征患者禁用可能减慢心率的药物(除非已安装起搏器)。

二、房性心律失常

(一)房性期前收缩

【辅助检查】

心电图:

(1)提前出现形态与窦性 P 波不同的 P′波。P′R 间期＞0.12s。

(2)如 P′波出现较早,适逢房室结尚未脱离前次激动的不应期,可出现传导中断(称为被阻滞的或未下传的房性期前收缩)或传导缓慢(下传的 P′R 间期延长)。

(3)不完全性代偿间歇。

(4)P′波下传的 QRS 波群形态多数正常,亦可出现形态异常增宽的 QRS 波群,称为室内差异性传导。

【治疗原则】

1. 一般治疗原则

(1)无症状者一般无须治疗。

(2)治疗原发病和去除诱因。

2. 用药目的与原则 症状十分明显者可考虑使用 β 受体阻滞药。伴有缺血或心力衰竭的房性期前收缩,随着原发因素的控制往往能够好转,而不主张长期用抗心律失常药物治疗。

处 方

(1)地西泮 5mg,口服。

(2)β 受体阻滞药(用法参照窦性心动过速)。

(3)普罗帕酮 100～200mg,每日 3～4 次,维持量每日 300～600mg,分 2～4 次服用;静脉注射:每次 70mg,加入 5% 葡萄糖注射液稀释,于 10min 内缓慢注射,必要时 10～20min 重复 1 次,总量不超过 210mg。静脉注射后改为静脉滴注,滴速每分钟 0.5～1.0mg 或口服维持。

(4)莫雷西嗪(moracizine)150mg,每日 3 次,如需要,2～3d 后可增加

50mg,但不宜超过 250mg,每日 3 次。

(5)普鲁卡因胺(procainamide) 250～500mg,每日 3～4 次,有效后改为 250mg,每日 2～3 次。

【用药注意事项】

1. β 受体阻滞药使用注意事项请参考前文。

2. 莫雷西嗪禁用于二度或三度房室传导阻滞、双束支传导阻滞且无起搏器者及心源性休克。注意促心律失常作用与原有心律失常加重的鉴别。用药早期最好能进行心电监测。

(二)自律性房性心动过速

【辅助检查】

心电图:

(1)心房率 100～160 次/分。

(2)P′波形态与窦性者不同。

(3)心动过速的第一个 P′波与随后的 P′波形态一致,P′波之间的等电线仍存在。

(4)P′R 间期＞0.12s。

(5)发作开始后心率逐渐加速,呈"温醒"现象。

(6)多数合并房室传导阻滞,如二度Ⅰ型房室传导阻滞、2∶1房室传导阻滞。

(7)刺激迷走神经仅加重房室传导阻滞,不能终止心动过速。

【治疗原则】

1. **一般治疗原则**　合并房室传导阻滞时,心室率一般较缓,无须紧急处理。

2. **用药目的与原则**

(1)发作时治疗的目的在于终止心动过速或控制心室率。可选用毛花苷 C、β 受体阻滞药、胺碘酮、普罗帕酮、维拉帕米或地尔硫䓬静脉注射。对血流动力学不稳定者,可采用直流电复律。刺激迷走神经的方法通常无效。

(2)对反复发作的房速,长期药物治疗的目的是减少发作或使发作时心室率不致过快,以减轻症状。可选用不良反应少的 β 受体阻滞药、维拉帕米或地尔硫䓬。洋地黄可与 β 受体阻滞药或钙拮抗药合用。如果心功能正常,且无心肌缺血,也可选用Ⅰc类或Ⅰa类药物。对冠心病患者,选用 β 受体阻滞药、胺碘酮或索他洛尔。对心力衰竭患者,可考虑首选胺碘酮。

(3)对合并病态窦房结综合征或房室传导功能障碍者,若必须长期用药,需安置心脏起搏器。

(4)对特发性房性心动过速,应首选射频消融治疗。无效者可用胺碘酮口服。

> **处 方**

(1)洋地黄中毒者,应立即停用洋地黄。

①10%氯化钾 10~20ml,每日 3~4 次,口服;或 5%葡萄糖注射液 500ml＋10%氯化钾 15ml 静脉滴注 1~2ml/min;或 5%葡萄糖注射液 250~500ml＋门冬氨酸钾镁 20~50ml 缓慢静脉滴注。

②心室率过快者,选用苯妥英钠(phenytoin) 100~200mg,每日 2~3 次;或 5%葡萄糖溶液 20~40ml＋苯妥英钠 125~250mg 缓慢静脉注射,必要时隔 10min 重复静脉注射 100mg,24h 内总剂量＜500mg。

③普鲁卡因胺 250~500mg,每日 3~4 次;紧急时 5%葡萄糖注射液 100ml＋普鲁卡因胺 500~1000mg 静脉滴注,于 1h 内滴完;必要时 1h 后可重复 1 次,24h 总剂量不超过 2g。

(2)非洋地黄中毒者,如心室率过快,可选用洋地黄。

5%葡萄糖注射液 20ml＋毛花苷 C 0.2~0.4 mg 静脉注射;2~4h 后可再给予 0.2~0.4mg,24h 总剂量 1~1.2g。可改为口服地高辛(digoxin) 0.125~0.25mg,每日 1 次。

(3)也可选用普鲁卡因胺(如前述)。

(4)奎尼丁(quinidine)200mg,每日 3~4 次。

(5)丙吡胺(disopyramide)100~150mg,每日 3 次,最大剂量每日不超过 600~800mg。

(6)5%葡萄糖注射液 20~40ml＋普罗帕酮 35~70mg 静脉注射,必要时 20min 后可重复 1 次;继以 5%葡萄糖注射液 250ml＋普罗帕酮 140mg 静脉滴注,1.2~1.5mg/min。

(7)口服 β 受体阻滞药、普罗帕酮、胺碘酮参照窦性心动过速。

【用药注意事项】

β 受体阻滞药和洋地黄药物使用注意事项请参考前文。

(三)心房扑动

【辅助检查】

心电图:

(1)P 波消失,代之连续的有规律的锯齿状扑动波(F 波),F 波之间无等电位线,在 Ⅱ、Ⅲ、aVF 或 V₁ 导联最为明显。F 波频率常为 250～350 次/分。

(2)心室率规则或不规则,取决于房室传导比率是否恒定。常为 2∶1 或 4∶1 房室传导。

(3)QRS 波形态正常,当出现室内差异传导或原来有束支传导阻滞时,QRS 波增宽、形态异常。

【治疗原则】

1. 一般治疗原则

(1)治疗原发疾病和去除诱发因素。

(2)转复心律,应注意复律的适应证和禁忌证。同步直流电复律,电能 50～150J,但忌用于已应用大量洋地黄者。或经食管或心腔内心房超速起搏。

(3)射频消融术适用于药物治疗无效或不耐受药物的反复发作者。Ⅰ 型心房扑动应首选射频消融治疗。

2. 用药目的与原则　β 受体拮抗药、地尔硫䓬、维拉帕米和地高辛可用来控制静息时的心室率。如有指征,可通过同步电击复律转复为窦性心律。此外,胺碘酮也可用来转复心律,并可用胺碘酮或索他洛尔来维持窦性心律。如果心律失常是长期的,在转复为窦性心律之前应给予抗凝药来避免栓塞的并发症。

心房扑动心室率较难控制,通常需要较高的药物剂量,甚至两种或多种房室结阻滞药联用。几项研究已证实,胺碘酮对于心房扑动患者维持窦性心律的有效性和安全性,但治疗的病例有限。治疗 Ⅰ 型心房扑动,射频消融优于胺碘酮和其他抗心律失常药物。

处　方

(1)β 受体拮抗药:用法参见窦性心动过速。

(2)维拉帕米:初始剂量 5～10mg,稀释后缓慢静脉注射至少 2min。若反应不满意,首剂 15～30min 后再给 1 次 5～10mg;或加入氯化钠注射液或 5％葡萄糖注射液中静脉滴注,每小时 5～10mg,每日总量不超过 50～100mg。

(3)胺碘酮:负荷量按体重 3～5mg/kg,一般为 150mg,加入 5％葡萄糖溶液 250ml,在 20min 内滴入(滴入时间不得短于 10min),然后以 1～1.5mg/min 维持,6h 后减至 0.5～1mg/min,每日总量 1200mg。以后逐渐减量,静脉滴注胺碘酮持续不应超过 3d 或 4d。

(四)心房颤动

【症状与体征】

1. 心脏听诊第一心音强弱不等;心室律完全不规整;脉搏短绌。

2. 心房颤动(房颤)分类包括阵发性(能够自行终止者);持续性(不能自行终止,但经过干预治疗终止者);永久性(经治疗也不能终止者)。

【辅助检查】

心电图:

(1)P 波消失,代之小而不规则的 F 波,频率 350～600 次/分。

(2)心室律极不规则。

(3)QRS 波群形态一般正常,当心室率过快,发生室内差异性传导时,QRS 波群增宽变形。

【治疗原则】

1. **一般治疗原则** 按其发作特点和对治疗的反应,一般将房颤分为 3 种类型:能够自行终止者为阵发性房颤;不能自行终止但经过治疗可以终止者为持续性房颤;经治疗也不能终止的房颤为永久性房颤。

(1)控制心室率:永久性房颤一般需用药物控制心室率,以避免心率过快,减轻症状,保护心功能。地高辛和 β 受体阻滞药是常用药物,必要时两药可以合用,剂量根据心率控制情况而定。上述药物控制不满意者可以换用地尔硫䓬或维拉帕米。个别难治者也可选用胺碘酮或行射频消融改良房室结。慢性综合征患者需安置起搏器后用药,以策安全。

(2)心律转复及窦性心律(窦律)维持:房颤持续时间越长,越容易导致心房电重构而不易转复,因此此复律治疗宜尽早开始。阵发性房颤多能自行转复,如果心室率不快,血流动力学稳定,患者能够耐受,可以观察 24h。如 24h 后仍不能恢复则需进行心律转复。超过 1 年的持续性房颤者,心律转复成功率不高,即使转复也难以维持。复律治疗前应查明并处理可能存在的诱发或影响因素,如高血压、缺氧、急性心肌缺血或炎症、饮酒、甲状腺功能亢进、胆囊疾病等。上述因素去除后,房颤可能消失。无上述因素或去除上述因素后,房颤仍然存在者则需复律治疗。对器质性心脏病(如冠心病、风湿性心脏病、心肌病等)本身的治疗不能代替复律治疗。

2. **用药目的与原则** 药物复律,可以选用Ⅰa、Ⅰc 或Ⅲ类药物,如奎尼丁、胺碘酮、普罗帕酮、氟卡尼、多非利特、伊布利特。房颤的药物处理策略为如下。

（1）将房颤转复并维持窦性节律（节律控制）。

（2）不转复房颤，控制心室率（室率控制）。

药物转复常用Ⅰa、Ⅰc及Ⅲ类抗心律失常药，包括胺碘酮、普罗帕酮、莫雷西嗪、普鲁卡因胺、奎尼丁、丙吡胺、索他洛尔等，一般用分次口服的方法。静脉给予普罗帕酮、依布利特、多非利特、胺碘酮终止房颤也有效。有器质性心脏病、心功能不全的患者首选胺碘酮，没有器质性心脏病者可首选Ⅰ类药。近年有报道，用普罗帕酮 450～600mg 顿服终止房颤发作，成功率较高，但首次应用最好在住院或有心电监护的条件下进行。

处　方

（1）药物转复

①奎尼丁，首先口服 100mg，观察 2h，如无不良反应，可以继续采用以下两种方式复律：第一种，200mg，每 8h 1 次，连服 3d 左右，约有 30％的患者可恢复窦性心律；第二种，首日 200mg，每 2h 1 次，共 5 次；第 2 天 300mg，每 2h 1 次，共 5 次；第 3 天 400mg，每 2h 1 次，共 5 次。最大剂量每日不超过 2g。每次给药前测血压和 QT 间期，一旦复律成功，以有效剂量作为维持量，每 6～8h 给药 1 次。在奎尼丁复律前，先用地高辛或 β 受体阻滞药减缓房室传导，口服奎尼丁后应停用地高辛，不宜同用。

②胺碘酮：200～400mg，每日 3～4 次，共用 1 周。复转为窦性心律后，改为维持量 100～200mg，每日 1 次。如无效，则停药。

③普罗帕酮：用法见病态窦房结综合征。复律后，继续用胺碘酮、普罗帕酮、奎尼丁、索他洛尔、氟卡尼、丙吡胺、普鲁卡因胺、多非利特等维持窦性心律。

（2）控制心室率

①维拉帕米，40～120mg，每日 3 次，每日最大剂量 480mg；或 5％葡萄糖注射液 20～40ml＋维拉帕米 5mg　缓慢静脉注射，必要时相隔 10～30min 后再注射 1～2 次。或地尔硫草（diltiazem）30mg，每日 3 次。

②β 受体阻滞药、洋地黄用法详见窦性心动过速及自律性心动过速。

（3）预防血栓栓塞，长期口服抗凝药物（如华法林），应注意调节剂量，使凝血酶原时间国际标准化比值（INR）达到 2～3（有禁忌者除外）。开始口服抗凝药物时，至少每周测量 1 次 INR；稳定后，每月测量 1 次 INR。

【用药注意事项】

1. 维拉帕米禁用于

(1)严重左心室功能不全。

(2)低血压(收缩压<90mmHg)或心源性休克。

(3)病态窦房结综合征(已安装并行使功能的心脏起搏器患者除外)。

(4)二度或三度房室传导阻滞(已安装并行使功能的心脏起搏器患者除外)。

(5)心房扑动或心房颤动患者合并房室旁路通道。

(6)已知对盐酸维拉帕米过敏的患者。

2. 地尔硫䓬禁用于

(1)病态窦房结综合征未安装起搏器者。

(2)二度或三度房室传导阻滞未安装起搏器者。

(3)收缩压低于 12kPa(90mmHg)。

(4)对本品过敏者。

(5)急性心肌梗死或肺充血者。

另外,本品在体内经细胞色素 P450 氧化酶进行生物转化,与经同一途径进行生物转化的其他药物合用时可导致代谢的竞争抑制。故在开始或停止使用本品时,对相同代谢途径的药物剂量,特别是治疗指数低的药物或有肝肾功能受损的患者,需加以调整以维持合理的血药浓度。

3. β受体阻滞药和洋地黄药物使用注意事项请参考前文。

4. 应用奎尼丁转复房颤或房扑,首先给 0.1g 试服剂量,观察 2h 如无不良反应,可以两种方式进行复律:①0.2g,1 次/8 小时,连服 3d 左右,其中有30%左右的患者可恢复窦性心律;②首日 0.2g,1 次/2 小时,共 5 次,次日0.3g,1 次/2h,共 5 次,第 3 日 0.4g,1 次/2 小时,共 5 次。每次给药前测血压和 QT 间期,一旦复律成功,以有效单剂量作为维持量,每 6~8h 给药 1 次。在奎尼丁复律前,先用地高辛或 β受体阻滞药减缓房室结传导,使用奎尼丁后应停用地高辛,不宜同用。

三、室性心律失常

(一)室性期前收缩

【辅助检查】

心电图:

（1）提前发生增宽畸形的 QRS 波群,时限超过 0.12s,其前无相关 P 波,T 波方向与 QRS 波群主波方向相反。

（2）完全性代偿间歇。

（3）室性期前收缩可孤立或规律出现,如二联律、三联律。

【治疗原则】

1. 一般治疗原则

（1）无器质性心脏病者,如无明显症状,不必使用药物治疗。如症状明显,治疗重点是缓解症状。减轻患者顾虑与不安,避免诱发因素,如吸烟、咖啡、应激等。

（2）伴有器质性心脏病患者,应积极治疗原发病。

2. 用药目的与原则　用 β 受体阻滞药作为起始治疗,一般考虑使用具有心脏选择性但无内源性拟交感作用的品种。CAST 临床试验的结果证实,在心肌梗死后有室性期前收缩的患者,用抗心律失常药抑制室性期前收缩并不一定能改善预后,特别是不应使用Ⅰ类抗心律失常药。我国学者证实,在非心肌梗死的器质性心脏病患者中,普罗帕酮、美西律和莫雷西嗪是有效且比较安全的。Ⅲ类抗心律失常药可用于复杂室性期前收缩的患者（胺碘酮或索他洛尔）。荟萃分析显示,胺碘酮可使总死亡率明显下降,特别适用于有心功能不全的患者。索他洛尔的长期疗效还有待证实。治疗的终点现在还有争论,至少目前已不强调以 24h 动态心电图室性期前收缩总数的减少为治疗目标。但对于高危患者,减少复杂室性期前收缩数目仍是可接受的指标。应用抗心律失常药物时,要特别注意促心律失常作用。

处　　方

（1）无器质性心脏病者,药物宜选用 β 受体阻滞药(参照窦性心动过速)、Ⅰb 或Ⅰc 类药物

①美西律 100～150mg,每日 3 次,如需要,2～3d 后可增减 50mg。

②普罗帕酮 100～150mg,每日 3 次。

③美托洛尔(倍他乐克)12.5～50mg,每日 2 次。

（2）伴有器质性心脏病患者

①胺碘酮,每日 600～1600mg,分 3～4 次口服,连续用 1～3 周后,改为每日 200～400mg。

②索他洛尔 80～160mg,每日 2 次。

③美托洛尔 12.5～50mg,每日 2 次。

急性心肌梗死发病 24h 内,如出现频发、多源、成对、R on T 室性期前收缩,胺碘酮静脉注射剂量为 3～5mg/kg,一般以 150mg,加入 5％葡萄糖溶液 20～40ml 静脉注射,4～6h 后可再重复,每次静脉注射剂量不超过 250mg。

【用药注意事项】

1. 美西律禁用于心源性休克和有二度或三度房室传导阻滞,病态窦房结综合征者。

2. β受体阻滞药使用注意事项请参考前文。

3. 普罗帕酮使用注意事项请参考前文。

(二)室性心动过速

【辅助检查】

心电图:

(1)3 个或以上的室性期前收缩连续出现。

(2)QRS 波群宽大畸形,时限超过 0.12s,ST-T 段方向与主波方向相反。

(3)频率 100～250 次/分,心律可稍不规则。

(4)房室分离。

(5)心室夺获。

(6)室性融合波。

【治疗原则】

1. 一般治疗原则

(1)无器质性心脏病的非持续性室速,如无症状及晕厥发作,不必治疗。

(2)持续性室速发作,无论有无器质性心脏病,均应立即治疗。有器质性心脏病的非持续性室速亦应考虑治疗。

(3)预防复发。

①积极治疗基础心脏病及各种诱因。

②应针对基础病因、心功能状况选药。

③置入心脏转律除颤器。

2. 用药目的与原则　　首选为静脉注射利多卡因,亦可选用静脉注射普罗帕酮,但不宜用在急性心肌梗死或伴有心力衰竭患者。此时,胺碘酮是最常选用的药物。

尖端扭转型(torsades de pointes)室性心动过速是室性心律失常的一个特殊类型,静脉给予硫酸镁通常是有效的。β受体拮抗药及心房或心室起搏也可考虑。

处　　方

终止室速发作：

（1）5％葡萄糖注射液 30～40ml＋胺碘酮 150mg（或 3～5mg/kg），静脉注射（10min 内），10～15min 后可再重复。随后，以 1～1.5mg/min 维持静脉滴注 6h，再以 0.5mg/min 继续维持静脉滴注 18h 或更久，24h 总量一般不超过 800～1200mg。治疗期间应密切注意血压与心率变化。

（2）静脉注射普罗帕酮或普鲁卡因胺（用法参照自律性房性心动过速和室性期前收缩）。

（3）利多卡因静脉注射 1～1.5mg/kg（一般用 50～100mg）负荷量静脉注射 2～3min，必要时每 5min 重复静脉注射 1～2 次，总量不超过 300mg。继以 1～4mg/min 速度静脉滴注维持。

四、心脏传导异常

（一）一度房室传导阻滞

【辅助检查】

心电图：

（1）PR 间期延长（＞0.20s）。

（2）QRS 波群正常者，阻滞几乎均位于房室结，极少数可位于希氏束内。

（3）呈束支传导阻滞图形，阻滞在房室结或希氏束-浦肯野系统。

【治疗原则】

一度房室传导阻滞　患者多无特殊临床症状，无须治疗或仅作病因治疗。心室率过慢者，可用阿托品或异丙肾上腺素（用法参照窦性心动过缓和窦性停搏）。

（二）二度房室传导阻滞

分为两型：莫氏（Mobitz）Ⅰ型和Ⅱ型。Ⅰ型阻滞又称文氏（Wenckebach）阻滞。正常人或运动员可发生Ⅰ型阻滞，与迷走神经张力增高有关，Ⅰ型阻滞也常见于急性下壁心肌梗死、药物作用（如洋地黄、维拉帕米、β受体阻滞药等）。Ⅱ型阻滞主要见于希氏束或束支-浦肯野系统病变，易进展为完全性房室传导阻滞。

【辅助检查】

心电图：

（1）Ⅰ型房室传导阻滞：①PR 间期进行性延长，直至 P 波受阻不能下传而漏脱一次 QRS 波群,在 QRS 波群漏脱前的 PR 间期最长,QRS 波群漏脱后的第一个 PR 间期最短,此后 PR 间期又逐渐延长,终至 QRS 波群又下一次漏脱。②PR 间期延长的递增量逐次减少。③RR 间期呈进行性缩短,直至一个 P 波不能下传心室。④包含受阻 P 波在内的 RR 间期小于正常窦性 PP 间期的 2 倍。⑤QRS 波群正常者,阻滞几乎均位于房室结,极少数可位于希氏束内。如呈束支传导阻滞图形,阻滞位于房室结或希氏束-浦肯野系统。

(2)Ⅱ型房室传导阻滞:①心房冲动传导突然阻滞,但 PR 间期恒定不变。②下传搏动的 PR 间期大多正常,也可延长。③当 QRS 波群增宽、形态异常时,阻滞位于希氏束-浦肯野系统。④若 QRS 波群正常,阻滞可能位于房室结内。

【治疗原则】

1. 一般治疗原则

(1)Ⅰ型阻滞治疗原则参照一度房室传导阻滞。

(2)二度Ⅱ型必须治疗,原则上心室率<每分钟 50 次,应首选起搏器治疗。

2. 用药目的与原则

(1)阿托品适用于阻滞位于房室结者,可提高心室率(用法参照窦性心动过缓和窦性停搏)。

(2)异丙肾上腺素可用于任何部位的房室传导阻滞(用法参照窦性心动过缓和窦性停搏)。

(三)三度房室传导阻滞

又称完全性房室传导阻滞。

【症状与体征】

如阻滞位于希氏束及其以下,患者常有乏力、黑矇、晕厥、心绞痛、心力衰竭等。如心室率过慢导致脑缺血,患者可出现暂时性意识丧失,甚至抽搐,发生阿-斯综合征,严重者可致猝死。

【辅助检查】

心电图:

(1)心房激动完全不能下传到心室,P 波与 QRS 波群各自独立、互不相关,P 波频率较 QRS 波群快。

(2)心室激动可由房室交界区、希氏束或束支-浦肯野系统控制。如果完全阻滞在房室结内,则起搏点在希氏束及其邻近,心室率多在 40~60 次/分,

QRS 波群正常,心律亦较稳定;如果完全阻滞在希氏束以下,则起搏点在室内传导系统的远端,心室率可低于 40 次/分,QRS 波群增宽,心室律亦常不稳定。

【治疗原则】

1. 一般治疗原则　三度房室传导阻滞患者必须治疗,原则上心室率<50 次/分,应首选起搏器治疗。

2. 用药目的与原则　无条件立即安装起搏器者,可短期应用阿托品或 β 受体兴奋药,如异丙肾上腺素。

第三节　高　血　压

一、原发性高血压

目前,我国采用国际上统一标准(WHO/ISH,1999)将高血压定义为:未服抗高血压药情况下,收缩压≥140mmHg 和舒张压≥90mmHg;患者既往有高血压史,目前正服抗高血压药,血压虽已低于 140/90mmHg,亦应诊断为高血压。它将 18 岁以上成年人的血压,按不同水平分类,见表 2-3。患者收缩压与舒张压属于不同级别时,应按两者中较高的级别分类。根据血压水平和其他影响预后的因素进行危险性分层。高血压患者的治疗决策不仅根据其血压水平,还要考虑下列几方面:①其他危险因素的存在情况;②并存的临床情况(如糖尿病,心、脑、肾、血管疾病);③靶器官损害;④患者的个人、医疗等情况。因此,确立高血压后,应根据影响预后的因素对高血压患者进行危险性分层,将其量化为低危、中危、高危和很高危四组。完整的高血压诊断应包括高血压水平分级和危险性分层,如原发性高血压 1 级,中危组。

表 2-3　血压水平的定义和分类

类别	收缩压(mmHg)	舒张压(mmHg)
理想血压	<120	<80
正常血压	<130	<85
正常高值	130~139	85~89
1 级高血压(轻度)	140~159	90~99
亚组:临界高血压	140~149	90~94

类别	收缩压(mmHg)	舒张压(mmHg)
2 级高血压(中度)	160~179	100~109
3 级高血压(重度)	≥180	≥110
单纯收缩期高血压	≥140	<90
亚组:临界收缩期高血压	140~149	<90

【症状与体征】

1. 通常起病缓慢,早期常无症状。

2. 可有头痛、眩晕、气急、疲劳、心悸、耳鸣等症状,但不一定与血压水平相关。

3. 后期临床表现常与心、脑、肾功能不全或器官并发症有关。

【治疗原则】

1. 一般治疗原则

(1)检查患者及全面评估其总危险谱后,判断患者属于低危、中危、高危,还是很高危。

①高危及很高危患者:无论经济条件如何,必须立即开始对高血压及并存的危险因素和临床情况进行药物治疗。

②中危患者:先观察 3~6 个月患者的血压及其他危险因素的变化,进一步了解情况,然后决定是否开始药物治疗。

③低危患者:监测血压及其他危险因素 6~12 个月,然后决定是否开始药物治疗。

(2)非药物治疗包括改善生活方式,消除不利于心理和身体健康的行为和习惯,达到减少高血压以及其他心血管的发病危险。减轻体重、减少钠盐摄入、补充钙和钾盐、减少脂肪摄入、限制饮酒、增加运动。

2. 用药目的与原则 当前用于降压的药物主要有以下 5 类:即利尿药、β受体阻滞药、血管紧张素转化酶抑制药(ACEI)、血管紧张素Ⅱ受体拮抗药(ARB)和钙拮抗药。目前我国常用降压药可参考表 2-4,各类主要降压药选择可参考表 2-5。

(1)采用最小的有效剂量以获得可能有的疗效而使不良反应减至最小。如有效,可以根据年龄和反应逐步递增剂量,以获得最佳的疗效。

(2)为了有效防止靶器官损害,要求 24h 降压稳定,并能防止从夜间较低血压到清晨血压突然升高导致猝死、脑卒中和心脏病发作。要达到此目的，最好使用每天 1 次给药而有持续 24h 降压作用的药物。其标志之一是降压谷峰比值＞50％，即给药后 24h 仍保持 50％以上的最大降压效应，此种药物还可增加治疗的依从性。

（3）为使降压效果增大而不增加不良反应，用低剂量单药疗效不够时可采用两种或两种以上药物联合治疗。联合用药：现今认为比较合理的配伍为 ACEI 与利尿药；二氢吡啶类钙拮抗药与 β 受体阻滞药；ACEI 与钙拮抗药；利尿药与 β 受体阻滞药；α 受体阻滞药与 β 受体阻滞药。

处　方

（1）1 级高血压：可选任意一类降压药单药治疗，可根据合并症选药。

①老年人首选利尿药或钙离子拮抗药

　　氢氯噻嗪　　12.5～25mg，每日 1 次。

　　吲达帕胺　　1.25～2.5mg，每日 1 次。

　　非洛地平　　5mg，每日 1 次。

②年轻人伴心动过速首选 β 受体阻滞药

　　美托洛尔　　25～50mg，每日 2 次。

　　比索洛尔　　2.5～10mg，每日 1 次。

③糖尿病首选 ACEI 或 ARB

　　雷米普利　　5～10mg，每日 1 次。

　　福辛普利　　10mg，每日 1 次。

　　贝那普利　　5～10mg，每日 1 次。

　　缬沙坦　　　80～160mg，每日 1 次。

　　氯沙坦　　　50～100mg，每日 1 次。

④脑血管病患者首选长效钙离子拮抗药、ACEI、ARB

　　雷米普利　　5～10mg，每日 1 次。

　　福辛普利　　10mg，每日 1 次。

　　贝那普利　　5～10mg，每日 1 次。

　　缬沙坦　　　80～160mg，每日 1 次。

　　氨氯地平　　2.5～5mg，每日 1 次。

　　非洛地平　　5mg，每日 1 次。

（2）2 级高血压患者在开始时就可以采用两种降压药物联合治疗，处方联合或者固定剂量联合。

①高血压合并心功能不全：ACEI 与利尿药。

贝那普利 10mg 每日 1 次＋氢氯噻嗪 12.5～25mg 每日 1 次。

②高血压合并糖尿病：ACEI 或 ARB 与钙拮抗药。

雷米普利 5～10mg 每日 1 次＋非洛地平 5mg 每日 1 次。

缬沙坦 80～160mg 每日 1 次＋氨氯地平 2.5～5mg 每日 1 次。

福辛普利 10mg 每日 1 次＋氨氯地平 2.5～5mg 每日 1 次。

③高血压合并肾功能不全：钙拮抗药与 β 受体阻滞药、α 受体阻滞药；肌酐＜265μmol/L 可选用 ACEI 或 ARB。

氨氯地平 2.5～5mg 每日 1 次＋美托洛尔 25～50mg 每日 2 次。

非洛地平 5mg 每日 1 次＋比索洛尔 2.5～10mg 每日 1 次。

非洛地平 5mg 每日 1 次＋特拉唑嗪 5～10mg 每日 1 次。

④高血压合并心肌梗死：ACEI 与 β 受体阻滞药。

雷米普利 5～10mg 每日 1 次＋美托洛尔 25～50mg 每日 2 次。

贝那普利 10mg 每日 1 次＋比索洛尔 2.5～10mg 每日 1 次。

⑤高血压合并心绞痛：β 受体阻滞药＋钙拮抗药。

比索洛尔 2.5～10mg 每日 1 次＋氨氯地平 2.5～5mg 每日 1 次。

美托洛尔 25～50mg 每日 2 次＋合贝爽 90mg 每日 2 次。

⑥高血压合并脑血管病：钙拮抗药与 ACEI 或 ARB。

氨氯地平 2.5～5mg 每日 1 次＋贝那普利 10mg 每日 1 次。

氨氯地平 2.5～5mg 每日 1 次＋缬沙坦 80～160mg 每日 1 次。

（3）经联合用药治疗效果不满意的 3 级高血压和 2 级高血压患者，需 3 联或 4 联用药治疗，联合治疗方案中必须包括利尿药（表 2-4 和表 2-5）。

表 2-4 常用口服降压药剂量及主要不良反应

药物	每天剂量(mg)	分服次数	主要不良反应
利尿药			血钠↓,尿酸↑
氢氯噻嗪	12.5～25	每日 1 次	血钾↓,血钙↑,血胆固醇、血糖↑
氯噻酮	12.5～25	每日 1 次	血钾↓,血钙↑,血胆固醇、血糖↑
吲达帕胺	1.25～2.5	每日 1 次	血钾↓

药物	每天剂量(mg)	分服次数	主要不良反应
布美他尼	0.5～4	每日 2～3 次	血钾↓
呋塞米	40～240	每日 2～3 次	血钾↓
阿米洛利	5～10	每日 1 次	血钾↑
螺内酯	25～100	每日 1 次	血钾↑,男性乳房发育
氨苯蝶啶	25～100	每日 1 次	血钾↑
交感神经阻滞药			
外周阻滞药			
胍乙啶	10～25	每日 1 次	直立性低血压,腹泻
利血平	0.05～0.25	每日 1 次	鼻充血,镇静,抑郁,心动过缓,消化性溃疡
中枢性阻滞药			
可乐定	0.2～1.2	每日 2～3 次	低血压
甲基多巴	500～1000	每日 2 次	肝功能损害,免疫失调
α 受体阻滞药			直立性低血压
多沙唑嗪	1～16	每日 1 次	
哌唑嗪	2～30	每日 2～3 次	
特拉唑嗪	1～20	每日 1 次	
β 受体阻滞药			支气管痉挛,心功能抑制
普萘洛尔	30～90	每日 2～3 次	
美托洛尔	50～100	每日 1 次	
阿替洛尔	12.5～50	每日 1～2 次	
倍他洛尔	5～20	每日 1 次	
比索洛尔	2.5～10	每日 1 次	
α、β 受体阻滞药			直立性低血压,支气管痉挛
拉贝洛尔	200～600	每日 2 次	
阿罗洛尔	10～20	每日 1～2 次	
血管扩张药			
肼屈嗪	50～200	每日 2 次	狼疮综合征

药物	每天剂量(mg)	分服次数	主要不良反应
米诺地尔	5～100	每日 1 次	多毛症
钙拮抗药			
二氢吡啶类			水肿、头痛、面部潮红
硝苯地平	15～30	每日 3 次	
缓释片、胶囊	10～20	每日 2 次	
控释片、胶囊	30～120	每日 1 次	
尼群地平	20～60	每日 2～3 次	
尼卡地平	60～90	每日 2 次	
尼索地平	20～60	每日 1 次	
非洛地平缓释片	2.5～20	每日 1 次	
氨氯地平	2.5～10	每日 1 次	
拉西地平	4～6	每日 1 次	
非二氢吡啶类			心脏传导阻滞,心功能抑制
地尔硫䓬	90～360	每日 3 次	
缓释片、胶囊	90～360	每日 2 次	
维拉帕米	90～180	每日 3 次	便秘
缓释片	120～240	每日 1 次	
血管紧张素转化酶抑制药			咳嗽、高血钾、血管性水肿
卡托普利	25～150	每日 2～3 次	
依那普利	5～40	每日 2 次	
贝那普利	5～40	每日 1～2 次	
赖诺普利	5～40	每日 1 次	
雷米普利	1.25～20	每日 1 次	
福辛普利	10～40	每日 1～2 次	
西拉普利	2.5～5	每日 1 次	
培哚普利	4～8	每日 1 次	
喹那普利	10～40	每日 1～2 次	

药物	每天剂量（mg）	分服次数	主要不良反应
群多普利	0.5～2	每日 1 次	
地拉普利	15～60	每日 2 次	
咪达普利	2.5～10	每日 1 次	
血管紧张素 Ⅱ 受体拮抗药			血管性水肿(罕见)、高血钾
氯沙坦	50～100	每日 1 次	
缬沙坦	80～160	每日 1 次	
厄贝沙坦	150～300	每日 1 次	

表 2-5　各类主要降压药选用的临床参考

药物	适应证	禁忌证	限制应用
利尿药	心力衰竭，收缩期高血压，老年高血压	痛风	血脂异常，妊娠
β 受体阻滞药	劳力性心绞痛，心肌梗死后，快速心律失常，心力衰竭	哮喘，慢性阻塞性肺疾病，周围血管病，二度或三度心脏传导阻滞	高三酰甘油血症，1 型糖尿病，体力劳动者
ACEI	心力衰竭，左心室肥厚，心肌梗死后，糖尿病微量蛋白尿	双侧肾动脉狭窄，血肌酐＞3mg/dl，高血钾	
钙拮抗药	心绞痛，周围血管病，老年高血压，收缩期高血压，糖耐量减低	妊娠	心力衰竭、心脏传导阻滞（非二氢吡啶类）
α 受体阻滞药	前列腺肥大，糖耐量减低		直立性低血压

【用药注意事项】

1. 血压控制在正常范围，即降到 140/90mmHg 以下，无明显靶器官损害和影响预后的并存的临床情况可视为理想控制。但应注意原发高血压一旦确定,通常需要终身治疗。经过降压药治疗后血压得到满意控制,可以逐渐减少降压药剂量,但一般仍需长期用药,终止治疗后高血压仍将恢复。

2. 对于有并发症或合并症者,治疗方案应个体化。脑血管病患者降压不宜过快,首选长效钙离子拮抗药、ACEI、ARB 或利尿药;冠心病患者首选 β 受体阻滞药和长效钙离子拮抗药,发生过心肌梗死应选择 ACEI 和 β 受体阻滞药,预防心室重构;心力衰竭患者选择 ACEI(或 ARB)和 β 受体阻滞药与利尿药的联合治疗;肾功能不全患者早期 ACEI(或 ARB)可延缓肾功能恶化,但血肌酐超过 265μmol/L 反而使肾功能恶化;ACEI(或 ARB)可延缓糖尿病患者肾损坏。

3. 使用 α 受体阻滞药应注意

(1)剂量必须按个体化原则,以降低血压反应为准。

(2)与其他抗高血压药合用时,降压作用加强,较易产生低血压,而水钠潴留可能减轻。合用时应调节剂量以求每一种药物的最小有效剂量。

4. 利尿药有噻嗪类、襻利尿药和保钾利尿药三类。各种利尿药的降压疗效相仿,噻嗪类使用最多,常用的有氢氯噻嗪和氯噻酮。降压作用主要通过排钠,减少细胞外容量,降低外周血管阻力。降压起效较平稳、缓慢,持续时间相对较长,作用持久,服药 2~3 周后作用达高峰。适用于轻、中度高血压,在盐敏感性高血压、合并肥胖或糖尿病、更年期女性和老年人高血压有较强降压效应。利尿药能增强其他降压药的疗效。利尿药的主要不利作用是低钾血症和影响血脂、血糖、血尿酸代谢,往往发生在大剂量时,因此现在推荐使用小剂量,以氢氯噻嗪为例,每天剂量不超过 25mg。不良反应主要是乏力、尿量增多。痛风患者禁用。保钾利尿药可引起高血钾,不宜与 ACEI、ARB 合用,肾功能不全者禁用。襻利尿药主要用于肾功能不全时。

5. β 受体阻滞药有选择性(β_1)、非选择性(β_1 与 β_2)和兼有 α 受体阻滞 3 类。常用的有美托洛尔、阿替地洛、比索洛尔、卡维地洛、拉贝洛尔。降压作用可能通过抑制中枢和周围的 RAAS,以及血流动力学自动调节机制。降压起效较迅速、强力,持续时间各种 β 受体阻滞药有差异。适用于各种不同严重程度高血压,尤其是心率较快的中、青年患者或合并心绞痛患者,对老年人高血压疗效相对较差。各种 β 受体阻滞药的药理学和药代动力学情况相差较大,临床上治疗高血压宜使用选择性 β_1 受体阻滞药或者兼有 α 受体阻滞作用的 β 受体阻滞药,使用能有效减慢心率的相对较高剂量。β 受体阻滞药不仅降低静息血压,而且能抑制体力应激和运动状态下血压急剧升高。β 受体阻滞药治疗的主要障碍是心动过缓和一些影响生活质量的不良反应,较高剂量 β 受体阻滞药治疗时突然停药可导致撤药综合征。虽然糖尿病不是使用 β 受体阻滞药的禁忌证,但它增加胰岛素抵抗,还可能掩盖和延长降糖治疗过程中的低血糖症,使用时应加以注意,如果必须使用,应使用高度选择性 $β_1$ 受体阻滞药。不良反应主要有心动过缓、乏力、四肢发冷。β 受体阻滞药对心肌收缩力、房室传导及窦性心律均有抑制,并可增加气道阻力。急性心力衰竭、支气管哮喘、病态窦房结综合征、房室传导阻滞和外周血管病患者禁用。

6. 钙通道阻滞药,又称钙拮抗药,根据药物核心分子结构和作用于 L 型钙通道不同的亚单位,钙拮抗药分为二氢吡啶类和非二氢吡啶类,前者以硝苯地平为代表,后者有维拉帕米和地尔硫䓬。根据药物作用持续时间,钙拮抗药又可分为短效和长效。长效钙拮抗药包括长半衰期药物,如氨氯地平;脂溶性膜控型药物,如拉西地平和乐卡地平;缓释或控释制剂,如非洛地平缓释片、硝苯地平控释片。降压作用主要通过阻滞细胞外钙离子经电压依赖 L 型钙通道进入血管平滑肌细胞内,减弱兴奋-收缩偶联,降低阻力血管的收缩反应性。钙通道阻滞药还能减轻血管紧张素 Ⅱ(AⅡ)和 $α_1$ 肾上腺素能受体的缩血管效应,减少肾小管钠重吸收。钙拮抗药降压起效迅速,降压疗效和降压幅度相对较强,短期治疗一般能降低血压 10%~15%,剂量与疗效呈正相关关系,疗效的个体差异性较小,与其他类型降压药物联合治疗能明显增强降压作用。除心力衰竭外钙拮抗药较少有治疗禁忌证,对血脂、血糖等代谢无明显影响,长期控制血压的能力和服药依从性较好。相对于其他种类降压药物,钙拮抗药还具有以下优势:在老年患者有较好的降压疗效;高钠摄入不影响降压疗效;非甾体抗炎药不干扰降压作用;在嗜酒的患者也有显著降压作用;可用于合并糖尿病、冠心病或外周血管病患者;长期治疗时还具有抗动脉粥样硬化作用。主要缺点是开始治疗阶段有反射性交感活性增强,引起心率增快、面部潮红、头痛、下肢水肿等,尤其使用短效制剂时。非二氢吡啶类抑制心肌收缩及自律性和传导性,不宜在心力衰竭、窦房结功能低下或心脏传导阻滞患者中应用。

7. 血管紧张素转化酶抑制药,根据化学结构分为巯基、羧基和磷酰基 3 类。常用的有卡托普利、依那普利、贝那普利、赖诺普利、西拉普利、培哚普利、雷米普利和福辛普利。降压作用主要通过抑制周围和组织的 ACE,使血管紧张素 Ⅱ 生成减少,同时抑制激肽酶使缓激肽降解减少。降压起效缓慢,逐渐增强,在 3～4 周时达最大作用,限制钠盐摄入或联合使用利尿药可使起效迅速和作用增强。ACE 抑制药具有改善胰岛素抵抗和减少尿蛋白作用,在肥胖、糖尿病和心脏、肾脏靶器官受损的高血压患者具有相对较好的疗效,特别适用于伴有心力衰竭、心肌梗死后、糖耐量减退或糖尿病肾病的高血压患者。不良反应主要是刺激性干咳和血管性水肿。干咳发生率为 10%～20%,可能与体内缓激肽增多有关,停用后可消失。高钾血症、妊娠妇女和双侧肾动脉狭窄患者禁用。血肌酐超过 3mg/dl 患者使用时需谨慎。

8. 血管紧张素Ⅱ受体阻滞药,常用的有氯沙坦、缬沙坦、伊贝沙坦、替米沙坦、坎地沙坦和奥美沙坦。降压作用主要通过阻滞组织的血管紧张素Ⅱ受体亚型 AT1,更充分有效地阻断血管紧张素Ⅱ的水钠潴留、血管收缩与重构作用。近年来,注意到阻滞 AT1 负反馈引起的血管紧张素Ⅱ增加,可激活另一受体亚型 AT2,能进一步拮抗 AT1 的生物学效应。降压作用起效缓慢,但持久而平稳,一般在 6～8 周时才达最大作用,作用持续时间能达到 24h 以上。各种不同血管紧张素Ⅱ受体阻滞药之间在降压强度上存在差异。低盐饮食或与利尿药联合使用能明显增强疗效。多数 ARB 随剂量增大降压作用增强,治疗剂量窗较宽。最大的特点是直接与药物有关的不良反应很少,不引起刺激性干咳,持续治疗的依从性高。虽然在治疗对象和禁忌证方面与ACEI 相同,但 ARB 具有自身疗效特点,在高血压治疗领域内,与 ACEI 并列作为目前推荐的常用的五大类降压药中的一类。

9. 在使用缓释控制剂时,请注意药品是否可以掰开或碾碎服用。

二、高血压急症治疗

在高血压发展过程的任何阶段和其他疾病急症时,可以出现严重危及生命的血压升高,需要做紧急处理。高血压急症是指短时期内(数小时或数天)血压重度升高,舒张压＞130mmHg 和(或)收缩压＞200mmHg,伴有重要器官组织如心脏、脑、肾脏、眼底、大动脉的严重功能障碍或不可逆性损害。

高血压急症可以发生在高血压患者,表现为高血压危象或高血压脑病;也可发生在其他许多疾病过程中,主要在心、脑血管病急性阶段,如脑出血、蛛网膜下腔出血、缺血性脑梗死、急性左心室心力衰竭、心绞痛、急性主动脉夹层和急、慢性肾衰竭等情况时。

及时正确处理高血压急症十分重要,可在短时间内使病情缓解,预防进行性或不可逆性靶器官损害,降低死亡率。根据降压治疗的紧迫程度,可分为紧急和次急两类。前者需要在几分钟到 1h 内迅速降低血压,采用静脉途径给药;后者需要在几小时到 24h 内降低血压,可使用快速起效的口服降压药。

【治疗原则】

1. 一般治疗原则

(1)迅速降低血压:选择适宜有效的降压药物,放置静脉输液管,静脉滴注给药,同时应经常不断测量血压或无创性血压监测。静脉滴注给药的优点是便于调整给药的剂量。如果情况允许,及早开始口服降压药治疗。

(2)控制性降压:高血压急症时短时间内血压急骤下降,有可能使重要器官的血流灌注明显减少,应采取逐步控制性降压,即开始的 24h 内将血压降低 20%~25%,48h 内血压不低于 160/100mmHg。如果降压后发现有重要器官的缺血表现,血压降低幅度应更小些。在随后的 1~2 周,再将血压逐步降到正常水平。

(3)合理选择降压药:高血压急症处理对降压药的选择,要求起效迅速,短时间内达到最大作用;作用持续时间短,停药后作用消失较快;不良反应较小。另外,最好在降压过程中不明显影响心率、心排血量和脑血流量。硝普钠、硝酸甘油、尼卡地平和地尔硫䓬注射液相对比较理想。在大多数情况下,硝普钠往往是首选的药物。

(4)避免使用的药物:应注意有些降压药不适宜用于高血压急症,甚至有害。利血平肌内注射的降压作用起始较慢,如果短时间内反复注射又导致难以预测的蓄积效应,发生严重低血压;引起明显嗜睡反应,干扰对神志状态的判断。因此,不主张用利血平治疗高血压急症。治疗开始时也不宜使用强力的利尿降压药,除非有心力衰竭或明显的体液容量负荷过度,因为多数高血压急症时交感神经系统和 RAAS 过度激活,外周血管阻力明显升高,患者体内循环血容量减少,强力利尿是危险的。

2. 用药目的与原则 几种常见高血压急症的处理原则。

(1)脑出血:脑出血急性期时血压明显升高多数是由于应激反应和颅内压增高,原则上实施血压监控与管理,不实施降压治疗,因为降压治疗有可能进一步减少脑组织的血流灌注,加重脑缺血和脑水肿。只有在血压极度升高的情况下,即>200/130mmHg,才考虑在严密血压监测下进行降压治疗。血压控制目标不能低于 160/100mmHg。

(2)脑梗死:脑梗死患者在数天内血压常自行下降,而且波动较大,一般不需要做高血压急症处理。

(3)急性冠脉综合征:部分患者在起病数小时内血压升高,大多见于前壁心肌梗死,主要是舒张压升高,可能与疼痛和心肌缺血的应激反应有关。血压升高增加心肌耗氧量,加重心肌缺血和扩大梗死面积;有可能增加溶栓治疗过程中脑出血发生率。可选择硝酸甘油或地尔硫草静脉滴注,也可选择口服 β 受体阻滞药和 ACEI 治疗。血压控制目标是疼痛消失,舒张压＜100mmHg。

(4)急性左心室衰竭:降压治疗对伴有高血压的急性左心室衰竭有较明显的独特疗效,降压治疗后症状和体征能较快缓解。应选择能有效减轻心脏前、后负荷,又不加重心脏工作的降压药物,硝普钠或硝酸甘油是较佳的选择。需要时还应静脉注射襻利尿药。

处　方

(1)硝普钠:开始时以 50mg/500ml 浓度每分钟 10～25μg 速率静脉滴注,立即发挥降压作用。

(2)硝酸甘油:开始时以每分钟 5～10μg 速率静脉滴注,然后每 5～10min 增加滴注速率至每分钟 20～50μg。

(3)尼卡地平:开始时从每分钟 0.5μg/kg 静脉滴注,逐步增加剂量到每分钟 6μg/kg。

(4)地尔硫草:50mg/500ml 浓度,以每小时 5～15mg 速率静脉滴注,根据血压变化调整速率。

(5)拉贝洛尔:开始时缓慢静脉注射 50mg,以后可以每隔 15min 重复注射,总剂量不超过 300mg,也可以每分钟 0.5～2mg 速率静脉滴注。

【用药注意事项】

1. 硝普钠(sodium nitroprusside)　能同时直接扩张动脉和静脉,降低心脏前、后负荷。使用硝普钠必须密切观察血压,根据血压水平仔细调节滴注速率,稍有改变就可引起血压较大波动。停止滴注后,作用仅维持 3～5min。硝普钠可用于各种高血压急症。在通常剂量下不良反应轻微,有恶心、呕吐、肌肉颤动。滴注部位如有药物外渗可引起局部皮肤和组织反应。硝普钠在体内红细胞中代谢产生氰化物,长期或大剂量使用应注意可能发生硫氰酸中毒,尤其在肾功能损害者。

2. 硝酸甘油(nitroglycerin)　扩张静脉和选择性扩张冠状动脉与大动

脉。降压起效迅速,停药后数分钟作用消失。硝酸甘油主要用于急性心力衰竭或急性冠脉综合征时高血压急症。不良反应有心动过速、面部潮红、头痛和呕吐等。

3. 尼卡地平(nicardipine)　二氢吡啶类钙通道阻滞药,作用迅速,持续时间较短,降压作用同时改善脑血流量。尼卡地平主要用于高血压危象或急性脑血管病时高血压急症。不良作用有心动过速、面部潮红等。

4. 地尔硫草(diltiazem)　非二氢吡啶类钙通道阻滞药,降压同时具有改善冠状动脉血流量和控制快速性室上性心律失常作用。地尔硫草主要用于高血压危象或急性冠脉综合征。不良作用有头痛、面部潮红等。

5. 拉贝洛尔(labetalol)　兼有 α 受体阻滞作用的 β 受体阻滞药,起效较迅速(5～10min),但持续时间较长(3～6h)。拉贝洛尔主要用于妊娠或肾衰竭时高血压急症。不良反应有头晕、直立性低血压、心脏传导阻滞等。

6. 三甲噻方(trimetaphan)　神经节阻滞药,已经不用于通常的降压治疗,但在主动脉夹层的高血压急症处理中却是最佳的可选择药物,降压作用同时降低主动脉剪切力,阻止夹层扩展。以 1g/L 浓度每分钟 0.5～5mg 速度静脉滴注。由于三甲噻方同时阻断交感和副交感神经,不良反应较多,主要有直立性低血压、排便和解尿困难。

第四节　冠状动脉粥样硬化性心脏病

冠状动脉粥样硬化性心脏病(coronary atherosclerotic heart dis-ease),是指冠状动脉粥样硬化使血管腔狭窄或阻塞和(或)因冠状动脉功能改变(痉挛)导致心肌缺血缺氧或坏死而引起的心脏病,统称冠状动脉性心脏病,简称冠心病,亦称缺血性心脏病。近年临床医学家将本病分为急性冠状动脉综合征(acute coronary syndrome,ACS)和慢性冠状动脉病(chronic coronary artery disease,CAD 或称慢性缺血综合征 chronic ischemic syndrome,CIS)两大类。前者包括不稳定型心绞痛(unstable angina,UA)、非 ST 段抬高型心肌梗死(non-ST-segment elevation myocardial infarction,NSTEMI)和 ST 段抬高型心肌梗死(ST-segment elevation myocardial infarction,STEMI),也有将冠心病猝死包括在内的;后者包括稳定型心绞痛、冠状动脉正常的心绞痛(如 X 综合征)、无症状性心肌缺血和缺血性心力衰竭。本章将重点讨论"心绞痛"和"心肌梗死"。

一、稳定型心绞痛

【症状与体征】

1. 症状 发作性胸骨后压榨样疼痛,多由体力负荷或情绪激动当时诱发,经休息或含服硝酸甘油后在 2～15min 缓解,每次发作情况(包括疼痛部位、严重程度、持续时间等)相对不变。

2. 体征 无伴随疾病的患者平时体格检查多为正常,心绞痛发作时可有心跳加快、血压升高、第三或第四心音等。

【辅助检查】

1. 心电图 静息心电图有与症状同时出现的心电图 ST 段压低或 T 波改变;活动平板运动心电图阳性。

2. 核素心肌显像(静息＋运动) 包括^{201}Tl 或^{99m}Tc-MIBI 心肌显像。

3. 冠状动脉造影 对心绞痛诊断可能性大,临床不能明确诊断时可行此检查。

4. X 线胸片、超声心动图等 可用于诊断与鉴别诊断。

5. 其他 取静脉血查血脂、血糖和电解质等。

【治疗原则】

1. 一般治疗原则 针对心绞痛的治疗原则:改善冠状动脉的血供和降低心肌的耗氧,同时治疗动脉粥样硬化。减少血栓形成,降低不稳定型心绞痛和心肌梗死的发生率。发作时立刻休息,一般患者在停止活动后症状即可消除。尽量避免各种确知的足以致发作的因素。

2. 用药目的与原则 慢性稳定型心绞痛药物治疗的主要目的:预防心肌梗死和猝死,改善生存;减轻症状和缺血发作,改善生活质量。在选择治疗药物时,应首先考虑预防心肌梗死和死亡。此外,应积极处理危险因素。

(1)改善预后的药物

①阿司匹林:所有患者只要没有用药禁忌证都应服用。不能耐受阿司匹林的患者,可改用氯吡格雷作为替代治疗。

②氯吡格雷:主要用于支架置入后及阿司匹林有禁忌证的患者。该药起效快,顿服 300mg 后 2h 即能达到有效血药浓度。

③β受体阻滞药:最近公布的多种 β受体阻滞药对死亡率影响的荟萃分析显示,心肌梗死后患者长期接受 β受体阻滞药二级预防治疗,可降低相对死亡率 24％。具有内在拟交感活性的 β受体阻滞药对心脏保护作用较差。推荐使

用无内在拟交感活性的 β 受体阻滞药。β 受体阻滞药的使用剂量应个体化,从较小剂量开始,逐级增加剂量,以能缓解症状,心率不低于 50 次/分为宜。

④调脂治疗:从 TC＜4.68mmol/L(180mg/dl)开始,TC 水平与发生冠心病事件呈连续的分级关系,最重要的危险因素是 LDL-C。他汀类药物治疗具有延缓斑块进展,使斑块稳定和抗感染等有益作用。为达到更好的降脂效果,在他汀类治疗基础上,可加用胆固醇吸收抑制药依扎麦布(ezetimibe)10mg/d。高三酰甘油血症或低高密度脂蛋白血症的高危患者可考虑联合服用降低 LDL-C 药物和一种贝特类药物(非诺贝特)或烟酸。高危或中度高危者接受降 LDL-C 药物治疗时,治疗的强度应足以使 LDL-C 水平至少降低 30％～40％。

⑤血管紧张素转化酶抑制药:在稳定型心绞痛患者中,合并糖尿病、心力衰竭或左心室收缩功能不全的高危患者应使用 ACEI。所有冠心病患者均能从 ACEI 治疗中获益,但低危患者获益可能较小。

(2)减轻症状、改善缺血的药物:减轻症状及改善缺血的药物应与预防心肌梗死和死亡的药物联合使用,其中有一些药物,如 β 受体阻滞药,同时兼有两方面的作用。目前减轻症状及改善缺血的主要药物包括 3 类:β 受体阻滞药、硝酸酯类药物和钙拮抗药。

①β 受体阻滞药:只要无禁忌证,β 受体阻滞药应作为稳定型心绞痛的初始治疗药物。β 受体阻滞药能降低心肌梗死后稳定型心绞痛患者死亡和再梗死的风险。目前可用于治疗心绞痛的 β 受体阻滞药有很多种,当给予足够剂量时,均能有效预防心绞痛发作。更倾向于使用选择性 β_1 受体阻滞药,如美托洛尔、阿替洛尔及比索洛尔。同时具有 α 和 β 受体阻滞的药物,在慢性稳定型心绞痛的治疗中也有效。在有严重心动过缓和高度房室传导阻滞、窦房结功能紊乱、有明显的支气管痉挛或支气管哮喘的患者,禁用 β 受体阻滞药。外周血管疾病及严重抑郁是应用 β 受体阻滞药的相对禁忌证。慢性肺心病的患者可小心使用高度选择性 β_1 受体阻滞药。没有固定狭窄的冠状动脉痉挛造成的缺血,如变异型心绞痛,不宜使用 β 受体阻滞药,这时钙拮抗药是首选药物。

②硝酸酯类:硝酸酯类药为内皮依赖性血管扩张药,能减少心肌需氧和改善心肌灌注,从而改善心绞痛症状。硝酸酯类药会反射性增加交感神经张力使心率加快。因此常联合负性心率药物,如 β 受体阻滞药或非二氢吡啶类钙拮抗药治疗慢性稳定型心绞痛。联合用药的抗心绞痛作用优于单独用药。

舌下含服或喷雾用硝酸甘油仅作为心绞痛发作时缓解症状用药,也可在运动前数分钟使用,以减少或避免心绞痛发作。长效硝酸酯制剂用于减低心绞痛发作的频率和程度,并可能增加运动耐量。长效硝酸酯类不适宜用于心绞痛急性发作的治疗,而适宜用于慢性长期治疗。每天用药时应注意给予足够的无药间期,以减少耐药性的发生。如劳力型心绞痛患者日间服药,夜间停药,皮肤敷贴片白天敷贴,晚上除去。

(3)钙拮抗药:比较β受体阻滞药与钙拮抗药两者疗效的荟萃分析显示,在缓解心绞痛症状方面β受体阻滞药比钙拮抗药更有效;而在改善运动耐量和改善心肌缺血方面β受体阻滞药和钙拮抗药相当。二氢吡啶类和非二氢吡啶类钙拮抗药同样有效,非二氢吡啶类钙拮抗药的负性肌力效应较强。

对变异型心绞痛或以冠状动脉痉挛为主的心绞痛,钙拮抗药是一线药物。地尔硫草和维拉帕米能减慢房室传导,常用于伴有心房颤动或心房扑动的心绞痛患者,这两种药不应用于已有严重心动过缓、高度房室传导阻滞和病态窦房结综合征的患者。长效钙拮抗药能减少心绞痛的发作。长期应用长效钙拮抗药的安全性在大规模降压试验中都得到了证实。当稳定型心绞痛合并心力衰竭必须应用长效钙拮抗药时,可选择氨氯地平或非洛地平。

β受体阻滞药和长效钙拮抗药联合用药比单用一种药物更有效。此外,两药联用时,β受体阻滞药还可减轻二氢吡啶类钙拮抗药引起的反射性心动过速不良反应。非二氢吡啶类钙拮抗药如地尔硫草或维拉帕米可作为对β受体阻滞药有禁忌的患者的替代治疗。但非二氢吡啶类钙拮抗药和β受体阻滞药的联合用药能使传导阻滞和心肌收缩力的减弱更明显,要特别警惕。老年人、已有心动过缓或左心室功能不良的患者应避免合用。

(4)其他治疗药物

①代谢性药物:曲美他嗪通过调节心肌能源底物,抑制脂肪酸氧化,优化心肌能量代谢,能改善心肌缺血及左心功能,缓解心绞痛。可与β受体阻滞药等抗心肌缺血药物联合应用。常用剂量为60mg/d,分3次口服。

②尼可地尔(nicorandil):是一种钾通道开放药,与硝酸酯类制剂具有相似药理特性,对稳定型心绞痛治疗可能有效。常用剂量为6mg/d,分3次口服。

处 方

(1)改善预后的药物

①阿司匹林,最佳剂量范围为 75～150mg/d。

②氯吡格雷 75mg/d,口服。

③普萘洛尔 10～20mg,每日 2～3 次。

美托洛尔 25～100mg,每日 2 次。

美托洛尔缓释片 50～200mg,每日 1 次。

阿替洛尔 25～50mg,每日 1 次。

比索洛尔 5～10mg,每日 2 次。

阿罗洛尔 5～10mg,每日 2 次。

④洛伐他汀 25～40mg,每晚 1 次。

辛伐他汀 20～40mg,每晚 1 次。

阿托伐他汀 10～20mg,每晚 1 次。

普伐他汀 20～40mg,每晚 1 次。

氟伐他汀 40～80mg,每晚 1 次。

瑞舒伐他汀 5～10mg,每晚 1 次。

血脂康 600mg,每日 2 次。

⑤ACEI 类:用法同降压治疗。

(2)减轻症状:见表 2-6。

(3)钙拮抗药:见表 2-7。

表 2-6　常用硝酸酯类药物剂量

品种	剂型	剂量	给药次数
硝酸甘油	片剂	0.5～0.6mg 舌下含服	一般连用不超过 3 次,每次相隔 5min
	喷雾剂	每喷 0.4mg	15min 内不超过 1.2mg
	皮肤贴片	10～30mg	每日 1 次,注意要定时揭去
硝酸异山梨酯	普通片	5mg	每日 3～4 次,口服
	缓释片	20～40mg	每日 1～2 次,口服
单硝酸异山梨酯	普通片	20mg	每日 2 次,口服
	缓释片或缓释胶囊	40～60mg	每日 1 次,口服

表 2-7 常用钙拮抗药的剂量

品种	常用剂量	服用方法
硝苯地平控释片	30～60mg	每日 1 次 口服
氨氯地平	5～10mg	每日 1 次 口服
非洛地平	5～10mg	每日 1 次 口服
尼卡地平	20～40mg	每日 2 次 口服
贝尼地平	2～8mg	每日 1 次 口服
地尔硫䓬普通片	30～120mg	每日 3 次 口服
地尔硫䓬缓释片或胶囊	30～90mg	每日 1 次 口服
维拉帕米普通片	90～180mg	每日 3 次 口服
维拉帕米缓释片	40～80mg	每日 1 次 口服

【用药注意事项】

1. 硝酸酯类药物长时间反复应用可由于产生耐受性而效力减低,停用10h以上,即可恢复疗效,因此该类药物使用要求有空白期。各种硝酸酯类药物不良反应包括头晕、头痛、头部跳动感、面红、心悸等,偶有血压下降。其中单硝酸异山梨酯头痛不良反应最小。较重的发作,可使用作用较快的硝酸酯制剂。

2. β受体阻滞药应用时应注意

(1)β受体阻滞药与硝酸酯类合用有协同作用,因而用量应偏小。开始剂量尤其要注意减小,以免引起直立性低血压等不良反应。

(2)停用本药时也应逐步减量,突然停用有诱发心肌梗死的可能。

(3)低血压、支气管哮喘及心动过缓、二度或以上房室传导阻滞者不宜应用。

3. 外周水肿、便秘、心悸、面部潮红是所有钙拮抗药常见的不良反应,低血压也时有发生,其他不良反应还包括头痛、头晕、虚弱无力等。尽可能使用长效制剂或非二氢吡啶类钙拮抗药。

4. 他汀类降脂药主要不良反应为肌痛、肌病、肌溶解及肝功能损伤,应注意肌痛症状并定期复查肝功能。

二、非 ST 段抬高型急性冠状动脉综合征

冠心病中除上述典型的稳定型劳力性心绞痛之外,心肌缺血所引起的缺血性胸痛尚有各种不同的表现类型,有关心绞痛的分型命名不少于 10 种。

但其中除变异型心绞痛(prinzmetal′s variant angina)具有短暂 ST 段抬高的特异的心电图变化而仍为临床所保留外,其他如恶化型心绞痛、卧位型心绞痛、静息型心绞痛、梗死后心绞痛、混合型心绞痛等,目前已趋向于统称为不稳定型心绞痛(unstable angina,UA)。心肌缺血损伤尚未波及心肌全层,心电图可表现为 ST 段下移和(或)T 波倒置等。此类患者如同时有血中心肌标志物或心肌酶升高,说明有尚未波及心肌全层的小范围坏死,临床上列为非 ST 段抬高型心肌梗死(NSTEMI)。不稳定型心绞痛和非 ST 段抬高型心肌梗死统称为非 ST 段抬高型急性冠状动脉综合征。

【症状与体征】

1. 症状　疼痛性质同稳定型心绞痛,但程度加重,引起心绞痛发作的体力活动量下降,甚至不活动亦可出现心绞痛,胸痛持续时间常>20min,对硝酸甘油反应较差。

2. 体征　心绞痛发作轻者体征同稳定型心绞痛,严重者可出现血流动力学不稳定,甚至晕厥等。

【辅助检查】

1. 心电图　静息心电图多可获得发作性 ST 段压低及 T 波改变,必要时可行动态心电图检查。此外,对发作性 ST 段抬高型心绞痛亦称为变异型心绞痛。

2. 核素心肌显像　心电图改变不明显者可应用。

3. 冠状动脉造影　绝大多数患者(>90%)可根据此检查明确诊断。

4. 实验室检查　测定血清 CK-MB、肌钙蛋白、C 反应蛋白、血脂、血糖、电解质和肝、肾功能。如 CK-MB 升高大于正常值 2 倍,肌钙蛋白阳性,则应考虑为 NSTEMI。

5. X 线胸片、超声心动图等　可用于诊断与鉴别诊断。

【治疗原则】

1. 一般治疗原则　UA 和 NSTEMI 患者建议住院治疗,充分休息。

(1)心电监护。

(2)胸痛发作时硝酸甘油片舌下含服或使用喷雾剂。

(3)吸氧。

(4)对条件允许者,在药物治疗病情稳定后可行 PCI 治疗,如经药物治疗心绞痛仍反复发作者应尽早行 PCI。

2. 用药目的与原则

(1)本型心绞痛单次含化或喷雾吸入硝酸酯类制剂往往不能缓解症状，一般建议每隔 5min 1 次，共用 3 次后，加用硝酸甘油或硝酸异山梨酯持续静脉滴注。

(2)硝酸酯类制剂：静脉滴注疗效不佳，而无低血压等禁忌证者，应及早开始应用 β 受体阻滞药，但对 ST 段抬高所致的变异型心绞痛一般不选用。

(3)钙拮抗药：对有 β 受体阻滞药禁忌证者选用，或为变异型心绞痛首选。

(4)抗凝药：主要为低分子肝素。与普通肝素比较，低分子肝素疗效相当，可以皮下注射，不需要监测，更为方便。

(5)调脂药物：入院时即可用他汀类调脂药并检查血脂情况，如入院时血脂水平在目标水平以下(LDL-C＜2.6mmol/L)，则在病情稳定后复查血脂，如 TC 和(或)LDL-C 高于目标水平则可继续使用，如低于目标水平则可考虑停用并随访血脂变化，根据检查结果决定是否使用调脂药。

(6)ACEI 类药物：高血压者首选，无高血压者可从常规半量开始，逐渐增加至目标剂量。

处 方

(1)硝酸酯类静脉滴注

①硝酸甘油：5％葡萄糖溶液 500ml＋硝酸甘油 5～10mg，缓慢滴注每分钟 15～20 滴或微泵输注，以 10μg/min 开始，每 3～5min 增加 10μg/min，直至症状缓解或出现血压下降。

②单硝酸异山梨酯 10～20mg，用法同硝酸甘油。

(2)β 受体阻滞药：目前常用对心脏有选择性的制剂。

①美托洛尔 12.5～100mg，每日 2 次；缓释片 95～190mg 每日 1 次。

②阿替洛尔 12.5～25mg，每日 1 次。

③比索洛尔 2.5～5mg，每日 1 次。

④纳多洛尔 40～80mg，每日 1 次。

⑤塞利洛尔 200～300mg，每日 1 次。

⑥卡维地洛 25mg，每日 2 次。

⑦阿罗洛尔 10mg，每日 2 次。

⑧少数情况下，如伴血压明显升高、心率增快者可静脉滴注艾司洛尔

250mg/(kg·min),停药后 20min 内作用消失。

(3)钙拮抗药

①维拉帕米 40~80mg,每日 3 次;或缓释剂,每日 240mg。

②硝苯地平或其缓释制剂 10~40mg,每日 2 次;缓释药 30mg,每日 1 次。

③尼索地平 10~40mg,每日 1 次。

④氨氯地平 5~10mg,每日 1 次。

⑤地尔硫䓬 30~60mg,每日 3 次;或缓释制药 90mg,每日 1~2 次。如伴血压明显升高、心率增快者可用地尔硫䓬 1~5µg/(kg·min)持续静脉滴注,常可控制发作。

(4)抗血小板药物

①阿司匹林 300mg,每日 1 次。

②氯吡格雷 75mg,每日 1 次。

③血小板 GPⅡb、GPⅢa 受体拮抗药:替罗非班,可与肝素联用静脉输注,起始 30min 调整滴注速度为 0.4µg/(kg·min),继续以 0.1µg/(kg·min)的滴速维持滴注。

(5)抗凝药:主要为低分子肝素

①依诺肝素:体重＜60kg,0.4ml 皮下注射,每 12h 1 次;体重＞60kg,0.6ml 皮下注射,每 12h 1 次。

②低分子肝素:体重＜60kg,4000U 皮下注射,每 12h 1 次;体重＞60kg,6000U 皮下注射,每 12h 1 次。

(6)调脂药物:详见心绞痛部分。

(7)ACEI 类药物:详见心力衰竭部分。

【用药注意事项】

1. 强化治疗疗程在 1 周左右,其后按照稳定型心绞痛治疗原则处理。

2. 治疗期间密切观察病情变化,如心绞痛仍频繁发作,甚至出现影响血流动力学表现:血压下降、致命性心律失常、心功能不全等,应积极行冠状动脉造影,必要时介入治疗。

3. 应注意降压、控制血糖、调脂的联合治疗。

4. 在使用低分子肝素时应注意:有低分子肝素钙引起的血小板减少症病史与凝血障碍有关的出血征象或出血危险性;非肝素诱导的弥散性血管内凝血除外容易出血的器质性病变、脑血管出血性意外、急性细菌性心内膜炎时禁用。由于有肝素诱导的血小板减少症的可能性,低分子肝素钙治疗期间应定期监测血小板计数。如果长期大剂量应用,需检测出凝血时间及血钾浓度。

三、ST 段抬高型急性心肌梗死

心肌梗死(myocardial infarction,MI)是心肌缺血性坏死,为在冠状动脉病变的基础上,发生冠状动脉血供急剧减少或中断,使相应的心肌严重而持久地急性缺血导致心肌坏死。急性心肌梗死(AMI)临床表现有持久的胸骨后剧烈疼痛、发热、白细胞计数和血清心肌坏死标志物增高及心电图进行性改变,可发生心律失常、休克或心力衰竭,属急性冠状动脉综合征(ACS)的严重类型。

【症状与体征】

1. 症状 持续而剧烈的胸部(胸骨后)压榨性疼痛,含服硝酸甘油及休息不能缓解。不典型者可无胸痛而表现为上腹痛、咽痛、牙痛、下颌痛等,亦有少数患者无疼痛症状,而以严重心律失常、急性心力衰竭或休克为首发症状。部分患者可有心绞痛发作频率增加、性质改变且严重等先兆症状。

2. 体征 可见痛苦面容,心率增快或相应心律失常、心力衰竭和休克体征,部分患者在发病后 3~5d 有低热,但一般不超过 38.5℃。

【辅助检查】

1. 心电图:呈动态改变。

(1)心肌梗死心电图:极早期(超急期)改变为 T 波高耸,继之 ST 段呈弓背向上型抬高、与直立 T 波形成单向曲线,出现异常 Q 波。ST 段于数日至 2 周内渐降至等电位线,T 波倒置并加深,数周至数月后又逐渐变浅,多数 Q 波长期存在(称陈旧性心肌梗死)。如心电图演变过程中仅有 ST 段和(或)T 波动态改变(一般要求 24h 以上)而无 Q 波形成,则称之为无 Q 波型心肌梗死。

(2)心律失常心电图:可出现各种类型的心律失常,以室性心律失常最多。前壁心肌梗死易发生室性心律失常,下壁心肌梗死易发生传导阻滞,前壁心肌梗死如发生传导阻滞表明梗死范围广泛、病情严重。

2. 心肌酶学检查:主要测定磷酸肌酸激酶(CPK)及其同工酶(CPK-MB)和乳酸脱氢酶(LDH)及其同工酶(LDH1),前两者在发病 4~6h 开始升高,18~24h 达高峰,48~72h 恢复正常;后者在发病 8~12h 开始升高,2~3d 达高峰,2~3 周恢复正常。

3．肌钙蛋白 T 或 I 测定：心肌梗死后 2～4h 即增高，可持续 7～14d。

4．查血清血糖、血脂、肝肾功能、血常规、红细胞沉降率、C 反应蛋白等。

5．X 线胸片：如疑有肺部感染、心力衰竭等可行床边 X 线胸片检查。

6．冠状动脉造影：如不进行急诊 PCI，则一般安排在发病后 2 周左右进行。

7．超声心动图与放射性核素：一般安排在急性期过后进行。

【治疗原则】

一般治疗原则

(1)紧急处理

①给氧、卧床休息。

②心电监护。

(2)紧急 PCI：有条件的医院可行紧急 PCI 或在溶栓后行冠状动脉造影，对溶栓不通（TIMI 血流≤2 级）者做补救性 PCI。

(3)进一步处理原则：同非 ST 段抬高型心肌梗死。

处　　方

(1)紧急处理

①吗啡 3～5mg 静脉注射镇痛，必要时 15～30min 后可重复注射。

②静脉滴注硝酸甘油 5μg/min 开始，连续使用 2～3d，反复心绞痛或肺充血者可延长。病情稳定后改用口服硝酸酯类药物（用法同心绞痛）。

③阿司匹林 0.3g 每日 1 次；对阿司匹林过敏者使用噻氯匹定 0.25g 每日 1 次；或氯吡格雷 75mg 每日 1 次。

(2)溶栓治疗

适应证：①持续性胸痛≥30min，含服硝酸甘油症状不缓解。②相邻两个或多个导联 ST 段抬高在肢导联＞0.1mV，胸导联＞0.2mV。③发病时间≤6h。④发病后 6～12h，心电图 ST 段抬高明显伴有或不伴有严重胸痛者仍可溶栓。⑤年龄≤70 岁。70 岁以上的高龄患者，应根据梗死范围，患者一般状态，有无高血压、糖尿病等因素，因人而异慎重选择。

禁忌证：①2 周内有活动性出血（胃肠道溃疡、咯血等），做过内脏手术、活体组织检查，有创伤性心肺复苏术，不能实施压迫的血管穿刺及有外伤史者。②高血压病患者经治疗后在溶栓前血压仍≥160/100mmHg。③高度怀疑有夹层动脉瘤。④有脑出血或蛛网膜下腔出血，6 个月内有缺血性脑卒中（包括 TIA）史。⑤有出血性视网膜病史。⑥各种血液病、出血性疾病或有出血倾向者。⑦严重的肝、肾功能障碍或恶性肿瘤等患者。

溶栓步骤:①溶栓前检查血常规、血小板计数、出凝血时间,即刻口服阿司匹林 0.15~0.3g,以后每日 0.15~0.3g,3~5d 后改服 50~100mg,出院后长期服用小剂量阿司匹林。②常用药物及用法。目前一般采用静脉内溶栓。③尿激酶每千克体重 2 万 U,最大量不超过 150 万 U,溶于 100ml 生理盐水,30~60min 静脉滴入。④链激酶一般用量 150 万 U,溶于 100ml 生理盐水,60min 内静脉滴入,用药前皮试并静脉注射地塞米松 5mg 以预防过敏反应。⑤重组织型纤溶酶原激活药,剂量为首剂 15mg 静脉注射,其后以 0.75mg/kg(不超过 50mg),30min 内静脉滴注;随后再以 0.5mg/kg(不超过 35mg),60min 内静脉滴注,总剂量≤100mg。亦有学者认为可用半量治疗。

溶栓成功指标:①直接指标,冠状动脉造影再通。②间接指标,胸痛迅速缓解(2h 内);ST 段 30min 内迅速回降≥50%;出现再灌注心律失常;CK-MB 高峰时间前移在 15h 内出现。

【用药注意事项】

1. **心肌梗死的二级预防** 以下预防措施亦适用于心绞痛患者。已有冠心病和 MI 病史者应预防再次梗死和其他心血管事件,称为二级预防。二级预防应全面综合考虑,为便于记忆可归纳为以 A、B、C、D、E 为符号的 5 个方面:A. 阿司匹林抗血小板聚集(或氯吡格雷),抗心绞痛治疗,硝酸酯类制剂;B. β 受体阻断药预防心律失常,减轻心脏负荷等,控制好血压;C. 控制血脂水平,戒烟;D. 控制饮食,治疗糖尿病;E. 普及有关冠心病的教育,包括患者及其家属,鼓励有计划的、适当的运动锻炼。

2. **溶栓治疗的绝对禁忌证**

(1)有出血体质、活动性出血或出血性疾病的患者。

(2)近 2 个月内有颅脑、脊椎手术及外伤患者。

(3)颅内动脉瘤、动静脉畸形、颅内肿瘤及可疑蛛网膜下腔出血者。

(4)手术、创伤、分娩后 10d 以内的患者。

(5)活动性溃疡病及结核病患者。

(6)严重高血压患者,血压>200/120mmHg 患者及对药物过敏者。

相对禁忌证:

(1)年龄>75 岁,且病情危重的患者。

(2)近 6 周内有手术、外伤、分娩、组织器官活检者。

(3)近 3 个月内有急性心肌梗死者、细菌性心内膜炎、心包炎、严重心力衰竭者。

（4）近 6 个月有脑梗死，消化道、泌尿道有出血者。

（5）孕妇、严重肝肾功能不全者。

（6）败血症、出血性视网膜炎。

（7）应用抗凝治疗患者。

（8）血压＞24/14.7kPa 而难以下降者。

（9）新近进行心肺复苏者。

第3章

消化系统疾病用药与处方

第一节　消化性溃疡

　　消化性溃疡是指胃肠道黏膜被胃酸和胃蛋白酶等自身消化而发生的溃疡,黏膜缺损超过黏膜肌层,溃疡好发于胃和十二指肠,也可发生在食管下段、胃肠吻合口附近及 Meckel 憩室。临床上以胃溃疡和十二指肠溃疡多见。

【症状与体征】

　　1. 症状

　　(1)疼痛的部位与性质:大多数患者有上腹部疼痛,十二指肠溃疡疼痛可在剑突下偏右,胃体和贲门下溃疡表现为左上腹疼痛,后壁溃疡疼痛可向背部放射。疼痛性质可呈钝痛或烧灼样、饥饿样痛。

　　(2)节律性疼痛:十二指肠溃疡疼痛一般在餐后 2~4h 发生,进食后可缓解,常伴有夜间痛;胃溃疡疼痛多发生在餐后 1h 左右。

　　(3)慢性病程,周期性发作:病史可达几年或十几年,发作呈周期性,以秋冬及冬春季节交替时多发。可伴有反酸、嗳气、上腹饱胀等消化不良症状。

　　(4)影响因素:疼痛常因精神刺激、过度疲劳、饮食不慎、药物影响、气候变化等因素诱发或加重。

　　2. 体征　常见的阳性体征是溃疡发作期上腹部局限性压痛,少数患者出现贫血和营养不良体征。

【辅助检查】

　　1. 实验室检查

　　(1)胃酸测定:80%的十二指肠溃疡患者基础酸排出量和夜间最大酸排出量增加,胃溃疡患者的胃酸分泌正常或低于正常。因胃酸分泌量与正常人之间有重叠,因而胃酸测定对消化性溃疡诊断的价值不大。

(2)幽门螺杆菌(HP)感染的检测:HP 阳性可作为消化性溃疡治疗方案和预后的判定指标。

2. X 线检查　溃疡患者的 X 线征象可分为直接和间接两种。直接征象为钡剂充盈于溃疡的凹陷处形成龛影,并突出于胃腔轮廓之外,它是 X 线检查溃疡病的可靠依据;其周围环月晕样浅影和头光圈,系溃疡周围黏膜充血水肿所致。溃疡在愈合过程中,由于纤维组织增生,黏膜可呈放射状向龛影集中。溃疡对侧出现痉挛性切迹、瘢痕收缩所致的局部变形等是溃疡病的 X 线间接征象。

3. 胃镜检查　可直接见到黏膜溃疡,溃疡多呈圆形或椭圆形,底部平整,表面附有白色或黄色白苔,边缘整齐,周围黏膜充血、水肿,溃疡愈合过程中可有黏膜皱襞集中。良性溃疡内镜下分为 3 期:活动期、愈合期和瘢痕期,各期又分为两个亚期。

【治疗原则】

1. 一般治疗原则

(1)生活:避免过度紧张和劳累。

(2)饮食:规律进食,不过饱,避免辛辣等刺激性食物。

(3)镇静:对少数伴有焦虑、紧张、失眠等症状的患者,可短期给予适量镇静药物。

2. 用药目的与原则　一般药物治疗主要包括降低胃酸药、黏膜保护药、胃肠动力药等。由于胃溃疡和十二指肠溃疡在病理、生理学上存在一定差异,因此在药物治疗上应有所区别。十二指肠溃疡应主要选择降低胃内酸度的药物,胃溃疡除抑酸外还应选择增强黏膜抵抗力的药物。抑酸药首选质子泵抑制药。

除非甾体抗炎药相关的消化性溃疡外,几乎所有的十二指肠溃疡和大部分胃溃疡都与 HP 感染有关,及时根除 HP 对促进溃疡愈合、预防溃疡复发十分重要。

处　　方

(1)抑制胃酸药物

①质子泵抑制药

埃索美拉唑 40mg,每日 1 次,6 周(十二指肠溃疡)/8 周(胃溃疡)。

雷贝拉唑 10mg,每日 1 次,6 周(十二指肠溃疡)/8 周(胃溃疡)。

奥美拉唑 20～40mg,每日 1 次,不能口服的患者,40mg 静脉注射,每日 1 次,4～6 周(十二指肠溃疡)/4～8 周(胃溃疡)。

泮托拉唑 40mg,每日 1 次,不能口服的患者 40mg,静脉注射,每日 1 次,4～6 周(十二指肠溃疡)/4～8 周(胃溃疡)。

兰索拉唑 30mg,每日 1 次,6 周(十二指肠溃疡)/8 周(胃溃疡)。

②H_2 受体拮抗药

法莫替丁 40mg,每日 1 次,不能口服的患者 20mg,静脉注射,每日 2 次,4～6 周(十二指肠溃疡)/4～8 周(胃溃疡)。

雷尼替丁 300mg,每日 1 次,不能口服的患者 50mg,静脉注射,每日 3 次,4～6 周(十二指肠溃疡)/4～8 周(胃溃疡)。

西咪替丁 800mg,每日 1 次,不能口服的患者 200mg,静脉注射,每日 3 次,4～6 周(十二指肠溃疡)/4～8 周(胃溃疡)。

(2)抗酸药

①铝碳酸镁 500～1000mg,每日 3 次,餐后 1h 服用。

②氢氧化铝 600～900mg,每日 3 次,餐前 1h 服用。

(3)黏膜保护药

①吉法酯 800mg,每日 2～3 次。

②瑞巴派特 100mg,早、晚及睡前服用。

(4)铋制剂

①果胶铋 240mg,每日 2 次。

②枸橼酸铋钾 220～240mg,每日 2 次。

根据患者病情等情况,可选用①或②中任意 1 种抑酸药,并加用 1 种抗酸药或黏膜保护药;亦可选用①或②中任意 1 种抗酸药,并加用 1 种抑酸药和黏膜保护药。

(5)根除幽门螺杆菌推荐治疗方案

①质子泵抑制剂＋铋剂＋阿莫西林(1g)＋克拉霉素(0.5g),2 次/天,共 14d。

②质子泵抑制剂＋铋剂＋阿莫西林(1g)＋呋喃唑酮(0.1g),2 次/天,共 14d。

③质子泵抑制剂＋铋剂＋阿莫西林(1g,2 次/天)＋甲硝唑(0.4g,3 次/天或 4 次/天),共 14d。

④质子泵抑制剂＋铋剂＋阿莫西林(1g,2 次/天)＋四环素(0.5g,3 次/

天或 4 次/天),共 14d。

⑤质子泵抑制剂＋铋剂＋四环素(0.5g,3 次/天或 4 次/天)＋甲硝唑(0.4g,3 次/天或 4 次/天),共 14d。

⑥质子泵抑制剂＋铋剂＋四环素(0.5g,3 次/天或 4 次/d)＋呋喃唑酮(0.1g,2 次/天),共 14d。

⑦质子泵抑制剂＋铋剂＋阿莫西林(1g,2 次/天)＋左氧氟沙星(0.5g,1 次/d 或 0.2g,2 次/天),共 14d。

经验治疗推荐了 7 种铋剂四联方案,除含左氧氟沙星的方案外(作为补救治疗备选),方案不分一线和二线。根除方案中抗生素组合的选择应参考当地人群中监测的 *H. pylori* 耐药率和个人抗生素使用史。

我国 *H. pylori* 对克拉霉素、甲硝唑和左氧氟沙星(氟喹诺酮类)的耐药率呈上升趋势,近些年报道的 *H. pylori* 原发耐药率克拉霉素为 20%～50%,甲硝唑为 40%～70%,左氧氟沙星为 20%～50%。

补救方案的选择应参考以前用过的方案,原则上不重复原方案。

【用药注意事项】

1. 抗酸药为碱性物质,口服后通过中和胃酸而达到降低胃酸目的,此类药物的作用特点是作用时间短,服药次数多,不良反应大,尤其对于肾功能不全患者更应引起重视。抗酸药通常为铝、镁制剂,能够有效缓解溃疡性消化不良和胃食管反流病(GERD)患者的症状,有时也用于功能性消化不良。抗酸药的最佳服用时间是症状出现或将要出现时,如餐间和睡眠时间,一日 4 次或更多,最多可达 1h 1 次。传统剂量的镁、铝抗酸药能够促进溃疡愈合,但其效果要逊于抑酸药。镁制剂有缓泻作用,而铝、钙制剂则可能具有便秘作用。应用非甾体抗炎药(NSAID)患者同时服用抗酸药虽可以缓解症状,但会使溃疡并发症的发生风险增加 2 倍,故不推荐使用抗酸药来缓解 NSAID 相关症状及预防溃疡发生。

2. H_2 受体拮抗药,肾功能不全者需酌情减量,而肝功能不全者一般无需减量。H_2 受体拮抗药的耐药发生很快,而且经常发生,其机制不明。而停药引起的夜间基础胃酸反跳持续时间一般很短,往往在停药 9d 后即可消失。

3. 质子泵抑制药应在餐前立即服用。质子泵抑制药很少发生耐药现象,但停药后引起的基础胃酸和最大胃酸分泌反弹持续时间则较长,可达 2 个月。

4. 正处于急性胃黏膜病变时的患者,不推荐使用枸橼酸铋钾。服用本药前后 30min 需禁食,不得饮用牛奶、服用其他饮料(如含酒精或含碳酸的饮料)和药物,否则会干扰本药治疗溃疡的作用。本药和四环素同时服用会影响四环素的吸收。抑酸药可干扰本药的作用,不宜同时进服。铋制剂可能出现舌头和粪便着色。

5. 克拉霉素禁用于

(1)对本药及其他大环内酯类药过敏者。

(2)心脏病,如心律失常、心动过缓、QT 间期延长、缺血性心脏病、充血性心力衰竭等患者。

(3)水电解质紊乱者。

本药与被细胞色素 P 450 系统代谢的药物合用,可能提高这些药物的血药浓度而发生毒性反应。这些药物包括阿普唑仑、咪达唑仑、三唑仑、苯妥英钠、丙戊酸钠、西洛他唑、他克莫司、麦角生物碱、西地那非、奎尼丁、丙吡胺、甲泼尼龙、奥美拉唑、洛伐他汀及长春碱。其中与奎尼丁、丙吡胺合用时,应监测血药浓度。本药可空腹口服,也可与食物或牛奶同服。

6. 甲硝唑禁用于

(1)活动性中枢神经疾病者。

(2)血液病患者。

(3)孕妇及哺乳妇女。

本药与西咪替丁等抑制肝微粒体酶活性的药物同用,可减缓本药的代谢及排泄,延长本药的半衰期,应注意监测血药浓度并调整剂量。本药代谢产物可使尿液呈红色,应与血尿相鉴别。本药可引起体内乙醛蓄积,干扰乙醇的氧化过程,出现双硫仑样反应。本药与抗胆碱药联用治疗瘢痕性胃、十二指肠溃疡,可提高疗效。

第二节 慢 性 胃 炎

慢性胃炎是由于物理、化学及生物性有害因子持续反复作用于易感人群引起的以淋巴细胞和浆细胞浸润为主的胃黏膜慢性炎症。男性稍多见于女性,随年龄增长发病率增高。慢性胃炎分为浅表性(非萎缩性)、萎缩性、特殊型、嗜酸细胞性和其他感染性(非幽门螺杆菌细菌、病毒、真菌等)5 大类。

【症状与体征】

1. 症状 无特异性,部分表现为消化不良症状,包括上腹部饱胀不适,以进餐后为重,和无规律性隐痛、嗳气、反酸、食欲缺乏、恶心呕吐等,如合并胃黏膜糜烂则可伴有上消化道出血,以黑粪为主;慢性萎缩性胃炎可出现食欲缺乏、体重减轻,胃体萎缩时可导致巨细胞性贫血。

2. 体征　慢性胃炎体征多不明显,有时上腹有轻压痛。

【辅助检查】

1. 实验室检查

(1)胃液分析:测定基础胃酸分泌量及五肽胃泌素法测定最大泌酸量,从而判断胃泌酸功能。浅表性胃炎胃酸多正常,萎缩性胃体胃炎者胃酸常降低。

(2)血清胃泌素测定:伴有恶性贫血萎缩性胃炎患者,空腹血清胃泌素明显增高,可达 1000ng/L 或以上,与胃酸缺乏不能抑制 G 细胞分泌胃泌素有关,但萎缩性胃窦炎时,空腹血清胃泌素正常或降低。

(3)幽门螺杆菌检测:HP 检出率与胃炎活动程度有关。

2. X 线检查　气钡双重造影可很好地显示胃黏膜。胃窦炎表现为胃窦痉挛,黏膜皱襞粗乱等;萎缩性胃炎则见黏膜皱襞相对平坦、减少。

3. 胃镜检查　对本病有确诊价值。浅表性胃炎可见胃黏膜充血、水肿及点、片状红斑,黏膜粗糙不平,表面有白色渗出物,也可有出血点;萎缩性胃炎可见胃黏膜呈颗粒状,苍白或灰白色,常伴有血管显露,皱襞细小、平坦。两者可同时存在平坦糜烂或隆起糜烂,病变分布范围可局限于胃体、胃窦或遍布全胃。浅表性或萎缩性胃炎的确诊有赖于胃黏膜活组织病理检查。

【治疗原则】

1. 一般治疗原则

(1)应避免过硬、过冷、过辣、过粗糙和刺激性食物,不酗酒,饮食应节制、易消化,定时定量,并能保证营养的供给。

(2)对于需合用非甾体抗炎药的患者,应评估出现胃肠道并发症的风险,如果存在高风险需考虑更换药物。

(3)慢性胃炎的病因、临床症状多种多样,用药治疗亦要个体化治疗,尤其要注意精神、心理因素。

2. 用药目的与原则

(1)抗酸药物:包括各类弱碱性物质及各种复方制品,如复方氢氧化铝、铝碳酸镁,特点是作用快而强。当前认为铝碳酸镁除有中和酸的作用外,尚有强化黏膜防御功能和抑制损伤因子的作用。

（2）解痉药：当胃炎导致胃痉挛性疼痛时可适当选用抗胆碱药物。如颠茄片、阿托品、山莨菪碱、曲美布汀、匹维溴铵。

（3）胃黏膜保护药：主要作用是促进黏液分泌、细胞再生，稳定细胞膜，增加内源性前列腺素 E。

（4）根除 HP 治疗：HP 感染是慢性胃炎的重要致病原因之一，根除 HP 治疗有利于慢性胃炎的恢复。虽 HP 是慢性胃炎的重要致病因素，但根除治疗后其症状缓解率只有 30％左右。

（5）促动力药：动力失调与慢性胃炎互为因果，促进胃排空有利于改善胃炎症状和防止复发。

（6）抑酸治疗：慢性胃炎患者胃酸可增高或降低，有明显反酸症状者，适当抑制胃酸分泌有利于减轻胃黏膜的损伤和炎症的修复，一般用 H_2 受体拮抗药。

（7）助消化药物：当腺体萎缩，黏膜屏障作用减退，胃酸、消化酶分泌减弱，致胃化学性消化功能减退，上腹胀满，使用消化酶类药物，可协助改善消化不良症状。胃消化酶分泌降低可适当配合消化酶制剂与规格。

处　方

（1）清除 HP 感染：具体治疗方案详见"消化性溃疡"。

（2）抑酸药或抗酸药

①对于胃黏膜糜烂或以胃灼热、反酸、上腹饥饿痛等症状为主者，可给予 H_2 受体拮抗药。法莫替丁 20mg，每日 1～2 次；或雷尼替丁 100mg，每日 2 次；或西咪替丁 800mg，每日 1 次。

②症状严重者可选用质子泵抑制药。埃索美拉唑 40mg，每日 1 次；或雷贝拉唑 10mg，每日 1 次；或奥美拉唑 20～40mg，每日 1 次；或泮托拉唑 40mg，每日 1 次；或兰索拉唑 30mg，每日 1 次。

③对于症状较轻者一般选用抗酸药，可降低胃内 H^+ 浓度，减少 H^+ 逆弥散，亦促进胃泌素的释放，加强胃黏膜炎症的修复。铝碳酸镁 1000mg，每日 1 次，餐后服用；氢氧化铝 600～900mg，每日 3 次，餐前 1h 服用。

（3）黏膜保护药：黏膜保护药可加强胃黏膜屏障，促进上皮生长修复。适用于有胃黏膜糜烂、出血或症状明显者，根据需要可选用：吉法酯 800mg，每日 2～3 次；或瑞巴派特 100mg，早、晚及睡前服用；或复方哌仑西平 0.675g，每日 2～3 次。

（4）胃动力药：对于以上腹饱胀、早饱、嗳气等症状为主者，应给予胃肠动力药,促进胃蠕动,减少胆汁反流。多潘力酮 10～20mg,每日 3～4 次,餐前 15～30min 及睡前服用;莫沙必利 5mg,每日 3 次,餐前 15～30min 服用;曲美布丁 100mg,每日 3 次。

(5)助消化药:胰酶 0.3～1g,每日 3 次,餐前或进餐服;复方阿嗪米特肠溶片 1～2 片,每日 3 次,餐后服用。

【用药注意事项】

1. 胃溃疡者应先排除胃癌后才能使用抑酸药。饮酒、溃疡大小、溃疡数目、有无出血症状、既往十二指肠溃疡史及水杨酸制剂或非甾体抗炎药的用药史均能影响溃疡的愈合。

2. 服铝碳酸镁期间应避免同服酸性饮料(如果汁、葡萄酒等)。若患者血铝浓度过高,应停用本药。抗酸药可增高胃内 pH,阻碍兰索拉唑颗粒溶解,导致其生物利用度下降,故抗酸药的服用时间应早于兰索拉唑至少 1h。

3. 有前列腺素类药物禁忌者(如青光眼患者)慎用吉法酯。治疗期间应按时用药,不可提前中断疗程。

4. 不推荐瑞巴派特单独用于 HP 感染。

5. 多潘立酮禁用于:①嗜铬细胞瘤患者;②乳腺癌患者;③机械性肠梗阻患者;④胃肠道出血患者;⑤孕妇。

本药主要经细胞色素 P 450(CYP)3A4 酶代谢。体内试验的资料表明,与显著抑制 CYP3A4 酶的药物(如唑类抗真菌药物、大环内酯类抗生素、HIV 蛋白酶抑制药、奈法唑酮、选择性 5-羟色胺再摄取抑制药)合用,会导致本药的血药浓度升高及 QT 间期轻度延长。

6. 服用莫沙必利一段时间(通常为 2 周)后,如功能性消化道症状无改善,应停药。

第三节　胃食管反流性疾病

胃食管反流性疾病(GERD)是指胃和(或)十二指肠内容物反流入食管,引起胸骨后疼痛、灼热感等临床症状和(或)食管炎症的一种疾病。依反流物性质不同又分为酸性反流和碱性反流,前者主要是胃酸、胃蛋白酶,临床上较常见;后者主要指十二指肠液、胆汁、胰液等,多发生于胃食管手术后碱性肠内容物反流至食管,但酸碱混合性反流也多次被临床研究证实,并不少见。

【症状与体征】

1. 症状 典型症状主要为胸骨后灼热感或疼痛及咽下困难等,如并发出血时患者可出现出血的症状;如反流物侵犯呼吸道则可引起非季节性哮喘、慢性支气管炎、肺间质纤维化、吸入性肺炎等;反流物刺激咽喉部可致咽痛、声嘶等症状;部分患者可出现夜间呼吸暂停、心绞痛样胸痛等。

2. 体征 常无特异性。

【辅助检查】

1. 食管腔内 pH 和胆汁酸测定 24h 食管 pH 监测已成为测定有无酸性反流的标准,包括食管内 pH<4 的百分比、pH<4 持续 5min 以上的次数及最长持续时间等。24h 食管内胆汁酸测定已被用于判断有无碱性反流及反流程度的指标。

2. 胃食管腔内压力测定 用于估计 LES 和食管的功能。正常人静止时 LES 压力约为 1030mmHg,LES 压力与胃内压力比值>1。若当静止时 LES 压力<6mmHg,或 LES 压力与胃腔内压力比值<1,则提示 LES 功能不全,或有反流性食管炎存在。

3. 内镜检查 可发现患者有无食管炎症及其程度,以及有无胆汁反流存在。GERD 在内镜下可见黏膜下充血、水肿、溃疡等炎症改变,也称反流性食管炎。这类患者的临床症状常不典型,以胸痛、吞咽困难、咳嗽、声嘶、哮喘多见。

4. 活组织病理检查 可确定是否有反流性食管炎的病理改变,具有重要诊断价值。

【治疗原则】

1. 一般治疗原则 反流性食管炎的治疗目的在于缓解症状,预防或延缓并发症的发生。饮食宜少量多餐,忌烟、酒、咖啡、浓茶、巧克力、过酸及过多脂肪食物;避免餐后即平卧、束过紧腰带及各种腹压增加情况;平卧时床头可抬高 20~30cm。

2. 用药目的与原则

(1)抑制胃酸分泌是目前治疗 GERD 的主要措施,抑酸药物主要包括 H_2 受体拮抗药和质子泵抑制药等。

初始治疗的目的是尽快缓解症状,治愈食管炎。H_2 受体拮抗药仅适用于轻至中度 GERD 治疗。伴有食管炎的 GERD 治疗首选质子泵抑制药。非糜烂性 GERD 治疗的主要药物是质子泵抑制药。凡具有胃灼热、反流等典型症状者,如无警戒症状即可予以质子泵抑制药进行经验性治疗。

初始治疗有两种治疗方案。①降阶治疗:初始治疗时即采用最有效的药物质子泵抑制药,迅速缓解症状;②升阶治疗:从 H_2 受体拮抗药开始用起,若症状不能缓解则继续采用抑酸能力更强的药物。目前的研究提示前者更符合经济-成本效益。

(2)维持治疗是巩固疗效、预防复发的重要措施,用最小的剂量达到长期治愈的目的,治疗应个体化。目前维持治疗的方法有 3 种:维持原剂量或减量、间歇用药、按需治疗。

①原剂量或减量维持:维持原剂量或减量使用质子泵抑制药,每日 1 次,长期使用以维持症状持久缓解,预防食管炎复发。

②间歇治疗:质子泵抑制药剂量不变,但延长用药周期,最常用的是隔日疗法。在维持治疗过程中,若症状出现反复,应增至足量质子泵抑制药维持。

③按需治疗:仅在出现症状时用药,症状缓解后即停药。按需治疗建议在医师指导下,由患者自己控制用药,没有固定的治疗时间,治疗费用低于维持治疗。

④抗酸药铝碳酸镁可作为 GERD 维持治疗的一个选择。部分患者症状程度轻,发作频率低,使用铝碳酸镁维持可降低成本。铝碳酸镁:每次 500～1000mg,每日 3 次;或者出现症状时服用 500～1000mg。

(3)Barrett 食管(BE)治疗应用质子泵抑制药尚无定论。BE 伴有糜烂性食管炎及反流症状者,建议采用大剂量质子泵抑制药治疗,并提倡长期维持治疗。

(4)控制夜间酸突破(NAB)是 GERD 治疗的措施之一。治疗方法包括调整质子泵抑制药剂量、睡前加用 H2RA 或应用血浆半衰期更长的质子泵抑制药等。

(5)对 PPI 治疗失败的患者,应寻找原因,积极处理。有部分患者经标准剂量 PPI 治疗后,症状不能缓解。可能的原因如下。

①患者依从性差,服药不正规。

②与个体差异有关。

③存在 NAB。

④内脏高敏感。

⑤存在非酸反流。

(6)促动力药可以在部分患者中使用,尤其是作为抑酸药的辅助用药。

目前可用的促动力药物不能作为 GERD 患者的理想单一用药。如果抑酸药物治疗效果不佳时,考虑联合应用促动力药,特别是对于伴有胃排空延迟的患者。

处　方

(1)埃索美拉唑,起始剂量 40mg,每日 1 次,共 4 周;维持治疗 20mg,每日 1 次。铝碳酸镁 1000mg,每日 3 次,餐后服用。多潘立酮 10～20mg,每日 3～4 次,餐前 15～30min 及睡前服用。

(2)奥美拉唑,起始治疗 20mg,每日 1 次,共 4～8 周;反复发作的病例 40mg,每日 1 次,共 8 周;维持治疗 10～20mg,每日 1 次。铝碳酸镁 1000mg,每日 3 次,餐后服用。多潘立酮 10～20mg,每日 3～4 次,餐前 15～30min 及睡前服用。

(3)泮托拉唑,起始剂量 20mg,每日 1 次,共 4～8 周;反复发作的病例 40mg,每日 1 次,共 4～8 周;维持治疗 20～40mg,每日 1 次。氢氧化镁铝 20ml,餐后或睡前服。多潘立酮 10～20mg,每日 3～4 次,餐前 15～30min 及睡前服用。

(4)兰索拉唑,起始剂量 30mg,每日 1 次,共 4～8 周;维持治疗 15mg,每日 1 次。氢氧化镁铝 20ml,餐后或睡前服。多潘立酮 10～20mg,每日 3～4 次,餐前 15～30min 及睡前服用。

(5)雷贝拉唑,起始剂量 10～20mg,每日 1 次,共 4～8 周;维持治疗 10～20mg,每日 1 次。氢氧化镁铝 20ml,餐后或睡前服。多潘立酮 10～20mg,每日 3～4 次,餐前 15～30min 及睡前服用。

(6)法莫替丁,起始剂量 20～40mg,每日 2 次,共 4～6 周;维持治疗 20mg,每日 2 次。磷酸铝凝胶 20g,每日 2 次。多潘立酮 10～20mg,每日 3～4 次,餐前 15～30min 及睡前服用。

(7)雷尼替丁 150mg,每日 2 次,或 300mg,睡前服,共 8 周。最高剂量 300mg,每日 2 次。磷酸铝凝胶 20g,每日 2 次。多潘立酮 10～20mg,每日 3～4 次,餐前 15～30min 及睡前服用。

(8)西咪替丁 300～400mg,每日 4 次;或 800mg,每日 1 次。磷酸铝凝胶 20g,每日 2 次。多潘立酮 10～20mg,每日 3～4 次,餐前 15～30min 及睡前服用。

【用药注意事项】

1. 目前有 5 种质子泵抑制药(如奥美拉唑、兰索拉唑、雷贝拉唑、泮托拉唑和埃索美拉唑），所有这些药物在处方剂量都可以控制 GERD 症状和促进食管炎愈合。大多数使用每日 1 次的患者应在早餐前服用，但最近有一项研究表明，如果在晚餐前服用的话夜间的胃酸分泌可以得到更好的控制。在许多条件下，使用比推荐剂量更大的量是合理的，这种情况下大多分开给药。尤其在以下一些情况下更加有利：如非心源性胸痛的诊断性治疗，GERD 患者食管上段症状的经验性治疗，标准剂量下不完全反应的患者，治疗有反应但伴有新发症状的患者，有重度食管动力障碍的 GERD 患者，以及伴有 Barrett 食管的患者。当日第 2 次给药应是在晚餐前，而不是睡前。

使用质子泵抑制药，可能出现头痛、腹泻和皮疹；少见头晕、疲劳、胃肠道反应、关节痛；罕见过敏反应。

2. 使用 H_2 受体拮抗药，可能出现胃肠道反应，中枢神经系统反应及皮疹；少见肝酶升高，可逆性意识混乱及肾损害；罕见过敏反应，血液学异常。

3. 磷酸铝凝胶禁用于

(1)慢性肾衰竭患者。

(2)高磷血症患者。

本药可减少或延迟四环素类抗生素、呋塞米、地高辛、异烟肼、抗胆碱能药及吲哚美辛等药物的吸收，如与这类药物合用时应注意给药间隔，一般为 2h。与泼尼松龙、阿莫西林、丙吡胺及西咪替丁合用，可能存在相互作用。可根据不同的疾病选择给药时间：食管裂孔、胃食管反流、食管炎于饭后和睡前服用；胃炎、胃溃疡于饭前 30min 服用；十二指肠溃疡于饭后 3h 及疼痛时服用。本药凝胶制剂中含有蔗糖，糖尿病患者用药时应注意，不应超过 1 包。对卧床不起者或老年患者，有时会有便秘现象，此时可采用灌肠法进行治疗。

第四节　脂　肪　肝

脂肪肝是影像学检查时常见的一种临床发现，是肝细胞内脂肪过度沉积所致的一种病理状态。它不是独立的疾病，而是不同病因引起的共同表现。常伴有肝脏酶学水平持续性增高。根据病因分为酒精性脂肪肝和非酒精性脂肪肝。常见病因有酒精、肥胖、糖尿病、营养不良、药物等。

【症状与体征】

1. 症状　大多数脂肪肝患者无自觉症状，部分患者可以出现右上腹不适及乏力、腹胀等非特异症状。

2. 体征 肝大较为常见,如出现黄疸、蜘蛛痣、腹水和肝掌则提示进展到肝硬化。

【辅助检查】

1. 实验室检查 肝脏酶学水平增高,ALT 和 AST 升高至正常高限。ALT 和 AST 比值有助于鉴别酒精性脂肪肝和非酒精性脂肪肝。前者以 AST 增高为主,后者以 ALT 增高为主。

2. CT 检查 平扫表现为肝密度普遍低于脾,或肝/脾 CT 比值≤1,肝脏密度降低,CT 值稍低于脾。肝/脾 CT 比值≤1.0 为轻度;肝/脾 CT 比值≤0.7,肝内血管显示不清者为中度;肝脏密度显著降低甚至呈负值,肝/脾 CT 比值≤0.5,肝内血管清晰可见者为重度。

3. 超声检查 肝弥漫性脂肪浸润的超声表现为肝大,致密的点状高回声;肝实质回声和超声传导增加;回声强度高于脾和肾,远场回声衰减,光点稀疏,肝内管道结构不清等。

【治疗原则】

1. 一般治疗原则

(1)防治原发病或相关危险因素。

(2)基础治疗:制定合理的能量摄入及饮食结构调整,中等量有氧运动,纠正不良生活方式和行为。

(3)避免加重肝脏损害:防止体重急剧下降、滥用药物及其他可能诱发肝病恶化的因素。

(4)减肥:所有体重超重、内脏性肥胖及短期内体重增长迅速的 NAFLD 患者,都需通过改变生活方式控制体重、减少腰围。基础治疗 6 个月体重下降每月<0.45kg,或体重指数(BMI)>27kg/m² 合并血脂、血糖、血压等 2 项以上指标异常者,可考虑加用西布曲明或奥利司他等减肥药物,每周体重下降不宜超过 1.2kg(儿童每周不超过 0.5kg);BMI>40kg/m² 或 BMI>35kg/m² 合并睡眠呼吸暂停综合征等肥胖相关疾病者,可考虑近端胃旁路手术减肥。

2. 用药目的与原则

(1)降血脂药:血脂紊乱经基础治疗和(或)应用减肥降糖药物 3~6 个月以上,仍呈混合性高脂血症或高脂血症合并 2 个以上危险因素者,需考虑加用贝特类、他汀类或普罗布考等降血脂药物。降脂性药物包括苯扎贝特、非诺贝特等,具有降低血浆三酰甘油和抑制其合成、抑制肝胆固醇合成的作用,同时尚可降低低密度脂蛋白和血尿酸。

(2)针对肝病的药物:NAFLD 伴肝功能异常、代谢综合征、经基础治疗3～6 个月仍无效,以及肝活检证实为 NASH 和病程呈慢性进展性经过者,可采用针对肝病的药物辅助治疗,以抗氧化、抗感染、抗纤维化,可依药物性能及疾病活动度和病期合理选用多烯磷脂酰胆碱、维生素 E、水飞蓟素及熊去氧胆酸等相关药物,但不宜同时应用多种药物。

(3)胰岛素增敏药:合并 2 型糖尿病、糖耐量损害、空腹血糖增高及内脏性肥胖者,可考虑应用二甲双胍和噻唑烷二酮类药物,以期改善胰岛素抵抗和控制血糖。

处　方

(1)降脂性药物,血脂异常时选用

①苄氯贝特 100mg,晚餐后服 1 次。

②维生素 E 烟酸酯 0.1～0.3g,每日 3 次。

③苯扎贝特 200～400mg,每日 2 次。

(2)护肝去脂药

①多烯磷脂酰胆碱 2 粒,每日 3 次,口服。

②S-腺苷甲硫氨酸(SAMe),初始治疗 500～1000mg/d,肌内或静脉注射,共 2 周;维持治疗 1000～2000mg/d,口服。

③其他:熊去氧胆酸 100～200mg,每日 2 次,口服。脂必妥,其主要成分为山楂、白术、红曲等,每次 1.05g,每日 3 次。

【用药注意事项】

1. 多烯磷脂酰胆碱胶囊剂　应于餐后用大量液体整粒送服。如患者少服用 1 次剂量,可在下次服药时补服;如少服 1 天剂量,则无须补服。视病情的严重程度疗程可长达 1 年。

2. 熊去氧胆酸禁用于

(1)对胆汁酸过敏者(国外资料)。

(2)严重肝功能减退者。

(3)胆道完全阻塞者。本药需服用较长时期(至少 6 个月以上)。有胆囊切除术指征的患者,包括持续性急性胆囊炎、胆管炎、胆石性胰腺炎或胆道胃肠瘘不宜选用本药治疗。

3. 贝特类降脂药禁用于

(1)肝脏疾病患者(脂肪肝除外)。

(2)胆囊疾病(如胆结石)患者。

(3)严重肾功能不全者(血清肌酸酐＞1.5mg/dl 或肌酐清除率＜60ml/min)。本药与其他 HMG-CoA 还原酶抑制药合用,可能产生严重的肌肉损害,故禁止合用。使用贝特类药物治疗过程中出现过光敏反应的患者禁用本药。

第五节 溃疡性结肠炎

溃疡性结肠炎是一种病因尚未清楚的直肠和结肠慢性非特异性炎症性肠病。病变局限于大肠黏膜与黏膜下层,范围多累及远段结肠,病变可逆行向近段发展,甚至累及全结肠及末段回肠,临床表现为腹泻、黏液脓血便、腹痛。多呈反复发作慢性病程。

【症状与体征】

1. 症状 绝大多数患者可有腹泻,黏液脓血便是急性期重要表现;常伴腹痛,有疼痛－便意－便后缓解规律;常有里急后重,腹胀,可有低度或中度发热。

2. 体征 轻、中型患者仅有左下腹轻压痛,重型患者和暴发型患者常有明显压痛和臌肠,若有腹肌紧张、反跳痛等应注意中毒性巨结肠、肠穿孔等并发症。

【辅助检查】

1. 实验室检查 血红蛋白多下降,白细胞计数在急性期可能增高,粪便镜检可见大量红、白细胞,红细胞沉降率和 C 反应蛋白增高是活动期的标志。

2. X 线钡剂灌肠检查

(1)黏膜粗乱和(或)颗粒样改变。

(2)多发性浅溃疡,也可有炎症息肉而表现为多个小的圆形充盈缺损。

(3)结肠袋消失,肠壁变硬,肠管缩短、变细,可呈铅管状。

3. 结肠镜检查

(1)黏膜粗糙呈细颗粒状,弥漫性充血、水肿,血管纹理模糊,出血,可附有脓性分泌物。

(2)病变明显处见弥漫性糜烂或多发性浅溃疡。

(3)慢性病变见假息肉,结肠袋变钝或消失。

【治疗原则】

1. 一般治疗原则

(1)注意休息、饮食和营养,活动期病变予流质饮食,病情好转后可予富营养少渣饮食。

(2)重症患者应入院治疗,及时纠正水、电解质紊乱,贫血者可输血,低蛋白血症者输注人血清白蛋白。病情重者禁食,完全胃肠外营养治疗。

2. 用药目的与原则　依据不同分级(疾病的严重程度)、分期(活动期和缓解期)及病变范围不同、分段进行治疗。治疗目标是尽快控制炎症、缓解症状和继续维持治疗。氨基水杨酸类药物和糖皮质激素仍是目前药物治疗的基础,免疫抑制药与规格和细胞因子调节剂的应用日益增多。

(1)活动期累及直肠(直肠炎型)或直肠、乙状结肠(远端结肠炎型)的急性轻、中度溃疡性结肠炎的初始治疗方案,是选择口服或局部作用的氨基水杨酸,或局部作用的糖皮质激素,不能耐受液体灌肠剂可选用栓剂。重度远端 UC 需要局部应用糖皮质激素同时联合全身糖皮质激素治疗。

广泛型 UC 轻度患者只需口服氨基水杨酸类药物,中度广泛型 UC 如口服氨基水杨酸类药物效果不佳,给予中等剂量糖皮质激素口服,重度患者给予足量静脉应用糖皮质激素。《临床诊疗指南》(2007)建议在少数医学中心可考虑环孢素静脉滴注,每日按体重 $2\sim4\mathrm{mg/kg}$;也可考虑其他免疫抑制药与规格。

(2)除初发病例、轻症远段结肠炎患者症状完全缓解后,可停药观察外,所有患者完全缓解后均应继续维持治疗。维持治疗的时间尚无定论,可能 $3\sim5$ 年甚至终身用药,诱导缓解后 6 个月内复发者也应维持治疗。一般认为糖皮质激素无维持治疗效果,在症状缓解后逐渐减量,应尽可能过渡到用氨基水杨酸维持治疗。巯嘌呤或硫唑嘌呤等用于对上述药不能维持或对糖皮质激素依赖者。

处　方

(1)轻、中度溃疡性结肠炎

①SASP $3\sim4\mathrm{g/d}$,分 $3\sim4$ 次口服,用药 $3\sim4$ 周后病情缓解可减量使用 $3\sim4$ 周,然后改为维持量 $2\mathrm{g/d}$,维持 $1\sim2$ 年。

②病变局限在直肠、乙状结肠可改用氢化可的松琥珀酸钠保留灌肠。

生理盐水 100ml＋氢化可的松琥珀酸钠 $50\sim100\mathrm{mg}$,保留灌肠,每日 $1\sim2$ 次,疗程 $1\sim3$ 个月。

③美沙拉秦 1g,每日 4 次,病情缓解后改为每次 0.5g,每日 4 次。

④奥沙拉秦 1.5g,每日 3 次,病情缓解后改为每次 0.5g,每日 4 次。

(2)重型溃疡性结肠炎或氨基水杨酸制剂疗效不佳者

①泼尼松 40mg/d,2~3 周后可见效,症状控制后逐渐减量。

②氢化可的松琥珀酸钠 300mg/d,静脉滴注,7~14d 后改为泼尼松 60mg/d,病情缓解后逐渐减量至停药。

③硫唑嘌呤开始剂量为 1~3mg/(kg·d)。治疗效果明显时,应减少维持量至可保持此治疗效果的最低水平。如 3 个月内患者情况无改善,应考虑停用。

【用药注意事项】

1. 维持巩固期的治疗,皮质激素见效后应维持 1~2 周再逐渐减量,开始每 7~10d 减 2.5~5mg,到 20mg/d 后,每 2 周减 2.5~5mg,一般维持剂量为 10mg/d。在减量过程中一旦复发,应尽快提高皮质激素的用量。

2. 服药期间应定期复查血常规,一旦出现粒细胞减少、贫血、肝功能异常等应及时就诊。

3. 美沙拉秦禁用于

(1)对本药或水杨酸类药物过敏者。

(2)胃和十二指肠溃疡患者。

(3)严重肝、肾功能不全者。

(4)本药不能与降低肠道 pH 的药物联用。片剂宜整粒或掰开用水冲服,但不可嚼碎或压碎。

(5)在治疗期间,在医生的指导下,应注意血细胞计数和尿检查。一般情况下,在治疗开始 14d,就应进行这些检查。此后,每用药 4 周,应进行相应检查,这种检查应进行 2~3 次。如果未见异常,每 3 个月应进行 1 次血浆尿素氮(BUN)、血肌酐和尿沉渣等反映肾功能的检查。治疗期间,注意监测高铁血红蛋白值水平。

(6)肺功能障碍的患者,特别是哮喘患者,在治疗期间,应密切进行监测。

(7)对包含硫酸酯酶的制剂过敏的患者,只有在医学监测下,才能使用本品。治疗中,如果出现不可耐受的反应,如急性腹痛、痉挛、发热、严重头痛及皮肤红斑等,应立即停用本品。

(8)本品过量时,应尽快咨询医生,立即洗胃,并加速排尿。本品无特异拮抗药。

4. 硫唑嘌呤与环孢素合用时,可能由于减少环孢素的吸收而降低其血药浓度。与卡托普利合用,白细胞减少更明显。采用不减少白细胞的血管紧张素转化酶抑制药(如依那普利、赖诺普利等)代替卡托普利,也许可能避免此反应。与糖皮质激素合用治疗多发性肌炎、皮肌炎、韦氏肉芽肿病等时,能减少糖皮质激素的用量和不良反应,但继发感染的发生率亦增加。与泼尼松合用可改善毛细血管功能、减轻免疫抑制药的不良反应,使慢性血小板减少性紫癜改善,但易致消化道出血。

第六节　肝 性 脑 病

肝性脑病(hepatic encephalopathy,HE)是严重肝病引起的以代谢紊乱为基础的神经、精神综合征,其主要临床表现为意识障碍、行为失常和昏迷。

【症状与体征】

1. 症状　根据意识障碍程度、神经系统表现和脑电图改变,将肝性脑病以轻微的精神改变到深昏迷分为 4 期。

(1)前驱期:轻度性格改变和行为失常(如欣快、激动或抑郁寡言)。

(2)昏迷前期:嗜睡、昼睡夜醒,定向力丧失,理解力、计算力下降。行为失常,可有幻觉、狂躁。

(3)昏睡期:昏睡但能唤醒,常有意识不清及幻觉,理解力及计算力丧失。

(4)昏迷期:神志完全丧失,不能唤醒。

2. 体征　表现为扑击样震颤、腱反射亢进,肝功能损害较重患者常有明显黄疸,出血倾向和肝臭。

【辅助检查】

1. 实验室检查　血氨多有增高;支链氨基酸浓度降低,色氨酸浓度增高有助于肝性脑病的诊断。

2. 脑电图检查　典型的改变为节律变慢,主要出现普遍性每秒 4～7 次的 θ 波,也可出现每秒 1～3 次的 δ 波。

3. 诱发电位　是在体外可记录到的各种外部刺激经感受器传入大脑后产生的同步放电反应。躯体诱发电位对诊断亚临床肝性脑病有一定价值。

【治疗原则】

1. 一般治疗原则

(1)消除诱因,及时控制上消化道出血和感染,避免快速、大量排钾利尿和放腹水。

(2)减少肠内毒物的生成和吸收,通过调节饮食,灌肠或导泻,清除肠内积食、积血或其他含氮物质。抑制肠道细菌生长。

2. 用药目的与原则　促进氨的代谢清除,纠正氨基酸代谢紊乱。其他对症治疗,如纠正水、电解质和酸碱平衡失调,防治脑水肿等。

(1)口服不吸收双糖(乳果糖和乳糖醇),对各种急、慢性 HE 均有一定疗效,它可使 HE 患者症状和脑电图明显改善,对亚临床肝性脑病的患者也有显著疗效。

(2)口服肠道不易吸收的抗生素,能有效抑制肠道产尿素酶的细菌,减少氨的生成。由于这些药物有潜在毒性和导致耐药菌株产生的危险,目前多不主张长期应用。

(3)服用不产生尿素酶的有益菌(如乳酸杆菌、肠球菌、双歧杆菌),可抑制产生尿素酶细菌的生长,并酸化肠道,对防止氨和有毒物质的吸收有一定作用。

(4)氟马西尼为 γ-氨基丁酸/苯二氮草(GABA/BZ)复合受体拮抗药,可以使内源性 BZ 衍生物导致的神经传导抑制得到短期改善。氟马西尼可能对部分急性肝性脑病患者有利。

处　　方

(1)促进氨的代谢清除

①5%葡萄糖注射液 250ml＋门冬氨酸鸟氨酸 20g,静脉滴注,每日 1～2 次。

②5%葡萄糖注射液 250ml＋精氨酸 20g,静脉滴注,每日 1 次。

③5%葡萄糖注射液 250ml＋谷氨酸钠 20g,静脉滴注,每日 1 次。

(2)纠正氨基酸代谢紊乱:支链氨基酸 250～500ml,静脉滴注,每日 1 次。

【用药注意事项】

1. 数种降氨药物交替使用,较单用 1 种药物为佳。

2. 谷氨酸钠为碱性,血 pH 偏高不宜应用,腹水、水肿者慎用。

3. 门冬氨酸鸟氨酸禁用于

(1)对氨基酸类药物过敏者。

(2)肾衰竭者(血清肌酸酐＞30mg/L)。

(3)乳酸或甲醇中毒者。

(4)果糖-山梨醇不耐受和果糖-1,6-二磷酸酶缺乏者。

4. 精氨酸禁用于

(1)肾功能不全者。

(2)无尿患者。

(3)暴发型肝衰竭者不宜使用(因其体内缺乏精氨酸酶)。

(4)有酸中毒者(特别是高氯性酸中毒者)不宜使用。

与谷氨酸钠、谷氨酸钾合用,可增加疗效。本药可使细胞内钾转移至细胞外,而螺内酯可减少肾脏的钾排泄,两者联用时可引起高钾血症。有报道,个别合并严重肝脏疾病的代谢性碱中毒患者,在应用螺内酯后应用本药出现了严重并可能致命的高钾血症。根据此作用机制推测,这一相互作用也可能会见于其他保钾利尿药(如氨苯蝶啶)。

5. 谷氨酸钠禁用于胃酸过多或消化性溃疡患者(国外资料)。

第4章

泌尿系统疾病用药与处方

第一节　原发性肾小球疾病

一、急性肾小球肾炎

急性肾小球肾炎（acute glomerulo nephritis，AGN）简称急性肾炎，多见于 β-溶血性链球菌感染后，通常起病急，突然出现血尿、蛋白尿、少尿、水肿、一过性高血压和短暂氮质血症。多见于 5～14 岁儿童和青少年，男女比例为 2∶1。

【症状与体征】

本病在感染 1～3 周后起病，轻者呈亚临床型（仅尿常规及血清补体 C3 异常），重者可发展为急性肾衰竭。

1. 少尿、血尿　大部分患者尿量减少，几乎全部患者存在肉眼或镜下血尿，多在 1～2 周后逐渐恢复。

2. 高血压　约 80% 患者在病初水、钠潴留时出现轻中度高血压，经利尿后血压可逐渐恢复正常。少数患者出现严重高血压、高血压脑病、急性左心衰竭。

3. 水肿　典型为晨起眼睑水肿，一般不严重。

4. 肾功能异常　多为轻度一过性肾功能异常，极少数呈现为急性肾衰竭。

【辅助检查】

1. 实验室检查

(1)尿液检查：肾小球源性红细胞尿，尿蛋白一般不严重，尿沉渣可见白细胞及各类管型。

（2）血生化检查：血清补体 C3 及总补体在起病初期时下降，8 周内逐渐恢复至正常。血清抗链球菌溶血素"O"抗体升高。循环免疫复合物及血清冷球蛋白可呈阳性。

2. 超声检查　可有肾增大、血流增多等表现。

3. 病理学检查　光镜下可见系膜细胞和内皮细胞弥漫性增生，免疫荧光检查可见免疫球蛋白 IgG 及补体 C3 沿毛细血管襻呈粗颗粒样沉积，有时系膜区亦阳性。电镜表现为上皮下驼峰样电子致密物沉积。

【治疗原则】

1. 一般治疗原则　急性期以卧床休息为主。卧床能增加急性肾炎患者肾血流量，可改善尿异常改变。预防和减轻并发症，防止再感染。应以富含维生素低盐饮食，严重高血压水肿患者应限制水分摄入。

2. 用药目的与原则

（1）控制感染灶：急性肾炎属免疫疾病，在起病后开始的抗生素治疗对病情和预后无效。在以下两种情况下应考虑处理感染灶。

①咽部、皮肤病灶细菌培养阳性。

②肾炎迁延 2 个月以上，腭扁桃体病灶明显者，必要时手术摘除。首选青霉素。

（2）减轻水肿：一般治疗后水肿仍明显者应用利尿药治疗，首选噻嗪类利尿药。

（3）控制血压：力争将血压控制在理想水平，经一般治疗血压仍未达标，可选用钙拮抗药或 β 受体阻滞药，单独应用转化酶抑制药意义不大。

（4）抗凝疗法：根据发病机制，肾小球内凝血是个重要病理改变，主要为纤维素沉积及血小板聚集。因此，在治疗时，可采用抗凝疗法，将有助于肾炎缓解。

（5）血液净化治疗：少尿性急性肾衰竭、高钾血症、严重水钠潴留引发急性左心衰竭时应给予血液净化治疗。

处　方

（1）抗感染治疗

①青霉素是治疗 A 组溶血性链球菌感染的首选药物，疗程一般为 2 周或直至痊愈。静脉滴注，每次 240 万～480 万 U，分 3～4 次给药。肾功能中度减退（GFR 为 10～50ml/min）时，给予正常剂量的 75%；肾功能重度减退

(GFR<10ml/min)时,给予正常剂量的 20%～50%。生理盐水 250ml＋青霉素钠 240 万 U 静脉滴注,q 8h。

②生理盐水 250ml＋哌拉西林钠 4.5g 静脉滴注,q 8h。

③青霉素过敏时,可选用大环内酯类抗生素,红霉素或罗红霉素;或选用头孢类抗生素。如生理盐水 100ml＋头孢哌酮/舒巴坦钠 2g 静脉滴注,q 8h。

(2)血尿、水肿、高血压经一般治疗无改善

①利尿治疗:氢氯噻嗪 25mg,每日 3 次;或呋塞米 20mg,每日 3 次。

②降压治疗:非洛地平 5～10mg,每日 1 次;或氨氯地平 5～10mg,每日 1 次;或硝苯地平控释片 30mg,每日 1 次;可同时联合应用美托洛尔 12.5～25mg,每日 2 次;或卡维地洛 5～10mg,每日 2 次。

③5%葡萄糖溶液 250ml＋丹参 20～30g 静脉滴注,每日 1 次,10d 为 1 个疗程,根据病情进行 2～3 个疗程。

(3)出现高血压脑病或急性心力衰竭时

①硝普钠 25mg 溶于 5%葡萄糖溶液中,以 1～10μg/(kg·min)静脉滴注或持续泵入;或酚妥拉明 10mg 溶于 5%葡萄糖溶液中,以 0.1～2mg/(kg·min)静脉滴注或持续泵入。尽快将血压降至 160/100mmHg 安全范围。

②硝酸甘油 5～10mg 溶于 5%葡萄糖溶液 100～150mg,缓慢滴注,减轻心脏负荷。

③高血压脑病时给予地西泮 10～20mg 肌内注射或静脉注射;或苯巴比妥钠 0.1～0.2g 肌内注射;或 10%水合氯醛 10～15ml 保留灌肠,制止抽搐。还可予呋塞米 20～40mg 静脉注射;或 20%甘露醇快速静脉滴注,每 4～6h 1 次,减轻脑水肿。

【用药注意事项】

1. 肾炎急性期在有感染灶的情况下要给予足够抗感染治疗,无感染灶时,一般以不用抗生素为妥。使用抗生素来预防本病的再发往往无效。

2. 由于急性肾炎时高血压多与水钠潴留、血容量升高有关,血浆肾素水平并不高,单独应用血管紧张素转化酶抑制药意义不大。

3. 本病为自限性疾病,一般不宜应用糖皮质激素及细胞毒性药物。

4. 头孢哌酮/舒巴坦钠慎用于

(1)严重胆道梗阻者。

(2)严重肝疾病者。

（3）肾功能障碍同时存在肝功能不全者。

（4）维生素 K 缺乏、营养不良、吸收障碍者。用药期间及停药后 5d 内禁止饮酒，也禁用含乙醇成分的药物或食物，以避免出现双硫仑样反应。

5. 硝普钠禁用于

（1）代偿性高血压（如伴动静脉分流或主动脉缩窄的高血压）。

（2）先天性视神经萎缩（国外资料）。

6. 使用利尿药时，应监测电解质。

二、急进性肾小球肾炎

急进性肾小球肾炎（rapidly progressive glomerulo nephritis，RPGN）是一组病情发展急骤，由血尿、蛋白尿迅速发展为少尿或无尿直至急性肾衰竭的急性肾炎综合征。临床上，肾功能呈急剧进行性恶化，常在 3 个月内肾小球滤过率（GFR）下降 50% 以上，发展至终末期肾衰竭一般为数周或数月。该病进展迅速，病情危重，预后恶劣。病理改变特征为肾小球囊内细胞增生、纤维蛋白沉着，表现为广泛的新月体形成，故又称新月体型肾炎（CGN）。临床上可分 3 型：Ⅰ型（抗肾小球基膜型）、Ⅱ型（免疫复合物型）、Ⅲ型（无免疫复合物型）。多见于青壮年男性。这组疾病发病率较低，危险性大，及时诊断、充分治疗尚可有效改变疾病的预后，临床上应高度重视。

【症状与体征】

1. 患者发病前常有上呼吸道感染症状，部分患者有有机溶剂接触史、心肌梗死或肿瘤病史。

2. 多数病例发病隐袭，起病急骤，临床表现为急进型肾炎综合征，部分患者呈肾病综合征的表现，如水肿、少尿、血尿、无尿、蛋白尿、高血压等，并迅速进展为尿毒症；发展速度最快数小时，一般数周至数月。

3. 患者全身症状严重，如疲乏无力、精神萎靡、体重下降，可伴发热、腹痛、皮疹等。继发于其他全身疾病如系统性红斑狼疮等，可有其原发病的表现。

【辅助检查】

1. 实验室检查

（1）尿常规检查：尿检可见大量红细胞尿及中等量蛋白尿，甚至肉眼血尿，尿蛋白>3g/24h，常见红细胞管型和大量白细胞（1ml>3 万），主要为中性粒细胞、单核细胞、辅助性及抑制性 T 细胞。尿比重一般不降低。

（2）血液检查：提示严重贫血，有时存在溶血性贫血。白细胞及血小板增高,红细胞沉降率加快,血尿素氮、肌酐均进行性增高。抗基底膜型补体各成分基本正常,血清抗 GBM 抗体阳性,循环免疫复合物阳性,补体成分下降,抗中性粒细胞胞质抗体(ANCA)在无免疫复合物沉积型阳性率达 80%,抗链"O"正常,抗 DNA 抗体阴性,尿纤维蛋白降解产物阳性。

2. X 线检查 核素肾图显示肾脏灌注和滤过减少;数字减影血管造影(DSA)可发现无功能的皮质区域。腹部平片检查可发现肾脏增大或正常大小而轮廓整齐,但皮质与髓质交界不清。静脉肾盂造影(IVP)显示不良,但肾动脉造影血管内径正常,血流量不减少,甚至在系统性血管炎也是如此。

3. 超声检查 可发现肾脏增大或正常大小而轮廓整齐,但皮质、髓质交界不清。

4. 病理学检查

(1)急进性肾小球肾炎的病理特征是广泛新月体形成。急进性肾炎的新月体体积大,常累及肾小球囊腔的 50% 以上,而且比较广泛,通常 50% 以上的肾小球有新月体。新月体形成是肾小球毛细血管襻严重损害的结果,故在与新月体相邻的肾小球毛细血管襻常可见有襻坏死。不同亚型急进性肾炎的新月体略有不同。

(2)急进性肾炎的电镜表现与其光镜和免疫病理相对应。抗 GBM 肾炎和非免疫复合物型急进性肾炎电镜下没有电子致密物(免疫复合物)沉积。可见到毛细血管基底膜和肾小球囊基底膜断裂,伴中性粒细胞和单核细胞浸润。而免疫复合物型急进性肾炎的电镜特征是可见有多量电子致密的免疫复合物的沉积,主要在系膜区沉积。

【治疗原则】

1. 一般治疗原则

(1)卧床休息,进低盐、低蛋白饮食,每日每千克体重所给蛋白质量及水分可按急性肾炎原则处理。纠正代谢性酸中毒及防治高钾血症。

(2)尽早诊断,充分治疗和进行针对性的联合治疗。要区别对待急性和慢性肾小球损伤。大量新月体形成和纤维素样坏死,提示病变处于活动期,应予积极治疗;纤维性新月体和肾间质纤维化,提示病变进入慢性期,应注意保护肾功能;伴有全身症状的应选用环磷酰胺和甲泼尼龙(甲基强的松龙)尽快控制症状。

2. 用药目的与原则

(1)急性期治疗:关键在于尽早诊断并及时给予针对免疫反应及炎症过

程的强化抑制措施。可采用如下疗法。

①冲击疗法:甲泼尼龙,全疗程为 1 年左右。

②血浆置换疗法:用大孔径纤维膜超滤分离出患者全血中的血浆与血细胞,并将血浆去除,然后补充等量健康新鲜血浆或其他代用品,每次 2～4L,每日或隔日 1 次。需同时应用类固醇激素及细胞毒药物。

③四联疗法:糖皮质激素、细胞毒药物、抗凝与抑制血小板聚集药物联合使用。

(2)慢性期治疗:是否进入病程慢性期,取决于病理改变中慢性变化是否占优势。在进入慢性期后应做到如下。

①停止对免疫性炎症的抑制治疗:慢性期患者长期大量应用免疫抑制药物不良反应严重,此时一般应注意降低肾小球滤过压,尽可能保护残余肾功能。

②血液透析:应尽早实施血液透析治疗,如病情进入慢性期,肾功能已无法恢复,则必须长期依赖血液透析治疗。

③肾移植:肾移植应在病情稳定 6 个月后进行。本病肾移植后易复发。

处　方

(1)冲击疗法:在类固醇激素及细胞毒药物常规治疗基础上加用甲泼尼龙冲击治疗。

①5% 葡萄糖溶液:150～250ml＋甲泼尼龙 1g 或(15～30mg/kg)　在 1～2h 静脉滴注,每日 1 次,3 次为 1 个疗程,间隔 3～4d 再重复 1～2 个疗程。

②治疗期间及治疗后以泼尼松(强的松):1～2mg/(kg・d)隔日顿服维持治疗。3 个月后渐减为 30mg/d,再逐渐撤下。

③0.9% 葡萄糖氯化钠注射液:500ml＋环磷酰胺 0.5～1.0g　静脉滴注 每月 1 次,共 6 次;以后每 3 个月 1 次,共 2 年;2 年后停药,继以小剂量激素维持。

(2)四联疗法

①肝素加入 5% 葡萄糖液 250～500ml 中滴入,以凝血酶原时间延长 1 倍为调节药量指标,全天总量 5000～20 000U,5～10d 后改口服抗凝药如华法林等。或应用尿激酶,每日 2 次,每次 2 万～4 万 U,静脉注射,维持优球蛋白溶解时间在 90～100min。

②抗血小板聚集药物如双嘧达莫(潘生丁)、阿司匹林。

③环磷酰胺可用冲击治疗或硫唑嘌呤 $2mg/(kg \cdot d)$。

④泼尼松(强的松)60mg,每日 1 次,或用甲泼尼龙冲击治疗。

【用药注意事项】

1. 在药物治疗期间,每 1～2 周门诊复诊,观察尿常规,肝、肾功能,生长发育情况,以指导疗程的完成。

2. 环磷酰胺慎用于

(1)有骨髓抑制者。

(2)有痛风病史者。

(3)肝、肾功能不全者。

(4)感染患者。

(5)肿瘤细胞浸润至骨髓者。

(6)有泌尿系统结石史者。

(7)有多程化疗或放疗史者。为预防肾毒性,患者用药时需大量饮水,必要时静脉补液,以保证足够的液体入量和尿量,也可给予尿路保护药(如美司钠)。为预防白血病及淋巴瘤患者出现尿酸性肾病,可大量补液、碱化尿液和(或)给予别嘌醇。为预防水中毒,可同时给予呋塞米。抗痛风药(如别嘌醇、秋水仙碱、丙磺舒等)与本药同用时,应调整抗痛风药的剂量,使高尿酸血症与痛风得到控制。

3. 服用硫唑嘌呤时应注意

(1)曾使用烷化剂(如环磷酰胺、苯丁酸氮芥、美法仑)者禁用本药。

(2)老年人、肾功能不全者建议使用推荐剂量的低限值。

(3)主动脉瓣关闭不全患者用量要减少到常规剂量的 $1/4～1/3$。

(4)本药由于不良反应较多且严重,故不作自身免疫性疾病的首选药物,通常是在单用皮质激素而疾病不能控制时才使用。

三、慢性肾小球肾炎

慢性肾小球肾炎(chronic glomerulo nephritis,CGN)简称慢性肾炎,是由多种不同病因、不同病理类型组成的一组原发性肾小球疾病。临床特点为病程长、发展缓慢,症状可轻可重,多有一个无症状尿检异常期,然后出现不同程度的水肿、蛋白尿、镜下血尿,可伴高血压和(或)氮质血症及进行性加重的肾功能损害。

【临床表现】

本病的临床表现呈多样化,临床一般分 3 种类型。各型之间有交叉和相互转变。有的患者兼有类肾病型与高血压型的表现,可为混合型。本病分型如下。

(1)慢性肾炎普通型:为最常见的一型。患者可有无力、疲倦、腰部酸痛、食欲缺乏。水肿时有时无,一般不甚严重。常伴轻度到中度高血压。面部虚黄、苍白、眼底动脉变细、有动静脉交叉压迫现象。尿检可见中等度蛋白尿(少于 3.0g/d),尿沉渣有红细胞和各种管型。肌酐清除率降低;酚红排出减少,尿浓缩功能减退及血肌酐和尿素氮增高,出现氮质血症。可有不同程度的贫血、红细胞沉降率增快、血浆白蛋白稍低,胆固醇稍高。此型病程缓慢进展,最终可发展为肾衰竭。

(2)慢性肾炎肾病型:突出表现为大量蛋白尿(无选择性蛋白尿)。每天排出蛋白尿超过 3.5g/dl。高度水肿和血浆白蛋白降低,通常低于 3g/dl,高胆固醇血症,超过 250mg/dl。尿沉渣检查,可有红细胞及各种管型。血压正常或中等度持续性增高。肾功能正常或进行性损害,血肌酐和血尿素氮升高,肌酐清除率和酚红排泄均减低。患者可有贫血,红细胞沉降率明显加快。此型肾炎经适当治疗,病情可以缓解。

(3)慢性肾炎高血压型:除上述一般慢性肾炎共有的表现外,突出表现为持续性中等以上程度的高血压,而且对一般降压药物不甚敏感。常引起严重的眼底出血或絮状渗出,甚至视盘水肿,视力下降。并伴有肾脏损害的表现,尿检有不同程度的蛋白尿及尿沉渣明显异常,此型肾功能恶化较快,预后不良。

【辅助检查】

1. 尿常规检查　常有轻、中度蛋白尿,同时伴有血尿、红细胞管型,肉眼血尿少见,多为镜下持续性血尿。

2. 血液检查　早期变化不明显,肾功能不全者可见正色素、正细胞性贫血,红细胞沉降率明显加快,血浆白蛋白降低,血胆固醇轻度增高,血清补体C3 正常。

3. 肾功能检查

(1)内生肌酐清除率和酚红排泄轻度下降,尿浓缩功能减退。

(2)血清尿素氮和肌酐早期基本正常,随着病情加重 BUN、SCr 逐步增高,当其高于正常值时,证明有效肾单位已有 60%~ 70%受损害。对肾功能不全,尤其是尿毒症的诊断更有价值。

4. 其他辅助检查

(1)腹部 X 线平片:肾脏明显缩小,表面不光滑。

(2)超声检查:早期双肾正常或缩小,肾皮质变薄或肾内结构紊乱,超声检查可帮助排除先天性肾发育不全、多囊肾和尿路梗阻性疾病。

(3)肾穿刺活检:根据其病理类型不同,可见相应的病理改变。

【治疗原则】

1. 一般治疗原则 本病治疗以防止或延缓肾功能进行性损害、改善或缓解临床症状及防治严重并发症为主,而不是以消除蛋白尿、血尿为目的。一般采取综合治疗措施,强调休息,避免剧烈运动,限制饮食,预防感染。

(1)休息:对于水肿、高血压严重者要求卧床休息。

(2)饮食

①限盐:低盐饮食<3g/d。

②低蛋白饮食:蛋白质摄入量限制在 0.6~0.8g/(kg·d),一般提供优质蛋白,并加用必需氨基酸疗法。同时应注意限制磷的摄入,补充钙剂,注意纠正高磷低钙状态,并给予低嘌呤饮食,以减少尿酸的生成和排泄,减轻高尿酸血症。

2. 用药目的与原则

(1)激素和细胞毒性药物:表现为肾病综合征的轻度系膜增生性肾炎,可能对激素反应良好;局灶节段性肾小球硬化、膜性肾病对激素可能有效。根据病理类型,如肾功能正常或轻度受损,尿蛋白≥2.0g/24h,无禁忌证者可试用激素及细胞毒性药物。

(2)积极控制高血压:积极地控制高血压可防止肾功能损害加重。对明显水、钠潴留者,利尿药可作首选,若肾功能好可加噻嗪类药物。对于肾功能差者(GFR<25ml/min),应改用襻利尿药,注意预防电解质紊乱,以防加重高脂血症及高凝状态。

(3)抗凝和抑制血小板聚集药物:抗凝和血小板聚集抑制药物可减轻肾脏病理损伤,延缓肾炎进展,保护肾功能,特别是对增生型肾炎尤为重要。

(4)积极预防和治疗感染性疾病,避免使用肾毒性或易诱发肾功能损害的药物。

处 方

(1)控制高血压:见高血压用药。

（2）抗凝和抑制血小板聚集药物

①常用抗血小板聚集药物

双嘧达莫 75～100mg，每日 3 次。

阿司匹林 75～100mg，每日 1 次。

②常用抗凝药物

肝素 1000～12 500U，深部肌内注射，每 8h 1 次；或生理盐水 100ml＋肝素 5000～6000U 静脉滴注，每分钟 20～30 滴。

华法林，起始剂量 5～20mg/d，以 2.5～7.5mg/d 维持治疗。

（3）补充肾必需氨基酸类药物

复方 α-酮酸 4～8 粒，每日 3 次。

【用药注意事项】

1. 肾性高血压的发生与诸多因素有关，治疗上以 ACEI 和 ARB 及钙拮抗药为一线药物，主张小剂量联合用药，以减轻不良反应，提高患者依从性。

2. 肾性高血压的降压治疗是终身及个体化治疗。

3. 应用低分子肝素时应注意

（1）不能用于肌内注射（肌内注射可致局部血肿）。硬膜外麻醉方式者术前 2～4h 慎用。

（2）下列情况慎用：有过敏史者；有出血倾向及凝血机制障碍者包括胃、十二指肠溃疡，卒中，严重肝、肾疾病，严重高血压，视网膜血管性病变。本品不宜用作体外循环术中抗凝药。

（3）注意定期血小板计数及必要时监测血浆抗 Xa 因子活性。

4. 复方 α-酮酸禁用于

（1）高钙血症患者。

（2）氨基酸代谢紊乱者。本药与氢氧化铝合用，可加重或加速低磷血症，故两者联用时，应减少氢氧化铝的摄入量。与其他含钙药物、抗酸药合用，可加重高钙血症。与可络合钙的药（如四环素类、环丙沙星等）合用，可影响本药的吸收，故与这些药合用的间隔时间至少为 2h。

四、原发性肾病综合征

肾病综合征（nephrotic syndrome，NS），是指由多种病因引起的，以肾小球基膜通透性增加伴肾小球滤过率降低等肾小球病变为主的一组综合征。临床上具有以下四大特点。

1. 大量蛋白尿,超过 3.5g/d,可有脂质尿。

2. 低白蛋白血症,人血白蛋白<30g/L。

3. 高脂血症。

4. 水肿。

【症状与体征】

1. 大量蛋白尿 大量蛋白尿(尿蛋白超过 3.5g/d)是肾病综合征的标志。主要成分是白蛋白,肾小球基底膜通透性变化是蛋白尿产生的基本原因,肾小球滤过率、血浆蛋白浓度和蛋白摄入量等直接影响蛋白尿的程度。因此,仅以每天蛋白定量的方法,不能准确判断尿蛋白的程度,可进一步做白蛋白清除率(尿蛋白/肌酐),>3.5g/L 常为肾病范围蛋白尿。

2. 低蛋白血症 是肾病综合征必备的第二特征。人血白蛋白低于 30g/L。当肝脏合成白蛋白的代偿作用不足以弥补尿蛋白的丢失量时,才会出现低蛋白血症。低蛋白血症和尿蛋白排出量之间是不完全一致的。

3. 高脂血症 本病总胆固醇、三酰甘油明显增加,低密度脂蛋白(LDH)、极低密度脂蛋白(VLDH)水平升高。

4. 水肿 逐渐加重的全身水肿,初始晨起眼睑、面部、踝部可见水肿;随着病情发展水肿波及全身,并出现胸腔积液、腹水、心包积液、纵隔积液、阴囊或阴唇水肿,也可出现肺水肿。水肿与体位关系明显,如出现与体位无关的水肿,应疑及静脉血栓形成。水肿的严重程度一般与低白蛋白血症的程度呈正相关。

【辅助检查】

1. 实验室检查

(1)尿常规:单纯型肾病,尿蛋白定性多为(卅)～(卅);24h 定量超过 0.1g/kg,偶有短暂性少量红细胞。肾炎型肾病除出现不同程度的蛋白尿外,还可见镜下或肉眼血尿。

(2)血液生化测定:表现为低蛋白血症(人血白蛋白<30g/L),白蛋白与球蛋白比例倒置,血清蛋白电泳显示球蛋白增高;血胆固醇显著增高。

(3)肾功能测定:少尿期可有暂时性轻度氮质血症,单纯型肾病肾功能多正常。如果存在不同程度的肾功能不全,出现血肌酐和尿素氮的升高,则提示肾炎型肾病。

(4)血清补体测定:有助于区别单纯型肾病与肾炎型肾病,前者血清补体正常,后者则常有不同程度的低补体血症、C3 持续降低。

(5)血清及尿蛋白电泳:通过检测尿中 IgG 成分反映尿蛋白的选择性,同时可鉴别假性大量蛋白尿和轻链蛋白尿,如果尿中 γ-球蛋白与白蛋白的比值<0.1,则为选择性蛋白尿(提示为单纯型肾病),>0.5 为非选择性蛋白尿(提示为肾炎型肾病)。

(6)血清免疫学检查:检测抗核抗体、抗双链 DNA 抗体、抗 Sm 抗体、抗 RNP 抗体、抗组蛋白抗体,乙肝病毒标志物及类风湿因子、循环免疫复合物等,以区别原发性与继发性肾病综合征。

(7)凝血、纤溶有关蛋白的检测:如血纤维蛋白原及第 Ⅴ、Ⅶ、Ⅷ 及 Ⅹ 因子,抗凝血酶Ⅲ,尿纤维蛋白降解产物(FDP)等的检测可反映机体的凝血状态,为是否采取抗凝治疗提供依据。

(8)尿酶测定:测定尿溶菌酶、N-乙酰-β-氨基葡萄糖苷酶(NAG)等有助于判断是否同时存在肾小管-间质损害。

2. 病理学检查

(1)微小病变(MCNS):光镜下肾小球基本正常,偶见上皮细胞肿胀,轻微的系膜细胞增生。免疫荧光无阳性发现,偶可见微量免疫球蛋白和补体 C3 的沉积。电镜下足突广泛融合消失,伴上皮细胞空泡变性、微绒毛形成,无电子致密物沉积。此型是小儿肾病综合征最常见的病理类型。

(2)膜增生性肾炎(MSPGN):弥漫性肾小球系膜细胞增生伴基质增多为本病特征性改变。光镜下肾小球系膜细胞增殖,每个系膜区系膜细胞在 3 个以上。电镜下可见系膜细胞增生及基质增多。系膜区内皮下可见电子致密物沉积。系膜区可有 IgG、IgM 和(或)补体 C3 沉积。

(3)局灶节段性肾小球硬化(FSGS):特征为局灶损害,影响少数肾小球(局灶)及肾小球的局部(节段)。病变呈均匀一致的无细胞或细胞极少的透明变性物质,严重者可见球囊粘连。另一种为局灶性全肾小球硬化。受累肾单位的肾小管上皮细胞常萎缩,周围基质见细胞浸润、纤维化。电镜下显示大部分肾小球或全部肾小球足突融合,内皮细胞和系膜处有电子致密物沉积。免疫荧光检查在硬化区见 IgM 及 C3 呈不规则、团状、结节状沉积。无病变的肾小球呈阴性或弥漫 IgM、C3 沉积,IgA、IgG 少见。

(4)膜增殖性肾炎(MPGN):也称系膜毛细血管性肾炎。病理改变以系膜细胞增殖、毛细血管襻增厚及基底膜的双轨为主要特点。依电子致密物沉积部位将 MPGN 分为 3 型。Ⅰ型内皮下及系膜区均有电子致密物,免疫荧光检查可见 IgG、IgM、C3、C4 沿基底膜沉积;Ⅱ型基底膜内条带状电子致密物,免疫荧光检查以 C3 沉着为主,免疫球蛋白较少见;Ⅲ型内皮下,上皮下及系膜区均有电子致密物,免疫荧光检查以 C3 沉着为主,伴有或不伴 IgG、IgM 沉着。常伴有间质单核细胞浸润、纤维化及肾小管萎缩。

(5)膜性肾病(MN):光镜下可见毛细血管壁增厚,肾小球基膜外上皮细胞下免疫复合物沉积,基膜上有多个细小钉突,而肾小球细胞增殖不明显。电镜下可见上皮细胞下有电子致密物沉积,且被钉突所分隔,足突细胞融合。免疫荧光可见上皮下免疫球蛋白呈特征性细颗粒状沉积,以 IgG 最常见。

(6)IgA 肾病:系膜区显著 IgA 沉积。分 5 级:Ⅰ级轻度损害;Ⅱ级微小病变伴少量节段性增殖;Ⅲ级局灶节段性肾小球肾炎;Ⅳ级弥漫性系膜损害伴增殖和硬化;Ⅴ级弥漫硬化性肾小球肾炎累及 80% 以上肾小球。肾小管间质病变是进行性肾小球损害的重要标志,肾小管间质病变重者提示预后差。

【治疗原则】

1. 一般治疗原则 原则为控制水肿,维持水电解质平衡,预防和控制感染及并发症。治疗不仅以消除尿蛋白为目的,同时还应重视保护肾功能。

(1)休息与活动:肾病综合征发生时应以卧床休息为主,在一般情况好转后,水肿基本消退后可适度床上及床边活动,以防肢体血管血栓形成。

(2)饮食:宜进清淡、易消化食物,每天摄取食盐 1~2g,发病的早期应给予较高的优质蛋白摄入,每天 1~1.5g/kg,有助于缓解低蛋白血症及所致的并发症。对于慢性非急期肾病综合征,应适当限制蛋白摄入量,每天 0.8~1.0g/kg。能量供给每天以 30~35kcal/kg 体重为宜。严重高脂血症患者应当限制脂类的摄入量,采用少油低胆固醇饮食。同时注意补充铜、铁、锌等微量元素,在激素应用过程中,适当补充维生素及钙剂。

2. 用药目的与原则 合理使用肾上腺皮质激素,对复发性肾病或对激素耐药者应配合使用免疫抑制药。

(1)利尿消肿

①噻嗪类利尿药:适用于轻度水肿患者。

②保钾利尿药:适用于低钾血症。单独使用时利尿作用不显著,可与噻嗪类利尿药合用。

③襻利尿药:适用于中、重度水肿患者。

④右旋糖酐或代血浆,随后加襻利尿药可增强利尿效果。但对少尿(每日尿量<400ml)患者应慎用或避免使用。NS 患者利尿要避免过度和过猛,

以免造成血容量不足,加重血液高黏倾向,诱发血栓、栓塞并发症。

(2)减少尿蛋白:ACEI 或 ARB,有不依赖于降低全身血压的减少尿蛋白作用,应用其降尿蛋白时,剂量一般应比常规降压剂量大,才能获得良好疗效。血容量严重不足或应用强利尿药后应慎用,以免诱发急性肾功能不全。

(3)抗感染及免疫抑制治疗

①糖皮质激素:使用原则一般是其实足量,缓慢减量,长期维持。

②免疫抑制药:可用于"激素依赖型"或"激素抵抗型"的患者,协同激素治疗。若无激素禁忌,一般不作为首选或单独治疗用药。用药原则是增强疗效的同时,最大限度地减少不良反应。

(4)并发症的防治:原发性 NS 容易合并静脉血栓或栓塞等并发症,要注意防治,以提高疗效,降低病死率。对于血纤维蛋白原和 D-二聚体增高的患者,可用抗血小板聚集药。

处 方

(1)积极利尿消肿:对肾病综合征患者利尿治疗的原则是不宜过快过猛,以免造成血容量不足、加重血液高黏倾向,诱发血栓、栓塞并发症。

①噻嗪类利尿药:氢氯噻嗪　25mg,每日 3 次、口服。

②保钾利尿药:适用于有低钾血症的患者,单独使用时利尿作用不显著,可与噻嗪类利尿药合用。

氨苯蝶啶 50mg,每日 3 次。

或螺内酯 20mg,每日 3 次。

③襻利尿药:呋塞米 20～120mg/d,或布美他尼 1～5mg/d,分次口服或静脉注射。在渗透性利尿药物应用后随即给药效果更好。应用襻利尿药时须谨防低钠血症及低钾、低氯血症性碱中毒发生。

④渗透性利尿药:常用不含钠的右旋糖酐 40(低分子右旋糖酐)或羟乙基淀粉(706 代血浆),250～500ml 静脉滴注,隔日 1 次。但对少尿(尿量＜400ml/d)患者应慎用此类药物,因其易诱发"渗透性肾病",导致急性肾衰竭。

⑤提高血浆胶体渗透压:仅应用于重度低蛋白血症患者。血浆或人血白蛋白等静脉滴注均可提高血浆胶体渗透压,促进组织中水分回吸收并利尿,但由于输入的血浆和其制品均将于 24～48h 由尿中排出,导致肾小球高滤过及肾小管高代谢,进而造成肾小球脏层及肾小管上皮细胞损伤,轻者影响糖皮质激素疗效,延迟疾病缓解,重者可损害肾功能。对伴有心脏病的患者更应慎用此法利尿,以免因血容量急性扩张而诱发心力衰竭。

⑥其他:对严重顽固性水肿患者,上述治疗无效者可试用短期血液超滤治疗,实施本疗法能迅速脱水,严重腹水患者还可考虑在严格无菌操作条件下放腹水,体外浓缩后自身静脉回输。

(2)抑制免疫与炎症反应治疗

①糖皮质激素:激素治疗通过抑制炎症反应、抑制免疫反应、抑制醛固酮和抗利尿激素分泌,影响肾小球基底膜通透性等综合作用而发挥其利尿、消除尿蛋白的疗效。

常用方案:泼尼松 $1mg/(kg \cdot d)$,口服 8 周,必要时可延长至 12 周;足量治疗后每 1~2 周减原用量的 10%,当减至 20mg/d 左右时症状易反复,应更加缓慢减量;最后以最小有效剂量(10mg/d)作为维持量,再服 6 个月至 1 年或更长。激素的用法可采取全天量 1 次顿服,或在维持用药期间 2d 量隔日 1 次性顿服,以减轻激素的不良反应。

大剂量激素冲击治疗:5%葡萄糖注射液 150~250ml+甲泼尼龙 1g 或(15~30mg/kg),在 1~2h 静脉滴注,每日 1 次,3 次为 1 个疗程;间隔 3~4d 再重复 1~2 个疗程。治疗期间及治疗后以泼尼松(强的松)1~2mg/(kg·d)隔日顿服维持治疗。3 个月后渐减为 30mg/d,再逐渐撤下。临床上根据患者对糖皮质激素的治疗反应,将其分为"激素敏感型"(用药 8 周内肾病综合征缓解)、"激素依赖型"(激素减药到一定程度即复发)、"激素抵抗型"(激素治疗无效)3 类,各自的进一步治疗措施有所区别。

②细胞毒性药物

环磷酰胺(CTX):$2mg/(kg \cdot d)$,分 1~2 次口服;或 200mg 加入生理盐水注射液 20ml 内,隔日静脉注射。累积量达 6~8g 后停药。主要不良反应为骨髓抑制及中毒性肝损害,并可出现性腺抑制(尤其男性)、脱发、胃肠道反应及出血性膀胱炎。

氮芥:一般常由 1mg 开始,隔日注射 1 次,每次加量 1mg,至 5mg 后每周注射 2 次,累积量达每千克体重 1.5~2.0mg(80~100mg)后停药。有较强的局部组织刺激作用,严重的胃肠道反应和较强的骨髓抑制作用,目前临床上应用较少。此药多在睡前从静脉滴注的三通头中推注,给药前可先用镇静止吐药(如异丙嗪),注毕续滴 5%葡萄糖溶液 100~200ml 冲洗血管以防静脉炎。

环孢素(CsA):常用量为 $5mg/(kg \cdot d)$,分 2 次口服,服药期间需监测并维持其血浓度谷值为 100~200ng/ml。服药 2~3 个月后缓慢减量,共服 6 个月左右。主要不良反应为肝肾毒性,并可致高血压、高尿酸血症、多毛及牙龈增生等。该药价格昂贵,有较多不良反应及停药后易复发,使其应用受到限制。

霉酚酸酯(MMF):MMF 药理作用与硫唑嘌呤相似,但有高度的选择性,因而骨髓抑制及肝细胞损害等不良反应少,初起用于抗移植排异,效果良好;临床试用该药治疗特殊类型的狼疮性肾炎及系统性血管炎,也取得明显疗效。然而,霉酚酸酯(MMF)费用昂贵,用它治疗难治性肾病综合征仅有少数无对照的临床报道,应用前景如何有待进一步研究。霉酚酸酯(MMF)诱导剂量为 $1\sim2g/d$,持续治疗 3 个月后减量,至 $0.5g/d$ 后维持治疗 $6\sim12$ 个月。

他克莫司:是治疗作用与环孢素相似,但肾毒性作用小于环孢素的一种新型的免疫抑制药。成年人起始治疗剂量为 $0.1mg/(kg \cdot d)$,血药浓度保持在 $5\sim15ng/ml$,疗程为 12 周。如患者肾病综合征缓解,尿检蛋白转阴性,药量可减至 $0.08mg/(kg \cdot d)$,再持续治疗 12 周。6 个月后减至 $0.05mg/(kg \cdot d)$维持治疗。

(3)非特异性降尿蛋白治疗

①ACEI 或 ARB:ACEI 或 ARB 可通过血流动力学变化和非血流动力学机制减少糖尿病肾病和慢性进展性肾病患者的尿蛋白。肾功能正常者,常可选用组织亲和性较好的 ACEI 类,如贝那普利 $10\sim20mg/d$;肾功能减退者可选用经肝、肾双通道消除的 ACEI 如福辛普利 $10\sim20mg/d$。缬沙坦或氯沙坦等 ARB 药物也可选用。

②血浆置换及蛋白吸附疗法:血浆置换是通过血浆置换装置清除机体内的自身抗体、免疫复合物、补体及炎症介质等,使患者临床症状缓解,尿蛋白减少。用免疫吸附疗法治疗 FSGS 和移植肾病复发,疗效优于单纯的血浆置换疗法。

③大剂量免疫球蛋白静脉疗法(IVIgG):$0.4\sim1.0g/(kg \cdot d)$连续静脉滴注 $3\sim5d$ 后,改为每周 $0.3\sim0.4g$,或每月 1 次治疗,疗程 10 个月。

(4)降脂抗凝、改善循环治疗,预防血栓形成等并发症。

①降脂治疗:机制为由于肾病综合征常合并高脂血症,增加血浆黏度和红细胞变性,机体处于高凝状态,导致肾小球血流动力学的改变;脂代谢紊乱,肾内脂肪酸结构发生改变,导致肾内缩血管活性物质释放增加,肾小球内压升高,尿蛋白增加;高胆固醇和高 LDL 血症,氧化 LDL 清除降解减少,一方面促进单核和(或)巨噬细胞释放炎症细胞生长因子,另外还可能影响内皮

细胞功能,导致肾小球毛细血管通透性增加,尿蛋白增多。因而降脂治疗可降低蛋白尿。

常用药物:

他汀类:辛伐他汀 5～10mg 晚餐后服,可增至 40mg/d。

氟伐他汀 20～40mg 晚餐后服,最大剂量为 80mg/d。

贝特类:非诺贝特 100mg 每日 3 次,饭后服用。

吉非贝齐 300～600mg 每日 2 次,早晚饭前 30min 服用。

②肝素或低分子肝素:机制为肝素或低分子肝素治疗肾病综合征,一方面可以降低患者的血浆黏度和红细胞变性,改善高凝倾向和肾小球血流动力学异常;另一方面可增加肾脏 GBM 的阴电荷屏障,减少尿蛋白的漏出。

5% 葡萄糖注射液 500ml＋普通肝素 100mg(12 500U)持续静脉滴注 6～8h,或使患者的 PT 延长 2 倍,每日 1 次,2 周为 1 个疗程。

低分子肝素 0.4ml 皮下注射,每日 1～2 次,2～4 周为 1 个疗程,以后根据病情还可重复使用。

③溶栓治疗:血栓栓塞患者应在起病后 3～4d 及时治疗。

尿激酶 40 000U 加入 100ml 葡萄糖溶液缓慢滴注,每日 1 次,连续 3d。

(5)中医药治疗:单纯中医、中药治疗肾病综合征疗效出现较缓慢,一般主张与激素及细胞毒药物联合应用。

①辨证施治:肾病综合征患者多被辨证为脾肾阳虚,可给予健脾温肾的方剂(如真武汤)治疗。

②拮抗激素及细胞毒药物不良反应:久用大剂量激素常出现阴虚内热,可给予滋阴降火的方剂,常可减轻激素的不良反应;激素减量过程中辅以中药补肾温阳及补益气血方剂,常可减少病情反跳、巩固疗效;应用细胞毒药物时配合给予补益气血中药,可减轻骨髓抑制的不良反应。

③其他:雷公藤总苷 20mg,口服每日 3 次,有降尿蛋白作用,可配合激素应用。

【用药注意事项】

1. 雷公藤主要不良反应为性腺抑制、肝功能损害及外周血白细胞减少等,及时停药后方可恢复。本药毒性作用较大,甚至可引起急性肾衰竭,用时要小心监护。

2. 环孢素在病毒感染时禁用:如水痘、带状疱疹等。若本品已引起肾功能不全或有持续负氮平衡,应立即减量或停用。若发生感染,应立即用抗生素治疗,本品亦应减量或停用。本品可使血清钾、血尿酸升高。

3. 他克莫司不能与环孢素合用,他克莫司与视觉及神经系统紊乱有关。

4. 服用霉酚酸酯的患者在第 1 个月每周 1 次进行全血细胞计数,第 2 和第 3 个月每月 2 次,余下的 1 年中每月 1 次,如果发生中性粒细胞减少(中性粒细胞绝对计数$< 1.3 \times 10^3 / \mu l$)时,应停止或减量使用本药,并对这些患者密切观察。接受免疫抑制疗法的患者常使用联合用药方式。本药作为联合应用免疫抑制药物时,有增加淋巴瘤和其他恶性肿瘤(特别是皮肤瘤)发生的危险。

5. ACEI 和 ARB 使用注意事项请参考前文。

6. 环磷酰胺的代谢产物对尿路有刺激性,应用时应鼓励患者多饮水,大剂量应用时应水化、利尿,同时给予尿路保护药美司钠。近年研究显示,提高药物剂量强度,能明显增加疗效,当大剂量用药时,除应密切观察骨髓功能外,尤其要注意非血液学毒性如心肌炎、中毒性肝炎及肺纤维化等。

第二节　继发性肾小球疾病

一、系统性红斑狼疮性肾炎

系统性红斑狼疮(systemic lupus erythematosis,SLE)为一种病因未明的,以多系统损害伴多种自身抗体形成为特征的自身免疫性疾病。临床常表现为发热、面部红斑、多形性皮疹、光过敏、多发性口腔溃疡、关节炎、多发性浆膜炎、血管炎、肾炎及中枢神经系统症状等。以肾脏损害为主要表现者,称为系统性红斑狼疮性肾炎(systemic lupus erythematosis nephritis,SLEN)和狼疮肾炎(lupus nephritis,LN)。

【症状与体征】

狼疮肾炎(LN)起病可隐袭也可急骤,症状可轻可重。狼疮性肾炎累及的症状几乎包括肾小球、肾小管间质和肾血管损害的一系列症状,按其临床症状可分型如下。

1. 轻型　即无症状性血尿和(或)蛋白尿型,占 30%～50%。临床表现为轻、中度蛋白尿和(或)血尿,而无水肿、高血压等,尿蛋白$< 1g/d$,肾功能正常。病理多为系膜增生型或局灶节段型狼疮性肾炎,预后良好。

2. 急性肾炎综合征型　较少见,临床表现如链球菌感染后急性肾炎,起病急,有一定程度血尿、蛋白尿、管型尿。可有水肿、高血压,偶可发生急性肾衰竭。

3. **急进性肾炎综合征型** 较少见,临床上酷似急进性肾小球肾炎。起病急骤,发展迅速,出现少尿甚至无尿,常有血尿、蛋白尿、管型尿,可有水肿,常无高血压或仅有轻度高血压,贫血和低蛋白血症。肾功能在短期内迅速恶化,数周或数月则发展至尿毒症。病理改变常为严重的弥漫增生型、新月体肾炎或伴严重的血管炎。

4. **肾病综合征型** 最常见,约 60% 患者起病呈肾病综合征表现。即大量蛋白尿($>3.5g/d$)、低蛋白血症,可有明显水肿,但不一定有血胆固醇升高。狼疮性肾炎的肾病综合征常有两种情况,一种单纯有肾病综合征的表现,血尿无或少,无高血压或仅有轻度高血压,此类型病变发展缓慢,肾功能在长时间保持稳定,病理多为膜型狼疮性肾炎。另一种除肾病综合征的症状外,伴有血尿、高血压和肾功能损害,如不及时治疗,多数可于 2~3 年发展至尿毒症,病理常为弥漫增生型狼疮性肾炎。

5. **慢性肾炎综合征型** 表现为持续性蛋白尿、血尿、管型尿和不同程度的水肿、高血压、贫血及肾功能不全。病程长,迁延不愈发展至尿毒症。病理常为弥漫增生型狼疮性肾炎。

6. **肾小管综合征型** 少见,表现为慢性间质、小管损害,可出现夜尿增多、尿比重降低、高血压、尿酶增高、电解质酸碱平衡紊乱等。以远端肾小管损害多见,可出现完全性或不完全性肾小管酸中毒。此型常与其他类型合并存在。

7. **抗磷脂抗体型** 抗磷脂抗体阳性,临床上主要表现为大、小动静脉血栓及栓塞,血小板减低及流产倾向,可合并较大肾血管血栓栓塞,肾毛细血管血栓性微血管病变,引起肾功能损害,特别是肾衰竭。病死率高于无此种抗体的患者。

【辅助检查】

1. 实验室检查

(1)尿常规检查:尿液成分变化对狼疮性肾炎的诊断和疗效观察均有重要意义。LN 患者可出现血尿、蛋白尿、白细胞尿和管型尿,肾功能不全时可有尿比重下降及尿毒症表现,尿素氮、肌酐均明显升高。

(2)血常规检查:有血液系统受累的 SLE 患者,可出现红细胞减少,血红蛋白减少,同时可伴有网织红细胞增多,Coomb 试验阳性。白细胞减少,可

在 4.0×10^9/L 以下,用较大剂量激素治疗的患者,可有白细胞和中性粒细胞数升高。血小板减少,常在 100×10^9/L 以下。

(3)血液化学检查:活动性 SLE 的患者几乎均有红细胞沉降率增快,绝大多数狼疮活动患者有高球蛋白血症,主要是 γ-球蛋白增高,少数患者有冷球蛋白血症和补体水平(C3、C4、CH50,尤其是 C3)下降;可有循环免疫复合物(CIC)增加,血中多种细胞因子如 IL-1、IL-2、IL-6、IL-2 受体、肿瘤坏死因子增加。除非合并感染,C 反应蛋白一般不高。

(4)自身抗体检查:SLE 时血中可出现多种自身抗体,对诊断有重要意义(详见相关章节)。

2. **病理学检查**　肾活检结合免疫荧光和电镜检查,对 SLE 的确诊率几乎达 100%,并可确定狼疮性肾炎的病理类型及判断疾病的活动性和慢性变程度。SLE 的肾脏病变多种多样。

(1)其病理改变的特征:"铁线圈"样病损:由于内皮下沉积物而使基膜增厚,电镜和免疫荧光检查有大量的内皮下沉积物,是 SLE 肾损害的重要特征。苏木精小体:一般认为是抗核抗体在原位造成细胞损害所致,由高度凝固的细胞核染色而成。坏死性血管炎:微动脉和毛细血管呈纤维素样坏死。电镜下可见电子致密物沉积、核碎裂、病毒样颗粒和包涵体。免疫荧光检查:免疫球蛋白沉积。

(2)其病理表现按 WHO 分型(1982)可分为 6 型:Ⅰ型,正常肾小球型:极少见,光镜及免疫荧光检查肾小球大致正常。Ⅱ型,系膜增生型:病变局限于系膜区,光镜下无异常或轻度节段性系膜增生(Ⅱa 型)或有一定程度的系膜增生(Ⅱb 型)。免疫荧光可见系膜区 IgG 和(或)IgM、C3、C4、C1q 沉积,呈颗粒状。电镜下可见系膜区电子致密物沉积,肾小球上皮细胞足突呈节段性消失。常无肾小管、间质及血管的异常。Ⅲ型,局灶节段型:在系膜病变的基础下,部分(<50%)肾小球毛细血管亦同时受累,出现节段性细胞增生,可伴细胞坏死。免疫荧光检查表现在系膜区和毛细血管壁有 IgG、IgM、IgA、C1q、C3、C4,备解素呈颗粒状沉积。电镜可见内皮下、系膜区电子致密物沉积。Ⅳ型,弥漫增生型:最常见,约占 50% 以上。病变严重而广泛,光镜下可见几乎所有肾小球均程度不等地受累,系膜细胞和内皮细胞增生,白细胞聚集,细胞核破碎现象明显,可有新月体形成。可出现铁丝圈样病损和苏木精小体。免疫荧光检查可见肾小球所有区域 IgG、IgM、IgA、C1q、C3、C4 等呈颗粒状沉积,呈"满堂亮"现象。电镜下可见系膜区、内皮下有显著的电子致

密物沉积。Ⅴ型,膜型:较少见。与原发性膜性肾病相似,但同时有系膜及内皮细胞增生。免疫荧光可见 IgG、IgM、IgA、C1q、C3、C4 及备解素沿毛细血管壁呈颗粒状沉积,亦可见于系膜区。电镜下可见系膜区、内皮下、小管间质等处电子致密物沉积。本型可进一步分为Ⅴa(与原发性膜性肾病相似)、Ⅴb(伴弥漫性系膜病变)、Ⅴc(伴局灶性细胞增生或硬化)、Ⅴd(伴弥漫性增生性肾炎病变,有时伴新月体形成)。Ⅵ型,肾小球硬化型型:以肾小球硬化为主,而缺乏其他病变。除肾小球病变外,LN 常有肾小管、间质和血管的累及。肾小管、间质常有炎症细胞浸润,伴有肾小管变性、坏死和萎缩,Ⅳ型 LN 患者,肾间质病变较严重,可有间质纤维化、细动脉和入球小动脉等血管内皮细胞肿胀和坏死,管腔狭窄。少数患者有坏死性小血管炎。免疫荧光可见免疫球蛋白和补体在间质、小管底膜、毛细血管壁等部位沉积。

【治疗原则】

1. **一般治疗原则**　早期、及时及正确治疗,最大限度控制狼疮活动,改善肾脏病理变化。

2. **用药目的与原则**

(1)轻度肾脏损害:尿蛋白轻微($<$1g/d)、尿沉渣无活动性变化、血压和肾功能正常、病理表现轻微者一般无须特殊处理,或仅给对症治疗,但要注意控制肾外狼疮活动和密切注意肾脏损害的变化。

(2)局灶增生性 LN:无临床和严重组织学病变活动者,可对症治疗或小剂量糖皮质激素(泼尼松每日 0.5mg/kg)和(或)环磷酰胺。如有弥漫性节段性肾损害、大量蛋白尿、活动性尿沉渣(主要指明显血尿)和血肌酐升高者,治疗同弥漫增生性 LN。

(3)弥漫增生性和严重局灶增生性 LN:对处于急性期、病情明显活动的患者,先给予足量糖皮质激素(每日泼尼松 1mg/kg)联合免疫抑制药诱导治疗,待疾病活动得到控制后转入维持治疗。研究显示环磷酰胺冲击治疗的患者白细胞减少、严重感染和性腺受损的发生率显著性低于常规口服的患者,同一时间内环磷酰胺累积量仅为常规口服组的 1/3～1/2。

(4)膜性 LN:表现为无症状蛋白尿和肾功能稳定者可给予对症治疗,控制肾外活动;肾病综合征者则需使用足量糖皮质激素(每日泼尼松 1mg/kg)联合免疫抑制药治疗。

(5)膜性 LN 合并增生性 LN:可用激素联合两种不同作用机制的免疫抑制药(如吗替麦考酚酯和他克莫司),但每种药物的剂量可减少至常规剂量的

1/2 或 2/3。

对大剂量激素及环磷酰胺治疗无效或不能耐受者,可用环孢素(每日 3~5mg/kg),常与中小剂量泼尼松联合应用。近年也有用吗替麦考酚酯(每次 0.75g,每日 2 次)或来氟米特(每次 20~30mg,每日 1 次)与糖皮质激素联合有效治疗 LN 的报道。硫唑嘌呤(每日 100mg)适用于轻中度的 LN 患者,也可用于维持治疗的患者。

(6)对于肾功能急剧恶化、严重高血容量、顽固性心力衰竭病例则应采用紧急血液透析或腹膜透析等治疗,使病人度过危险期,为其他治疗创造条件。对于病情呈慢性过程,病理改变亦以慢性为主者,一般不宜盲目地长期使用泼尼松及细胞毒药物,以防产生严重的致死性不良反应。

(7)对于一些临床难治性的 LN(通常为 Ⅳ 型),除了通常所采用的激素、环磷酰胺及硫唑嘌呤外,尚可采用其他的治疗方案如血浆置换,静脉注射 IgG、环孢素、霉酚酸酯(MMF)及全身淋巴结照射等,但这些治疗各有局限,且远期疗效不明,有的尚处于探索阶段,采用时需根据实际情况慎重考虑。

(8)中草药配合激素治疗,具有减少激素不良反应、改善自觉症状、调节机体免疫功能的特点,并可减轻患者惧怕长期应用激素的心理因素,可作为其他治疗取得疗效后长期维持巩固的方法。

(9)LN 出现肾衰竭的治疗:LN 患者出现肾衰竭,可能是由于 LN 发作时的活动性炎症,以及炎症引起的肾内血管收缩等因素,引起肾功能恶化,故经妥善治疗后,肾功能有可能好转而停止透析。对在下列情况下的 LN 应考虑予以积极治疗。

①短期内进展至肾衰竭的患者。

②影像学显示肾脏未缩小者;多数肾小球硬化,间质纤维化。

③LN 病史未超过 2 年者。

④有明显活动性病变的 LN 透析患者。有条件的应对上述患者行肾穿刺活检,如有明显狼疮活动的组织学改变,则是予以积极治疗的强烈指征。对这样的患者,在透析治疗的支持下,予以标准激素按疗程治疗,配合环磷酰胺和中药治疗,肾功能可得到明显改善。

LN 的治疗应遵循个体化治疗、联合用药和分期(诱导期和维持期)治疗原则,其中肾活检病理检查对 LN 的治疗起着重要的指导作用。

处　方

(1)弥漫增生性和严重局灶增生性 LN:活动性弥漫性 LN 伴近期内肾功

能显著恶化者,可用甲泼尼龙冲击治疗,每次 500～1000mg,每日 1 次,静脉滴注,3d 为 1 个疗程,必要时 2 周后可重复 1 次。冲击后常规糖皮质激素治疗,泼尼松每日 0.8～1mg/kg(每日最大量不宜超过 60mg),连续 8 周,此后逐渐减量,直至每日 7.5mg 左右维持。常联合应用环磷酰胺,常规口服每次 50mg,每日 2 次,总量控制在 8～10g。近年来国内外不少专家推荐应用环磷酰胺冲击治疗代替常规口服:每次 0.75g～1.0g/m²(如 CCr<30ml/min,则 0.5g/m²),溶于 0.9%生理盐水 250ml 静脉滴注,每月 1 次;一般冲击 6 次;其后改为每 2～3 个月 1 次,总疗程共 1.5～2.0 年。

(2)膜性 LN 合并增生性 LN:可用激素联合两种不同作用机制的免疫抑制药(如吗替麦考酚酯和他克莫司),但每种药物的剂量可减少至常规剂量的 1/2 或 2/3。对大剂量激素及环磷酰胺治疗无效或不能耐受者,可用环孢素(每日 3～5mg/kg),常与中小剂量泼尼松联合应用。近年也有用吗替麦考酚酯(每次 0.75g,每日 2 次)或来氟米特(每次 20～30mg,每日 1 次)与糖皮质激素联合有效治疗 LN 的报道。硫唑嘌呤(每日 100mg)适用于轻中度的 LN 病人,也可用于维持治疗的患者。

(3)LN 伴溶血性尿毒症、血栓性血小板减少或伴血清抗磷脂抗体阳性的血栓性微血管病变时,可考虑在泼尼松与细胞毒药物治疗的基础上加用抗凝药物或小剂量阿司匹林,以减少血栓栓塞性并发症。如静脉注射肝素,剂量为 75～100mg/d,一般 2 周为 1 个疗程,也可予口服华法林等。双嘧达莫为抗血小板聚集药,可配合应用,剂量为 50～75mg/d。

【用药注意事项】

免疫抑制药的使用注意事项请参考前文。

二、糖尿病肾病

糖尿病肾病(diabetic nephropathy,DN)是糖尿病引起的严重和危害性最大的一种慢性并发症,由糖尿病引起的微血管病变而导致的肾小球硬化,是本病的特点。糖尿病肾病的发生、发展过程缓慢,临床一旦出现肾损害,即持续性蛋白尿,则病程已难以逆转,往往进行性发展至肾衰竭。故对糖尿病肾病要高度重视,尽可能做到早期诊断,早期治疗,以阻止和延缓糖尿病肾病的发生和发展。

糖尿病肾病分为以下 5 期。

1 期(功能改变期):又称肾小球功能亢进期,或滤过率增高期。

2 期(早期肾小球病变期):又称静息期,或正常白蛋白尿期。

3 期(隐性肾病期):或早期糖尿病肾病期。

4 期(糖尿病肾病期):又称持续性蛋白尿期,或临床糖尿病肾病期。

5 期(尿毒症期):即终末期肾病期(简称 ESRD)。

【症状与体征】

1. 蛋白尿　是糖尿病肾病的第一个临床表现,初为间断性,后转为持续性。用放免法测定尿中白蛋白或微白蛋白,可较早诊断蛋白尿,对控制病情有益。

2. 水肿　糖尿病肾病发生水肿时多由于大量蛋白尿所致,此阶段表明已发展至糖尿病肾病后期。多伴有 GFR 下降等肾功能减退的临床表现,提示预后不良。

3. 高血压　出现较晚。到糖尿病肾病阶段时血压多升高,可能与糖尿病肾脏阻力血管的结构和功能的改变有密切关系,此外,水钠潴留也是高血压的因素之一。高血压能加重肾脏病变的发展和肾功能的恶化,因此控制高血压至关重要。

4. 贫血　有明显氮质血症的糖尿病性肾病患者,可有轻至中度的贫血。贫血为红细胞生成障碍,用铁剂治疗无效。

5. 肾功能异常　从蛋白尿的出现到肾功能异常,间隔时间变化很大,若糖尿病得到很好控制,可多年蛋白尿而不出现肾功能异常。若控制不好,就会出现氮质血症、肾功能不全。

【辅助检查】

1. 实验室检查

(1)尿糖定性试验:是筛选糖尿病的一个简易方法。轻型糖尿病的空腹尿糖可阴性,而于餐后则阳性。若有肾小球硬化时,肾糖阈升高,此时血糖虽高,但尿糖可阴性。

(2)血糖测定:是诊断的主要依据,如空腹血糖、餐后血糖测定,必要时做糖耐量试验。

(3)尿白蛋白测定:尿小分子量蛋白测定可见微量白蛋白尿,这是 DN 的最早和最敏感的指标,正常人尿白蛋白排泄量为 $1.5\sim20\mu g/min$,或<30mg/24h,用常规方法测出蛋白尿时,白蛋白排泄量常已>$200\mu g/min$ 或 300mg/24h,当测得尿白蛋白排泄量为 $20\sim200\mu g/min$,定义为微量白蛋白尿。

(4)尿酶测定:尿酶测定结果为亮氨酸氨基肽酶和乳酸脱氢酶活性明显

增高。

(5)血生化测定:有低肾素血症、低醛固酮血症,伴有持续性高钾血症和轻微高血氯性代谢性酸中毒。测定 α_1 球蛋白,β_2 微球蛋白和内皮素等有助于糖尿病肾病早期诊断。

2. 其他辅助检查

(1)肾脏影像学检查:可见肾大小正常或增大,即使在尿毒症时也是这样或只有部分肾影缩小。

(2)糖尿病性眼底检查:可见明显眼底改变,表明已有肾小球病变($\geqslant 90\%$)。

(3)肾活检:仅适应于糖尿病合并有肾病,但不能明确肾脏病是否由糖尿病引起者,这对于决定治疗有价值。

【治疗原则】

1. 一般治疗原则

(1)一般治疗:禁止吸烟,限制饮酒,适当运动,减轻体重。

(2)饮食治疗:糖尿病饮食、低盐饮食、优质低蛋白饮食。

2. 用药目的与原则 糖尿病肾病的治疗应是综合治疗,当患者出现糖尿病后,在治疗糖尿病的同时,就要考虑糖尿病肾病的预防。积极控制血糖,定期检查尿白蛋白排泄率,控制血压,减少尿蛋白的排泄。

处 方

(1)控制血糖:是治疗糖尿病肾病的基础治疗。治疗应采取糖尿病教育、饮食疗法、适当运动、药物治疗和血糖监测等多种手段,尽可能地使血糖控制接近正常。

①治疗目标:争取使糖基化血红蛋白$<7\%$,空腹血糖$<6.0\text{mmol/L}$,饭后 2h 血糖$<8.0\text{mmol/L}$,同时注意尽量避免低血糖的发生。

②口服降糖药物的选择应考虑其代谢途径:格列本脲、格列齐特的活性代谢产物主要由肾排出。肾功能损害时,易导致低血糖,不宜使用。格列喹酮主要在肝脏代谢,只有大约 5% 由肾排出,肾功能不全时,使用较为安全,且使用剂量范围大,可作为糖尿病肾病患者的首选药物。格列吡嗪的部分代谢产物由肾脏排出,但活性弱,不易引起低血糖反应,较为安全。双胍类口服降糖药物对已有蛋白尿的临床期糖尿病肾病不宜使用,因为其是以原型从尿中排出,易造成乳酸堆积而致乳酸酸中毒。

③尽早使用胰岛素:对于用饮食和口服降糖药控制不良的糖尿病肾病患

者,应尽早使用胰岛素以推迟、延缓糖尿病肾病的发生、发展。应注意的是,对肾功能损害明显的患者,要考虑到血中胰岛素半衰期的延长,其次是患者食欲缺乏,进食减少,这些都需要对胰岛素的用量进行精细的调整,经常监测血糖,避免低血糖的发生。改善胰岛素抵抗,降低高胰岛素血症。降低高胰岛素血症除适当使用口服降糖药外,补充微量元素如钒和铬也可增加胰岛素的敏感性。常用药物罗格列酮每次 4~8mg,每日 1 次。

(2)控制高血压:控制高血压,是延缓糖尿病肾病发展的关键。控制高血压首先要限制患者对钠盐的摄入,同时禁烟、戒酒,减轻体重,适当的运动,这是治疗的基础。

①治疗目标:糖尿病肾病患者的血压应控制在 17.5/11kPa(131/83mmHg)以下。降压治疗应达到降低平均动脉压,恢复血压昼夜节律和降低肾小球内压。

②降压药物的选择:血管紧张素转化酶抑制药(ACEI)为首选,它可减少尿蛋白的排出,减缓肾功能下降的速度。临床常用药物见相关章节。

③透析和肾移植:透析和肾移植是出现肾衰竭后的治疗必选措施。

糖尿病肾病透析治疗,开始的时机是宜早不宜迟,当内生肌酐清除率<15ml/min 或血肌酐>530~710μmol/L(7mg/dl)时,可作为透析治疗的指标。因为糖尿病肾病患者多合并有全身动脉硬化,血管壁僵硬,血管通路较难建立,而且维持时间短,腹膜透析对糖尿病肾病患者是较为理想的选择。但总的来说,无论血液透析,还是腹膜透析,糖尿病肾病患者维持透析的生存率都不如非糖尿病肾病患者。肾移植是治疗糖尿病肾病尿毒症最好的办法,优于透析治疗。目前,活体移植生存率与非糖尿病患者相近。

【用药注意事项】

1. 降糖药的使用注意事项请参考内分泌系统疾病。

2. 降压药的使用注意事项请参考前文章节。

第三节　急性肾衰竭

急性肾衰竭(acute renal failure,ARF)简称急肾衰,属临床危重症。该病是一种由多种病因引起的急性肾损害,可在数小时至数天内使肾单位调节功能急剧减退,以致不能维持体液电解质平衡和排泄代谢产物,而导致高血钾、代谢性酸中毒及急性尿毒症综合征,此综合征临床称为急性肾衰竭。

【症状与体征】

根据临床表现和病程的共同规律,一般分为少尿期、多尿期和恢复期3个阶段。

1. 少尿或无尿期 少尿期的临床表现主要是恶心、呕吐、头痛、头晕、烦躁、乏力、嗜睡及昏迷。由于少尿期体内水、钠的蓄积,患者可出现高血压、肺水肿和心力衰竭。当蛋白质的代谢产物不能经肾排泄,造成含氮物质在体内积聚时出现氮质血症。如同时伴有感染、损伤、发热,则蛋白质分解代谢加快,血中尿素氮、肌酐快速升高,即形成尿毒症。

2. 多尿期 每天尿量达 2.5L,称为多尿,多尿期大约持续 2 周,进行性尿量增多是肾功能开始恢复的一个标志,但多尿期的开始阶段尿毒症的症状并不改善,当尿素氮开始下降时,病情才逐渐好转。多尿期早期仍可发生高钾血症,持续多尿可发生低钾血症、失水和低钠血症。此外,此期仍易发生感染、心血管并发症和上消化道出血等。多尿期临床表现主要是体质虚弱、全身乏力、心悸、气促、消瘦、贫血等。这一时期由于肾功能未完全恢复,患者仍处于氮质血症状态,抵抗力低下很容易发生感染、上消化道出血和心血管并发症等,因此仍有一定的危险性。

3. 恢复期 当血尿素氮和肌酐明显下降时,尿量逐渐恢复正常。除少数外,肾小球滤过功能多在 3～6 个月恢复正常。但部分病例肾小管浓缩功能不全可持续 1 年以上。若肾功能持久不恢复,可能提示肾遗留有永久性损害。

【辅助检查】

1. 实验室检查

(1)尿液检查

①尿量改变:少尿型每天尿量在 400ml 以下,非少尿型尿量可正常或增多。

②尿常规检查:外观多浑浊,尿色深,有时呈酱油色;尿蛋白多为(＋)～(卌),有时达(卌)～(卌),常以中、小分子蛋白质为主。尿沉渣检查常出现不同程度血尿,以镜下血尿较为多见,但在重金属中毒时常有大量蛋白尿和肉眼血尿。此外,尚有脱落的肾小管上皮细胞、上皮细胞管型和颗粒管型及不同程度的白细胞等,有时尚见色素管型或白细胞管型。尿比重降低且较固定,多在 1.015 以下,因肾小管重吸收功能损害,尿液不能浓缩。肾前性氮质血症时往往会出现尿浓缩,尿比重相对较高。尿渗透浓度低于 350mOsm/

kg,尿与血渗透浓度之比低于 1.1。尿钠含量增高,多在 $40\sim60\mathrm{mmol/L}$,因肾小管对钠重吸收减少。尿尿素与血尿素之比降低,常低于 10。因尿尿素排泄减少,而血尿素升高。尿肌酐与血肌酐之比降低,常低于 10。肾衰竭指数(RFI)常大于 2,该指数为尿钠浓度与尿肌酐、血肌酐比值之比。由于尿钠排出多,尿肌酐排出少而血肌酐升高,故指数增高。滤过钠排泄分数(Fe-Na),代表肾脏清除钠的能力,以肾小球滤过率百分比表示,即(尿钠、血钠之比/尿肌酐、血肌酐之比)×100,ATN 患者常>1,肾前性少尿者则常<1。上述尿钠含量、尿尿素与血尿素之比、尿肌酐与血肌酐之比、RFI 和 Fe-Na 等尿诊断指数,常作为肾前性少尿与 ATN 鉴别,但在实际应用中凡患者经利尿药、高渗药物治疗后这些指数则不可靠,且有矛盾现象,故仅作为辅助诊断参考。

(2)血液检查

①血常规检查:可了解有无贫血及其程度,以判定有无腔道出血及溶血性贫血征象和观察红细胞形态有无变形;其他类型的白细胞增高则提示感染、肾盂肾炎的可能,有助于病因诊断。

②肾小球滤过功能:检查血肌酐(SCr)与血尿素氮(BUN)浓度及每天上升幅度,以了解肾功能损害程度及有无高分解代谢存在。一般在无并发症内科病因 ATN,每天 SCr 浓度上升 $40.2\sim88.4\mu\mathrm{mol/L}(0.5\sim1.0\mathrm{mg/dl})$;若病情重、少尿期延长,伴有高分解状态则每天 SCr 可上升 $176.8\mu\mathrm{mol/L}(2\mathrm{mg/dl})$ 以上,BUN 每天可上升 $7\mathrm{mmol/L}$ 以上;在挤压伤或肌肉损伤时,SCr 上升较 BUN 上升更为明显。

③血气分析:主要了解有无酸中毒及其程度和性质,以及低氧血症。血 pH、碱储和碳酸氢根常低于正常,提示代谢性酸中毒。动脉血氧分压甚为重要,低于 $8.0\mathrm{kPa}(60\mathrm{mmHg})$,而经吸氧不能纠正,应检查肺部,排除肺部炎症及有无成人呼吸窘迫综合征(ARDS)。对重危病例,动态检查血气分析十分重要。

④血电解质检查:少尿期与多尿期均应严密随访血电解质浓度。包括血钾、血钠、血钙、血镁、血氯化物及血磷浓度等。少尿期特别警惕高钾血症;多尿期应注意高钾或低钾血症等。

⑤肝功能检查:除凝血功能外了解有无肝细胞坏死和其他功能障碍,包括转氨酶、血胆红素、人血白蛋白等。除了解肝功能受损程度外,尚了解有无原发肝衰竭引起急性肾衰竭。

⑥出血倾向检查:动态检查血小板计数有无减少及其程度。凝血酶原时间正常或延长;凝血活酶生成有无不良;血纤维蛋白原减少或升高;血纤维蛋白裂解产物(FDP)有无增加。ATN 少尿期若有出血倾向发生,应怀疑 DIC 发生,这时可见血小板数量减少和功能障碍及凝血障碍,表现为体内消耗性低凝血症。

⑦指甲肌酐测定:指甲肌酐可反映近 3 个月来的血肌酐水平,对鉴别急、慢性肾衰竭有重要参考价值,适用于肾脏体积正常,从病史资料又难以鉴别的肾衰竭患者。指甲肌酐升高提示为慢性肾衰竭。

2. 其他辅助检查

(1)放射性核素肾扫描。

(2)肾脏超声检查:ARF 时双肾多弥漫性肿大,肾皮质回声增强,集合系统分离,盆腔或腹后壁肿块和尿路结石。肾后性 ARF 在超声检查下可发现梗阻,表现为肾盂积水。借助多普勒技术,超声还能够检测肾内不同血管的血流情况。

(3)CT 和 MRI 检查:CT 扫描能发现盆腔或腹后壁肿块、肾结石、肾体积大小及肾积水。而磁共振显像(MRI)能够提供和超声检查相同的信息,并且对解剖结构的分辨程度更高。

(4)肾活体组织检查:对病因诊断价值极大,可发现各种肾小球疾病、小管间质病变及小血管病变所致 ARF,能改变 50% 患者的诊断及治疗。

【治疗原则】

1. 一般治疗原则

(1)祛除病因,维持水、电解质及酸碱平衡,减轻症状,改善肾功能,防止并发症发生。

(2)对肾前性 ARF 主要是补充液体、纠正细胞外液量及溶质成分异常,改善肾血流,防止演变为急性肾小管坏死。

(3)对肾后性 ARF 应积极消除病因,解除梗阻。无论肾前性与肾后性均应在补液或消除梗阻的同时,维持水电解质与酸碱平衡。

2. 用药目的与原则

(1)少尿期的治疗:治疗重点为调节水、电解质和酸碱平衡,控制氮质潴留,供给适当营养,防治并发症和治疗原发病。

①卧床休息:所有明确诊断的患者都应严格卧床休息。

②饮食:能进食者尽量利用胃肠道补充营养,给予清淡流质或半流质食

物为主。酌情限制水分、钠盐和钾盐。早期应限制蛋白质(高生物效价蛋白质 0.5g/kg)。重症患者常有明显胃肠道症状,从胃肠道补充部分营养先让患者胃肠道适应,以不出现腹胀和腹泻为原则。然后循序渐进补充部分热量,以 $2.2\sim4.4kJ/d(500\sim1000kcal)$ 为度。过快、过多补充食物多不能吸收,易导致腹泻。

③维护水平衡:少尿期患者应严格计算 24h 出入水量。24h 补液量为显性失液量及不显性失液量之和减去内生水量。过去多采用"量出为入,宁少勿多"的补液原则,以防止体液过多。但必须注意有无血容量不足因素,以免过分限制补液量,加重缺血性肾损害,使少尿期延长。下列几点可作为观察补液量适中的指标:皮下无脱水或水肿现象;每天体重不增加,若增重超过 0.5kg 或以上,提示体液过多;血清钠浓度正常,若偏低,且无失盐基础,提示体液潴留;中心静脉压在 $0.59\sim0.98kPa$,若高于 1.17kPa 提示体液过多;胸部 X 线片血管影正常,若显示肺充血征象提示体液潴留;心率快、血压升高,呼吸频速,若无感染征象,应怀疑体液过多。

④高钾血症的处理:防治措施,钠型或钙型离子交换树脂 $15\sim20g$ 加入 25% 山梨醇溶液 100ml 口服,每日 $3\sim4$ 次;限制高钾的食物、纠正酸中毒、不输库存血,并及时清除体内坏死组织,尤其对挤压伤患者。上述措施无效,血 K^+ 仍 $>6.5mmol/L$ 时应透析治疗。在准备透析治疗前应予以紧急处理,方法:伴代谢性酸中毒者可给 5% 碳酸氢钠 250ml 静脉滴注;10% 葡萄糖酸钙 10ml 静脉注射,以拮抗钾离子对心肌的毒性作用;25% 葡萄糖液 500ml 加胰岛素 $16\sim20U$ 静脉滴注,可促使葡萄糖和钾离子等转移至细胞内合成糖原。当血浆实际碳酸氢根低于 15mmol/L,应予 5% 碳酸氢钠 $100\sim250ml$ 静脉滴注,根据心功能情况控制滴速,并动态随访监测血气分析。对严重代谢性酸中毒应尽早做血液透析较为安全。

⑤低钠血症的处理:低钠血症一般为稀释性,体内钠总量并未减少,因此仅在 $<120mmol/L$ 或虽在 $120\sim130mmol/L$ 但有低钠症状时补给。应用 3% 氯化钠或 5% 碳酸氢钠,也可相互配合使用,先补半量后酌情再补剩余量。

⑥低钙血症与高磷血症:补钙可用 10% 葡萄糖酸钙,高磷血症应限含磷食物,并可服用氢氧化铝或磷酸钙。

⑦纠正代谢性酸中毒:对非高分解代谢的少尿期患者,补充足够热量,减少体内组织分解,一般代谢性酸中毒并不严重。但高分解代谢型代谢性酸中

毒发生早,程度严重,可加重高钾血症,应及时治疗。

⑧应用呋塞米和甘露醇:少尿病例在判定无血容量不足的因素后,可以试用呋塞米。呋塞米可扩张血管、降低肾小血管阻力,增加肾血流量和肾小球滤过率,并调节肾内血流分布,减轻肾小管和间质水肿。早期使用有预防急性肾衰竭的作用,减少急性肾小管坏死的机会。每日剂量一般为200~400mg静脉滴注,1~2次后无效即停止继续给药。甘露醇作为渗透性利尿药可应用于挤压伤病例的强迫性利尿,但对已确诊为少尿(无尿)患者停止使用甘露醇,以免血容量过多,诱发心力衰竭、肺水肿。

⑨抗感染治疗:常见为血液、肺部、尿路、胆管等部位感染,可根据细菌培养和药物敏感试验合理选用对肾脏无毒性作用的抗生素治疗。并注意在急性肾衰竭时抗菌药物的剂量。

⑩营养支持疗法:营养支持可提供足够热量,减少体内蛋白分解,从而减缓血氮质升高速度,增加机体抵抗力,降低少尿期死亡率,并可能减少透析次数。一般能量供给按30~35kcal/(kg·d)计算(1cal=4.18J),严重高分解代谢患者则给予40kcal/(kg·d),其中以高渗葡萄糖提供约2/3热量,由脂类供应1/3。由于ARF患者常伴有糖代谢紊乱,增加高糖血症的风险,因此可酌情从10%~15%开始,均匀等量给予,并密切随访血糖浓度。使用10%脂肪乳剂每500ml可提供500kcal的热量,以使用中、长链混合液为宜。每次静滴至少4h,速度过快可引起胃肠道症状及其他可能不良反应。对无高分解代谢状态的患者,治疗数天后常见血钾、血磷降低,故应适当补充,以免发生症状性低钾血症、低磷血症。关于氨基酸的补充,一般为0.5~1.0g/(kg·d),包括必需和非必需氨基酸,静脉滴速宜控制在每分钟40滴,以防发生不良反应;长期用药应防止高氯血症和酸中毒的发生。

⑪血液透析或腹膜透析:早期预防性血液透析或腹膜透析可减少急性肾衰竭发生感染、出血、高钾血症、体液潴留和昏迷等威胁生命的并发症。紧急透析指征:急性肺水肿,或充血性心力衰竭。严重高钾血症,血钾在6.5mmol/L以上,或心电图已出现明显异位心律,伴QRS波增宽。一般透析指征:少尿或无尿2d以上。已出现尿毒症症状如呕吐、神志淡漠、烦躁或嗜睡。高分解代谢状态。出现体液潴留现象。血pH在7.25以下,实际重碳酸氢盐在15mmol/L以下或二氧化碳结合力在13mmol/L以下。血尿素氮17.8mmol/L(50mg/dl)以上,除外单纯肾外因素引起,或血肌酐442μmol/L(5mg/dl)以上。对非少尿患者出现体液过多、眼结膜水肿、心奔马律或中

心静脉压高于正常。血钾 5.5mmol/L 以上；心电图疑有高钾图形等任何一种情况者,亦应透析治疗。下列情况以选用血液透析为宜:存在高分解状态者,近期腹部手术特别是有引流者,以及呼吸困难者。ARF 患者施行血液透析治疗过程中应尽量避免发生低血压,以免出现缺血再灌注情况,延长肾功能恢复日期,在一次透析中勿过分超滤,使用生物相容性较好的透析器和碳酸氢盐透析液,透析中吸氧及必要时选用序贯超滤弥散透析,将单纯超滤与弥散透析分开进行等措施,以减少透析中低血压发生率。

⑫连续性静脉-静脉血液滤过(CVVH):具有持续低流率替代肾小球滤过的特点。并可在床旁进行急救。该方法对心血管系统影响甚微,故特别适用于既不能做血液透析亦不适宜腹膜透析的急肾衰竭或多脏器衰竭患者。由于 24h 连续滤过,液体交换量大,以及 24h 连续使用肝素,有引起或加重出血的可能,故必须强调 24h 监护,密切观察和精细调节水和电解质平衡。

(2)多尿期治疗:治疗重点仍为维持水、电解质和酸碱平衡,控制氮质血症,治疗原发病和防止各种并发症。部分急性肾小管坏死病例多尿期持续较长,每天尿量多在 4L 以上,补充液体量应逐渐减少(比出量少 500～1000ml),并尽可能经胃肠道补充,以缩短多尿期。对不能起床的患者,尤应防治肺部感染和尿路感染。多尿期开始即使尿量超过 2500ml/d,血尿素氮仍可继续上升。故已施行透析治疗者,此时仍应继续透析,直至血肌酐降至 $265\mu mol/L(3mg/dl)$ 以下并稳定在此水平。临床一般情况明显改善者可试着暂停透析观察,病情稳定后停止透析。

(3)恢复期治疗:一般无须特殊处理,定期随访肾功能,避免使用对肾脏有损害的药物。

【用药注意事项】

1. 脂肪乳慎用于脂肪代谢功能减退的患者,如肝、肾功能不全,糖尿病酮中毒,胰腺炎,甲状腺功能低下(伴有高脂血症)及败血症患者慎用。这些患者输注本品时,应密切观察血清三酰甘油浓度,连续使用 1 周以上的患者,应检查患者的脂肪廓清能力。对大豆蛋白过敏者慎用本品,使用前必须做过敏试验。使用本品 1 周以上必须做脂肪廓清试验。具体操作:输注前采血样,离心,如果血浆呈乳状,则原定的输注计划应延期实施(此法不适用于高脂血症的患者);当发现患者脂肪廓清能力降低时,最好再查血清三酰甘油。

2. 氨基酸禁用于

(1)肝性脑病或有肝性脑病先兆的患者。

(2)严重肾衰竭或尿毒症的患者。

(3)对氨基酸有代谢障碍的患者。

3. 使用呋塞米应从最小有效剂量开始,然后根据利尿反应调整剂量,以减少水、电解质紊乱等不良反应的发生。存在低钾血症或低钾血症倾向时,应注意补充钾盐。与降压药合用时,后者剂量应酌情调整。少尿或无尿患者应用本品最大剂量后 24h 仍无效时应停药。

4. 甘露醇禁用于

(1)已确诊为急性肾小管坏死的无尿患者,包括对试用甘露醇无反应者,因甘露醇积聚引起血容量增多,加重心脏负担。

(2)严重失水者。

(3)颅内活动性出血者,因扩容加重出血,但颅内手术时除外。

(4)急性肺水肿,或严重肺淤血。

第四节　慢性肾衰竭

慢性肾衰竭(chronic renal failure,CRF)是指各种肾脏疾病引起的缓慢进行性肾功能损害,最后导致尿毒症和肾功能完全丧失,引起一系列临床症状和生化、内分泌等代谢紊乱组成的临床综合征。

【症状与体征】

慢性肾衰竭根据我国 1992 年制定的分期标准分为 4 期。

(1)第 1 期(肾功能不全代偿期):肾小球滤过率(GFR)50～80ml/min,血清肌酐(SCr)133～177μmol/L。肌酐清除率(CCr)＞ 50％,一般无临床症状。

(2)第 2 期(肾功能不全失代偿期):GFR 50～20ml/min,CCr 25％～50％,SCr 133～221μmol/L(1.5～2.5mg/dl),临床上可出现轻度贫血、乏力、夜尿增多。疲劳、感染、进食蛋白质过多、服用损害肾功能的药物等可加剧临床症状。

(3)第 3 期(肾衰竭期-尿毒症早期):CCr 10％～25％,SCr 221～442μmol/L(2.5～5.0mg/dl),临床上大多有明显贫血、消化道症状,可出现轻度代谢性酸中毒及钙磷代谢紊乱,水电解质紊乱尚不明显。

(4)第 4 期(尿毒症期或肾衰竭终末期-尿毒症晚期):GFR＜10ml/min,CCr＜10％,SCr＞442μmol/L(5.0mg/dl),临床上出现各种尿毒症症状,如明显贫血、严重恶心、呕吐及各种神经系统并发症等,水、电解质和酸碱平衡明显紊乱。

【辅助检查】

1. 实验室检查

(1)尿液检查:尿常规蛋白一般为(+)~(卄),晚期肾功能损害明显时尿蛋白反而减少。尿沉渣镜检有不同程度的血尿、管型尿,粗大宽阔的蜡状管型对慢性肾衰竭有诊断价值。尿比重降低至 1.018 以下,或固定在 1.010 左右,尿渗透压在 450mOsm/kg 以下。尿中 BUN、Cr 水平的测定、CCr 测定、尿液浓缩-稀释功能测定有助诊断。

(2)血液检查:血常规检查对 CRF 有重要提示作用。血红蛋白降低,一般在 80g/L 以下,重者<50g/L,为正常形态正色素性贫血,白细胞正常或降低,感染或严重酸中毒时白细胞可升高,血小板正常或降低,红细胞沉降率增快。其他检查包括血浆总蛋白、白蛋白、球蛋白及其比值测定;血电解质(HCO_3^-、K^+、Na^+、Ca^{2+}、Mg^{2+}、P^{3+} 等)水平测定。一般总蛋白<60g/L;血钙常低于 2mmol/L,血磷>1.6mmol/L,血钾、钠、氯、CO_2CP、阴离子间隙随病情而变化。另外,应根据病情做以下常规检查:三酰甘油、胆固醇、高密度脂蛋白、低密度脂蛋白、载脂蛋白 A、载脂蛋白 B、心肌酶谱、肌酸激酶、肌酸同工酶、胆碱酯酶、乳酸脱氢酶、血糖及 pH 测定。

(3)肾功能检查:血肌酐(SCr)、尿素氮(BUN)上升,尿液浓缩-稀释功能测定提示内生肌酐清除率(CCr)下降。

(4)肝功能及乙肝两对半检查。

(5)血清免疫学检查:包括血清 IgA、IgM、IgG、补体 C3、补体 C4、T 淋巴细胞亚群、B 淋巴细胞群 $CD4^+/CD8^+$ 比值等。

(6)营养不良指标检测:测定血清总蛋白、人血白蛋白、血清转铁素和低分子量蛋白。测定值下降为蛋白质-热量营养不良的指征。

2. 其他辅助检查

(1)肾脏超声:肾皮质厚度<1.5cm,判断 CRF 分期以肾脏大小为标准。如双肾萎缩,支持终末期诊断。

(2)其他:常规做心电图、X 线胸片、骨片及胃镜检查,以及某些特殊检查如 X 线造影、放射性核素肾扫描、CT 和磁共振等对确定肾脏的外形、大小及有无尿路梗阻、积水、结石、囊肿和肿瘤等有帮助。慢性肾衰竭晚期肾体积缩小(多囊肾、肾肿瘤除外)为其特征性改变。

【治疗原则】

1. 一般治疗原则

(1)尽早发现进展期肾脏疾病,延缓肾功能不全的发展,防治尿毒症并发症,完善肾脏替代治疗前的准备和适时开始透析治疗。

(2)饮食治疗。给予低蛋白、高热量、富维生素饮食。应用蛋、奶等优质蛋白质,每日摄入量:内生肌酐清除率 $>10ml/min$,血尿素氮 $10.7\sim25.1mmol/L$,血肌酐 $265.2\sim618.8\mu mol/L$ 者,给予蛋白质 $25\sim35g/d$;内生肌酐清除率 $5\sim10ml/min$,血尿素氮 $25.1\sim36mmol/L$,血肌酐 $618.8\sim884\mu mol/L$ 者,给予蛋白质 $20\sim25g/d$,每日热能最好保持在 $146kJ(35kcal)/kg$ 或以上。在低蛋白饮食同时口服必需氨基酸,剂量 $0.1\sim0.2g/(kg\cdot d)$,分 $3\sim5$ 次化水服用,对消化道症状严重者可短期内静脉滴注 $250ml/d$。低蛋白饮食加 α-酮酸治疗,每日 3 次,每次 $1.6\sim3.2g$,注意复查血钙浓度,高钙血症时忌用。在无严重高血压及明显水肿,尿量 $>1000ml/d$ 者,食盐 $2\sim4g/d$,钾的摄入不予严格限制。

(3)控制高血压。降压药物宜选用那些既可有效地控制高血压,又有保护靶器官(心、肾、脑等)作用的药物。主张联合用药,血肌酐 $>265\mu mol/L$ 或 $GFR<30ml/min$ 的患者应谨慎使用 ACEI 或 ARB,务必密切监测肾功能和血钾。已经接受血液净化治疗的患者可以选用 ACEI 或 ARB。

(4)注意水及电解质平衡。有失水或低钠血症时应及时纠正。

(5)尿毒症期的患者应接受血液净化治疗。糖尿病肾病所致 CRF 患者的血肌酐 $\geqslant 530.4\mu mol/L$、$GFR\leqslant 15ml/min$ 时即可考虑进行血液透析或腹膜透析治疗。

2. 用药目的与原则

(1)纠正肾性贫血:血红蛋白 $<100\sim110g/L$ 的患者即可开始使用重组人促红素(rhEPO)治疗,一般初始用量为一次 $2000\sim3000U$,每周 2 次,皮下注射或静脉注射。直至血红蛋白上升至 $120g/L$ 为达标。在维持达标的前提下,其后每月调整用量,适当减少 rhEPO 用量。

在应用 rhEPO 时同时应补充铁剂,口服硫酸亚铁或富马酸亚铁、或静脉补充铁剂;叶酸,每次 10mg,每日 3 次;维生素 B_{12} 0.5mg 每日 1 次。

(2)钙磷代谢紊乱和肾性骨病的治疗:当 $GFR<30ml/min$ 时,除限制磷摄入外,可应用磷结合剂口服,以口服碳酸钙较好,每次 $0.5\sim2.0g$,每日 3 次,餐中服用。对明显高磷血症(血磷 $>2.26mmol/L$)或血清钙磷乘积 $>$

$65mg^2/dl^2$ 者,则应暂停应用钙剂,以防转移性钙化的加重;此时可短期服用氢氧化铝制剂(每次 10~30ml,每日 3 次),待钙磷乘积$<65mg^2/dl^2$ 时,再服用钙剂。对明显低钙血症患者,可口服骨化三醇,每日 $0.25\mu g$,连服 2~4 周;如血钙和症状无改善,可将用量增加至每日 $0.5\mu g$;对血钙正常的患者,则宜隔日口服 $0.25\mu g$。凡口服钙及活性维生素 D_3 的患者,治疗中均需要监测血钙、磷、甲状旁腺激素浓度,使透析前患者血全段甲状旁腺激素(iPTH)保持在 35~110pg/ml(正常参考值为 10~65pg/ml);使透析患者血钙磷乘积尽量接近目标值的低限($Ca\times P<55mg^2/dl^2$ 或 $4.52mmol^2/L^2$),血 iPTH 保持在 150~300pg/ml,以防止生成不良性骨病。对已有不良性骨病的患者,不宜应用骨化三醇或其类似物。

(3)纠正代谢性中毒:主要是补充碳酸氢钠,轻者每日 1.5~3.0g,分 3 次服用;中、重度患者每日 3~15g,必要时可静脉输注。可将纠正酸中毒所需之碳酸氢钠总量分 3~6 次给予,在 48~72h 或更长时间后基本纠正酸中毒。对有明显心力衰竭的患者,要防止碳酸氢钠输注过多,输注速度宜慢,以免加重心脏负荷。

(4)水钠代谢紊乱的防治:水肿者应限制盐和水的摄入,也可根据需要应用襻利尿药(如呋塞米、布美他尼、托拉塞米等),呋塞米每次 20~100mg,每日 2~3 次。噻嗪类利尿药及潴钾利尿药对 CRF 患者(SCr $>220\mu mol/L$)不宜应用,因此时疗效甚差。对并发急性左心衰竭患者,常需及时给予血液透析或持续性血液滤过治疗。

(5)高钾血症的防治:首先应积极预防高钾血症的发生。当 GFR$<25ml/min$(或 SCr$>309.4\sim353.6\mu mol/L$)时,即应适当限制钾的摄入。在限制钾摄入的同时,还应注意及时纠正酸中毒。对已有高钾血症的患者,应采取如下更积极的措施。

①积极纠正酸中毒:除口服碳酸氢钠外,必要时(血钾$>6mmol/L$)可静脉给予(静脉滴注或静脉注射)碳酸氢钠 10~25g,根据病情需要 4~6h 后还可重复给予。

②给予襻利尿药:最好静脉注射呋塞米 40~80mg(或布美他尼 2~4mg),必要时可将剂量增至每次 100~200mg,静脉注射。

③应用葡萄糖-胰岛素溶液输注(葡萄糖 4~6g 中,加胰岛素 1U)。

④口服降钾树脂(如聚苯乙烯磺酸钙,每次 5~20g,每日 3 次),增加肠道钾排出,还能释放游离钙。

⑤对严重高钾血症(血钾 >6.5mmol/L),且伴有少尿、利尿效果欠佳者,应及时给予血液透析治疗。

⑥促进尿毒症性毒素的肠道排泄:口服吸附剂,如药用炭、包醛氧化淀粉(每次5g,每日3次)等,也可选用大黄制剂口服或保留灌肠。

【用药注意事项】

1. 氨基酸注射液 常用药物为复方肾病用氨基酸(9AA)。

(1)用药期间,应定期检查血糖、血清蛋白、肾功能、肝功能、电解质、二氧化碳结合力、血钙、血磷,必要时检查血镁和血氨。

(2)滴速不超过每分钟15滴。

(3)凡用本品的患者,均应低蛋白、高热量饮食。热量摄入应为每日2000kcal以上,如饮食摄入达不到,应给予葡萄糖等补充。

(4)尿毒症患者和糖尿病患者宜在补充葡萄糖同时给予适量胰岛素。

(5)尿毒症性心包炎、尿毒性脑病、无尿、高钾血症等应首先采用透析治疗。

(6)注意水平衡,防止血容量不足或过多。

(7)用药前应检查药液有无浑浊,如遇冷析出结晶可置50℃温水中溶解后再用。

2. 重组人促红素

(1)未经透析的肾硬化患者,根据个人病情限定治疗,因它加速肾衰竭进展的可能性不排除。

(2)下列情况慎用:心肌梗死、肺梗死、脑梗死、妊娠期及哺乳期妇女、慢性肝衰竭患者,有药物过敏史及有药物过敏倾向者,合并感染者宜控制感染后使用本品。

(3)老年人注意监测血压及血细胞比容,并适当调整剂量及给药次数。

(4)用药期间应定期检查血红蛋白(用药初期每周1次,维持期每2周1次)、血细胞比容、血清钾和磷。注意避免过度的红细胞生成(确认血细胞比容在36 vol%或以下)。如发生血钾升高,应遵医嘱调整剂量。

(5)治疗期间因出现有效造血,铁需求量增加。通常出现血清铁浓度下降,如果患者血清铁蛋白低于100ng/ml,或转铁蛋白饱和度低于20%,应每日补充铁剂。

(6)叶酸或维生素 B_{12} 缺乏会降低本品疗效,铝过多会影响疗效。

第5章

血液系统疾病用药与处方

第一节　红细胞疾病

一、缺铁性贫血

缺铁性贫血是体内储存铁缺乏,影响血红蛋白合成的低色素性贫血,典型的呈小细胞低色素性贫血,是一种综合征,系由不同病因引起或伴发于许多疾病。

【症状与体征】

1. 症状　头晕、头痛、乏力、易倦、心悸、活动后气短、眼花、耳鸣等,可有口角炎、舌炎、食欲缺乏、恶心、便秘、儿童生长发育迟缓或行为异常、烦躁、易怒等。

2. 体征　皮肤、黏膜苍白,毛发干燥,口唇角化,指甲扁平,匙状指甲(反甲),脾可轻度肿大,可有低于 38.0℃ 的低热。

【辅助检查】

1. 血常规　典型小细胞低色素性贫血,红细胞中心浅染区扩大,大小不一,网织红细胞大多正常或轻度增高。

2. 骨髓象　增生活跃,红系比例增高,粒系和巨核系正常,铁粒幼细胞极少或消失,细胞外铁缺如。

3. 生化检查　血清铁降低,总铁结合力升高,铁蛋白降低,血清铁饱和度降低。

【治疗原则】

1. 一般治疗原则

(1)补充足量铁以补充血液及组织需要的铁,同时需补足储存铁直至恢复正常。

(2)除去缺铁性贫血的原因,病因治疗相当重要。

2．用药目的与原则

(1)口服铁剂是治疗缺铁性贫血的首选方法。

(2)不能耐受口服铁剂者;有胃肠病患者铁剂吸收障碍者;重度贫血需要在短期内提高血红蛋白者;血液透析或大量自体输血者,选择铁剂肌内注射或静脉注射。

(3)所需铁量＝[150－患者血红蛋白(g/L)]×患者体重(kg)×0.33。

处　方

(1)轻度贫血

①硫酸亚铁 0.3g,每日 3 次,餐后口服;维生素 C 0.2g,每日 3 次。

②葡萄糖酸亚铁 0.3～0.6g,每日 3 次,口服;维生素 C 0.2g,每日 3 次。

③多糖铁复合物 0.15～0.3g/d,口服;维生素 C 0.2g,每日 3 次。

④富马酸亚铁 0.2～0.4g,每日 3 次,口服;维生素 C 0.2g,每日 3 次。

⑤维铁缓释片,每日 1 片。口服铁剂在血红蛋白升至正常后维持至少4～6 个月,维生素 C 0.2g,每日 3 次。

⑥右旋糖酐铁注射液:第 1 天,生理盐水 100ml＋右旋糖酐铁注射液50mg,静脉滴注;第 2 天开始每日或隔日生理盐水 100ml＋右旋糖酐铁注射液 100mg 静脉滴注。注射前用 0.5ml 作为试验剂量,观察 1h 无过敏反应,可给予足量治疗。不良反应为局部痉挛和皮肤变色、低血压、头痛、荨麻疹等。

⑦蔗糖铁注射液:生理盐水 100ml＋蔗糖铁注射液 100mg,静脉滴注。

(2)重度贫血有症状者应输血治疗。

【用药注意事项】

1．对高危人群如婴幼儿、早产儿、妊娠妇女、胃切除者及反复献血者应预防性补充铁剂。

2．补铁治疗应足够疗程。

3．铁剂应用注意事项

(1)下列情况慎用:①乙醇中毒;②肝炎;③急性感染;④肠道炎症如肠炎、结肠炎、憩室炎及溃疡性结肠炎;⑤胰腺炎;⑥消化性溃疡。

(2)注射铁剂期间,不宜同时口服铁,以免发生毒性反应。

(3)妊娠期补充铁剂以在妊娠中、后期最为适当,由于此时铁摄入量减少而需要量增加;治疗剂量铁对胎儿和哺乳的不良反应未见报道;因为老年患者胃液分泌减少、自肠黏膜吸收减少,可适当增加口服铁剂剂量;避免婴儿肌内注射铁剂。

(4)对诊断的干扰:应用铁剂后,血清铁蛋白增高,大便隐血试验阳性。

(5)用药期间需定期做下列检查,以观察治疗反应:①血红蛋白测定;②网织红细胞计数;③血清铁蛋白及血清铁测定。

(6)药物过量发生的急性中毒多见于儿童,由于坏死性胃炎、肠炎,患者可有严重呕吐、腹泻及腹痛,以致血压降低、代谢性酸中毒,甚至昏迷。24～48h后,严重中毒可进一步发展至休克及血容量不足、肝损害及心力衰竭。患者可有全身抽搐。中毒后期症状有皮肤湿冷、发绀、嗜睡、极度疲乏及虚弱、心动过速。有急性中毒征象应立即用去铁胺救治。

(7)铁剂药物相互作用:①口服铁剂与抗酸药如碳酸氢钠、磷酸盐类及含鞣酸的药物或饮料同用,易产生沉淀而影响吸收。②铁剂与西咪替丁、去铁胺、二巯丙醇、胰酶、胰脂肪酶等同用,可影响铁的吸收;与铁剂合用,可影响四环素类药、氟喹诺酮类、青霉胺及锌剂的吸收。③与维生素 C 同服,可增加本品吸收,但也易致胃肠道反应。

(8)铁剂禁忌证:①血色病或含铁血黄素沉着症及不伴缺铁的其他贫血(如地中海贫血)。②肝、肾功能严重损害,尤其伴有未经治疗的尿路感染者不宜注射铁剂。

(9)铁剂的不良反应:①口服铁剂均有收敛性,服后有轻度恶心、胃部或腹部疼痛,轻度腹泻或便秘也很常见,多与剂量及品种有关,硫酸亚铁反应最明显。②口服糖浆铁制剂与规格后容易使牙齿变黑。缓释剂型可明显减轻胃肠道反应。③肌内注射铁剂反应较多。右旋糖酐铁注射后,除注射部位局部疼痛或色素沉着、皮肤瘙痒外,全身反应轻者有面部潮红、头痛、头晕;重者有肌肉及关节酸痛、恶心、呕吐、眩晕、寒战及发热;更严重者有呼吸困难、气促、胸前压迫感、心动过速、低血压、心脏停搏、大量出汗以致过敏性休克,幼儿常可致死亡。

(10)铁剂给药说明:①注射铁剂临床应用于以下几种情况:口服铁剂后胃肠道反应严重而不能耐受者;口服铁剂而不能奏效者,如脂肪泻、萎缩性胃炎等有胃肠道铁吸收障碍者,以及胃大部切除术后;需要迅速纠正缺铁,如妊娠后期严重贫血者;严重消化道疾病,口服铁剂可能加强原发病者,如溃疡性结肠炎或局限性肠炎;不易控制的慢性出血,失铁量超过肠道所能吸收的铁量。肌内注射铁剂在注射完总量后就应停用。②口服铁剂有轻度胃肠反应,重者于餐后服用,但对药物吸收有所影响。③缺铁患者补充铁剂,在血红蛋白恢复正常后,仍需继续服 3～6 个月,以补充缺失的储存铁量。如有条件进行铁蛋白测定,可在血清铁蛋白上升到 $30\sim50\mu g/L$ 后停药。

二、巨幼细胞性贫血

巨幼细胞性贫血是由脱氧核糖核酸(DNA)合成障碍及 DNA 复制速度减慢所致的疾病,绝大多数是由于叶酸或维生素 B_{12} 或两者均缺乏所致。

【症状与体征】

1. 症状　乏力,头晕,活动后心悸,气短等,食欲缺乏,腹胀,腹泻,便秘,易激动,烦躁等精神症状。

2. 体征　舌面光滑,舌乳头光滑,呈"牛肉样舌"改变,皮肤黏膜苍白,部分患者可有黄疸,合并血小板减少时有皮肤紫癜,约 1/3 患者可有脾大,有精神症状者可有肌痉挛,肌张力增加,肌腱反射亢进,肌力减弱,巴氏征可阳性。

【辅助检查】

1. 血常规　可表现为全血细胞减少,红细胞平均体积增大,红细胞大小不等,大椭圆形红细胞的存在为其特点,病情严重时可见有核红细胞,网织红细胞绝对值减少。中性粒细胞的核多,分叶现象为本病特征之一,可见大血小板。

2. 骨髓象　骨髓的有核细胞明显增多并有巨幼变,巨幼红细胞体积大,胞核与胞质发育不同步,胞质呈强嗜碱性。髓系统可见各阶段巨大细胞,巨型的幼粒细胞及杆状核粒细胞的体积大,核大且结构疏松、肿胀。巨核细胞可见核染色质异常,分叶过多,血小板生成障碍。

3. 血清学检查　维生素 B_{12}、叶酸水平可降低。

【治疗原则】

1. 一般治疗原则

(1)治疗基础疾病,去除病因。

(2)纠正偏食及不良的烹调习惯,加强营养知识教育。

(3)补充叶酸、维生素 B_{12} 等造血原料。

2. 用药目的与原则　治疗前应确定患者缺乏二者中何物质及其程度后再行治疗。如因维生素 B_{12} 缺乏引起的贫血,只能用维生素 B_{12},或维生素 B_{12}

和叶酸的联合用药,不能单独用叶酸,否则会加重神经系统症状。

在病情较重时,为了不延误治疗,在得到骨髓象和血常规结果后即可给予维生素 B_{12} 和叶酸治疗,通常在得到检验结果后制订治疗计划。诊断需除外红白血病等。

如缺乏内因子或其他影响维生素 B_{12} 吸收不良时需肌内注射给药。因为多数维生素 B_{12} 与叶酸缺乏症经短期治疗即可,所以很少长期使用药物治疗。

处　　方

(1)叶酸缺乏性巨幼细胞性贫血的治疗

①叶酸 $5\sim10\mathrm{mg}$,每日 3 次。

②不能口服者予四氢叶酸钙 $5\sim10\mathrm{mg}$,肌内注射,每日 1 次。

③同时有维生素 B_{12} 缺乏者需肌内注射维生素 B_{12} $500\mu\mathrm{g/d}$。

④血红蛋白恢复正常即可停药,不需维持治疗。

(2)维生素 B_{12} 缺乏性巨幼细胞性贫血的治疗

①肌内注射维生素 B_{12} $500\mu\mathrm{g/d}$,直至血红蛋白恢复正常。

②无维生素 B_{12} 吸收障碍者可口服维生素 B_{12} $500\mu\mathrm{g/d}$。

③有神经系统表现,治疗维持 6 个月到 1 年。

④需终身维持者 $100\mu\mathrm{g}$,肌内注射,每日 1 次。

⑤贫血严重合并感染,心功能衰弱者应输血纠正贫血。

【用药注意事项】

1. 巨幼细胞性贫血如得到及时诊断和治疗,恢复很快,预后良好。

2. 贫血纠正者应行胃肠道检查,除外胃肠疾病,以免漏诊。

3. 维生素 B_{12} 缺乏引起的巨幼细胞性贫血不能单用叶酸治疗。

(1)口服大剂量叶酸,可以影响微量元素锌的吸收。

(2)诊断明确后再用药。若为试验性治疗,应用生理量(每日 $0.5\mathrm{mg}$)口服。

(3)营养性巨幼红细胞性贫血常合并缺铁,应同时补充铁剂,并补充蛋白质及其他 B 族维生素。

(4)恶性贫血及疑有维生素 B_{12} 缺乏的患者,不宜单独用叶酸,因这样会加重维生素 B_{12} 的负担和神经系统症状。

(5)一般不用维持治疗,除非是吸收不良的患者。

4. 四氢叶酸钙禁用于恶性贫血或维生素 B_{12} 缺乏所引起的巨幼红细胞

性贫血。本品不宜与叶酸拮抗药(如甲氨蝶呤)同时使用,以免影响后者的治疗作用。应予大剂量使用甲氨蝶呤24～48h后应用本品。

5. 使用维生素 B_{12} 的注意事项

(1)可致过敏反应,甚至过敏性休克,不宜滥用。

(2)有条件时,用药过程中应监测血中维生素 B_{12} 浓度。

(3)痛风患者使用本品可能发生高尿酸血症。

三、再生障碍性贫血

再生障碍性贫血是外周血中一系、二系或全血细胞减少,伴骨髓中相应细胞增生低下为特征的一组临床综合征。按临床特征分为急性再生障碍性贫血和慢性再生障碍性贫血两型。

【症状与体征】

1. 症状 急性再生障碍性贫血起病急,病程短,有严重的出血、感染、贫血症状,多为深部出血,甚至危及生命,感染较重,可有高热、畏寒、寒战等败血症症状。慢性再生障碍性贫血起病缓慢,病程长,出血、感染、贫血症状较轻,出血多为皮肤黏膜等体表部位,多为呼吸道感染。

2. 体征 皮肤黏膜苍白,有出血点、紫癜,无浅表淋巴结、肝脾大。

【辅助检查】

1. 血常规 全血细胞减少,网织红细胞<1%,绝对值<15×10^9/L,中性粒细胞<0.5×10^9/L,血小板<20×10^9/L,淋巴细胞相对增多。

2. 骨髓象 多部位(包括胸骨骨髓)增生减低,三系造血细胞明显减少,非造血细胞相对增多,骨髓小粒中非造血细胞相对增多。

【治疗原则】

1. 一般治疗原则

(1)慢性再生障碍性贫血以雄激素治疗为主。

(2)急性再生障碍性贫血治疗可选择骨髓移植、抗淋巴细胞球蛋白、抗胸腺细胞球蛋白、环孢素 A 等。

(3)支持治疗。

2. 用药目的与原则

(1)治疗方案确定应坚持治疗 6 个月以上,切忌疗程不足换药。

(2)坚持刺激造血药物序贯治疗。

(3)维持治疗对降低本病复发率、提高远期疗效有重要意义。

(4)联合治疗好于单药治疗。

处　　方

(1)急性再生障碍性贫血治疗

①抗淋巴细胞球蛋白或抗胸腺细胞球蛋白:抗淋巴细胞球蛋白 10～15mg/(kg·d)×5d。具体用法:生理盐水 100ml＋抗淋巴细胞球蛋白 1mg 静脉滴注 1h,如无反应剩余部分维持 12～16h;同时静脉滴注氢化可的松 100～200mg,共 5d,后改为口服泼尼松 1mg/(kg·d),第 15 天减量,第 30 天停用。或抗胸腺细胞球蛋白 3～5mg/(kg·d)×5d;用法同抗淋巴细胞球蛋白。

②环孢素 A:在抗淋巴细胞球蛋白或抗胸腺细胞球蛋白第 1 天开始口服,3～6mg/(kg·d)×60d,逐渐减量至 2～5mg/(kg·d),出现疗效后小剂量长期维持约 2 年。

③造血细胞生长因子:粒细胞集落刺激因子 5～10μg/(kg·d)皮下注射,疗程 14d。粒-巨噬细胞集落刺激因子 8～64μg/(kg·d)皮下注射,疗程 14d,可增至 28d。促红细胞生成素,开始剂量为 3000U,可增量至 12 000U,每周 3 次,静脉滴注。

④大剂量甲泼尼龙:20～30mg/(kg·d),静脉滴注,连用 3d;以后每隔 4～7d 剂量减少一半,减至 1mg/(kg·d),酌情维持量。

⑤血红蛋白低于 60g/L,有明显贫血症状者予输血。

⑥中性粒细胞＜0.5×10^9/L,应采取保护性隔离,并做好皮肤及口腔护理。

⑦血小板＜20×10^9/L,需输注血小板及大剂量丙种球蛋白。

⑧有感染者予广谱抗生素并做细菌培养。

⑨45 岁以下患者有同胞或家庭供者首选骨髓移植。

(2)慢性再生障碍性贫血治疗

①司坦唑醇 2～4mg,每日 3 次,口服。

②十一酸睾酮 40～80mg,每日 2～3 次,口服。

③丙酸睾酮 50～100mg/d,肌内注射。

④中医药:鹿角胶、仙茅、淫羊藿、黄芪、生熟地黄、何首乌、当归、肉苁蓉、巴戟天、补骨脂、菟丝子、枸杞子、阿胶等,以补肾中药为主进行辨证施治。

⑤雄激素治疗 2～7 个月,维持治疗至少 12 个月。

⑥血红蛋白＜60g/L,有明显贫血症状者予输血。

⑦中性粒细胞＜0.5×10⁹/L,应采取保护性隔离,并做好皮肤及口腔护理。

⑧血小板＜20×10⁹/L,需输注血小板及大剂量丙种球蛋白。

⑨有感染者予广谱抗生素并做细菌培养。

【用药注意事项】

1. 反复输血者,可能出现继发血色病,应查血清铁蛋白,必要时去铁治疗。

2. 最佳治疗时机为发病 6 个月内,随病程延长,治疗反应逐渐下降。

3. 司坦唑醇禁用于严重肝病、肾脏病、心脏病、高血压患者、孕妇及前列腺癌患者。

4. 使用十一酸睾酮时应注意

(1)发生严重不良反应时,应立即停止治疗,待症状消失后,再从较低的剂量重新开始。

(2)患者如有心力衰竭(包括无症状型)、肾衰竭、前列腺肥大、高血压、癫痫或三叉神经痛(或有上述疾病史者)慎用,应严密观察,因雄激素可能引起水、钠潴留。

(3)青春期前男童应慎用,以免骨骺早闭或性早熟。

(4)有水肿倾向的肾病、心脏病患者慎用。

第二节 白细胞疾病

一、急性白血病

急性白血病是因造血干/祖细胞于分化过程中的较早阶段发生分化阻滞,调节障碍和恶性增殖而引起的一组异质性造血系统恶性肿瘤。按白血病细胞的系列又分为急性骨髓白血病(AML)和急性淋巴细胞白血病(ALL)两大类。根据世界卫生组织诊断标准,血或骨髓原始粒(或单核)细胞≥20%,可诊断 AML,骨髓中幼稚淋巴细胞＞25%时可诊断 ALL。

【症状与体征】

1. 症状 各种类型的急性白血病共同的症状均有发热、感染、出血、贫血;同时有白血病细胞浸润组织器官的相应症状,如骨痛等。

2. 体征 多见肝、脾、淋巴结肿大,胸骨压痛,牙龈增生,巨舌,浸润皮肤可有结节、溃疡等。

【辅助检查】

1. 血常规　80%患者表现为中等程度的贫血,外周白细胞可降低、增高或显著升高,血小板均减少。外周血白细胞分类示原始和幼稚(早幼)细胞百分比显著增多。

2. 骨髓象　骨髓增生度大多极为活跃,分类中原始和幼稚细胞大量增生,正常造血细胞受抑而减少,骨髓的细胞化学染色在急性白血病分类中有重要作用。

3. 白血病免疫学检查　主要是应用流式或细胞测量术检测白血病细胞的免疫表型。B 系淋巴细胞常用 CD19、CD20;T 系淋巴细胞常用 CD2、CD3、CD4/CD8、CD7 等;髓系细胞常用 CD116、CD13、CD33、CD41、CD61、CD34、HLA-DR。

4. 白血病的遗传学检测　AML-M2b 常见特异性染色体是 t(8;21)(q22;q22),AML-M4Eo 为 inv(16)(p13;q22),AML-M3 为 t(15;17)(q22;q21)。

5. 分子生物学检测　AML-M2b 可检测到 AML/ETO 融合基因,AML-M3 可检测到 PML/RARα 融合基因,AML-M4Eo 可检测到 CBF/MYH11 融合基因,ALL 可检测到 AF4/HRX 或 HRX/AF-4 融合基因。

【治疗原则】

1. 一般治疗原则

(1)早期、足量、联合、强化、髓外白血病的预防和治疗及个体化治疗。

(2)治疗步骤包括诱导化疗、缓解后化疗、根治性化疗。

2. 用药目的与原则

(1)针对患者的具体情况设计化疗方案,药物剂量和适宜的化疗间歇时间,尽量选择不良反应小、疗效好的药物。

(2)应根据白血病细胞体外药敏试验,血药浓度和药物动力学指导化疗。

处　　方

(1)急性早幼粒细胞白血病治疗方案

①诱导缓解治疗:全反式维 A 酸(ATRA)25～45mg/(m² · d)连续口服,有效者平均用药 35～45d 达完全缓解,若未证明 t(15;17)或相应的分子生物学改变,应停用 ATRA,采用和其他 AML 相同的治疗。砷制剂主要用于复发和 ATRA 耐药患者的治疗。

②完全缓解者的巩固治疗(以下方案交替使用):全反式维 A 酸 45mg/(m^2·d),口服 28d;三氧化二砷 10mg/d,静脉滴注 28d。DA 方案:柔红霉素 45mg/(m^2·d),静脉注射第 1～3 天;阿糖胞苷 100～200mg/(m^2·d),每 12h 1 次,静脉滴注第 1～7 天。IA 方案:去甲氧柔红霉素 10～12mg/(m^2·d),静脉注射第 1～3 天;阿糖胞苷 100～200mg/(m^2·d),每 12h 1 次,静脉滴注第 1～7 天。MA 方案:米托蒽醌 8～10mg/m^2,静脉滴注 第 1～3 天;阿糖胞苷 100～200mg/(m^2·d),每 12h 1 次,静脉滴注,第 1～7 天。

③诱导治疗不缓解者:进入临床试验或三氧化二砷治疗,0.15mg/(kg·d),达骨髓缓解时间为 33d,一般 10mg/d,28d 为 1 个疗程或连续用药。

④复发患者的治疗:应用三氧化二砷再诱导或进入临床试验,再缓解后行自体或异基因造血干细胞移植。

⑤定期检查 PML/RARα 融合基因:一般主张缓解后每 3 个月检测 1 次,连续观察 2 年,然后再每 6 个月检测 1 次,观察 2～3 年。

(2)年龄＜60 岁的成年人急性髓细胞白血病治疗方案

①诱导治疗:DA 方案,柔红霉素 45mg/(m^2·d),静脉注射,第 1～3 天;阿糖胞苷 100～200mg/(m^2·d),每 12h 1 次,静脉滴注,第 1～7 天。IA 方案,去甲氧柔红霉素 10～12mg/(m^2·d),静脉注射,第 1～3 天;阿糖胞苷 100～200mg/(m^2·d),每 12h 1 次,静脉滴注,第 1～7 天。MA 方案,米托蒽醌 8～10mg/m^2,静脉滴注,第 1～3 天;阿糖胞苷 100～200mg/(m^2·d),每 12h 1 次,静脉滴注,第 1～7 天。

②诱导后治疗:血常规恢复后复查骨髓达完全缓解者进行分组治疗。伴有较好细胞遗传学改变者[inv(16),t(8;12),t(16;16)],接受 4 个疗程的高剂量阿糖胞苷(3g/m^2,每 12h 1 次;静脉滴注,第 1、3、5 天)治疗,或 1 个疗程高剂量阿糖胞苷的巩固后,行自体造血干细胞移植。伴中等预后细胞造血遗传学改变者[正常核型,单纯＋8,t(9;11)],其他不属于良好预后或较差预后的核型,治疗可进入临床试验,行同胞相合供体或自体造血干细胞移植,或 4 个疗程高剂量阿糖胞苷。伴不良预后的细胞遗传学改变者[复杂异常、-7、-5、7q⁻、5q⁻、11q23 异常、t(9;22)、inv(3)、t(3;3)、t(6;9)]进入临床试验或同胞相合供体/无关供体的造血干细胞移植。一般认为可用 DA、HA、MA、中剂量阿糖胞苷等方案序贯治疗 3 年,第 1 年每个月 1 次,第 2 年每 2 个月 1 次,第 3 年每 3 个月 1 次。

(3)年龄≥60 岁的老年急性髓细胞白血病的治疗方案

①诱导治疗:DA 方案,柔红霉素 40~60mg/d,静脉注射第 1~3 天;阿糖胞苷 150~200mg/d,每 12h 1 次,静脉滴注,第 1~7 天。IA 方案,去甲氧柔红霉素 10mg/d,静脉注射,第 1~3 天;阿糖胞苷 150~200mg/d,每 12h 1 次,静脉滴注,第 1~7 天。CAG 方案,G-CSF 300μg,皮下注射,第 0~14 天;阿克拉霉素 10mg,静脉注射,第 1~7 天;阿糖胞苷 25~50mg,皮下注射,第 1~14 天。

②诱导后治疗:达完全缓解者可进入临床试验,或标准剂量阿糖胞苷 $[100\sim200mg/(m^2 \cdot d)\times(5\sim7)d]\pm$蒽环类,或降低预处理强度的异基因造血干细胞移植。

③伴有严重脏器功能异常的老年患者,选择羟基脲等姑息治疗或支持治疗。

(4)复发和难治的急性髓细胞白血病的治疗方案

①IA 方案:去甲氧柔红霉素 8~12mg/($m^2 \cdot d$),静脉注射,第 1~3 天;阿糖胞苷 100~200mg/($m^2 \cdot d$),每 12h 1 次,静脉滴注,第 1~7 天。

②安吖啶+高剂量阿糖胞苷:阿糖胞苷 3g/m^2,静脉滴注,每 12h 1 次,第 1~4 天;安吖啶 90mg/($m^2 \cdot d$),静脉注射,第 5~7 天。

③FLAG 方案:氟达拉滨 25~30mg/($m^2 \cdot d$),静脉滴注,第 1~5 天;阿糖胞苷 2g/($m^2 \cdot d$),静脉滴注,每 12h 1 次,第 1~5 天;G-CSF 5μg/(kg·d),皮下注射,第 1 天至中性粒细胞恢复。

④此类患者唯一有长生存机会的挽救治疗方法是骨髓根除性预处理后的干细胞移植。

(5)中枢神经系统白血病的治疗:鞘内注射甲氨蝶呤 10mg/m^2+地塞米松 5mg,每周 2 次,直至脑脊液正常,以后每周 1 次,共 4~6 周。鞘内注射阿糖胞苷 25~50mg/m^2+地塞米松 5mg,方法同 MTX。全项+全脊髓放疗、扩大的放疗、全项放疗+鞘内注射 MTX。全身化疗,中、大剂量甲氨蝶呤,当静脉剂量达到 1~3g 时,脑脊液中的浓度可杀伤白血病细胞。大剂量阿糖胞苷亦可使渗入脑脊液的比例增高。

(6)成年人急性淋巴细胞白血病的治疗

①诱导化疗方案:VDCP 方案,长春新碱 1.4mg/m^2,静脉注射　第 1、8、15、22 天;柔红霉素 40~45mg/m^2,静脉注射,第 1~3 天、15~17 天;环磷酰胺 600mg/m^2,静脉滴注,第 1、15 天;泼尼松 40~60mg/m^2,口服,第 1~28 天。VDLP 方案:长春新碱 1.4mg/m^2,静脉注射,第 1、8、15、22 天;柔红霉素

30～40mg/m², 静脉注射, 第 1～3 天; 门冬酰胺酶 5000～10 000U/m², 静脉滴注, 第 19～25(28)天; 泼尼松 40～60mg/m², 口服, 第 1～28 天; 如第 14 天骨髓未达缓解, 则加柔红霉素 30～40mg/m², 第 15 天; 如第 28 天骨髓未达缓解, 则加长春新碱 1.4mg/m², 第 29、36 天; 柔红霉素 30～40mg/m², 第 29、30 天; 门冬酰胺酶 6000U/m², 第 29～35 天; 泼尼松 40～60mg/m², 第 29～42 天。DOAP 方案: 柔红霉素 40～45mg/m², 静脉注射 第 1～3 天; 长春新碱 1.4mg/m², 静脉注射 第 1 天; 阿糖胞苷 150～200mg/m², 静脉滴注, 每 12h 1 次, 第 1～7 天; 泼尼松 40～60mg/m², 口服, 第 1～7 天。

②巩固、强化和维持方案: DOLP 方案, 同原诱导方案。大剂量甲氨蝶呤, 2～3g/d, 静脉滴注第 1 天; MTX 停药 12h 后予亚叶酸钙解救 9～12mg/m², 肌内注射, 6h 1 次, 共用 8～12 次。标准剂量的阿糖胞苷 0.5～1g/m², 静脉滴注, 第 1～5 或第 1～7 天; 高剂量的阿糖胞苷 3g/m², 每 12h 1 次, 静脉滴注, 第 1～3 或第 1～6 天。VA 方案, 替尼泊苷 165mg/m², 静脉滴注, 第 1、4、8、11 天; 阿糖胞苷 300mg/m², 静脉滴注, 第 1、4、8、11 天。VAEP 方案, 长春新碱 1.4mg/d, 静脉滴注, 第 1 天; 阿糖胞苷 1.0～2.0g/d, 静脉滴注, 第 1～3 天; 依托泊苷 75mg/m², 静脉滴注, 第 1～5 天; 泼尼松 40～60mg/d, 口服, 第 1～7 天。

③常用的难治和复发 ALL 挽救治疗方案: MOEP 方案, 米托蒽醌 8～10mg/m², 静脉滴注, 第 1～3 天; 长春新碱 1.4mg/m², 静脉滴注, 第 1 天; 依托泊苷 75mg/m², 静脉滴注, 第 1～5 天; 泼尼松, 40～60mg/(m²·d), 口服, 第 1～7 大; DOAP 方案, 同诱导方案。IAE 方案, 去甲氧柔红霉素 8～10mg/m², 静脉注射, 第 1～3 天; 阿糖胞苷 100～150mg/m², 静脉滴注, 第 1～5 天; 依托泊苷 75mg/m², 静脉滴注, 第 1～5 天。AE 方案, 阿柔比星 40～60mg/m², 静脉注射, 第 1～5 天; 依托泊苷 100mg/m², 静脉滴注, 第 1～5 天。大剂量 MTX 同巩固方案。

【用药注意事项】

1. 急性髓细胞白血病诱导化疗第 7 天应做骨髓穿刺, 根据骨髓中白血病细胞减少程度, 判断化疗是否延长, 尽可能在疗程结束时将白血病细胞杀灭到 15% 以下。

2. 化疗后骨髓抑制期粒细胞缺乏合并感染时, 可使用粒细胞集落刺激因子, 待中性粒细胞恢复至 $1.0×10^9$/L 停用。

3. 阿糖胞苷的使用注意事项

（1）使用本品时可引起血清丙氨酸氨基转移酶 ALT（SGPT）、血及尿中尿酸量的增高。

（2）下列情况应慎用：骨髓抑制、白细胞及血小板显著减低者、肝肾功能不全、有胆道疾病者、有痛风病史、尿酸盐肾结石病史、近期接受过细胞毒药物或放射治疗者。

（3）用药期间应定期检查：周围血象、血细胞和血小板计数、骨髓涂片及肝肾功能。

4. 依托泊苷的使用注意事项：本品不宜静脉推注，静脉滴注时间速度不得过快，至少 30min，否则容易引起低血压、喉痉挛等过敏反应。

5. 柔红霉素的使用注意事项

（1）骨髓抑制：较严重，故不应用药过久。如出现口腔溃疡（此反应多在骨髓毒性之前出现），应立即停药。

（2）心脏毒性：可出现心电图异常、心律失常，严重者可引起心力衰竭，故总量不应超过每千克体重 25mg。滴注太快时，也可出现心律失常。

6. 有心脏疾病，用过蒽环类药物或胸部照射的患者，应密切注意心脏毒性的发生。

二、慢性粒细胞白血病

慢性粒细胞白血病是一种起源于多能干细胞的肿瘤增生性疾病。其临床特点为粒细胞显著增多，脾明显肿大，绝大多数慢性粒细胞白血病具有特异的 Ph 标记染色体，病程较缓慢，临床分为慢性期、加速期和急变期，大多数患者以急性变而死亡。

【症状与体征】

1. 症状　慢性期乏力、体重减轻、畏食、出血、腰痛、腰胀、发热等；加速期可有不明原因的发热、贫血、出血加重、骨痛。

2. 体征　脾大，多为巨脾，胸骨压痛，淋巴结肿大，肝大，紫癜，视网膜出血，罕见特异性阴茎异常勃起。

【辅助检查】

1. 血常规　白细胞常＞10×10^9/L，分类中成熟粒细胞增多，贫血少见，部分患者血小板增多，随病情进展，出现贫血和血小板减少。

2. 骨髓象　增生极度活跃，以中、晚幼粒增生为主，伴有嗜酸、嗜碱性细胞比例增加，组化碱性磷酸酶积分减低甚至缺如。

3. 细胞遗传学检查 95％患者可检出 Ph 染色体,急变期可检出其他染色体异常。

4. 分子生物学检查 100％患者均能检出 bcr/abl 融合基因。

【治疗原则】

1. 一般治疗原则

(1)根据患者分期及具体病情选择最适当的治疗方案。

(2)不必使白细胞降低太快,除非患者出现淤滞综合征危及生命。

2. 用药目的与原则

(1)伊马替尼适用于慢性期、加速期及部分急变期患者。

(2)急变期的联合化疗与急性白血病相同,但一般不主张与急性白血病相同的强力化疗方案。

> **处 方**

(1)慢性期的治疗

①异基因造血干细胞移植:是唯一有可能治愈本病的方法。

②甲磺酸伊马替尼 400mg/d,连续口服,可使患者获得分子生物学缓解,价格较贵。

③α-干扰素 300 万～500 万 U,每周 3 次,皮下注射连续使用。

④无条件使用格列卫的患者:白消安开始 4～8mg/d,白细胞降至 $20 \times 10^9/L$ 时减量,改为 1～2mg/d 维持。羟基脲 2～4g/d,分次口服,白细胞降至 $20 \times 10^9/L$ 时,剂量减半;白细胞降至 $10 \times 10^9/L$ 时,剂量改为 0.5～1g/d 维持。小剂量阿糖胞苷 25～30mg/d,肌内注射,每个月 7～10d,疗程 6 个月以上。

(2)加速期的治疗

①异基因造血干细胞移植。

②无合适供者,首选甲磺酸伊马替尼 600mg/d,持续口服,部分患者重回慢性期。对伊马替尼耐药的患者,可使用达沙替尼 70mg,每日 2 次,价格昂贵。

③无条件使用伊马替尼者,羟基脲或小剂量阿糖胞苷 $15mg/m^2$,连续静脉滴注,控制白细胞和临床症状。

(3)急变期的治疗

①甲磺酸伊马替尼 600mg/d 持续口服,约 20％患者重回慢性期。

②联合化疗:急性髓细胞白血病变时化疗方案同急性髓细胞白血病的化

疗。急性淋巴细胞白血病变时选用以下方案：小剂量 VP 方案，长春新碱 1.3mg/m^2，静脉注射每周 1 次；泼尼松 40mg/(m^2·d)，连续口服，或甲氨蝶呤 20mg/m^2，静脉注射每周 1 次。

③异基因造血干细胞移植。

【用药注意事项】

1. 伊马替尼的使用注意事项：有 1%～2% 服用本品的患者发生严重水潴留（胸腔积液、水肿、肺水肿和腹水），因此建议定期监测体重，应仔细评价体重的增加，必要时采取适当的支持治疗。特别是儿童患者，水潴留可能不出现可以识别的水肿，水潴留可以加重或导致心力衰竭，目前尚无严重心力衰竭者（按纽约心脏学会分类法的Ⅲ～Ⅳ级）临床应用本品的经验。对这些患者用本药要谨慎，青光眼的患者也应慎用。同时服用本品和 CYP3A4 诱导剂可显著降低伊马替尼的总暴露量，因此增加潜在治疗失败的危险。因此应避免本品与 CYP3A4 诱导剂合用。肝衰竭患者本品的暴露量可能会增加，有肝功能损害者慎用本药。

2. 羟基脲禁用于水痘、带状疱疹及各种严重感染。服用本品可使患者免疫功能受到抑制，故用药期间避免接种死或活病毒疫苗，一般停药 3 个月至 1 年才可考虑接种疫苗。服用本品时应适当增加液体的摄入量，以增加尿量及尿酸的排泄。定期监测白细胞、血小板、血中尿素氮、尿酸及肌酐浓度。

三、慢性淋巴细胞白血病

慢性淋巴细胞白血病（CLL）是一种恶性淋巴细胞增殖性疾病，以小淋巴细胞在血液、骨髓和淋巴组织中不断聚集为主要表现，世界卫生组织将其与小淋巴细胞淋巴瘤划为一类疾病。

【症状与体征】

1. 症状　约 40% 的患者无临床症状，在常规体检中发现外周血淋巴细胞增多。常见症状有疲倦、虚弱、体能下降、反复感染，甚至贫血、出血等。

2. 体征　最常见的体征是无痛性淋巴结肿大，脾大，轻度肝大及组织浸润相应体征。

【辅助检查】

1. 血常规　白细胞>10×10^9/L，淋巴细胞比例≥50%，绝对值≥5×10^9 L，形态以成熟淋巴细胞为主，可见幼稚淋巴细胞或不典型淋巴细胞。

2. 骨髓象 增生明显活跃及以上,成熟淋巴细胞≥40%,活检可见淋巴细胞浸润。

3. 免疫学检查 B-CLL:SIgM 或 IgM 和 IgD 呈弱阳性,呈 κ 或 λ 单克隆轻链型;CD5、CD19、CD79a、CD23、CD43 阳性,CD20、CD22、CD11c 弱阳性;CD10、Cyclin D1 阴性。T-CLL:CD2、CD3、CD7 阳性。

4. 遗传学检查 >80% 的 B-CLL 患者有下列染色体畸变:13q14.3,11q22~23,6q21,17p13.3 缺乏;三体 12。T-CLL 患者多有 14q11~32 间断裂倒位。t(11;14)(q11;q32);idic(8p11),t(8;8)(p11~12;q12)、三体 8 等。

【治疗原则】

1. 一般治疗原则

(1)早期患者病情稳定,以定期观察,对症治疗为主。

(2)进展期症状明显者,应积极治疗。

2. 用药目的与原则

(1)化疗指征

①贫血和(或)血小板减少。

②有明显症状。

③脾明显肿大伴脾疼痛。

④淋巴结明显肿大或伴压迫症状。

⑤淋巴细胞倍增时间<6 个月。

⑥转为幼淋巴细胞白血病或 Richter 综合征。

(2)氟达拉滨是目前治疗 CLL 最有效的单剂治疗药物。

(3)联合治疗适用于进展期患者。

处　　方

(1)化学治疗

①肾上腺皮质激素:适用于合并自身免疫性溶血状贫血和血小板减少者。泼尼松 40~60mg/d,连用 1 周,逐渐减量至停药。甲泼尼龙冲击疗法 1g/(m² · d)连用 5d,逐渐减量至停药,每月 1 次,连用 7 个月。

②烷化剂:苯丁酸氮芥,对进展期患者有效,口服 2~4mg/d,逐渐加量至 6~8mg/d,至出现疗效减量或 0.1~0.175mg/(kg · d)连用 4d,每 2~4 周 1 个疗程。环磷酰胺适用于合并血小板减少的患者 50~100mg/d,清晨顿服,连续口服,至出现疗效减量,亦可用 500~750mg/m²,静脉注射或口服,每 3~4 周 1 次。

③核苷酸类化合物：氟达拉滨是目前最有效的单剂治疗药物,用法 25mg/(m^2·d),静脉滴注连用 5d,每 4 周 1 个疗程,如 2 个疗程而未获疗效, 不宜再应用,主要毒副反应为免疫抑制,CD4 阳性 T 细胞明显减少,长达 1 年。二氯脱氧腺苷 0.12mg/(kg·d),静脉滴注＞2h,连用 5d,或口服 10mg/ (m^2·d),连用 5d,每 4 周 1 个疗程,毒性作用类似氟达拉滨。

④联合化疗：苯丁酸氮芥＋泼尼松,苯丁酸氮芥 2～6mg/d,口服第 1～ 4 天;泼尼松 80mg/d,口服,第 1～5 天;每 2～4 周重复疗程。氟达拉滨＋ 环磷酰胺,氟达拉滨 20～30mg/(m^2·d),静脉滴注,第 1～5 天;环磷酰胺 200～300mg/(m^2·d),静脉注射,第 1～3 天,适用于复治患者。氟达拉 滨＋米托蒽醌,氟达拉滨 30mg/(kg·d),静脉滴注,第 1～3 天;米托蒽醌 10mg/m^2,静脉滴注,第 1 天。COP 方案：环磷酰胺 300～400mg/(m^2·d), 口服,第 1～5 天;长春新碱 2mg/d,静脉注射,第 1 天;泼尼松 40mg/(m^2· d),口服,第 1～5 天;每 3～4 周 1 个疗程,连用 12～18 个月,有可能延长生 存期。CHOP 方案,COP 方案＋阿霉素 25mg/m^2,静脉注射,第 1 天,适用 于进展期患者。

(2)生物治疗

①阿仑单抗：30mg 每周 3 次,静脉滴注,共用 12 周,可用于氟达拉滨和 烷化剂耐药的患者。

②利妥昔单抗：每周 375mg,静脉滴注,连用 4 周。

(3)化学免疫治疗：FC 方案＋利妥昔单抗,第 1 个疗程,利妥昔单抗 375mg/m^2,静脉滴注,第 1 天;氟达拉滨 25mg/(m^2·d),静脉滴注,第 2～4 天;环磷酰胺 250mg/(m^2·d),静脉注射,第 2～4 天。第 2～6 疗程,利妥昔 单抗增为 500mg/(m^2·d),静脉滴注,第 1 天;氟达拉滨 25mg/(m^2·d),静 脉滴注,第 1～3 天;环磷酰胺 250mg/(m^2·d),静脉注射,第 1～3 天;每 4 周 1 个疗程。不良反应为中性粒细胞减少和感染。

【用药注意事项】

1. 对药物敏感的患者在治疗初期应注意预防出现肿瘤细胞溶解综 合征。

2. 凡有严重骨髓抑制、感染者禁用,有痛风病史、泌尿道结石者慎用苯 丁酸氮芥。本品给药时间较长,疗效及毒性多在治疗 3 周以后出现,故应密 切观察血常规变化,并注意蓄积毒性。

3. 氟达拉滨禁用于肌酐清除率低于 30ml/min 的肾功能不全患者和失

代偿期的溶血性贫血患者。

第三节 出血凝血疾病

一、特发性血小板减少性紫癜

本病是因免疫机制使血小板破坏增多的临床综合征。根据临床表现、发病年龄、血小板减少、持续的时间和治疗效果,可将其分为急性型和慢性型两型。

【症状与体征】

1. 症状 常表现为皮肤与黏膜的出血,女性可表现为月经过多,急性型可伴有内脏出血。

2. 体征 本病一般脾不大,反复发作者脾可轻度肿大。

【辅助检查】

1. 血常规 血小板计数$<100\times10^9$/L,慢性型多在$(30\sim80)\times10^9$/L,急性型常低于20×10^9/L。

2. 血小板形态及功能 外周血小板形态可有改变,血小板聚集功能减低。

3. 骨髓检查 骨髓中巨核细胞明显增多,形态小,幼稚型比例增高,血小板形成减少。

4. 免疫学指标 血小板相关抗体、相关补体及循环免疫复合物多阳性。

5. 出凝血检查 出血时间延长,血块回缩不良,凝血时间正常。

【治疗原则】

1. 一般治疗原则

(1)本病为自身免疫性疾病,目前无根治的方法,治疗目的是使患者血小板计数提高到安全水平,降低病死率。

(2)限制活动及防止外伤和避免应用对血小板有不良影响的药物。

2. 用药目的与原则

(1)糖皮质激素是控制病情的首选药物。

(2)免疫抑制药主要用于糖皮质激素和脾切除疗效不佳者。

(3)丙种球蛋白主要用于重症患者。

处　方

(1)急性特发性血小板减少性紫癜的治疗

①静脉输注丙种球蛋白:400mg/(kg·d)×5d 或 1g/(kg·d)×2d,可使 75%患者血小板升高,治疗反应是暂时的,停药后血小板常再度下降。

②大剂量甲泼尼龙:15mg/(kg·d)或 1g/d,连用 3～5d 后逐渐减量。

③血浆置换:1～3L/d,连用 3～5d。

(2)慢性特发性血小板减少性紫癜治疗

①泼尼松:1～1.5mg/(kg·d),2/3 患者在治疗 2～4 周缓解后每周减 5mg,最后以 5～10mg/d 维持 3～6 个月,减量过程中易复发,如治疗 4 周仍无反应,应逐渐减量至停用。

②脾切除术:适应证为糖皮质激素有禁忌者;糖皮质激素治疗 6 个月以上疗效不佳者;糖皮质激素剂量依赖者;核素测定脾区血小板破坏率明显高于肝脏者;存在危及生命的出血情况。

③免疫抑制药:长春新碱 0.02mg/kg(最大剂量为 2mg),每周 1 次,缓慢静脉滴注 6～8h。环磷酰胺 50～150mg/d,分次口服,治疗后 2 个月起效。环孢素 A 4～7mg/(kg·d),分次口服。

④其他治疗:达那唑 200mg,每日 3 次,连续 1～3 个月。氨苯砜 75mg/d,50%患者有效。

内源性血小板生成素(TPO)对部分患者有效,用法为 15 000U/d,皮下注射,连续使用。抗 CD20 单抗,总反应率为 52%,用法为 375mg/m²,每周 1 次,共 4 次。

【用药注意事项】

1. 血小板计数高于 $30×10^9$/L 的慢性血小板减少性紫癜患者如无出血,可观察,无须治疗。

2. 推荐在下列临床过程中血小板计数的安全值分别为:口腔科检查≥$10×10^9$/L,拔牙或补牙≥$30×10^9$/L,小手术≥$50×10^9$/L,大手术≥$80×10^9$/L,正常位阴道分娩≥$50×10^9$/L,剖宫产≥$80×10^9$/L。

二、原发性血小板增多症

原发性血小板增多症是骨髓增殖性疾病的一种,系克隆性多能干细胞疾病。其特征为骨髓中巨核细胞过度增生,血中血小板数量异常增多,并可伴有质量异常。临床主要表现为出血倾向和血栓形成。

【症状与体征】

1. 症状 主要为出血和血栓形成,也可有头晕、疲劳、乏力、失眠、视物模糊、手掌及足底灼痛感。

2. 体征 80%以上的病例有脾大,部分病例有肝大。

【辅助检查】

1. 血常规 血小板计数多在$(1000\sim3000)\times10^9$/L,常聚集成堆,白细胞多在$(10\sim20)\times10^9$/L,红细胞数正常或轻度增多,但可因出血致低色素性贫血。

2. 骨髓象 增生活跃或明显活跃,巨核细胞增生尤为显著,可达有核细胞之0.05%,原始及幼稚巨核细胞均可增加,大量血小板聚集成堆。

3. 出凝血时间 出血时间延长,凝血酶原时间多正常,部分酶凝血活酶时间可延长,血块收缩时间可缩短或收缩不良,血小板黏附及聚集功能异常。

4. 其他 血尿酸、乳酸脱氢酶、酸性磷酸酶均增高,假性高钾血症。染色体见21q⁻或长臂大小不一的变异。

【治疗原则】

1. 一般治疗原则

(1)年龄<60岁,血小板计数<1500×10^9/L,无血栓形成的易发因素,无心血管危险因素的患者可不治疗。

(2)存在血栓形成易发因素或心血管危险因素,有家族血栓形成倾向患者应治疗。

2. 用药目的与原则

(1)有出血、血栓病史的患者,血小板控制的目标值为<400×10^9/L。

(2)其他患者为<600×10^9/L即可。

处 方

(1)化疗

①羟基脲:$1\sim2$g/d,分$2\sim3$次。使血小板减至400×10^9/L,白细胞不低于3×10^9/L。

②白消安:$4\sim6$mg/d,血小板减至一半时,剂量也减少一半;血小板减至或接近正常时,停药或维持治疗。

(2)干扰素:每次300万U,每周3次。可抑制巨核细胞生成和血小板生成时间缩短。

(3)氯咪酮:抑制巨核细胞的发育、成熟,降低血小板。推荐剂量为每次

0.5mg 口服,每日 2～4 次,每周可增加 0.5mg,每次剂量不超过 2mg 或每天剂量不超过 10mg。

【用药注意事项】

白消安的使用注意事项:慢性粒细胞白血病患者治疗时有大量细胞破坏,血及尿中尿酸水平可明显升高,严重时可产生尿酸肾病;对有骨髓抑制、感染、有细胞毒药物或放疗史的患者也应慎用;治疗前及治疗中应严密观察血常规及肝肾功能的变化,及时调整剂量,特别注意检查血尿素氮、内生肌酐清除率、胆红素、丙氨酸转移酶 ALT(SG-PT)及血清尿酸。嘱患者多摄入液体并碱化尿液或服用别嘌醇,以防止高尿酸血症及尿酸性肾病的产生。发现粒细胞或血小板迅速大幅度下降时应立即停药或减量,以防止出现严重骨髓抑制。

三、弥散性血管内凝血

弥散性血管内凝血(DIC)是一种发生在许多严重疾病基础上,或某些特殊条件下由致病因素激活人体凝血系统,导致微循环弥散性微血栓形成及继发性纤溶亢进的综合征。

【症状与体征】

1. 症状　　出血是 DIC 最常见的症状之一;血压下降,休克发生率为 40%～80%;微血管栓塞时可有皮肤、黏膜发绀,累及脑组织时有神志不清、嗜睡、昏迷等;血管内溶血时可有腰痛、黄疸、少尿、无尿、酱油样尿等。

2. 体征　　遍及全身的出血,皮肤可见坏死灶、脱落、皮肤黏膜苍白、黄疸等,脏器及组织栓塞的相应体征。

【辅助检查】

1. 血常规　　血红蛋白下降,血小板减少,白细胞计数大多正常。网织红细胞可增高,血涂片可见破碎红细胞增多。

2. 尿检查　　尿中红细胞增多,隐血试验阳性,含铁血黄素试验可阳性。

3. 凝血检查　　高凝期时凝血时间缩短。消耗性凝血障碍期时凝血酶原(PT)时间延长,激活的部分凝血活酶时间(APTT)延长、凝血酶时间延长、纤维蛋白原下降。纤溶亢进期时凝血酶时间延长,血液中纤维蛋白的降解产物(FDP)增多,鱼精蛋白副凝固试验阳性,纤溶酶原浓度降低,D-二聚体增高。

【治疗原则】

1. 一般治疗原则

(1)治疗应遵循序贯性、及时性、个体性及动态性原则。

(2)治疗包括基础疾病的处理及诱因清除,抗凝治疗,凝血因子补充,抗纤溶疗法,溶栓疗法和对症处理。

2.用药目的与原则

(1)肝素适应于高凝期,DIC晚期合并出血时禁用。

(2)凝血因子的补充适用于消耗性低凝期和继发性纤溶亢进期。

(3)抗纤溶药物适用于晚期纤溶亢进为主的患者。

> ## 处　方

(1)抗凝治疗

①肝素:首次给予肝素25mg静脉滴注,然后每4～6h给予半量静脉滴注,或50～100mg/24h,持续静脉滴注。用药前测凝血时间,用药后定期复查,使凝血时间达正常2倍,应用3～5d症状改善后逐渐停药。

②5%葡萄糖注射液250ml＋丹参或复方丹参注射液20～40ml静脉滴注,连用3～5d。

③右旋糖酐-40葡萄糖注射液:每次500ml,静脉滴注,每天不超过1000ml,连用3～5d。

④双嘧达莫:每次用量30mg,放入100～250ml液体内静脉滴注,每日1次。

⑤AT-Ⅲ:1000～1500U/d,连用3～5d。

⑥阿司匹林:每次50～250mg,每日2～3次,连续5～10d。

⑦噻氯匹定:250mg,每日2次,共用5～7d。

(2)血小板及凝血因子的补充

①新鲜全血:心功能健全条件下可一次输血800～1500ml,或按20～30ml/kg输注。

②新鲜血浆:可避免心脏负荷过重。

③血小板:血小板计数低于$20×10^9$/L,怀疑有内脏出血者需输血。

④纤维蛋白原:首次剂量2.0～4.0g静脉滴注,可重复使用,使纤维蛋白原升至1.0g/L以上为准,24h总量为8.0～12.0g。

(3)抗纤溶治疗

①氨基酸:2.0～10.0g/d,分次静脉滴注。

②氨甲苯酸:0.2～1.0g/d,分次静脉滴注。

③氨甲环酸:0.5～2.0g/d,分次静脉滴注。

【用药注意事项】

下列情况应慎用肝素：

1. 手术后或损伤创面未经良好止血者。

2. 近期有大咯血的结核病或有大量出血的活动性消化性溃疡。

3. 蛇毒所致的 DIC。

4. DIC 晚期，患者有多种凝血因子缺乏及明显纤溶亢进。

5. 氨甲苯酸与其他凝血因子（如因子Ⅸ）等合用，应警惕血栓形成。一般认为在凝血因子使用后 8h 再用本品较为妥当。本品一般不单独用于弥散性血管内凝血所致的继发性纤溶性出血，以防进一步血栓形成，影响脏器功能，特别是急性肾衰竭时。如有必要，应在肝素化的基础上才应用本品。宫内死胎所致的低纤维蛋白原血症出血，肝素治疗较本品安全。慢性肾功能不全时，本品用量应酌减，因给药后尿液中药物浓度常较高。治疗前列腺手术出血时，本品用量也应减少。

6. 右旋糖酐-40 葡萄糖注射液禁用于

（1）充血性心力衰竭及其他血容量过多的患者禁用。

（2）严重血小板减少，凝血障碍等出血患者禁用。

（3）少尿或无尿者禁用。

首次输用本品，开始几毫升应缓慢静脉滴注，并在注射开始后严密观察 5～10min，出现所有不正常征象（如寒战、皮疹）都应马上停药。对严重的肾功能不全、尿量减少患者，因本品可从肾脏快速排泄，增加尿黏度，可能导致少尿或肾衰竭，因此，本品禁用于少尿患者。一旦使用中出现少尿或无尿应停用。对于脱水患者，应同时纠正水电解质平衡紊乱。每日用量不宜超过 1500ml，否则易引起出血倾向和低蛋白血症。

四、过敏性紫癜

过敏性紫癜是一种血管变态反应性出血性疾病，发病机制主要是由于机体对某些物质发生变态反应，引起毛细血管壁的通透性和脆性增高，并伴血管炎。主要表现为皮肤紫癜、黏膜出血、关节炎、腰痛、肾炎等，但实验室检查无特殊发现。

【症状与体征】

1. 症状　发病前 1～3 周常有低热、咽痛、上呼吸道感染及全身不适等症状，皮肤紫癜是本病必具的特征，可有关节痛、腰痛、恶心、呕吐、便血等，累及肾脏者可有血尿。

2. 体征 下肢大关节附近及臀部分批出现对称分布、大小不等的紫癜，关节肿胀，主要累及大关节，腰部压痛，累及肾脏者可有水肿。

【辅助检查】

1. 血常规 血小板计数正常，可有嗜酸粒细胞增高。

2. 尿常规 可有红细胞、蛋白尿及管型。

3. 便常规 大便隐血可阳性。

4. 出凝血检查 血小板功能及出、凝血时间正常。

【治疗原则】

1. 一般治疗原则

(1)查找并消除致病因素，抗过敏治疗。

(2)镇痛、止血等对症支持治疗。

(3)对有高凝状态的患者，可予抗凝治疗。

(4)肾功能不全时利尿、透析治疗；有脑部并发症者脱水、利尿、激素治疗。

2. 用药目的与原则

(1)肾上腺皮质激素可改善毛细血管通透性，对关节型、腹型、皮肤型有效。

(2)免疫抑制药对于肾型、激素治疗无效及病情迁延者有效。

(3)中药治疗可采用凉血解毒法。

处　方

(1)抗过敏治疗

①氯苯那敏 10mg 口服，每日 3 次。

②异丙嗪 12.5mg 口服，每日 4 次，饭后及睡前服用。

③法莫替丁 20mg 静脉滴注，每日 2 次。

④葡萄糖酸钙 1g 静脉注射，每日 1 次。

(2)止血治疗

①酚磺乙胺 6g，静脉滴注，每日 1～2 次。

②卡巴克洛 10mg，口服，每日 3 次。

③维生素 C2～3g，静脉滴注，每日 1 次。

(3)对症治疗

①腹痛时：可肌内注射阿托品、山莨菪碱、东莨菪碱等解痉药，也可用

0.1％肾上腺素 0.3～0.5ml,皮下注射。

②普鲁卡因封闭疗法:5％葡萄糖溶液　500ml＋0.5％普鲁卡因 0.1～0.3g　静脉滴注　5～10d,可抑制过敏反应。

(4)激素及免疫抑制药

①肾上腺皮质激素:泼尼松 30～40mg/d,分 3～4 次口服;或地塞米松 10～20mg/d,每天 3～4 次口服。症状缓解后逐渐减量及停药。

②免疫抑制药:硫唑嘌呤 150mg/d;或环磷酰胺 2～3mg/(kg・d),有效后减量维持。

(5)中药:犀角地黄汤加减,水牛角 30g,鲜生地黄 30g,牡丹皮 9g,延胡索 12g,金银花 12g,连翘 9g,板蓝根 9g,丹参 9g 等。

【用药注意事项】

1. 酚磺乙胺可与维生素 K 注射液混合使用,但不可与氨基己酸注射液混合使用。

2. 葡萄糖酸钙不宜用于肾功能不全患者与呼吸性酸中毒患者。应用强心苷期间禁止静脉注射本品。

第6章

内分泌系统疾病用药与处方

第一节 糖 尿 病

糖尿病(diabetes mellitus)是一组以慢性血葡萄糖(简称血糖)水平增高为特性的代谢性疾病,是由于胰岛素分泌和(或)作用缺陷所引起。长期糖类及脂肪、蛋白质代谢紊乱可引起多系统损害,导致眼、肾、心脏、血管等组织器官的慢性进行性病变、功能减退及衰竭;病情严重或应激时可发生急性严重代谢紊乱,如糖尿病酮症酸中毒(DKA)、高血糖高渗状态等。1999 年 WHO 按病因学将糖尿病分为 4 类:1 型糖尿病、2 型糖尿病、其他特殊类型糖尿病及妊娠糖尿病。

【症状与体征】

1. 代谢紊乱症状 典型的症状是"三多一少",即多食、多饮、多尿及体重减轻。

2. 慢性并发症

(1)大血管病变:大、中动脉粥样硬化主要侵犯主动脉、冠状动脉、脑动脉、肾动脉和肢体外周动脉等。

(2)微血管病变:包括糖尿病肾病、糖尿病性视网膜病变。

(3)神经病变:包括中枢神经系统、周围神经和自主神经病变,其中以周围神经病变最为常见。

(4)糖尿病足:重者可出现足部溃疡、坏疽。

3. 感染

(1)疖、痈等皮肤化脓性感染。

(2)皮肤真菌感染。

(3)真菌性阴道炎和巴氏腺炎。

(4)肺结核的发生率较非糖尿病者高。

(5)尿路感染。

【辅助检查】

实验室检查

(1)尿糖:尿糖阳性是诊断糖尿病的重要线索,但不能作为诊断依据。

(2)尿酮体:阳性提示合并糖尿病酮症或糖尿病酮症酸中毒。

(3)血糖:血糖升高是诊断糖尿病的主要依据,也是判断糖尿病病情和控制情况的主要指标。

(4)糖化血红蛋白 A1c(HbA1c)和糖化血浆白蛋白(FA):HbA1c 能反映取血前 8～12 周总的血糖水平;FA 可反映近 2～3 周总的血糖水平。均为病情监测指标。

(5)口服葡萄糖耐量试验(OGTT):空腹血浆葡萄糖(FPG)≥7.0mmol/L(126mg/dl)或服糖后 2h 血糖≥11.1mmol/L(200mg/dl)应考虑糖尿病。

(6)胰岛 B 细胞功能检查:包括胰岛素释放试验、C 肽释放试验。

【治疗原则】

1. 一般治疗原则

(1)早期治疗、长期治疗、综合治疗和治疗措施个体化。

(2)治疗目标:纠正代谢紊乱,消除症状,防止或延缓并发症的发生,维持良好健康和学习、劳动能力,保障儿童生长发育,延长寿命,降低病死率,提高生活质量。

(3)糖尿病治疗的 5 个要点:医学营养治疗、运动疗法、血糖监测、药物治疗和糖尿病教育。

(4)生活方式干预是 2 型糖尿病的基础治疗措施,应贯穿于糖尿病治疗的始终。如果单纯生活方式不能使血糖控制达标,应开始药物治疗。

2. 用药目的与原则　2 型糖尿病药物治疗的首选药物应是二甲双胍。如果没有二甲双胍的禁忌证,该药物应该一直保留在糖尿病的治疗方案中。不适合二甲双胍治疗者可选择胰岛素促分泌药或 α-糖苷酶抑制药。如单独使用二甲双胍治疗血糖控制仍不达标则可加用胰岛素促分泌药或 α-糖苷酶抑制药(二线治疗)。不适合使用胰岛素促分泌药者或 α-糖苷酶抑制药者可选用噻唑烷二酮类药物或 DPP-IV 抑制药。不适合二甲双胍者可采用其他口服药物间的联合治疗。2 种口服药物联合治疗控制血糖不达标者可加用胰岛素治疗(每日1次基础胰岛素或每日1～2次预混胰岛素)或采用3种口服药物间的联合治疗。GLP-1受体激动药也可以被用于三线治疗。如基础胰岛素或预混胰岛素与口服药物联合治疗控制血糖不达标则应将治疗方案调整为多次胰岛素治疗(基础胰岛素加餐时胰岛素或每日3次预混胰岛素类似物)。多次胰岛素治疗时应停用胰岛素促分泌药。

在控制血糖的同时,应注意保护或逆转胰岛B细胞功能及改善胰岛素敏感性。

严重高血糖的患者应首先采用胰岛素降低血糖,减少发生糖尿病急性并发症的危险性,血糖得到控制后可根据病情重新制订治疗方案。

处　方

(1)病情较轻,以胰岛素分泌不足为主:促胰岛素分泌药(包括磺脲类和格列奈类)。

①格列本脲:每日总剂量1.25～15mg,分1～2次口服。

②格列齐特:每日总剂量40～320mg,分1～2次口服。

③格列齐特缓释剂型:每日总剂量30～120mg,早晨口服。

④格列吡嗪:每日总剂量2.5～30mg,分1～2次口服。

⑤格列吡嗪缓释剂型:每日总剂量5～20mg,早晨口服。

⑥格列喹酮:每日总剂量15～180mg,分1～2次口服。

⑦格列苯脲:每日总剂量1～8mg,每日口服1次。

⑧瑞格列奈:起始剂量0.5～1mg,每日3次;饭前30min内口服。

⑨那格列奈:起始剂量60～120mg,每日3次;饭前30min内口服。

(2)病情较轻,患者明显肥胖:双胍类药物。

二甲双胍:每日剂量500～2000mg,分2～3次口服,可在进餐中服药。

(3)病情较轻,以餐后血糖升高为主:α-糖苷酶抑制药。

①阿卡波糖:起始剂量25～50mg,每日3次,与第1口饭同服。

②伏格列波糖:起始剂量0.2mg,每日3次,与第1口饭同服。

(4)病情较轻,以胰岛素抵抗为主:噻唑烷二酮类药物。

①罗格列酮:4～8mg/d,每日1次或分2次口服。

②吡格列酮:15～30mg/d,每日1次口服。

(5)需两种口服降糖药物合用,以胰岛素分泌不足为主。

①促胰岛素分泌药+二甲双胍

格列齐特:每日总剂量40～240mg,分1～2次口服(或缓释剂型:每日总剂量 30～120mg,早晨口服)＋二甲双胍:每日剂量 500～2000mg,分 2～3 次口服,可在进餐中服药。

或格列吡嗪:每日总剂量 2.5～30mg,分 1～2 次口服(或缓释剂型:每日总剂量 5～20mg,早晨口服)＋二甲双胍:每日剂量 500～2000mg,分 2～3 次口服,可在进餐中服药。

或格列喹酮:每日总剂量 30～180mg,分 1～2 次口服＋二甲双胍:每日剂量 500～2000mg,分 2～3 次口服,可在进餐中服药。

或格列苯脲:每日总剂量 1～8mg,每日口服 1 次＋二甲双胍:每日剂量 500～2000mg,分 2～3 次口服,可在进餐中服药。

或瑞格列奈:起始剂量 0.5～1mg,每日 3 次,饭前 30min 内口服＋二甲双胍:每日剂量 500～2000mg,分 2～3 次口服,可在进餐中服药。

或那格列奈:起始剂量 60～120mg,每日 3 次,饭前 30min 内口服＋二甲双胍:每日剂量 500～2000mg,分 2～3 次口服,可在进餐中服药。

②促胰岛素分泌药＋α-糖苷酶抑制药

格列齐特:每日总剂量 40～240mg,分 1～2 次口服(或缓释剂型:每日总剂量 30～120mg,早晨口服)＋阿卡波糖:起始剂量 25～50mg,每日 3 次,与第 1 口饭同服;或伏格列波糖:起始剂量 0.2mg,每日 3 次,与第 1 口饭同服。

或格列吡嗪:每日总剂量 2.5～30mg,分 1～2 次口服(或缓释剂型:每日总剂量 5～20mg,早晨口服)＋阿卡波糖:起始剂量 25～50mg,每日 3 次,与第 1 口饭同服;或伏格列波糖:起始剂量 0.2mg,每日 3 次,与第 1 口饭同服。

或格列喹酮:每日总剂量 30～180mg,分 1～2 次口服＋阿卡波糖:起始剂量 25～50mg,每日 3 次,与第 1 口饭同服;或伏格列波糖:起始剂量 0.2mg,每日 3 次,与第 1 口饭同服。

或格列苯脲:每日总剂量 1～8mg,每日 1 次口服＋阿卡波糖:起始剂量 25～50mg,每日 3 次,与第 1 口饭同服;或伏格列波糖:起始剂量 0.2mg,每日 3 次,与第 1 口饭同服。

或瑞格列奈:起始剂量 0.5～1mg,每日 3 次,饭前 0～30min 口服＋阿卡波糖:起始剂量 25～50mg,每日 3 次,与第 1 口饭同服;或伏格列波糖:起始剂量 0.2mg,每日 3 次,与第 1 口饭同服。

或那格列奈:起始剂量 60～120mg,每日 3 次,饭前 30min 内口服。＋阿卡波糖:起始剂量 25～50mg,每日 3 次,与第 1 口饭同服;或伏格列波糖:起始剂量 0.2mg,每日 3 次,与第 1 口饭同服。

(6)需两种口服降糖药合用,以胰岛素抵抗为主。

①噻唑烷二酮类+二甲双胍

罗格列酮4~8mg,每日1次,口服+二甲双胍500~2000mg,分2~3次口服,可在进餐中服药。

或吡格列酮15~30mg,每日1次,口服+二甲双胍500~2000mg,分2~3次口服,可在进餐中服药。

②噻唑烷二酮类+α-糖苷酶抑制药

罗格列酮4~8mg,每日1次,口服+阿卡波糖25~50mg,每日3次,与第1口饭同服;或伏格列波糖0.2mg,每日3次,与第1口饭同服。

或吡格列酮15~30mg,每日1次,口服+阿卡波糖25~50mg,每日3次,与第1口饭同服;或伏格列波糖0.2mg,每日3次,与第1口饭同服。

(7)需两种口服降糖药合用,以肥胖和餐后血糖增高为主:二甲双胍+α-糖苷酶抑制药。

二甲双胍,剂量500~2000mg,分2~3次口服,可在进餐中服药+阿卡波糖25~50mg,每日3次与第1口饭同服;或格列波糖0.2mg,每日3次,与第1口饭同服。

(8)需3种口服降糖药合用,以胰岛素分泌不足为主:促胰岛素分泌药+二甲双胍+α-糖苷酶抑制药。

格列齐特40~240mg,分1~2次口服(或缓释剂型:每日总剂量30~120mg,早晨口服)+二甲双胍,每日剂量500~2000mg,分2~3次口服,可在进餐中服药+阿卡波糖25~50mg,每日3次,与第1口饭同服;或伏格列波糖0.2mg,每日3次,与第1口饭同服。

或格列吡嗪2.5~30mg,分1~2次口服(或缓释剂型:每日总剂量5~20mg,早晨口服)+二甲双胍500~2000mg,分2~3次口服,可在进餐中服药+阿卡波糖25~50mg,每日3次,与第1口饭同服;或伏格列波糖0.2mg,每日3次,与第1口饭同服。

或格列喹酮30~180mg,分1~2次口服+二甲双胍500~2000mg,分2~3次口服,可在进餐中服药+阿卡波糖25~50mg,每日3次,与第1口饭同服;或伏格列波糖0.2mg,每日3次,与第1口饭同服。

或格列苯脲1~8mg,每日1次口服+二甲双胍500~2000mg,分2~3次口服,可在进餐中服药+阿卡波糖25~50mg,每日3次,与第1口饭同服;或伏格列波糖0.2mg,每日3次,与第1口饭同服。

或瑞格列奈 0.5～1mg，每日 3 次，饭前 30min 内口服＋二甲双胍 500～2000mg，分 2～3 次口服，可在进餐中服药＋阿卡波糖 25～50mg，每日 3 次，与第 1 口饭同服；或伏格列波糖 0.2mg，每日 3 次，与第 1 口饭同服。

或那格列奈 60～120mg，每日 3 次，饭前 30min 内口服＋二甲双胍 500～2000mg，分 2～3 次口服，可在进餐中服药＋阿卡波糖 25～50mg，每日 3 次，与第 1 口饭同服；或伏格列波糖 0.2mg，每日 3 次，与第 1 口饭同服。

(9)需 3 种口服降糖药合用，以胰岛素抵抗为主：噻唑烷二酮类＋二甲双胍＋α-糖苷酶抑制药。

罗格列酮 4～8mg，每日 1 次，口服；或吡格列酮 15～30mg，每日 1 次，口服＋二甲双胍 500～2000mg，分 2～3 次口服，可在进餐中服药＋阿卡波糖 25～50mg，每日 3 次，与第 1 口饭同服；或伏格列波糖 0.2mg，每日 3 次，与第 1 口饭同服。

(10)基础胰岛素与一种口服降糖药联合治疗。

①基础胰岛素＋促胰岛素分泌药

中效胰岛素(诺和灵 N、优泌林中效)/长效胰岛素(来得时) 6～40U，睡前皮下注射＋格列齐特 40～240mg，分 1～2 次口服(或缓释剂型：每日总剂量 30～120mg，早晨口服)；或格列吡嗪 2.5～30mg，分 1～2 次口服(或缓释剂型：每日总剂量 5～20mg，早晨口服)；或格列喹酮 30～180mg，分 1～2 次口服；或格列苯脲：每日总剂量 1～8mg，每日口服 1 次；或瑞格列奈 0.5～1mg，每日 3 次，饭前 30min 内口服；或那格列奈 60～120mg，每日 3 次，饭前 30min 内口服。

②基础胰岛素＋α-糖苷酶抑制药

中效胰岛素(诺和灵 N、优泌林中效)/长效胰岛素(来得时) 6～40U，睡前皮下注射＋阿卡波糖 25～50mg，每日 3 次，与第 1 口饭同服；或伏格列波糖 0.2mg，每日 3 次，与第 1 口饭同服。

③基础胰岛素＋二甲双胍

中效胰岛素(诺和灵 N、优泌林中效)/长效胰岛素(来得时) 6～40U，睡前皮下注射＋二甲双胍 500～2000mg，分 2～3 次口服，可在进餐中服药。

(11)基础胰岛素与两种口服降糖药联合治疗。

①基础胰岛素＋促胰岛素分泌药＋二甲双胍

中效胰岛素(诺和灵 N、优泌林中效)/长效胰岛素(来得时)　6～40U，睡前皮下注射＋格列齐特 40～240mg，分 1～2 次口服(或缓释剂型：每日总剂量 30～120mg,早晨口服);或格列吡嗪 2.5～30mg,分 1～2 次口服(或缓释剂型:每日总剂量 5～20mg,早晨口服);或格列喹酮 30～180mg,分 1～2 次口服;或格列苯脲 1～8mg,每日 1 次口服;或瑞格列奈 0.5～1mg,每日 3 次,饭前 30min 内口服;或那格列奈 60～120mg,每日 3 次,饭前 30min 内口服＋二甲双胍 500～2000mg,分 2～3 次口服,可在进餐中服药。

②基础胰岛素＋促胰岛素分泌药＋α-糖苷酶抑制药

中效胰岛素(诺和灵 N、优泌林中效)/长效胰岛素(来得时) 6～40U,睡前皮下注射＋格列齐特 40～240mg,分 1～2 次口服(或缓释剂型:每日总剂量 30～120mg,早晨口服);或格列吡嗪 2.5～30mg,分 1～2 次口服(或缓释剂型:每日总剂量 5～20mg,早晨口服);或格列喹酮 30～180mg,分 1～2 次口服;或格列苯脲 1～8mg,每日 1 次口服;或瑞格列奈 0.5～1mg,每日 3 次,饭前 0～30min 口服;或那格列奈 60～120mg,每日 3 次,饭前 30min 内口服＋阿卡波糖 25～50mg,每日 3 次,与第 1 口饭同服;或伏格列波糖 0.2mg,每日 3 次,与第 1 口饭同服。

③基础胰岛素＋二甲双胍＋α-糖苷酶抑制药

中效胰岛素(诺和灵 N、优泌林中效)/长效胰岛素(来得时) 6～40U,睡前皮下注射＋二甲双胍 500～2000mg,分 2～3 次口服＋阿卡波糖 25～50mg,每日 3 次;或伏格列波糖 0.2mg,每日 3 次。

(12)基础胰岛素与 3 种口服降糖药联合治疗:基础胰岛素＋促胰岛素分泌药＋二甲双胍＋α-糖苷酶抑制药。

中效胰岛素(诺和灵 N、优泌林中效)/长效胰岛素(来得时)6～40U,睡前皮下注射＋格列齐特 40～240mg,分 1～2 次口服(或缓释剂型:每日总剂量 30～120mg,早晨口服);或格列吡嗪 2.5～30mg,分 1～2 次口服(或缓释剂型:每日总剂量 5～20mg,早晨口服);或格列喹酮 30～180mg,分 1～2 次口服;或格列苯脲 1～8mg,每日服 1 次;或瑞格列奈 0.5～1mg 每日 3 次;或那格列奈 60～120mg,每日 3 次＋二甲双胍 500～2000mg,分 2～3 次口服＋阿卡波糖 25～50mg,每日 3 次;或伏格列波糖 0.2mg,每日 3 次。

(13)中效/长效胰岛素＋短效胰岛素。

①中效胰岛素(诺和灵 N、优泌林中效)/长效胰岛素(来得时)6～40U,睡前皮下注射＋短效胰岛素(诺和灵 R、优泌林常规)6～20U,饭前 30min 皮下注射。

②中效胰岛素(诺和灵 N、优泌林中效)/长效胰岛素(来得时)6～40U,

睡前皮下注射＋短效胰岛素（诺和灵 R、优泌林常规）6～20U，饭前 30min 皮下注射＋二甲双胍 500～2000mg，分 2～3 次口服。

③中效胰岛素（诺和灵 N、优泌林中效）/长效胰岛素（来得时）6～40U，睡前皮下注射＋短效胰岛素（诺和灵 R、优泌林常规）6～20U，饭前 30min 皮下注射＋阿卡波糖 25～50mg，每日 3 次；或伏格列波糖 0.2mg，每日 3 次。

④中效胰岛素（诺和灵 N、优泌林中效）/长效胰岛素（来得时）6～40U，睡前皮下注射＋短效胰岛素（诺和灵 R、优泌林常规）6～20U，饭前 30min 皮下注射＋阿卡波糖 25～50mg，每日 3 次；或伏格列波糖 0.2mg，每日 3 次＋二甲双胍 500～2000mg，分 2～3 次口服。

(14)中效/长效胰岛素＋速效胰岛素。

①中效胰岛素（诺和灵 N、优泌林中效）/长效胰岛素（来得时）6～40U，睡前皮下注射＋速效胰岛素（诺和锐、优泌乐）6～20U，饭前 30min 皮下注射。

②中效胰岛素（诺和灵 N、优泌林中效）/长效胰岛素（来得时）6～40U，睡前皮下注射＋速效胰岛素（诺和锐、优泌乐）6～20U，饭前 30min 皮下注射＋二甲双胍　500～2000mg，分 2～3 次口服。

③中效胰岛素（诺和灵 N、优泌林中效）/长效胰岛素（来得时）6～40U，睡前皮下注射＋速效胰岛素（诺和锐、优泌乐）6～20U，饭前 30min 皮下注射＋阿卡波糖　25～50mg，每日 3 次；或伏格列波糖　0.2mg，每日 3 次　与第 1 口饭同服。

④中效胰岛素（诺和灵 N、优泌林中效）/长效胰岛素（来得时）6～40U，睡前皮下注射。＋速效胰岛素（诺和锐、优泌乐）6～20U，饭前 30min 皮下注射　＋阿卡波糖 25～50mg，每日 3 次；或伏格列波糖 0.2mg，每日 3 次＋二甲双胍　500～2000mg，分 2～3 次口服。

(15)预混胰岛素

①诺和灵 30R（笔芯/瓶装）6～30U，早晨前及晚餐前 30min 皮下注射。

②诺和灵 50R（笔芯）6～30U，早晨前及晚餐前 30min 皮下注射。

③优泌林 70/30（笔芯）6～30U，早晨前及晚餐前 30min 皮下注射。

④诺和锐 30（笔芯/特充）6～30U，早晨前及晚餐前皮下注射。

⑤优泌乐 25R（笔芯）6～30U，早晨前及晚餐前皮下注射。

【用药注意事项】

1. 促胰岛素分泌药类药物禁用于 1 型糖尿病、2 型糖尿病合并严重急慢性并发症、儿童、妊娠哺乳期等患者。

2. 磺脲类降糖药与水杨酸制剂、磺胺类药物、β-肾上腺素拮抗药等合用时,其降糖效应可被增强;与噻嗪类利尿药、呋塞米、糖皮质激素等合用时,其降糖效应可被减弱。

3. 双胍类药物禁用于肝、肾、心、肺功能减退及高热患者;其最严重的不良反应是乳酸性酸中毒,一旦发生应按急症处理。单独使用二甲双胍类药物不导致低血糖,但二甲双胍与胰岛素或促胰岛素分泌药联合使用时可增加低血糖发生的危险性。二甲双胍的主要不良反应为胃肠道反应。双胍类药物罕见的严重不良反应是诱发乳酸酸中毒。因此,双胍类药物禁用于肾功能不全[血肌酐水平男性>1.5mg/dl,女性>1.4mg/dl 或肾小球滤过率<60ml/(min·1.73m²)]、肝功能不全、严重感染、缺氧或接受大手术的患者。在做造影检查使用碘化造影剂时,应暂时停用二甲双胍。

4. 噻唑烷二酮类药物单独使用时不导致低血糖,但与胰岛素或促胰岛素分泌药联合使用时可增加发生低血糖的风险。体重增加和水肿是噻唑烷二酮类药物的常见不良反应,这种不良反应在与胰岛素联合使用时表现更加明显。噻唑烷二酮类药物的使用还与骨折和心力衰竭风险增加相关。在有心力衰竭(纽约心衰分级Ⅱ以上)的患者,有活动性肝病或转氨酶增高超过正常上限 2.5 倍的患者,以及有严重骨质疏松和骨折病史的患者中应禁用本类药物。因罗格列酮的安全性问题尚存在争议,其使用在我国受到了较严格的限制。对于未使用过罗格列酮及其复方制剂的糖尿病患者,只能在无法使用其他降糖药或使用其他降糖药无法达到血糖控制目标的情况下,才可考虑使用罗格列酮及其复方制剂。对于使用罗格列酮及其复方制剂的患者,应评估心血管疾病风险,在权衡用药利弊后,方可继续用药。

5. α-糖苷酶抑制药不宜用于有胃肠功能紊乱者、孕妇、哺乳期妇女和儿童。此类药物单用不易出现低血糖,但与其他药物合用后出现低血糖,应立即补充葡萄糖,而不能补充糖类。

6. 胰岛素制剂类型、种类、注射技术、注射部位、患者反应性差异、胰岛素抗体形成等均可影响胰岛素的起效时间、作用强度和维持时间。

7. 胰岛素的主要不良反应是低血糖反应,用药期间应注意血糖的监测;

其他不良反应还包括水肿、晶体屈光改变、过敏反应、注射部位脂肪萎缩或增生等。

8. 胰岛素强化治疗后,发生空腹高血糖的原因包括夜间胰岛素作用不足、黎明现象和 Somogyi 效应,应注意加以鉴别。

第二节　糖尿病急性并发症

一、糖尿病酮症酸中毒

糖尿病酮症酸中毒(diabetic ketoacidosis,DKA)是糖尿病急性并发症,是由于胰岛素不足及升糖激素不适当升高,引起糖、脂肪和蛋白质代谢紊乱,以致水、电解质及酸碱平衡失调,以高血糖、高血酮和代谢性酸中毒为主要表现的临床综合征。1 型糖尿病患者有自发 DKA 倾向,2 型糖尿病患者在一定诱因作用下也可发生 DKA,常见的诱因有感染、胰岛素治疗中断或不适当减量、饮食不当、创伤、手术、妊娠和分娩等,有时也可无明显诱因。DKA 致死的原因为心肌梗死、肠坏死、休克和心、肾衰竭。

【症状与体征】

1. 症状　糖尿病症状加重,多尿、多饮明显;恶心、呕吐、食欲缺乏,可有上腹痛,似急腹症;呼吸加深加快,呼气中有烂苹果味;头晕、头痛、烦躁,严重时嗜睡、昏迷。

2. 体征　皮肤弹性减退、眼眶下陷、黏膜干燥等脱水症,严重脱水时可表现为心率加快、血压下降、心音低弱、脉搏细速、四肢发凉、体温下降、呼吸深大、腱反射减退或消失、昏迷。

【辅助检查】

实验室检查

(1)血液生化:血糖明显升高,多在 $16.7 \sim 33.3 \text{mmol/L}$($300 \sim 600 \text{mg/dl}$),有时可达 55.5mmol/L(1000mg/dl)以上;血酮体 $> 1.0 \text{mmol/L}$;血钾于病程初期正常或偏低,若治疗后补钾不足可严重降低。

(2)尿:尿糖强阳性;尿酮体强阳性。当肾糖阈及酮阈升高时尿糖与酮体可减少。

(3)血气分析及 CO_2 结合率:失代偿期,pH 及 CO_2 结合率均可明显降低,HCO_3^- 降至 $15 \sim 10 \text{mmol/L}$ 以下,阴离子间隙增大。

【治疗原则】

1. 一般治疗原则

(1)尽快补液以恢复血容量,纠正失水状态。

(2)降低血糖,纠正电解质紊乱及酸碱平衡失调。

(3)消除病因,防治并发症,降低病死率。

2. 用药目的与原则

(1)对于早期酮症患者,仅需给予足量短效胰岛素及口服补充液体,严密观察病情。

(2)对于伴有脱水、酸中毒的危重患者,应予以静脉补液、静脉或皮下注射胰岛素、纠正电解质及酸碱失衡等处理。

处　方

(1)发病初期,血糖 13.9mmol/L 以上,血 pH>7.1。

①血钾降低或正常,尿量>40ml/h:生理盐水 2h 内输注 1000～2000ml,第 2～6 小时输注 1000～2000ml,第 1 天的总量为 4000～6000ml。

胰岛素:0.1U/(kg·h),静脉滴注。使血糖下降速度为 3.9～6.1mmol/(L·h)为宜;重症患者酌情静脉注射首次负荷剂量 10～20U 胰岛素。

氯化钾:第一个 2～4h 1.0～1.5g/h,补液同时静脉滴注。注意监测尿量及血钾。

②血钾增高或尿量<30ml/h:生理盐水 2h 内输注 1000～2000ml,第 2～6 小时输注 1000～2000ml,第 1 天的总量为 4000～6000ml。

胰岛素:0.1U/(kg·h),静脉滴注。使血糖下降速度为 3.9～6.1mmol/(L·h)为宜;重症患者酌情静脉注射首次负荷剂量 10～20U 胰岛素。暂缓补钾,注意监测血钾及尿量。

(2)发病初期,血糖 13.9mmol/L 以上,血 pH<7.1。

①血钾降低或正常,尿量>40ml/h:生理盐水 2h 内输注 1000～2000ml,第 2～6 小时输注 1000～2000ml,第 1 天的总量为 4000～6000ml。

胰岛素:0.1U/(kg·h),静脉滴注。使血糖下降速度为 3.9～6.1mmol/(L·h)为宜;重症患者酌情静脉注射首次负荷剂量 10～20U 胰岛素。

氯化钾:第一个 2～4h 1.0～1.5g/h,补液同时静脉滴注。注意监测尿量及血钾。

5%碳酸氢钠 84ml 加注射用水至 300ml 配成 1.4%等渗溶液,缓慢静脉滴注。

②血钾增高或尿量<30ml/h:生理盐水 2h 内输注 1000～2000ml,第 2～6h 输注 1000～2000ml,第 1 天的总量为 4000～6000ml。

胰岛素 0.1U/(kg·h),静脉滴注。使血糖下降速度为 3.9～6.1mmol/(L·h)为宜。

5%碳酸氢钠 84ml 加注射用水至 300ml 配成 1.4%等渗溶液,缓慢静脉滴注。暂缓补钾,注意监测血钾及尿量。

(3)治疗过程中,血糖低于 13.9mmol/L。

①血钾降低或正常,尿量>40ml/h:5%葡萄糖注射液或 5%葡萄糖盐水注射液 静脉滴注。

胰岛素:按 3～4g 葡萄糖加 1U 胰岛素的比例加入所静脉滴注的液体中。

氯化钾:第一个 24h 内可补氯化钾 6～8g 或以上,部分稀释后静脉输注,或部分口服。注意监测尿量及血钾。

②血钾增高或尿量<30ml/h:5%葡萄糖注射液或 5%葡萄糖盐水注射液 静脉滴注。

胰岛素按 3～4g 葡萄糖加 1U 胰岛素的比例加入所静脉滴注的液体中。暂缓补钾,注意监测血钾及尿量。

【用药注意事项】

1. 对老年或伴有心脏病、心力衰竭的患者,补液时应在中心静脉压监护下调节输液速度及输液量。

2. 应慎重补碱,补碱过多过快可引起:脑细胞酸中毒,加重昏迷;加重组织缺氧,诱发和加重脑水肿;加重低血钾,出现反跳性碱中毒。

3. 静脉补钾需注意

(1)无尿一般不补钾,除非血钾明显降低(1 天无尿血钾上升 0.3mmol/L)。

(2)常规静脉补钾方法:生理盐水 500ml＋氯化钾 1.5g 静脉滴注。若氯化钾浓度过高,输液时因静脉疼痛患者常不能耐受;若需增加补钾量又不能大量补液时,可同时加 31.5%谷氨酸钾(5.5mmol/g)10～20ml 于同一液体中静脉滴注。

二、高渗性非酮症糖尿病昏迷

高渗性非酮症糖尿病昏迷(hyperosmolar nonketotic diabetic coma,HND)简称高渗性昏迷,是糖尿病严重急性并发症之一,以严重高血糖而无明显酮症酸中毒、血浆渗透压升高、失水和意识障碍为特征。多见于老年人，好发年龄为 50～70 岁。基本病因是胰岛素相对或绝对缺乏。常见的诱因包括感染、急性胃肠炎、胰腺炎、脑血管意外、严重肾病、血液或腹膜透析、静脉内高营养、不合理限制水分，以及某些药物（如糖皮质激素、免疫抑制药、噻嗪类利尿药和 β 受体阻滞药等）。本病预后不良，病死率高达 40％以上。

【症状与体征】

1. 症状 多数起病缓慢，患者多饮、多尿和口渴感加重；中枢神经系统损害的症状突出，表现为淡漠、嗜睡、局限性抽搐、癫痫大发作、幻觉、失语、偏瘫、四肢瘫痪等。

2. 体征 脱水体征：体重减轻、眼球凹陷、皮肤干燥、弹性减退、血压降低、脉搏细速，严重者可出现休克和急性肾衰竭；无酸中毒样大呼吸；中枢神经系统体征：反射亢进或减退、偏瘫、偏盲、上肢扑颤、四肢瘫痪、Babinski 征阳性等。

【辅助检查】

1. 实验室检查

(1) 尿液检查：尿糖强阳性，尿酮体阴性或弱阳性，尿比重增高，尿渗透压升高，可有蛋白尿和管型。

(2) 血液检查：血糖显著增高，常为 33.3～66.6mmol/L；血钠升高可达 155mmol/L；血钾多正常；血浆渗透压显著增高，有效血浆渗透压＞320mOsm/L；血尿素氮及肌酐升高，以尿素氮增高更明显。

2. X 线检查 头颅 CT 检查可与脑血管意外进行鉴别诊断。

【治疗原则】

1. 一般治疗原则

(1) 预防和治疗可能诱发高渗性昏迷的各种诱因。

(2) 早期诊断，及时治疗。

(3) 加强护理，保持呼吸道通畅，预防尿路和肺感染。

2. 用药目的与原则

(1) 积极补液。

(2) 胰岛素剂量宜相对较小，避免血糖下降过快。

(3) 纠正水、电解质紊乱。

处　　方

(1) 发病初期，血糖超过 16.7mmol/L。

①血钠及渗透压轻度升高,血钾降低或正常,尿量＞40ml/h:生理盐水2h 内输注 1000～2000ml,第 2～6 小时输注 1000～2000ml,第 1 天的总量可达 6000～10 000ml。

胰岛素:0.05 ～ 0.1U/(kg·h),静脉滴注。使血糖下降速度为3.9mmol/(L·h)左右为宜。

氯化钾:第 1 个 2～4h 1.0～1.5g/h,补液同时静脉滴注。注意监测尿量及血钾。

②血钠及渗透压轻度升高,血钾增高或尿量＜30ml/h:生理盐水 2h 内输注 1000～2000ml,第 2～6 小时输注 1000～2000ml,第 1 天的总量为 6000～10 000ml。

胰岛素:0.05 ～ 0.1U/(kg·h),静脉滴注。使血糖下降速度为3.9mmol/(L·h)左右为宜。暂缓补钾,注意监测血钾及尿量。

③血钠及血渗透压明显升高

补液:在中心静脉压及血浆渗透压监测下,给予 0.45％盐水静脉滴注。当渗透压降至 330mOsm/L 时,给予等渗溶液静脉滴注。第 1 天的总量可达6000～10 000ml。

胰岛素:0.05 ～ 0.1U/(kg·h),静脉滴注。使血糖下降速度为3.9mmol/(L·h)左右为宜。根据血钾及尿量情况,酌情补钾。

(2)治疗过程中,血糖低于 16.7mmol/L。

①血钾降低或正常,尿量＞40ml/h:5％葡萄糖注射液或 5％葡萄糖盐水注射液　静脉滴注。

胰岛素:按 2～4g 葡萄糖加 1U 胰岛素的比例加入胰岛素。

氯化钾:第一个 2～4h 1.0～1.5g/h,补液同时静脉滴注。注意监测尿量及血钾。

②血钾增高或尿量＜30ml/h:5％葡萄糖注射液或 5％葡萄糖盐水注射液静脉滴注。

胰岛素:按 2～4g 葡萄糖加 1U 胰岛素的比例加入胰岛素。暂缓补钾,注意监测血钾及尿量。

(3)出现休克症状:补充胶体溶液抗休克治疗。

【用药注意事项】

1. 输注低渗溶液可致血浆渗透压下降过快,可能诱发脑水肿,并有可能出现溶血反应,故主张先用等渗氯化钠溶液进行补液。

2. 高血糖是维护患者血容量的重要因素,如血糖迅速降低而液体补充不足,将导致血容量和血压进一步下降。

3. 应密切注意从脑细胞脱水转为脑水肿的可能,及早发现,停止输注低渗液体,采用脱水治疗和静脉注射地塞米松。

第三节 甲状腺功能亢进症

甲状腺功能亢进症(甲亢)是指由多种病因导致体内甲状腺激素(TH)分泌过多,引起以神经、循环、消化等系统兴奋性增高和代谢亢进为主要表现的一组疾病的总称。甲状腺功能亢进症病因较复杂,在临床上以弥漫性毒性甲状腺肿(Grave病,GD)最常见,其次为结节性甲状腺肿伴甲状腺功能亢进和亚急性甲状腺炎伴甲状腺功能亢进。Grave病常见于成年女性,临床主要表现为甲状腺毒症、弥漫性甲状腺肿、眼征和胫前黏液性水肿。本病的预后与患者的年龄、遗传素质、GD病情、治疗方式和疗效等有关。

【症状与体征】

1. 高代谢症状 乏力、怕热、多汗、消瘦、低热;糖耐量异常或使糖尿病加重;总胆固醇降低;负氮平衡。

2. 甲状腺 呈弥漫性、对称性肿大,质地不等,无压痛。可闻及血管杂音、扪及震颤。

3. 眼征 单纯性突眼表现为轻度突眼、眼裂增宽、瞬目减少、辐辏不良等;浸润性突眼表现为重度突眼、畏光、流泪、复视、视野缩小、斜视、眼球活动减少等。

4. 精神神经系统 易激动、精神过敏、多言多动、焦虑等,双手平伸时有细震颤。

5. 心血管系统 心动过速,心律失常,第一心音亢进,心脏扩大,脉压增大。

6. 其他 食欲亢进、排便次数增多;肝功能异常;甲状腺功能亢进性肌病、周期性瘫痪等。

【辅助检查】

1. 实验室检查

(1)甲状腺功能测定:TT3、TT4、FT3、FT4 增高,TSH 降低。亚临床型甲状腺功能亢进可仅有 TSH 增高。TRAb、TSAb 可为阳性。

(2)甲状腺[131]I 摄取率：Graves 病的总摄取量增加,摄取高峰前移。

2. 超声检查

(1)甲状腺超声：甲状腺呈弥漫性、对称性、均匀性增大,甲状腺腺体内血流量大,速度增快,甲状腺上、下动脉管径明显增宽。

(2)眼球后超声：可用于 Grave 眼病的诊断。

3. CT 和 MRI 检查　可用于排除其他原因所致的突眼,测量突眼的程度,评估眼外肌受累的情况等。

4. 甲状腺反射性核素扫描　对于诊断甲状腺自主高功能腺瘤有意义。

【治疗原则】

1. 一般治疗原则　甲亢的一般治疗包括注意休息,补充足够热量和营养,包括糖、蛋白质和 B 族维生素。目前,针对甲亢的治疗主要采用以下 3 种方式：①抗甲状腺药物；②[131]I 治疗；③甲状腺次全切除手术。3 种疗法各有利弊。抗甲状腺药物治疗可以保留甲状腺产生激素的功能,但是疗程长、治愈率低,复发率高；[131]I 和甲状腺次全切除都是通过破坏甲状腺组织来减少甲状腺激素的合成和分泌,疗程短,治愈率高,复发率低。但是甲减的发生率显著增高。

2. 用药目的与原则　主要药物有甲巯咪唑(MMI)、丙硫氧嘧啶(PTU)。抗甲状腺药物治疗 Grave 病的缓解率为 30%～70%,平均 50%。适用于病情轻,甲状腺轻、中度肿大的甲亢患者。年龄在 20 岁以下、妊娠甲亢、年老体弱或合并严重心、肝、肾疾病不能耐受手术者均宜采用药物治疗。

本类药物起始剂量、减量速度、维持剂量和总疗程均有个体差异,需要根据临床实际掌握。近年来提倡 MMI 小量服用法,即 MMI15～30mg/d。治疗效果与 40mg/d 相同。治疗中应当监测甲状腺激素的水平。但是不能用 TSH 作为治疗目标。因为 TSH 的变化滞后于甲状腺激素水平 4～6 周。阻断-替代服药法(block-and-replace regimens)是指启动治疗时即采用足量抗甲状腺药物和左甲状腺素并用。其优点是左甲状腺素维持循环甲状腺激素的足够浓度,同时使得足量抗甲状腺药物发挥其免疫抑制作用。该疗法是否可以提高抗甲状腺药物治疗的缓解率还有争议,该服药法未被推荐使用。

处　　方

(1)初治期

①甲巯咪唑 30～45mg/d,分 2～3 次　口服。

　普萘洛尔 10～20mg,每日 3～4 次。

维生素 B_1 10～20mg,每日 3～4 次。

②甲巯咪唑 30～45mg/d,分 2～3 次 口服。

美托洛尔 25～50mg,每日 2～3 次。

维生素 B_1 10～20mg,每日 3～4 次。

③丙硫氧嘧啶 300～450mg/d,分 2～3 次 口服。

普萘洛尔 10～20mg,每日 3～4 次。

维生素 B_1 10～20mg,每日 3～4 次。

④丙硫氧嘧啶 300～450mg/d,分 2～3 次 口服。

美托洛尔 25～50mg,每日 2～3 次。

维生素 B_1 10～20mg,每日 3～4 次。

(2)减量期

①甲巯咪唑每 2～4 周减量 1 次,每次减量 5～10mg/d。

普萘洛尔 10mg,每日 2～3 次。

维生素 B_1 10mg,每日 2～3 次。

②甲巯咪唑,每 2～4 周减量 1 次,每次减量 5～10mg/d。

美托洛尔 12.5～25mg,每日 2～3 次。

维生素 B_1 10mg,每日 2～3 次。

③丙硫氧嘧啶,每 2～4 周减量 1 次,每次减量 50～100mg/d。

普萘洛尔 10mg,每日 2～3 次。

维生素 B_1 10mg,每日 2～3 次。

④丙硫氧嘧啶,每 2～4 周减量 1 次,每次减量 50～100mg/d。

美托洛尔 12.5～25mg,每日 2～3 次。

维生素 B_1 10mg,每日 2～3 次。

(3)维持期

①甲巯咪唑 5～10mg,每日 1 次。

普萘洛尔 10mg,每日 2～3 次。

维生素 B_1 10mg,每日 2～3 次。

②甲巯咪唑 5～10mg,每日 1 次。

美托洛尔 12.5～25mg,每日 2～3 次。

维生素 B_1 10mg,每日 2～3 次。

③丙硫氧嘧啶 50～100mg,每日 1 次。

普萘洛尔 10mg,每日 2～3 次。

维生素 B_1 10mg,每日 2～3 次。

④丙硫氧嘧啶 50～100mg,每日 1 次。

美托洛尔 12.5～25mg,每日 2～3 次。

维生素 B_1 10mg,每日 2～3 次。

（4）甲状腺危象的治疗

①丙硫氧嘧啶:首剂 600mg 口服或经胃管注入;以后每次 250mg,每 6h 1 次;症状缓解后减至一般治疗剂量。

②复方碘口服溶液(服丙硫氧嘧啶 1h 后):每次 5 滴,每 8h 1 次,一般使用 3～7d。

③普萘洛尔:20～40mg,每 6～8h 1 次。

④5%～10%葡萄糖注射液＋氢化可的松 50～100mg 静脉滴注,每 6～8h 1 次。

⑤血液透析、腹膜透析或血浆置换等。

⑥对症、支持治疗。

【用药注意事项】

1. 抗甲状腺药物的不良反应是皮疹、皮肤瘙痒、白细胞减少症、粒细胞减少症、中毒性肝病和血管炎等。MMI 的不良反应是剂量依赖性的;PTU 的不良反应则是非剂量依赖性的。两药的交叉反应发生率为 50%。发生白细胞减少($<4.0 \times 10^9/L$),通常不需要停药,减少抗甲状腺药物剂量,加用一般升白细胞药物,如维生素 B_4、鲨肝醇等。注意甲亢在病情还未被控制时也可以引起白细胞减少,所以应当在用药前常规检查白细胞数目作为对照。皮疹和瘙痒的发生率为 10%,用抗组胺药物多可纠正。如皮疹严重应停药,以免发生剥脱性皮炎。出现关节疼痛者应当停药,否则会发展为"抗甲状腺药物关节炎综合征",即严重的一过性游走性多关节炎。

2. 粒细胞缺乏症(外周血中性粒细胞绝对计数$<0.5 \times 10^9/L$)是 ATD 的严重并发症。服用 MMI 和 PTU 发生的概率相等,在 0.3% 左右。老年患者发生本症的危险性增加。多数病例发生在 ATD 最初治疗的 2～3 个月或再次用药的 1～2 个月,但也可发生在服药的任何时间。患者的主要临床表现是发热、咽痛、全身不适等,严重者出现败血症,死亡率较高。治疗中出现发热、咽痛均要立即检查白细胞,以及时发现粒细胞缺乏的发生。建议在治疗中应定期检查白细胞,若中性粒细胞少于 $1.5 \times 10^9/L$ 应当立即停药。粒细胞集落刺激因子(G-CSF)可以促进骨髓恢复,但是对骨髓造血功能损伤严

重的病例效果不佳。在一些情况下,糖皮质激素在粒细胞缺乏症时也可以使用。PTU 和 MMI 都可以引起本症,两者有交叉反应。所以其中一种药物引起本症,不要换用另外一种药物继续治疗。

3. 中毒性肝病的发生率为 0.1%～0.2%。多在用药后 3 周发生。表现为变态反应性肝炎。转氨酶显著上升,肝脏穿刺可见片状肝细胞坏死。死亡率高达 25%～30%。PTU 引起的中毒性肝病与 PTU 引起的转氨酶升高很难鉴别。PTU 可以引起 20%～30% 的患者转氨酶升高,升高幅度为正常值的 1.1～1.6 倍。另外,甲亢本身也有转氨酶增高,在用药前检查基础的肝功能,以区别是否是药物的不良反应。还有一种罕见的 MMI 导致的胆汁淤积性肝病。肝脏活体检查肝细胞结构存在,小胆管内可见胆汁淤积,外周有轻度炎症。停药后本症可以完全恢复。

4. 血管炎的不良反应罕见。由 PTU 引起的多于 MMI。血清学检查符合药物性狼疮。抗中性粒细胞胞质抗体(antineutrophil cytoplasmic antibodies,ANCA)阳性的血管炎主要发生在亚洲患者,与服用 PTU 有关。这些患者的大多数存在抗髓过氧化物酶-抗中性粒细胞胞质抗体(antimyeloperoxidase antineutrophil cytoplasmic antibodies)。这种抗体与髓过氧化物酶结合,形成反应性中间体,促进了自身免疫炎症。ANCA 阳性的血管炎多见于中年女性,临床表现为急性肾功能异常、关节炎、皮肤溃疡、血管炎性皮疹、鼻窦炎、咯血等。停药后多数病例可以恢复。少数严重病例需要大剂量糖皮质激素、环磷酰胺或血液透析治疗。近年来的临床观察发现,PTU 可诱发 33% Grave 患者产生 ANCA。正常人群和未治疗的 Grave 病患者 4%～5% ANCA 阳性。多数患者无血管炎的临床表现。故有条件者在使用 PTU 治疗前应检查 ANCA,对长期使用 PTU 治疗者定期监测尿常规和 ANCA。

5. 甲状腺功能亢进危象时应避免应用乙酰水杨酸类解热镇痛药,因其可使 FT_3、FT_4 升高。

6. 对于有支气管疾病的患者,需选用选择性的 β_1 受体阻滞药,如阿替洛尔、美托洛尔等。

7. 妊娠期甲状腺功能亢进应首选口服丙硫氧嘧啶,该药不易通过胎盘。应使血清 FT_4 维持在正常值的上限水平。

第四节　甲状腺功能减退症

甲状腺功能减退症(甲减)是由各种原因导致的低甲状腺激素血症或甲状腺激素抵抗而引起的全身性低代谢综合征,其病理特征是黏多糖在组织和皮肤堆积,表现为黏液性水肿。成年人甲状腺功能减退的主要病因包括自身免疫损伤、甲状腺破坏、碘过量及抗甲状腺药物所致。根据病变发生的部位,可分为原发性甲状腺功能减退、中枢性甲状腺功能减退和甲状腺激素抵抗综合征。

【症状与体征】

成年型甲状腺功能减退主要影响代谢及脏器功能;甲状腺功能减退发生于胎儿和婴幼儿时,可致身体矮小和智力低下。

1. 一般表现　低代谢症状如疲乏、怕冷、体温低于正常;黏液性水肿面容,面色苍白水肿,毛发干燥稀疏,鼻唇增厚,声音低哑;皮肤苍白、增厚,指甲生长缓慢、厚脆。

2. 精神神经系统　胎儿期发生甲状腺功能减退,患儿智力低下;幼儿期以后发生甲状腺功能减退,表现为记忆力、注意力、理解力和记忆力减退、反应迟钝、嗜睡、抑郁、甚至痴呆等。

3. 心血管系统　心动过缓、心音低钝、心排血量减低、心脏扩大,常伴有心包积液。久病者易发生动脉粥样硬化及冠心病。

4. 其他　畏食、腹胀、便秘,严重者可出现麻痹性肠梗阻或黏液性水肿巨结肠;性欲减退,溢乳,女性常有月经过多或闭经;黏液性水肿昏迷等。

【辅助检查】

1. 实验室检查

(1)一般检查:轻、中度正细胞正色素性贫血,血清三酰甘油、LDL-C 增高,HDL-C 降低等。

(2)甲状腺功能:血清 TSH 增高、FT_4 降低;亚临床甲状腺功能减退仅有 TSH 增高,血清 TT_4 或 FT_4 正常。部分患者血清 TPOAb 和 TGAb 可为阳性。

(3)^{131}I 摄取率:减低。

2. X 线检查　心脏向两侧增大,可伴心包积液和胸腔积液。部分患者有蝶鞍增大。

3. TRH 兴奋试验　用于原发性甲状腺功能减退和中枢性甲状腺功能减退的鉴别。静脉注射 TRH 后血清 TSH 不增高者提示为垂体性甲状腺功能减退,延迟增高者为下丘脑性甲状腺功能减退,血清 TSH 在增高的基值上进一步增高,提示原发性甲状腺功能减退。

【治疗原则】

1. 一般治疗原则

(1)广泛开展新生儿先天性甲状腺功能减退的筛查;治疗愈早,效果愈好。

(2)采用甲状腺激素终身替代治疗。

2. 用药目的与原则　甲状腺功能减退症的治疗主要是甲状腺激素的补充或替代治疗,多数患者为终身替代。

(1)替代治疗的目标是将血清 TSH 和甲状腺激素水平控制在正常范围内。

(2)替代治疗应从小剂量开始,过量替代容易诱发和加重冠心病,引起骨质疏松。

(3)替代治疗剂量应个体化。

处 方

(1)甲状腺激素

①左甲状腺素($L-T_4$):晨间服药 1 次。初始剂量 $12.5\sim25\mu g/d$,逐渐加量。维持量 $50\sim200\mu g/d$。

②甲状腺片:初始剂量 $15\sim30mg/d$,每 2 周增加 $15\sim30mg/d$,维持量 $60\sim180mg/d$。

(2)黏液性水肿昏迷的治疗

①$L-T_3$:静脉注射,每 4h $10\mu g$,清醒后改为口服。氢化可的松 $200\sim300mg/d$,持续静脉滴注,患者清醒后逐渐减量。根据需要补液。控制感染。

②$L-T_4$:静脉注射,首次 $300\mu g$,以后每日 $50\mu g$,至患者清醒后改为口服。氢化可的松 $200\sim300mg/d$,持续静脉滴注,患者清醒后逐渐减量。根据需要补液。控制感染。

【用药注意事项】

1. 老年人、冠心病患者甲状腺激素替代治疗的起始剂量应进一步减少。

2. 妊娠时替代治疗剂量应加大,维持血清 TSH 水平在正常范围上限,以有利于胎儿的正常发育。

3. 黏液性水肿昏迷的患者应慎重补液，入水量不宜过多。

4. 有垂体功能减低或肾上腺皮质功能减退者，如需补充甲状腺制剂，在给左甲状腺素钠以前数日应先用肾上腺皮质激素。

第五节　甲状腺炎

一、亚急性甲状腺炎

亚急性甲状腺炎（subacute thyroiditis）又称为亚急性肉芽肿性甲状腺炎，是一种与病毒感染有关的自限性甲状腺炎，一般不遗留甲状腺功能减退症。以 40～50 岁女性最为多见。多数患者于上呼吸道感染后发病，有周身不适、食欲缺乏、肌肉酸痛、发热等病毒感染的全身症状。甲状腺区发生明显的疼痛，吞咽时疼痛加重。本病多可自行缓解，一般不需手术治疗。

【症状与体征】

1. 早期　可有全身不适、食欲缺乏、肌肉疼痛、发热、心动过速、多汗等。特征性的表现为甲状腺区明显疼痛可反射至耳部，吞咽时疼痛加重。查体发现甲状腺轻至中度肿大，质地较硬，显著触痛。

2. 中期　少数患者出现甲状腺功能减退期，表现为低代谢症状，持续 2～4 个月。

3. 恢复期　症状逐渐好转，甲状腺肿及结节消失。极少数患者进展为永久性甲状腺功能减退。

【辅助检查】

1. 实验室检查

（1）一般检查：血白细胞计数轻至中度增高，中性粒细胞正常或稍高，偶可见淋巴细胞增多，红细胞沉降率明显增快，多＞50mm/h。呼吸道病毒抗体滴度增高。

（2）甲状腺功能检查：甲状腺功能亢进期血清 TT_3、TT_4、FT_3、FT_4 升高，TSH 分泌受抑制，甲状腺^{131}I 摄取率降低，呈现"分离现象"。甲状腺功能减退期患者血清 TT_3、TT_4、FT_3、FT_4 降低，TSH 升高，甲状腺^{131}I 摄取率可反跳性升高。

2. 超声检查　急性阶段，受累增大的甲状腺组织没有血供增加，超声显示低回声区。

3. 甲状腺核素扫描　可见图像残缺或显影不均匀。

4. 甲状腺活检　可见特征性多核巨细胞肉芽肿样改变。

【治疗原则】

1. 一般治疗原则

(1)症状较轻的患者不需要特殊处理,可适当休息,并给予非甾体抗炎镇痛药。

(2)全身症状较重,持续高热,甲状腺肿大、压痛明显的患者,可采用肾上腺糖皮质激素治疗。

2. 用药目的与原则

(1)糖皮质激素:首选泼尼松 20~40mg/d,用药 1~2 周后逐渐减量,疗程 1~2 个月。停药后部分患者可出现症状的反复。

(2)甲状腺药物:伴甲状腺功能亢进时,一般不需要服用抗甲状腺药物,可给予小剂量普萘洛尔口服;对于出现甲状腺功能减退症状的患者,可加以甲状腺片口服。

处　　方

(1)甲状腺疼痛较轻,无明显功能亢进或减低。

阿司匹林 0.5g,每日 3~4 次,疗程 2 周;或吲哚美辛 25mg,每日 3~4 次,疗程 2 周。

(2)全身症状及甲状腺疼痛明显,无明显甲状腺功能亢进或减低。

泼尼松 20~40mg/d,用药 1~2 周后逐渐减量,疗程 1~2 个月。

(3)出现一过性甲状腺功能亢进症状。

①泼尼松 20~40mg/d,用药 1~2 周后逐渐减量,疗程 1~2 个月。

普萘洛尔 5~10mg,每日 2~3 次。

②泼尼松 20~40mg/d,用药 1~2 周后逐渐减量,疗程 1~2 个月。

美托洛尔 12.5~25mg,每日 2~3 次。

③阿司匹林 0.5g,每日 3~4 次,疗程 2 周。

普萘洛尔 5~10mg,每日 2~3 次。

④吲哚美辛 25mg,每日 3~4 次,疗程 2 周。

美托洛尔 12.5~25mg,每日 2~3 次。

(4)出现甲状腺功能减低:

①甲状腺片 40~60mg,每日 1 次。

②左甲状腺素 100~150μg,每日 1 次。

【用药注意事项】

1. 本病为自限性疾病,一般甲状腺功能亢进症状轻微,不需要加用抗甲状腺药物。否则会引起甲状腺功能减退。

2. 糖皮质激素应逐渐减量,停药后部分患者可出现症状的"反跳",再次用药仍有效。

3. 非甾体抗炎药禁用于

(1)服用非甾体抗炎药后诱发哮喘、荨麻疹或过敏反应的患者。

(2)有应用非甾体抗炎药后发生胃肠道出血或穿孔病史的患者。

(3)有活动性消化道溃疡/出血,或者既往曾复发溃疡/出血的患者。

(4)重度心力衰竭患者。所有非甾体抗炎药可导致新发高血压或使已有的高血压症状加重,其中的任何一种都可导致心血管事件的发生率增加。服用噻嗪类或襻利尿药的患者服用非甾体抗炎药时,可能会影响这些药物的疗效。高血压病患者应慎用非甾体抗炎药。在开始本类药物治疗和整个治疗过程中应密切监测血压。

二、桥本甲状腺炎

桥本甲状腺炎(Hashimoto thyroiditis,HT),是器官特异性自身免疫病,具有一定的遗传倾向。本病的特征是存在高滴度的甲状腺过氧化物酶抗体(TPOAb)和甲状腺球蛋白抗体(TgAb)。本病多见于女性,高发年龄 30～50 岁。甲状腺轻、中度弥漫性肿大,质地坚硬。本病病程缓慢,有发展为甲状腺功能减退的趋势。碘摄入量是影响本病发生发展的重要环境因素,随碘摄入量增加,本病的发病率显著增加。

【症状与体征】

本病早期仅表现为 TPOAb 阳性,没有临床症状。病程晚期出现甲状腺功能减退的表现。甲状腺呈轻度或中度肿大,多为弥漫性,可不对称,质地坚实,韧如橡皮样,随吞咽活动,表面常不光滑。甲状腺疼痛、触痛较少见。

【辅助检查】

1. 实验室检查

(1)甲状腺功能:TPOAb 和 TgAb 滴度显著增高,是最有意义的诊断指标。发生甲状腺功能减退时,血清 FT_4、TT_4 减低,TSH 显著增高。

(2)甲状腺^{131}I 摄取率:疾病晚期^{131}I 摄取率降低。

2. 甲状腺超声　部分患者显示为甲状腺弥漫性回声减低。

3. 甲状腺扫描 核素分布不均,可见"冷结节"。

【治疗原则】

1. 一般治疗原则

(1)对于甲状腺较小,又无明显压迫症状者,可随诊观察,暂不治疗。

(2)对于甲状腺肿大明显并伴有压迫症状者,采用 L-T$_4$ 制剂治疗可减轻甲状腺肿。

(3)对于有甲状腺功能减退患者,需采用甲状腺激素替代治疗。

(4)压迫症状明显、药物治疗后不缓解者,可考虑手术治疗,但术后甲状腺功能减退的概率甚高。

2. 用药目的与原则

(1)甲状腺激素的替代治疗,应从小剂量开始,逐渐加量。对于老年患者和合并缺血性心脏病者,增加药物剂量应更为缓慢慎重。

(2)甲状腺迅速肿大、伴局部疼痛或压迫症状时,可给予糖皮质激素治疗,症状缓解后逐渐减量。

处 方

(1)甲状腺功能轻中度减低。

①甲状腺片 20～60mg/d,逐渐增加剂量至每日 120～180mg。

②L-T$_4$ 制剂 25～100μg/d,逐渐增加剂量至每日 200～300μg。

(2)甲状腺功能严重减低。

①甲状腺片 20～60mg/d,逐渐增加剂量。

②左甲状腺片 25～100μg,逐渐增加剂量。

(3)甲状腺肿大、疼痛明显,或有压迫症状。

①甲状腺片 20～60mg/d,逐渐增加剂量至每日 120～180mg。

泼尼松 20～30mg/d,好转后逐渐减量,用药 1～2 个月。

②左甲状腺片 50～100μg/d,逐渐增加剂量至每日 200～300μg。

泼尼松 20～30mg/d,好转后逐渐减量,用药 1～2 个月。

【注意事项】

1. 对于出现甲状腺毒症的患者,一般给予抗甲状腺药物治疗,不采取手术和放射碘治疗,以免加速甲状腺功能减退的发生。

2. 甲状腺激素的替代治疗,应从小剂量开始,逐渐加量。对于老年患者和合并缺血性心脏病者,增加药物剂量应更为缓慢慎重。

第六节　库欣综合征

库欣综合征(Cushing syndrome)又称 Cushing 综合征,为各种病因造成肾上腺分泌过多糖皮质激素(主要是皮质醇)所致病症的总称。其病因可为下丘脑-垂体性[CRH 和(或)ACTH 分泌过多]、肾上腺增生或肿瘤、异位分泌 CRH 或 ACTH 的肿瘤等,其中最多见者为垂体促肾上腺皮质激素(ACTH)分泌亢进所引起的类型,称为库欣病(Cushing disease)。临床表现为满月脸、多血质外貌、向心性肥胖、皮肤紫纹、痤疮、高血压和骨质疏松等。诊断原则包括功能诊断、病因诊断和定位诊断。根据引起 Cushing 综合征的病因不同,具体的治疗方法也有不同的选择。

【症状与体征】

1. 外观　向心性肥胖、满月脸、多血质面貌。

2. 全身及神经系统　肌无力,常有不同程度的精神、情绪变化。

3. 皮肤表现　皮肤薄,微血管脆性增加,下腹两侧、大腿外侧等处出现紫纹;异位 ACTH 综合征较重 Cushing 病患者皮肤色素沉着加深。

4. 心血管表现　高血压、动脉硬化和肾小动脉硬化,长期高血压可并发左心室肥大、心力衰竭和脑血管意外。

5. 对感染抵抗力减弱

6. 性功能障碍

7. 代谢障碍　Cushing 综合征可引起糖耐量减低,部分患者出现类固醇性糖尿病。

【辅助检查】

1. 实验室检查

(1)血浆皮质醇升高,失去正常的昼夜节律;24h 尿游离皮质醇高于正常;24h 尿 17-羟皮质类固醇(17-羟)、24h 尿 17-酮类固醇(17-酮)升高。

(2)ACTH:若测定值<10pg/ml,则为非 ACTH 依赖性;>20pg/ml 则为 ACTH 依赖性。

(3)小剂量地塞米松抑制试验:Cushing 综合征患者第 2 天尿 17-羟不能被抑制到对照值的 50% 以下,游离皮质醇不能抑制在 55nmol/24h 以下。

(4)大剂量地塞米松抑制试验:多数的垂体性 Cushing 综合征能够被抑制,肾上腺皮质腺瘤、肾上腺皮质癌及多数的异位 ACTH 综合征均不能被抑制。

2. 肾上腺超声检查 可见肾上腺增大、肾上腺肿瘤等改变。

3. CT 及 MRI 检查 垂体 CT 及 MRI 检查可发现部分垂体肿瘤；胸部及其他部位的 CT 检查可发现垂体以外的肿瘤,有助于异位 ACTH 的诊断。

【治疗原则】

1. 一般治疗原则 皮质醇增多症的合理治疗取决于其病因,治疗目标是尽可能恢复正常的血浆皮质醇水平。

(1)垂体性 Cushing 病:手术或放射性治疗去除垂体瘤,以降低 ACTH 的分泌,从而减轻肾上腺增生,使皮质醇分泌减少而达到治疗目的。

(2)肾上腺腺瘤:摘除腺瘤,保留已经萎缩的腺瘤外肾上腺组织。

(3)肾上腺皮质癌:尽早手术切除,术后肾上腺皮质功能低下患者采用激素替代治疗。

(4)异位 ACTH 综合征:明确 ACTH 起源,以治疗原发病为主。如不能根治,则需用皮质醇合成抑制药减少皮质醇合成以减轻临床症状。

(5)不依赖 ACTH 的双侧肾上腺增生:应选择双侧肾上腺全切术治疗,术后糖皮质激素终身替代治疗。

2. 用药目的与原则

(1)轻症患者或不愿手术者可用药物治疗。

(2)药物治疗可作为手术、放疗后的辅助或第二线治疗方案。

(3)目前主要有两类药物:一类为调控 ACTH 分泌性垂体瘤的药物,主要用于 Cushing 病;另一类为降低血浆皮质醇水平或作用的药物,或通过肾上腺溶解作用,抑制或阻抑类固醇激素的生物合成或在激素受体水平拮抗皮质醇的作用。

处 方

(1)Cushing 病

①溴隐亭 5~30mg/d,分 2~3 次口服。

②赛庚啶 2mg,每日 2~3 次口服。

③利血平 0.5~2mg/d,分 1~3 次口服。

④丙戊酸 0.4~1.2g/d,分 2 次口服。

⑤奥曲肽 300μg/d,皮下注射。

(2)其他类型的 Cushing 综合征

①米托坦(双氯苯二氯乙烷),开始每日 2～6g,分 3～4 次口服。必要时可增加至每日 8～10g,然后逐渐减量。

②美替拉酮 2～4.5g,分 4～6 次口服。

③氨鲁米特 0.75～1.0g,分 4 次口服。

④酮康唑开始 1000～1200mg/d,维持量 600～800mg/d,分 1～2 次口服。

【注意事项】

1. 溴隐亭常见不良反应为恶心、直立性低血压等。

2. 赛庚啶不适用于需迅速控制高皮质醇血症或需长期治疗的病例。

3. 丙戊酸常见不良反应为脱发、凝血障碍、肝或胰腺损害等。

4. 米托坦用药期间为避免肾上腺皮质功能不足,需适当补充糖皮质激素。不良反应有食欲缺乏、恶心、嗜睡、眩晕、头痛、乏力等。

5. 长期应用美替拉酮可导致高血压、痤疮和多毛。

6. 氨鲁米特常见不良反应有失眠、眩晕、抑郁和视物模糊,该药还可引起甲状腺功能减退症。

7. 应用酮康唑治疗过程中需监测肝功能。

第七节　痛　风

痛风(gout)是由于嘌呤代谢紊乱和(或)尿酸排泄障碍所致的一组异质性疾病,临床上以高尿酸血症(hyperuricemia)为主要特征,表现为反复发作的关节炎、痛风石形成和关节畸形,严重者可导致关节活动障碍和畸形,累及肾可引起慢性间质性肾炎和尿酸性结石形成。痛风可分为原发性和继发性两大类,前者常与肥胖、糖脂代谢紊乱、高血压、动脉硬化和冠心病等聚集发生。原发性痛风多见于中、老年人,男性占 95% 以上,女性多见于更年期后发病。常有家族遗传史。

【症状与体征】

1. **无症状期**　仅有血尿酸持续性或波动性增高,有些可终身不出现症状。

2. **急性关节炎期**　是痛风的首发症状。其特点为突然发作下肢远端单一关节红、肿、热、痛和功能障碍,伴有发热、血白细胞增高、红细胞沉降率增快等,关节液白细胞内有尿酸盐结晶。

3. 慢性关节炎期 关节炎发作逐渐频繁、间歇期缩短、疼痛加剧。受累关节增多,晚期可出现关节畸形、活动受限。软骨、关节滑膜、肌腱等处出现痛风石。

4. 肾病变 痛风性肾病,晚期可发生肾功能不全;尿酸性肾结石,可发生肾绞痛、血尿、肾积水等。

【辅助检查】

1. 实验室检查

(1)血尿酸测定:一般男性 $>420\mu mol/L(7mg/dl)$、女性 $>350\mu mol/L(6mg/dl)$,可确定为高尿酸血症。

(2)滑膜液或痛风石内容物检查:白细胞内有针形尿酸盐结晶。

(3)其他:急性发作期外周血白细胞增多,红细胞沉降率加快;肾功能不全时血尿素氮和肌酐升高。

2. X线检查 软组织肿胀,软骨缘破坏,关节面不规则,骨质穿凿样透亮缺损。

3. CT与MRI检查 痛风石在CT扫描表现为灰度不等的斑点状影像,在MRI检查中呈低到中等密度的块状阴影。

【治疗原则】

1. 一般治疗原则 原发性痛风缺乏病因治疗,因此不能根治。治疗痛风的目的:①迅速控制痛风性关节炎急性发作;②预防急性关节炎复发;③纠正高尿酸血症,以预防尿酸盐沉积造成的关节破坏及肾脏损害;④手术剔除痛风石,对毁损关节进行矫形手术,以提高生活质量。

一般治疗原则如下。

(1)饮食控制,应采用低热能膳食,保持理想体重。避免高嘌呤食物,严格戒饮各种酒类,每日饮水应在2000ml以上。

(2)避免诱因,慎用影响尿酸排泄的药物。

(3)防治伴发疾病,需同时治疗伴发的高脂血症、糖尿病、高血压病、冠心病及脑血管病。

(4)避免诱发因素和积极治疗相关疾病。

2. 用药目的与原则

(1)急性痛风性关节炎期

①迅速给予秋水仙碱,越早用药疗效越好。

②通常开始使用足量非甾类抗炎药,症状缓解后减量。

③秋水仙碱和非甾类抗炎药无效或不能耐受者通常使用糖皮质激素。

(2)发作间歇期和慢性期:治疗的目的是使血尿酸维持正常水平。包括排除尿酸药物和抑制尿酸生成的药物。

处　方

(1)急性关节炎期

①秋水仙碱:口服,初始剂量为1mg,随后每小时0.5mg或每2h1mg,直至症状缓解或出现胃肠道不良反应。日最大剂量6~8mg。缓解后0.5mg,每日2~3次,维持数天后停药。注射剂:1~2mg溶于20ml生理盐水中,5~10min缓慢静脉注射;可在4~5h后重复注射1mg,24h总剂量不超过4mg。不良反应较严重。

吲哚美辛:初始75~100mg,随后每次50mg,6~8h1次。

②秋水仙碱:口服,初始剂量为1mg,随后每小时0.5mg或每2h1mg,直至症状缓解或出现胃肠道不良反应。每日最大剂量6~8mg。缓解后,0.5mg,每日2~3次,维持数天后停药。注射剂:1~2mg溶于20ml生理盐水中,5~10min缓慢静脉注射;可在4~5h后重复注射1mg,24h总剂量不超过4mg。不良反应较严重。

双氯芬酸50mg,每日2~3次。

③秋水仙碱:口服,初始剂量为1mg,随后每小时0.5mg或每2h1mg,直至症状缓解或出现胃肠道不良反应。日最大剂量6~8mg。缓解后0.5mg,每日2~3次,维持数日后停药。注射剂:1~2mg溶于20ml生理盐水中,5~10min缓慢静脉注射;可在4~5h后重复注射1mg,24h总剂量不超过4mg。不良反应较严重。

布洛芬0.3~0.6g,每日2次。

④泼尼松0.5~1mg/(kg·d),分2~3次口服;3~7d后迅速减量或停用。

(2)间歇期和慢性关节炎期

①苯溴马隆50mg,每日1次,渐增至100mg,每日1次。

　别嘌醇100mg,每日1次,渐增至100~200mg,每日3次。每日最大剂量800mg。

　碳酸氢钠3~6g,分2~3次口服。

②丙磺舒0.25g,每日2次,渐增至0.5g,每日3次,每日最大剂量2g。

　别嘌醇100mg,每日2~4次。

碳酸氢钠 3～6g,分 2～3 次口服。

【用药注意事项】

1. 秋水仙碱静脉用药可产生严重的不良反应,应尽量口服用药。

2. 活动性消化性溃疡、消化道出血时禁用 NSAID 药物。禁止同时服用两种或多种 NSAID。

3. 糖皮质激素仅在秋水仙碱、非甾体抗炎药治疗无效或禁忌时应用。

4. 服用排尿酸药物期间应多饮水,服碳酸氢钠每日 3～6g 等碱性药物。应从小剂量开始逐步递增。长期大量服用碱性药物可致代谢性碱中毒,并且因钠负荷过高引起水肿。

5. 别嘌醇的不良反应有胃肠道刺激、皮疹、发热、肝损害、骨髓抑制等,肾功能不全者剂量应减半。

6. 应用苯溴马隆时应注意

(1)急性痛风发作结束之前,不要用药。

(2)为了避免在治疗初期痛风急性发作,建议在给药最初几天合用秋水仙碱或抗感染药。

(3)治疗期间需大量饮水以增加尿量(治疗初期,每日饮水量不得少于 1.5～2L),定期测量尿液的酸碱度,为促使尿液碱化可酌情给予碳酸氢钠,并注意酸碱平衡,高尿酸血症和尿酸血症的患者尿液的 pH 应调节在 6.2～6.8。

(4)长期用药时,还应定期检查肝功能。

第八节 骨质疏松症

骨质疏松症(osteoporosis,OP)是一种以骨量降低和骨组织微结构破坏为特征,导致骨质脆性增加和易于骨折的代谢性疾病,按照病因可分为原发性和继发性两类。继发性骨质疏松症常由内分泌代谢疾病引起。原发性者又可分为两种亚型,Ⅰ型为绝经期后骨质疏松症;Ⅱ型(老年性)多见于 60 岁以上的老年人。临床上主要表现为骨痛和肌无力、身高缩短和骨折。凡可使骨吸收增加和(或)骨形成下降的因素都会促进骨质疏松症的发生。

【症状与体征】

1. **骨痛和肌无力** 骨痛通常为弥漫性,无固定部位,常于劳累或活动后加重,负重能力下降或不能负重。

2.身高缩短　常见于椎体压缩性骨折,可单发或多发,身高变矮。严重者伴驼背,胸廓畸形。

3.骨折　多发部位为脊柱、髋部和前臂。脊柱压缩性骨折多见于绝经期后骨质疏松症患者;髋部骨折以老年性骨质疏松症患者较多见,骨折部位多在股骨颈部。

【辅助检查】

1.实验室检查　血钙、磷、骨源性碱性磷酸酶的测定。

2.X线检查　可表现为骨皮质变薄、骨小梁稀疏、骨折等。

3.骨密度测量　以双能X线吸收测定(DXA)为最佳方法。

【治疗原则】

1.一般治疗原则

(1)富含钙、低盐和适量蛋白质的均衡饮食。

(2)运动可增加和保持骨量,并可使老年人的应变能力增强,减少骨折意外的发生。

(3)避免嗜烟、酗酒和慎用影响骨代谢的药物。

(4)积极采取防止跌倒的各种措施。

2.用药目的与原则　目前骨质疏松症的治疗药物主要有两大类,一类为骨吸收抑制药,如钙剂、降钙素、双磷酸盐、维生素D及其衍生物、雌激素和选择性雌激素受体调节药;另一类为骨形成促进药,如氟化物、合成类固醇、甲状旁腺激素和维生素D及其衍生物,后者具有抑制骨吸收和促进骨形成的双向作用。

(1)补充适量钙剂,使每日元素钙的总摄入量达800~1200mg;在补充适量钙剂的同时,补充维生素D。

(2)有疼痛者可给予适量非甾体抗炎镇痛药。

(3)严格掌握应用雌激素、降钙素和双磷酸盐的适应证及禁忌证。

处　方

(1)轻度骨质疏松症

①碳酸钙0.5g每日1次,口服;骨化三醇0.25μg,每日1~2次,口服。

②碳酸钙0.5g每日1次,口服;阿法骨化醇0.25~0.5μg,每日1~2次,口服。

③碳酸钙0.5g每日1次,口服;维生素D 5~30μg(200~1200U),每日1次,口服。

（2）中重度骨质疏松症

①碳酸钙 0.5g，每日 1 次，口服；骨化三醇 0.25μg，每日 1～2 次，口服；降钙素（鲑鱼降钙素）50～100U，每周 2 次，皮下注射或肌内注射；阿仑膦酸钠 10mg，每日 1 次，口服。

②碳酸钙 0.5g，每日 1 次，口服；骨化三醇 0.25μg，每日 1～2 次，口服；依降钙素（鳗鱼降钙素）20U，每周 2 次，皮下注射或肌内注射；阿仑膦酸钠 10mg，每日 1 次，口服。

③碳酸钙 0.5g，每日 1 次，口服；阿法骨化醇 0.25～0.5μg，每日 1～2 次，口服；降钙素（鲑鱼降钙素）50～100U，每周 2 次，皮下注射或肌内注射；阿仑膦酸钠 10mg，每日 1 次，口服。

④碳酸钙 0.5g，每日 1 次，口服；阿法骨化醇 0.25～0.5μg，每日 1～2 次，口服；降钙素（鲑鱼降钙素）50～100U，每周 2 次，皮下注射或肌内注射；阿仑膦酸钠 10mg，每日 1 次，口服。

（3）绝经期后骨质疏松症

①碳酸钙 0.5g，每日 1 次，口服；骨化三醇 0.25μg，每日 1～2 次，口服；替勃龙 1.25～2.5mg，每日 1 次，口服。

②碳酸钙 0.5g，每日 1 次，口服；阿法骨化醇 0.25～0.5μg，每日 1～2 次，口服；替勃龙 1.25～2.5mg，每日 1 次，口服。

③碳酸钙 0.5g，每日 1 次，口服；维生素 D 5～30μg（200～1200U），每日 1 次，口服；替勃龙 1.25～2.5mg，每日 1 次，口服。

【用药注意事项】

1. 不宜或暂不宜使用雌激素补充治疗的情况

（1）子宫内膜癌和乳腺癌。

（2）子宫内膜异位症。

（3）不明原因阴道出血。

（4）活动性肝炎或其他肝病伴肝功能明显异常。

（5）系统性红斑狼疮及其他结缔组织疾病。

（6）活动性血栓栓塞性病变。

（7）偏头痛、血脂谱异常、子宫肌瘤、胆囊疾病患者慎用。

2. 降钙素的使用注意事项请参考前文。

3. 应用双磷酸盐时需注意

（1）长期应用本类药物可损害骨矿化，一般主张低剂量间歇给药。

（2）需同时口服钙剂。

（3）消化道反应较多见。

（4）静脉注射可导致双磷酸盐-钙螯合物沉积，故血栓栓塞性疾病和肾功能不全患者禁用。

（5）定期监测血钙、磷和骨吸收生化标志物。

4. 骨化三醇的使用注意事项请参考前文。

第7章
神经系统疾病用药与处方

第一节　面神经麻痹

面神经麻痹又称 Bell 麻痹,系指茎乳孔面神经管内面神经的一种急性非化脓性炎症。受凉或病毒感染后发病,近年来多数学者认为,本病是一种自身免疫反应。膝状神经节综合征则系带状疱疹病毒感染,使膝状神经节及面神经发生炎症所致。

【症状与体征】

1. 症状　急性起病,一侧面部表情肌突然瘫痪,可于数小时内达到高峰。有的患者病前 1～3d 患侧外耳道耳后乳突区疼痛,常于清晨洗漱时发现或被他人发现口角歪斜。若病变波及鼓索神经,除上述症状外,尚可有同侧舌前 2/3 味觉减退或消失。镫骨肌支以上部位受累时,因镫骨肌瘫痪,同时还可出现同侧听觉过敏。膝状神经节受累时除面瘫、味觉障碍和听觉过敏外,还有同侧涎腺、泪腺分泌障碍,耳内及耳后疼痛,外耳道及耳郭部位带状疱疹,称为膝状神经节综合征(Ramsay-Hunt syndrome)。

2. 体征　患侧额纹消失,不能皱眉,因眼轮匝肌瘫痪,眼裂增大,做闭眼动作时,眼睑不能闭合或闭合不全,而眼球则向外上方转动并露出白色巩膜,称为 Bell 现象。下眼睑外翻,泪液不易流入鼻泪管而溢出眼外。病侧鼻唇沟变浅,口角下垂,示齿时口角被牵向健侧。不能做噘嘴和吹口哨动作,鼓腮时病侧口角漏气,进食及漱口时汤水从病侧口角漏出。由于颊肌瘫痪,食物常滞留于齿颊之间。

【辅助检查】

检测面神经兴奋阈值和复合肌肉动作电位能估计预后。肌电图的面神经传导速度测定,对鉴别面神经是暂时性传导障碍,还是永久性失神经支配有帮助。

【治疗原则】

1. 一般治疗原则

(1)早期以消除面神经的炎症和水肿为主。

(2)后期以促进神经功能恢复为其主要治疗原则。

2. 用药目的与原则

(1)对无禁忌证的患者首选激素治疗。

(2)有带状疱疹病毒感染者,需加用抗病毒治疗。

(3)神经营养药治疗。

(4)配合物理治疗、针刺治疗等。

(5)眼睛闭合不全者可采用眼罩、滴眼药水、涂眼药膏等方法。

(6)对长期不恢复者可考虑行神经移植治疗。一般取腓肠神经或邻近的耳大神经,连带血管肌肉,移植至面神经分支,其有效率约60%。

处　方

(1)激素

①泼尼松20～30mg,每日1次,连续7～10d。

②地塞米松5～10mg,每日1次,静脉注射,连续7～10d。

(2)B族维生素

维生素B_1 100mg,肌内注射,每日1次,连续7～14d。

维生素B_{12} 500μg,肌内注射,每日1次,连续7～14d。

(3)血管扩张药:地巴唑,10～20mg,每日3次。

(4)抗病毒治疗:有带状疱疹病毒感染者,加用阿昔洛韦0.2g,每日3次。

【用药注意事项】

1. 需注意保护暴露的角膜,避免发生暴露性角膜炎。

2. 用激素时注意补钾、补钙、保护胃黏膜等治疗。

3. 糖皮质激素禁用于真菌和病毒感染患者。下列疾病患者一般不宜使用:高血压、血栓病、胃与十二指肠溃疡、精神病、电解质异常、心肌梗死、内脏手术、青光眼等。

4. 地巴唑大剂量时可引起多汗、面部潮红、轻度头痛、头晕、恶心、血压下降。

第二节 三叉神经痛

三叉神经痛是指病因未完全明确的、临床特征为面部三叉神经分布区内短暂的、反复发作的剧痛。又称原发性三叉神经痛。本病多发于成年及老年人,70%~80%患者在 40 岁以上发病。女略多于男,大多为单侧,仅 3%~5%为双侧。

【症状与体征】

1. **疼痛的部位** 三叉神经第 1 支疼痛位于眉弓、前额和上睑;第 2 支疼痛位于上唇、上齿根、面颊部、鼻翼、下睑和颧部;第 3 支疼痛位于下唇、下齿根、颏部,有时影响至舌及耳颞部。以一侧的第 2、3 支合并痛最常见,其次为单独的第 3 支,再次是第 2 支,单独第 1 支疼痛最少见。

2. **疼痛的性质及剧烈程度** 在三叉神经一支或多支范围内突发的刀割、电击或撕裂样剧痛。

3. **疼痛发作的时间** 每次仅持续数秒至 2min 内骤然停止,间歇期一如常人。

4. **发作时** 可引起痛侧流涎、流泪和面肌抽搐等。

5. **诱发因素** 严重者洗脸、刷牙、说话、进食时均可引起疼痛发作,以致不敢做这些动作。

6. **不痛时** 神经系统检查正常。

【辅助检查】

无特殊辅助检查。

【治疗原则】

1. **一般治疗原则**

(1)继发性三叉神经痛应针对病因治疗。

(2)原发性三叉神经痛治疗原则以镇痛为目的,药物治疗为主,无效时可用神经阻滞疗法或外科手术治疗。显微血管减压术 91%可完全缓解或显效,对药物治疗无效,一般健康良好且年龄在 70 岁以下者,可采用这一手术治疗。

2. **用药目的与原则**

(1)首选药物治疗:适用于初期患者、年迈或合并有严重内科疾病,不宜手术及不能耐受者。

（2）药物治疗效果不佳或症状加重时，可进行药物神经注射治疗。

处　方

（1）卡马西平 0.1～0.2g，每日 2～3 次。

（2）苯妥英钠 0.1g，每日 3 次。

（3）以上两种药物无效者可选择巴氯芬 5～10mg，每日 2 次。或阿米替林 25～50mg，每日 2 次。

（4）氯硝西泮口服开始剂量为 1mg/d，分 3 次口服，每 3d 增加 0.5～1mg，维持剂量为 3～8mg/d。

【用药注意事项】

1. 卡马西平需要从小剂量开始，逐渐加量，可避免出现头晕等不适，若出现皮疹、共济失调、白细胞减少需立即停用。定期检测肝功能、血常规。

2. 氯硝西泮长期使用可产生耐药性，应用 3 个月之后疗效可降低，需调整用量。

3. 苯妥英钠禁用于对乙内酰脲类药有过敏史，或阿-斯综合征、二度或三度房室传导阻滞、窦房结阻滞、窦性心动过缓等心功能损害者。

第三节　面肌痉挛

面肌痉挛是指一侧面部阵发性、不自主、不规则的肌肉抽搐，无神经系统损害的其他阳性体征。安静时减轻，情绪紧张、疲劳激动时加重，睡眠时消失。原发性面肌痉挛的患者多数在中年以后发病，女性较多。

【症状与体征】

1. **症状**　一侧面部表情肌阵发性不自主的抽搐，严重者甚至可累及同侧的颈阔肌，但额肌较少累及。双侧面肌痉挛者甚少见。个别病例可伴有同侧头痛、耳鸣。

2. **体征**　除面部表情肌抽搐或强直之外无其他明显神经系统阳性体征。抽搐的程度轻重不等，为阵发性、快速、不规律的抽搐。初起抽搐较轻，持续仅几秒，以后逐渐延长可达数分钟或更长，而间歇时间逐渐缩短，抽搐逐渐频繁、加重。

【辅助检查】

1. **实验室检查**　无异常表现。

2. **肌电图检查**　显示肌纤维震颤和肌束震颤波。特征如下：

(1)阵发高频率脉冲(每秒 150～400 个)。

(2)每秒 5～20 次的节律性或不规则的重复发放,每次发放包括 2～12 个脉冲。

(3)在所有的面肌中脉冲是同步的。

(4)逆向性刺激面神经则引起典型发放。

【治疗原则】

1. 一般治疗原则

(1)首先选用药物治疗。

(2)但是由于药物治疗效果不佳,目前微血管减压手术是主要的治疗方法。

(3)面神经分支的肉毒素注射治疗也较常用。

2. 用药目的与原则

(1)首选药物治疗。

(2)药物治疗效果不佳或症状加重时,可进行药物神经注射治疗。

处　方

(1)卡马西平 100～200mg,每日 3 次。

(2)氯硝西泮 0.5～1mg,每日 3 次。

(3)氯苯胺丁酸(Baclo)5～10mg,每日 3 次。

(4)A 型肉毒素 50U,抽搐局部肌内注射。

【用药注意事项】

1. 卡马西平需要从小剂量开始,逐渐加量,可避免出现头晕等不适,若出现皮疹、共济失调、白细胞减少需立即停用。定期检测肝功能,血常规。

2. 氯硝西泮长期使用可产生耐药性,应用 3 个月后疗效可降低,需调整用量。

3. A 型肉毒素有剧毒,必须专人保管、发放、登记造册,按规定适应证、规定剂量使用。

第四节　急性炎症性脱髓鞘性多发性神经炎

急性炎症性脱髓鞘性多发性神经炎(吉兰-巴雷综合征)是以发展迅速的四肢对称性无力伴腱反射消失为临床特征的,由体液和细胞共同介导的单相性自身免疫性疾病。病情严重者出现延髓和呼吸肌麻痹而危及生命。本病多发于青壮年及儿童,男性略多,冬夏季稍多。

【症状与体征】

1. **症状**　肢体瘫痪,呼吸肌麻痹,感觉障碍(感觉异常、肌肉酸痛、轻微的"手套-短袜"型的感觉减退或缺失),颅神经障碍(双侧面瘫、吞咽困难、构音障碍等),自主神经功能障碍(皮肤潮红、手足少汗或多汗、肢端皮肤干燥、短暂的大小便潴留或失禁等)。

2. **体征**　四肢肌力下降,肌张力减低,腱反射减弱或消失,病理反射阴性。轻微的"手套-短袜"型感觉减退或缺失,肌肉压痛。偶可见高血压、窦性心动过速。极少数病例可有脑膜刺激征及出现病理反射。

【辅助检查】

1. **脑脊液蛋白-细胞分离现象**　多数病例在发病第 3 周脑脊液蛋白含量增高而细胞数正常。脑脊液糖和氯化物含量正常。

2. **肌电图检查**　约 80% 患者在疾病过程中有神经传导速度减慢,以运动神经传导速度下降更为明显(腓神经低于 30m/s,正中神经低于 40m/s),但在病程早期可正常。常有神经远端的感觉及运动潜伏期延长。因病变以神经根的脱髓鞘为主,故 F 波的传导速度减慢。

【治疗原则】

1. **一般治疗原则**

(1)呼吸肌麻痹的抢救。

(2)使用免疫抑制药。

(3)血浆交换疗法。

(4)大剂量丙种球蛋白治疗。

(5)应用神经营养药物。

(6)抗感染治疗。

(7)对症支持治疗。

(8)被动和主动活动肢体,并配合针灸、理疗、按摩等。

2. **用药目的与原则**

(1)急性期轻症患者以口服泼尼松,配合神经营养药为主。

(2)早期重症患者应静脉滴注激素或血浆交换疗法或大剂量丙种球蛋白治疗为主,辅以神经营养药物,注意支持、对症治疗。

(3)对激素无效,又无条件应用血浆交换疗法及大剂量丙种球蛋白治疗者,应给予对症支持治疗。

（4）有感染者应选用有效、足量的抗生素治疗。

处　方

（1）轻症可口服泼尼松 30mg 或地塞米松 1.5mg，每日 1 次，3～4 周后逐渐减量或停服。

重症以地塞米松 10～15mg 静脉滴注，每日 1 次，连续 10d。

或甲基泼尼松龙 500～1000mg 静脉滴注，每日 1 次，连续 5d。

改为泼尼松 60mg，每日 1 次，逐渐减量停药。

（2）静脉注射 IgG 0.4mg/（kg·d），每日 1 次，连续 5d。

（3）维生素 B_1 100mg，肌内注射，每日 1 次；维生素 B_{12} 500μg，肌内注射，每日 1 次。

【用药注意事项】

1. 用激素期间注意补钾、补钙、保护胃黏膜治疗。

2. 痛风患者使用维生素 B_{12} 可能发生高尿酸血症。

3. 维生素 B_{12} 不能采用静脉给药。肌内注射给药时应避免同一部位反复给药，尤其是对早产儿、婴幼儿需小心。

第五节　癫　痫

癫痫（epilepsy）是一组由不同病因所引起，大脑神经元高度同步化，且常具自限性的异常放电所导致，以发作性、短暂性、重复性及通常为刻板性的中枢神经系统功能失常为特性的综合征。每次发作称为样发作，反复多次发作所引起的慢性神经系统病症则称为癫痫。

【症状与体征】

1. 全身性发作　这种类型的发作多在发作初期就有意识丧失。

（1）全身强直-阵挛性发作：意识丧失、双侧强直后紧接着有痉挛的序列活动。按其发展过程可分如下 3 期：强直期（持续 10～20s），痉挛期（持续约 1min）；发作后期，从发作到意识恢复历时 5～15min。

（2）失神发作：突发突止的意识障碍，患者突然动作停顿、呆立（坐）不动，手中持物跌落，呼之不应，但从不跌倒，每次发作持续数秒钟。对发作过程不能回忆。

（3）强直性发作：全身骨骼肌强直性收缩，常伴有自主神经症状，如面色苍白等。

(4)阵挛性发作:全身肌肉呈节律性抽搐。

(5)肌阵挛性发作:快速、短暂、触电样肌肉收缩,可遍及全身,也可局限于某个肌群。

(6)失张力发作:肌张力突然丧失,导致患者突然跌倒。局限性肌张力丧失可仅引起患者头部或肢体下垂。

2. 部分性发作

(1)单纯部分性发作:不伴有意识障碍的运动性、感觉性和自主神经性的发作。

①单纯运动性发作:一侧肢体远端如手指、足趾或一侧口角或眼部抽搐,持续数秒至十数秒后自然终止。偶可出现持续性部分性癫痫、杰克逊(Jackson)发作、继发性全身性发作等。还可出现 Todd 麻痹(严重者发作后可留下短暂性肢体瘫痪,称为 Todd 麻痹)。

②单纯感觉性发作:手指、足趾、口角或舌部的发作性麻木感、针刺感、触电感等。偶尔可表现本体感觉或空间知觉障碍性发作,出现虚幻的肢体运动感。特殊感觉性发作则出现味、嗅、听、视幻觉。

③自主神经性发作:遗忘症、情感异常、错觉、复杂幻觉等。

(2)复杂部分性发作:系伴有意识障碍的部分性发作。自动症:发作期间意识混沌,做出一些简单或复杂的动作,可表现为咂嘴、咀嚼、吞咽、流涎等(口咽自动症);或为反复搓手、拍手、解开衣扣、掏摸衣袋等症状(行为自动症);还可出现自言自语、叫喊、唱歌(语言自动症)。发作后患者不能回忆发作中的情况。仅有意识障碍,此时需与失神发作鉴别。先有单纯部分性发作,继之出现意识障碍。先有单纯部分性发作,后出现自动症。

(3)部分继发全身性发作:先出现上述部分性发作,随之出现全身性发作。

3. 癫痫持续状态　癫痫部分或全身性发作在短时间内频繁发生,全身性发作在两次发作之间意识不清楚,全身或部分性发作持续 30min 以上称为癫痫持续状态。

【辅助检查】

1. 脑电图　主要的癫痫波为棘波、尖波、棘(尖)慢波、高度失律和其他发作性节律波等。

2. 影像学检查　CT、MRI、核素脑扫描、脑血管造影等检查,以进一步查明病因。

3. 实验室检查 如血糖、血钙、血脂、脑脊液等,无特异性。

【治疗原则】

1. 一般治疗原则

(1)一旦病因明确,应对因治疗,如脑瘤、脑血管畸形、脑组织瘢痕、颅内异物等可行手术治疗,脑寄生虫病需行抗寄生虫药物治疗。

(2)无明确病因,或虽有明确的病因但不能根除病因者,需考虑药物治疗。

2. 用药目的与原则

(1)尽量早期用药:一旦确诊,尽早用药治疗,以减少惊厥性脑损伤,防止智力减退,治疗越早,预后越好。

(2)按照类型选药:根据发作症状,准确判断发作类型,按照发作类型,选用相应有效的抗癫痫药物。

(3)尽量单一用药:单一用药可减少抗癫痫药物的不良反应,防止药物间的相互干扰;单一用药确实疗效不好的,可加用第二种抗癫痫药物,要求合理的联合用药,防止药物间的相互干扰。

(4)服药剂量适当:根据千克体重计算剂量,坚持从小剂量开始服用,按照个体差异及年龄特点,及时调整剂量,直至发作得到有效控制,必要时监测血药浓度,调整用药。

(5)定时定量服药:服药间隔时间一般不超过药物的 1 个半衰期,以保持 24h 稳定的有效浓度,对固定时间发作(如月经期、睡眠期等)的患者应在这一时期适当增加剂量提高血药浓度覆盖这一时间段。不得擅自减、停、漏服药物,更不能"三天打鱼两天晒网",时停时服,犯病就服,好了就停。

(6)交替过渡换药:原则上不宜频繁换药。当一种药物已达治疗浓度而确实无效或出现严重的不良反应时可换另一种药物,换药时应在原药的基础上加新药,重叠服用一段时间后,逐步减少原药至完全停止,防止血药浓度波动引起癫痫持续状态。

(7)坚持连续服药:癫痫是慢性病,需坚持连续服药,缓慢停药。服药期间,从最后 1 次发作算起,要连续 3 年不发作,复查脑电图正常,才能逐渐减停药物。一般认为巩固治疗时间越长,今后复发的概率越小。

处 方

(1)全身强直-阵挛性发作

①丙戊酸钠 0.2～0.4g,每日 3 次。

②卡马西平 0.2g,每日 3 次。

③苯妥英钠 0.1g,每日 3 次。

(2)部分性发作和部分性继发全身性发作

①卡马西平 0.2g,每日 3 次。

②苯妥英钠 0.1g,每日 3 次。

③苯巴比妥 30～100mg,每日 3 次。

④丙戊酸钠 0.2～0.4g,每日 3 次。

(3)强直性发作

①卡马西平 0.2g,每日 3 次。

②苯妥英钠 0.1g,每日 3 次。

③丙戊酸钠 0.2～0.4g,每日 3 次。

(4)阵挛性发作

①丙戊酸钠 0.2～0.4g,每日 3 次。

②卡马西平 0.2g,每日 3 次。

③苯妥英钠 0.1g,每日 3 次。

④苯巴比妥 30～100mg,每日 3 次。

(5)典型失神、肌阵挛发作

①丙戊酸钠 0.2～0.4g,每日 3 次。

②拉莫三嗪 0.05g,每日 2 次,治疗 2 周后,增加剂量至 0.05～0.1g,每日 2 次。

③乙琥胺 0.5g,每日 3 次。

④氯硝西泮 0.5mg,每日 3 次。

(6)非典型失神发作

①乙琥胺 0.5g,每日 3 次;或丙戊酸钠 0.2～0.4g,每日 3 次。

②氯硝西泮 0.5mg,每日 3 次逐渐加量,成年人最大量每日不超过 20mg。

(7)癫痫持续状态

①地西泮:10～20mg,按每分钟不超过 2mg,缓慢静脉注射。

地西泮:60～100mg+5％葡萄糖盐水注射液 500ml 于 12h 内缓慢静脉滴注,24h 总剂量不超过 120mg。

②异戊巴比妥钠:成年人用 0.5g,以注射用水或生理盐水稀释成 20ml,以 50mg/min 速度缓慢匀速静脉注射,直到抽搐停止后,剩余部分可行肌内

注射。

③苯妥英钠:0.3~0.6g 加入生理盐水 500ml 中静脉滴注,成年人滴速不超过 50mg/min,有心律失常、呼吸功能障碍及低血压者慎用。

④副醛:成年人 8~10ml、儿童 0.3ml/kg,用植物油稀释后保留灌肠。

⑤10%水合氯醛:成年人 20~30ml 保留灌肠,每 8~12h 1 次。

⑥发作控制后应鼻饲或口服抗癫痫药。

⑦20%甘露醇 125ml,每 8h 1 次;呋塞米 20~40mg,每日 2 次;甘油果糖 250ml,每日 2 次,以减轻脑水肿。

【用药注意事项】

1. 用药期间注意密切观察 定期监测血药浓度和血常规、肝肾功能,如出现过敏、中毒症状时应及时停药并对症处理。

2. 慎用其他药物 当癫痫患者患上其他疾病,需合用其他药物时,要注意对这些药物的吸收和代谢影响。如与某些抗生素合用时,加速其代谢而影响疗效含钙、镁、铝的抗酸药可降低肠道对苯妥英钠的吸收异烟肼、氯丙嗪、普萘洛尔可抑制苯妥英钠的代谢等。

3. 换药与停药 抗癫痫药应在神经内科医师指导下停药。除非必要,应避免突然停药,尤其是巴比妥类及苯二氮䓬类药物。因为这可使发作加重。减少剂量也应循序渐进,如巴比妥类,撤药可能需要几个月的时间甚至更长。

4. 应用抗癫痫药有致畸风险 尤其神经管和其他相关缺陷的风险增加,特别是与卡马西平、拉莫三嗪、奥卡西平、苯妥英钠、丙戊酸钠联合应用。

5. 丙戊酸钠禁用于 有药源性黄疸个人史或家族史者、有肝病或明显肝功能损害者。有血液病、肝病史、肾功能损害、器质性脑病时慎用。使用丙戊酸钠时应注意如下。

(1)用药期间避免饮酒,饮酒可加重镇静作用。

(2)停药应逐渐减量以防再次出现发作。取代其他抗惊厥药物时,本品应逐渐增加用量,而被取代药应逐渐减少用量。

(3)外科手术或其他急症治疗时应考虑可能遇到的时间延长,或中枢神经抑制药作用的增强。

(4)用药前和用药期间应定期做全血细胞(包括血小板)计数、肝肾功能检查。

(5)对诊断的干扰,尿酮试验可出现假阳性,甲状腺功能试验可能受影响。

（6）可使乳酸脱氢酶、丙氨酸氨基转移酶、门冬氨酸氨基转移酶轻度升高,并提示无症状性肝脏中毒;血清胆红素可能升高提示潜在的严重肝脏中毒。

6. 进食时服用拉莫三嗪可减轻胃部刺激　需整片吞服,不可掰开;如单次剂量低于本药整片剂量时,可选用本药其他剂型（颗粒剂等）。

7. 苯妥英钠和氯硝西泮的使用注意事项　请参考前文。

第六节　急性脊髓炎

急性脊髓炎是指脊髓的一种非特异性炎性病变,多发生在感染后,炎症常累及几个髓节段的灰白质及其周围的脊膜,并以胸髓最易受侵而产生横贯性脊髓损害症状。

【症状与体征】

1. 症状　运动障碍（截瘫、四肢瘫、呼吸肌麻痹等）;感觉障碍（损害平面以下肢体和躯干的各种感觉障碍）;自主神经功能障碍（尿潴留、尿失禁、无汗或少汗、皮肤脱屑和水肿、指甲松脆和角化过度等）。

2. 体征　早期出现脊髓休克,肌张力减低,腱反射消失,病理反射阴性;后期出现上运动神经源性瘫痪,肌张力增高,腱反射亢进,病理反射等。损害平面以下深浅感觉均减退或消失。

【辅助检查】

1. 实验室检查

（1）急性期周围血白细胞总数可稍增高。

（2）脑脊髓液压力正常,除脊髓严重肿胀外,一般无椎管梗阻现象。脑脊液白细胞数特别是淋巴细胞和蛋白含量可有不同程度的增高,但也可正常。脑脊液免疫球蛋白含量也可有异常。

2. 磁共振检查　显示脑、脊髓白质内脱髓鞘性改变。

【治疗原则】

1. 一般治疗原则

（1）减轻脊髓损害。

（2）预防并治疗并发症。

（3）早期训练促进功能恢复。

2. 用药目的与原则

(1)急性期皮质类固醇激素短期冲击治疗。

(2)急性期应用大量免疫球蛋白。

(3)B族维生素治疗。

(4)根据病原学检查和药敏试验结果选择抗生素。

处 方

(1)糖皮质激素

①地塞米松 10~15mg,静脉滴注,每日 1 次,连续 10d;改为泼尼松 30~60mg,每日 1 次,逐渐减量停药。

②甲泼尼龙 500~1000mg,静脉滴注,每日 1 次,连续 5d 后逐渐减量。改为泼尼松 60mg,每日 1 次,逐渐减量停药。

(2)人血免疫球蛋白:静脉注射 IgG 0.4mg/(kg·d),每日 1 次,连续 5d。

(3)维生素 B_1 100mg,肌内注射,每日 1 次;维生素 B_{12} 500μg,肌内注射,每日 1 次。

(4)双下肢痉挛者,可服用巴氯芬 5~10mg,每日 3 次。

(5)可适当选用神经营养药物(如三磷腺苷、胞磷胆碱等)和血管扩张药。

(6)根据病情选用抗菌药物和抗病毒药治疗。

【用药注意事项】

1. 用激素期间注意补钾、补钙、保护胃黏膜等治疗。

2. 痛风患者使用维生素 B_{12} 可能发生高尿酸血症。

第七节 短暂性脑缺血发作

短暂性脑缺血发作(TIA)是指历时短暂并经常反复发作的脑局部供血障碍,导致供血区局限性神经功能缺失症状。每次发作持续数分钟至 1h,不超过 24h 即完全恢复,但常有反复发作。TIA 被公认为缺血性卒中最重要的危险因素,近期频繁发作的 TIA 是脑梗死的特级警报,4%~8%完全性卒中患者发生在 TIA 之后。

【症状与体征】

1. 好发于中老年人(50~70 岁),男性多于女性。发病突然,迅速出现局限性神经功能或视网膜功能障碍,多于 5min 左右达到高峰,持续时间短,恢复快,不留后遗症,可反复发作,每次发作的症状相对较稳定;常有高血压、糖尿病、心脏病和高脂血症病史。

2. 颈内动脉系统 TIA 的表现

(1)常见症状:对侧单肢无力或轻偏瘫,可伴有对侧面部轻瘫。

(2)特征性症状:眼动脉交叉瘫(病变侧单眼一过性黑矇或失明、对侧偏瘫及感觉障碍)和 Horner 征交叉瘫(病变侧 Horner 征、对侧偏瘫);主侧半球受累可出现失语症。

(3)可能出现的症状:对侧单肢或半身感觉异常;对侧同向性偏盲,较少见。

3. 椎-基底动脉系统 TIA 的表现

(1)常见症状:眩晕、平衡失调,大多不伴有耳鸣。

(2)特征性症状:跌倒发作(drop attack),表现患者转头或仰头时,下肢突然失去张力而跌倒,无意识丧失,常可很快自行站起;短暂性全面性遗忘症(transient global amnesia,TGA),发作时出现短时间记忆丧失,患者对此有自知力,持续数分钟至数十分钟;发作时对时间、地点定向障碍,但谈话、书写和计算能力保持;双眼视力障碍发作(皮质盲)。

(3)可能出现的症状:吞咽困难、构音不清;共济失调;意识障碍伴或不伴瞳孔缩小;一侧或双侧面、口周麻木或交叉性感觉障碍;眼外肌麻痹和复视;交叉性瘫痪表现为一侧动眼神经、展神经和(或)面神经麻痹,对侧肢体瘫痪。

【辅助检查】

1. 实验室检查　血常规、血脂和血糖检查、凝血及纤溶功能检查。

2. EEG、CT 或 MRI 检查　大多正常,弥散加权 MRI 或 PET 可见片状缺血区。

3. DSA/MRA 或彩色经颅多普勒(TCD)　可见血管狭窄、动脉粥样硬化斑。

【治疗原则】

1. 一般治疗原则

(1)积极治疗高血压。

(2)积极纠正血流动力学异常,包括低血压。

(3)停止吸烟、禁止过度饮酒。

(4)合理治疗冠心病、心律失常、心力衰竭和瓣膜病。

(5)治疗高脂血症。

2．用药目的与原则

（1）抗血小板聚集药：可减少微栓子发生，减少 TIA 复发。

（2）抗凝药物：怀疑心源性栓子引起或既往大血管狭窄。

（3）扩容药物。

（4）脑保护治疗：对频繁发作的 TIA，神经影像学检查显示有缺血或脑梗死病灶者，可给予钙拮抗药。

处　方

（1）抗血小板聚集药

①阿司匹林（ASA）50～325mg/d，晚餐后服用。

可单独应用或与双嘧达莫 25～50mg，每日 3 次，联合应用。

②有条件者、高危人群或对阿司匹林不能耐受者可选用二磷酸腺苷受体拮抗药（ADP）氯吡格雷，常用剂量为每日 75mg。

③频繁发作 TIA 时，也可考虑选用血栓素 A_2（TXA_2）合成酶抑制药奥扎格雷静脉注射。

（2）怀疑心源性栓子引起或既往大血管狭窄

①低分子肝素 4000U，每日 2 次，腹壁皮下注射。

②华法林（苄丙酮香豆素钠）2～4mg/d，口服。

（3）低分子右旋糖酐 500ml，静脉滴注。

（4）尼莫地平 20～40mg，每日 3 次。

【用药注意事项】

1．在治疗的前 3 个月应定期检查白细胞计数。

2．应用华法林要监测出凝血时间。

3．对存在血液成分的改变（如纤维蛋白原含量明显增高的患者），或频繁发作但以其他治疗无效的患者可考虑选用降纤酶。

4．氯吡格雷禁用于

（1）严重肝脏损伤者。

（2）近期有活动性出血（如消化性溃疡或颅内出血）者。

（3）急性心肌梗死者在发病的最初几日不推荐使用。

5．低分子右旋糖酐禁用于

（1）充血性心力衰竭及其他血容量过多的患者。

（2）出血患者（如严重血小板减少、凝血障碍等）。

（3）少尿或无尿者。

（4）伴有急性脉管炎者不宜使用（以免炎症扩散）。

6．其他药物包括川芎嗪、银杏叶提取物等具有活血化瘀、改善微循环、降低血黏度的作用。倍他司汀可用于眩晕。偶尔也可选用罂粟碱。

第八节　脑　梗　死

脑梗死是指由于脑部血液供应障碍，缺血、缺氧引起的局限性脑组织的缺血性坏死或脑软化。脑梗死的临床常见类型有脑血栓形成、腔隙性梗死和脑栓塞等。脑梗死占全部脑卒中的 80％。

【症状与体征】

根据病变累及的不同动脉的供血区不同，症状有所不同。除脑干梗死和大面积梗死外，大多数患者意识清楚或仅有轻度意识障碍。下列为不同动脉供血区梗死的表现。

1．颈内动脉　对侧偏瘫、偏身感觉障碍、偏盲。如影响眼动脉可出现同侧眼失明。

2．大脑中动脉　对侧三偏，发生在优势半球出现失语。

3．大脑前动脉　对侧下肢感觉运动障碍，旁中央小叶受累出现排尿障碍。

4．大脑后动脉　对侧同向偏盲。

5．椎-基底动脉　眩晕、复视、构音障碍、吞咽困难、共济失调、交叉性偏瘫、延髓性麻痹、闭锁综合征等。

6．小脑后下动脉　交叉性感觉障碍、同侧共济失调。

【辅助检查】

1．CT　＜6h 不敏感，24～48h 后梗死区出现低密度灶。对脑干、小脑不敏感。CTA 可显示闭塞的血管。

2．MRI　较 CT 敏感，显示 T_1 低信号，T_2 高信号。弥散加权 MRI 通过检测水分子运动的变化来显影，灌注加权 MRI 通过注射造影剂显示灌注减少区域，均较普通 MRI 敏感。

3．颈部动脉超声　可粗略显示颈部血管状况。

4．单光子发射计算机体层摄影（SPECT）　它可以确定局部脑血流状况，敏感度很高。

【治疗原则】

1. 一般治疗原则

(1)为获得最佳疗效应力争超早期溶栓治疗,目的是迅速恢复梗死区血流灌注,减轻神经元损伤。溶栓应在起病 6h 内的治疗时间窗内进行,才有可能挽救缺血半暗带。

(2)针对脑梗死后的缺血及再灌注损伤进行综合保护治疗。

(3)要采取个体化治疗原则。

(4)整体化观念。脑部病变是整体的一部分,要考虑脑与心脏及其他器官功能的相互影响,如脑心综合征、多脏器衰竭等,要积极防治并发症,采取对症支持疗法,并进行早期康复治疗。

(5)对卒中的危险因素及时给予预防性干预措施。最终达到挽救生命、降低病残及预防复发的目的。

2. 用药目的与原则

(1)血栓形成性脑梗死治疗首选溶栓治疗(发病 3~6h)。

(2)分水岭梗死治疗禁用降压药,慎用钙通道阻滞药,首选提高灌注压的药物(如扩容药物)。

(3)栓塞性梗死首选抗凝治疗。

(4)其他包括针对病因治疗。

处　方

(1)溶栓治疗

①rt-PA:0.9mg/kg(最大量 90mg),其中 10% 先静脉推注,其余加入液体连续静脉滴注(1h)。

②尿激酶 UK:生理盐水 100ml＋尿激酶(UK) 100 万~150 万 U,静脉滴注 1h。

(2)抗血小板聚集

①阿司匹林 100~325mg/d。

②氯吡格雷 75mg/d。

(3)抗凝治疗:低分子肝素 4000~5000U,腹部皮下注射,每 12h 1 次,连用 7~10d。

(4)降纤治疗:生理盐水 250ml＋降纤酶 5U,静脉滴注。

(5)降低颅内压

①20% 甘露醇 125~250ml,每 6~8h 1 次,静脉滴注,7~10d。

②呋塞米 20～60mg,每日 2 次,静脉注射。

③甘油果糖 250ml,每日 2 次,静脉滴注。

(6)控制高血压:血压超过 220/120mmHg。

5%葡萄糖注射液 100ml＋硝普钠 50mg,静脉滴注,滴注速度一般为每分钟 10～30 滴。

(7)应激性溃疡

①西咪替丁 0.2～0.4g/d,静脉滴注。

②奥美拉唑(Losec)20～40mg,静脉注射,每日 1 次。

③氢氧化铝凝胶 40～60ml,每日 4 次。

④云南白药 0.5g,口服,每日 4 次。

(8)抗感染:根据经验或痰培养、尿培养及药物敏感试验结果选用抗生素。

【用药注意事项】

1. 溶栓治疗后的第 1 个 24h 不得使用抗凝药或抗血小板药,24h 后 CT 未见出血,可行抗血小板和(或)抗凝治疗。

2. 溶栓治疗中监测生命体征、神经功能变化和有无出血征象,并进行神经功能评分。患者出现严重的头痛、急性血压增高、恶心或呕吐,应立即停用溶栓药物,紧急进行头颅 CT 检查。

3. 使用抗凝治疗时要监测凝血活酶时间和国际标准化比值(INR)。抗凝治疗的原则如下。

(1)一般急性脑梗死患者不推荐常规立即使用抗凝药。

(2)使用溶栓治疗的患者,一般不推荐在 24h 内使用抗凝药。

(3)如果无出血倾向、严重肝肾疾病、血压＞180/100mmHg 等禁忌证时,下列情况可考虑选择性使用抗凝药:①心源性梗死(如人工瓣膜、心房颤动,心肌梗死伴附壁血栓、左心房血栓形成等)患者,容易复发卒中。②缺血性卒中伴有活性蛋白 C 或 S 缺乏、蛋白 C 抵抗等易栓症患者;症状性颅外夹层动脉瘤患者;颅内外动脉狭窄患者。③卧床的脑梗死患者可使用低剂量肝素或相应剂量的低分子量肝素预防深静脉血栓形成和肺栓塞。

4. 大多数无禁忌证的不溶栓患者应在卒中后尽早(最好 48h 内)开始使用阿司匹林,溶栓的患者应在溶栓 24h 后使用阿司匹林。具体可参见 TIA 的治疗。

5. 溶栓治疗后 24h 内一般不用抗凝、抗血小板药,24h 后无禁忌证者可用阿司匹林 300mg,连续 10d,以后改为维持量 75～100mg。

6. 每次使用降纤酶前需进行纤维蛋白原的检测。降纤酶禁用于

(1)正在使用其他纤维蛋白溶解药、抗凝药或抗血小板药的患者。

(2)严重肝、肾功能不全者。

(3)乳头肌断裂、心室中隔穿孔、心源性休克或其他多脏器衰竭者。

(4)有出血倾向或出血疾病史者。

(5)术后不久的患者。

7. 甘油果糖禁用于

(1)遗传性果糖不耐受症(hereditary fructose intolerance)患者。

(2)任何原因所致的尿闭者。

(3)严重脱水者。

(4)高钠血症患者。

(5)心功能不全者。

8. 应用西咪替丁前应排除胃癌的可能性。应按时服用,坚持疗程,一般在进餐时与睡前服药效果最好。

9. 奥美拉唑禁用于严重肾功能不全者。

第九节 脑 出 血

脑出血是指原发性非外伤性脑实质内出血,占全部脑卒中的 10%～30%。高血压是脑出血最常见的原因,高血压伴发脑内小动脉病变,血压骤升引起动脉破裂出血称为高血压性脑出血。

【症状与体征】

1. 症状 冬、春季易发。可有头痛、眩晕、呕吐、偏瘫、四肢瘫、失语、共济失调、癫痫性发作、意识障碍等。

2. 体征 根据出血部位不同,出现不同的体征。包括意识障碍、偏瘫、偏身感觉障碍、偏盲、失语、四肢瘫、共济失调、眼球震颤、脑膜刺激征阳性、瞳孔改变等。

【辅助检查】

1. CT检查 是临床诊断脑出血的首选检查。发病后 CT 即可显示新鲜血肿,为圆形或卵圆形均匀高密度区。

2. MRI检查 急性期对幕上及小脑出血的价值不如 CT,对脑干出血优

于 CT。

3. **脑血管造影**　疑有脑血管畸形、动脉瘤、脑底异常血管网者,要做脑血管造影以明确诊断。

4. **脑脊液检查**　脑压增高,脑脊液(CSF)多呈洗肉水样均匀血性。

5. **其他**　还应进行血、尿、粪常规及肝功能、肾功能、凝血功能、心电图检查。外周血白细胞可暂时升高,凝血活酶时间异常提示凝血功能障碍。

【治疗原则】

1. **一般治疗原则**　采取积极合理的治疗,以挽救患者生命,减少神经功能残废程度和降低复发率。

(1)应保持安静,卧床休息,严密观察体温、脉搏、呼吸和血压等生命体征,注意瞳孔和意识变化,保持呼吸道通畅。

(2)水电解质平衡和营养。

(3)控制脑水肿,降低颅内压。

(4)控制高血压。

(5)并发症的防治。

(6)外科治疗。

(7)康复治疗。

2. **用药目的与原则**

(1)积极控制脑水肿、降低 ICP 是脑出血急性期治疗的重要环节。

(2)根据患者年龄、病前有无高血压、病后血压情况等确定最适血压水平。

3. 积极防治感染、应激性溃疡、稀释性低钠血症、癫痫性发作、中枢性高热、下肢深静脉血栓形成等并发症。

处　方

(1)减轻脑水肿

①20%甘露醇 125～250ml,每 6～8h 1 次,静脉滴注,7～10d。

②呋塞米 20～60mg,每日 2 次,静脉注射。

③甘油果糖 250ml,每日 2 次,静脉滴注。

(2)控制高血压:血压超过 180～230/105～140mmHg。

①卡托普利 12.5～25mg,每日 3 次。

②美托洛尔 12.5～25mg,每日 2 次。

(3)应激性溃疡

①西咪替丁 0.2～0.4g/d,静脉滴注。

②奥美拉唑(Losec)20～40mg,静脉注射,每日 1 次。

③氢氧化铝凝胶 40～60ml,每日 4 次。

④云南白药 0.5g,口服,每日 4 次。

(4)抗利尿激素分泌异常综合征:又称稀释性低钠血症。

补钠 9～12g/d。

(5)癫痫性发作:以全面性发作为主。

①丙戊酸钠 0.2～0.4g,每日 3 次。

②卡马西平 0.2g,每日 3 次。

③苯妥英钠 0.1g,每日 3 次。

(6)下肢深静脉血栓形成。

低分子肝素 4000U,皮下注射,每日 2 次。

(7)感染:根据经验或痰培养、尿培养及药物敏感试验结果选用抗生素。

【用药注意事项】

1. 药物降颅压治疗首先以高渗脱水药为主,如甘露醇或甘油果糖、甘油氯化钠等,注意尿量、血钾及心肾功能。可酌情选用呋塞米、白蛋白。

2. 止血药一般不用,若有凝血功能障碍可应用,但时间不超过 1 周。

3. 冠心病、心肌梗死、心力衰竭和肾功能不全者慎用甘露醇。

4. 应用甘露醇减轻脑水肿时,应每周复查电解质及肾功能,避免出现医源性肾功能损害。

5. 脑出血的外科治疗对挽救重症患者的生命及促进神经功能恢复有利。应根据出血部位、病因、出血量及患者年龄、意识状态、全身情况决定。手术宜在超早期(发病后 6～24h)进行。

第十节　单纯疱疹病毒性脑炎

单纯疱疹病毒性脑炎(HSE)是单纯疱疹病毒(HSV)引起的中枢神经系统病毒感染性疾病,常累及大脑颞叶、额叶及边缘系统,引起脑组织出血性坏死和(或)变态反应性脑损害,又称为急性坏死脑炎或出血性脑炎,是散发性致命性脑炎最常见的病因。HSV 分为 I 型和 II 型,约 90％的人类 HSE 由 HSV-I 型引起,6％～15％由 HSV-II 型所致。

【症状与体征】

1. 症状　急性起病,高热、头痛、呕吐、全身性或部分性癫痫发作、意识障碍、精神症状(注意力涣散、反应迟钝、言语减少、情感淡漠、呆坐,患者或木僵、缄默,或动作增多、行为奇特及冲动行为,智力障碍明显,生活不能自理)、记忆丧失等。

2. 体征　部分患者口唇有疱疹。神经系统症状呈多样性,常见者有偏瘫、失语、双眼同向偏斜、不自主运动、偏盲、共济失调、多动(如震颤、舞蹈样动作、肌阵挛)等。有的呈去大脑强直或去皮质状态;眼底检查可见视盘水肿;颈项强直,脑膜刺激征阳性;睑下垂、瞳孔大小不一等。

【辅助检查】

1. 实验室检查

(1)脑脊液检查:脑脊液压力增高,CSF 淋巴细胞增多或淋巴与多形核细胞增多($50\sim100$)$\times10^6$/L,蛋白正常或轻度增高(通常 $800\sim2000mg/L$),糖和氯化物含量正常;重症病例可见脑脊液黄变和红细胞。

(2)CSF 病原学检查:HSV-IgM、HSV-IgG 特异性抗体检测:病程 2 次及 1 次以上抗体滴度呈 4 倍以上增加即可确诊。CSF 中 HSV-DNA 检测:部分病例用 PCR 能检测出病毒 DNA,可早期快速诊断。

2. 脑电图　常可发现一侧或双侧颞叶、额区周期性弥漫性高幅慢波,也可出现颞区尖波和棘波。

3. 影像学检查　CT 可见单侧或双侧颞叶、海马及边缘系统局灶性低密度区,可扩展至额叶或顶叶,低密度病灶中散布点状高密度提示颞叶出血性坏死,更支持 HSE 诊断。MRI 可发现脑实质 T_1 低信号、T_2 高信号病灶。

【治疗原则】

1. 一般治疗原则　早期治疗是降低本病死亡率的关键。

(1)病因治疗。

(2)免疫治疗。

(3)对症支持疗法。

2. 用药目的与原则

(1)抗病毒药物早期应用,不能因等待病毒学结果而延误用药。

(2)采用早期、大量和短程的免疫治疗。

(3)脱水降颅压治疗。

(4)抗癫痫、降温、镇静、维持水电解质平衡及营养支持治疗。

(5)合并细菌感染时根据药敏结果采用适当的抗生素。

处　方

(1)抗病毒治疗

①无环鸟苷(阿昔洛韦)250～500mg＋生理盐水 250ml　静脉滴注,每 8h 1 次,每次滴入 1h 以上,连用 14～21d。

②泛昔洛韦 250～500mg,每日 3 次,7d 为 1 个疗程。

③膦甲酸钠:对阿昔洛韦耐药的 HSV 株,可用膦甲酸钠 40mg/kg,每 8h 或 12h 1 次,静脉滴注,连用 14d。

(2)免疫治疗

①α-干扰素:60×10⁶U/d,肌内注射,连续 30d。

②转移因子:1 支,皮下注射,每周 1～2 次。

③皮质类固醇:治疗本病仍有争议,病情危重、CT 显示出血性坏死灶、脑脊液细胞数明显增多、出现红细胞者可酌情使用。

推荐用:甲泼尼龙 500～1000mg＋葡萄糖盐水溶液 500ml,静脉滴注,每日 1 次,连用 3～5d。

随后改用泼尼松:口服,每日 60mg 清晨顿服,以后逐渐减量。

或地塞米松:10～15mg＋生理盐水 250ml,静脉滴注,每日 1 次,连续 10d,逐渐减量。

(3)抗癫痫治疗

全身强直-阵挛性发作:

①丙戊酸钠 0.2～0.4g,每日 3 次。

②卡马西平 0.2g,每日 3 次。

③苯妥英钠 0.1g,每日 3 次。

部分性发作和部分性继发全身性:

①卡马西平 0.2g,每日 3 次。

②苯妥英钠 0.1g,每日 3 次。

③苯巴比妥 30～100mg,每日 3 次。

④丙戊酸钠 0.2～0.4g,每日 3 次。

(4)脱水降颅压

①20%甘露醇 125ml,每 8h 1 次。

②呋塞米 20～40mg,每日 2 次。

③甘油果糖 250ml,每日 2 次。

【用药注意事项】

1. 加强营养,给予高蛋白质、维生素饮食。

2. 昏迷患者要注意呼吸道通畅,口腔清洁,鼻饲流质饮食,预防压疮。

3. 保持呼吸道通畅。

4. 注意水、电解质和酸碱平衡,低流量吸氧。

5. 膦甲酸钠禁用于肌酐清除率<0.4ml/min 者(以 kg 计)。用药前如存在电解质异常,应予以纠正。

6. 甘油果糖含氯化钠,用时需注意患者食盐摄入量。长期使用应注意防止水、电解质紊乱。

7. 抗癫痫药的使用注意事项请参考前文。

第十一节　多发性硬化

多发性硬化(MS)是一种缓慢进展的中枢神经系统疾病,其特征为大脑与脊髓内播散的脱髓鞘性斑块,造成多发的、多样的神经症状和体征,常有反复的缓解和复发。

【症状与体征】

1. **症状**　中枢神经系统功能障碍的症状多样化,缓解与复发病程反复。

(1)精神症状,可表现为欣快、易激动或抑郁。

(2)言语障碍,小脑病损引起发音不清、言语含混。

(3)脑神经及躯体感觉、运动、自主神经系统均可受损,依据受累部位的不同而出现相应的临床表现。如复视,视物模糊或暗点,一个或几个肢体,躯干或一侧的面部感觉异常,肢体无力,排尿困难等。

2. **体征**

(1)脑神经损害:以视神经最为常见,视神经、视交叉受累而出现球后视神经炎。除视神经外,动眼神经、展神经、听神经也可受累而出现相应的体征。

(2)感觉障碍:多由脊髓后索或脊丘系斑块引起。表现为麻木、束带感,后期可出现脊髓横贯性感觉障碍。

(3)运动系统功能障碍:锥体束损害出现痉挛性瘫痪,小脑或脊髓小脑束损害出现小脑性共济失调。

(4)其他:少数患者出现尿潴留或尿失禁,在男性中可引起阳萎。

【辅助检查】

1. 实验室检查 腰穿脑脊液(CSF)检查:压力多正常,蛋白含量增高,以球蛋白为主。脑脊液琼脂糖凝胶电泳显示寡克隆带,在急性脱髓鞘过程中,脑脊液中髓磷脂碱性蛋白可有增高。

2. 脑电图可异常。

3. 诱发电位异常 视觉诱发电位,脑干听觉诱发电位,与体感诱发电位均可有异常。

4. 影像学检查 MRI可显示见脑室周围部位有多发斑块异常信号的脱髓鞘斑块。

【治疗原则】

1. 一般治疗原则

(1)抑制急性期炎性脱髓鞘病变进展。

(2)避免可能促使复发的因素,尽可能减少复发次数。

(3)晚期采取对症和支持疗法,减轻神经功能障碍造成的痛苦。

2. 用药目的与原则

(1)皮质类固醇是主要治疗药物。

(2)应用β-干扰素。

(3)皮质类固醇治疗无效者可以使用免疫抑制药。

(4)大剂量免疫球蛋白冲击疗法。

(5)血浆置换疗法在皮质类固醇治疗效果不好者或由于不良反应不能继续治疗者应用。

> 处 方

(1)急性发作

①甲泼尼龙1000mg+5%葡萄糖注射液500ml,静脉滴注,于3~4h滴毕,每日1次,连续5d,

改为泼尼松60mg,每日1次,逐渐减量停药。

或泼尼松80mg口服,每日1次,连续7d;依次减量为60mg,口服,每日1次,连续5d;40mg口服,每日1次,连续5d;以后每5日减10mg,连续4~6周为1个疗程。

②β-干扰素30μg,每周1次,持续2年。

③免疫抑制药:硫唑嘌呤2~3mg/(kg·d)。

霉酚酸酯1g,每日2次。

④免疫球蛋白：0.4g/（kg·d），静脉滴注，连用 3～5d。

（2）对症治疗

①痛性痉挛：巴氯芬 5mg，每日 3 次开始，逐渐增加至每日 40～75mg。

卡马西平 100mg，每日 2～3 次，逐渐增加至每日 600～800mg。

②膀胱直肠功能障碍：尿潴留者，卡巴胆碱或氯化乌拉碱 5mg，每日 4 次。

尿失禁者，丙米嗪 10mg，每日 4 次，逐渐增加至 25mg，每日 4 次。

③震颤：静止性震颤，苯海索（安坦）2mg，每日 3 次。

或左旋多巴 125mg，每日 3 次。

意向性震颤，普萘洛尔（心得安）10mg，每日 3 次。

【用药注意事项】

1. 应避免感冒发热、感染、外伤、手术、妊娠、过度劳累、药物过敏，因为这些因素均可诱发或引起 MS 复发。

2. 免疫抑制药的使用注意事项请参考相关章节。

第十二节　重症肌无力

重症肌无力是一种乙酰胆碱受体抗体（AChRab）介导的，细胞免疫依赖及补体参与的神经肌肉接头处传递障碍的自身免疫性疾病。临床特征为部分或全身骨骼肌易疲劳、呈波动性肌无力，具有活动后加重、休息后减轻和晨轻暮重等特点。常累及眼外肌、咀嚼肌、吞咽肌和呼吸肌。

【症状与体征】

1. 症状　隐袭起病，眼外肌麻痹常为首发症状，出现非对称性眼肌麻痹和上睑下垂，斜视和复视，严重者眼球运动明显受限，甚至眼球固定，瞳孔对光反射不受影响。受累骨骼肌呈病态疲劳，早晨和休息后减轻，呈晨轻暮重。面肌受累表现皱纹减少，表情困难，闭眼和示齿无力；咀嚼肌受累使连续咀嚼困难；进食经常中断，延髓肌受累导致饮水呛咳，吞咽困难，声音嘶哑或讲话鼻音；颈肌受损时抬头困难。严重时出现肢体无力，上肢重于下肢，近端重于远端。呼吸肌、膈肌受累，出现咳嗽无力、呼吸困难，重症可因呼吸肌麻痹继发吸入性肺炎而导致死亡。偶见心肌受累而突然死亡，平滑肌和膀胱括约肌一般不受累。

2. 临床分型　Osserman 分型Ⅰ型：眼肌型（15%～20%），单纯眼外肌受累。Ⅱ_a型:轻度全身型(30%),进展缓慢,无危象,常伴眼外肌受累,对药物敏感。Ⅱ_b型:中度全身型(25%),骨骼肌和延髓肌严重受累,无危象,药物敏感欠佳。Ⅲ型:重症急进型(15%),症状危重,进展迅速,数周或数个月内达到高峰,胸腺瘤高发,可发生危象,药效差,常需气管切开或辅助呼吸,病死率高。Ⅳ型:迟发重症型(10%),症状同Ⅲ型,从Ⅰ型发展为Ⅱ_a、Ⅱ_b型,经2年以上进展期,逐渐发展而来。

3. **重症肌无力危象** 当病情突然加重或治疗不当,引起呼吸肌无力或麻痹而致严重呼吸困难时,称为重症肌无力危象。有如下3种。

(1)肌无力危象:即新斯的明不足危象,呼吸微弱、发绀、烦躁、吞咽和呼吸困难。

(2)胆碱能危象:即新斯的明过量危象,多在一时用药过量后发生,除上述呼吸困难等症状外,尚有乙酰胆碱蓄积过多症状:包括毒蕈碱样中毒症状(如呕吐、腹痛、腹泻、瞳孔缩小、多汗、流涎、气管分泌物增多、心率变慢等);烟碱样中毒症状(如肌肉震颤、痉挛和紧缩感等);中枢神经症状(如焦虑、失眠、精神错乱、意识不清、抽搐、昏迷等)。

(3)反拗性危象:难以区别危象性质又不能用停药或加大药量改善症状者。多在长期较大剂量用药后发生。

【辅助检查】

1. **实验室检查**

(1)新斯的明试验:以甲基硫酸新斯的明0.5mg肌内注射或皮下注射,如肌力在30min至1h内明显改善时可以确诊。如无反应,可次日用1mg、1.5mg,直至2mg再试,如2mg仍无反应,一般可排除本病。为防止新期的明的毒蕈碱样反应,需同时肌内注射阿托品0.5~1.0mg。

(2)氯化腾喜龙(依酚氯铵)试验:适用于病情危重、有延髓性麻痹或肌无力危象者。用10mg溶于10ml生理盐水中缓慢静脉注射,至2mg后稍停,若无反应可注射8mg,症状改善者可确诊。

(3)血清中抗AChRab测定:约85%患者增高。

2. **电生理检查** 肌电图重复频率刺激试验,低频刺激波幅递减超过10%以上,高频刺激波幅递增超过50%以上为阳性。单纤维肌电图出现颤抖(Jitter)现象延长,延长超过50μs者也属阳性。

3. **影像学检查** 胸腺CT检查,胸腺增生或伴有胸腺肿瘤,也有辅助诊断价值。

【治疗原则】

1. 一般治疗原则

(1)病因治疗,包括胸腺切除术、血浆置换。

(2)避免应用影响神经肌肉接头处的药物。

2. 用药目的与原则

(1)抗胆碱酯酶药物可改善症状,但不能影响基础疾病的病程。

(2)皮质类固醇适用于抗胆碱酯酶药反应较差,并已行胸腺切除术的患者。

(3)免疫抑制药可试用于严重的或进展型病例已行胸腺切除术,并用抗胆碱酯酶药症状改善不明显者。

(4)免疫球蛋白用于各种类型危象。

处　方

(1)抗胆碱酯酶药物:溴吡斯的明,60mg,每日 4 次。

(2)糖皮质激素

①泼尼松 60~80mg/d,症状缓解后逐渐减量至隔日 5~15mg。

②甲泼尼龙 1g+生理盐水 100ml,静脉滴注,每日 1 次,连用 3~5d,改用泼尼松 30~60mg/d。

(3)免疫抑制药

①硫唑嘌呤 2~3mg/(kg·d)。

②霉酚酸酯 1g,每日 2 次。

(4)免疫球蛋白:0.4g/(kg·d),静脉滴注,连用 3~5d。

【用药注意事项】

1. 感染、妊娠、月经前常导致病情恶化,应避免精神创伤、过度疲劳。

2. 奎宁、奎尼丁、普鲁卡因胺、青霉胺、普萘洛尔(心得安)、苯妥英钠、锂盐、四环素及氨基糖苷类抗生素可加重症状,要避免使用。

3. 免疫抑制药的使用注意事项请参考相关章节。

4. 溴吡斯的明禁用于

(1)对本药过敏者(国外资料)。

(2)心绞痛患者。

(3)支气管哮喘患者。

(4)机械性肠梗阻和尿路梗阻者。

第8章

免疫系统疾病用药与处方

第一节　系统性红斑狼疮

系统性红斑狼疮(SLE)是一种表现有多系统损害症状的慢性系统性自身免疫疾病,患者血清具有以抗核抗体为主的多种自身抗体,以病情缓解和急性发作交替为特点。系统性红斑狼疮好发于 20～40 岁的育龄女性,我国的患病率为 0.07%～0.1%。

【症状与体征】

1. 症状

(1)全身症状:活动期患者大多有全身症状,表现为发热、疲倦、体重下降等。症状常在早期出现而不易引起患者注意。

(2)皮肤黏膜:80%患者在病程中出现皮肤及黏膜损害,表现为颊部蝶形红斑、盘状红斑、指掌部和甲周红斑、光过敏、网状青斑、口腔溃疡、脱发、雷诺现象等。其中以跨过鼻梁的颊部蝶形红斑为最具特征性的皮疹改变。

(3)系统损害:包括浆膜炎、肌肉骨骼损害、肾损害、心血管损害、狼疮肺炎及肺动脉高压、神经系统损害、血液学损害、消化系统损害等。

2. 体征　典型皮疹形态、关节肿胀压痛及相应系统受损出现的体征常为诊断提供依据。

【辅助检查】

1. 实验室检查

(1)自身抗体:患者血清中常出现多种自身抗体,对疾病诊断、疾病活动度判断、分析可能出现的临床亚型及指示预后有重要意义。最常见的自身抗体依次为抗核抗体谱、抗磷脂抗体和抗组织细胞抗体。其中抗 ds-DNA 抗体和抗 Sm 抗体为系统性红斑狼疮的标记性抗体,抗 ds-DNA 抗体滴度常代表疾病的活动性。而抗核抗体(ANA)是结缔组织病的筛查抗体,对系统性红斑狼疮的诊断无特异性。

(2)补体:目前常用的有补体 C3、C4 的检测,补体减低往往是机体免疫反应消耗补体所致。补体减低,尤其是 C3 减低是代表系统性红斑狼疮活动的指标之一。

(3)狼疮带试验:以免疫荧光法检测皮肤的真皮和表皮交界处是否有免疫球蛋白沉积带,狼疮带试验阳性代表系统性红斑狼疮活动性,系统性红斑狼疮患者阳性率约为 50%。

2. X 线检查　X 线检查对于诊断系统性红斑狼疮无特异性,有助于早期发现器官损害,针对不同脏器检查可选用不同的检查方法。

3. 超声检查　心脏超声及肾脏超声可发现相应脏器的损害。

4. 肾活检病理　是系统性红斑狼疮合并肾脏损害患者临床重要的检查手段,对狼疮肾炎的诊断、治疗及预后估计均有价值,尤其对指导狼疮肾炎的治疗有重要意义。

【治疗原则】

1. 一般治疗原则

(1)注意休息,避免紫外线照射,避免日光照射,预防感染,避免精神刺激,育龄妇女治疗期间应避孕。

(2)早期诊断和早期治疗至关重要,防止脏器损害加重。

(3)掌握好治疗的风险与效益的关系。

2. 用药目的与原则

(1)活动且病情重者积极给予强有力的药物治疗,病情缓解后维持治疗。

(2)治疗方案的选择应注意个体化。

处　　方

(1)仅表现光过敏、皮疹、关节炎的轻症患者

①非甾体抗炎药适用于关节炎表现者。

②硫酸羟氯喹 200mg,每日 2 次,口服,适用于以皮疹表现为主者。

③必要时加用醋酸泼尼松 10mg/d,减轻症状。

(2)重型系统性红斑狼疮

①醋酸泼尼松 1mg/(kg·d),晨起顿服,病情稳定后 2 周或疗程 8 周内,每周减少 10%,至 0.5mg/(kg·d)时减量速度减慢,维持剂量尽量在 10mg/

d 以下。或应用相当剂量其他种类激素。

生理盐水 250ml＋环磷酰胺 400～600mg 静脉滴注 每周 1 次,总量在 8～12g。

②醋酸泼尼松 1mg/(kg·d),晨起顿服,减量同前。

硫唑嘌呤(依木兰)2～3mg/(kg·d),口服。

③醋酸泼尼松 1mg/(kg·d),晨起顿服,减量同前。

来氟米特 50mg/d 顿服,3d 后减至 20mg/d,口服。

④醋酸泼尼松 1mg/(kg·d),晨起顿服,减量同前。

环孢素 A 3～5mg/(kg·d),口服,用于其他药物治疗无效者。

⑤醋酸泼尼松 1mg/(kg·d),晨起顿服,减量同前。

硫酸羟氯喹 200mg 每日 2 次,口服,用于非致命性器官受累的活动性狼疮。

⑥醋酸泼尼松 1mg/(kg·d),晨起顿服,减量同前。

霉酚酸酯(骁悉)10～30mg/(kg·d),分 2 次口服。

其中狼疮肾损害以选用环磷酰胺、环孢素 A 及霉酚酸酯效果为佳。

(3)以急进性肾小球肾炎为主要表现的狼疮危象

①醋酸泼尼松 2mg/(kg·d)以上,口服。

生理盐水 250ml＋环磷酰胺 400～800mg,静脉滴注,每 2 周 1 次。

丙种球蛋白 200～400mg/(kg·d),静脉滴注,连用 3～5d,必要时 2～3 周后可重复使用。

②生理盐水 500ml＋甲泼尼龙 0.5～1.0g,静脉滴注,连用 3d,1～2 周后可重复。

生理盐水 250ml＋环磷酰胺 400～800mg,静脉滴注,每 2 周 1 次。

丙种球蛋白 200～400mg/(kg·d),静脉滴注,连用 3～5d,必要时 2～3 周后可重复使用。

(4)以神经精神狼疮为主要表现的狼疮危象:在上述治疗的基础上与精神科医师配合使用抗精神病药物,加强护理,预防伤害事件发生。在除外中枢系统感染后可给予地塞米松 10mg 或地塞米松 10mg＋甲氨蝶呤 10mg 鞘内注射,每周 1 次,共 2～3 次。

(5)以重症血小板减少性紫癜为主要表现的狼疮危象

①醋酸泼尼松 2mg/(kg·d)以上,口服。

生理盐水 250ml＋环磷酰胺 400～800mg,静脉滴注,每 2 周 1 次,用于无骨髓增生低下者。

　　丙种球蛋白 200～400mg/(kg・d),静脉滴注,连用 3～5d,必要时 2～3 周后可重复使用。

　　长春新碱(VCR)每周 1～2mg,静脉滴注,共 3～6 次。

　　②生理盐水 500ml＋甲泼尼龙 0.5～1.0g,静脉滴注,连用 3d,1～2 周后可重复。

　　生理盐水 250ml＋环磷酰胺 400～800mg,静脉滴注,每 2 周 1 次,用于无骨髓增生低下者。

　　丙种球蛋白 200～400mg/(kg・d),静脉滴注,连用 3～5d,必要时 2～3 周后可重复使用。

　　长春新碱(VCR)每周 1～2mg,静脉滴注,共 3～6 次。

【用药注意事项】

　　1. 患者激素及免疫抑制药使用过程中应密切监测药物不良反应。

　　2. 系统性红斑狼疮患者出现发热应首先考虑原发病活动或感染的情况,应积极查找相关证据以选择治疗方向。

　　3. 丙种球蛋白静脉滴注过程中应注意过敏反应的发生。

　　4. 环磷酰胺的代谢产物对尿路有刺激性,应用时应鼓励患者多饮水,大剂量应用时应水化、利尿,同时给予尿路保护药美司钠。

　　5. 长春新碱使用注意事项:①仅用于静脉注射,漏于皮下可导致组织坏死、蜂窝织炎。一旦漏出或可疑外漏,应立即停止输液,并予相应处理(参考氮芥外漏的处理);②冲入静脉时避免日光直接照射;③肝功能异常时减量使用。

　　6. 难治性狼疮可以选用 B 细胞清除生物制剂,如利妥昔单抗(抗 CD20 抗体)治疗。

第二节　类风湿关节炎

　　类风湿关节炎(RA)是以对称性多关节炎为主要临床表现的异质性、系统性、自身免疫性疾病。基本病理改变是关节滑膜的慢性炎症、增生形成血管翳,侵犯关节软骨、骨和肌腱等,导致关节破坏,最终关节畸形和功能丧失。类风湿关节炎多见于中年女性,我国患病率为 0.32%～0.36%。

【症状与体征】

1. 症状 类风湿关节炎起病多缓慢、隐匿,呈慢性病程、反复发作,少数急剧起病,往往预后不佳。

(1)一般症状:有低热、乏力、全身不适、体重下降等。

(2)关节炎特点:主要累及小关节,尤其是手的对称性多关节炎。关节表现包括晨僵、关节疼痛及压痛、关节肿胀、关节畸形等。另外,颈椎、肩、髋及颞颌关节亦可受累。

(3)关节外表现:主要包括类风湿结节、类风湿血管炎、类风湿肺损害、类风湿肾损害、类风湿心脏损害、类风湿胃肠道损害及类风湿神经损害等脏器损害,关节外损害的病理基础往往为血管炎。

2. 体征 典型的关节肿胀畸形常为诊断提供依据,急性期以关节肿胀压痛为主,病程晚期可出现如尺侧偏斜、屈曲畸形、天鹅颈样畸形等关节改变。

【辅助检查】

1. 实验室检查 60%～70%的类风湿关节炎患者在活动期血清中出现类风湿因子,但类风湿因子也出现于系统性红斑狼疮、原发性干燥综合征、系统性硬化等结缔组织病,甚至5%正常人也可以出现低滴度的类风湿因子。红细胞沉降率、C反应蛋白常作为评价病情活动度的炎性指标。近年来,抗角蛋白抗体及抗环瓜氨酸肽抗体的检测为早期诊断类风湿关节炎提供了依据。

2. X线检查 X线检查对本病的诊断、关节病变的分期、检测病变的演变均很重要。早期可仅表现为关节周围软组织的肿胀及关节端的骨质疏松,晚期关节可表现为关节半脱位和关节纤维性和骨性强直。

3. MRI检查 可发现早期类风湿关节炎关节滑膜及骨质改变。

【治疗原则】

1. 一般治疗原则

(1)类风湿关节炎的治疗包括药物治疗、外科治疗和心理康复治疗。

(2)治疗的目的是减轻关节症状,控制关节炎的发展及促进已破坏的关节骨的修复。

(3)早期诊断和早期治疗至关重要。

2. 用药目的与原则

(1)尽早应用抗风湿药以控制关节炎症,避免出现不可修复的骨破坏,防止关节畸形和功能障碍。诊断有困难的关节炎尽早转到有条件的医疗单位就诊。

（2）常用于治疗 RA 的非生物性改变病情抗风湿药（DMARDs）有甲氨蝶呤（MTX）、来氟米特（LEF）、柳氮磺吡啶（SSZ）、羟氯喹或氯喹（HCQ 或 CQ）、雷公藤多苷。生物性 DMARDs 有 TNF 拮抗药、利妥昔单抗。

（3）DMARDs 的选择和用法是依据于患者的病程、病情活动度、影响预后的指标来决定。DMARDs 可以联合或单独应用，宜尽早使用。并定期根据疾病活动度的变化来调整药物。

（4）非甾体抗炎药（NSAIDs），糖皮质激素是以控制关节肿痛症状为主。为对症或过渡期治疗的药物。

（5）这三类抗风湿药物各有不良反应，尤其是长期服用者，故宜定期（1～3 个月）监测血常规、肝肾功能等有关项目，以保证服药安全性。

处　方

（1）免疫抑制药

来氟米特（爱若华）20mg/d，口服。

甲氨蝶呤，每周 10～15mg，口服或静脉滴注。

雷公藤总苷 20mg，每日 2～3 次，口服。

硫唑嘌呤（依木兰）100mg/d，口服。

柳氮磺吡啶（SASP）250mg，每日 2 次，口服（第 1 周），以后每周增加 500mg，至 2g/d 为维持量。

（2）非甾体抗炎药

双氯芬酸缓释片（扶他林）75mg/d，口服。

美洛昔康（莫比可）7.5～15mg/d，口服。

（3）糖皮质激素

生理盐水 100ml＋地塞米松 5mg，静脉滴注，每日 1 次，3～5d 后改为口服并逐渐减量。

醋酸泼尼松 30～40mg/d，口服。

（4）TNF 拮抗药

注射用水 2ml＋益赛普 25mg，皮下注射，每周 2 次。

生理盐水 250ml＋英夫利昔（类克）200mg，第 0、2、6 周，以后每 8 周使用 1 次。

【用药注意事项】

1. 非甾体抗炎药应根据患者病情酌情使用,但不能联用。

2. 使用慢作用药物应注意监测药物不良反应。

3. 激素限于短期使用,不作为常规使用药物。

4. 生物制剂使用前注意排除禁忌证。

5. 抗风湿药物都有不良反应,尤其是长期服用者,故宜定期(1～3 个月)监测血常规、肝肾功能等有关项目,以保证服药安全性。

6. 雷公藤总苷使用注意事项

(1)服药期间可引起月经紊乱,精子活力及数目减少,白细胞和血小板减少,停药后可恢复。

(2)有严重心血管病和老年患者慎用。

7. 来氟米特的使用注意事项

(1)可引起一过性的 ALT 升高和白细胞下降,服药初始阶段应定期检查 ALT 和白细胞。检查间隔视患者情况而定。

(2)严重肝损害和明确的乙肝或丙肝血清学指标阳性的患者慎用。用药前及用药后每月检查 ALT,检测时间间隔视患者具体情况而定。

8. 甲氨蝶呤的致突变性、致畸性和致癌性较烷化剂为轻;对生殖功能的影响,虽也较烷化剂类抗癌药小,但亦可导致闭经和精子减少或缺乏;全身极度衰竭、恶病质或并发感染及心、肺、肝、肾功能不全时,禁用本品。周围血常规如白细胞低于 $3.5\times10^9/L$ 或血小板低于 $50\times10^9/L$ 时不宜用。

9. 非甾体抗炎药禁用于有过敏反应、哮喘、荨麻疹或其他变态反应的患者和消化道溃疡患者。

第三节　干燥综合征

干燥综合征(SS)是一个主要累及泪腺、涎腺等外分泌腺体,具有高度淋巴细胞浸润为特征的弥漫性结缔组织病。由于其免疫性炎症反应主要表现在外分泌腺体的上皮细胞,故又称自身免疫性外分泌腺体上皮细胞炎或自身免疫性外分泌病。分为原发性和继发性两类。在我国人群的患病率为 0.29%～0.77%,女性多见,男女比例为 1:(9～10)。发病年龄多在 30～60 岁。

【症状与体征】

1. 局部表现　主要表现首先为口干燥症,表现为进干食需以水送下、猖猖性龋齿、反复发作的成年人腮腺炎及舌痛、舌面干裂、口腔溃疡及继发感染。其次为干燥性角结膜炎,出现眼干涩、异物感、少泪等症状,严重者哭时无泪。

2. **系统表现**　出现全身症状,如乏力、低热等。其他如紫癜样皮疹、关节痛或关节肿胀,少部分有肌炎症状、肾小管性酸中毒、肺间质病变、肝损害、白细胞减少和(或)血小板减少等。本病患者的淋巴组织反应性增生明显,发生非霍奇金淋巴瘤的概率明显高于正常人群。

【辅助检查】

1. **实验室检查**

(1)自身抗体:本病有多种自身抗体可以出现,包括抗核抗体、抗 SSA 抗体、抗 SSB 抗体、抗 U1RNP 抗体及抗着丝点抗体,其中以抗 SSA 抗体及抗 SSB 抗体具有特异性。同时 43% 患者类风湿因子阳性,近年来测定胞衬蛋白抗体协助诊断早期可疑患者。

(2)免疫球蛋白:由于淋巴细胞高度增殖,90% 以上患者有高免疫球蛋白血症,呈多克隆性且强度高,引起紫癜、红细胞沉降率加快等临床症状。

2. **X 线检查**　本病无常规影像学检查,必要时查腮腺造影及涎腺放射性核素检查可帮助诊断。肺部影像学检查有帮助确诊肺间质病变的临床意义。

【治疗原则】

1. **一般治疗原则**

(1)目前尚无根治方法。

(2)局部症状为主患者采取措施改善相应症状。

(3)有明显系统症状患者需系统治疗。

2. **用药目的与原则**

(1)对症治疗缓解口、眼干燥的症状。采用代替疗法,多用人工制成替代眼泪的滴眼药。保持口腔卫生。

(2)针对泪腺和涎腺功能下降可予以胆碱能受体激动药,增强分泌外分泌腺的功能,刺激唾液和泪液分泌。

(3)对本病造成的肾小管酸中毒应予补钾、纠正酸中毒治疗,病情严重者应予糖皮质激素和免疫抑制药。

(4)根据不同临床特点制订相应治疗方案,重要脏器如肺、血液、肝、神经受累时采用糖皮质激素及免疫抑制治疗。

(5)羟氯喹可缓慢降低本病高球蛋白血症。也可改善涎腺、泪腺功能。

处 方

(1)以口眼干燥等的局部表现为主的患者

①停止吸烟、饮酒及避免引起口干的药物。

②泪然眼水 2 滴,每日 4 次,滴眼。

③红霉素眼膏适量,睡前滴眼。

④茴三硫 25mg,每日 3 次,口服。

(2)合并有神经系统损害、肾损害、血细胞低下、肌炎等系统损害患者

①醋酸泼尼松 1mg/(kg·d),口服,逐渐减量(使用甲泼尼龙或阿赛松时以相当剂量换算使用)。

生理盐水 250ml+环磷酰胺 400mg,静脉滴注,每周 1 次。

②醋酸泼尼松 1mg/(kg·d),口服,逐渐减量(使用甲泼尼龙或阿赛松时以相当剂量换算使用)。

硫唑嘌呤(依木兰)1~2mg/(kg·d),口服。

③醋酸泼尼松 1mg/(kg·d),口服,逐渐减量(使用甲泼尼龙或阿赛松时以相当剂量换算使用)。

雷公藤总苷 20mg,每日 3 次,口服。

④醋酸泼尼松 1mg/(kg·d),口服,逐渐减量(使用甲泼尼龙或阿赛松时以相当剂量换算使用)。

甲氨蝶呤每周 10~15mg,口服或静脉滴注。

⑤醋酸泼尼松 1mg/(kg·d),口服,逐渐减量(使用甲泼尼龙或阿赛松时以相当剂量换算使用)。

来氟米特 10mg/d,口服。

⑥停止吸烟、饮酒及避免引起口干的药物。

泪然眼药水 2 滴,每日 4 次,滴眼。

红霉素眼膏适量,睡前滴眼。

(3)合并间质性肺炎患者

①醋酸泼尼松 1mg/(kg·d),口服,逐渐减量(使用甲泼尼龙或阿赛松时,以相当剂量换算使用)。免疫抑制药避免使用甲氨蝶呤,可选用前述其他药物。

②停止吸烟、饮酒及避免引起口干的药物。

泪然眼药水 2 滴,每日 4 次滴眼。

红霉素眼膏适量,睡前滴眼。

【用药注意事项】

1. 肾上腺皮质激素的使用及剂量的选择应注意个体化,使用肾上腺皮质激素的同时应监测可能发生的不良反应,做好相应预防措施。

2. 肾上腺皮质激素减量过程应酌情掌握,大体遵循先快后慢的原则。

3. 免疫抑制药的选择应酌情,必要时可选用 2 种免疫抑制药联合治疗,使用过程中应严密监测不良反应,适时调整。

4. 患者多需要长时间的小剂量肾上腺皮质激素维持治疗。

5. 硫唑嘌呤可致肝功能损害,故肝功能差者忌用。亦可发生皮疹,偶致肌肉萎缩,用药期间严格检查血常规。别嘌醇可抑制巯基嘌呤(后者是硫唑嘌呤的活性代谢物)代谢成无活性产物,结果使巯基嘌呤的毒性增加,当两者必须同时服用时,硫唑嘌呤的剂量应大大地减低。硫唑嘌呤能与巯基化合物如谷胱甘肽起反应,在组织中缓缓释出 6-巯嘌呤而起到前体药物的作用。

6. 雷公藤多苷与糖皮质激素合用可增强疗效,合用时应减少激素用量,从而可减少本药致白细胞降低等不良反应。

第四节　强直性脊柱炎

强直性脊柱炎(AS)多见于青少年,是以中轴关节慢性炎症为主,也可累及内脏及其他组织的慢性进展性疾病。我国患病率初步调查为 0.25%。男女之比为 5:1。AS 的病因未明,基因和环境因素在本病的发病中发挥重要作用。

【症状与体征】

1. 症状

(1)关节症状:患者逐渐出现腰背部或骶髂部疼痛和(或)发僵,半夜痛醒,翻身困难,晨起或久坐后起立时腰部发僵明显,但活动后减轻。随病情进展由腰椎向胸颈部脊椎发展,则出现相应部位疼痛、活动受限或脊柱畸形。$24\%\sim75\%$ 的 AS 患者在病初或病程中出现外周关节病变,非对称性、少数关节或单关节及下肢大关节的关节炎为本病外周关节炎的特征。

(2)全身症状:本病的全身表现轻微,少数重症者有发热、疲倦、消瘦、贫血或其他器官受累。部分患者在病程中发生眼葡萄膜炎,神经系统症状少见。

2. 体征　骶髂关节和椎旁肌肉压痛为本病早期的阳性体征。随着病情进展可见腰椎前凸变平,脊柱各个方向活动受限,胸廓扩展范围缩小,以及颈椎后突。

【辅助检查】

1. 实验室检查　无特异性指标,活动期患者可见红细胞沉降率增快,C反应蛋白增高,免疫球蛋白(尤其是 IgA)轻度升高。虽然 AS 患者 HLA-B27 阳性率达 90% 左右,但无诊断特异性。

2. X线检查　X线表现具有诊断意义。AS 最早的变化发生在骶髂关节。该处的 X线片显示软骨下骨缘模糊,骨质糜烂,关节间隙模糊,骨密度增高及关节融合。骶髂关节 CT 检查的优点在于假阳性少,临床广泛应用于 AS 的诊断。脊柱的 X线片表现有椎体骨质疏松和方形变,椎小关节模糊,椎旁韧带钙化及骨桥形成。晚期广泛而严重的骨化性骨桥表现称为"竹节样脊柱"。

【治疗原则】

1. 一般治疗原则

(1)强直性脊柱炎尚无根治方法。

(2)根据患者症状选择非药物、药物及手术等综合治疗缓解症状、改善病情。

(3)以改善症状及提高生活质量为目的,重视功能锻炼。

2. 用药目的与原则

(1)早期应用足量非甾体抗炎药(NSAID)能够有效改善患者脊柱或外周关节疾病的疼痛和僵硬感,常用的 NSAID 包括传统的非选择和选择性 COX-2 抑制药。

(2)传统 DMARDs 疗效不肯定,且长期服用有不良作用。故不推荐使用。柳氮磺吡啶可能对 AS 外周关节炎有一定疗效。

(3)病情不能控制者,可应用生物制剂(TNF 拮抗药)治疗。

(4)部分外周关节炎患者,可考虑关节腔内注射糖皮质激素。

处　　方

(1)关节疼痛症状明显,影响日常生活患者。

①非甾体抗炎药

双氯芬酸(扶他林)75mg/d,口服。

美洛昔康(莫比可)7.5～15mg/d,口服。

②免疫抑制药

柳氮磺吡啶（SASP）250mg，每日 2 次，口服（第 1 周）。以后每周增加 500mg，至 2g/d 为维持量。

甲氨蝶呤，每周 7.5～15mg，口服或静脉滴注。

雷公藤总苷 20mg，每日 3 次，口服。

沙利度胺（反应停）50mg/d，口服，每 10d 加量 50mg，至 200mg/d 维持。

（2）关节疼痛症状明显，非甾体抗炎药及缓解病情药物不能缓解症状者，加用糖皮质激素。

醋酸泼尼松（强的松）10～20mg/d，口服。

甲泼尼松龙（美卓乐）8～16mg/d，口服，余同上。

（3）关节疼痛肿胀明显，炎性指标升高明显，或一般慢作用药物无效及因不良反应限制使用的患者，加用 TNF 拮抗药。

注射用水 2ml＋益赛普 25mg，皮下注射，每周 2 次。

生理盐水 250ml＋英夫利昔单抗（类克）　200mg，第 0、2、6 周，以后每 8 周使用 1 次，余同上。

【用药注意事项】

1. 非甾体抗炎药应根据患者病情酌情使用，但不能联用。

2. 使用慢作用药物应注意监测药物不良反应。

3. 病情不能控制者，可应用生物制剂（TNF 拮抗药），但生物制剂使用前注意排除禁忌证。

4. 免疫抑制药和非甾体抗炎药的使用注意事项请参考前文。

5. 使用柳氮磺吡啶的注意事项

（1）缺乏葡萄糖-6-磷酸脱氢酶、肝功能损害、肾功能损害患者、血卟啉症、血小板、粒细胞减少、血紫质症、肠道或尿路阻塞患者应慎用。

（2）应用磺胺药期间多饮水，保持高尿流量，以防结晶尿的发生，必要时亦可服碱化尿液的药物。如应用本品疗程长，剂量大时宜同服碳酸氢钠并多饮水，以防止此不良反应。治疗中至少每周检查尿常规 2～3 次，如发现结晶尿或血尿时给予碳酸氢钠及饮用大量水，直至结晶尿和血尿消失。失水、休克和老年患者应用本品易致肾损害，应慎用或避免应用本品。

（3）对呋塞米、砜类、噻嗪类利尿药、磺脲类、碳酸酐酶抑制药及其他磺胺类药物呈现过敏的患者，对本品亦会过敏。

（4）遇有胃肠道刺激症状，除强调餐后服药外，也可分成小量多次服用，甚至每小时 1 次，使症状减轻。

（5）根据患者的反应与耐药性，随时调整剂量，部分患者可采用间歇治疗（用药 2 周，停药 1 周）。

（6）腹泻症状无改善时，可加大剂量。夜间停药间隔不得超过 8h。

（7）肾功能损害者应减小剂量。

第五节 系统性硬化症

系统性硬化是一种病因不明的临床上以局限性或弥漫性皮肤增厚和纤维化为特征的结缔组织病。除皮肤受累外，也可影响内脏（心、肺和消化道等器官）。本病女性多见，发病率大约为男性的 4 倍，儿童相对少见。

【症状与体征】

1. 症状 系统性硬化最多见的初期表现是雷诺现象，亦可有隐匿性肢端和面部肿胀，并有手指皮肤逐渐增厚。多关节病同样也是突出的早期症状。皮肤病变为本病标记性特点，呈对称性，一般先见于手指及面部，然后向躯干蔓延。面部皮肤受累可表现为面具样面容。消化道受累为硬皮病的常见表现，关节、肌肉、肺部、心脏、肾脏等脏器均可受累。

2. 体征 手指、指背发亮、紧绷，手指皱褶消失，汗毛稀疏，典型的面具脸面容，皮肤色素沉着为常见体征。

【辅助检查】

1. 实验室检查 血清 ANA 阳性率达 70%，核型为斑点型和核仁型。20%～40%系统性硬化症患者，血清抗 Scl-70 抗体阳性。约 50%病例有免疫球蛋白增高和 RF 阳性。

2. X 线检查 钡剂检查可见食管蠕动减弱、消失，以至整个食管扩张或僵硬，十二指肠、空肠及结肠均可受累。胸部 CT 可发现肺间质纤维化病变。

【治疗原则】

1. 一般治疗原则

（1）目前尚无根治方法。

（2）一般治疗包括去除感染、加强营养、注意保暖和避免精神刺激。

（3）早期治疗目的在于阻止新的皮肤和脏器损害，晚期治疗目的在于改善已有的症状。

2. 用药目的与原则

(1)根据不同患者的病情表现选择个体化治疗。

(2)糖皮质激素及免疫抑制药治疗有效。

(3)应针对不同患者的不同症状采取对症治疗。

处　方

(1)确诊患者的一般治疗。

①糖皮质激素:醋酸泼尼松 30～40mg/d,口服。

②免疫抑制药:硫唑嘌呤(依木兰)2～3mg/(kg·d),口服。

生理盐水 250ml+环磷酰胺 400～600mg,静脉滴注,每周 1 次。

环孢素 2.5～5mg/(kg·d),口服。

(2)有雷诺现象表现者:在一般治疗基础上加用。

①阿司匹林 75～100mg/d,口服。

硝苯地平 10mg,每日 3 次;或卡托普利 6.25～12.5mg,每日 2 次,口服。

②阿司匹林 75～100mg/d,口服。

硝苯地平 10mg,每日 3 次;或卡托普利 6.25～12.5mg,每日 2 次,口服。

生理盐水 100ml,每日静脉滴注。

生理盐水 10ml+前列环素(凯时)10μg,每日静脉入墨菲管,疗程 10～14d。

(3)有反流性食管炎者:在一般治疗基础上加用。

法莫替丁 20mg,每日 2 次,口服,或质子泵抑制药。

多潘立酮 10mg,每日 3 次,口服。

(4)皮肤及指(趾)硬化明显者:可加用青霉胺,初始剂量 0.125g/d,空腹服用,每 2～4 周增加 0.125g/d,酌情加用至 0.75～1g/d,应维持用药 1～3 年。常见不良反应有发热、畏食、呕吐、口腔溃疡、味觉异常、皮疹、白细胞和血小板减少、蛋白尿和血尿等。目前临床使用较少。

【用药注意事项】

1. 应抓住早期治疗时机,避免硬化范围和程度进展过快。

2. 药物使用中注意监测不良反应的发生。

3. 出现肾皮质危象要尽早使用血管紧张素转化酶抑制药降压,改善肾功能。对于继发的肺间质纤维化可使用糖皮质激素和免疫抑制药,可能控制部分患者病情进展。

4. 免疫抑制药的使用注意事项请参考前文。

5. 抗胆碱能药品可能会对抗多潘立酮的抗消化不良作用,故二者不宜合用。

第六节 成人斯蒂尔病

斯蒂尔病本是指系统性起病的幼年型慢性关节炎,但相似的疾病也可发生于成年人,称为斯蒂尔病。本病病因尚不清楚。临床特征为发热、关节痛和关节炎、皮疹、肌痛、咽痛、淋巴结肿大、中性粒细胞增多及血小板增多,严重者可伴系统损害。

【症状与体征】

症状和体征

(1)发热:是本病最常见、最早出现的症状。80%以上的患者呈典型的弛张热,达 39℃以上,伴或不伴寒战,但未经退热处理次日清晨体温可自行降至正常。

(2)皮疹:是本病的另一主要表现,见于 85%以上患者,典型皮疹为橘红色斑疹或斑丘疹,有时皮疹形态多变,可呈荨麻疹样皮疹。

(3)关节及肌痛:几乎 100%患者有关节疼痛,关节炎在 90%以上。可出现关节软骨破坏,关节间隙狭窄,这种改变最易在腕关节出现。软骨下骨也可破坏,最终可致关节僵直、畸形。

(4)咽痛:多数患者在疾病早期有咽痛,有时存在于整个病程中,发热时咽痛出现或加重,退热后缓解。

(5)其他临床表现:可出现周围淋巴结肿大、肝脾大、腹痛(少数似急腹症)、胸膜炎、心包积液、心肌炎、肺炎及其他多种少见表现。

【辅助检查】

实验室检查

(1)血常规及红细胞沉降率:患者白细胞升高及红细胞沉降率增快常出现。

(2)部分患者肝酶轻度增高。

(3)血液细菌培养阴性。

(4)类风湿因子和抗核抗体阴性,仅少数人可呈低滴度阳性。

(5)血清铁蛋白升高具有特征性。

(6)滑液和浆膜腔积液白细胞增高。

【治疗原则】

1. 一般治疗原则

(1)本病尚无根治方法。

(2)本病为排除性诊断疾病,在确诊后仍要在治疗及随诊过程中注意排除感染、肿瘤及其他疾病。

2. 用药目的与原则

(1)确诊前应尽量避免使用非甾体抗炎药和糖皮质激素,以免影响对热型的观察。

(2)药物治疗首选糖皮质激素。

(3)效果不满意采取联合用药,以增加疗效及减少不良反应和复发概率。

处　方

(1)病情轻微:以发热及关节症状为主者。

①双氯芬酸缓释片(扶他林)75mg/d,口服。

②尼美舒利(普威)50~100mg,每日 2 次,口服。

(2)单用非甾体抗炎药无效,非甾体抗炎药减量复发或病情较重有系统损害者。

①醋酸泼尼松 0.5~1mg/(kg·d),口服。

②甲泼尼龙 0.4~0.8mg/(kg·d),口服。

激素待症状控制、病情稳定 1 个月以后逐渐减量,以最小有效量维持。

(3)糖皮质激素仍不能控制发热或激素减量复发者,或关节表现明显者。

①醋酸泼尼松 0.5~1mg/(kg·d),口服。

甲氨蝶呤每周 7.5~15mg,口服或静脉滴注。

②醋酸泼尼松 0.5~1mg/(kg·d),口服。

生理盐水 250ml+环磷酰胺 400~600mg,静脉滴注,每周 1 次。

③醋酸泼尼松 0.5~1mg/(kg·d),口服。

甲氨蝶呤每周 7.5~15mg,口服或静脉滴注。

柳氮磺吡啶(SASP)250mg,每日 2 次,口服(第 1 周),以后每周增加 500mg,至 2g/d 为维持量。

④醋酸泼尼松 0.5~1mg/(kg·d),口服。

甲氨蝶呤每周 7.5~15mg,口服或静脉滴注。

硫酸羟氯喹 $200\sim400mg/d$,口服。

⑤醋酸泼尼松 $0.5\sim1mg/(kg\cdot d)$,口服。

环孢素 $3\sim5mg/(kg\cdot d)$,口服。

⑥醋酸泼尼松 $0.5\sim1mg/(kg\cdot d)$,口服。

甲氨蝶呤每周 $7.5\sim15mg$,口服或静脉滴注。

雷公藤总苷 $20mg$,每日 3 次,口服。

(4)病情严重或有重要脏器损害者。

①生理盐水 $500ml$+甲泼尼龙 $0.5\sim1.0g$,静脉滴注,连用 3d,必要时 $1\sim3$ 周后可重复使用,冲击后继续口服泼尼松。

甲氨蝶呤每周 $7.5\sim15mg$,口服或静脉滴注,病情严重可适当加量。

②生理盐水 $500ml$+甲泼尼龙 $0.5\sim1.0g$,静脉滴注,连用 3d,必要时 $1\sim3$ 周后可重复使用,冲击后继续口服泼尼松。

生理盐水 $250ml$+环磷酰胺 $400\sim600mg$,静脉滴注 每周 1 次。

【用药注意事项】

1. 糖皮质激素和免疫抑制药使用中应密切监测药物的不良反应。

2. 病情控制后首先将激素减量,免疫抑制药应使用较长时间。

3. 非甾体抗炎药及糖皮质激素的选择应个体化。

4. 免疫抑制药的使用注意事项请参考前文。

第七节 大 动 脉 炎

大动脉炎是指主动脉及其主要分支的慢性进行性、非特异性炎症引起的不同部位动脉狭窄或闭塞,出现相应部位缺血表现,少数也可引起动脉扩张或动脉瘤。病变多见于主动脉弓及其分支,其次为降主动脉、腹主动脉和肾动脉。本病多发于年轻女性,30 岁以前发病约占 90%,40 岁以后较少发病。病因迄今尚不明确,一般认为可能是由感染引起的免疫损伤所致。

【症状与体征】

1. 症状

(1)全身症状:在局部症状或体征出现前数周,少数患者可有全身不适、易疲劳、发热、食欲缺乏、恶心、出汗、体重下降、肌痛、关节炎、结节红斑等症状,可急性发作,也可隐匿起病。

(2)局部症状:按照受累血管不同,有不同器官缺血的症状,如头痛、头晕、晕厥、脑卒中、视力减退、四肢间歇性活动疲劳等。

（3）临床分型：根据病变部位可分为 4 种类型，即头臂动脉型（主动脉弓综合征），胸、腹主动脉型，广泛型和肺动脉型。

2. **体征**　常见体征包括肱动脉或股动脉搏动减弱或消失，颈部、锁骨上下区、上腹部、肾区出现血管杂音，两上肢收缩压差＞10mmHg。

【辅助检查】

1. **实验室检查**　红细胞沉降率和 C 反应蛋白是反映本病病变活动的重要指标。抗链球菌溶血素"O"抗体的增加仅说明患者近期曾有溶血性链球菌感染，本病仅少数患者出现阳性反应。约 40％的患者有活动性结核，抗结核菌素试验有协助诊断意义。

2. **X 线检查**

（1）血管造影检查：数字减影血管造影（DSA）对头颅部动脉、颈动脉、胸腹主动脉、肾动脉、四肢动脉、肺动脉及心腔等均可进行检查。动脉造影常作为临床诊断的"金标准"。

（2）电子计算机扫描（CT）：增强 CT 可显示部分受累血管的病变，特别是磁共振能显示出受累血管壁的情况，以助判断疾病是否活动。

3. **超声检查**　彩色多普勒超声检查可探查主动脉及其主要分支狭窄或闭塞（如颈动脉、锁骨下动脉、肾动脉等），但对其远端分支探查较困难。

【治疗原则】

1. **一般治疗原则**

（1）本病 20％是自限性的，发现时病情已稳定，无并发症时可以随诊观察。

（2）治疗包括药物治疗、手术治疗及对症治疗。

2. **用药目的与原则**

（1）早期诊断、早期药物治疗是治疗的关键。

（2）活动期全身症状明显时，应积极抑制免疫反应和抗感染治疗。

（3）病变稳定期可考虑药物维持下手术治疗血管病变。

（4）本病常用的药物为糖皮质激素和免疫抑制药。

处　　方

（1）大动脉炎确诊有临床症状者

①糖皮质激素

醋酸泼尼松 1mg/（kg·d），口服。

　　甲泼尼龙 0.8mg/(kg·d),口服。

　　②免疫抑制药

　　生理盐水 250ml＋环磷酰胺 400～600mg,静脉滴注,每周 1 次。

　　硫唑嘌呤(依木兰)2～3mg/(kg·d),口服。

　　甲氨蝶呤每周 10～20mg,口服或静脉滴注。

　　③抗血小板药

　　阿司匹林 75～100mg/d,或双嘧达莫(潘生丁)25mg,每日 3 次,口服。

　　(2)确诊大动脉炎,有上呼吸道、肺部或其他脏器感染存在者,可在上述处方中增加敏感抗生素积极控制感染治疗。

　　(3)伴明显发热和脑、肾等重要脏器损害者

　　①生理盐水 250ml＋甲泼尼龙 200～500mg,静脉滴注,每日 1 次,使用 3～5d。

　　②生理盐水 250ml＋环磷酰胺 400～600mg,静脉滴注,每周 1 次。

　　阿司匹林 75～100mg/d,或双嘧达莫(潘生丁)25mg,每日 3 次,口服。

　　【用药注意事项】

　　1. 糖皮质激素应遵循逐渐减量的原则,最终以维持量维持。

　　2. 免疫抑制药使用过程中注意监测可能出现的不良反应。

　　3. 可根据患者症状选用降压药控制血压或丹参等改善循环。

　　4. 大剂量糖皮质激素冲击治疗时应注意预防严重不良反应的发生。

　　5. 免疫抑制药的使用注意事项请参考前文。

第八节　白塞综合征

　　白塞病(贝赫切特综合征)是一种全身性、慢性、血管炎症性疾病,主要临床表现为复发性口腔溃疡、生殖器溃疡、眼炎及皮肤损害,也可累及血管、神经系统、消化道、关节、肺、肾、附睾等器官,大部分患者预后良好。任何年龄均可患病,以女性居多。

　　【症状与体征】

　　本病全身各系统均可受累,但较少同时出现多种临床表现。

　　(1)口腔溃疡:几乎所有患者均有复发性(每年发作至少 3 次)、疼痛性口腔溃疡,多数患者以此症为首发症状。复发性口腔溃疡是诊断本病的最基本

必备症状。

(2)生殖器溃疡:约 80% 的患者出现生殖器溃疡,病变与口腔溃疡基本相似。

(3)眼炎:最常见和最严重的眼部病变为葡萄膜炎。

(4)皮肤病变:皮损发生率高,可达 80%～98%,表现多种多样,针刺后或小的皮肤损伤后出现反应是该病的一种较特异的皮肤反应。

(5)关节损害:表现为相对轻微的局限性非对称性关节炎。

(6)神经系统损害:见于 20% 的患者,临床表现依受累部位不同而各异。

(7)其他:消化道损害、血管损害及肺部损害均可出现。

【辅助检查】

1. 实验室检查　本病无特异性实验室异常。活动期可有红细胞沉降率增快,细胞反应蛋白升高,仅有时有轻度球蛋白增高,血小板凝集功能增强。HLA-B51 阳性率 57%～88%,与眼、消化道病变相关。

2. 特殊检查　针刺试验是本病目前唯一的特异性较强的试验,它的做法是:消毒皮肤后用无菌皮内针头在前臂屈面的中部刺入皮内,然后退出,48h 后观察针头刺入处的皮肤反应,局部若有红丘疹或红丘疹伴有白疱疹则视为阳性结果。

3. 脑脊液检查　神经白塞病常有脑脊液压力增高,白细胞数轻度升高。

4. 脑 CT 及磁共振(MRI)检查　对脑、脑干及脊髓病变有一定帮助。

5. 胸 X 线片　可表现为单侧或双侧大小不一的弥漫性渗出或圆形结节状阴影。

【治疗原则】

1. 一般治疗原则

(1)本病病因不明,表现多样,治疗需个体化。

(2)治疗目的在于控制症状、防止重要脏器损害,减缓疾病进展。

(3)坚持综合治疗,急性期应卧床休息,发作间歇期应预防复发。

2. 用药目的与原则

(1)仅有皮肤、口腔黏膜受累可局部用药及对症治疗。

(2)眼部病变除局部用药外,加用糖皮质激素及免疫抑制药治疗。

(3)严重血管炎或内脏损害时可使用糖皮质激素冲击治疗。

处　方

(1)确诊患者伴眼炎、口腔及外阴溃疡、发热、血管炎等症状者

①糖皮质激素

醋酸泼尼松 30～40mg/d,口服。

甲泼尼龙 24～32mg/d,口服。

②免疫抑制药

硫唑嘌呤(依木兰)2～3mg/(kg·d),口服。

甲氨蝶呤,每周 7.5～15mg,口服或静脉滴注。

雷公藤总苷 20mg,每日 3 次,口服。

(2)合并顽固性眼炎者

①糖皮质激素:同上。

②免疫抑制药:环孢素 3～5mg/(kg·d),口服。

③近年来生物制剂的临床应用证实对白塞眼炎有较好的临床效果,具体的疗效有待进一步的临床观察。

(3)合并严重眼炎、中枢神经病变和严重血管炎者

甲泼尼龙 1.0g/d,静脉滴注,连用 3d,后改为醋酸泼尼松 1mg/(kg·d),并逐渐减量。

生理盐水 250ml＋环磷酰胺 400～600mg,静脉滴注,每周 1 次。

【用药注意事项】

1. 糖皮质激素应遵循逐渐减量的原则,最终以维持量维持。

2. 免疫抑制药使用过程中注意监测可能出现的不良反应。

3. 大剂量糖皮质激素冲击治疗时应注意预防严重不良反应的发生。

4. 免疫抑制药和非甾体抗炎药的使用注意事项请参考前文。

第九节　多发性肌炎和皮肌炎

多发性肌炎(PM)和皮肌炎(DM)是横纹肌非化脓性炎性肌病。其临床特点是肢带肌、颈肌及咽肌等肌组织出现炎症、变性改变,导致对称性肌无力和一定程度的肌萎缩,并可累及多个系统和器官,亦可伴发肿瘤。多发性肌炎指无皮损伤的肌炎,伴皮疹的肌炎称为皮肌炎。该病属自身免疫性疾病,发病与病毒感染、免疫异常、遗传及肿瘤等因素有关。

【症状与体征】

1. 症状　以肢体近端肌群无力为其临床特点,常呈对称性损害,几乎所有患者均出现不同程度的肌无力,部分患者出现肌痛。皮肌炎患者除有肌肉

症状外还有皮肤损害,多为微暗的红斑,皮损稍高出皮面。同时关节、消化道、心脏、肺及肾均可出现损害。

2. **体征**　多肌炎患者可出现肌力下降及肌肉压痛,皮肌炎患者典型皮疹为向阳性紫红斑,Gottron 征,暴露部位皮疹,技工手等。

【辅助检查】

1. **实验室检查**　血清肌酶,绝大多数患者在病程某一阶段可出现肌酶活性增高,是诊断本病的重要血清指标之一。PM/DM 中 ANA 阳性率为 $20\%\sim30\%$,对肌炎诊断不具特异性。抗 Jo-1 抗体是诊断 PM/DM 的标记性抗体,PM 患者阳性率为 30%,DM 患者阳性率为 10%。

2. **肌电图**　约 90% 的患者出现肌电图异常,表现为肌源性损害。

3. **肌活检**　取受损肢体近端肌肉如三角肌、股四头肌及有压痛和中等无力的肌肉送检为好,因肌炎常呈灶性分布,必要时需多部位取材,提高阳性率。

【治疗原则】

1. **一般治疗原则**

(1)多发性肌炎和皮肌炎患者的治疗应遵循个体化的原则。

(2)治疗以药物治疗为主,配合一般治疗。

(3)多发性肌炎和皮肌炎患者合并肿瘤的概率增加,这部分患者的治疗预后决定于肿瘤的预后。

2. **用药目的与原则**

(1)诊断明确后,尽早开始药物治疗。急性期以糖皮质激素作为首选用药。对病情反复及重症患者应及时联合应用免疫抑制药。

(2)大剂量静脉注射免疫球蛋白或血浆置换对部分重症患者有改善效果,但不能替代糖皮质激素或免疫抑制药。

(3)合并恶性肿瘤患者在切除肿瘤后,肌炎症状可自然缓解。

(4)监测药物不良反应,定期检查血常规、肝肾功能等指标,及时调整药物。

处　方

(1)确诊有相应临床症状者

①糖皮质激素

醋酸泼尼松 $1\sim2\mathrm{mg}/(\mathrm{kg}\cdot\mathrm{d})$,口服,临床症状改善和血清肌酸激酶水平下降,逐渐减量。

甲泼尼龙 0.8～1.6mg/(kg·d)，口服，临床症状改善和血清肌酸激酶水平下降，逐渐减量。

②免疫抑制药

硫唑嘌呤(依木兰)2～3mg/(kg·d)，口服。

甲氨蝶呤每周 7.5～20mg，口服或静脉滴注。

生理盐水 250ml＋环磷酰胺 400～600mg，静脉滴注，每周 1 次。

环孢素 2.5～5mg/(kg·d)，口服。

(2)上述治疗效果不佳时，在上述治疗的基础上加用

丙种球蛋白 400mg/(kg·d)，连续 3～5d 静脉滴注。

(3)病情进展迅速或有呼吸肌无力、呼吸困难、吞咽困难者

生理盐水 250ml＋甲泼尼龙 0.5～1.0g，每日静脉滴注，连用 3d。

改为醋酸泼尼松 1～2mg/(kg·d)，口服，免疫抑制药使用同前。

【用药注意事项】

1. 患者糖皮质激素的使用根据患者治疗反应来选择。

2. 糖皮质激素足量使用 1.5～3 个月，减量至 7.5～10mg/d 维持，治疗总疗程较其他结缔组织病更长。

3. 糖皮质激素冲击治疗应监测并预防不良反应的发生。

4. 合并恶性肿瘤的患者，在切除肿瘤后肌炎症状可自然缓解。

5. 有病毒感染时禁用环孢素，如水痘、带状疱疹等。若本品已引起肾功能不全或有持续负氮平衡，应立即减量或停用。若发生感染，应立即用抗生素治疗，本品亦应减量或停用。在预防器官或组织移植排斥反应及治疗自身免疫性疾病方面，本品的剂量常因治疗的疾病、个体差异、用本品后的血药浓度不同而并不完全统一。

6. 丙种球蛋白的禁忌证：①对本药过敏或有其他严重过敏史者；②有抗 IgA 抗体的选择性 IgA 缺乏者。给药说明：如需要，可静脉滴注或以 5％葡萄糖注射液稀释 1～2 倍做静脉滴注(糖尿病患者应慎用)，开始滴注速度为 1ml/min(每分钟约 20 滴)，持续 15min 后若无不良反应，可逐渐加快速度，最快滴注速度不得超过 3ml/min(每分钟约 60 滴)。

第十节　混合性结缔组织病

混合性结缔组织病是一种血清中有极高滴度的斑点型抗核抗体(ANA)

和抗 U 1 RNP(nRNP)抗体,临床上有系统性红斑狼疮(SLE)、系统性硬化(SSc)、多发性肌炎/皮肌炎(PM/DM)及类风湿关节炎(RA)等疾病特征的临床综合征。该病病因及发病机制尚不明确。

【症状与体征】

1. 症状　患者可表现出组成本疾病中的各个结缔组织病(如 SLE、SSc、PM/DM 或 RA)的任何临床症状。然而 MCTD 具有的多种临床表现并非同时出现,重叠的特征可以相继出现,不同的患者表现亦不尽相同。典型的临床表现是多关节炎、雷诺现象、手指肿胀或硬化、肺部炎性改变、肌病和肌无力、食管功能障碍、淋巴结肿大、脱发、颧部皮疹及浆膜炎等。

2. 体征　患者可以出现组成本疾病中的各个结缔组织病(如 SLE、SSc、PM/DM 或 RA)的任何体征。包括多关节肿痛、雷诺现象、手指肿胀或硬化、肌痛和肌无力、淋巴结肿大、颧部皮疹等。

【辅助检查】

1. 实验室检查　几乎所有患者血清中都有极高滴度的斑点型抗核抗体(ANA),抗 U1 RNP(nRNP)抗体阳性有特异性。球蛋白可升高,血清补体大多正常或中等度降低。伴有肌炎的患者血肌酸激酶升高。

2. X 线及超声检查　往往无特异性。

【治疗原则】

1. 一般治疗原则

(1)本病的治疗应强调个体化治疗。

(2)治疗以系统性红斑狼疮、多发性肌炎和皮肌炎、类风湿关节炎和系统性硬化的治疗原则为基础。

2. 用药目的与原则

(1)糖皮质激素对本病有较好的疗效,一般采用中低剂量,但应根据病情随时修正治疗方法。

(2)针对不同症状采取相应的治疗药物。

(3)合并肺动脉高压者常无有效治疗方法。

处　方

(1)确诊混合性结缔组织病,以雷诺现象表现为主者

①糖皮质激素

醋酸泼尼松 20～40mg/d,口服。

②对症治疗

阿司匹林 75~100mg/d,口服。

硝苯地平 10mg,每日 3 次;或卡托普利 6.25~12.5mg,每日 2 次,口服。

③出现指端溃疡或坏死者,上述治疗基础上加用

生理盐水 100ml,每日静脉滴注。

生理盐水 10ml+前列环素(凯时)10μg,每日静脉入墨菲管,疗程 10~14d。

(2)确诊混合性结缔组织病,以关节炎表现为主者

①糖皮质激素:同上。

②非甾体抗炎药:双氯芬酸(扶他林)75mg/d,口服。

③免疫抑制药:甲氨蝶呤,每周 7.5~15mg,口服或静脉滴注。

(3)确诊混合性结缔组织病,以肌炎表现为主者

①糖皮质激素

醋酸泼尼松 20~40mg/d,口服。

急性起病和病情严重者,醋酸泼尼松 60~100mg/d,口服。

②免疫抑制药

甲氨蝶呤每周 7.5~15mg,口服或静脉滴注。

③其他

丙种球蛋白 300~400mg/(kg·d),静脉滴注,使用 3~5d。

(4)确诊混合性结缔组织病,合并肾血管病变为主者

①糖皮质激素

醋酸泼尼松 40~60mg/d,口服。

②免疫抑制药

生理盐水 250ml+环磷酰胺 400~600mg,静脉滴注,每周 1 次。

硫唑嘌呤(依木兰)2~3mg/(kg·d),口服。

③合并肾衰竭者进行透析治疗。

(5)确诊混合性结缔组织病,合并肺动脉高压者

①糖皮质激素

醋酸泼尼松 40~60mg/d,口服。

②免疫抑制药

生理盐水 250ml+环磷酰胺 400~600mg,静脉滴注,每周 1 次。

甲氨蝶呤每周 7.5~15mg,口服或静脉滴注。

③其他对症治疗

阿司匹林 75～100mg/d,口服。

硝苯地平 10mg,每日 3 次;或卡托普利 6.25～12.5mg,每日 2 次,口服。

【用药注意事项】

1. 不同表现者对激素治疗反应不同,应注意观察治疗反应。

2. 治疗中定期监测血、尿常规及肝肾功能,避免不良反应发生。

3. 免疫抑制药和非甾体抗炎药的使用注意事项请参考前文。

第9章

传染性疾病用药与处方

第一节 病毒性疾病

一、流行性感冒

流行性感冒是由流感病毒引起的急性呼吸道传染病,急性期患者和隐性感染者是传染源,主要通过空气、飞沫传播,接触污染用品也可传播。人群普遍易感,甲型流感易发生暴发流行。

【症状与体征】

潜伏期1～3d,最短仅数小时。

1. 单纯型 最常见。全身中毒症状重而呼吸道症状相对较轻,骤起畏寒、发热,体温迅速达高峰(39～40℃)。伴全身酸痛、头痛、乏力及食欲缺乏等全身症状。2～3d出现鼻塞、流涕、咽痛、干咳等上呼吸道症状。

2. 肺炎型 少见,病死率高。发热持续时间长,心力衰竭、烦躁、剧咳、咳痰、呼吸困难、发绀。肺部干、湿啰音。

3. 中毒型和胃肠型 中毒型极少见,主要表现高热、循环衰竭、血压下降、休克及DIC等严重症状。胃肠型以腹痛、吐泻为特征。

【辅助检查】

1. 血常规 白细胞总数正常或降低,淋巴细胞增高。

2. 细胞学 鼻拭子涂片或下鼻甲印片,固定染色可发现胞质内嗜酸性包涵体。

3. 病毒抗原检查 鼻咽部拭子或咽漱液离心沉淀,免疫荧光或免疫酶技术检测病毒抗原,可快速诊断。

4. 血清抗体检测 患者早期(发病头 3d 内)和恢复期(2～4 周后)2 份血清,抗体效价 4 倍以上为阳性;血凝抑制试验或菌型特异补体结合试验,效价增高 1000 倍或以上可确诊。

5. 病毒分离 急性期咽漱液或鼻拭子,接种培养。

【治疗原则】

1. 一般治疗原则 卧床休息,多饮水,给予易消化及富含维生素流质或半流质饮食。

2. 用药目的与原则

(1)对症治疗,给予解热、止咳、补液。

(2)抗病毒治疗。

处　方

奥司他韦:感冒后 48h 内服用,成人,每日 150mg;儿童,每日 3mg/kg,分 2 次口服;疗程均为 5d。

【用药注意事项】

1. 对高危人群可应用流行性感冒疫苗。

2. 65 岁以上肾功能减退的老年患者应减少剂量。

二、流行性乙型脑炎

乙型脑炎病毒属虫媒病毒 B 组。经蚊传播,多见于夏秋季,人群对本病普遍易感,临床上急起发病,有高热、意识障碍、惊厥、强直性痉挛和脑膜刺激征等,重型患者病后往往留有后遗症。

【症状与体征】

潜伏期 10～14d(4～21d)。

1. 症状 起病急、有高热、头痛、呕吐、嗜睡等表现。重症患者有昏迷、抽搐、吞咽困难、呛咳和呼吸衰竭等。

2. 体征 脑膜刺激征、浅反射消失、深反射亢进、强直性瘫痪和病理反射阳性等。

【辅助检查】

1. 血常规 白细胞常在(10～20)×10^9/L,中性粒细胞 80% 以上。

2. 脑脊液 无色透明或微浑,压力轻度增高,白细胞计数(50～500)×10^6/L,个别高达 1000×10^6/L 以上。病初 2～3d 以中性粒细胞为主,后单核细胞多。糖正常或偏高,蛋白质轻度增高,氯化物正常。病初 1～3d,少数病例脑脊液检查可呈阴性。

3. **病毒分离** 病程 1 周内死亡病例脑组织中可分离到乙脑病毒,也可用免疫荧光(IFT)在脑组织中找到病毒抗原。从脑脊液或血清中不易分离到病毒。

4. **血清学检查**

(1)特异性 IgM 抗体测定:感染后 3～4d 即可出现,2～3 周达高峰,血或脑脊液中 3 周内阳性率达 70%～90%,可做早期诊断。

(2)补体结合试验和血凝抑制试验:检测 IgG 抗体,恢复期抗体滴度比急性期有 4 倍以上升高者有诊断价值。

(3)单克隆抗体反向血凝抑制试验:应用乙脑单克隆抗体致敏羊血球的反向被动血凝抑制试验检测患者血清和脑脊液中的乙脑病毒抗原,是目前较好的快速诊断方法。

【治疗原则】

1. **一般治疗原则**

(1)注意神志、生命体征、瞳孔的变化。昏迷患者注意口腔清洁,保持呼吸道通畅。

(2)给予营养支持及富含维生素饮食。

2. **用药目的与原则**

(1)对症治疗。

(2)恢复期及后遗症的处理,注意进行功能训练。

处 方

(1)降温,配合物理降温可予

①吲哚美辛(消炎痛)12.5～25mg,每 4～6h 1 次。

②亚冬眠疗法,氯丙嗪、异丙嗪各 0.5～1mg/kg,每 4～6h 1 次,肌内注射,疗程 3～5d。

(2)惊厥、抽搐的治疗。镇静药宜早用,在有抽搐先兆、高热、烦躁、惊厥及肌张力增加时,即予应用,肌肉松弛后即停。

①脑水肿或脑疝者,脱水:20% 甘露醇 1～1.5g/kg,静脉注射或快速静脉滴注。

②地西泮:成人每次 10～20mg,小儿每次 0.1～0.3mg/kg(但每次不超过 10mg),肌内注射,必要时静脉缓注。

③水合氯醛:成人每次 1.5～2g(小儿每次 50mg/kg),鼻饲或保留灌肠。

④异戊巴比妥钠:成人每次 0.2～0.5g(小儿每次 5～10mg/kg),稀释后静脉缓注,至惊厥缓解即停注。注意观察呼吸,如减慢则立即停止注射。

⑤苯妥英钠:成人 0.1g,每 6～8h 1 次,肌内注射,有积蓄作用,不宜长时间应用。

(3)脑水肿:20%甘露醇 1～1.5g/kg,快速静脉滴注。同时可合用呋塞米、肾上腺皮质激素等。

(4)呼吸衰竭的治疗:首选洛贝林,成人每次 3～6mg,小儿每次 0.15～0.2mg/kg,静脉注射或静脉滴注。

【用药注意事项】

1. 10 岁以下儿童和从非流行区进入流行区的人员及高危成人应考虑接种灭活疫苗。

2. 苯妥英钠禁用于

(1)对本药及其他乙丙酰脲类药物过敏者。

(2)阿-斯综合征患者。

(3)二度或三度房室传导阻滞、窦房结阻滞、窦性心动过缓等患者。

(4)低血压患者。

3. 甘露醇禁用于

(1)已确诊为急性肾小管坏死的无尿患者,包括试用本药无反应者(因本药积聚可引起血容量增多,加重心脏负担)。

(2)严重脱水者。

(3)颅内活动性出血者(但颅内手术时除外)。

(4)急性肺水肿或严重肺淤血者。

(5)孕妇。

4. 地西泮禁用于

(1)对本药过敏者(国外资料)。

(2)青光眼患者。

(3)重症肌无力患者。

(4)新生儿。

(5)分娩前或分娩时。

5. 在使用异丙嗪时,应特别注意有无肠梗阻或药物的过量、中毒等问题,因其症状体征可被本药的镇吐作用所掩盖。

三、流行性腮腺炎

流行性腮腺炎由病毒引起,借飞沫传播,多发于儿童。患儿易并发脑膜脑炎,成人易并发睾丸炎及其他涎腺的非化脓性炎症。全年均可发病,以冬春季为高峰。自潜伏期末至腮腺肿块消退时均有传染性。患病后有持久免疫力,预后良好。

【症状与体征】

潜伏期 18d 左右。

突然发热,多数伴一侧或双侧腮腺非化脓性肿痛,以耳垂为中心,轻、中度触痛。腮腺管口稍红肿,按压腮腺无分泌物排出。少数不典型病例可无发热、腮腺肿块,仅出现某 1~2 种腺体组织器官的炎症。

【辅助检查】

1. 血常规 白细胞总数多正常或轻度升高,淋巴细胞百分比升高。

2. 血清学检查 酶联免疫吸附试验及间接免疫荧光法检测流行性腮腺炎病毒 IgM,可做早期诊断。补体结合试验,抗体效价≥1:64 或双份血清(间隔 2~3 周)效价 4 倍升高时有诊断意义。

3. 病毒分离 早期唾液、尿、脑膜炎型的脑脊液可分离出病毒。

【治疗原则】

1. 一般治疗原则

(1)急性发热期应卧床休息。给予易消化的清淡饮食,禁食酸性食物,多喝水,补充维生素。

(2)局部可涂敷减轻肿痛药物,如冰片、蛋清等。

(3)并发症的治疗。

2. 用药目的与原则

(1)脑膜脑炎可按乙型脑炎疗法处理。

(2)睾丸炎:局部冰敷并用睾丸托支持。

(3)胰腺炎:禁食、使用解痉药物。

(4)严重并发症,可短期使用肾上腺皮质激素。

处　方

(1)睾丸炎:泼尼松,口服,每日 20~40mg,3~5d。

己烯雌酚,1mg,每日 3 次,口服。

(2)胰腺炎:阿托品 0.5mg,肌内注射。

山莨菪碱 10mg,肌内注射。

(3)严重并发症,可短期使用肾上腺皮质激素。

　　地塞米松 5～10mg/d,静脉滴注,5～7d。

　　氢化可的松 200～300mg/d,静脉滴注,5～7d。

　　泼尼松 40～60mg/d,口服,3～5d。

(4)局部治疗:外敷如意金黄散、紫金锭、青黛散醋。

【用药注意事项】

1. 隔离患者 7～10d 或至腮腺肿胀基本消退。

2. 被动免疫,接触患者 5d 内的易感者注射特异性高效价免疫球蛋白。

3. 自动免疫,1 岁以上小儿可进行减毒活疫苗接种,4 周即有免疫力,持续 1 年以上。

四、脊髓灰质炎

　　脊髓灰质炎是由脊髓灰质炎病毒引起的急性传染病,通过粪便和咽部分泌物传播。绝大多数为隐性感染。部分患者可出现发热、上呼吸道感染、肢体疼痛、头痛或无菌性脑膜炎,少数出现肢体瘫痪。严重者可因呼吸麻痹而死亡。本病多发生于小儿,故又称为"小儿麻痹症"。自采取疫苗预防本病以来,发病率显著下降。

【症状与体征】

1. 前驱期　发热、食欲缺乏、多汗、乏力、烦躁,可伴咽痛、咳嗽,或恶心、呕吐、腹泻等。持续 1～3d。如到此为止即为顿挫型。

2. 瘫痪前期　前驱期热退后 1～6d,体温再次上升(双峰热)。出现头痛、肌肉痛、感觉过敏、多汗、颈项强直等。

3. 瘫痪期　热退后出现不对称性弛缓性瘫痪,以单侧下肢瘫最为常见,瘫痪特点为近端大肌群受累较远端肌群重,感觉存在。肌张力减低,腱反射消失。可有脑神经麻痹,或有高热、意识障碍、抽搐等脑炎表现。

4. 恢复期　瘫痪后 1～2 周,瘫痪肢体肌群由远端开始而后近端逐渐恢复。

5. 后遗症期　严重受累的肢体出现萎缩或畸形,而致跛行或不能站立。

【辅助检查】

1. 血常规　白细胞总数及中性粒细胞百分比大多正常,少数患者轻度增多。

2. 脑脊液检查 瘫痪前期开始异常,外观微浊,压力稍增,细胞数$(50\sim500)\times10^6/L$。早期中性粒细胞增高,后以淋巴细胞为主。蛋白早期可正常,后逐渐增加,氯化物正常,糖可略增。瘫痪出现后第 2 周,细胞数迅速降低,蛋白量则继续增高,形成蛋白-细胞分离现象。

3. 病毒分离 采用组织培养法或 PCR 法。起病 1 周内可从咽部及粪便内分离出病毒。早期从血液或脑脊液中也可分离出病毒,但阳性率低。尸检时由脊髓或脑组织分离出病毒可确诊。

4. 血清学检查 特异性抗体 IgM 第 1 周末可达高峰。中和抗体双份血清效价 4 倍以上增长者可确诊。补体结合抗体转阴较快,恢复期阴性可排除本病。

【治疗原则】

1. 一般治疗原则

(1)卧床持续至热退 1 周,以后避免体力活动至少 2 周。卧床时使用踏脚板。

(2)给予营养丰富的饮食。

(3)延髓型瘫痪应保持呼吸道通畅,采用低头位。声带麻痹、呼吸肌瘫痪者,需行气管切开术,通气受损者,则需机械辅助呼吸。

(4)减少骨骼畸形,预防及处理合并症,康复治疗。

2. 用药目的与原则

(1)对症治疗可使用退热镇痛药、镇静药。

(2)发热较高,病情进展迅速者,可采用丙种球蛋白。

(3)促进神经传导,增进肌肉张力药物治疗。

(4)肾上腺皮质激素有降温,减轻炎症和水肿等作用,可应用于严重病例。

处 方

(1)丙种球蛋白:初量为 9~12ml,隔 2~3d,每日 1 次,每次 3~5ml,肌内注射。

(2)促进神经传导功能药物:地巴唑,成人 5~10mg;儿童 0.1~0.2mg/kg;顿服,10d 为 1 个疗程。

(3)增进肌肉张力药物:加兰他敏,成人 2.5~5mg;儿童 0.05~0.1mg/kg;每日 1 次,肌内注射,从小剂量开始,逐渐增大,20~40d 为 1 个疗程。

(4)地塞米松 5~10mg,每日 1 次,静脉滴注;氢化可的松 200~300mg,

每日 1 次,静脉滴注;泼尼松 20~60mg/d,口服,疗程 3~5d。

【用药注意事项】

1. 儿童必须普遍接种疫苗。

2. 密切接触者,应连续观察 20d,未服过疫苗者可注射丙种球蛋白 0.3~0.5ml/kg。

3. 一旦发现患者,应自起病日起至少隔离 40d。

4. 地巴唑禁用于有单纯疱疹病毒发病史(即鼻翼两旁和四周有成簇性水疱)者。

5. 加兰他敏禁用于

(1)癫痫患者。

(2)心绞痛、心动过缓者。

(3)严重哮喘或肺功能障碍患者。

(4)严重肝、肾功能不全者。

(5)机械性肠梗阻、尿路阻塞或膀胱术后恢复期患者。

五、狂犬病

狂犬病又称恐水症,是由狂犬病病毒引起的一种人畜共患的中枢神经系统急性传染病。通过唾液传播,多见于狗、狼、猫等食肉动物。狂犬病是世界上病死率最高的疾病,一旦发病,死亡率几乎为 100%。

【症状与体征】

1. 前驱期　全身不适、发热、疲倦、不安、被咬部位疼痛、感觉异常等。

2. 兴奋期　症状达到顶峰,精神紧张、全身痉挛、幻觉、谵妄、怕光、怕声、怕水、怕风等症状,患者常常因为咽喉部痉挛而窒息身亡。

3. 昏迷期　如能度过兴奋期侥幸存活,就会进入昏迷期,深度昏迷,各种症状均不再明显,大多患者最终衰竭而死。

【辅助检查】

1. 血、尿常规及脑脊液　周围血白细胞总数$(12~30)\times10^9$/L,中性粒细胞一般占 80% 以上。尿常规检查可发现轻度蛋白尿,偶有透明管型。脑脊液压力可稍增高,细胞数稍增多,一般不超过 $200/mm^3$,主要为淋巴细胞,蛋白质增高,可达 200mg/d 以上,糖类及氯化物正常。

2. 免疫学试验　血清中和抗体于病后 6d 测得,病后 8d,50% 血清为阳性,15d 时全部阳性。疫苗注射后,中和抗体大多 <10U,而临床患者可

达 640U。

3. 病毒分离　有活检与尸检两个途径,前者从涎腺、脑活检、脑脊液及尿沉渣等均可分离出病毒,以脑组织阳性率最高。尸检时,咬伤局部、心包、肾上腺、胰、肝等均可获阳性培养。

4. 动物接种和内基小体检查　死后将 10% 脑组织悬液接种于 2~3 周龄乳鼠脑内,阳性者小鼠于 6~8d 出现震颤、竖毛、尾强直、麻痹等现象,10~15d 因衰竭而死亡。小鼠脑内可发现内基小体。以死者脑组织或咬人动物脑组织做病理切片或压片,用 Seller 染色法及直接免疫荧光法检查内基小体,阳性率约 70%。

【治疗原则】

1. 一般治疗原则

(1)伤口处理:用 3%~5% 肥皂水或 0.1% 苯扎溴铵或清水充分洗涤。再用 75% 乙醇消毒,继之用浓碘酊涂擦。局部伤口处理愈早愈好,如果伤口已结痂,应将结痂去掉后按上法处理。接种狂犬疫苗和在伤口附近浸润注射狂犬病病毒免疫血清。

(2)被疯狗咬伤后,应注射狂犬病疫苗和破伤风抗毒素预防针。

2. 用药目的与原则

(1)对症治疗,将患者隔离于暗室中,避免声音、光、风等刺激,医护人员宜戴口罩和胶皮手套,以防止鼻和口腔黏膜及皮肤细小破损处为患者唾液所沾污。注意维持患者的呼吸系统和心血管系统的功能。

(2)在被咬伤后 24h 内,如咬伤人的狗或动物肯定是疯狗或疯动物时,或虽不能肯定是疯狗或疯动物,但咬伤严重,或伤口在头面部、颈部等紧靠中枢神经系统部位时,除应立即注射狂犬疫苗外,还应合并使用抗狂犬病血清,用前应做过敏试验。

处　方

狂犬疫苗应分别在第 0、3、7、14、30 天各肌内注射 1 针,共注射 5 针。如果需注射抗狂犬病血清时,最好在使用疫苗的前一天或当天使用,并应在疫苗全程注射 5 针后的第 10 天、第 20 天再各加强注射 1 针。注射狂犬疫苗和血清要及时、全程、足量,注射时间距咬伤时间越早,预防效果越好。

有恐水时应禁食、禁饮、尽量减少各种刺激。痉挛发作可予苯妥英钠每次 0.125~0.25g,每日总量不超过 0.5g;地西泮每次 5~10mg,肌内注射或静脉注射。

对并发症治疗如下。

(1)神经系统：脑水肿可予甘露醇及呋塞米等脱水药。

(2)心血管系统：低血压者予扩容补液及血管活性药物。心力衰竭者限制水分，应用地高辛等强心药。

【用药注意事项】

1. 伤口及时、彻底的清洗，免疫血清的使用，疫苗接种列为"3 大步骤"，其重要性缺一不可。

2. 脑水肿可予甘露醇及呋塞米等脱水药。

3. 低血压者予扩容补液及血管活性药物。心力衰竭者限制水分，应用地高辛等强心药。

六、手足口病

手足口病是由多种肠道病毒引起的常见传染病，以婴幼儿发病为主。大多数患者症状轻微，以发热和手、足、口腔等部位的皮疹或疱疹为主要特征。少数患者可并发无菌性脑膜炎、脑炎、急性弛缓性麻痹、呼吸道感染和心肌炎等，个别重症患儿病情进展快，易发生死亡。少年儿童和成人感染后多不发病，但能够传播病毒。引起手足口病的肠道病毒包括肠道病毒 71 型(EV71)和 A 组柯萨奇病毒(CoxA)、艾柯病毒(Echo)的某些血清型。EV71 感染引起重症病例的比例较大。肠道病毒传染性强，易引起暴发或流行。

【症状与体征】

潜伏期 3～7d。

没有明显的前驱症状，多数患者突然起病。主要侵犯手、足、口、臀 4 个部位，临床上更有不痛、不痒、不结痂、不结疤的四不特征。初期可有轻度上呼吸道感染症状。由于口腔溃疡疼痛，患儿流涎拒食。口腔黏膜疹出现比较早，起初为粟米样斑丘疹或水疱，周围有红晕，主要位于舌及两颊部，唇齿侧也常发生。手、足等远端部位出现或平或凸的斑丘疹或疱疹，皮疹不痒，斑丘疹在 5d 左右由红变暗，然后消退。疱疹呈圆形或椭圆形扁平凸起，内有浑浊液体，如黄豆大小不等，一般无疼痛及痒感，愈合后不留痕迹。手、足、口病损在同一患者身上不一定全部出现。水疱及皮疹通常会在 1 周后消退。要警惕暴发性心肌炎、无菌性脑膜炎。合并有中枢神经系统症状的人，以 2 岁以内患儿多见。

【辅助检查】

1. 血常规 白细胞总数轻度升高。

2. 病毒分离 常用的方法有细胞接种和乳鼠接种。

3. 肠道病毒型特异性鉴定 血清中和实验、PCR 测序技术。

【治疗原则】

1. 一般治疗原则 卧床休息,注意口腔皮肤清洁,小儿吃东西困难时,可以给易于消化的流食或半流食。疼痛厉害不能进食时要及时去医院输液,补充身体所需的热能。每天用生理盐水清洁口腔,同时注意看护患者,防止其对皮肤疱疹进行抓挠,以防破溃感染。

2. 用药目的与原则

(1)主要是对症处理。

(2)抗病毒治疗。

(3)中医治疗。

处 方

(1)利巴韦林:小儿每日 10～15mg/kg,每日 3 次,口服。

(2)清开灵口服液:1 支,每日 2 次,口服。

(3)板蓝根冲剂:1 袋,每日 2 次,口服。

(4)局部可予口腔溃疡涂膜剂涂膜,西瓜霜或十六角蒙脱石(思密达)涂搽口腔患处,或局部金霉素鱼肝油涂搽,以减轻疼痛和促使糜烂面早日愈合。每日 2～3 次。

(5)肢端皮损可用硫黄炉甘石洗剂外搽。

(6)金银花、板蓝根、连翘各 6g,黄连 3g,煎水漱口。

(7)手足红肿明显,可用黄芩、黄连、牡丹皮各 10g,红花 6g,煎水浸泡。

(8)感觉瘙痒,可用生地黄、牡丹皮、板蓝根、白鲜皮、地肤子各 10g,忍冬藤 20g,红花 6g,煎水清洗患处,每日 3 次,连用 1 周。

【用药注意事项】

1. 从发病开始隔离患儿 7～10d。如无合并症,手足口病患儿多数 1 周即可痊愈。

2. 避免让儿童与患儿或有可疑症状者接触,吃东西前一定要洗干净手,不要随意使用别人的餐具或其他生活用品,尽量少去人口密集的公共场所。

3. 对于粪便应马上进行处理,便盆、衣裤要及时注意消毒,保护手、脚部的皮肤及衣着、被单的清洁,避免污染破溃的疹子,勤给患儿洗手,并且将指甲剪短,以防抓疹子而造成皮肤感染。

4. 利巴韦林禁用于

(1)有心脏病史或心脏病患者。

(2)肌酐清除率低于 50ml/min 的患者不推荐使用本药。

(3)孕妇和可能妊娠的妇女。

(4)自身免疫性肝炎患者。

(5)活动性结核患者不宜使用本药。

(6)地中海贫血和镰状细胞贫血患者不推荐使用本药。

(7)有胰腺炎症状或胰腺炎患者。

第二节　细菌性疾病

一、流行性脑脊髓膜炎

流行性脑脊髓膜炎是由脑膜炎奈瑟菌引起的急性化脓性脑膜炎,为急性呼吸道传染病。主要临床表现为发热、头痛、呕吐、皮肤黏膜瘀点、瘀斑及脑膜刺激征。重者可有败血症性休克和脑膜脑炎。脑脊液可呈化脓性改变。

【症状与体征】

1. 普通型　约占 90%。

(1)上呼吸道感染期:有发热、咽痛、鼻炎和咳嗽等。

(2)败血症期:恶寒、高热、头痛、呕吐、乏力、肌肉酸痛、神志淡漠等。70%病人出现瘀点、瘀斑。

(3)脑膜炎期:剧烈头痛、呕吐,可呈喷射性,烦躁不安,脑膜刺激征阳性:颈项强直、布氏征和克氏征阳性。严重者谵妄、昏迷。

2. 暴发型　病情凶险,6～24h 即可危及生命。

(1)休克型:起病急骤,寒战、高热或体温不升,严重中毒症状,短期内(12h 内)出现遍及全身的广泛瘀点、瘀斑,迅速扩大,或继以瘀斑中央坏死。面色灰白,唇及指端发绀,四肢厥冷,皮肤花斑状,脉细速,血压下降:易并发弥散性血管内凝血(DIC)。多无脑膜刺激征。

(2)脑膜脑炎型:脑实质炎症和水肿。高热、头痛和呕吐,迅速陷入昏迷,频繁惊厥,锥体束征阳性,血压持续升高。球结膜水肿。部分病人出现脑疝(小脑幕切迹疝,枕骨大孔疝)。有瞳孔不等大,对光反应迟钝或消失。可出现呼吸不规则,快慢深浅不一或骤停,肢体肌张力增强等。

(3)混合型:同时具备休克型和脑膜脑炎型的临床表现,此型最为凶险,预后差,病死率高。

3. **轻型** 低热、轻微头痛、咽痛等上呼吸道感染症状;皮肤黏膜可有少量细小出血点;亦可有脑膜刺激征。

【辅助检查】

1. **血常规** 白细胞总数明显增加,在$(10\sim20)\times10^9/L$,中性粒细胞升高在$80\%\sim90\%$或以上。

2. **脑脊液检查** 病初或休克型患者,脑脊液外观多为澄清,可表现为压力增高。典型的流脑脑膜炎期,压力常增高至$200mmH_2O$以上,外观呈浑浊米汤样甚或脓样;白细胞数明显增高至$1000\times10^6/L$以上,并以多核细胞增高为主;糖类及氯化物明显减少,蛋白含量升高。

3. **细菌学检查**

(1)涂片:取皮肤瘀点处的组织液或离心沉淀后的脑脊液做涂片染色,可见革兰阴性肾形双球菌。

(2)培养:取瘀斑组织液、血或脑脊液进行培养。

4. **血清免疫学检查** 常用对流免疫电泳法、乳胶凝集试验、反向间接血试验、ELISA法等进行抗原检测。

【治疗原则】

1. **一般治疗原则**

(1)积极控制感染。

(2)支持治疗,保证热量及水电解质平衡。

(3)脑膜脑炎型治疗脑水肿,保持呼吸道通畅。

2. **用药目的与原则**

(1)抗菌治疗首选青霉素G,宜大剂量使用,以使脑脊液中药物含量达到有效浓度。

(2)重症患者可联合应用抗生素。

(3)纠正休克。

处 方

(1)抗病原治疗

①青霉素G

成人20万$U/(kg\cdot d)$,每次320万~400万U,每8h 1次,静脉滴注,

疗程 5～7d。

儿童 20 万～40 万 U/(kg·d),分 3～4 次静脉滴注;疗程同成人。

②氯霉素

成人 2～3g/d,儿童 40～50mg/(kg·d),分次静脉滴注,疗程 5～7d。

③头孢曲松钠

成人和 12 岁以上儿童 2～4g/d,分 1～2 次静脉滴注。12 岁以下儿童 75～100mg/(kg·d)。疗程 3～5d。

(2)纠正休克

①扩充血容量及纠正酸中毒治疗

5％碳酸氢钠液 5ml/kg＋低分子右旋糖酐液＋5％～10％葡萄糖注射液＋生理盐水 2000～3000ml/d,最初 1h 内成年人 1000ml,儿童 10～20ml/kg,快速静脉滴注,含钠液体应占 1/2 左右。

②血管活性药物应用

山莨菪碱:成人 10～40mg,儿童 0.3～2mg/kg 静脉注射。需要时每隔 10～30min 可重复给药。

多巴胺 20mg＋5％葡萄糖注射液 250ml 静脉滴注,开始 75～100μg/min 滴入,以后根据血压情况,最大剂量每分钟不超过 500μg。

间羟胺 0.5～5mg,静脉注射。

继而间羟胺 15～100mg＋生理盐水 500ml 或 5％葡萄糖注射液 500ml 静脉滴注,调节滴速以维持血压,成人剂量每次 100mg(每分钟 0.3～0.4mg)。

③DIC 的治疗

肝素 0.5～1.0mg/kg＋10％葡萄糖注射液 100ml,每 4～6h 1 次,静脉滴注。

依据监测凝血时间,调整剂量。要求凝血时间维持在正常值的 2.5～3 倍为宜。

④肾上腺皮质激素适应证为毒血症症状明显的患者。

氢化可的松:成人 200～500mg/d,儿童 8～10mg/(kg·d)。静脉注射,一般不超过 3d。

【用药注意事项】

1. 菌苗预防流行前皮下注射 1 次,剂量为 25～50mg,接种后 5～7d 出现抗体,2 周后达到高峰。

2. 药物预防国内采取磺胺药。成人每日 2g,儿童 75~100mg/(kg·d),分 2 次,与等量碳酸氢钠同服,共 3d。

3. 肝素禁用于

(1)有不能控制的活动性出血者。

(2)有出血性疾病及凝血机制障碍(包括血友病、血小板减少性或血管性紫癜)的患者。

(3)重度血管通透性病变患者。

(4)急性出血者。

(5)外伤或术后渗血者。

(6)先兆流产(或流产)者。

(7)胃、十二指肠溃疡患者。

(8)溃疡性结肠炎患者。

(9)严重肝、肾功能不全者。

(10)胆囊疾病或黄疸患者。

4. 应密切注意氯霉素对骨髓的抑制作用。

5. 使用肝素时,应密切根据凝血时间监测,调整剂量。

二、细菌性痢疾

细菌性痢疾是痢疾杆菌引起的常见急性肠道传染病。以结肠化脓性炎症为主要病变,有全身中毒症状、腹痛、腹泻、里急后重、排脓血便等表现。本病终年均有发病,但多流行于夏秋季。

【症状与体征】

1. 症状 潜伏期为数小时至 7d,多数为 1~2d。

急性细菌性痢疾:

(1)普通型(典型):起病急、高热可伴发冷、寒战,伴继之出现腹痛、腹泻和里急后重,大便每日多至数十次,量少,故失水不多见。开始为稀便,可迅速转变为黏液脓血便,左下腹压痛及肠鸣音亢进。

(2)轻型:全身毒血症状和肠道表现较轻,腹痛不显著,腹泻次数每日不超过 10 次,大便呈糊状或水样,含少量黏液,里急后重也不明显,可有呕吐。

(3)中毒型:儿童多见,起病急骤,病势凶险,高热体温达 40℃ 以上,伴全身严重毒血症症状,精神萎靡、嗜睡、昏迷及抽搐,可迅速发生循环及呼吸衰竭,故以严重毒血症、休克和中毒型脑病为主要临床表现。休克型:感染性休克为主,由于全身微血管痉挛,有面色苍白、皮肤花斑、四肢厥冷及发绀,早期血压正常,但亦可降低甚至测不出,可有少尿或无尿,轻重不等意识障碍,此型较常见。脑型:以严重脑症状为主,由于脑血管痉挛引起脑缺血、缺氧、脑水肿及颅内压升高,严重者可发生脑疝,表现为烦躁不安、嗜睡、昏迷及抽搐,瞳孔大小不等,对光反应迟钝或消失,亦可出现呼吸异常及呼吸衰竭,此型较严重,病死率很高。混合型:具有以上两型之表现,最为凶险之类型,病死率高。

慢性细菌性痢疾:病程趋于 2 个月,由急性迁延引起和营养不良引起多见。

(1)慢性迁延型:主要表现为长期反复出现的腹痛、腹泻、大便常有黏液及脓血,伴有乏力、营养不良及贫血等症状、也可有便秘腹泻交替出现。

(2)急性发作型:有慢性痢疾史,因进食生冷食物、劳累或受凉等诱因引起急性发作,出现腹痛、腹泻及脓血便,但发热及全身毒血症症状多不明显。

(3)慢性隐匿型:1 年内有急性痢疾史,临床无明显腹痛、腹泻症状。

2. **体征** 腹痛,有轻压痛。肠鸣音活跃。中毒型以毒血症、休克和中毒型脑病为主要体征。

【辅助检查】

1. **血常规** 急性期血白细胞总数增高,多在(10~20)×10⁹/L,中性粒细胞亦有增高。慢性患者可有轻度贫血。

2. **粪便检查** 粪便中无粪质、量少,呈鲜红黏胨状。粪便镜下可见大量脓细胞和红细胞。培养可检出致病菌。

3. **血清学检查** 用免疫学方法检测细菌或抗原具有早期、快速的优点,对细菌性痢疾的早期诊断有一定帮助,但由于粪便中抗原成分很复杂,易出现假阳性,故目前尚未推广应用。

4. **核酸检测** 采用分子杂交或 PCR 进行志贺菌核酸检测,亦具有早期、快速的优点,且能检测标本中业已死亡的细菌核酸,故尤其使用于抗生素使用后病人标本的检测,但由于上述方法的检测条件要求较高目前亦未广泛应用。

【治疗原则】

1. **一般治疗原则**

(1)卧床休息,进流食或半流食。

(2)补液,以保持水和电解质平衡。

2. 用药目的与原则 可根据粪便细菌培养及药物敏感试验选用适当的抗生素做病原治疗。

处　方

(1)急性细菌性痢疾

①口服环丙沙星 750mg,每日 2 次,共 3d。

②口服阿奇霉素 500mg,每日 1 次,共 3d。

③口服小檗碱 3 片,每日 3 次。

(2)中毒性痢疾

①生理盐水 250ml＋左氧氟沙星 0.5g,静脉滴注,每日 1 次。

　补液。

②生理盐水 100ml＋头孢他啶 2g,静脉滴注,每 12h 1 次。

　补液。

【用药注意事项】

1. 细菌性痢疾如得到及时诊断和治疗,恢复很快,预后良好。

2. 控制传染源。

3. 中毒性痢疾要引起重视。

4. 左氧氟沙星禁用于

(1)有癫痫病史者。

(2)18 岁以下患者。

(3)低钾血症或心肌病患者。

5. 对青霉素有过敏史的患者,使用头孢他啶时需进行皮试。

三、布氏菌病

布氏菌病是由布氏菌属的细菌侵入机体,引起传染-变态反应性的人畜共患的传染病。

【症状与体征】

发热,典型热型为波浪式起伏,曾称波状热。多为低热、间歇热等。多汗、盗汗、汗质较黏。关节肌肉痛,急性期常呈游走性,主要是在大关节。慢性期疼痛局限于大关节。还有乏力、皮疹、肝脾淋巴结肿大、睾丸肿大、关节肿大、皮下结节等。

【辅助检查】

1. 血常规 白细胞总数正常或轻度降低,淋巴细胞增高。

2. 细菌学　病人血液、骨髓、其他体液及排泄物中分离到布氏菌。

3. 血清学检查　标准试管凝集试验(SAT)滴度为 1:100 及以上；病程中效价升高 4 倍及以上；或用补体结合试验检查，滴度 1:10 及以上；抗人免疫球蛋白试验滴度 1:400 及以上。

【治疗原则】

1. 一般治疗原则　卧床休息，给高热量、富含维生素、易消化食物，注意水、电解质平衡。

2. 用药目的与原则

(1)抗菌治疗，疗程不低于 3 周，间隔 5～7d 再治 1～2 个疗程。

(2)对症解热镇痛治疗。

处　方

(1)多西环素 100mg，口服，每日 2 次(6 周)。

庆大霉素 5mg/kg，肌内注射，每日 1 次(2～3 周)。

(2)多西环素 100mg，口服，每日 2 次(6 周)。

利福平 600～900mg，口服，每日 1 次(6 周)。

(3)复方磺胺甲噁唑　每次 4～6 片，口服，每日 2 次(6 周)。

庆大霉素 5mg/kg，肌内注射，每日 1 次(2～3 周)。

【用药注意事项】

1. 菌苗特异性脱敏疗法：适用于慢性期过敏症状较强者，但反应较大，应慎重进行。

2. 利福平使用期间需检测肝功能。宜空腹时(餐前 1h 或餐后 2h)用水送服，以利吸收。如出现胃肠道刺激症状则可在睡前或进食时服用。服药后，尿、唾液、汗液等排泄物可呈橘红色。

3. 服用复方新诺明期间，需多饮水，以防止尿路中结晶的形成，或同服碳酸氢钠片。

四、破伤风

破伤风是破伤风杆菌侵入人体伤口，生长繁殖，产生毒素，所引起的一种急性特异性感染。

【症状与体征】

前驱症状有乏力、头晕、头痛、咬肌紧张酸胀、烦躁不安、打哈欠等。接着肌强烈收缩，咀嚼不便，张口困难，牙关紧闭，面部表情肌群阵发性痉挛，具有

"苦笑"表情。颈项强直,"角弓反张"状。光线、声响、震动或触碰患者身体均能诱发全身肌群痉挛和抽搐。强烈的肌痉挛,有时可使肌断裂,甚至发生骨折。膀胱括约肌痉挛可引起尿潴留。持续性呼吸肌群和膈肌痉挛,可以造成呼吸停止致死。患者神志始终清楚。病程 3～4 周。自第 2 周症状逐渐减轻。少数表现为局部破伤风,仅受伤部肌肉持续强直,可持续数周至数月。有时也可发展为全身性破伤风。

【辅助检查】

1. 血常规 白细胞总数一般稍增多。

2. 脑脊液 蛋白轻度增多,其他正常。

3. 细菌学 1/3 病例伤口分泌物培养可分离出细菌。

【治疗原则】

1. 一般治疗原则

(1)积极的综合治疗,保持呼吸道通畅和防治并发症。

(2)消除毒素来源(处理伤口),彻底清创,敞开伤口,3％过氧化氢或 1:1000 高锰酸钾溶液冲洗和湿敷。

(3)环境安静,防止光声刺激。

2. 用药目的与原则

(1)中和游离毒素。

(2)酌情使用镇静药和安眠药物。

处 方

(1)中和游离毒素

①破伤风抗毒素 2 万～5 万 U＋5％葡萄糖注射液 500～1000ml 静脉缓慢滴注。

对清创不够彻底的患者及严重患者,以后每日再用 1 万～2 万 U,肌内注射或静脉滴注,共 3～5d。

②人体破伤风免疫球蛋白 3000～6000U,只需注射 1 次。

(2)镇静药和安眠药物

①病情较轻者

地西泮 5mg 口服,10mg 静脉注射,每日 3～4 次。

巴比妥钠 0.1～0.2g,肌内注射。

10％水合氯醛 15ml 口服或 20～40ml 直肠灌注,每日 3 次。

②病情较重者

氯丙嗪 50～100mg＋5％葡萄糖注射液 250ml 静脉滴注,每日 4 次。

③抽搐严重者

硫喷妥钠 0.5g,肌内注射(警惕喉头痉挛)。

副醛 2～4ml,肌内注射(肺感染不宜使用)。

或肌松弛药,氯化琥珀胆碱,氯化筒箭毒碱、三磺秀铵酚、氨酰胆碱等(在气管切开及控制呼吸的条件下使用)。

(3)肾上腺皮质激素:并发高热、昏迷时可加用

泼尼松 30mg,每日 1 次,口服。

氢化可的松 200～400mg,每日 1 次,静脉滴注。

(4)抗生素:青霉素可抑制破伤风杆菌,并有助预防其他感染,可及早使用。

青霉素 80 万～100 万 U,每 4～6h 1 次,肌内注射。

或甲硝唑 400mg,每 6h 1 次,口服;或 1g,每 8h 1 次,直肠内给药,持续7～10d。

【用药注意事项】

1. 对抽搐频繁而又不易用药物控制者,早期做气管切开术。病床旁备有抽吸器、人工呼吸器,以便急救。

2. 甲硝唑禁用于活动性中枢神经疾病者、血液病患者、孕妇及哺乳期妇女。

3. 有惊厥症状时,大量使用抗惊厥药和镇静药,控制痉挛发作。

第二篇

外科系统疾病
用药与处方

第10章

休克用药与处方

第一节　低血容量性休克

一、失血性休克

失血性休克(hemorrhagic shock)是低血容量性休克的一种,多见于大血管破裂、腹部损伤引起的肝、脾破裂,胃、十二指肠出血,门静脉高压症所致的食管-胃底曲张静脉破裂出血、妇产科疾病等。通常在迅速失血超过全身总血量的20％时,即出现休克。严重的体液丢失可造成大量的细胞外液和血浆的丧失,以致有效循环血量减少,也能引起休克。

【症状与体征】

1. 症状

(1)患者有外伤、大量呕血或咯血、消化道溃疡、肝硬化等病史所致的出血灶。

(2)头晕、腹痛、面色苍白、出冷汗、肢端湿冷。

(3)烦躁不安或表情淡漠,严重者晕厥,甚至昏迷。

(4)呼吸急促,发绀。

2. 体征　皮温降低,心率加快($>$100 次/分),脉搏细速,收缩压下降($<$90mmHg 或较基础血压下降$>$40mmHg),脉压减小($<$ 20mmHg),尿量$<$0.5ml/(kg·h)或无尿。

【辅助检查】

1. 实验室检查

(1)血常规:血红蛋白降低,全血细胞数减少,血细胞比容(HCT)在 4h 内下降 10% 提示有活动性出血。

(2) 血气分析：动脉血氧分压（PaO_2）降低，二氧化碳分压（$PaCO_2$）增高，血 pH 降低。

(3) 血流动力学监测：中心静脉压（CVP）$<5cmH_2O$ 或肺动脉楔压（PAWP）$<8mmHg$。

(4) 肾功能：血肌酐和尿素氮可增加。

(5) 凝血功能监测：包括血小板计数、凝血酶原时间（PT）、活化部分凝血活酶时间（APTT）、国际标准化比值（INR）和 D-二聚体。

2. 影像学检查 动脉造影可发现造影剂从破裂血管中溢出；胃镜可发现胃、十二指肠溃疡出血和食管-胃底静脉破裂时的出血点。腹部盆腔超声检查可发现腹腔或盆腔内脏破裂或炎症性病变引起的形态结构异常及体腔内积血、积液。

3. 胸（腹）腔诊断性穿刺 必要时进行。

【治疗原则】

1. 一般治疗原则

(1) 患者保持平卧或头和躯干部抬高 20°～30°，下肢抬高 15°～ 20° 的体位，以增加回心血量。

(2) 保持呼吸道通畅，保暖，早期给予鼻管或面罩吸氧。

(3) 密切监测生命体征，包括皮温与色泽、体温、心率、血压、尿量和精神状态等。

(4) 尽快建立静脉通道，对失血量进行估计，积极补充血容量。

(5) 在补充血容量的同时，积极处理原发病，制止继续出血。

(6) 对于肝脾破裂、急性活动性上消化道出血病例，应在保持血容量的同时积极手术止血。

2. 用药目的与原则

(1) 迅速补充血容量，短期内快速输入乳酸钠林格液、右旋糖酐、浓缩红细胞和（或）血浆、白蛋白以维持有效回心血量。

(2) 在补充血容量的同时给予止血药物并迅速止血。

(3) 补足血容量后血压仍低时可使用升压药物（如多巴胺）。

(4) 纠正电解质和酸碱平衡紊乱。

处　方

(1) 迅速补充血容量

①复方乳酸钠林格液 500～1000ml,静脉快速滴注,即刻。

②聚明胶肽 500～1000ml,静脉快速滴注,即刻;或中分子羟乙基淀粉 500～1000ml,静脉快速滴注,即刻。

③20％人血白蛋白 10g,静脉滴注,即刻。

(2)升压治疗

①多巴胺注射液,以 1～3μg/(kg·min)的滴速静脉泵入,根据血压变化调整剂量。

②去甲肾上腺素注射液以每分钟 8～12μg 速度滴注,维持量为每分钟 2～4μg。

(3)纠正酸中毒:5％碳酸氢钠注射液 200ml,静脉滴注,必要时 4～5h 重复上述剂量的 1/2。

(4)止血:以下药物可同时使用。

①氨甲环酸氯化钠注射液 1g/100ml,静脉滴注,每日 2 次。

②蛇毒巴曲酶 1000U,静脉注射,即刻。

③蛇毒巴曲酶 1000U,肌内注射,每日 2 次,疗程一般不超过 3d。

【用药注意事项】

1. 应尽可能用液体治疗取代血管活性药,因其可刺激代谢,增加能量需要,在能量供应严重不足时尤为重要。需要用血管活性药时,可用具有 α、β 双重作用的药物,这较单纯 α 作用药为好,前者可减少强烈的血管收缩。现推荐使用多巴胺,因其可作用于肾脏多巴胺受体,有助于维护肾血流。多巴胺由于其部分作用是通过消耗去甲肾上腺素的储存来实现的,因此在应用几天后其作用削减,必要时可用去甲肾上腺素替代。

2. 应用碳酸氢钠纠正酸中毒时应从小剂量开始,根据血 pH、HCO_3^- 浓度变化决定追加剂量。短期大量静脉滴注可致严重碱中毒、低钾血症和低钙血症。当高渗溶液用量每分钟超过 10ml 时,可导致高钠血症、脑脊液压力降低甚至颅内出血,新生儿及 2 岁以下小儿更易发生。因此,滴注本药5％溶液时,速度每分钟不能超过 8mmol(以钠计算)。

3. 氨甲环酸注意事项

(1)本品与其他凝血因子(如因子Ⅸ)等合用,应警惕血栓形成。一般认为在凝血因子使用后 8h 再用本品较为妥当。

(2)弥散性血管内凝血所致的继发性纤溶性出血,应在肝素化的基础上应用本品。

4. 多巴胺注意事项

(1)应用多巴胺治疗前必须先纠正低血容量;选用粗大的静脉做静脉注射或静脉滴注,以防药液外溢,以及产生组织坏死;如确已发生液体外溢,可用 5～10mg 酚妥拉明稀释溶液在注射部位做浸润。

(2)静脉滴注时应控制每分钟滴速,滴注的速度和时间,需根据血压、心率、尿量、外周血管灌流情况、异位搏动出现与否等而定。休克纠正时即减慢滴速。

(3)遇有血管过度收缩引起舒张压不成比例升高和脉压减小、尿量减少、心率增快或出现心律失常,滴速必须减慢或暂停滴注。

(4)如在滴注多巴胺时血压继续下降或经调整剂量仍持续低血压,应停用多巴胺,改用更强的血管收缩药。

(5)突然停药可产生严重低血压,故停用时剂量应逐渐递减。

5. 去甲肾上腺素注意事项,本品宜用 5% 葡萄糖注射液或葡萄糖氯化钠注射液稀释,不宜以氯化钠注射液稀释。

(1)儿童应选择粗大静脉,并需更换注射部位。

(2)禁止与含卤素的麻醉药和其他儿茶酚胺类药合并使用。

(3)禁用于可卡因中毒及心动过速患者,高血压病,妊娠期妇女,对其他拟交感胺类药交叉过敏反应者。

二、创伤性休克

创伤性休克(traumatic shock)见于严重的外伤,如大血管破裂、复杂性骨折、挤压伤或大手术等,引起血液或血浆丧失,损伤处炎性肿胀和体液渗出,可导致血容量降低。受损机体内可出现组胺、蛋白酶等血管活性物质,引起微血管扩张和通透性增高,致有效循环血量进一步降低。另一方面,创伤可刺激神经系统,引起疼痛和神经-内分泌系统反应,影响心血管功能;有的创伤(如胸部伤)可直接影响心肺功能,截瘫可使回心血量暂时减少,颅脑伤可使血压下降。

【症状和体征】

1. 症状 有各种损伤的不同表现,如头、颈、胸、腹、盆腔、脊柱、四肢创伤及各种烧伤或大手术合并症的相应的临床表现。

2. 体征 同失血性休克的表现。

【辅助检查】

可行血红蛋白和血细胞比容测定、血小板计数、凝血功能、动脉血气分析等检查,以及可行血流动力学指标监测。

【治疗原则】

1. 一般治疗原则

(1)妥善固定受伤部位。

(2)对危及生命的创伤如开放性或张力性气胸、连枷胸等,应即刻治疗。

(3)建立体腔引流。

(4)其他紧急处理同失血性休克。

2. 用药目的与原则

(1)快速补充血容量。

(2)应用多巴胺升压及维持血压治疗。

(3)维持水、电解质和酸碱平衡治疗。

(4)创伤后疼痛刺激严重者需适当给予镇痛、镇静药。

(5)应用抗生素预防和治疗继发感染。

处　方

其他处方同失血性休克。

(1)镇痛、镇静治疗

①布桂嗪注射液 100mg,肌内注射,即刻。

②地西泮注射液 10mg,静脉注射。

(2)防治继发感染:根据创伤的部位和严重程度可选择不同的抗生素。

①头孢呋辛钠 1.5g,0.9%氯化钠注射液 250ml,静脉滴注,每 12h 1 次。

②头孢曲松钠 2~4g,0.9%氯化钠注射液 250ml,静脉滴注,每日 1 次。

【用药注意事项】

1. 地西泮应用注意事项

(1)本品可使伴呼吸困难的重症肌无力患者的病情加重;使急性或隐性闭角型青光眼发作,因本品可能有抗胆碱效应;使严重慢性阻塞性肺部病变,加重通气衰竭。

(2)老年、体弱、幼儿、肝病和低蛋白血症患者对本类药的中枢性抑制较敏感,静脉注射给药时容易引起呼吸抑制、低血压、肌无力、心动过缓或心搏停止。高龄衰老、危重、肺功能不全及心血管功能不稳定等患者,静脉注射过速或与中枢抑制药合用时,发生率更高,情况也更严重。

(3)静脉注射易发生静脉血栓或静脉炎。

(4)静脉注射过快给药可导致呼吸暂停、低血压、心动过缓或心搏停止。

(5)本品有可能沉淀在静脉输液器管壁上,或吸附在塑料输液袋的容器和导管上。

(6)分次注射时,总量应从初量算起。

2. 布桂嗪为国家特殊管理的麻醉药品,必须严格遵守国家对麻醉药品的管理条例,按规定开写麻醉药品处方和供应、管理本类药品,防止滥用。

3. 其他见失血性休克。

第二节　感染性休克

感染性休克(septic shock)可继发于以释放内毒素的革兰阴性杆菌为主的感染,如急性腹膜炎、胆道感染、绞窄性肠梗阻及泌尿系统感染等,又称为内毒素性休克。感染性休克的血流动力学有高动力型(高排低阻型)和低动力型(低排高阻型)两种,前者又称为暖休克,后者又称为冷休克。临床上,暖休克比较少见,仅是一部分革兰阳性菌感染引起的早期休克。冷休克较多见,可由革兰阴性杆菌感染引起;革兰阳性菌感染的休克加重时,患者出现心力衰竭、外周血管瘫痪,称为低排低阻型休克。

【症状与体征】

1. 有由革兰阴性杆菌引起全身感染及继发脓毒症的病史,如急性胰腺炎、胆道感染、腹膜炎、绞窄性肠梗阻、泌尿系感染等。

2. 有全身炎症反应综合征(SIRS)的表现

(1)体温>38℃ 或< 36℃。

(2)心率>90 次/分。

(3)呼吸频率>20 次/分,或 $PaCO_2$<32mmHg (4.3kPa)。

(4)血白细胞>$12×10^9$/L 或<$4×10^9$/L,或幼稚型细胞>0.10。

3. 冷、暖休克的特点和临床表现见表 10-1。

表 10-1　感染性休克的两种类型

临床表现	神志	皮肤色泽	皮肤温度	毛细血管充盈时间	脉压(mmHg)	脉搏	尿量(每小时)
冷休克(低动力型)	躁动、淡漠、嗜睡	苍白、发绀或花斑样发绀	湿冷或冷汗	延长	<30	细速、触摸不清	<25ml
暖休克(高动力型)	清醒	淡红或潮红	比较温暖、干燥	1～2s	>30	慢、搏动清楚	>30ml

【辅助检查】

1. 实验室检查

(1)病原学检查:在抗菌治疗前应进行血或其他体液、渗出物和脓液培养,以获取病原学证据和支持。

(2)血常规:白细胞计数大多增高,在$(15～30)\times10^9/L$,中性粒细胞、血细胞比容和血红蛋白增高,并发 DIC 时血小板进行性减少。

(3)尿常规:发生肾衰竭时,尿比重由初期的偏高转为低而固定(1.010左右),尿渗透压降低,尿/血渗透压之比<1.1;尿 Na^+ 排泄量>40mmol/L。

(4)动脉血气分析:动脉血 $PaCO_2$ 增高,PaO_2 降低,血 pH、标准碳酸氢盐和碱剩余降低。

(5)血液生化:血尿素氮和肌酐值升高;血钙多偏低,血钾高低不一,取决于肾功能状态。

(6)血液流变学及有关 DIC 的检查:凝血酶原时间(PT)缩短或延长 3s以上或呈动态变化;纤维蛋白原<1.5g/L 或进行性下降或>4.0g/L;D-二聚体水平升高或阳性;纤溶酶原含量及活性降低。

2. 其他相关检查　可通过 X 线胸片、CT 扫描、超声、超声心动图等诊断手段,寻找可疑的感染灶。

【治疗原则】

1. 一般治疗原则

(1)通畅气道,吸氧,必要时可气管切开或机械通气。

(2)密切监测生命体征及相关实验室检查结果。

(3)快速建立静脉通道,积极补液治疗。

(4)尽快进行病原学检查和药敏试验。

2. 用药目的和原则

(1)迅速补充血容量,恢复组织灌注:可静脉快速给予晶体液(每 30min 静脉滴注 500～1000ml 乳酸钠林格液)。

(2)应用血管加压药以维持平均系统动脉压＞65mmHg:首选去甲肾上腺素和多巴胺。

(3)及时应用广谱抗生素控制感染:抗生素的初始治疗应覆盖所有可能的致病菌(细菌和真菌)。

(4)早期应用糖皮质激素治疗。

(5)纠正电解质和酸碱平衡紊乱。

(6)预防各种并发症

①严格控制血糖:可通过持续静脉输注胰岛素和葡萄糖来维持血糖水平,使血糖水平控制在 8.3mmol/L 以下。

②保护心、肺、肝、肾功能。

③预防应激性溃疡。

④预防深静脉血栓形成:可使用小剂量肝素或低分子肝素。

(7)营养支持治疗:鼓励肠内营养治疗。

处 方

(1)迅速补充血容量,同失血性休克。

(2)升压治疗,同失血性休克。

(3)抗感染经验治疗,以下药物可酌情选用。

①头孢哌酮/舒巴坦 1～2g,0.9％氯化钠注射液 250ml,静脉滴注,每 12h 1 次。

②亚胺培南/西司他丁 1g,0.9％氯化钠注射液 100ml,静脉滴注,每 8h 1 次。

③万古霉素 500～1000mg,0.9％氯化钠注射液 500ml,静脉滴注,每 12h 1 次。

④甲硝唑注射液 500mg,静脉滴注,每 8h 1 次。

(4)防治应激性溃疡:以下药物可选择 1 种。

①奥美拉唑 40mg,0.9％氯化钠注射液 100ml,静脉滴注,每日 1 次。

②法莫替丁注射液 20mg,0.9％氯化钠注射液 100ml,静脉滴注,每 12h 1 次。

(5)纠正酸中毒:5％碳酸氢钠注射液 100～200ml,静脉滴注,必要时 4～

5h 重复上述剂量的 1/2。

（6）预防深静脉血栓：以下药物选择 1 种。

①肝素注射液 5000U，皮下注射，每 12h 1 次。

②低分子肝素 5000U，皮下注射，每日 1 次。

（7）营养支持治疗

①10％葡萄糖 300ml，50％葡萄糖 200ml，胰岛素 20U，氯化钾 1.5g，静脉滴注。

②中长链脂肪乳 250ml，静脉滴注，每日 1～2 次。

③18 种氨基酸 250ml，静脉滴注，每日 1～2 次。

④5％葡萄糖氯化钠 500ml，水溶性维生素 1 支，脂溶性维生素 1 支，静脉滴注。

【用药注意事项】

糖皮质激素受体亲和力降低，早期应用糖皮质激素可因负反馈调节作用导致合成减少、亲和力进一步下降，影响预后，因此不建议应用糖皮质激素。

1. 大量的晶体液输注可使血浆蛋白浓度下降和胶体渗透压下降，易发生组织和肺水肿；因此，还应使用胶体液，以快速恢复氧供，改善微循环灌注，减轻重要脏器的水肿，如心脏、肺和脑等。

2. 感染性休克患者常伴心肌和肾脏损伤，因此应根据中心静脉压，调节输液量和输液速度，以防输入液体过多导致不良后果。

3. 去甲肾上腺素和多巴胺均可作为全身性感染低血压的一线用药，对于感染性休克顽固性低血压，去甲肾上腺素比多巴胺更加有效；而对于伴有心脏收缩功能障碍的患者，多巴胺更为有效，但可能引发心动过速，增加心律失常的发生。

4. 感染性休克患者常伴有严重的酸中毒，需及时纠正，一般在补充血容量的同时，经另一静脉通路滴注碳酸氢钠，并根据血气分析结果调整剂量。

5. 应及时处理原发感染灶，根据不同的感染部位经验性判断最可能的致病菌，并使用强有力广谱抗菌药物控制感染，待明确病原菌后根据药敏试验选用相对窄谱的抗生素继续治疗。

6. 应用抗菌药物抗感染治疗时，如 β-内酰胺类药物、万古霉素、氨基糖苷类药物等，应根据患者肌酐清除率调整相应的用药剂量和给药间隔。

第11章

多系统器官衰竭用药与处方

第一节 急性肾衰竭

急性肾衰竭(acute renal failure,ARF)是由各种原因引起的肾功能损害,在短时间内(几小时至几天)出现血中氮质代谢产物积聚,水、电解质和酸碱平衡紊乱及全身并发症,是一种严重的临床综合征。ARF 是临床各科特别是内科、外科和妇产科较为常见的危重疾病,还可能与其他器官功能障碍并存(如心、肝、肺),构成多器官功能障碍综合征(MODS)。为方便诊断与治疗,ARF 可分为 3 类:①以肾脏低灌注为特征的疾病,不伴肾实质组织损害(肾前性 ARF)。②肾实质疾病(肾性 ARF)。③尿路急性梗阻(肾后性 ARF)。

【症状与体征】

1. 少尿期(或无尿期)　患者突然少尿(成人尿量少于 400ml/24h 或少于 20ml/h)或无尿(尿量少于 40ml/24d)。可持续 7~14d,最长可达 1 个月以上。少尿期越长,病情越重。少尿期患者可发生严重的代谢紊乱,可表现为如下。

(1)高钾血症:全身无力、肌张力减低、手足感觉异常和肢体麻木,严重者可嗜睡、烦躁,可出现缓慢心率和心律失常,心电图可有相应异常改变。

(2)氮质血症:BUN>8.93mmol/L,每日上升 3.57~8.93mmol/L,显著升高者可引起畏食、恶心呕吐、烦躁、抽搐和昏迷。

(3)代谢性酸中毒:呼吸加快、乏力、嗜睡、血压下降和心律失常。

(4)稀释性低钠血症:疲惫、无力、视物模糊、头痛,严重者嗜睡和昏迷。

(5)体液潴留:全身水肿,可出现肺水肿、脑水肿和心力衰竭。

2. 多尿期　尿量骤增或缓慢递增,历时 2～3 周,极易产生脱水和低钾血症。患者可表现为口渴、皮肤弹性消失和黏膜干燥;重度者可发生脱水热和血流动力学异常(如脉速、血压降低和心排血量降低等)。患者可有低血钾表现,如乏力、肌张力低下、腱反射减弱或消失,腹胀和肠鸣音减弱及心电图异常改变。

3. 恢复期　尿量及血 BUN 和 Cr 逐渐恢复正常,症状好转。

【辅助检查】

1. 实验室检查

(1)血液检查:有轻、中度贫血;血 Cr 和 BUN 进行性上升,血 Cr 每日平均增加≥44.2µmol/L;血清钾浓度增高;血 pH 常降低;血清钠离子浓度正常或偏低;血钙降低,血磷升高。

(2)尿液检查:精确记录尿量,尿常规检查尿蛋白多为(＋～＋＋);尿比重降低;尿渗透压低于 350mmol/L,尿渗透压与血渗透压之比低于 1.1;尿钠含量增高。

2. 影像学检查　尿路超声可排除尿路梗阻;CT 血管造影可检查血管有无阻塞,肾血管造影可明确诊断。

3. 肾穿刺活检　通常用于没有明确致病原因的肾实质性 ARF。

【治疗原则】

1. 一般治疗原则

(1)持续监测 24h 液体出入量,严格限制水分,维持体液平衡,避免水中毒。

(2)对于严重外伤应尽快清除坏死组织。

(3)饮食和营养。低盐低钾饮食,蛋白质摄入量应限制为 0.8g/(kg·d),接受透析的患者蛋白质摄入量可放宽。

2. 用药目的和原则

(1)祛除病因,积极治疗原发疾病。

(2)积极采取措施防治高血压危象及心力衰竭。

(3)纠正水、电解质紊乱及酸碱平衡紊乱。

(4)维持营养和供给热量,鼓励通过胃肠道补充营养,注意补充维生素。

(5)防治感染,选择敏感抗生素,但应避免应用有肾毒性及含钾的药物,并根据肌酐清除率调整药物剂量。

处　方

(1)调节血钾浓度

①当血钾＞5.5mmol/L时:10％葡萄糖酸钙注射液 10～20ml,5％葡萄糖注射液 10～20ml,缓慢静脉注射,即刻。5％碳酸氢钠注射液 100～200ml,静脉滴注;50％葡萄糖注射液 50～100ml,胰岛素 6～12U,缓慢静脉注射。

②当血钾＜3.5mmol/L时:10％氯化钾注射液 10～15ml,5％葡萄糖注射液 500ml,静脉滴注,即刻。

(2)纠正代谢性酸中毒:5％碳酸氢钠注射液 100～200ml,静脉滴注,必要时 4～5h重复上述剂量的 1/2。

(3)适当使用利尿药:呋塞米注射液 200mg,0.9％氯化钠注射液 100ml,静脉滴注,酌情调整剂量,每日不超过 1g。

(4)防治感染:参照肌酐清除率水平调整药物的剂量。

①头孢曲松 2～4g,0.9％氯化钠注射液 250ml,静脉滴注,每日 1 次。

②头孢哌酮舒巴坦 1～2g,0.9％氯化钠注射液 100～200ml,静脉滴注,每 12h 1 次。

(5)营养支持治疗

①10％葡萄糖注射液 300ml,50％葡萄糖注射液 200ml,胰岛素 20U,氯化钾 1.5g,静脉滴注,即刻。

②中长链脂肪乳 250ml,静脉滴注,每日 1～2 次。

③18 种氨基酸 250ml,静脉滴注,每日 1～2 次。

④5％葡萄糖氯化钠注射液 500ml,水溶性维生素 1 支,脂溶性维生素 1 支,静脉滴注。

【用药注意事项】

1. 积极治疗原发病,及时发现导致急性肾小管坏死的危险因素并加以祛除,是防止 ARF 发生的关键。在老年人、糖尿病、原有慢性肾脏疾病及危重病患者,尤应注意避免使用肾毒性药物、造影剂、肾血管收缩药物。目前,在造影前充分水化可防止发生造影剂所致的 ARF。

2. 使用利尿药有效者可按原剂量重复应用或酌情调整剂量,呋塞米每日总量不超过 1g。利尿效果差时不宜再增加剂量,以免出现肾毒性,对急性肾衰竭功能恢复不利。

第二节　急性呼吸窘迫综合征

急性呼吸窘迫综合征(acute respiratory distress syndrome,ARDS)是指心源性以外的各种肺内外致病因素引起肺泡-毛细血管损伤为主的呼吸衰竭,属于急性肺损伤(acute lung injury,ALI)的严重阶段,是以呼吸窘迫和低氧血症为特征的一种急性进行性呼吸困难,采用常规的吸氧治疗难以纠正其低氧血症,为临床常见的危重症之一,常并发多脏器功能衰竭,死亡率很高。

【症状与体征】

1. 症状

(1)起病急骤而隐袭,多在原发病后 1～3d 发生,常为原发病所掩盖,极易误诊。

(2)呼吸急促而极度窘迫。

(3)咳血痰或血水样痰。

(4)发热,多见于脓毒症及脂肪栓塞引起的 ARDS。

2. 体征　呼吸浅速,呼吸频率为 35～50 次/分;吸气时锁骨上窝及胸骨上窝下陷;唇和指(趾)甲发绀,皮肤斑纹,吸氧不能改善。早期肺部多无啰音,中期肺部可闻及少许干、湿啰音或哮鸣音等。

【辅助检查】

1. 实验室检查　动脉血气分析:典型改变为 PaO_2 降低,$PaCO_2$ 降低,pH 升高。目前在临床上以氧合指数(PaO_2/FiO_2)最为常用,正常比值 400～500mmHg,如 PaO_2/FiO_2＜300mmHg,有助于 ARDS 的早期诊断。

2. 肺功能检查　分钟通气量明显增加,可＞20L/min;生理无效腔增加,肺顺应性降低为 15～40ml/cmH_2O,肺功能残气量显著降低。

3. 血流动力学检查　肺动脉楔压(PAWP)≤18mmHg。

4. 胸部 X 线检查　早期可无异常,随后可表现为边缘模糊的肺纹理增多。继之出现斑片状以致融合成大片状的浸润影,大片阴影中可见支气管充气征。后期可出现肺间质纤维化的改变。

5. 肺部 CT 检查　ARDS 肺部的 CT 表现可分为以下几种。

(1)磨玻璃样改变:云雾状高密度区,其间血管和支气管壁清晰。

(2)实变:以肺实质密度显著增加为特征,肺血管纹理显示不清,尚有支气管气相。

(3)网状改变:水肿或纤维化引起的小叶间隔增厚。

(4)线状影:病损区增厚的小叶间隔或线条索状影。

(5)肺纹理扭曲:表现为肺纹理扭曲或支气管扩张,即所谓"牵引性支气管扩张"。

【治疗原则】

1. 一般治疗原则

(1)纠正缺氧:一般需高浓度给氧,使 $PaO_2 \geqslant 60mmHg$,或 $SaO_2 \geqslant 92\%$。

(2)机械通气:应尽早建立人工气道,采用正压机械通气。目标应该是维持充分的通气和氧合以支持器官功能,同时应避免呼吸机引起肺损伤。

(3)液体管理:为减轻肺水肿,应合理限制液体输入量。在血压稳定的前提下,液体出入量宜轻度负平衡。

(4)营养支持与监护:ARDS 时机体处于高代谢状态,应补充足够的营养。

2. 用药目的和原则

(1)积极治疗原发病,特别要注意感染性疾病,如脓毒症或肺炎。

(2)在心排血量和组织灌注未受影响的情况下,限制输液量并理智应用利尿药,以保持肺部"干燥"。

(3)为保持足够的血浆胶体渗透压,可适当给予血浆或白蛋白。

(4)保护胃肠黏膜屏障,防止应激性溃疡。

(5)酌情、小剂量使用糖皮质激素,以减少渗出,减轻肺纤维化。

(6)营养支持治疗。

处　方

(1)积极抗感染:以下药物可酌情选用。

①头孢哌酮/舒巴坦 $1 \sim 2g$,0.9%氯化钠注射液 250ml,静脉滴注,每 12h 1 次。

②亚胺培南/西司他丁 1g,0.9%氯化钠注射液 100ml,静脉滴注,每 8h 1 次。

③万古霉素 $500 \sim 1000mg$,0.9%氯化钠注射液 500ml,静脉滴注,每 12h 1 次。

(2)平喘治疗:以下药物可选择 1 种。

①5%葡萄糖注射液 40ml,氨茶碱注射液 250mg,缓慢静脉注射,每日 1 次。

②特布他林注射液 0.25mg,0.9%氯化钠注射液 100ml,缓慢静脉滴注,每日 2 次。

(3)适量使用利尿药:呋塞米 20mg,静脉注射,每日 3 次。

(4)酌情使用糖皮质激素:以下药物可选择 1 种。

①甲泼尼龙 40mg,0.9%氯化钠注射液 100ml,静脉滴注,每日 2 次。

②氢化可的松琥珀酸钠 100~200mg,0.9%氯化钠注射液 500ml,静脉滴注,每日 1 次。

(5)防治应激性溃疡:以下药物可选择 1 种。

①奥美拉唑 40mg,0.9%氯化钠注射液 100ml,静脉滴注,每日 1 次。

②法莫替丁注射液 20mg,0.9%氯化钠注射液 100ml,静脉滴注,每 12h 1 次。

(6)营养支持治疗

①脂肪乳氨基酸葡萄糖注射液 1440ml,脂溶性维生素 1 支,水溶性维生素 1 支,缓慢静脉滴注,每日 1 次。

②20%人血白蛋白 10g,静脉滴注,每日 1 次。

【用药注意事项】

1. 糖皮质激素为免疫抑制药,大剂量应用可能会增加感染的概率,因此 ARDS 患者应严格控制适应证,对脂肪栓塞或急性胰腺炎并发 ARDS 患者,有一定疗效。凡脓毒症或严重感染引起的 ARDS 患者应忌用或慎用。

2. 营养治疗应提倡全胃肠营养,既可避免静脉营养引起的感染和血栓形成等并发症,又能够保护胃肠黏膜,防止肠道菌群移位。

3. 如高度怀疑脓毒血症为 ARDS 的原因,应首先给予抗生素经验性治疗。痰液及气道分泌物培养和革兰染色,有助于尽早针对性用药。

4. 应用利尿药减轻肺水肿可能改善肺部病理情况,缩短机械通气时间,进而减少呼吸机相关肺炎等并发症的发生。但是利尿减轻肺水肿的过程可能会导致心排血量下降,器官灌注不足。因此,ALI/ARDS 患者的液体管理必须考虑到二者的平衡,必须在保证脏器灌注前提下进行。

5. 特布他林与非保钾利尿药(如噻嗪类利尿药)能引起心电图改变和低钾血症,因此联用时需谨慎。本药静脉滴注应缓慢,滴速不超过 2.5μg/min。

6. 人血白蛋白主要为补充白蛋白,如摄入能量不足时,常被代谢燃烧,不能达到提高血白蛋白水平的目的,因此,使用白蛋白前最好先补充足够的热量。静脉滴注速度每分钟不宜超过 2ml。如出现过敏反应,应立即停药,必要时可换用本药另一批号。

第三节 应激性溃疡

应激性溃疡(stress ulcer)是继发于创伤、烧伤、休克和其他严重的全身病变(如心肌梗死等)的一种胃、十二指肠黏膜病变,病变过程可出现黏膜急性炎症、糜烂或溃疡,主要表现为消化道大出血或穿孔。此病可单独发生,也可作为 MODS 中的一种病变。

【症状与体征】

1. 症状 腹胀、上腹部烧灼痛,伴恶心、突然呕吐或吐咖啡样胃内容物或黑粪(柏油样便)。

2. 体征 上腹部膨隆,胃管内引出咖啡样胃内容物或血液。反复大量出血可导致休克、贫血。

【辅助检查】

1. 纤维胃镜检查 胃、十二指肠黏膜多发糜烂、散在的溃疡,且有活动性出血或凝块。

2. 选择性血管造影 可对出血量>0.5ml/min 的病灶进行定位。

【治疗原则】

1. 一般治疗原则

(1)急性出血期间应禁食,待病情稳定出血停止后,逐渐给予清淡易消化的流质饮食,避免高蛋白食品。

(2)缺氧时给予吸氧,烦躁不安者给予镇静药,呕血者要注意防治窒息等。

(3)详细记录呕吐与黑粪的量和次数,有助于判断出血量和出血的活动性。大量出血时应监测患者的生命体征。

(4)留置胃管吸出胃内容物,减轻胃内张力和胃黏膜缺血,以利于胃黏膜的修复,并用冰盐水洗胃,提高胃内 pH。也可用冰盐水 200ml 加去甲肾上腺素 8mg 洗胃,直至洗出液清亮。

2. 用药目的和原则

(1)积极治疗原发病,如各种创伤、烧伤、休克和全身感染。

(2)积极抑酸治疗,首选 H_2 受体拮抗药或质子泵抑酸药。

(3)止血治疗,可选择生长抑素或垂体后叶素。

(4)酌情输血和输液治疗,积极抗休克。

(5)急诊胃镜下止血治疗,可行药物喷洒止血等。

> **处　方**

(1)抑制胃酸分泌:以下药物可选择 1 种治疗。

①奥美拉唑 40mg,0.9%氯化钠注射液 100ml,静脉滴注,每日 1～2 次,连续 3d。首次剂量可加倍。出血量大时可用首剂 80mg 静脉滴注,之后改为每小时 8mg 维持,至出血停止。

②法莫替丁注射液 20mg,0.9%氯化钠注射液 100ml,静脉滴注,每日 2 次。

(2)止血治疗:以下药物可酌情选择。

①肾上腺色腙片(安络血)5mg,口服,每日 3 次。

②蛇毒巴曲酶 1000U,静脉注射,即刻。蛇毒巴曲酶 1000U,肌内注射,每日 2 次,疗程一般不超过 3d。

③垂体后叶素 10U,5%葡萄糖注射液 500ml,静脉滴注。

④生长抑素,初始 250μg 缓慢静脉注射(3～5min),而后以每小时 250μg 静脉滴注。止血后应连续用药 48～72h。

(3)局部止血治疗

①去甲肾上腺素 4mg,0.9%冰盐水 50ml,内镜下喷洒。

②凝血酶 4000U,0.9%氯化钠注射液 20ml,内镜下喷洒。

【用药注意事项】

1. 应激性溃疡的预防　首先应积极治疗原发疾病,如治疗脓毒症、纠正休克,大出血时适当输血,补充营养等。可使用氢氧化铝凝胶、H_2 受体拮抗药、质子泵抑酸药等,以维持胃液的 pH>4.0。

2. 奥美拉唑使用注意事项

(1)配置好的溶液应在 4h 内使用,奥美拉唑 40mg 稀释后滴注时间不少于 20min。

(2)不宜再服用其他抗酸药或抑酸药。

(3)老年人使用本品不需要调整剂量,对严重肝功能不全者慎用,必要时剂量减半。

3. 垂体后叶素　通过收缩内脏小动脉血管床而降低门脉压力,但其非特异的收缩血管作用,对心血管系统有较大的不良反应,可通过同时静脉或舌下含服硝酸甘油降低不良反应。

4. 生长抑素使用注意事项

(1)用药前后及用药时应检查或监测血糖,由于本品抑制胰岛素和胰高糖素的分泌,所以对胰岛素依赖型糖尿病患者在使用时需小心,这些患者可能会发生短暂的低血糖或2～3h出现高血糖,故使用时应每隔3～4h测试1次血糖浓度。

(2)本品与其他药物的不相容性未经测试,所以在注射或静滴时,应单独应用。

第四节 急性肝衰竭

肝衰竭(hepatic failure)是由多种病因所致的以严重的肝功能损害伴随中至重度凝血功能障碍、黄疸、脑水肿、肾功能等多种器官损害,特别是以肝性脑病为特征的一种病死率极高的临床综合征。急性肝衰竭(acute hepatic failure,AHF)的特征是起病急,发病2周内出现以Ⅱ度以上肝性脑病为特征的肝衰竭综合征。AHF可在急性或慢性肝病、肝肿瘤、外伤、肝脏手术后、中毒症、其他系统器官衰竭等疾病的过程中发生,如不及早诊断和救治,则治疗困难、预后较差。

【症状与体征】

1. 症状

(1)急性起病,出现黄疸,乏力伴有恶心、呕吐、腹痛等。

(2)迅速出现性格改变、行为异常和意识障碍,反应迟钝、激动、癫痫发作、嗜睡、昏迷等。

(3)其他器官系统功能障碍,可出现脑水肿、颅内压增高、肺水肿、肾衰竭、并发感染和感染加重等。

2. 体征

(1)黄疸,巩膜、皮肤深度黄染,并迅速加深。

(2)肝臭,呼气有特殊的气味(似烂水果味)。

(3)出血倾向明显,皮肤出血斑点、注射部位出血或胃肠道出血等。

(4)早期肝脏可能增大,随后迅速缩小,表现为肝浊音界缩小。

(5)原有慢性肝病史的患者可见面色晦暗、蜘蛛痣、肝掌。

(6)肝性脑病的体征:早、中期可有扑翼样震颤,进入昏迷期消失;四肢强直、腱反射亢进;脑水肿导致颅内压增高可出现瞳孔大小不等、眼球固定、血压升高、心率缓慢、过度通气、大汗淋漓；晚期可见视盘水肿。

【辅助检查】

1. 实验室检查

(1)血清直接、间接胆红素均升高。

(2)血清转氨酶、碱性磷酸酶(ALP)可增高，但肝细胞大量坏死时可不增高，出现胆酶分离现象。

(3)随着病情的延长和恶化，白蛋白水平下降明显。

(4)血清电解质异常(如低钠、高钾或低钾、低镁)。

(5)血肌酐和尿素氮可能增高。

(6)血常规白细胞常增多，血小板减少。

(7)血气分析可有代谢性酸中毒。

(8)凝血酶原时间(PT)延长。

(9)出现肝性脑病的患者血氨浓度明显升高且与病程明显相关。

2. 肝脏影像学检查　超声检查有助于判断肝脏的体积、形态、表面、有无局灶性病变，以及是否有酒精肝、脂肪肝等；CT 检查在显示肝脏体积、形态、实质、病灶、脾脏、腹腔淋巴结方面比超声检查敏感；MRI 检查则对诊断局灶性病变更为敏感。

3. 脑电图　早期脑电图(EEG)显示正常 α 波频率变慢，随病情发展转为 θ 波，进入昏迷期表现为 δ 波、三相波。

4. 肝穿刺活体检查　肝组织病理学检查是肝脏病诊断的"金标准"。肝细胞呈一次性坏死，坏死面积≥肝实质的 2/3；或亚大块坏死，或桥接坏死，伴存活肝细胞严重变性，肝窦网状支架不塌陷或非完全性塌陷。注意当 PT 延长>3s，血小板<$80×10^9$/L 时，经皮肝穿刺是禁忌证，必要时可考虑采用经颈静脉穿刺活检。

【治疗原则】

1. 一般治疗原则

(1)卧床休息，减少体力消耗，减轻肝脏负担。

(2)加强病情监护。

(3)高糖类、低脂、适量蛋白质饮食；进食不足者，每日静脉补给足够的液体和维生素，保证每日 6272kJ(1500kcal)以上总热量。

(4)对于腹水患者应严格限水限钠，保持负平衡；钠摄入 40～80mmol/d，当血钠<125mmol/L，水摄入限制在 0.5～1L/d，每日监测水出入量，每日体

重下降不应少于 1kg。

(5)注意消毒隔离,加强口腔护理,预防医院内感染发生。

2. 用药目的和原则

(1)营养支持治疗:尽量使用肠内营养。

(2)针对病因治疗:如对乙酰氨基酚中毒者给予乙酰半胱氨酸解毒治疗;乙型病毒性肝炎肝衰竭给予拉米夫定抗病毒治疗;肝豆状核变性肝衰竭早期可给予 D-青霉素酰胺酶治疗。

(3)积极纠正低蛋白血症:补充白蛋白或新鲜血浆,并酌情补充凝血因子,提高胶体渗透压、扩容改善肾功能等。

(4)保肝治疗:促进肝细胞代谢、再生、解毒,保护肝细胞膜,改善微循环。

(5)治疗肝性脑病

①减少肠道氨产生,减少蛋白摄入;

②甘露醇、利尿药治疗脑水肿;

③降低血氨治疗,可使用精氨酸、谷氨酸钠、谷氨酸钾等;

④多数镇静药对肝脏有害,应尽量避免使用。

(6)防治继发感染:应首先根据经验用药,选用强效抗生素或联合应用抗生素,同时可加服微生态调节药。尽可能在应用抗生素前进行病原体分离及药敏试验,并根据药敏试验结果调整用药。同时注意防治二重感染。

(7)上消化道出血的治疗:可应用 H_2 受体阻滞药或质子泵抑酸药。

(8)腹水的治疗:使用利尿药时应注意纠正水、电解质及酸碱平衡紊乱,特别要注意纠正低钠、低氯、低钾血症和碱中毒,以免诱发肝性脑病。

(9)其他:尽量避免使用肾毒性药物、感染、消化道出血、大量放腹水、使用大剂量利尿药、过量补液等,以避免肝肾综合征的发生。

处 方

(1)改善低蛋白血症

①新鲜全血(或血浆)200ml,静脉滴注,每日 2 次。

②20％人血白蛋白 10g,静脉滴注,每日 2 次。

(2)降低血氨治疗

①乳果糖口服液 20g,口服,每日 3 次。

②精氨酸注射液 15g,5％葡萄糖注射液 500ml,静脉滴注,每日 2 次。

③乙酰谷氨酰胺 0.6～1.0g,5％葡萄糖注射液 500ml,静脉滴注,每日 1 次。

（3）保肝治疗：以下药物可酌情选择。

①腺苷蛋氨酸 1～3g,5％葡萄糖注射液 500ml,静脉滴注,每日 1 次。

②甘草酸二铵 150mg,10％葡萄糖注射液 250ml,静脉滴注,每日 1 次。

③多烯磷脂酰胆碱 232.5～465mg,5％葡萄糖注射液 250ml,静脉滴注,每日 1 次。

④促肝细胞生长素 100mg,10％葡萄糖注射液 500ml,静脉滴注,每日 1 次。

（4）合并 DIC 的治疗：以下药物选择 1 种。

①普通肝素 5000U,皮下注射,每日 2 次。

②低分子肝素 20U/kg,皮下注射,每日 2 次。

（5）治疗脑水肿

①20％甘露醇 250ml,快速静脉滴注,每日 3 次;或甘油果糖 500ml,静脉滴注,每日 2 次。

②呋塞米 20mg,静脉注射,每日 3 次。

（6）防治上消化道出血：以下药物选择其中 1 种。

①奥美拉唑 40mg,0.9％氯化钠注射液 100ml,静脉滴注,每日 1 次。

②法莫替丁注射液 20mg,0.9％氯化钠注射液 100ml,静脉滴注,每 12h 1 次。

（7）防治感染：高度怀疑真菌感染时,可联合氟康唑治疗。

①亚胺培南/西司他丁 1g,0.9％氯化钠注射液 100ml,静脉滴注,每 6h 1 次。

②氟康唑注射液,首剂 400mg,第 2 天起 200mg,静脉滴注,每日 1 次。

（8）免疫调节治疗：胸腺素 α_1 1.6mg,皮下注射,每日 2 次。

【用药注意事项】

1. 尽量使用肠内营养,鼻饲含有酪氨酸、牛磺酸和 ω-3 脂肪酸的营养药;肠外营养支持不能使用一般氨基酸,必须要用富含支链氨基酸的制剂和葡萄糖,使用脂肪乳时应选用中长链脂肪乳。

2. 乳果糖起始剂量为 20～33.4g,维持剂量应调至每日最多 2～3 次软便,大便 pH 为 5～5.5。本药可随意加在水果汁及冷、热饮料或食物中服用,也可制成灌肠液使用。治疗期间不能用其他腹泻药,尤其是在肝性脑病治疗的最初阶段,因为腹泻药可使大便变稀而造成乳果糖用量已足够的假象。

3. 精氨酸可使细胞内钾转移至细胞外,而螺内酯可减少肾脏的钾排泄,两者联用时可引起高钾血症。有报道个别合并严重肝脏疾病的代谢性碱中毒患者,在应用螺内酯后应用本药出现了严重并可能致命的高钾血症。因此,尽量避免两药联用,必要时密切监测血钾。

4. 腺苷蛋氨酸使用注意事项:①注射用冻干粉针剂需在临用前用所附溶剂溶解,溶解后只能保存 6h。静脉注射必须非常缓慢。②注射液不可与碱性液体或含钙液体混合。

5. 应用易善复静脉滴注时,只能用不含电解质的葡萄糖注射液稀释(如 5% 或 10% 葡萄糖注射液、5% 木糖醇溶液),严禁用电解质溶液(如 0.9% 氯化钠溶液、林格液等)稀释。建议用患者自身的血液按 1:1 的比例稀释。

第12章

外科感染用药与处方

第一节　软组织的急性化脓性感染

一、疖

疖(furuncle)是指单个毛囊及其周围组织的急性化脓性感染。常见致病菌以金黄色葡萄球菌为主,偶可由表皮葡萄球菌或其他致病菌。感染好发于颈部、头面、背部毛囊与皮脂腺丰富的部位。局部多发疖肿或散在反复发作者称为疖病。疖常发生于夏季,与患者的抗感染能力较低(如有糖尿病),或皮肤不洁且常擦伤有关。

【症状与体征】

1. 症状　局部皮肤红、肿、热、痛。面疖特别是鼻、上唇及周围所谓"危险三角区"的疖症状常较重,病情加重可引起化脓性海绵状静脉窦炎,出现颜面部进行性肿胀,可有寒战、高热、头痛、呕吐、昏迷等,死亡率很高。

2. 体征　局部皮肤呈半球形红色小硬结,直径 2cm 左右,数日后中央组织坏死、软化,中心处出现黄白色脓栓,继而脓栓脱落、破溃,脓液流尽,炎症逐步消退后即可愈合。

【辅助检查】

1. 实验室检查　血常规检查白细胞计数可增高;血糖及尿糖检查,以明确是否存在糖尿病。

2. 其他　可做脓液细菌培养及药物敏感试验。

【治疗原则】

1. 一般治疗原则

(1)保护创面,忌用手挤压,保持皮肤清洁,避免感染扩大。

(2)早期红肿可选用热敷、超短波、红外线等理疗措施,也可涂敷外用药物等。

(3)局部化脓时及早排脓,可用针头将脓栓剔除,或做切开引流,禁忌挤压化脓病变。

(4)有糖尿病者控制饮食,并应用药物控制血糖。

2. 用药目的与原则

(1)皮肤、软组织感染中病灶小而表浅、数量少者如脓疱病,只需局部用药。病灶广泛,并伴发热等全身症状时宜同时全身应用抗菌药物。轻症感染患者可口服给药,严重感染患者可静脉给药。

(2)局部用药以消毒防腐剂(如碘伏)为主,少数情况下亦可用某些主要供局部应用的抗菌药物,如莫匹罗星等。

(3)轻症患者可针对常见病原菌进行经验治疗。全身感染征象显著的患者,应做创面脓液培养,并同时做血培养,获知病原菌后进行药敏试验,必要时据以调整用药。

处 方

(1)一般部位的疖或疖病,可以口服抗生素治疗:下列药物可选择 1 种。

①阿莫西林 500mg,口服,每 6～8h 1 次。

②头孢呋辛酯缓释片 250mg,口服,每 12h 1 次。

③SMZ/TMP 1～2 片,口服,每日 2 次。

④多西环素 100mg,口服,每日 2 次。

⑤米诺环素 100mg,口服,每日 2 次。

(2)感染严重可静脉给药:首选苯唑西林或氯唑西林。

①苯唑西林,成人每次 0.5～1.0g,0.9%氯化钠注射液 100ml,肌内注射或静脉滴注,每 4～6h 1 次。

②氯唑西林,成人每次 4～6g,静脉滴注,每 6～12h 1 次。

③头孢唑林,成人 0.5～1g,肌内、静脉注射或静脉滴注,每 6～12h 1 次。

(3)局部用药:以下药物可选择 1 种。

①莫匹罗星(百多邦)软膏,涂于患处,每日 3 次,疗程为 5d。

②50%硫酸镁溶液,湿敷。

③10%鱼石脂软膏,外用,每日 2 次,疗程为 7d。

【用药注意事项】

1. 抗感染治疗应首选青霉素,用药前应详细询问患者既往史,包括用药史、过敏史及有无家族过敏反应史。

2. 应用头孢唑林治疗应监测肾功能和肝功能,肝、肾功能不全患者慎用。临床应用应注意掌握剂量与给药间隔时间。轻度肾功能不全者必须使用本品时应调整剂量与间隔时间。与有肾毒性的药物如利尿药呋塞米(furo-semide)、氨基糖苷类抗生素等联合使用时,尤应注意监测肾功能异常改变。

3. 使用克林霉素时,应注意可能发生假膜性肠炎。

4. 罗红霉素宜在饭前空腹服用,以利于吸收。

二、痈

痈(carbuncle)是指多个相邻毛囊及其周围组织的急性化脓性感染,也可由多个疖融合而成。致病菌以金黄色葡萄球菌为主。患者年龄一般在中年以上,老年人居多;部分患者原有糖尿病。病变好发于皮肤较厚的部位,如背部。由于有多个毛囊同时发生感染,痈比疖的炎症范围大,对全身的不良反应影响较严重。病变可累及深层皮下结缔组织,使其表面皮肤出现血供障碍甚至坏死。

【症状与体征】

1. 症状　初起疼痛较轻,但有畏寒、发热、食欲缺乏和全身不适;随着病情进展,疼痛可加剧,全身反应症状加重,如延误治疗可出现严重的全身反应。唇痈容易引起颅内化脓性海绵状静脉窦炎,危险性极高。

2. 体征　初起为小片皮肤硬肿、色暗红,其中可有数个凸点或脓点。随后皮肤硬肿范围增大,浸润性水肿,引流区域淋巴结肿大,随着脓点增大增多,中心处可破溃出脓、坏死脱落,使创口呈蜂窝状。其间皮肤可因组织坏死呈紫褐色,但肉芽增生较少见,很难自行愈合。

【辅助检查】

1. 实验室检查

(1)血常规检查白细胞计数明显增高。

(2)应进行血糖检查,明确患者是否存在糖尿病。

(3)血液生化检查可明确是否存在低蛋白血症。

2. 血液细菌培养可呈阳性

3. 可明确其他疾病,如心脑血管疾病等的相关检查。

【治疗原则】

1. 一般治疗原则

(1)保护感染部位,以免感染范围扩展。

(2)患者适当休息和加强营养。

(3)糖尿病患者应嘱糖尿病饮食。

(4)存在全身反应时可对症治疗。

(5)局部外敷治疗。

2. 用药目的与原则

(1)及时使用抗生素,可选用青霉素或红霉素。

(2)糖尿病患者应使用胰岛素或口服降糖药物控制血糖。

(3)局部治疗,可选用 50％硫酸镁溶液湿敷、鱼石脂软膏外涂。

处 方

参照疖的治疗处方。

【用药注意事项】

参照疖的用药注意事项。

三、急性蜂窝织炎

急性蜂窝织炎(acute cellulitis)是指皮下、筋膜下、肌间隙或深部蜂窝组织的一种急性弥漫性化脓性感染。炎症可由皮肤或软组织损伤后感染,亦可由局部化脓性感染灶直接蔓延或经淋巴、血行播散引起。致病菌主要为溶血性链球菌,其次是金黄色葡萄球菌,也可为厌氧菌。由于受侵组织质地较疏松,病菌释放毒性强的溶血素、链激酶、透明质酸酶等,可使病变扩展较快。病变附近淋巴结常受侵及,可有明显的毒血症。

【症状与体征】

根据病菌的种类与毒性、患者的状况、感染原因和部位不同,临床可有以下几种不同类型。

1. 表浅的蜂窝织炎 患处肿胀疼痛,表皮发红、指压后可稍褪色,红肿边缘界线不清楚。病变中央部位常因缺血发生坏死。如病变部位组织松弛,如面部、腹壁等处,则疼痛较轻。

2. 深在的急性蜂窝织炎 患处红肿多不明显,多只有局部水肿和深部压痛,但病情严重,伴有剧烈的全身症状,如高热、寒战、头痛、乏力、白细胞计数增加等。

3. 口底、颌下和颈部急性蜂窝织炎 可发生喉头水肿和压迫气管,引起呼吸困难甚至窒息;炎症有时可蔓延至纵隔。

4. 由厌氧性链球菌、拟杆菌和多种肠道杆菌所致的蜂窝织炎 发生在皮肤受损伤后,病变多发生在下腹和会阴部。特点是进展快且可触及皮下捻发音,蜂窝组织和筋膜有坏死,且伴有进行性皮肤坏死,破溃后可有臭味,全身状态较快恶化。

【辅助检查】

1. 血常规检查白细胞计数多增高。

2. 分泌物培养和血培养可获得阳性结果。

【治疗原则】

1. 一般治疗原则

(1)注意皮肤清洁,防止感染进一步扩散。

(2)注意休息,抬高并活动患肢,局部热敷、中药外敷或理疗(超短波治疗)。

(3)适当加强营养,改善全身状态。

(4)其他措施包括高热时可进行头颈部冷敷;呼吸急促时可给氧或辅助通气等。对产气性皮下蜂窝织炎应采取隔离治疗措施。

2. 用药目的与原则

(1)轻症患者可针对常见病原菌进行经验治疗。全身感染征象显著的患者,应做创面脓液培养,并同时做血培养,获知病原菌后进行药敏试验,必要时根据药敏试验结果调整用药。

(2)怀疑有厌氧菌感染者可加用甲硝唑治疗。

处 方

(1)抗感染治疗:以下药物可酌情选择。

①阿莫西林 500mg,口服,每 6～8h 1 次。

②注射用青霉素钠 240 万 U,0.9%氯化钠注射液 100ml,静脉滴注,每6h 1 次。

③注射用乳糖酸红霉素 1g,灭菌注射用水 20ml 溶解,0.9%氯化钠注射液 100ml,静脉滴注,每日 2 次。

(2)怀疑厌氧菌感染者:加用甲硝唑或克林霉素治疗。

①首次给药:甲硝唑注射液 15mg/kg,静脉滴注,维持剂量:甲硝唑注射液 7.5mg/kg,静脉滴注,每 8h 1 次。

②克林霉素磷酸酯注射液 0.6~1.2g,0.9％氯化钠注射液 250ml,静脉滴注,每 12h 1 次。

(3)若疼痛明显:可选用以下 1 种药物治疗。

①布洛芬缓释胶囊 300mg,口服,每 12h 1 次。

②尼美舒利片 100mg,口服,每日 2 次。

③曲马朵片 50~100mg,口服,每日 3 次。

(4)伴有高热时:可选择 1 种非甾体抗炎药(NSAIDs)治疗。

①复方对乙酰氨基酚 1~2 片,口服,每日 3 次。

②阿司匹林泡腾片 500mg,口服,每日 3 次。

【用药注意事项】

1. 轻到中度感染多没有系统症状,可口服阿莫西林或第一、二代头孢菌素治疗,如果感染较严重,应给予静脉注射抗生素,疗程一般为 7~10d。若细菌培养为耐甲氧西林金黄色葡萄球菌(MRSA)时,则需应用万古霉素治疗。

2. NSAIDs 同时具有解热和镇痛双重作用,可选择 1 种药物进行对症治疗,重复应用可增加胃肠道的不良反应(如溃疡和出血)发生率。用于解热时宜用小剂量,解热时应多喝水,以便排汗和降温,否则因出汗过多可造成水电解质平衡失调或虚脱。NSAIDs 仅能缓解症状,不能治疗引起疼痛和发热的病因,故需同时应用其他药物对病因进行治疗;解热时连续使用不得超过 3d,镇痛不得超过 5d。

3. 青霉素使用注意事项见疖。

4. 乳糖酸红霉素注射液不宜用酸性溶液配制。注射溶液的 pH 宜维持在 5.5 以上,以免使药效降低。每 0.5g 药物先用 10ml 灭菌注射用水溶解,再加入生理盐水或其他电解质溶液中稀释。溶解后也可加入含葡萄糖的溶液稀释,但因葡萄糖注射液偏酸性,必须每 100ml 溶液中加入 4％碳酸氢钠 1ml。

四、丹毒

丹毒(erysipelas)是皮肤淋巴管网的急性炎症感染。其病原菌是 β-溶血性链球菌,多由皮肤或黏膜破损而侵入,也可由血行感染。好发部位是下肢和面部,发病后淋巴管网分布区域的皮肤出现炎症反应,常累及引流区域淋巴结,常有全身反应,但很少有组织坏死或化脓,治愈后常复发。

【症状与体征】

1. **症状**　起病急,开始可有畏寒、发热、头痛、恶心、呕吐、全身不适等。病变局部有烧灼样疼痛,病情加重时全身性脓毒症加重。

2. **体征**　病变处皮肤片状红疹、微隆起、色鲜红、中间稍淡、境界清楚。有的可有水疱,附近淋巴结常肿大,有触痛。经治疗好转后,可因病变复发而导致淋巴管阻塞、淋巴淤滞。下肢丹毒反复发作可发展成"象皮腿"。

【辅助检查】

1. **实验室检查**　血常规检查白细胞计数可增高。

2. **其他**　可行血细菌培养及药敏试验。

【治疗原则】

1. *一般治疗原则*

(1)卧床休息,抬高患肢。

(2)积极治疗与丹毒相关的原发皮肤损害,如足癣、溃疡、鼻窦炎等,以避免丹毒复发。

(3)局部湿热敷。

(4)注意隔离,防止交叉感染。

(5)对于有淋巴回流障碍的肢体,要小心保护,避免损伤及感染。

2. *用药目的与原则*

(1)首选青霉素抗感染治疗,青霉素过敏可选择红霉素、四环素或磺胺类药物等。

(2)抗感染治疗一般需持续 10～14d,或待局部及全身症状消失后,继续应用 3～5d,以防复发。

(3)局部用药可外涂 15%～20%硫酸鱼石脂软膏或以 50%硫酸镁溶液湿热敷。

(4)其他对症治疗包括退热、镇痛等。

处　方

(1)口服抗感染治疗:以下药物可选择 1 种。

①阿莫西林 500mg,口服,每 6～8h 1 次。

②头孢呋辛酯缓释片 250mg,口服,每 12h 1 次。

(2)抗感染注射给药

①注射用青霉素钠 240 万 U,0.9%氯化钠注射液 100ml,静脉滴注,每 6h 1 次。

②头孢唑林 500mg,0.9%氯化钠注射液 100ml,静脉注射,每 8h 1 次。

③头孢呋辛 0.75～1.5g,0.9%氯化钠注射液 100ml,静脉注射,每 8h 1 次。

④克林霉素 0.6～1.2g,0.9%氯化钠注射液 250ml,静脉滴注,每 12h 1 次。

(3)局部用药:以下药物可选择 1 种。

①50%硫酸镁溶液,湿热敷。

②10%鱼石脂软膏,外用,每日 2 次,疗程为 7d。

【用药注意事项】

1. 应用青霉素注意事项见疖。

2. 头孢呋辛使用注意事项

(1)对青霉素类药物过敏者,慎用。

(2)使用时应注意监测肾功能,特别是对接受高剂量的重症患者。

(3)肾功能不全者应减少每日剂量。

(4)头孢呋辛能引起抗生素相关性肠炎,应警惕。抗生素相关性肠炎诊断确立后,应给予适宜的治疗。轻度者停药即可,中、重度者应给予液体、电解质、蛋白质补充,并需选用对梭状芽孢杆菌有效的抗生素类药物治疗。

3. 克林霉素使用注意事项

(1)肠道疾病或有既往史者(特别是溃疡性结肠炎、局限性肠炎或抗生素相关性肠炎)慎用,肝功能减退和肾功能严重减退者慎用,既往有哮喘或其他过敏史者慎用。

(2)用药期间需密切注意抗生素相关性肠炎的可能。

(3)为防止急性风湿热的发生,用本类药物治疗溶血性链球菌感染时的疗程,至少为 10d。

(4)偶可导致二重感染。

(5)疗程长者,需定期检测肝、肾功能和血常规。

五、急性淋巴管炎和淋巴结炎

急性淋巴结炎(acute lymphadenitis)和淋巴管炎(lymphangitis)是病菌从皮肤、黏膜破损处或其他感染病灶侵入淋巴流,导致淋巴管与淋巴结的急性炎症。可发生在人体各部位。浅部急性淋巴管炎在皮下结缔组织层内,沿集合淋巴管蔓延,好发于四肢;急性淋巴结炎多数继发于其他化脓性感染病灶,好发部位多在颈部、腋窝和腹股沟,或是肘内侧或肘窝。致病菌多为 β-溶血性链球菌、金黄色葡萄球菌等。

【症状与体征】

1. 急性淋巴管炎　分为网状淋巴管炎和管状淋巴管炎。丹毒即属于前者。管状淋巴管炎常见于四肢,以下肢为多,常并存手足癣感染。浅层急性淋巴管炎表皮下可见红色线条,病变部位有触痛,扩展时红线向近心端延伸;深层淋巴管受累则不出现红线,但有条形触痛区。严重者可伴有全身反应,如发热、畏寒、头痛、食欲缺乏和全身不适等症状。

2. 急性淋巴结炎　轻者局部淋巴结肿大和压痛,扪诊时肿大淋巴结可与周围组织相分辨,表面皮肤正常,常能自愈。较重者局部有红、肿、热、痛,伴有全身症状。多个淋巴结可融合,或发展呈脓肿而有波动感、溃破或形成窦道,局部皮肤变暗红、水肿,压痛明显。可有发热、食欲差等全身症状。

【辅助检查】

实验室检查可见外周血白细胞计数和中性粒细胞计数增多。

【治疗原则】

1. 一般治疗原则

(1)注意休息,抬高患肢。

(2)对原发病灶进行处理。

2. 用药目的与原则

(1)积极治疗原发病变。

(2)应用抗生素治疗。

(3)对症支持治疗包括退热、镇痛等,同丹毒的治疗。

处　方

(1)静脉抗感染治疗:可选择以下 1 种药物。

①注射用青霉素钠 240 万 U,0.9% 氯化钠注射液 100ml,静脉滴注,每 6h 1 次。

②克林霉素磷酸酯注射液 0.6~1.2g,0.9% 氯化钠注射液 250ml,静脉滴注,每 12h 1 次。

(2)口服抗生素治疗:可选择以下 1 种药物。

①阿莫西林 500mg,口服,每 6~8h 1 次。

②头孢克洛缓释片 375mg,口服,每 12h 1 次。

【用药注意事项】

1. 抗菌治疗首选青霉素。因为淋巴管炎具有潜在威胁性和快速进展性,所以初始治疗时即应静脉注射青霉素。症状通常在 24h 以内显著减轻或消失。注射治疗应持续 48～72h,然后改为口服青霉素类治疗,疗程为 10d 左右。青霉素过敏者可选用克林霉素。

2. 克林霉素使用注意事项同丹毒的治疗。

第二节 特异性感染

破伤风

破伤风(tetanus)是由破伤风梭菌引起的一种特异性感染,常发生于各种外伤或不洁条件下分娩的产妇或新生儿。破伤风梭菌属厌氧芽孢梭菌属,革兰染色阳性,在适宜条件下,本菌可侵入局部创面引起外源性感染,发芽繁殖,产生强烈的外毒素和酶。发病后机体呈强直性痉挛、抽搐,可因窒息或呼吸衰竭而死亡。破伤风梭菌及其毒素不能侵入正常的皮肤和黏膜,其感染的重要条件是局部伤口形成厌氧微环境;伤口窄而深且有污染;大面积创伤,坏死组织多,局部组织缺血;同时有需氧菌或兼性厌氧菌混合感染的伤口,均易造成厌氧微环境,有利于破伤风梭菌的繁殖。一切开放性损伤,均有发生破伤风的可能。

【症状与体征】

1. 潜伏期 通常 7d 左右,潜伏期越短,预后越差。

2. 前驱期 全身乏力、头晕、头痛、咀嚼无力、反射亢进、烦躁不安、局部疼痛等,持续 1～2d。

3. 发作期

(1)症状:全身肌肉持续收缩,阵发性强烈痉挛,最先受影响的肌群是咀嚼肌,随后顺序为面部表情肌,以及颈、背、腹、四肢肌,最后为膈肌。临床表现为张口困难、蹙眉、苦笑面容、颈部强直、角弓反张或侧弓反张、呼吸急促、流口水、口吐白沫、大汗淋漓,严重者骨折和窒息死亡。

(2)体征:声、光、震动、饮水、注射等任何轻微刺激均可诱发阵发性痉挛。发作时患者神志始终清楚,表情痛苦,一般无高热。

(3)病程:一般为 3～4 周,缓解期平均 1 周。恢复期间还可出现一些精神症状,如幻觉、言语、行动错乱等,但多能自行恢复。

【辅助检查】

1. 实验室检查很难诊断破伤风,因脑脊液检查可以正常,伤口厌氧菌培养也很难发现该菌。

2. 待患者平静后可检查有无肺部并发症,可行必要的辅助检查。

【治疗原则】

1. 一般治疗原则

(1)隔离患者,保持安静,避免声光等刺激。

(2)保持呼吸道通畅,吸氧,应尽早进行气管切开,改善通气,清除呼吸道分泌物。

(3)营养支持,维持水、电解质及酸碱平衡。根据病情可进流食、鼻饲和全胃肠外营养支持等。

(4)防治各种并发症,如肺不张、肺感染;发作时防止骨折、咬伤舌等。

2. 用药目的与原则

(1)中和毒素:注射精制破伤风抗毒素(TAT)或人抗破伤风免疫球蛋白。

(2)控制和解除痉挛:交替使用镇静、解痉药物,减少患者痛苦;新生儿破伤风要慎用镇静解痉药物,可酌情使用洛贝林、间羟胺等。

(3)抗生素治疗:可选用青霉素或甲硝唑抗破伤风梭菌,如伤口有混合感染,则相应选择抗生素。

(4)预防肠道菌群失调。

处　方

(1)中和毒素:可选择 TAT 或破伤风免疫球蛋白,前者使用前需要做皮试。

①TAT 2 万～5 万 U,5％葡萄糖注射液 500ml,静脉滴注,即刻;TAT 1 万～2 万 U,5％葡萄糖注射液 500ml,静脉滴注,每日 1 次,疗程 3～5d,直至症状好转。

②破伤风人免疫球蛋白　3000～6000U,肌内注射,即刻。

(2)控制和解除痉挛:病情较轻者,应用以下药物。

①地西泮 10mg,静脉注射,每日 3 次。

②水合氯醛 20～40ml,灌肠,每日 3 次。

③痉挛控制后,地西泮片 2.5～5mg,口服,每日 3 次,连续 3～4d。

(3)控制和解除痉挛:病情较重者,应用以下药物。

氯丙嗪注射液 50～100mg,异丙嗪注射液 50～100mg,哌替啶注射液 50～100mg,5％葡萄糖注射液 500～1000ml,缓慢静脉滴注,2～3d。

(4)严重抽搐不能控制者:选用以下药物。

①硫喷妥钠注射液 50～100mg,5％葡萄糖注射液 20ml,静脉注射,即刻。

②异戊巴比妥 100～200mg,25％葡萄糖注射液 20ml,缓慢静脉注射,即刻。

(5)抗破伤风梭菌治疗:可选用青霉素或甲硝唑,疗程 5～7d。

①注射用青霉素钠,每日 5 万～10 万 U/kg,每 6～8h 1 次,静脉滴注。

②首次给药:甲硝唑注射液 15mg/kg,静脉滴注,每 8h 1 次;维持剂量:甲硝唑注射液 7.5mg/kg,静脉滴注,每 8h 1 次。

(6)营养支持治疗

①10％葡萄糖 300ml,50％葡萄糖 200ml,胰岛素 20U,氯化钾 1.5g,静脉滴注,即刻。

②中长链脂肪乳 250ml,静脉滴注,每日 1～2 次。

③18 种氨基酸 250ml,静脉滴注,每日 1～2 次。

④5％葡萄糖氯化钠 500ml,水溶性维生素 1 支,脂溶性维生素 1 支,静脉滴注,即刻。

【用药注意事项】

1. TAT 使用前需做皮肤敏感试验。

2. 青霉素使用前需做皮肤敏感试验。

3. 需警惕应用硫喷妥钠可引起喉头痉挛和呼吸抑制,用于已做气管切开的患者比较安全。

4. 异戊巴比妥静脉注射时应选择较粗的静脉,以减少局部刺激,避免引起血栓形成,切勿选择曲张的静脉;并应避免药物外渗或注入动脉内。外渗可引起组织化学性创伤,注入动脉内则可引起局部动脉痉挛、剧痛,甚至发生肢端坏疽。用药时应密切观察患者的呼吸情况及肌肉松弛程度,一旦抽搐缓解,应即刻停止注入。

第13章

颅脑损伤用药与处方

第一节　脑挫裂伤

脑挫裂伤(contusions and lacerations)是指暴力作用于头部,造成脑组织的器质性损伤,包括挫伤和裂伤两种病理类型。脑挫裂伤的病理改变,轻者可见脑表面淤血、水肿,有片状出血灶,脑脊液血性;重者脑实质挫碎、破裂,局部出血,甚至形成血肿。受损组织缺血坏死。显微镜下可见神经元胞质空泡形成,尼氏体消失,胞核碎裂、溶解,神经轴突肿胀。

【症状与体征】

1. 意识障碍　多在受伤当时出现,昏迷时间多在 0.5h 以上,重者可长期昏迷。

2. 局灶性症状与体征　受伤当时即出现与伤灶相应的神经功能障碍或体征,如偏瘫、失语、感觉障碍或癫痫发作。病理反射阳性。患者清醒后常有剧烈头痛与恶心、呕吐。脑挫裂伤的患者多合并蛛网膜下腔出血,脑脊液呈血性,并出现脑膜刺激征。

3. 生命体征改变　损伤当时,可有脉搏细速、血压下降和呼吸缓慢的表现,多数迅速恢复,如血压持续降低,则提示脑干损伤严重或有其他合并损伤。如脑损害严重,颅内压持续增高,最终导致中枢神经衰竭。

【辅助检查】

1. 腰椎穿刺检查　脑挫裂伤合并蛛网膜下腔出血,脑脊液为血性,含血量与脑损伤的程度有密切关系。颅内压多在 2～3kPa,很少超过 3kPa。

2. 头颅 X 线检查　可了解颅骨骨折的情况,特别是骨折与脑膜中动脉窦和静脉窦的关系。

3. 头颅 CT 检查 脑挫裂伤伴发蛛网膜下腔出血时,可显示脑沟与脑池密度增高,大脑前动脉破裂后血液积聚于视交叉池、胼周池及侧裂池,而以纵裂内最多,也可流到环池与脚间池。上述征象在第 1 周内最清晰,1～2 周则被吸收。

【治疗原则】

1. 一般治疗原则

(1)轻症者按脑震荡处理,较重者密切观察病情变化。

(2)昏迷患者应保持呼吸道通畅,吸氧,必要行时气管切开。

(3)头部抬高 15°,有利于脑部静脉回流。

(4)定期翻身,防止压疮。

(5)手术治疗。

2. 用药目的与原则

(1)积极治疗脑水肿,降低颅内压。

(2)控制输液量。

(3)早期大剂量短程使用糖皮质激素。

(4)加强全身营养支持疗法。

(5)防治泌尿系统及肺部感染。

(6)防治应激性溃疡。

(7)营养神经治疗。

(8)扩血管治疗。

处 方

(1)脱水治疗

①20％甘露醇 250ml,静脉快速滴注,每 6～8h 1 次;或甘油果糖 250～500ml,静脉滴注,每 8h 1 次。

②呋塞米 40mg,静脉注射,每日 2～3 次。

③20％人血白蛋白 10g,静脉滴注,每 12h 1 次。

(2)营养神经治疗

①胞磷胆碱钠 0.25～0.5g,10％葡萄糖注射液 500ml,静脉滴注,每日 1 次,疗程 2 周。

②10％葡萄糖注射液 500ml,三磷酸胞苷二钠 20～40mg,辅酶 A 50～100U,维生素 C 500mg,维生素 B_6 200mg,静脉滴注,每日 1～2 次,疗程 2 周。

③神经节苷脂 100mg,0.9％氯化钠注射液 250ml,静脉滴注,每日 1 次。

(3)营养支持:10％葡萄糖注射液 500ml,复方乳酸钠葡萄糖注射液 500ml,20％脂肪乳 250ml,复方氨基酸 1000ml,水溶性维生素 1 支,脂溶性维生素 1 支,多种微量元素 1 支,0.9％氯化钠注射液 40～60ml,10％氯化钾注射液 30～40ml,胰岛素 12U,静脉滴注,每日 1 次。

(4)预防应激性溃疡:疗程 3～4d。

①法莫替丁 20mg,0.9％氯化钠注射液 100ml,静脉滴注,每日 2 次。

②奥美拉唑 40mg,0.9％氯化钠注射液 100ml,静脉滴注,每日 1 次。

(5)扩血管药的应用

①尼莫地平 10mg,缓慢静脉滴注 6～8h,每日 1 次,疗程为 10d。

②低分子右旋糖酐注射液 500ml,复方丹参注射液 12～16ml,静脉滴注,每日 1 次,疗程为 10d。

(6)围术期抗菌药物的预防性使用(Ⅰ类切口):可选用以下药物的一种。

①0.9％氯化钠注射液 100ml,头孢唑林 1～2g,静脉滴注,术前 0.5～1h给药。

②对 β-内酰胺类过敏者:0.9％ 氯化钠注射液 100～200ml,克林霉素0.6～0.9g,静脉滴注,术前 0.5～1h给药。

(7)术后镇痛:酌情选择以下药物的 1 种。

①布洛芬缓释胶囊 300mg,口服,每日 2 次。

②双氯芬酸钠缓释片 100mg,口服,每日 1 次。

③氟比洛芬酯 50mg,缓慢静脉注射,每日 3 次。

④帕瑞昔布 40mg,肌内注射,每 12h 1 次,连续用药不超过 3d。

⑤盐酸布桂嗪注射液 100mg,肌内注射,必要时。

【用药注意事项】

1. 甘露醇可使血浆渗透压在短时间内明显升高,起效快,疗效肯定,用药 20～30min 颅内压开始下降,但只维持 4～6h,因此必须反复使用。与呋塞米交替使用可增强脱水效果,减轻不良反应。同时需注意在脱水治疗过程中,需适当补充液体和电解质,维持正常尿量,维持良好的周围循环和脑灌注压,并随时监测血电解质、血细胞比容、酸碱平衡及肾功能等。应用甘露醇时,可能出现血尿,必须注意其一过性的血容量增加可能使原有隐匿型心脏病患者发生心力衰竭。

2. 神经节苷酯能促进中枢神经系统在遭受各种原因损害后进行功能修

复。对损伤后的继发性神经退化有保护作用,可改善脑血流动力学参数和减轻损伤后脑水肿,并具有清除自由基的作用,从而减轻其对神经细胞膜的损害。

3. 在脱水治疗期间,应适当限制液体输入量。成人每日限制入液量为1500～2000ml,维持尿量在1000ml以上。输液成分以5％或10％葡萄糖及5％葡萄糖氯化钠为主,注意补充电解质及酸碱平衡。

4. 尼莫地平与联合输注液体(5％葡萄糖或0.9％氯化钠)按约1:4的比例缓慢滴注。因本药可被聚氯乙烯所吸附,故输注时应使用聚乙烯输液系统,并经中心静脉插管,用输液泵连续静脉输注,不能使用其他输液瓶或输液袋。联合输液时,聚乙烯管、联合输液管、中心导管应采用三通阀连接。

5. 首次使用低分子右旋糖酐时,滴注速度宜慢,并且应严密观察5～10min,滴注过程中应注意调节电解质平衡,如发现有休克反应,需立即停药。

6. 克林霉素推荐的预防用药剂量为0.6～0.9g,本药600mg用100～200ml生理盐水或5％葡萄糖注射液稀释成浓度不超过6mg/ml的药液,滴注时间不少于30min。

7. 消化性溃疡活动期患者或以往应用非甾体抗炎药(NSAIDs)引起严重消化道病变(如溃疡、出血、穿孔)者禁用NSAIDs术后镇痛。

第二节 脑 干 损 伤

脑干损伤(brain stem injuries)是指中脑、脑桥和延髓的损伤,是严重的脑损伤之一,可危及患者生命。脑干损伤分原发性脑干损伤和继发性脑干损伤。原发性脑干损伤是外伤直接造成的脑干损伤,继发性脑干损伤主要是由于脑挫裂伤、脑水肿、颅内血肿等造成颅内压力增高引起脑疝,压迫脑干而引起的损伤。本节主要叙述原发性脑干损伤。

【症状与体征】

1. 意识障碍 伤后即可出现严重意识障碍。

2. 呼吸和循环功能紊乱 呼吸节律不规则,心搏无力、脉搏微弱、血压下降。

3. 去大脑强直 是中脑损伤的重要表现之一,可为阵发性或持续性。

4. 眼球活动和瞳孔变化 可有眼球固定、位置异常、眼球震颤等,双侧瞳孔不等大,双侧瞳孔忽大忽小,光反应消失,眼球固定或分离。

5. 锥体束征　包括肢体瘫痪、肌张力增高、腱反射亢进及病理反射阳性。

6. 体温变化和内脏功能紊乱　可出现中枢性高热、消化道出血、顽固性呃逆等。

【辅助检查】

1. 脑脊液检查　脑脊液压力无明显增高,可见红细胞。

2. X 线检查　可见点片状小出血灶,部分合并脑干周围脑池内出血。

3. MRI 检查　可明确诊断。

【治疗原则】

1. 一般治疗原则

(1)保持呼吸道通畅,吸氧,应早期行气管切开术,防止脑缺氧。

(2)头部抬高 15°,有利于脑部静脉回流。

(3)人工冬眠疗法,降低脑代谢。

(4)加强护理,密切监测病情变化。

2. 用药目的与原则

(1)积极抗脑水肿,可使用甘露醇或甘油果糖脱水治疗。

(2)短期内应用大剂量糖皮质激素。

(3)营养神经治疗。

(4)全身支持治疗,维持营养,预防水、电解质和酸碱平衡紊乱。

(5)积极预防和处理并发症,预防肺部感染、尿路感染、应激性溃疡等。

处　　方

(1)脱水治疗

①20％甘露醇 250ml,静脉快速滴注,每 6～8h 1 次;或甘油果糖 250～500ml,静脉滴注,每 8h 1 次。

②呋塞米 40mg,静脉注射,每日 2～3 次。

③20％人血白蛋白 10g,静脉滴注,每 12h 1 次。

(2)营养神经治疗

①胞磷胆碱钠 0.25～0.5g,10％葡萄糖注射液 500ml,静脉滴注,每日 1 次,疗程 2 周。

②10％葡萄糖注射液 500ml,三磷酸胞苷二钠 20～40mg,辅酶 A 50～100U,维生素 C 500mg,维生素 B_6 200mg,静脉滴注,每日 1～2 次,疗程

2周。

③神经节苷酯100mg,0.9%氯化钠注射液250ml,静脉滴注,每日1次。

(3)营养支持:10%葡萄糖注射液500ml,复方乳酸钠葡萄糖注射液500ml,20%脂肪乳250ml,复方氨基酸1000ml,水溶性维生素1支,脂溶性维生素1支,多种微量元素1支,0.9%氯化钠注射液40~60ml,10%氯化钾注射液30~40ml,胰岛素12U,静脉滴注,每日1次。

(4)预防应激性溃疡:疗程3~4d。

①法莫替丁20mg,0.9%氯化钠注射液100ml,静脉滴注,每日2次。

②奥美拉唑40mg,0.9%氯化钠注射液100ml,静脉滴注,每日2次。

(5)扩血管药的应用

①尼莫地平10mg,缓慢静脉滴注6~8h,每日1次,疗程为10d。

②低分子右旋糖酐注射液500ml,复方丹参注射液12~16ml,静脉滴注,每日1次,疗程为10d。

【用药注意事项】

1. 甘露醇可使血浆渗透压在短时间内明显升高,起效快,疗效肯定,用药20~30min颅内压开始下降,但只维持4~6h,因此必须反复使用。与呋塞米交替使用可增强脱水效果,减轻不良反应。同时需注意在脱水治疗过程中,须适当补充液体和电解质,维持正常尿量,维持良好的周围循环和脑灌注压,并随时监测血电解质、血细胞比容、酸碱平衡及肾功能等。应用甘露醇时,可能出现血尿,必须注意其一过性的血容量增加可能使原有隐匿型心脏病患者发生心力衰竭。

2. 神经节苷酯能促进中枢神经系统在遭受各种原因损害后进行功能修复。对损伤后的继发性神经退化有保护作用,可改善脑血流动力学参数和减轻损伤后脑水肿,并具有清除自由基的作用,从而减轻其对神经细胞膜的损害。

3. 在脱水治疗期间,应适当限制液体输入量。成人每日限制入液量在1500~2000ml,维持尿量在1000ml以上。输液成分以5%或10%葡萄糖及5%葡萄糖氯化钠为主,注意补充电解质及酸碱平衡。

4. 尼莫地平与联合输注液体(5%葡萄糖或0.9%氯化钠)按约1:4的比例缓慢滴注。因本药可被聚氯乙烯所吸附,故输注时应使用聚乙烯输液系统,并经中心静脉插管,用输液泵连续静脉输注,不能使用其他输液瓶或输液袋。联合输液时,聚乙烯管、联合输液管、中心导管应采用三通阀连接。

5. 首次使用低分子右旋糖酐时,滴注速度宜慢,并且应严密观察 5～10min,滴注过程中应注意调节电解质平衡,如发现有休克反应,须立即停药。

第三节　急性硬脑膜外血肿

硬脑膜外血肿(extradural hematoma)是指外伤后出血积聚于颅骨内板和硬膜之间。常见于青壮年,以急性硬脑膜外血肿最常见。出血多位于受伤的同侧,常伴有同侧或对侧的硬脑膜下或脑内血肿。多发生于颞叶,其次为额叶及颞顶枕部。

【症状与体征】

1. 病人有头部外伤史　尤其是颞部的直接暴力伤。

2. 意识障碍　患者的意识状态的改变取决于原发脑损伤的程度、血肿形成的速度和颅内其他损伤的存在。可有典型和非典型的意识变化过程。典型的意识变化可概括为"头部外伤→原发性昏迷→中间清醒期(好转)→继发性昏迷",在中间清醒期患者可有头痛、烦躁不安、恶心、呕吐、反应迟钝及抽搐等症状,并逐渐加重;非典型的意识变化可有伤后一直清醒、伤后持续昏迷、伤后清醒随即昏迷及伤后昏迷随即清醒。

3. 神经系统症状　早期较少出现神经系统体征,待血肿逐渐增大可引起被压迫脑功能区的相应症状,引起脑疝时可表现为患侧瞳孔扩大、对侧偏瘫、锥体系症状等。

4. 颅内压增高症状　随着血肿的增大,患者可有剧烈头痛、呕吐加剧,严重者引起脑疝。

5. 生命体征的改变　血压进行性升高,心率、脉搏减慢,呼吸变慢,体温增高等。

【辅助检查】

1. 腰椎穿刺　颅内压多数增高,脑脊液呈粉红色,部分患者脑脊液外观无色透明。

2. 头颅 X 线检查　观察骨折线对确定血肿部位有一定价值,骨折线往往横过脑及脑膜血管沟或静脉窦。

3. 头颅 CT 扫描　对重症患者应为首选,可见颅骨内板的凸透镜形高密度区。

4. 脑血管造影　在血肿部位可显示典型的凸形无血管区,并有中线移位影像。

【治疗原则】

1. 一般治疗原则

(1)平卧位,保持呼吸道通畅,吸氧,必要时可予辅助呼吸。

(2)亚低温治疗。

(3)密切监测各项生命体征,血 pH、血电解质、血氧浓度等。

(4)手术治疗。

2. 用药目的与原则　脱水、止血,防治应激性溃疡及感染,维持水、电解质及酸碱平衡等。

> 处　　方

其他处方同脑挫裂伤。

(1)止血治疗

①氨甲环酸 0.5g,5％葡萄糖注射液 250ml,静脉滴注,每日 2 次。

②蛇毒巴曲酶 500U,静脉注射,即刻。

③蛇毒巴曲酶 1000U,肌内注射,每日 1～2 次,疗程一般不超过 3d。

(2)术后高热,应用:氯丙嗪 50mg,异丙嗪 50mg,哌替啶 100mg,5％葡萄糖注射液 500ml,静脉滴注,每日 1 次,疗程 3～5d。

【用药注意事项】

1. 氨甲环酸为合成的氨基酸类抗纤溶药,与纤溶酶原或纤溶酶的赖氨酸结合区有高度亲和力,故能竞争性抑制纤维蛋白的赖氨酸与纤溶酶结合,从而抑制纤维蛋白凝块的裂解,产生止血作用。但本药有并发脑水肿或脑梗死的危险,对重症有手术指征的患者,本药仅作辅助用药。

2. 其他注意事项同脑挫裂伤。

第四节　急性硬脑膜下血肿

急性硬脑膜下血肿(acute aubdural hematoma)是常见的颅内血肿之一,在严重脑外伤者的发病率一般为 5％～22％。血肿发生于硬脑膜与蛛网膜之间,皮质动脉或较大静脉、静脉窦破裂形成血肿,患者于伤后数小时或在 3d 内出现症状者,即为急性硬脑膜下血肿。本病往往都伴有广泛的脑挫裂伤,而脑损伤引起的脑水肿和脑移位则是本病的预后指标。

【症状与体征】

1. 头部局部伤痕。

2. 意识障碍 昏迷程度呈进行性加重,但单纯性硬脑膜下血肿或亚急性硬脑膜下血肿则多有中间清醒期。

3. 颅内压增高的症状 由于患者多处于昏迷,喷射性呕吐和躁动比较多见,生命体征变化明显,多有"两慢一高"的表现。

4. 神经损害体征 可造成中枢性面瘫和偏瘫,也可发生局灶性癫痫,常可呈进行性加重。

5. 脑疝症状 出现较快,伤后很快出现双侧瞳孔散大,1～2h 即出现去大脑强直或病理性呼吸。

【辅助检查】

1. 腰穿检查 一般不做腰穿,以防脑疝出现或加重。

2. X 线片 常无颅骨骨折,发生率仅为 50%,明显低于急性硬脑膜外血肿,且骨折线与血肿的位置常不一致。

3. CT 检查 为首选检查,可发现脑表面新月形高密度影,内缘可不整齐,其相对的脑皮质内有点片状出血灶,脑水肿区也较明显。

4. MRI 检查 能直接显示血肿范围,对于 CT 表现等密度的血肿有特殊的高信号表现。

【治疗原则】

1. 一般治疗原则 同急性硬脑膜外血肿的一般治疗原则。

2. 用药目的与原则 脱水,止血,全身支持治疗,维持水、电解质及酸碱平衡等。

> **处 方**

同急性硬脑膜外血肿。

【用药注意事项】

同急性硬脑膜外血肿。

第五节 脑 内 血 肿

脑内血肿(intracerebral hematoma)是指脑损伤后在脑实质内形成的血肿。一般以直径 3cm 以上,血肿量在 20ml 以上为标准。

【症状与体征】

1. 早期常以颅内压增高为主,如头痛、恶心、呕吐,但缺乏定位体征,仅一部分深部血肿位于运动区附近时,可表现有偏瘫、失语(优势半球)和局灶性癫痫等。

2. 脑内血肿多伴有脑挫裂伤和与其他类型血肿并存,故病情复杂、变化急剧,常很快出现颞叶沟回疝。生命体征的变化和脑膜刺激征均比较明显。

3. 意识障碍,多呈持续性昏迷或昏迷程度进行性加重。

【辅助检查】

头颅 CT 检查:急性脑内血肿在 CT 上表现出高密度团块,周围有低密度水肿带。

【治疗原则】

1. **一般治疗原则** 同急性硬脑膜外血肿的一般治疗原则。

2. **用药目的与原则** 脱水,止血,全身支持治疗,维持水、电解质及酸碱平衡等。

> **处 方**

同急性硬脑膜外血肿。

【用药注意事项】

同急性硬脑膜外血肿。

第六节 开放性颅脑损伤

开放性颅脑损伤(open head injuries)是指由锐器或严重钝器打击或由火器穿透造成头皮、颅骨、硬脑膜和脑组织直接或间接与外界相通的创伤。按致伤物的不同分为非火器伤与火器伤。两者均易造成颅内感染和出血。但两者的损伤机制、病理改变均有不同。

【症状与体征】

1. 开放性颅脑损伤

(1)有头部外伤史:可为头皮裂伤、开放性颅骨骨折或开放性脑损伤。

(2)意识障碍:锐器伤可无意识障碍,但钝器伤除局部有脑损伤外,还伴有弥漫性脑组织损伤,伤后可立即出现意识障碍,经过一段时间逐渐清醒。

(3)休克:开放性颅脑损伤患者大量失血,可表现面色苍白、出冷汗、呼吸表浅、血压下降等休克表现。

(4)局灶性体征:可有偏瘫、偏身感觉障碍、运动性或感觉性失语、同向偏盲等。

2.火器性颅脑损伤

(1)头颅有炸伤或枪伤等火器伤史。

(2)穿透性脑损伤,伤口多有脑脊液或脑碎片流出,常合并颅内血肿。

(3)有相应的脑挫裂伤征象,可早期出现颅内感染,有颅内压增高的表现。

【辅助检查】

1.腰椎穿刺　可了解颅内损伤和并发感染的情况。

2.颅骨 X 线检查　可了解颅骨骨折类型和范围等。

3.其他　头颅 CT、MRI 和 DSA 数字减影等对早期诊断有帮助。

【治疗原则】

1.一般治疗原则

(1)积极抢救休克、保证引流通畅、密切监测病情变化。

(2)手术治疗。

2.药物治疗原则　预防感染和癫痫,营养支持、防治应激性溃疡等。

处 方

(1)抗感染治疗:以下药物可选择 1 种。

①氨苄西林 2～4g,0.9％氯化钠注射液 250ml,静脉滴注,每 8h 1 次。

②头孢曲松 1～2g,0.9％氯化钠注射液 250ml,静脉滴注,每 24h 1 次。

③头孢噻肟 2g,0.9％氯化钠注射液 100ml,静脉滴注,每 6h 1 次。

(2)预防破伤风:破伤风人免疫球蛋白 3000～6000U,肌内注射,立即。

(3)预防癫痫

①苯妥英钠 100mg,口服,每 8h 1 次。

②苯巴比妥钠 15～30mg,肌内注射,每 12h 1 次。

③丙戊酸钠 15mg/kg,分 2～3 次　口服,每 12h 1 次。

(4)术后镇痛同脑挫裂伤。

【用药注意事项】

1.抗感染治疗应选用易透过血脑屏障的抗生素。宜选用杀菌药,用最大治疗剂量静脉给药。常选用广谱青霉素类和第三代头孢菌素,存在或怀疑 MRSA 感染时可使用万古霉素治疗。

2.青霉素类特别是青霉素全身用量过大或静脉注射速度过快时,可对大脑皮质产生直接刺激,出现肌痉挛、惊厥、癫痫、昏迷等严重不良反应,即"青霉素脑病",因此用药时需特别注意滴速的控制。

3. 头孢曲松使用注意事项

(1)有胃肠道疾病史者,特别是溃疡性结肠炎、局限性肠炎或抗生素相关性结肠炎(头孢菌素类很少产生抗生素相关性肠炎)者应慎用。

(2)用药期间如果出现腹痛,警惕假性胆石症的发生。

(3)肾功能不全患者肌酐清除率>5ml/min,每日应用本药剂量少于 2g 时,不需做剂量调整。血液透析清除的量不多,透析后无须增补剂量。

(4)头孢曲松的保存温度为不超过 20℃。

(5)不能加入含钙的溶液中使用。

(6)与氨苯蝶啶、万古霉素、氟康唑及氨基糖苷类抗生素具有不相容性。

4. 亚胺培南/西司他丁及氟喹诺酮类在临床广泛应用,其不良反应可出现惊厥、癫痫等,是因药物在中枢神经系统浓度过高,导致脑中 GABA 与其受体结合受阻所致。因此,应尽量避免使用此类药物,以免中枢神经症状加重,必要时可选择美罗培南等中枢神经系统不良反应发生率相对较低的同类药物,并密切观察。

5. 颅脑外伤的患者,尤其是重度脑伤的患者都应早期预防性应用抗癫痫药物,但预防性治疗无须超过 1 周,以避免长期应用药物对神经行为的负面影响。

6. 苯妥英钠静脉注射时,操作应审慎,避免药物渗漏至皮下。药物注射结束时,应以盐水冲掉残留在输液管和针头中的药物。

7. 应用苯妥英钠的注意事项

(1)本药有肝微粒体酶诱导作用,可加速肾上腺皮质激素、雌激素及含雌激素的口服避孕药、环孢素、咪达唑仑、卡马西平、洋地黄类、非洛地平、尼莫地平、维拉帕米、奎尼丁、辛伐他汀、多西环素、伊曲康唑等多种与这些酶有关的药物代谢,使后者药效降低。

(2)用药期间需注意检查血常规、肝功能、血钙、脑电图、血药浓度和甲状腺功能等。

(3)长期饮酒可降低本药的血药浓度和疗效,但服药的同时大量饮酒则可增加本药的血药浓度。

(4)在治疗开始 10d 内加强口腔清洁卫生及加用夹板,可以减低牙龈增生的速度及程度。

（5）为减轻胃肠道反应,应在饭后立即服用或与牛奶同服。需按时服用,如果漏服,应在下次服药前 4h 立即补服,不能把两次用量一次服下。

（6）停药时需逐渐减量,以免癫痫发作加剧,甚至出现持续状态。当合用其他抗癫痫药物,或停用本药,或由使用本药改为用其他药物,或由使用其他抗癫痫药物改为使用本药,都应逐渐进行,避免引起癫痫发作频率的增加。

8. 应用丙戊酸钠的注意事项

（1）急慢性肝炎、个人或家族有严重肝炎病史者(尤其是与药物有关的)禁用。

（2）西咪替丁、红霉素、克拉霉素、苯丙氨酯等可抑制本药肝内代谢,增加本药血药浓度。

（3）乙醇可加重本药的镇静作用,用药期间不宜饮酒。

（4）用药期间应定期监测:全血细胞(包括血小板)计数,出、凝血时间;肝、肾功能检查,肝功能在最初半年内宜每 1～2 个月复查 1 次,半年后复查间隔酌情延长。

第14章

脑脓肿用药与处方

脑脓肿(cerebral)主要是指细菌引起的脑内化脓性炎症和局限性脓肿,大多数继发于颅外感染,少数因开放性颅脑损伤或开颅术后感染所致。根据感染来源可分为如下。

(1)直接来自邻近感染灶的脑脓肿:最为常见,多因慢性化脓性中耳炎或乳突炎引起。

(2)血源性脑脓肿:多因脓毒血症或远处感染灶经血行播散到脑内所致。

(3)创伤性脑脓肿:常发生于开放性颅脑损伤。

(4)医源性脑脓肿:发生于颅脑手术后的感染所致。

(5)隐源性脑脓肿:感染源不明。

【症状与体征】

1. 全身感染症状　有近期感染或慢性中耳炎急性发作史,患者有发热、头痛、全身乏力、肌肉酸痛、脉搏频数、食欲缺乏、嗜睡倦怠等表现。

2. 颅内压增高的症状和体征　表现为头痛好转后又出现,可以是持续性、阵发性加重,剧烈时伴呕吐、脉缓、血压升高、呼吸变慢等。半数患者有视盘水肿,严重病人可有意识障碍。

3. 脑定位征　与脓肿所在部位有关。颞叶脓肿可出现欣快、健忘等精神症状,对侧同向偏盲、轻偏瘫、感觉性失语或命名性失语(优势半球)等,也可无任何定位征。小脑脓肿的头痛多在枕部并向颈部或前额放射,眼底水肿多见,向患侧注视时出现粗大的眼球震颤,还常有一侧肢体共济失调、肌张力降低、腱反射降低、强迫性头位和脑膜刺激征等,晚期可出现后组脑神经麻痹。额叶脓肿常有表情淡漠、记忆力减退、个性改变等精神症状,亦可伴有对侧肢体局灶性癫痫或全身大发作、偏瘫和运动性失语(优势半球)等。顶叶脓肿以感觉障碍为主,如浅感觉障碍、皮质感觉丧失、空间定向障碍,优势半球受损可出现自体不认症、失读、失写、计算不能等。丘脑脓肿可表现偏瘫、偏身感觉障碍和偏盲，少数有命名性失语，也可无任何定位体征。

【辅助检查】

1. 实验室检查

(1)白细胞计数增加。

(2)红细胞沉降率加快。

(3)腰穿脑脊液可有白细胞数增加及蛋白定量增加、糖降低。

2. CT 或 MRI 脑扫描　显示占位性病灶(单发或多发)，病灶周边有环形增强征符合脑脓肿，脓肿可单发或多发。

3. 探查性脑穿刺　具有诊断和治疗的双重意义。

【治疗原则】

1. 一般治疗原则

(1)病因治疗，治疗引起脑脓肿的原发病。

(2)手术治疗。

2. 用药目的与原则

(1)急性期抗感染和降低颅内压。

(2)术后继续抗感染、防治脑水肿、预防术后并发症。

(3)全身营养支持。

处　　方

(1)抗感染治疗：酌情选用以下药物。

①氨苄西林 2～4g，0.9%氯化钠注射液 250ml，静脉滴注，每 8h 1 次。或头孢曲松 1～2g，0.9%氯化钠注射液 250ml，静脉滴注，每 12h 1 次。或头孢噻肟 2g，0.9%氯化钠注射液 100ml，静脉滴注，每 6h 1 次。或美罗培南 2g，0.9%氯化钠注射液 100ml，静脉滴注，每 8h 1 次。

②万古霉素 0.5～1.0g，0.9%氯化钠注射液 250～500ml，静脉滴注，每 12h 1 次。

③头孢曲松，一次 2～4g，0.9%氯化钠注射液 250ml，静脉滴注，每 24h 1 次。

④美罗培南，一次 2g，0.9%氯化钠注射液 250ml，静脉滴注，每 8h 1 次。

(2)预防癫痫

①苯妥英钠 100mg，口服，每日 3 次。

②丙戊酸钠缓释片 500mg，口服，每日 1 次。

【用药注意事项】

1. 抗生素是治疗颅内感染的重要措施,由于脑内血脑屏障的存在,抗生素在脑组织和脑脊液中的浓度要比血中低,因此应尽可能选择抗菌谱广、能进入血脑屏障的药物,且用药要及时,剂量要足,疗程要足够,必须待体温正常、脑脊液和血常规正常后方可停药。临床上在无细菌培养和药敏结果前,可根据不同感染途径和脓肿部位经验性判断常见的致病菌,选择敏感抗生素治疗。

2. 脑脓肿术后约半数患者可发生癫痫,以术后 4~5 年为高峰,因此抗癫痫药物治疗应不少于 5 年。

3. 抗癫痫药用药注意事项同开放性颅脑损伤。

第15章

颅内出血用药与处方

第一节 脑 出 血

脑出血(cerebral hemorrhage)是指原发于脑实质内的、非外伤性出血。常形成脑内血肿,有时可穿破脑实质成为继发性脑室内或蛛网膜下腔出血。高血压是脑出血的主要原因,其他少见原因包括脑血管畸形、动脉瘤、脑动脉炎、血液病、应用抗凝溶栓药物后、淀粉样血管病及脑肿瘤等。

【症状与体征】

1. 共有症状　高血压性脑出血多见于 50 岁左右的高血压患者,多在动态下发病,如情绪激动、过度兴奋、排便用力过猛等。起病急骤,一般无明显的前驱症状,常在数分钟或数小时内致使患者病情发展到高峰。临床表现与出血部位、范围、机体反应、全身情况等因素密切相关。发病时常感到剧烈头痛,伴频繁呕吐,重者呕吐物为咖啡色。继而表现意识不清,很快出现昏迷。

2. 共有体征　呼吸不规则或呈潮式呼吸,伴有鼾声。面色潮红,脉搏缓慢游离,血压升高,收缩压可达 180mmHg 以上,大汗淋漓、大小便失禁,偶见抽搐发作。病情加重可有昏迷加深、脉搏增快、体温升高、血压下降,可危及生命。

【辅助检查】

1. 实验室检查　脑脊液压力增高,可含有红细胞。

2. 头颅 CT 检查　为首选检查,可迅速明确脑内出血的部位、范围和血肿量,以及血肿是否破入脑室,是否伴有蛛网膜下腔出血等。

3. 脑血管造影　可明确诊断动脉瘤或血管畸形。

4. 脑超声检查　多有中线波移位。

【治疗原则】

1. 一般治疗原则

(1)保持安静,减少不必要的搬动。

(2)保持呼吸道通畅,吸氧、必要时气管插管或机械辅助呼吸。

(3)加强护理,防治并发症。

(4)意识障碍或消化道大出血者宜禁食 24～48h,之后放置胃管。

(5)严密观察生命体征和瞳孔及意识变化。

(6)手术治疗。

2. 用药目的与原则

(1)术前积极治疗脑水肿,控制血压。

(2)术后继续降颅内压、降血压、止血、预防感染等。

(3)应用脑代谢活化药。

(4)预防应激性溃疡。

(5)应用脑血管扩张药。

(6)术后防治高渗性非酮症性昏迷。

(7)全身营养支持治疗。

(8)防治水、电解质及酸碱平衡紊乱等。

处　方

(1)脱水治疗

①20％甘露醇 250ml,静脉快速滴注,每 6～8h 1 次;或甘油果糖 250～500ml,静脉滴注,每 8h 1 次。

②呋塞米 40mg,静脉注射,每日 2～3 次。

③3％氯化钠注射液 20ml,缓慢静脉注射,每 12h 1 次。

④地塞米松 10～15mg,5％葡萄糖注射液 500ml,静脉滴注,每日 1 次,疗程为 3～5d。

(2)控制血压

①乌拉地尔 100mg,5％葡萄糖 50ml,以 2mg/min 速度静脉泵入。

②硝普钠 50mg,5％葡萄糖 5ml 溶解,5％葡萄糖 500ml,以 0.5μg/min 速度静脉滴注。

(3)止血治疗

①氨甲环酸 0.5g,5％葡萄糖注射液 250ml,静脉滴注,每日 2 次。

②蛇毒巴曲酶 1000U,静脉注射,即刻。

③蛇毒巴曲酶 1000U,肌内注射,每日 1 次,疗程一般不超过 3d。

（4）脑代谢活化药治疗

①胞磷胆碱钠 0.25～0.5g,10％葡萄糖注射液 500ml,静脉滴注,每日 1 次。

②10％葡萄糖注射液 500ml,三磷酸胞苷二钠 20～40mg,辅酶 A 50～100U,维生素 C 500mg,维生素 B_6 200mg,静脉滴注,每日 1～2 次。

③脑蛋白水解物 10～30ml,0.9％氯化钠注射液 250ml,静脉滴注,每日 1 次。

（5）预防消化道出血

①法莫替丁 20mg,0.9％氯化钠注射液 100ml,静脉滴注,每日 2 次。

②奥美拉唑 40mg,0.9％氯化钠注射液 100ml,静脉滴注,每日 1 次。

（6）应用扩血管药物:可选择下列 1～2 种药物治疗。

①尼莫地平 10mg,缓慢静脉滴注 6～8h,每日 1 次。

②复方丹参注射液 12～16ml,5％葡萄糖注射液 500ml,静脉滴注,每日 1 次。

③醒脑静注射液 20ml,5％葡萄糖注射液 500ml,静脉滴注,每日 1 次。

（7）围术期抗菌药物预防使用:同脑膜瘤。

（8）术后镇痛:同脑膜瘤。

【用药注意事项】

1. 脑出血急性期降血压要慎重。要根据平时的血压水平,选用适当的药物以控制过高的血压,用药后使血压逐渐下降到出血前原有水平或稍高于原有血压水平。

2. 脑出血一般不常规应用抗生素。如昏迷时间长,并发肺炎、泌尿系统感染或压疮等,应及时给予抗感染治疗。

3. 乌拉地尔的滴注速度应根据患者的血压酌情调整。推荐初始速度为 2mg/min,维持速度为 9mg/h（若将本药 250mg 溶解于 500ml 液体中,则 1mg 相当于 44 滴或 2.2ml 输入液）。静脉滴注或用输液泵输入应当在静脉注射后使用,以维持血压稳定。血压下降的程度由前 15min 内输入的药物剂量决定,然后用低剂量维持。

4. 硝普钠只宜静脉滴注,为达合理降压,最好使用输液泵,以便精确调节滴速。药液有局部刺激性,谨防外渗,推荐做中心静脉滴注。本药对光敏感,溶液稳定性较差,滴注溶液应新鲜配制并注意避光。用药前后及用药时应当进行心电监护,肾功能不全者应用本药超过 48～72h,需每日监测血浆氰化物或硫氰酸盐浓度,保持硫氰酸盐不超过 $100\mu g/ml$,氰化物不超过 $3\mu mol/ml$。

5. 高血压性脑出血的患者,术后高血糖、高氯、高钠的发生率很高,术后早期应用胰岛素,纠正水电解质紊乱,是预防这一严重并发症的关键。术后应每日监测血糖、尿糖及电解质,并根据结果调整胰岛素的用量。

第二节 蛛网膜下腔出血

脑血管破裂,大量血液直接流入蛛网膜下腔,称为蛛网膜下腔出血(subaranoid hemorrhage,SAH)。因脑底部或脑表面的血管发生病变破裂,血液直接流入蛛网膜下腔者,称为原发性 SAH;如为脑实质出血直接破入或经脑室进入蛛网膜下腔者,称为继发性 SAH。本节主要讨论原发性 SAH。SAH 最常见的原因是动脉瘤,其次为高血压、动脉硬化、脑血管畸形、颅内肿瘤等。SAH 的发病年龄以 40～60 岁为多见。

【症状与体征】

1. 症状 多在剧烈运动中发病,如激动、咳嗽、大便等。起病急骤,主要表现为突然剧烈头痛、恶心、呕吐,呕吐多呈喷射状,严重者可呕咖啡样液体。多数患者伴有意识障碍或昏迷,与出血量相关。患者可有谵妄、木僵、定向障碍等精神症状,部分患者可发生癫痫。

2. 体征

(1)脑膜刺激征:可有颈痛和颈项强直,发病 1～2h 最为多见。

(2)单侧或双侧锥体束征。

(3)眼底出血(Tersson 征):在脑脊液恢复正常后仍存在,是诊断 SAH 的重要依据之一。

(4)局灶体征:可有一侧动眼神经麻痹,单瘫或偏瘫、失语、感觉障碍、视野缺损等。

【辅助检查】

1. 实验室检查 腰穿脑脊液为血性,脑压可增高达 $3kPa(300mmH_2O)$。

2. 脑血管造影 可以帮助明确病因,如动脉瘤、动脉畸形等。

3. 头颅 CT 检查 可显示蛛网膜下腔出血、继发性脑内血肿与脑室出血等。

4. 经颅多普勒超声(TCD)检查　可以无创测得脑底大血管的血流速度,对临床 SAH 后血管痉挛有诊断价值。

【治疗原则】

1. 一般治疗原则

(1)绝对卧床 4～6 周,床头抬高 15°～20°。

(2)保持呼吸道通畅。

(3)避免 SAH 的诱因,如排便用力过猛、剧烈咳嗽等。

(4)低渣饮食,保持大便通畅。

(5)心电监护,预防心律失常。

(6)手术治疗。

2. 用药目的与原则

(1)降低颅内压,防治脑水肿。

(2)应用止血药物。

(3)控制血压。

(4)防治脑血管痉挛。

处　方

(1)"3H"治疗:即扩容、升压、血液稀释治疗。

①6%中分子羟乙基淀粉 500～1000ml,静脉快速滴注,即刻。

②多巴胺注射液 40mg,乳酸钠林格液 500ml,静脉滴注,即刻。

(2)防治脑血管痉挛

①尼莫地平 10mg,缓慢静脉滴注 6～8h,每日 1 次。

②己酮可可碱 100mg,5%葡萄糖注射液 250ml,静脉滴注,每日 1～2 次。

③奥扎格雷钠 80mg,5%葡萄糖注射液 500ml,24h 持续静脉滴注。

(3)镇痛、镇静治疗

①复方丙氧氨酚 1～2 片,口服,每日 3 次。

②苯巴比妥 100mg,肌内注射,每 8h 1 次。

(4)围术期抗菌药物的预防应用:同脑膜瘤。

【用药注意事项】

1."3H"疗法,即扩容、升压、血液稀释治疗,可增加脑血流量,降低血液黏稠度,降低脑血管痉挛的发生率。应先用羟乙基淀粉或血浆扩容,使中心静脉压达 1.33kPa,血细胞比容维持在 40%左右。如仍无效,用多巴胺使平均动脉压比治疗前升高 2.67～5.33kPa。若效果良好,可维持治疗 48～72h,根据症状改善情况逐渐减量。但应密切监测颅内压、中心静脉压等,并酌情应用脱水药及洋地黄类药物。预防治疗过程中并发颅内压升高、肺水肿及充血性心力衰竭等症状。

2. 尼莫地平一般应在 SAH 后 3d 内尽早使用,静脉用药 1～2 周,病情稳定后可改为口服(60mg,每日 3 次)治疗 7d。

3. 奥扎格雷可以改善蛛网膜下腔出血手术后的脑血管痉挛状态及伴发的脑缺血症状,其禁忌证:①对本药过敏者;②脑出血,或脑梗死并发出血,或大面积脑梗死致深昏迷者;③有严重心、肺、肝、肾功能不全(如严重心律失常、心肌梗死)者;④有血液病或出血倾向者;⑤严重高血压[收缩压超过26.6kPa(200mmHg)]患者。

第16章

泌尿系统损伤用药与处方

第一节 肾 损 伤

肾损伤(renal trauma)大多见于20～40岁的青中年男性,发生率较低,常合并其他脏器的严重损伤。肾损伤大多为闭合性损伤,约占85.4%。多见于交通事故,也可见于刀伤、枪伤等。可由直接暴力,如腰、腹部受硬物撞击或车辆撞击,肾脏受到沉重打击或被推向肋缘而发生损伤;伴有骨折时骨折片、刀及枪弹可刺伤肾脏。间接暴力如高处落下、足跟或臀部着地时发生相对冲撞,可引起肾脏或肾蒂损伤。根据临床特点并结合病理分型,将肾损伤分为轻、中、重3型。

【症状与体征】

1. 症状

(1)休克:重度肾损伤,尤其合并其他脏器损伤时,因创伤和出血常发生休克。

(2)疼痛:患侧腰、腹部钝痛,血块通过输尿管时发生阵发性加剧、痉挛性甚至持续性剧烈肾绞痛。血液、尿液渗出或伴有腹腔脏器尤其是消化道损伤时,出现腹胀、腹部疼痛、压痛及反跳痛甚至肌紧张。

(3)发热:尿外渗易继发感染、形成肾周脓肿或化脓性腹膜炎,并有全身中毒症状。

2. 体征

(1)血尿:轻度肾损伤,可呈镜下血尿,重度肾损伤可呈肉眼血尿或血块,血块可阻塞尿路。当肾蒂血管断裂、肾动脉血栓形成、肾盂广泛裂伤、输尿管断裂或被血块阻塞时,血尿可不明显,甚至无血尿。

(2)叩击痛和压痛:伤侧腰部叩击痛,中、重度肾损伤伤侧腰部压痛,叩击痛明显,如为血肿或尿外渗所致腹膜后刺激症状,可发现同侧腹部压痛、反跳痛甚至肌紧张。

(3)包块:中、重度肾损伤在受伤侧腰部和上腹部可触及包块。包块大小可随血肿或尿外渗范围而发生变化,若经数日或数周后包块突然增大伴休克症状,提示伤情加重、继发大出血。

【辅助检查】

1. 实验室检查

(1)尿液常规:肉眼血尿或镜下血尿。

(2)血常规:可借此动态观察血红蛋白和血细胞比容,明确出血程度及其变化,进而判断肾脏损伤程度及变化。

2. 肾脏超声检查 为首选影像检查,观察肾脏被膜的完整性、肾周血肿或尿外渗等,可初步判断肾脏的伤情。

3. X 线检查 在伤情允许下均应行 X 线检查。腹部 X 线片应在伤后早期尚无腹胀情况下进行,宜行大剂量静脉肾盂造影(IVU),以避免腹压加重损伤之可能,对肾损伤的诊断率为 70%~90%。

4. 肾区 CT 或 MRI 检查 可观察到不同程度的肾脏裂伤、肾被膜下和肾周血肿、肾盂内积血、肾脏集合系统黏膜是否完整等,准确性可达 98%~100%。尤其是增强 CT 及三维成像显示尤为清晰,多已取代静脉肾盂造影。

5. 肾动脉造影 确诊率高,但价格昂贵,有一定痛苦和不良反应,有加重伤情之可能。

【治疗原则】

1. 一般治疗原则

(1)绝对卧床休息 2 周以上,保持大便通畅,避免咳嗽等增加腹压的动作,2~3 个月不能参加重体力劳动和激烈运动。

(2)持续监测生命体征、血尿程度变化、血红蛋白含量及血细胞比容变化。

(3)伴休克症状的患者应注意保持呼吸道通畅、保暖、吸氧等。

(4)手术治疗。

(5)术后处理

①伤肾切除者保持伤口引流管通畅,预防感染。

②伤肾保留者保持尿管和伤口引流管通畅。

2. 用药目的与原则

(1)积极抗休克治疗

①扩容:积极补充血容量,注意补足胶体液,必要时可输血治疗。

②纠正酸中毒。

③血管活性药:尽量将血压维持在正常或接近正常范围。

(2)止血治疗:常用氨甲环酸和蛇毒巴曲酶治疗。

(3)镇痛、镇静治疗。

(4)抗感染治疗:早期使用抗生素以预防伤肾及其周围感染、泌尿系及其他部位感染。

> 处　方

(1)抗休克治疗。

①复方乳酸钠林格液 500～1000ml,静脉快速滴注,即刻。

②聚明胶肽 500～1000ml,静脉快速滴注,即刻;或中分子羟乙基淀粉 500～1000ml,静脉快速滴注,即刻。

③多巴胺 80～120mg,0.9%氯化钠注射液 250ml,静脉滴注。

(2)有酸中毒时,应用 5%碳酸氢钠 200ml 或更多,静脉滴注。

(3)止血治疗,必要时联合用药。

①6-氨基己酸 4～6g,0.9%氯化钠注射液 250ml,静脉滴注,每日 1 次,应用 3～4d。

②氨甲环酸氯化钠注射液 1～2g,静脉滴注,每日 1～2 次。

③蛇毒巴曲酶,术前 1h 1000U,肌内注射;术前 15min 1000U,静脉注射;术后 3d,每天 1000U,肌内注射。

(4)术后镇痛:酌情选择以下药物的 1 种。

①布洛芬缓释胶囊 300mg,口服,每日 2 次。

②双氯芬酸钠缓释片 100mg,口服,每日 1 次。

③氟比洛芬酯 50mg,缓慢静脉注射,每日 3 次。

④帕瑞昔布 40mg,肌内注射,每 12h 1 次,连续用药不超过 3d。

⑤盐酸布桂嗪注射液 100mg,肌内注射,必要时。

(5)抗感染治疗:必要时可以联合给药。

①哌拉西林/他唑巴坦 3.375g,0.9%氯化钠注射液 250ml,静脉滴注,每 8h 1 次。或头孢曲松 1～2g,0.9%氯化钠注射液 100ml,静脉滴注,每日 1～2 次。

②左氧氟沙星注射液 200mg,0.9%氯化钠注射液 250ml,静脉滴注,每日 2 次。或环丙沙星注射液 100～200mg,0.9%氯化钠注射液 250ml,静脉滴注,每日 2 次。

(6)围术期抗菌药物的预防性使用:可选用以下药物的 1 种。

①0.9%氯化钠注射液 100ml＋头孢唑林 1～2g 静脉滴注,术前 0.5～1h 给药。

②0.9%氯化钠注射液 100ml＋头孢呋辛钠 1.5g 静脉滴注,术前 0.5～1h 给药。

③对 β-内酰胺类过敏者,0.9%氯化钠注射液 100～200ml＋克林霉素 0.6～0.9g 静脉滴注,术前 0.5～1h 给药。

④环丙沙星 0.4g,术前 1～2h 给药。

【用药注意事项】

1. 当血红蛋白＜90g/L 时,可输全血或红细胞,维持血红蛋白在 100g/L 或以上,输血多时注意补充 5%葡萄糖酸钙。

2. 氨甲环酸和 6-氨基己酸均为特异性的抗纤维蛋白溶解药,可选择其中 1 种。注意用药时不能经同一静脉通道输血;有血栓形成倾向(如急性心肌梗死)或有纤维蛋白沉积时不宜使用;应根据患者的肌酐清除率调整给药剂量。

3. 血液中缺乏血小板或某些凝血因子引起病理性出血时,蛇毒巴曲酶的作用减弱,宜补充血小板或缺乏的凝血因子,或输注新鲜血液后再用本药。用药次数视情况而定,每日总量不超过 8000U。一般用药不超过 3d。

4. 补足液体量和热量以量入为出为原则,正常液体量需要 50～60ml/kg,热量需要约 25cal/kg,还需要计算尿量、引流量、呼吸散发量等,总量减去上述液体量后,用葡萄糖液和生理盐水常规补足。

5. 克林霉素推荐的预防用药剂量为 0.6～0.9g,本药 600mg 用 100～200ml 生理盐水或 5%葡萄糖注射液稀释成浓度不超过 6mg/ml 的药液,滴注时间不少于 30min。

6. 消化性溃疡活动期患者或以往应用非甾体抗炎药(NSAIDs)引起严重消化道病变(如溃疡、出血、穿孔)者禁用 NSAIDs 术后镇痛。

第二节 输尿管损伤

输尿管位于腹膜后间隙,受到周围组织的良好保护,且有相当的活动范围。因此外界暴力所致的输尿管损伤很少见,多为医源性损伤。根据致伤原因可分为 4 类。

1. **手术损伤**　常见的手术损伤是输尿管误扎、切开、切断、撕裂、钳夹或部分切除。损伤部位多在输尿管下 1/3 段。

2. **外伤性损伤**　主要是火器伤或锐器刺割伤,可直接造成输尿管破裂或断裂。输尿管闭合性损伤可发生于车祸、高处坠落伤时,致输尿管撕裂或断裂。

3. **器械损伤**　多见于各种输尿管器械操作,可致输尿管穿孔、破裂、断裂等。

4. **放射性损伤**　表现为膀胱近端输尿管局限性狭窄、广泛性盆腔输尿管狭窄或广泛性输尿管壁放射性硬化等。

损伤的病理类型可分为 3 种:①钳夹伤或小穿孔;②结扎、扭曲;③离断、切开、缺血性坏死。

【症状与体征】

1. **血尿**　常见于器械损伤输尿管黏膜,损伤后血尿有无或轻重,并不与输尿管损伤程度一致。

2. **尿外渗**　可发生于损伤时或数日后,可有腰痛、腹痛、腹胀、局部肿胀、包块及触痛。如尿液进入腹腔引起腹膜炎,可出现腹膜刺激症状。如继发感染,可有寒战、高热。

3. **尿瘘**　如尿液与腹壁创口或与阴道、肠道创口相通,可形成尿瘘,经久不愈。

4. **梗阻症状**　输尿管被结扎、缝扎后可引起完全性梗阻,患侧腰部胀痛、腰肌紧张、肾区叩痛及发热等。如孤立肾或双侧输尿管被结扎,可发生无尿。

【辅助检查】

1. **实验室检查**　血常规检查可有白细胞总数及中性粒细胞增高。

2. **超声检查**　可发现尿外渗和梗阻所致的肾积水。

3. **经皮肾穿刺尿路造影、CTU 或 MR 平扫及 MRU**　可显示输尿管损伤处的尿外渗、尿漏或梗阻。

4. **膀胱镜检查**　伤侧输尿管口不见排尿,输尿管导管不能通过或穿插至输尿管腔外。如双侧输尿管损伤,膀胱内无尿。输尿管镜检查可见损伤部位、程度及大小。

5. 放射性核素检查 患侧肾呈梗阻型肾图。

【治疗原则】

1. 一般治疗原则

(1)外伤性输尿管损伤如伴有休克应先抗休克治疗,处理其他严重的合并损伤,而后处理输尿管损伤。

(2)尿外渗应彻底引流,避免继发感染。

(3)对症支持治疗。

(4)手术治疗。

2. 用药目的与原则

(1)抗休克治疗。

(2)止血治疗:可选择氨基己酸、氨甲环酸及蛇毒巴曲酶等。

(3)抗感染治疗:常选用青霉素类,第二、三代头孢菌素或喹诺酮类。

(4)其他对症治疗:退热、镇痛等。

处 方

同肾损伤。

【用药注意事项】

同肾损伤。

第三节 膀 胱 损 伤

膀胱损伤多由于膀胱充盈状态下受到暴力所致,常见的损伤:①开放性损伤,如锐器或子弹贯穿伤、形成腹壁尿瘘、膀胱直肠瘘或膀胱阴道瘘;②闭合性损伤,膀胱过度充盈或有病变时,受到外伤或骨盆骨折时刺破膀胱而造成膀胱破裂,感染后可形成严重盆腔炎及脓肿或急性腹膜炎;③医源性损伤,如膀胱镜检查、经尿道电切术、盆腔手术及疝修补手术等引起膀胱损伤。

病理类型:①腹膜内型,膀胱伤口与腹腔相通,尿液进入腹腔;②腹膜外型,膀胱伤口与盆腔相通,尿液渗入盆腔。

【症状与体征】

轻度膀胱壁挫伤仅有下腹疼痛,少量终末血尿,多在短期内自行消失。严重的膀胱破裂可出现以下症状。

1. 休克 由损伤和出血引起,尤其是合并骨盆骨折和其他脏器损伤时。在有大量尿液进入腹腔时,由于尿液刺激引起剧烈腹痛,导致休克或感染,尿液吸收而加重休克。

2. **疼痛**　腹膜外破裂可表现为下腹部和耻骨后区剧烈疼痛、压痛及肌紧张,直肠指检可触及肿物和触痛;腹膜内破裂可引起腹膜刺激症状和移动性浊音。

3. **血尿和排尿障碍**　患者有尿意,但不能顺利排尿或仅排出少量血尿。

4. **尿瘘**　开放性损伤可有体表伤口漏尿。

【辅助检查】

1. **导尿试验及膀胱注水试验**　若生理盐水进出量差异＞50ml,提示膀胱破裂。前提是尿管通畅且位于最低引流位。

2. **超声检查**　可发现膀胱空虚,腹腔、盆腔积液,膀胱注水时可见液体自膀胱流出。

3. **腹部 X 线片和膀胱造影检查**　可发现骨盆或其他骨骨折。可见造影剂外渗和膀胱变形,根据造影剂外渗部位判定膀胱破裂的类型。

4. **腹腔穿刺检查**　对确定腹膜内型膀胱破裂有诊断价值。

【治疗原则】

1. **一般治疗原则**

(1)膀胱挫伤患者若无出血及尿外渗,伴有骨盆骨折者卧床休息,充分饮水,保证排尿通畅。

(2)对仅有少量尿外渗腹膜外型且症状较轻者,可予导尿管引流尿液10~14d,并保持通畅。

(3)对严重损伤及多发性损伤者应积极抗休克,如快速建立静脉通道、吸氧、保持呼吸道通畅等。

(4)监测患者生命体征,血、尿常规及尿量等。

(5)手术治疗。

2. **用药目的与原则**

(1)积极处理休克,尽快恢复血容量,必要时可输血治疗。

(2)镇痛、镇静治疗。

(3)止血治疗。

(4)抗感染治疗,应联合抗厌氧菌药物,防止腹腔感染。

> **处　　方**

(1)抗休克、镇痛镇静、止血等治疗:同肾损伤。

(2)抗感染治疗:必要时可以联合给药。

①哌拉西林/他唑巴坦 3.375g,0.9%氯化钠注射液 250ml,静脉滴注,每 8h 1 次。或头孢曲松 1～2g,0.9%氯化钠注射液 100ml,静脉滴注,每日 1 次或每 12h 1 次。

②左氧氟沙星注射液 200mg,0.9%氯化钠注射液 250ml,静脉滴注,每 12h 1 次。或环丙沙星注射液 100～200mg,0.9%氯化钠注射液 250ml,静脉滴注,每 12h 1 次。

③甲硝唑注射液 500mg,静脉滴注,每 8h 1 次。

(3)术后镇痛:同肾损伤。

(4)围术期抗菌药物的预防性使用:同肾损伤。

【用药注意事项】

1. 左氧氟沙星静脉滴注时间为每 100ml 至少 60min。本制剂不宜与其他药物同瓶混合静脉滴注,或在同一根静脉输液管内进行静脉滴注。

2. 喹诺酮类药物使用注意事项

(1)偶见用药后发生跟腱炎或跟腱断裂的报道,故如有上述症状发生时需立即停药并休息,严禁运动,直到症状消失。

(2)大剂量应用或尿 pH 在 7 以上时可发生结晶尿。宜多进水,保持 24h 排尿量在 1200ml 以上。

(3)肾功能减退者,根据肾功能调整剂量。

(4)本类药物可引起中、重度光敏反应。应避免过度暴露于阳光,发生光敏反应后需停药。

(5)严重肝功能减退或肝、肾功能均减退者,其血药浓度增高,故均需权衡利弊后应用,并调整剂量。

(6)原有中枢神经系统疾患者,如癫痫及癫痫病史者均应避免应用,有指征时需仔细权衡利弊后应用。

(7)老年患者常有肾功能减退,因本品部分经肾脏排出,需减量应用。

3. 甲硝唑可影响乙醇代谢,抑制乙醛去氢酶的活性,使血中乙酰醛积聚,出现双硫仑样反应。表现为面部潮红、头痛、眩晕、腹痛、胃痛、恶心、呕吐、气促、心率加快、血压降低、嗜睡、幻觉等。因此用药期间及停药后 5d 内禁止饮酒,也禁用含乙醇成分的药物或食物,以避免出现双硫仑样反应。

4. 注意补足液体量和热量。计算方法参见肾损伤的注意事项。

第四节　尿道损伤

尿道损伤是泌尿系统常见的损伤,分为开放性和闭合性两类。开放性损伤多因弹片、锐器伤所致,闭合性损伤为挫伤、撕裂伤或腔内器械直接损伤。尿道损伤多发生于男性。男性尿道分前后两段,前尿道包括球部和悬垂部,后尿道包括前列腺和膜部。尿道损伤多发生于球部和膜部。病理类型:①挫伤;②裂伤;③断裂。最常见的为球部的骑跨伤。

【症状与体征】

1. 休克　骨盆骨折所致的后尿道损伤,一般较严重,常因合并大出血而引起损伤、失血性休克。

2. 尿道出血　前尿道损伤表现为尿道口滴血,后尿道损伤可于排尿时或排尿后滴血。

3. 疼痛　局部疼痛及压痛,有排尿痛并向阴茎头及会阴部放射。

4. 排尿困难和尿潴留　可因随身所致或排尿时疼痛所致,尿道断裂则可出现不能排尿。

5. 血肿及瘀斑　可有骑跨伤导致局部皮下血肿和瘀斑。

6. 尿外渗　不同损伤部位的尿外渗范围不同。

【辅助检查】

1. 直肠指诊　前列腺向上移位,有浮动感,可将其向上推动,提示后尿道断裂。

2. 诊断性导尿　可以检查尿道是否连续、完整。在严格无菌条件下,如能顺利插入导尿管,则说明连续而完整的可能性大。

3. X线检查

(1)怀疑骨盆骨折时,应行骨盆正侧位片检查。

(2)尿道造影,可以确定尿道损伤的部位和程度,尿道断裂可有造影剂外渗,尿道挫伤则无外渗征象。

4. 软尿道镜检查　可能发现尿道裂口和出血。

5. 注意合并伤的检查和诊断

【治疗原则】

1. 一般治疗原则

(1)骨盆骨折病人须平卧,勿随意搬动,以免加重损伤。

(2)尿道轻度挫伤多可自愈,可鼓励患者多饮水,稀释尿液,减少刺激。

(3)积极防治休克,迅速建立静脉通道、吸氧、保持呼吸道通畅等。

(4)尿潴留患者可行耻骨上膀胱穿刺,吸出膀胱内尿液。

(5)手术治疗。

2. 用药目的与原则

(1)防治休克。

(2)防治感染。

(3)术后应用止血药物。

处　方

同膀胱损伤。

【用药注意事项】

同膀胱损伤。

第17章

泌尿、男性生殖系统感染用药与处方

第一节 上尿路感染

一、急性肾盂肾炎

急性肾盂肾炎是病菌侵袭肾盂、肾盏、肾乳头和肾实质引起的急性化脓性感染,可发生于任何年龄,感染的细菌主要来自尿路上行感染,致病菌由尿道进入膀胱引起膀胱炎,继而再沿输尿管上行至肾脏,因而患者一般先有尿路刺激症状,而后才出现全身症状,常由革兰阴性杆菌引起,血行性感染约占30%,致病菌以身体的感染病灶侵入血流而到达肾,引起肾盂肾炎,因而患者常先有全身症状,继而出现尿路刺激症状。受累肾增大,被膜变薄,有时有脓性物浸润,肾盂肾盏扩大,黏膜充血,有炎症性或溃疡性病变。机体抵抗力减弱、排尿功能紊乱、尿路梗阻等可为诱发因素。

【症状与体征】

多见于女性,尤以儿童、新婚和妊娠晚期多见。

1. 症状 起病急、畏寒、高热、腰痛,常伴有头痛、乏力、食欲差、恶心、呕吐及全身不适,有时有腹部绞痛,随后可出现尿痛、尿频、尿急等膀胱刺激症状,为感染性尿液刺激所致。

2. 体征 体温可骤升至39℃以上、可有一侧或双侧腰痛、肾区叩痛和肋脊角压痛及血尿等表现。

【辅助检查】

1. 实验室检查

(1)尿常规:尿液可呈米汤样浑浊,白细胞或脓细胞增多,甚至白细胞管型,可有肉眼血尿或镜下血尿,尿蛋白多为少量,尿沉渣涂片染色可查见细菌。

(2)尿细菌培养:多为阳性(即尿每毫升菌落数多在 10^5 以上)或可疑阳性(即尿每毫升菌落数多为 $10^4 \sim 10^5$)。

(3)血常规检查:白细胞计数升高,$>10.0 \times 10^9$/L,中性粒细胞百分比增高明显,>0.70。

(4)一般患者肾功能正常:但有尿路梗阻、严重感染、肾乳头坏死、休克者则肾功能减退,甚至发生急性肾衰竭。多数患者在控制感染后肾功能可恢复正常。

2. X线和超声检查 可有肾轮廓增大,皮质及髓质界线不清,肾实质光点不均等,增强 CT 扫描显示肾强化减弱,肾皮质和髓质交界边缘模糊,呈多个楔形缺损区。可有肾盂输尿管轻微扩张。

【治疗原则】

1. 一般治疗原则 防治肾盂肾炎应掌握 3 个重要环节,即控制感染、去除病因、提高机体抵抗力。

(1)卧床休息,多饮水,维持每日尿量在 1500ml 以上,以促进内毒素及炎症渗出物的排出。

(2)注意营养,饮食应易消化、富含热量及维生素。纠正贫血及水电解质、酸碱平衡紊乱。

2. 用药目的与原则

(1)抗生素治疗,应针对致病菌,选择有效抗生素。抗生素的应用应持续到体温正常、全身症状消失、尿细菌培养阴性 2 周后,以预防复发。

(2)对症支持治疗。

(3)对抗菌药物治疗无效的患者应进行全面泌尿系统检查,如发现伴有尿路解剖畸形或功能异常,应予以治疗。

(4)复发性尿路感染药物预防建议长期有规律睡前或性活动后服用抗菌药。起始治疗为 4~6 周,并且视病情进展调整用药时间。但预防用药并不能改变疾病的自然程度,停药后,有 60% 的患者发生复发。

处 方

(1)抗感染治疗,在尿培养和药敏试验有结果前,抗感染可凭经验治疗:可选择以下 1 种抗生素。

①氨苄西林/舒巴坦,0.9%氯化钠注射液 100ml,静脉滴注,每 6h 1 次。

②头孢呋辛钠 1.5g,0.9%氯化钠注射液 100ml,静脉滴注,每 12h 1 次。

③左氧氟沙星 500mg,0.9%氯化钠注射液 250ml,静脉滴注,每日 1 次。

(2)抗感染治疗,对于大肠埃希菌、铜绿假单胞菌等耐药菌引起的严重感染:可选用以下药物。

①哌拉西林/他唑巴坦 4.5g,0.9%氯化钠 250ml,静脉滴注,每 8h 1 次。

②环丙沙星 200～400mg,0.9%氯化钠注射液 250ml,静脉滴注,每 12h 1 次。

(3)抗感染治疗,当全身症状消失后:可选择以下 1 种或几种药物完成 1～2 周的疗程。

①头孢拉定 250～500mg,口服,每日 3 次。

②左氧氟沙星 500mg,口服,每日 1 次。

(4)复发性尿路感染的长期预防,疗程 4～6 周。

①磺胺甲噁唑/甲氧苄啶(每片含 400mg/80mg)200/40mg,睡前口服。

②呋喃妥因 50mg,睡前口服。

(5)缓解膀胱刺激征:黄酮哌酯 200mg,每日 3 次。

(6)退热治疗:阿司匹林 500mg,睡前口服,即刻。

【用药注意事项】

1. 急性肾盂肾炎伴发热等全身症状明显的患者宜注射给药,疗程至少 14d,一般 2～4 周或更长;热退稳定后可改为口服给药。反复发作性肾盂肾炎患者疗程需更长,常需 4～6 周或更长。

2. 目前临床常用的抗生素有 β-内酰胺类、磺胺类、喹诺酮类等。可根据患者的病情、细菌培养及经济状况进行选择。

3. 大肠埃希菌对喹诺酮类药物的耐药率在不断升高。如尿细菌培养存在葡萄球菌(包括耐甲氧西林葡萄球菌,即 MRSA)及念珠菌,则可相应选择青霉素类、万古霉素(针对 MRSA)和氟康唑等药物针对性治疗。

4. 治疗过程中,原细菌消失后可出现新细菌或是细菌本身发生突变、耐药,故应定期进行血、尿细菌培养,以及时调整抗生素用药。

5. 对抗生素治疗无效的患者应进行全面尿路系统和其他全身疾病系统检查,若发现尿路解剖畸形或功能异常者,待病情稳定后应予以矫正或相应处理,处理原发全身疾病。

6. 用药期间注意监测患者的肝、肾功能,特别是在联合氨基糖苷类药物治疗时,应特别关注患者有无耳鸣及肾功能减退的表现。

7. 静脉给予抗生素应单独输注,不宜与其他药物配伍应用。若用青霉素类药物应先做皮肤敏感试验,阳性者不能使用。

8. 泌尿系统感染时临床上往往出现尿路刺激征,较常使用的平滑肌松弛药物有阿托品、颠茄、溴苯胺太林等,或用肌肉松弛药罂粟碱等,应用黄酮哌酯可以通过环磷腺苷、磷酸二酯酸的抑制功能及钙阻滞作用而选择性地作用于泌尿生殖系统平滑肌,还可用间苯三酚、托特罗定等或尿路表面麻醉药非那吡啶,消除尿路因平滑肌痉挛而引起的症状。

9. 长疗程使用磺胺甲噁唑/甲氧苄啶时,宜同服碳酸氢钠并多饮水。

二、慢性肾盂肾炎

急性肾盂肾炎治疗不彻底或治疗不当而迁延或反复感染超过 6 个月即为慢性肾盂肾炎。致病菌感染途径与易感因素大致与急性肾盂肾炎相同。慢性肾盂肾炎的特点是以肾小管为主的肾功能损害和慢性肾间质性肾炎,有肾实质瘢痕形成。慢性肾盂肾炎容易反复发作,其病变逐渐进展,晚期可出现慢性肾衰竭。本病也是产生肾性高血压的重要原因。

【症状与体征】

慢性肾盂肾炎的症状复杂多样,且不典型。主要是根据肾实质破坏和肾功能减退的程度而有所不同。

1. 炎症静止期 全身和尿路症状不明显,但有持续性的细菌尿,常伴有腰酸、头晕、乏力等。

2. 炎症活动期 临床表现与急性肾盂肾炎相似或较轻,以尿路刺激为主,伴有肾区疼痛、发热等不适。

3. 炎症晚期 同时累及双侧肾脏,可出现高血压、贫血、面部水肿等尿毒症症状,甚至出现高血压脑病、心力衰竭。通常无特异性体征,在急性发作时肾区可有叩击痛,晚期可有高血压或各种肾功能不全表现。

【辅助检查】

1. 实验室检查

(1)血常规检查:在无急性感染发作或氮质血症的情况下,多可正常。

(2)尿液分析:根据感染和肾损害的严重程度,可发现脓尿、菌尿,甚至无异常等。蛋白尿表明病变已累及肾小球,意味着病情较严重。

(3)肾功能检查:血清肌酐和血尿素氮可以正常,晚期升高。

(4)多次尿细菌培养:可能明确致病菌,菌落计数$>10^5/ml$可以肯定为感染。

2. 超声检查　可发现肾脏缩小、回声增强、结构紊乱、集合系统异常。

3. X线、MRI 和 MRU 检查　腹部 X 线片可见一侧或双侧肾脏缩小变形、不规则,有时可见尿路结石;IVU、CT 及 CTU、MRI 和 MRU 可显示显影欠清晰、肾盂扩张、肾实质瘢痕形成或萎缩、肾实质变形等;存在单侧萎缩性肾盂肾炎时,对侧肾代偿性扩大;如有膀胱输尿管反流,则出现输尿管扩张。

4. 膀胱镜检查　当有活动性感染时,膀胱镜常可发现膀胱炎的征象,输尿管开口的形状或位置异常提示可能有瓣膜功能不全和膀胱输尿管反流。用无菌液彻底冲洗膀胱后,插入输尿管导管至上尿路收集尿液并进行培养可明确感染的部位和菌种。

5. 放射性核素检查　患侧肾呈肾功能受损型肾图。

【治疗原则】

1. 一般治疗原则

(1)炎症活动期同急性肾盂肾炎的一般治疗原则。

(2)女性在妊娠期和月经期应注意外阴清洁。

(3)全身支持治疗,适当休息,加强营养,纠正贫血,提高机体抵抗力。

2. 用药目的与原则

(1)抗生素选用 1～2 种药物治疗 2 周,停 5～7d 后改用另一组抗生素,如此循序轮换,总疗程为 2～4 个月。停药后定期复查尿常规及细菌培养。

(2)积极治疗基础疾病,如糖尿病、肝病、其他肾病等。

(3)碱化尿液治疗。

(4)中医中药治疗,酌情应用滋阴、健脾、补肾益气等中药,并可佐以祛邪中药,如清热、利湿、活血化瘀药物。

处　方

急性发作期的治疗同急性肾盂肾炎。

(1)慢性巩固期治疗 1:长期低剂量抑菌疗法,参考急性肾盂肾炎复发性尿路感染处方。

(2)慢性巩固期治疗 2:碱化尿液。碳酸氢钠片 1g,口服,每日 3 次。

(3)慢性巩固期治疗 3:中成药治疗。肾舒冲剂 30g,开水冲服,每日3 次。

【用药注意事项】

同急性肾盂肾炎。

三、肾积脓

肾积脓(pyonephrosis)为肾脏严重化脓性感染,肾实质全部或大部破坏形成一个充满脓液的肾囊。以上尿路结石引起梗阻继发感染最为常见。也可由肾、输尿管畸形引起肾积水并发肾盂肾炎所致。肾组织遭到严重破坏,肾全部或大部分成为脓性囊。致病菌有革兰阳性球菌和革兰阴性杆菌或结核杆菌。

【症状与体征】

1. 急性发作型 寒战、高热、全身乏力、呕吐和腰部疼痛。

2. 慢性病程型 患者常有长期肾感染病史,或有上尿路结石病史。反复发作腰痛,腰部可触及肿块,患者可有不同程度贫血。

3. 其他 如尿路不完全梗阻、脓液沿输尿管排入膀胱而出现膀胱刺激症状。

【辅助检查】

1. 实验室检查

(1)尿常规检查和尿液培养:尿液含大量脓细胞,细菌培养阳性;但尿路完全梗阻时,变化则不显著,尿培养可为阴性。

(2)血常规检查:可有血白细胞增高。

2. 腹部 X 线片检查 肾影不清或增大,有时可发现上尿路结石。

3. 超声检查 显示肾盂积脓。

4. 静脉尿路造影(IVU)检查 患侧肾影差或不显影,如对侧肾同时合并有结石,对侧肾显影亦差。

5. 螺旋 CT 检查 可显示肾脏脓液聚积和肾实质破坏程度。

6. 放射性核素检查 可数字化测定两侧肾脏功能,分肾功能和相对肾功能。

【治疗原则】

1. 一般治疗原则

(1)加强营养,给予高热量、高蛋白、高维生素饮食,以增强抵抗力。

(2)注意监测生命体征。

(3)早期可试行逆行放置猪尾管或经皮肾穿刺,充分引流脓液。

(4)手术治疗。

2. 用药目的与原则

(1)应用敏感抗生素强力抗感染治疗。

(2)全身对症支持治疗。

(3)术后止血、抗感染治疗。

处　　方

(1)抗感染治疗:获得尿培养结果后选用敏感抗生素,否则可凭经验用药,总疗程为 2 周以上甚至数月。以下药物可选择 1 种。

①左氧氟沙星 600mg,0.9%氯化钠注射液 250ml,静脉滴注,每日 1 次。

②头孢拉定 1～2g,0.9%氯化钠注射液 250ml,静脉滴注,每 8h 1 次。

③哌拉西林/他唑巴坦 4.5g,0.9%氯化钠注射液 250ml,静脉滴注,每 6h 1 次。

④亚胺培南/西司他丁 0.5～1g,0.9%氯化钠注射液 100ml,静脉滴注,每 8h 1 次。

(2)抗感染治疗,存在 MRSA 感染时:应用以下药物。

万古霉素 1g,0.9%氯化钠注射液 500ml,静脉滴注,每 12h 1 次。

(3)如为铜绿假单胞菌等革兰阴性菌感染:可联合氨基糖苷类抗生素。

依替米星　200～400mg,0.9%氯化钠注射液 250ml,静脉滴注,每日 1 次或每 12h 1 次。

(4)病情稳定后:抗感染治疗。

①复方磺胺甲噁唑 960mg,口服,每日 2 次。

②左氧氟沙星 500mg,口服,每日 1 次。

(5)缓解膀胱刺激征:黄酮哌酯 200mg,口服,每日 3 次。

(6)止血治疗:见肾损伤。

【用药注意事项】

1. 抗感染的治疗宜个体化,应根据尿培养和血培养及细菌敏感试验,选择敏感抗生素治疗。喹诺酮类药物抗菌谱广、作用强、毒性少,除不宜用于儿童及孕妇外,临床已广泛应用;青霉素类,第一、二代头孢菌素可用于产酶葡萄球菌感染;第三代头孢菌素对严重革兰阴性杆菌感染作用显著,与氨基糖苷类合用有协同作用;万古霉素适用于 MRSA、多重耐药的肠球菌感染及对青霉素过敏患者的革兰阳性球菌感染;亚胺培南/西司他丁抗菌谱广,对革兰阴性杆菌杀菌活性好。这两种尤适用于难治性院内感染及免疫缺陷者治疗;复方磺胺甲噁唑对除铜绿假单胞菌外的革兰阳性及阴性菌有效。抗菌药物疗程一般 7～14d,静脉用药者可在体温正常,临床症状改善,尿细菌培养转阴后改口服维持。

2. 用药期间应监测患者的肝、肾功能,并根据患者的肾功能和肌酐清除率及时调整抗生素的剂量。

第二节 下尿路感染

一、急性细菌性膀胱炎

急性细菌性膀胱炎在女性的发病率明显高于男性,尤其在新婚或妊娠期,或有导尿、应用尿道器械等病史,因女性尿道短而直,尿道外口畸形常见,且与阴道相距很近,会阴部常有大量细菌存在,只要有感染诱因存在,如性交、导尿、个人卫生不洁及身体抵抗力下降等,均可导致上行感染。男性常继发于其他病变,如急性前列腺炎、良性前列腺增生、包皮炎、尿结石、肾感染等。致病菌多为大肠埃希菌。

【症状与体征】

1. 症状 多数仅有明显的尿路刺激症状,如尿频、尿急、尿痛,有时可有压迫性尿失禁。少数患者可有发热、腰酸、下腹部不适等全身症状。女性常与个人体质差或与性交有关,男性可在性交或饮酒后诱发。

2. 体征 耻骨上膀胱区可有压痛,但无腰部压痛。尿液可出现血尿、脓尿。

【辅助检查】

1. 实验室检查 尿常规检查:可见白细胞增多,白细胞＞5 个/HP 即有临床意义,也可有红细胞存在;早晨第 1 次尿沉淀涂片细菌数 15～20 个/HP,中段尿培养菌落数＞10^5/ml,常见大肠埃希菌和变形杆菌等。

2. 超声检查 可初步了解有无肾积水,膀胱有无结石、肿瘤、尿潴留,肾盂、输尿管有无扩张等。

【治疗原则】

1. 一般治疗原则

(1)患者应注意休息,多饮水,使每天尿量在 1500ml 以上,促进毒素排出。

(2)注意个人卫生,保持外阴清洁。

（3）增进营养，加强锻炼，提高身体抵抗力。

（4）膀胱区热敷、热水坐浴。

2. 用药目的与原则

（1）抗生素的选择：抗菌谱应能够覆盖大肠埃希菌、变形杆菌、腐生葡萄球菌等常见致病菌。

（2）全身对症支持治疗：镇痛、解痉等。

（3）积极治疗原发疾病，如阴道炎、前列腺炎等。

处　　方

（1）抗感染治疗

①头孢呋辛 0.125～0.25g，口服，每日 2 次，共 3d。

②诺氟沙星 400mg，口服，每日 2 次，共 3d。

③磺胺甲噁唑/甲氧苄啶（400/80mg），口服，1 次 2 片，每日 2 次，共 3d。

（2）镇痛解痉治疗

①颠茄片 10mg，口服，每日 3 次。

②黄酮哌酯 200mg，口服，每日 3 次。

（3）碱化尿液，可促进磺胺类药物及毒素等的排泄。

碳酸氢钠 1g，口服，每日 3 次。

【用药注意事项】

1. 几乎所有急性单纯性膀胱炎的初发病例均为大肠埃希菌引起，故宜选择毒性低、口服方便的药物，必要时静脉或肌内注射用药。可选择复方磺胺甲噁唑、头孢氨苄、呋喃妥因、多西环素等；若为腐生葡萄球菌感染可选择第一代头孢菌素或环丙沙星、氧氟沙星。肠球菌属感染宜选择阿莫西林、呋喃妥因等。疗程一般为 3～7d。男性急性膀胱炎可选用上述药物，但疗程至少 14d。

2. 女性患者如与性交有关，可于性交后服 1 剂呋喃妥因或复方磺胺甲噁唑，即可得到控制。

3. 应用复方磺胺甲噁唑口服治疗时，应询问患者有无磺胺类药物过敏史，如有过敏史则不能使用。用药中如出现皮疹、周围血常规异常、假膜性肠炎、中枢神经系统毒性等严重不良反应的早期征兆时应立即停药。

二、尿道炎

本节所叙述的尿道炎是指通过性接触传播途径，由淋球菌或非淋球菌的病原体所致的急、慢性尿道炎,属性传播疾病。根据致病菌的不同可分为淋菌性尿道炎和非淋菌性尿道炎。常见的病原体除奈瑟淋病双球菌外,还有沙眼衣原体或支原体及滴虫、单纯疱疹病毒、肝炎病毒、白念珠菌等。

【症状与体征】

1. 症状　多有冶游史,急性期尿道有烧灼感,排尿时加重,甚至恐惧排尿,以致排尿困难。转为慢性期时可仅有瘙痒或蚁行感。男性症状较女性明显。

2. 体征　尿道外口红肿,有脓性分泌物。沿尿道可有压痛。

【辅助检查】

1. 尿中有多量红、白细胞。

2. 尿三杯试验以第一杯脓尿最为明显。

3. 尿道分泌物涂片可发现革兰阴性双球菌、衣原体或支原体的包涵体等。

4. 尿道分泌物培养可获得阳性结果。

【治疗原则】

1. 一般治疗原则

(1)治疗期间避免性生活。

(2)注意休息,增进营养,提高身体抵抗力。

(3)多饮水,多排尿。

(4)同时检查和治疗性伴侣。

2. 用药目的与原则

(1)选用有效的抗生素治疗。

(2)对症支持治疗。

处　　方

(1)淋球菌性尿道炎治疗

①头孢曲松钠 250mg,肌内注射,单剂给药。

②头孢噻肟 1g,肌内注射,单剂给药。

③头孢克肟 400mg,口服,单剂给药。

④大观霉素 2g,肌内注射,单剂给药。

有并发症淋病的治疗疗程需延长。

(2)非淋菌性尿道炎治疗

①克拉霉素 250mg,口服,每日 2 次。

②多西环素 100mg,口服,每日 2 次,疗程至少 7d。

③阿奇霉素 1g,口服,单剂治疗。

④左氧氟沙星 500mg,口服,每日 1 次,疗程至少 7d。

【用药注意事项】

1. 喹诺酮类、大环内酯类、四环素类抗生素对衣原体、支原体等非典型病原体均有良好的抗菌效果。当存在淋球菌和非淋球菌的混合感染时,可以头孢菌素联合大环内酯类药物治疗。磺胺类药物对沙眼衣原体有抑菌作用,但对支原体感染无效。

2. 当存在滴虫感染的尿道炎时,可应用甲硝唑治疗。但甲硝唑可引起体内乙醛蓄积,干扰乙醇的氧化过程,出现双硫仑样反应(如面部潮红、头痛、眩晕、腹痛、胃痛、恶心、呕吐、气促、心率加快、血压降低、嗜睡、幻觉等)。因此在应用甲硝唑治疗期间及停药后 3d 内,应避免接触含有酒精饮品。

3. 服用喹诺酮类药物期间,应避免同用碱化剂,宜多饮水,保持 24h 尿量 1200ml 以上。服药期间应避免过度暴晒在阳光之下,以避免出现光敏反应。

4. 大观霉素 2g 溶于 3ml 稀释液 0.9% 苯甲醇中。在加入稀释剂后至吸取前应加以摇动。配制后的悬浮液可置于室温 25℃ 下,但必须在 24h 以内使用。使用 20 号注射针头为宜,应注射于臀肌上部外侧,深入臀肌中。

第三节　男性生殖系统感染

一、急性细菌性前列腺炎

急性细菌性前列腺炎是前列腺因细菌感染(多由尿道上行感染所致)而引起的急性炎症。疲劳、感冒、过度饮酒、性欲过度等为诱发因素。尿路器械检查或对慢性细菌性前列腺炎患者进行前列腺按摩后也可引起急性发作。致病菌多为大肠埃希菌或其他肠杆菌科细菌,也有葡萄球菌、链球菌、淋球菌及衣原体、支原体等。这些细菌往往会同时引发有症状的尿道及膀胱炎,或发生菌血症和脓血症。如果急性细菌性前列腺炎得不到及时有效的控制,往往演变成为脓毒血症或前列腺脓肿。

【症状与体征】

1. 症状　发病突然,有寒战、高热、尿频、尿急、尿痛、尿道灼痛、夜尿多,可见终末血尿。会阴部坠胀痛,可发生排尿困难或急性尿潴留。常伴有不同程度的膀胱炎。

2. 体征 直肠指检需轻柔,可触及前列腺肿胀增大、压痛、柔软或伴有波动感,切忌做按摩。

【辅助检查】

1. 实验室检查

(1)血常规:白细胞计数和中性粒细胞比例增高。

(2)尿常规:可发现大量白细胞、脓细胞或红细胞。

(3)血、尿细菌培养可找到致病菌。

2. 超声检查 可正常或轻度增大,形态尚对称。包膜增厚但无中断,内部回声多呈分布不均匀的低回声。当出现脓肿时,脓肿区呈边缘不齐的厚壁的无回声区或低回声区,无回声区内可有分隔。

【治疗原则】

1. 一般治疗原则

(1)注意休息,禁止饮酒,避免辛辣食物及寒冷。

(2)大量饮水,多排尿。

(3)热水坐浴。

(4)必要时留置导尿管引流或耻骨上膀胱造瘘引流。

2. 用药目的与原则

(1)全身抗感染治疗:可先行经验用药,再根据细菌培养及药敏试验及时调整药物。

(2)对症支持治疗:退热、镇痛、解痉等。

处 方

(1)抗感染治疗,要足量足疗程治疗,静脉用药需 1～2 周或更长,病情稳定后改口服。

①左氧氟沙星 500mg,静脉滴注,每日 1 次。

②克拉霉素 0.25g,口服,每日 2 次。

③多西环素 100mg,口服,每日 2 次。

④复方磺胺甲噁唑片 960mg,口服,每日 2 次。

(2)退热、镇痛:可选择下列 1 种药物。

①双氯芬酸钠缓释片 75mg,口服,每日 1～2 次。

②布洛芬缓释胶囊 300mg,口服,每 12h 1 次。

③尼美舒利 50～100mg，口服，每日 2 次。

④吲哚美辛 25mg，口服，每日 2 次。

(3)缓解膀胱刺激征：黄酮哌酯 200mg，口服，每日 3 次。

【用药注意事项】

1. 应选用能覆盖可能的病原菌并能在前列腺组织和前列腺液中可达到有效浓度的抗生素进行经验治疗，如氟喹诺酮类、复方磺胺甲噁唑片、大环内酯类、四环素类等。获知病原菌后，根据药敏试验结果调整用药。若为沙眼衣原体及淋病奈瑟球菌感染者，应选用氟喹诺酮类或头孢曲松单剂联合多西环素治疗。

2. 抗菌治疗应选择静脉给药 7～14d，至体温及实验室检查基本恢复正常后，可改口服抗生素继续治疗，以防止感染发展成慢性，有学者建议磺胺药的疗程至少 20d。

3. 经上述治疗后，多数患者的病情可在 48～72h 得到控制。若患者症状无明显改善，甚至加重时，应考虑：①致病菌对所使用的抗生素产生耐药；②系多重致病菌感染所致；③诊断是否正确，有无其他合并症；④是否有前列腺脓肿形成。

4. 非甾体抗炎药使用注意事项

(1)本品可增加胃肠道出血的风险并导致水钠潴留，血压上升。

(2)轻度肾功能不全者可使用最小有效剂量，并密切监测肾功能和水钠潴留情况。

(3)本品有使肝酶升高倾向，故使用期间宜监测肝功能。

(4)胃肠道溃疡史者避免使用。有心功能不全病史，肝、肾功能损害和老年患者及服用利尿药或任何原因细胞外液丢失的患者慎用。

(5)有眩晕史或其他中枢神经疾病史的患者，服用本品期间应禁止驾车或操纵机器。

二、慢性细菌性前列腺炎

慢性细菌性前列腺炎多发生于男性青壮年，可由急性病变迁延而来，但多数没有急性炎症过程。致病菌多为大肠埃希菌、变形杆菌、克雷伯菌等革兰阴性杆菌，也可由葡萄球菌、链球菌、淋球菌引起。主要感染途径：上行性尿路感染、血源性感染及前列腺结石为主。下尿路梗阻、各种因素引起的前列腺充血，如过度饮酒、性刺激和会阴部损伤等是诱因。

【症状与体征】

临床表现变异较大,且易复发,有时可急性发作。

1. 症状 患者有不同程度的尿频、尿急、尿痛、夜尿增多、排尿不适或灼热。排尿后常有白色分泌物自尿道口流出,合并精囊炎时,可有血精。患者腰骶部、膀胱及会阴部、肛周、耻骨上隐痛或酸胀感。可有性功能减退,如射精后疼痛、血精、早泄、遗精、性欲减退或阳痿。还可有头晕、头胀、乏力、失眠等症状。

2. 体征 直肠指检前列腺可增大、缩小或正常,表面质地不均或有压痛、不适感。偶尔可有初程或终末血尿、血性精液或尿道分泌物。

【辅助检查】

实验室检查

(1)除继发膀胱炎外,尿液检查可正常,但急性发作可见多量的白细胞。

(2)前列腺液镜检可见卵磷脂小体减少,每高倍视野白细胞 10 个以上,或少于 10 个,但有成堆脓球,伴卵磷脂小体减少。

(3)四杯试验,即收集初段尿(VB1)、中段尿(VB2)、前列腺液(EPS)及前列腺按摩后排出的尿液(VB3)进行细菌培养,可确定致病菌的来源和菌种。

(4)也可做前列腺按摩前、后的尿培养来确定病菌来源和菌种。

【治疗原则】

1. 一般治疗原则

(1)宣传教育,戒酒及辛辣食物,多饮水。

(2)生活规律,适度体育锻炼,增强体质。合理的正常性生活,每周 2~3 次为宜。

(3)定期前列腺按摩、前列腺区超短波和微波照射。45~50℃热水坐浴,每日 1~2 次,坚持半年,效果显著。

2. 用药目的与原则

(1)选择有效抗生素治疗要足疗程。

(2)中药活血化瘀治疗。

处 方

(1)抗感染治疗:同急性前列腺炎。

(2)解痉、镇痛治疗:同急性前列腺炎。

(3)中医中药治疗

①龙金通淋胶囊 2 粒,口服,每日 3 次。

②银花泌炎灵 4 片,口服,每日 4 次。

【用药注意事项】

1. 多数对革兰阴性杆菌有效的药物较难渗透至前列腺中,目前首选治疗药物为复方磺胺甲噁唑、哌拉西林/他唑巴坦,还可选用氟喹诺酮类环丙沙星、左氧氟沙星,磺胺疗程 1~3 个月,其他药物 4~6 周。

2. 服用复方磺胺甲噁唑期间宜多饮水,防止药物在尿中析出结晶,必要时可口服碳酸氢钠碱化尿液,促进本药排泄。

3. 非甾体抗炎药使用注意事项

(1)本品可增加胃肠道出血的风险,并导致水钠潴留,使血压上升。

(2)轻度肾功能不全者可使用最小有效剂量,并密切监测肾功能和水钠潴留情况。

(3)本品有使肝酶升高倾向,故使用期间宜监测肝功能。

(4)胃肠道溃疡史者避免使用。有心功能不全病史,肝、肾功能损害和老年患者及服用利尿药或任何原因细胞外液丢失的患者慎用。

(5)有眩晕史或其他中枢神经疾病史的患者,服用本品期间应禁止驾车或操纵机器。

第18章

泌尿、男性生殖系统结核用药与处方

肾 结 核

泌尿系统结核是肺外结核感染中最常见的,多发于 20～40 岁的青壮年,男性多于女性,90％为单侧病变。肾结核多在肺结核发生或者恢复很长时间后才出现症状,一旦感染肾脏后可向下蔓延至整个泌尿系统,肾结核具有代表着泌尿系统结核的意义。近年来,不典型肾结核有明显增高的趋势。

【症状与体征】

1. 症状 肾结核在早期往往无明显症状,只在尿液检查时可发现少量蛋白、红细胞和脓细胞。膀胱刺激症状,如尿频、尿急和尿痛。血尿和脓尿较为常见,一般无明显腰痛,患侧腰痛常在晚期形成结核脓肾累及肾周围时出现,或在对侧肾积水时出现对侧腰痛。全身症状多不明显,特别是当前以隐匿性肾结核多见,只有晚期或者合并其他脏器活动性结核时可出现低热、盗汗、消瘦及贫血等结核中毒症状。

2. 体征 男性患者肾结核常常合并有生殖系统结核,生殖系统结核的发现对诊断肾结核有帮助。前列腺缩小、变硬、表面高低不平,输精管增粗等具有提示作用。形成脓肾或合并感染、积水时可有患侧肾区的叩击痛,晚期可出现消瘦、低热、水肿等。

【辅助检查】

1. 实验室检查

(1)尿液常规检查:尿液经常呈酸性反应,含少量蛋白,在大多数患者显微镜下可见到有少量或中等量的红细胞和白细胞。发生混合性尿路感染时可见大量的白细胞或脓细胞。

（2）尿普通细菌培养：应为阴性。但有相当部分的肾结核患者存在泌尿系统的混合性感染，尿液普通细菌培养可阳性。

（3）尿结核菌检查：24h 尿液抗酸杆菌检查阳性率可达 50％～70％，对肾结核的诊断有一定的参考意义。

（4）尿结核菌培养：该方法对肾结核的诊断有决定作用，其阳性率可高达 90％。

（5）结核菌素试验：是检查人体有无受到结核杆菌感染的一种检查方法，最常应用于肺结核病，但对全身其他器官的结核病变同样有参考价值。

（6）红细胞沉降率检查：结果可以增快，但红细胞沉降率检查对肾结核疾病并无特异性，对膀胱炎患者伴红细胞沉降率增快常能提示有肾结核可能，可作为参考检查。

（7）肾功能检查（尿素氮、肌酐、尿酸测定）：一侧肾脏结核肾功能检查并无影响，若一侧严重肾结核，并累及对侧肾脏或引起肾积水而造成功能影响者，则上述肾功能检查可显示增高。

2. X 线检查　包括胸片、泌尿系统平片、静脉尿路造影、肾穿刺造影、逆行尿路造影等。胸片可了解肺部有无结核病灶。泌尿系统平片可见肾外形增大或呈分叶状。若钙化遍及结核肾的全部，甚至输尿管时，即形成所谓的"自截肾"。静脉尿路造影：典型的结核表现可见肾实质破坏。局限在肾乳头和肾小盏的病变为边缘毛糙，不整齐，如虫蛀样变，或其漏斗部由于炎症病变或瘢痕收缩，使小盏变形、缩小或消失。如病变广泛，可见肾盏完全破坏，干酪坏死呈现边缘不齐的"棉桃样"结核性空洞。若全肾破坏，形成脓肾，肾功能丧失，患肾不显影。输尿管结核在 X 线造影可显示管壁不规则，管腔粗细不匀，失去正常的柔软弯曲度，呈现僵直索状管道。

3. 超声　能帮助诊断肾内的结核空洞、肾积水或肾钙化。早期无异常发现。肾组织明显破坏时，多出现异常波形并伴有肾体积增大。结核性脓肾则在肾区出现液平段。

4. CT 检查　不能诊断早期结核，中晚期肾结核具有较特征性的 CT 表现，CT 是目前最有效的影像学诊断方法之一，CT 图像上肾结核最常见的特征性征象为囊状改变，其病理改变基础为肾盏扩张基础上的继发脓腔。另外，对图像中肾内钙化点及输尿管管壁增厚等也应重视。

5. 膀胱镜检查　膀胱镜检查是肾结核的重要诊断手段，可以直接看到膀胱内的典型结核变化而确立诊断。早期膀胱结核可见膀胱黏膜有充血水肿及结核结节,在膀胱镜检查的同时还可做两侧逆行插管,收集两侧肾盂尿液进行镜检和结核菌培养及结核菌动物接种。由于这些是分肾检查数据,故其诊断价值更有意义。若膀胱结核严重,膀胱挛缩,容量<100ml 时难以看清膀胱内情况,不宜进行此项检查。

6. 放射性核素肾图检查 肾病灶局限而不妨碍全肾的分泌功能,则肾图显示正常。如肾实质有相当范围的破坏,则肾图显示血供不足或分泌排泄时间延长。患肾破坏严重时,呈无功能水平线肾图。肾结核导致对侧肾积水时,则肾图可显示积水、梗阻曲线。此项检查虽无特异性诊断价值,但方法简单,对患者并无痛苦,故在临床亦列为常规检查方法。

【治疗原则】

1. 一般治疗原则

(1)肾结核继发于全身性结核病,因此在治疗上必须重视全身治疗,并结合局部病变情况全面考虑,才能收到比较满意的效果。同时应加强营养、休息等。

(2)手术治疗。

2. 用药目的与原则

(1)用药适应证:临床前期肾结核;局限在一组大肾盏以内的单侧或双侧肾结核;孤立肾肾结核;伴有身体其他部位的活动性结核暂时不宜肾结核手术者;双侧重度肾结核而不宜手术者;肾结核兼有其他部位的严重疾病暂时不宜手术者;配合手术治疗,作为手术前用药;肾结核手术后的常规用药。

(2)早期、定量、联合、定期和有规律更换用药。

(3)结核病化学治疗方案的确立:结核病的化学治疗是结核病治疗的最重要的基本手段,是控制结核病流行的最有效的措施。目前已有 10 余种高效和有效的抗结核药,2006 年 WHO 将其分为 5 大类。

第 1 类:一线抗结核药,包括异烟肼(简称 H,下同)、利福平(R)、利福喷汀(L)、吡嗪酰胺(Z)及乙胺丁醇(E)。第 2 类:注射剂,包括链霉素(S)、卡那霉素(K)、阿米卡星(A)及卷曲霉素(C)。第 3 类:氟喹诺酮类,包括环丙沙星(C)、氧氟沙星(O)(见 9.2.14)、左氧氟沙星(V)(见 9.2.14)、莫西沙星(MO)、加替沙星(G)。第 4 类:口服抑菌药,包括乙硫异烟胺(Eth)、丙硫异烟胺(Pth)、对氨基水杨酸钠(P)及环丝氨酸(Cs)。第 5 类:疗效不肯定药物,包括氨苄西林克拉维酸复合制剂、氯法齐明、克拉霉素及利奈唑胺。

"/"前者为强化期用药;"/"后者为持续期用药。其中的阿拉伯数字表示疗程的"月"数;英文字母后下标的阿拉伯数字表示一周用药次数(无下标的表示每日 1 次)。如"2HRZE/4H₃R₃E₃"表示为强化期服用异烟肼(H)每日 1 次,利福平(R)每日 1 次,吡嗪酰胺(Z)每日 1 次和乙胺丁醇(E)每日 1 次,疗程 2 个月;持续期服用异烟肼(H)每周 3 次,利福平(R)每周 3 次和乙胺丁醇(E)每周 3 次,疗程 4 个月。

①结核病的化学治疗可分为 2 个阶段:第 1 阶段为强化期,一般为 2 个月,常以异烟肼(H)、利福平或利福喷汀(R 或 L)、吡嗪酰胺(Z)3 种核心药物及乙胺丁醇(E)或链霉素(S)等 3～4 种药物联合,简称 2HRZE(S)方案。第 2 阶段为持续期,一般为 4 个月,常联用异烟肼、利福平、乙胺丁醇 3 药,简称 4HRE 方案。全方案的简称为 2HRZE(S)/4HRE。

②为了保证依从性和防止单药治疗,WHO 积极推荐采用含异烟肼、利福平、吡嗪酰胺和含异烟肼、利福平及含异烟肼、利福平、吡嗪酰胺、乙胺丁醇的固定剂量复合剂,国内也有相应的复合制剂和各种药物的板式组合药。

③根据患者治疗史及药物敏感试验,结核病的治疗方案有初治、复治、耐药结核病(即对一线抗结核药物中一种药物耐药)、耐多药结核病(即至少耐异烟肼、利福平)、严重耐多药结核病(即至少耐异烟肼、利福平外,还对一种注射药物及一种喹诺酮类药物耐药)等多种治疗方案。

④肾结核首选:2-3HRZES(或 A)/9-10HRE。次选:2HRZEV/10HRV。Z、E、S(或 A),喹诺酮类药物剂量需根据肾功能及肾脏病变程度进行调整,即每周 2～3 次间歇用药,必要时在化学治疗控制后行手术治疗。

处　　方

(1)术前抗结核治疗:可酌情选择以下药物 2～3 种。

①链霉素 0.75g,肌内注射,每日 1 次。

②异烟肼 300mg,口服,每日 1 次。

③利福平 450mg,口服,每日 1 次。

④对氨基水杨酸 3g,口服,每日 3 次。

⑤乙胺丁醇 500mg,口服,每日 1 次。

⑥卡那霉素 0.75～1.0g,肌内注射,每日 1 次。

⑦吡嗪酰胺 1.5～2.0g,口服,每日 1 次。

(2)术后 2 周左右后转入常规的抗结核治疗。

①链霉素 0.75g,肌内注射,每日 1 次。

②异烟肼 300mg,口服,每日 1 次。

③利福平 450mg,口服,每日 1 次。

④环丙沙星 400mg,口服,每日 1 次。

⑤氧氟沙星 600mg,口服,每日 1 次。

⑥左氧氟沙星 400mg,口服,每日 1 次。

⑦莫西沙星 400mg,口服,每日 1 次。

⑧加替沙星 400mg,口服,每日 1 次。

(3)合并感染时:推荐使用喹诺酮类药物,在抗感染的同时有抗结核作用,或选择敏感药物。

①哌拉西林/他唑巴坦 3.375g,0.9%氯化钠注射液 250ml,静脉滴注,每 8h 1 次。或头孢曲松 1~2g,0.9%氯化钠注射液 100ml,静脉滴注,每日 1 次或每 12h 1 次。

②左氧氟沙星注射液 500mg,静脉滴注,每日 1 次。或环丙沙星注射液 400mg,静脉滴注,每日 1 次。

③头孢克肟 100mg,口服,每日 2 次。

④头孢呋辛钠片 250mg,口服,每日 3 次。

⑤克拉霉素 250mg,口服,每日 2 次。

(4)术后止血、镇痛:见肾损伤。

【用药注意事项】

1. 基于各种抗结核药物在上述三大作用中的优势不同,又鉴于各种药物对结核杆菌的作用靶位不同,需要联合化学治疗以达到药物间协同或累加作用,发挥早期杀菌和灭菌活性,减少耐药性产生,以期提高疗效,减少治疗失败,减少复发,减少耐药结核病发生的保证。为了提高血药峰值浓度,异烟肼、利福平、利福喷汀、喹诺酮类药物宜顿服,其他药物根据患者耐受性而定。一般建议,异烟肼、利福平、利福喷汀空腹顿服。

2. 链霉素、异烟肼、利福平、乙胺丁醇具有不同程度的抗生素后效应(又称延缓生长期),可根据病情和减少不良反应,采用适当增加日剂量,每周 3 次或 2 次的间歇治疗。如 $H_3R_3E_3$ 方案,即每周 3 次服用异烟肼、利福平、乙胺丁醇。

3. 为了保证患者按规定方案,不中断地完成全程治疗,治疗管理也是保证化疗成功的重要因素之一。

4. 术前推荐异烟肼、链霉素、利福平三联抗结核治疗,持续 2 周后再手术。如果患者全身情况较差,或有其他器官结核,应酌情延长术前抗结核药的准备,有时术前用药可延长至 3～4 个月。

5. 抗结核治疗要求早期、定量、联合用药,并定期和有规律更换用药。

6. 异烟肼的主要不良反应为精神兴奋和多发性末梢神经炎,必要时加服维生素 B_6。卡那霉素、氯霉素的耳肾毒性应引起重视。

7. 联合化疗方案中的各种药物可能有各自的不良反应,联合用药可能增加不良反应发生的频率。因此,治疗过程中需注意肝、肾功能,血常规及过敏反应等,必要时可加用保护肝功能的药物,或在方案组成及剂量用法上做相应的调整。

8. 抗结核治疗期间应定期复查尿常规、超声及 IVU,了解病情变化和肾功能。

9. 抗结核药的停药标准为在抗结核药治疗过程中,必须密切注意病情的变化,定期进行各种有关检查,达到病变已经痊愈,则可考虑停止用药。目前认为可以停药的标准如下。

(1)全身情况明显改善,红细胞沉降率正常,体温正常。

(2)排尿症状完全消失。

(3)反复多次尿液常规检查正常。

(4)24h 尿浓缩查抗酸杆菌,长期多次检查皆阴性。

(5)尿结核菌培养、尿动物接种查找结核杆菌皆为阴性。

(6)X 线泌尿系统造影检查病灶稳定或已愈合。

(7)全身检查无其他结核病灶。在停止用药后,患者仍需强调继续长期随访观察,定期做尿液检查及泌尿系造影检查至少 3～5 年。

第19章

泌尿系统梗阻用药与处方

第一节　肾　积　水

尿液从肾盂内排出受阻,随着尿液的不断生成,腔内压力持续增高,导致肾盂肾盏扩张,肾实质萎缩,肾功能减退,临床上称为肾积水(hydronephrosis)。凡尿路内外长时间梗阻病变,最终均可造成肾积水。巨大肾积水时容量可达 1000ml 以上。由于肾实质遭到严重破坏,萎缩变薄,肾功能也逐渐衰退。急性完全梗阻时,肾内压骤然增高,很快超过肾小球滤过压,肾脏的分泌功能逐渐停止,梗阻若不能及时解除,肾实质则很快遭到破坏,肾脏扩张不明显而主要表现为全肾萎缩。短期内,肾内尿液可经淋巴及静脉回流被重吸收一部分,增高的肾内压可以下降,尿液的分泌与重吸收仍可继续进行。故急性完全梗阻若能在 5~6 周解除梗阻,肾功能尚可有所恢复。

【症状与体征】

1. 肾积水症状多不典型,一般多无明显症状,或腰部有轻微胀感不适。急性梗阻发作时可出现肾绞痛,并伴有恶心、呕吐、肾区压痛及血尿等。

2. 严重积水的肾体积显著增大,在患侧腹部可触及囊性肿物。少数患者可并发高血压。

3. 继发感染可出现寒战、高热、腰痛及尿路刺激症状等。

4. 肾积水症状可能因原发病(如结石、肿瘤等)引起,检查时才发现肾积水。

【辅助检查】

1. **超声检查**　简单、无创、廉价的方法,可确定肾积水的程度和肾脏的大体情况。

2.泌尿系统腹平片(KUB)　若肾积水系结石所致,可见到尿路结石影、肾轮廓增大。

3.静脉尿路造影(IVU)　严重肾积水由于肾功能减退,普通造影剂量造影肾脏显影常不满意,采用大剂量延时造影方法较好。

4.逆行尿路造影　当静脉尿路造影显影不满意或未显影时采用,有助于进一步明确梗阻及肾积水的原因。逆行插管有诱发严重感染的危险,故必须严格执行无菌操作。

5.CT 及 MRI　可以清楚显示肾积水程度及肾实质情况,还可以确定梗阻部位及病因。

6.经皮肾穿刺造影　采用上述方法仍不能明确梗阻原因时,在超声或 X 线引导下行经皮肾穿刺术,将导管留置肾盂内一方面可以起引流作用,另一方面可注入造影剂显示积水及梗阻情况。

7.放射性核素肾动态显像及肾图　可区别肾积水与肾囊肿,并可了解肾实质损害的程度。肾图有助于了解患侧肾脏功能。肾积水时排泄段呈持续上升梗阻曲线;肾功能严重减退时,肾图则呈低平无功能曲线。

【治疗原则】

1.一般治疗原则

(1)肾积水的治疗应根据造成积水的梗阻病因、发病缓急及肾脏损害的程度等综合考虑。

(2)手术治疗。

2.用药目的与原则

(1)在掌握证据的前提下,应给予抗感染治疗。

(2)保护肾脏,促进肾功能恢复。

(3)纠正电解质失调等必要的治疗。

(4)术后镇痛、止血、营养支持治疗。

处　　方

(1)存在继发感染时应抗感染治疗,根据药敏或经验选药,必要时可以联合给药。

①哌拉西林/他唑巴坦 3.375g,氯化钠注射液 250ml,静脉滴注,每 8h 1 次。或头孢曲松 1～2g,氯化钠注射液 100ml,静脉滴注,每日 1 次或每 12h 1 次。

②左氧氟沙星注射液 500mg,静脉滴注,每日 1 次。或环丙沙星注射液

200mg,静脉滴注,每日 2 次。

③头孢克肟 100mg,口服,每日 2 次。

④头孢呋辛酯片 250mg,口服,每日 2 次。

(2)保肾治疗

①复方 α-酮酸片 4～8 片,进餐时整片吞服,每日 3 次。

②尿毒清在 6、12、18 时各服 1 袋,晚 22 时服 2 袋。

(3)术后镇痛:见肾损伤。

(4)围术期抗菌药物的预防性使用:见肾损伤。

【用药注意事项】

1. 复方 α-酮酸用药注意事项

(1)保证足够的热量。成人患者需要每日 40g 的蛋白饮食。

(2)肾脏疾病。肾小球滤过率低于每分钟 25ml 患者,不超过每日 40g 的蛋白饮食,可长期服用本品。本品宜在用餐时服用。

(3)用药期间定期监测血钙水平,并且注意调整用量。

2. 尿毒清每天最大量不超过 8 袋,也可另定服药时间,但两次服药间隔不超过 8h。

第二节 良性前列腺增生

前列腺增生症(benign hyperplasia of prostate)也称良性前列腺增生,是中老年男性排尿障碍原因中最为常见的一种良性疾病。主要表现为组织学上的前列腺间质和腺体成分的增生、解剖学上的前列腺增大、下尿路症状为主的临床症状以及尿动力学上的膀胱出口梗阻。

【症状与体征】

1. 症状一般在 50 岁以后出现。

2. 梗阻症状,如排尿等待,尿线中断,尿末滴沥,尿线无力,排尿时间延长,排尿不尽感,充溢性尿失禁。

3. 刺激症状,如尿频、尿急、夜尿多、尿量小、急迫性尿失禁。

4. 逼尿肌功能不稳定或失调。

5. 前列腺增大、梗阻、刺激症状三者之间可以不一致。

6. 合并膀胱结石。

7. 血尿。

8. 泌尿系统感染。

9. 慢性肾功能减退。

10. 并发腹股沟疝、脱肛、痔等。

【辅助检查】

1. 症状评估 国际前列腺症状评分(IPSS)。

2. 直肠指检 检查肛门括约肌张力,前列腺大小,质地,有无压痛及结节。

3. 实验室检查 血、尿常规,肝、肾功能,电解质,血清 PSA。

4. 尿流率测定 尿量在 150~200ml 时进行检查较为准确,最大尿流率 Qmax >15ml/s 为正常,必要时可重复检查。

5. 超声检查 了解前列腺形态、大小,有无异常回声,突入膀胱的程度,以及残余尿量。经直肠超声还可以精确测量前列腺体积(计算公式为 0.52 ×前后径×左右径×上下径)。

6. 静脉尿路造影 如果下尿路症状患者同时伴有反复泌尿系统感染、镜下或肉眼血尿、怀疑肾积水或者输尿管扩张反流、泌尿系统结石等,应行静脉肾盂造影检查。如有对造影剂过敏或肾功能不全时禁止行静脉肾盂造影。可以利用核素肾图或者 MRU 代替该检查来了解肾功能及上尿路引流情况。

7. 尿道造影检查 怀疑尿道狭窄时做此项检查。

8. 尿动力学检查 对引起膀胱出口梗阻的原因有疑问或需要对膀胱功能进行评估时建议此项检查,结合其他相关检查以除外神经系统病变或糖尿病所致神经源性膀胱的可能。

9. 尿道膀胱镜 了解梗阻的情况,膀胱的变化,残余尿量,除外膀胱肿瘤、结石等。

【治疗原则】

1. 一般治疗原则

(1)等待观察是一种不给药物、非手术的治疗措施,包括患者教育、生活方式指导、随访等。适合下尿路症状(IPSS 评分≤7)的患者,以及中度以上症状(IPSS 评分≥8)同时生活质量尚未受到明显影响的患者。

(2)手术治疗。

2. 用药目的与原则

(1)缓解下尿路症状。

(2)延缓疾病进展。

(3)预防并发症。

(4)手术预防性使用抗生素治疗。

(5)术后止血、镇痛、预防感染等治疗。

处 方

(1)应用 5α 还原酶抑制药:非那雄胺 5mg,口服,每日 1 次。

(2)α 受体阻滞药:以下药物可选择 1 种。

①坦洛新 0.2mg,口服,每日 1 次。

②多沙唑嗪控释片 4mg,睡前口服,每日 1 次。

③阿夫唑嗪缓释片 10mg,口服,每日 1 次。

④特拉唑嗪 1~5mg,口服,每日 1 次。

(3)植物药制剂:以下药物可选择 1 种。

①普适泰 1 片,口服,每日 2 次。

②伯泌松 160mg,口服,每日 2 次。

③前列安通胶囊 5 粒,口服,每日 3 次。

(4)如有前列腺炎,可口服抗生素治疗:下列药物可选择 1 种。

①左氧氟沙星 500mg,口服,每日 1 次。

②复方磺胺甲噁唑 1g,口服,每日 2 次。

③多西环素 100mg,口服,每日 2 次。

(5)术后可适当继续服用非那雄胺和 α 受体阻滞药:用法同术前。

(6)围术期抗菌药物的预防使用、术后镇痛:同肾损伤。

【用药注意事项】

1. 5α 还原酶抑制药可使前列腺体积缩小,改善膀胱出口梗阻症状,减少急性尿潴留及手术的危险。对前列腺体积偏大(>40ml)和(或)PSA 水平偏高(>1.4ng/ml)的患者疗效更显著。但需在较长时间治疗后方可见效,一般用药 3 个月后才会达到满意疗效。

2. α 受体阻滞药可松弛膀胱颈及后尿道周围的平滑肌,缓解膀胱出口梗阻症状。α 受体阻滞药使用后可出现直立性低血压的不良反应,因此此类药物的用药方法应从低剂量开始,然后视不良反应及疗效等反应逐渐提高剂量。如特拉唑嗪首次剂量每日不超过 1mg,临睡前服,以后均在清晨服用,并缓慢增量,直至血压达到正常水平,即可改为维持量,通常为每日 8~10mg。应用 α 受体阻滞药治疗期间由于可出现与直立性低血压相关的症状(如眩晕等),因此服药期间不宜驾驶、操纵机械或执行危险性作业。

3. 注意缓、控释制剂不能掰开或咀嚼服用。

4. 应用药物治疗良性前列腺增生前,需排除前列腺癌的可能。

5. 非那雄胺可以与 α 受体阻滞药同时使用。

6. 服用复方磺胺甲噁唑宜多饮水,必要时同服碳酸氢钠碱化尿液,以促进药物排泄。

第三节　急性尿潴留

急性尿潴留(acute retention of urine,ARU)是指膀胱突然失去排尿功能,尿液大量积存于膀胱,使患者感到下腹胀痛难忍的紧急情况。其原因是逼尿肌收缩不能产生足够大的膀胱腔内压,用于克服尿道阻力,迫使尿液排出体外。部分急性尿潴留患者存在充溢性尿失禁,但膀胱内仍积存大量尿液不能排空。长期尿潴留会导致泌尿系统感染、肾积水、急性肾功能损害或肾衰竭。

【症状与体征】

1. 排尿困难　以至于不能排尿 6h 以上。

2. 腹痛　主要是下腹胀痛和(或)伴有短暂少量溢尿。

3. 血尿　可能提示血块堵塞尿道或膀胱填塞所致尿潴留。

4. 腰痛　长期尿潴留所致感染或肾积水。

5. 高热、昏迷　常见于老年人和小儿。

6. 视诊　下腹部膀胱区隆起,在体形较瘦的患者尤为明显,叩诊浊音,压迫性尿意,肾区多无叩击痛等。

【辅助检查】

1. 超声检查　泌尿系统超声或盆腔超声是最准确、快速、廉价的检查,且可以帮助手术定位。

2. 实验室检查　尽管血常规、尿常规、尿培养、肾功能等对急性尿潴留的诊断帮助不大,但对于导尿后判断有无感染,指导临床治疗来说还是必需的。

3. CT 或 MRI　用于鉴别膀胱内肿瘤、结石、血块等。

【治疗原则】

1. 一般治疗原则

(1)解除病因,恢复排尿。但有时病因不明或梗阻一时难以解决,先做尿液引流,以后再做处理。

(2)病因明确并有条件及时解除者,应立即解除病因,恢复排尿。例如包皮口或尿道口狭窄,局部切开即可恢复排尿;又如尿道结石可立即取出结石。在一些药物或低血钾引起的尿潴留,停药或补钾后可恢复正常排尿。

(3)腰麻和肛管直肠手术后的尿潴留,可用针灸治疗,常选用的穴位有中极、曲骨、阴陵泉、三阴交等。亦可用穴位注射新斯的明 0.25mg。

(4)导尿是急性尿潴留时最常用的方法。膀胱高度膨胀时应立即导尿,导尿时应使尿液慢慢排出,防止膀胱内压迅速降低而引起膀胱内出血。应遵守无菌操作,避免带入细菌。前列腺增生患者导尿有困难时采用弯头导尿管。如估计排尿功能一时难以恢复,应留置尿管。

(5)不能插入导尿管者,可在无菌操作下行耻骨上膀胱穿刺造瘘术或开放耻骨上膀胱造瘘术。

2. 用药目的与原则

(1)首先经验性抗感染治疗,待细菌培养及药物敏感试验结果回报后,再针对性用药。

①单药疗法:具有使用方便,顺从性好,较少发生不良反应和耐药菌株产生机会较少等优点。但其疗效不及 3~5d 或更长疗程疗法,且治疗后复发率相对较高,目前已较少使用。氟喹诺酮类由于广泛应用于临床各系统感染,耐药菌株不断增加,临床疗效随之降低。

②联合使用抗生素:原则上用于重症上尿路感染,出现菌血症或败血症及反复发作的患者。可供选择的抗生素有半合成广谱青霉素、第三代头孢菌素、单环 β-内酰胺类、喹诺酮类、大环内酯类、氨基糖苷类。

(2)应用 α 受体阻滞药有助于急性尿潴留的治疗,对于导尿后服用 α 受体阻滞药可提高拔尿管后恢复排尿的成功率。

处　方

(1)抗感染治疗:必要时可以联合用药。

①哌拉西林/他唑巴坦 3.375g,氯化钠注射液 250ml,静脉滴注,每 8h 1次。或头孢曲松 1~2g,氯化钠注射液 100ml,静脉滴注,每日 1 次或每12h 1次。

②左氧氟沙星注射液 500mg,静脉滴注,每日 1 次;或环丙沙星注射液 200mg,静脉滴注,每日 2 次。

③头孢克肟 100mg,口服,每日 2 次。

④头孢呋辛酯片 250mg,口服,每日 2 次。

⑤复方磺胺甲噁唑 960mg,口服,每日 2 次。

(2)术后镇痛:酌情选择以下药物的 1 种。

①布洛芬缓释胶囊 300mg,口服,每日 1~2 次。

②双氯芬酸钠缓释片 100mg,口服,每日 1 次。

③氟比洛芬酯 50mg,缓慢静脉注射,每日 3 次。

④帕瑞昔布 40mg,肌内注射,每 12h 1 次,连续用药不超过 3d。

⑤盐酸布桂嗪注射液 100mg,肌内注射,必要时。

(3)应用 α 受体阻滞药:缓解急性尿潴留,同良性前列腺增生。

【用药注意事项】

1. 消化性溃疡活动期患者或以往应用非甾体抗炎药(NSAIDs)引起严重消化道病变(如溃疡、出血、穿孔)者,禁用 NSAIDs 术后镇痛。

2. 其他药物使用注意事项同良性前列腺增生。

第20章

尿石症用药与处方

第一节　上尿路结石

一、肾结石

肾结石多发生于青壮年,21~50岁者居多,男性发病率高于女性。肾结石分为代谢性和感染性两大类,代谢性结石与遗传因素有关,常可查出代谢失常的疾病,饮食失调为重要促发因素,如高尿钙症、尿酸、胱氨酸、黄嘌呤等代谢异常、甲状旁腺功能亢进、维生素 A 摄入不足等。感染性结石是肾脏存在产生脲酶的细菌感染,将尿素分解,尿呈碱性,形成磷酸镁铵结石,感染使尿基质增多,加速结石增大,常为双侧铸形结石。

【症状与体征】

临床主要表现为肾区或上腹部疼痛,常伴下腹部、会阴部放射痛,血尿、脓尿、排石史,肾积水时可触及腰部包块等。部分患者无症状,在查体时发现结石或积水。

1. 症状　患侧腰背部疼痛,可有钝痛,肾绞痛是上尿路结石的特有症状。患者尿中可排出结石,合并感染时有发热、尿频、尿急、尿浑浊。

2. 体征　肾区叩击痛,可有不同程度的血尿,孤立肾或双肾结石偶有发生梗阻可致无尿。

【辅助检查】

1. 实验室检查　尿常规,可见到红细胞。同时,为了查找病因,应做血、尿化验,如血钙、磷、尿酸含量测定,尿 24h 钙、磷、草酸、胱氨酸及尿酸定量等,如血钙超过 3mmol/L(12mg/dl)应高度怀疑甲状旁腺功能亢进,并进一步进行甲状旁腺功能测定。

2. 超声检查　可显示结石部位和大小,以及肾盂肾盏有无积水,还可显示肾实质有无损害。

3. X 线检查　是肾结石的重要检查方法。腹部 X 线片显示结石致密影,但不能显示尿酸结石。IVU、逆行造影和经皮肾穿刺造影可明确结石情况,了解肾积水和肾功能情况,以及有无尿路畸形。

4. CT 或 MRI 检查　尤其是三维重组成像,可清晰显示结石大小、形状、数目、位置和肾积水,初步判断肾功能,对治疗的选择有决定性意义。

5. 放射性核素检查　数字化测定分肾功能和相对肾功能,提示有无梗阻及其程度。

【治疗原则】

1. 一般治疗原则

(1)注意休息,多饮水,保持 24h 尿量在正常的 2 倍以上,减少结石形成并促进其排出。

(2)根据病因调整饮食习惯,如低钙、低磷、低蛋白的饮食。

(3)手术治疗。

2. 用药目的与原则

(1)化学性溶石:适用于结石<1cm,根据结石成分分析选择药物为佳,也可凭经验用药。

(2)抗感染治疗:可经验用药或根据细菌培养及药物敏感试验选用抗感染药物。

(3)对症支持治疗:如退热、解痉、镇痛等。

(4)中医中药治疗。

<u>处　　方</u>

(1)抗感染治疗:可选择敏感药物或以下药物中的 1 种或几种联合用药,必要时静脉输液。

①阿莫西林 0.5g,口服,每日 3～4 次。

②头孢拉定 0.5g,口服,每日 3 次。

③哌拉西林/他唑巴坦 4.5g,0.9％氯化钠注射液 250ml,静脉滴注,每8h 1 次。

④左氧氟沙星 500mg,静脉滴注,每日 1 次。

(2)术后镇痛:见肾损伤。

(3)围术期预防用药:见肾损伤。

(4)止血治疗:必要时用,并可联合用药。

①6-氨基己酸 4~6g,0.9%氯化钠注射液 250ml,静脉滴注,每日 1 次,应用 3~4d。

②氨甲环酸氯化钠注射液 1~2g,静脉滴注,每日 1~2 次。

③蛇毒巴曲酶 1000U,静脉注射,即刻;或 1000U,肌内注射或静脉注射,每日 1~2 次,3d 或更长。

(5)尿酸结石治疗

①枸橼酸钾口服液 10~15ml,口服,每日 3 次;或碳酸氢钠 1~2g,口服,每日 3 次。

②别嘌醇片 100~200mg,口服,每日 3 次。

(6)草酸钙结石治疗

①氢氯噻嗪 25~50mg,口服,每日 1~2 次。

②维生素 B_6 10~20mg,口服,每日 1 次。

(7)磷酸镁铵结石治疗:氯化铵 0.6~2g,口服,每日 3 次。

(8)胱氨酸结石治疗:枸橼酸钾口服液 10~15ml,口服,每日 3 次。或碳酸氢钠 1~2g,口服,每日 3 次。

(9)中药制剂治疗:排石颗粒 1 袋,开水冲服,每日 3 次。

【用药注意事项】

1. 枸橼酸钾需在进食时服用或餐后 30min 内服用,以减少胃肠道刺激。需限钾的患者在碱化尿液时,应选用其他的枸橼酸盐,如枸橼酸钠等。一般需保证每日尿量在 2.5L 以上,以防止本药在尿液中过饱和状态的形成。

2. 别嘌醇服药期间应大量饮水,并维持尿液呈中性或弱碱性,以降低黄嘌呤结石及肾脏内尿酸沉积的风险。

3. 尿酸结石是体内嘌呤代谢紊乱的产物,碱化尿液、口服别嘌醇及饮食调节有治疗作用,效果较好。胱氨酸结石治疗需碱化尿液,使尿液 pH>7.8。磷酸镁铵是感染性结石的主要成分,酸性尿液环境下溶解度增加,可以使用氯化铵酸化尿液治疗。维生素 B_6 缺乏时,人体内的乙醛酸不能转变为甘氨酸,而经氧化转变成草酸。因此对维生素 B_6 缺乏引起的高草酸尿,给予小剂量维生素 B_6 即能显著降低尿草酸盐浓度,避免草酸钙结石的形成。

4. 氢氯噻嗪能抑制小肠吸收过多的钙,还会增加肾脏对钙的再吸收能力,降低尿中钙含量,所以肾性高尿钙症和吸收性高尿钙症患者最适合此种药物治疗。尤其是有高血压,并复发性结石钙患者。但尿酸结石的患者则禁服用本药,因本药可干扰肾小管排泄尿酸,加重血尿酸的升高。

5. 黄体酮主要作用于 β 受体,能使泌尿系统平滑肌普遍松弛,输尿管口径扩大,从而起到解痉镇痛的作用,并能产生节律性蠕动,促使结石下移;另外,黄体酮还能通过竞争性地对抗醛固酮的作用而影响肾小管上皮细胞对 Na^+ 的重吸收而致溶质性利尿,尿流量加大,增加管腔内压,促进结石排出;另一方面,黄体酮能松弛平滑肌,对交感神经活动有抑制作用,减少了肾、输尿管交感传入纤维的痛觉冲动而起到镇痛作用;维生素 K_3 是生物合成某些血液凝固因子所必需的物质,对肾、输尿管及血管平滑肌具有直接解痉、舒张作用,使肾血流量增加,尿量增多,排泄加速,有利于结石的排出。两药合用在对平滑肌解痉的同时仍能保持平滑肌的正常蠕动功能,故有利于结石排出,从而更能达到解痉镇痛效果。

二、输尿管结石

输尿管结石可分为原发性结石和继发性结石,90% 为肾内结石降入输尿管,而致上尿路扩张和积水,原发性结石则很少见。输尿管有 5 个狭窄部位:①肾盂与输尿管连接部;②输尿管与髂血管交叉处;③输尿管与男性输精管或女性阔韧带底部交叉处;④输尿管与膀胱壁外侧缘交界处;⑤输尿管膀胱壁内段。输尿管结石 50%～60% 发生在输尿管下 1/3 处,在我国好发年龄为 20～40 岁,男性发病率高于女性。

【症状与体征】

1. 症状　与肾结石相似,但疼痛更为多见,且持续时间长,可出现阵发性肾绞痛,且疼痛可向下腹部、大腿内侧、会阴部放射。疼痛发作时伴有恶心、呕吐、腹胀、大汗等。同时可有尿痛、尿急等膀胱刺激症状。患侧肾积水,可诱发感染,严重者可出现肾衰竭。

2. 体征　患侧肾区叩击痛,若有肾结石和感染,有时可触及肾脏。若结石病反复发作,应仔细触摸颈部有无肿大的甲状旁腺。女性阴道检查偶可触及较大的输尿管下段结石。镜下血尿多见,绞痛发作剧烈时可见肉眼血尿,甚至血块。

【辅助检查】

1. 实验室检查

(1)尿常规检查常见红细胞和白细胞。

(2)内分泌异常或代谢紊乱,应查血钙、磷、尿酸含量测定,尿 24h 钙、磷等。

(3)肾功能检查。

2. 超声和 X 线检查 与肾结石类似,超声及 IVU 可见患侧肾积水,急性发作时患侧肾可不显影。

3. 放射性核素检查 数字化测定分肾功能和相对肾功能,提示有无梗阻及其程度。

【治疗原则】

1. 一般治疗原则

(1)注意休息,多饮水,保持 24h 尿量在正常的 2 倍以上,减少结石形成并促进其排出。

(2)根据病因调整饮食习惯,如低钙、低磷、低蛋白饮食。

(3)手术治疗。

2. 用药目的与原则

(1)消炎、解痉、镇痛治疗。

(2)化学性溶石:适用于结石<1cm,根据结石成分分析选择药物为佳,也可凭经验用药。

(3)抗感染治疗:可经验用药或根据细菌培养及药物敏感试验选用抗生素。

(4)中医中药治疗。

处　　方

同肾结石。

【用药注意事项】

同肾结石。

第二节　尿道结石

尿道结石(urethral calculi)大部分是肾、膀胱结石降入尿道所致,少数发生于尿道异物、憩室、尿道狭窄等。病理改变可有局部黏膜充血、水肿、溃疡形成,感染等尿道结石可引起尿道梗阻和感染,形成尿道周围脓肿,甚至尿道瘘。

【症状与体征】

1. 症状 排尿困难、尿流中断、尿潴留、尿频、尿痛,重者可发生急性尿潴留及会阴部剧痛。

2. 体征　尿道局部可有痛性肿物或扪及结石,尿道可有脓性分泌物,可出现血尿,合并感染时可有脓尿。

【辅助检查】

1. 实验室检查　尿常规可见白细胞和红细胞增多,中段尿培养可发现感染菌种。

2. 尿道金属探杆　可触及结石的摩擦感。

3. X 线检查　尿道部 X 线片和尿道造影相应部位可有不透光致密影或充盈缺损。

4. 超声检查　可在尿道结石部位发现强光团伴声影。

【治疗原则】

1. 一般治疗原则

(1)注意休息,多饮水,多排尿。

(2)积极处理原发病灶。

(3)手术治疗。

2. 用药目的与原则

(1)抗感染治疗。

(2)解痉镇痛治疗。

(3)积极治疗原发疾病。

(4)其他对症支持治疗。

处　　方

(1)抗感染治疗:可选择敏感药物或以下药物中的 1 种,必要时联合用药。

①左氧氟沙星 500mg,静脉滴注,每日 1 次。

②头孢哌酮 1～2g,0.9％氯化钠注射液 250ml,静脉滴注,每 8h 1 次。

③复方磺胺甲噁唑 960mg,每日 2 次。

④环丙沙星片 500mg,每日 2 次。

⑤头孢氨苄 500mg,每日 3 次。

(2)围术期预防用药、解痉镇痛:同肾损伤。

【用药注意事项】

1. 消化性溃疡活动期患者或以往应用非甾体抗炎药(NSAIDs)引起严重消化道病变(如溃疡、出血、穿孔)者禁用 NSAIDs 术后镇痛。

2. 氨甲环酸和 6-氨基己酸均为特异性的抗纤维蛋白溶解药,可选择其中 1 种。注意用药时不能经同一静脉通道输血;有血栓形成倾向(如急性心肌梗死)或有纤维蛋白沉积时不宜使用;应根据患者的肌酐清除率调整给药剂量。

3. 血液中缺乏血小板或某些凝血因子引起病理性出血时,蛇毒巴曲酶的作用减弱,宜补充血小板或缺乏的凝血因子,或输注新鲜血液后再用本药。用药次数视情况而定,每日总量不超过 8000U。一般用药不超过 3d。

第21章

泌尿、男性生殖系统肿瘤用药与处方

第一节 肾 癌

　　肾癌是肾细胞癌的简称,是最常见的肾脏恶性肿瘤,占肾脏起源的恶性肾肿瘤的 90％左右,其主要组织来源为肾近曲或远曲小管上皮细胞。40 岁以上多见,男性多于女性为 2∶1,20 岁以下很少发病。肾细胞癌有家族型和散发型两种类型。前者发病早、多发、双侧倾向。2％～4％的患者可同时或先后患双侧肾癌。病因不明,分子遗传学研究发现肾细胞癌的发生主要与 3 号染色体断臂抑癌基因异常改变有密切关系。

【症状与体征】

　　由于肾脏位于腹膜后,早期缺乏典型临床表现,其临床表现与肾癌的体积大小、生长位置和生物学行为有密切关系。过去肾癌典型的三联症(血尿、疼痛、肿块)已并非早期肾癌的临床表现。若表现三联症的患者提示肿瘤进入晚期,常有转移可能。归纳起来肾癌的临床表现如下。

　　1. 无任何症状　主要见于早期小体积肾癌。

　　2. 肿瘤不断生长、浸润周围组织器官所致的表现　血尿:突发性无痛性,全程肉眼血尿多见,有时有条索状血块,间断发作,可自行停止。疼痛:肿瘤生长快,肾包膜膨胀,导致腰部胀痛感。也可由于血尿形成血块,阻塞输尿管而引起肾绞痛。腰部肿块:肾癌肿块增大到一定程度后,可在腹部扪及肿块,质硬而坚实,不易活动。能扪及腰部肿块者多属晚期肾癌。继发性精索静脉曲张:见于左侧精索静脉,平卧时精索静脉曲张不消失。这是由于肿瘤压迫精索内静脉或癌细胞栓塞肾静脉所致。

　　3. 肾外症状表现　由于肾细胞癌的内分泌活动引起一系列改变,包括发热、红细胞沉降率增高、高血压、高血钙、红细胞增多症、肝功能异常、恶病质状态、贫血等。

4. 肾癌的转移症状 如肺、骨、肝的转移症状，以转移症状首次就诊的患者为数不少。

【辅助检查】

1. 泌尿系统平片 观察肾脏的位置、大小、轮廓及肿瘤区域有无钙化。一般肾癌常可引起肾脏轮廓的改变，肾盂癌很少引起肾脏轮廓的变化。

2. 静脉尿路造影 重点了解肾集合系统及其受肿瘤压迫的情况，以及左右肾脏的功能受损程度。同时对鉴别肾盂癌与肾癌有重要意义。

3. 超声检查 一般作为肾癌的首选诊断方法，对 1cm 以上的肾癌诊断的准确率达 90% 以上。肾癌一般表现为中低回声，有时肿瘤边缘或区域内有强回声钙化表现。超声对鉴别肾脏囊实性肿块有重要意义，但是复杂性囊性肾癌有时与复杂的肾囊肿很难鉴别。必要时可在超声引导下穿刺，穿刺液做细胞学检查，穿刺液为血性，找到瘤细胞，甚至囊肿造影显示囊壁不光滑，提示有囊性肾癌的证据。近年来，彩色超声的发展，对了解肾肿瘤的良、恶性及有无肾静脉和下腔静脉癌栓有重要意义。

4. CT 在肾癌诊断中具有重要地位，是目前肾癌诊断过程中必做的检查。它可明确显示肿瘤的大小、范围、有无侵犯邻近组织器官、肾静脉、腔静脉有无癌栓、淋巴结有无转移。对肾癌的术前分期较为准确。增强 CT 较平扫更能清楚地显示肿瘤病灶，一般肿瘤增强程度没有正常肾实质明显。

5. MRI MRI 对肾癌的诊断准确率为 90%，但是对直径<3cm 的肿瘤及囊性占位不如 CT。对肾癌侵犯周围脏器的情况容易查明，尤其对肾癌伴肾静脉、腔静脉癌栓及淋巴结转移者更具有特别意义，甚至取代过去的下腔静脉造影检查。

6. 肾动脉造影 肾动脉造影对早期肾癌的诊断及定位有重要意义。多数肾癌表现为新生血管、动静脉瘘、肿瘤血管池，包膜血管丰富。肾乳头状囊腺癌或转移癌常表现为少血管性改变。目前肾动脉造影主要用于手术前了解肾血管分布，对开展保留肾单位手术治疗，肾癌有重要意义。对巨大肾癌行肾动脉造影加肾动脉栓塞术，72h 内手术，可明显减少手术中出血，有利于彻底切除肿瘤。对不能切除的肿瘤也可作为一种姑息治疗手段。

7. 下腔静脉造影 现基本被 MRI 取代，只有在右侧巨大肾癌伴肾静脉及腔静脉癌栓，拟行肾癌根治及下腔静脉切除，结扎左肾静脉时，术前需了解左肾静脉侧支代偿情况时,有必要行下腔静脉造影。

8. 核素肾血流功能显像　能够准确了解双肾血流和功能情况,同时可鉴别肾肿块的血供是否丰富,以此判断肿瘤的良、恶性。

【治疗原则】

1. 一般治疗原则　肾细胞癌治疗的方式有外科手术治疗、化疗、放射治疗和免疫基因治疗四大治疗方法。目前外科手术治疗是肾细胞癌的主要有效治疗手段。其他方法作为肾细胞癌的辅助、姑息治疗手段,免疫基因治疗在肾细胞癌的治疗中是一种有前途的治疗方法。在决定肾癌外科手术时,必须参考肾癌的分期与病理分级,结合患者的年龄、家庭状况、对侧肾功能情况等综合考虑治疗方案。

2. 用药目的与原则

(1)药物治疗是手术和动脉栓塞的辅助治疗。

(2)药物治疗以生物治疗为主,化疗为辅。

(3)多种药物联合治疗为佳。

(4)对不能耐受手术者,联合多种治疗为佳。

处　　方

(1)细胞因子治疗:白细胞介素 2(IL-2)或干扰素-α(IFN-α)为转移性肾细胞癌(临床分期Ⅳ期)治疗的一线治疗方案。与单药治疗相比 IL-2 联合 IFN-α 治疗只是增加不良反应的发生率,并未能提高患者的生存率。

①IL-2 18MU/d,皮下注射,每周 5 天,共 5~8 周。

②IFN-α 300 万~900 万 U/d,皮下注射,每周 3 次,共 12 周。

(2)化疗:吉西他滨-卡培他滨为治疗转移性肾细胞癌的常用化疗方案。每 4 周重复 1 次。

①吉西他滨 $1000mg/m^2$,静脉滴注,第 1、8、15 天。

②卡培他滨 $1250mg/m^2$,口服,每日 2 次,连续 21d。

(3)抗血管生成治疗,需长期服用:下列药物可选择 1 种。

①索拉非尼 100~200mg,口服,每日 2 次。

②舒尼替尼 25mg,口服,每日 2 次。

(4)如血白细胞下降,可用以下药物:非格司亭 75~150μg,皮下注射,每日 1 次,5~7d 为 1 个疗程。

(5)围术期预防用药、解痉镇痛:见肾损伤。

【用药注意事项】

1. 应用免疫治疗和生物化疗期间每周检查血常规 1 次,每月查肝功能 1 次,白细胞计数<$3×10^9$/L 或肝功能异常时应停药,待恢复后再继续进行治疗。如患者不能耐受每次 900 万 U 剂量,则应减量至每次 600 万 U,甚至每次 300 万 U。

2. 尽管糖皮质激素(如倍他米松、地塞米松、氢化可的松、甲泼尼龙、泼尼松、曲安西龙等)显示可减轻 IL-2 引起的不良反应,包括发热、肾功能不全、高胆红素血症、呼吸困难、皮肤瘙痒,但该类药物与本药合用可减弱本药的抗肿瘤效力,故需避免合用。

3. 抗血管治疗可导致周围血管萎缩、脱屑、疼痛等,必要时减量或暂停。

4. 进食高脂食物可使索拉非尼生物利用度降低 29%,故本药宜在餐前至少 1h 或餐后 2h 服用。

5. 与 CYP 3A4 的强效抑制药(如克拉霉素、伊曲康唑、酮康唑、伏立康唑等)合用,可使舒尼替尼及其活性代谢物的血药浓度升高。与 CYP 3A4 诱导药(如卡马西平、地塞米松、苯巴比妥、苯妥英、利福平等)合用,可降低本药及其活性代谢物的血药浓度,因为 CYP 3A4 诱导药可诱导 CYP 同工酶介导的本药代谢。使用本药期间,建议不要合用 CYP 3A4 的强效抑制药和诱导药。如需合用,应考虑减少或增加本药剂量。

6. 当周围血白细胞升至(2~5)×10^9/L 时,可停用非格司亭;若>10×10^9/L 或周围血出现幼稚细胞时,应立即停药。

第二节 肾母细胞瘤

肾母细胞瘤又称肾胚胎瘤(Wilms 瘤),是一胚胎性恶性混合瘤,瘤组织中包括腺体、神经、肌肉、软骨和脂肪等。Wilms 瘤是幼儿最多见的肾脏恶性肿瘤。在幼儿的各种恶性肿瘤中,该瘤约占 1/4。发病高峰年龄为 6 个月至 3 岁,75% 病例发生在 5 岁以内,65% 发生在 3 岁以内。3%~5% 为双侧病变,成人偶见。肾母细胞瘤可分两大类:①良好组织类型(FH),包括上皮型、间叶型、胚芽型和混合型,以及囊性部分分化性肾母细胞瘤和胎儿横纹肌瘤型肾母细胞瘤。②不良组织类型(UH),包括间变型、肾透明细胞肉瘤和肾恶性横纹肌样瘤或称肾恶性杆状细胞瘤。

【症状与体征】

Wilms 瘤最主要的表现为腹部肿块,在小儿发现腹部肿块者应高度怀疑此病。

1. 腹部肿块　常在家长为患儿洗澡、穿衣或健康体检时发现,瘦弱的儿童有一腹部肿块,位于季肋部一侧,表面光滑,质地坚硬,边缘清楚,活动度差。

2. 腹痛　一般为轻度钝痛。若肿瘤内出血或血尿血块堵塞可产生腹部疼痛急性发作,产生肾绞痛。

3. 血尿　为晚期症状,说明肿瘤侵及肾盂,20%病例有血尿。

4. 压迫症状　下腔静脉受压引起腹水、腹壁静脉曲张及下肢水肿等。压迫肾脏导致肾缺血可引起高血压等。

5. 其他　晚期肿瘤可出现乏力、发热、食欲缺乏、消瘦、贫血等。

【辅助检查】

1. 静脉肾盂造影　对疑有肾母细胞瘤的患者,都应做静脉肾盂造影,常见表现为肾盂、肾盏和输尿管受压变形、移位、缺损或肾盂积水等。

2. 超声检查　应作为常规检查,可判断肿瘤的大小,有无肿瘤内出血及肾静脉、下腔静脉有无瘤栓等。

3. CT 检查　CT 表现与肾癌相仿,见肾内密度不等的占位病变,对肿瘤的分期优于超声检查。可确定肿瘤的大小范围,以及下腔静脉是否受累。

4. 肾动脉造影　显示肿瘤血管形态和分布不规则。此项检查不列为常规检查。上述手段不能确定时,肾血管造影更有意义。

5. 骨扫描　可发现有无骨转移。

【治疗原则】

1. 一般治疗原则　肾母细胞瘤是应用手术、放射治疗、化疗综合治疗最好的实体肿瘤之一。80%～90%的患儿获得生存。治疗的一般原则如下。

(1)外科手术:患肾切除是必需的,并非一定要行根治性肾切除术。巨大肿瘤切除前一定要行术前化疗和(或)放射治疗。为了准确分期,术中一定要行区域性淋巴结切除。

(2)放射治疗:术前放疗可减少术中肿瘤扩散,目前,一般对非 I 期的或 I 期组织分化不好的肾母细胞瘤术后常规给予 2000rad 剂量的放射治疗。

(3)化疗:I 期的患儿给予双联剂量的化疗,即长春新碱(VCR)和放线菌素 D(ACTD)6 个月,2 年生存率达 90%。对非 I 期的患者推荐采用三联药物化疗,即长春新碱(VCR)、放线菌素 D(ACTD)和多柔比星(ADM)。还有环磷酰胺(CTX)、依托泊苷(VP-16)供选用。

(4)综合治疗的原则:①Ⅰ期患者的治疗原则是单纯患肾切除术加术后二联化疗,对组织分化不好的患者术后加 2000rad 剂量的放射治疗或增加多柔比星给予三联化疗。②非Ⅰ期患者的治疗原则是术前给予 2000rad 剂量的放射治疗和三联化疗,然后再行单纯患肾切除术。对双侧肾母细胞瘤的患者主要采用放射治疗和化疗的联合治疗,必要时配合保留肾单位手术(NSS)。

2. 用药目的与原则

(1)多种药物联合化疗。

(2)必要时术前足量化疗。

(3)术后坚持规律化疗,需要时配合放射治疗。

处 方

(1)术前化疗

①L 方案:长春新碱 $1.5mg/m^2$,静脉滴注,每周 1 次,6~8 周或更长;放线菌素 D 8~15μg/kg,静脉滴注,连用 5d,6 周可重复 1 次。

②DD 方案:长春新碱 $2mg/m^2$,静脉滴注,每周 1 次,6~8 周或更长;放线菌素 D 400μg/m²,静脉滴注,每周 1 次,6 周后可重复 1 次;多柔比星 $20mg/m^2$,静脉滴注,连续 3d,间隔 4 周可重复。

(2)NWTS-5 方案:Ⅰ期(FH 或间变型)及Ⅱ期(FH)使用 EE-4A 方案,共 18 周。

①放线菌素 D 0.045mg/kg(总量 $1.35mg/m^2$),5% 葡萄糖注射液 200ml,静脉滴注,术后第 5 天给药 1 次,以后第 3、6、9、12、15、18 周各用药 1 次。30kg 以上小儿,单次剂量不超过 2.3mg。

②VCR 0.05mg/kg,5% 葡萄糖注射液 200ml,静脉滴注,术后第 7 天给药 1 次,每周 1 次,10 周,维持量 $1.5mg/m^2$。30kg 以上小儿单剂最大量 2mg。与 ACTD 联合用药时,VCR 每次 0.067mg/kg,ACTD 单次剂量不得超过 2mg。

(3)NWTS-5 方案:Ⅱ~Ⅳ期局灶性间变型及Ⅲ期、Ⅳ期(FH)使用 DD-4A 方案,共 21 周。

①放线菌素 D 0.045mg/kg(总量 $1.35mg/m^2$),5% 葡萄糖注射液 200ml,静脉滴注,术后第 5 天给药,以后第 6、12、18、24 周各 1 次。第 6 周起剂量减 50%,为 0.0225mg/kg(加全肺放疗时,或按 $0.675mg/m^2$ 计算)。

②VCR 用法同 EE-4A。

③ADM 1.5mg/kg(30kg 以上者单次最大剂量 30mg/m²),5% 葡萄糖注射液 200ml,静脉滴注,术后第 3、9 周给药,第 15、21 周每次 1mg/kg。加腹、肺放射治疗者减量 50%(0.75mg/kg)。

(4)NWTS-5 方案:Ⅰ～Ⅳ期透明细胞肉瘤型及Ⅱ～Ⅳ期弥漫性间变型用 RegimenⅠ方案,共 24 周。

①VCR 第 2、4、5、6、7、8、9、10 周给药(给药方法同上)。

②ADM 第 0、6、12、18、24 周给药(给药方法同上)。

③CTX 14.7mg/kg(30kg 以上者 440mg/m²),5% 葡萄糖注射液 200ml,静脉滴注,60min 滴完,每日 1 次,3d 为 1 个疗程,第 0、6、12、18、24 周给药。

④美司钠 3mg/kg(30kg 以上者按 90mg/m² 计算),0.9% 氯化钠注射液 10ml,静脉注射于 15min 内,每日 4 次,3d 为 1 个疗程。第 0、6、12、18、24 周给药。

⑤VP-16 3.3mg/kg(30kg 以上者按 100mg/m² 计算),5% 葡萄糖注射液 200ml,静脉滴注,于 60min 滴完,每日 1 次,5d 为 1 个疗程,第 3、9、15、21 周给药。

⑥卡铂 16.7mg/kg(30kg 以上者按 500mg/m² 计算),5% 葡萄糖注射液 200ml,静脉滴注,每日 1 次,2d 为 1 个疗程,第 0、3、9、12、18 周给药。

(5)NWTS-5 方案:Ⅰ～Ⅳ期横纹肌样肉瘤型,Regimen RTK 方案,即 ACTD+VCR+AMD+VP-16+CTX(用药方法同上)。

(6)如血白细胞下降,需防治感染:并可用非格司亭 75～150μg,皮下注射,每日 1 次,5～7d 为 1 个疗程。

(7)围术期预防用药、解痉镇痛:同肾损伤。

【用药注意事项】

1. 非格司亭的注意事项同肾癌。

2. 长春新碱宜采取静脉冲入给药。如药液漏出血管外,应立即停止注射,以氯化钠注射液冲洗局部,温湿敷或冷敷,如皮肤发生破溃则按溃疡常规方法处理。用药期间应注意观察本药不良反应,当出现严重四肢麻木、膝反射消失、麻痹性肠梗阻、腹部绞痛、心动过速、脑神经麻痹、白细胞过低、肝功能损害时,应停药或减量,并及时给予相应处理。

3. 放线菌素 D 可使尿及血中尿酸增加干扰诊断。用药期间定期检查周围血常规及肝肾功能。外漏时立即用 1% 普鲁卡因注射液局部封闭,或用

50～100mg 氢化可的松局部注射及冷湿敷。

4. 美司钠的保护作用只限于泌尿系统的损害。当使用本品治疗时可引起尿酮试验假阳性反应。

5. 应用卡铂前应检查血常规及肝肾功能,治疗期间至少每周检查 1 次白细胞与血小板,在用药期间,应随访检查:①听力;②神经功能;③血尿素氮,肌酐清除率与血清肌酐测定;④血细胞比容,血红蛋白测定,白细胞分类与血小板计数;⑤血清钙、镁、钾、钠含量的测定。静脉注射时应避免漏于血管外。本品溶解后,应在 8h 内用完。

第三节 膀 胱 肿 瘤

膀胱肿瘤居泌尿系统肿瘤首位,发病年龄多在 40 岁以上,男性多于女性约为 4∶1,近年发病率有增加的趋势。大部分膀胱癌患者确诊时处于分化良好或中等分化的非肌层浸润性膀胱癌,其中约 10％的患者最终发展为肌层浸润性膀胱癌或转移性膀胱癌。较为明确的两大致病危险因素是吸烟和长期接触工业化学产品。

【症状与体征】

1. 首要症状为血尿,尤其是间歇全程无痛性血尿,可表现为肉眼血尿或镜下血尿,血尿出现时间及出血量与肿瘤恶性程度、分期、大小、数目、形态并不一致。

2. 膀胱癌患者亦有以尿频、尿急、尿痛即膀胱刺激征和盆腔疼痛为首发表现,为膀胱癌另一类常见的症状,常与弥漫性原位癌或浸润性膀胱癌有关。

3. 肿瘤浸润到输尿管开口,则可造成梗阻,引起肾积水,肾功能减退。

4. 晚期肿瘤侵犯膀胱周围组织或有盆腔淋巴结转移者,则有膀胱区疼痛。

5. 一般情况下体检均为阴性,但瘤体较大时,双合诊检查可摸到肿块。

【辅助检查】

1. **影像学检查** ①超声:方便无损伤,并可初步判断肿瘤的浸润深度,但对于肿瘤直径＜0.5cm 时易出现假阴性;②IVU 检查:明确上尿路情况,肿瘤较大者在膀胱区可发现充盈缺损;③CT 检查:必要时可进行,以判断肿瘤浸润程度及淋巴结有否转移。

2. **膀胱镜检查** 是确诊膀胱肿瘤的最重要方法。可以明确有否膀胱肿瘤、数目、大小、形态、蒂、基底部、部位等情况,并可进行活检,对制订治疗方案极具意义。

3. 细胞学检查　尿脱落细胞学检查方便易行,可多次重复;尿脱落细胞的流式细胞计数据报道可提高早期诊断率。

4. 膀胱肿瘤的标志物　有些标志物的存在及其发展趋势可能和膀胱肿瘤的生物学行为有一定关系,如膀胱肿瘤抗原(BTA)、核基质蛋白 22 (NMP22)、β-HCG、β_2-MG(β_2 微球蛋白)等。

【治疗原则】

1. 一般治疗原则

(1)去除可能诱发因素,如吸烟、酗酒、有毒化工作业等。

(2)多饮水,勤排尿,促进有毒物质的排出。

(3)心理治疗,宣传教育,加强体质锻炼。

(4)手术治疗。

(5)放射疗法。

2. 用药目的与原则

(1)化学药物治疗:①全身化疗,用于高位膀胱肿瘤或有转移者,目前临床应用较广泛的方案 M-VAC 和 CMV;②局部化疗,较全身化疗优先应用。在保留膀胱的手术后,膀胱内灌注化疗药物,可减少术后复发;③动脉内化疗。

(2)免疫药物治疗:增强全身或局部免疫力抗肿瘤治疗。

处　　方

(1)术后全身化疗,M-VAC 方案:每 28d 重复治疗,可重复 4~5 次。

①甲氨蝶呤(M) 30mg/m²,0.9% 氯化钠注射液 50ml,静脉注射,第 1、15、22 天。

②长春碱(V) 6mg/m²,0.9% 氯化钠注射液 50ml,静脉注射,第 3、15、22 天。

③多柔比星(A) 30mg/m²,0.9% 氯化钠注射液 50ml,静脉注射,第 2 天。

④顺铂(C) 70mg/m²,0.9% 氯化钠注射液 500ml,静脉滴注,第 2 天。

(2)CMV 方案,全身化疗:CMV 方案,每 21d 重复治疗。

①甲氨蝶呤(M) 30mg/m²,0.9% 氯化钠注射液 50ml,静脉注射,第 1、8 天。

②长春碱(V) 4mg/m²,0.9% 氯化钠注射液 50ml,静脉注射,第 1、8 天。

③顺铂(C) 70mg/m², 0.9%氯化钠注射液 500ml, 静脉滴注, 第 2 天。

(3)膀胱灌注化疗: 目前尚无公认统一标准方案。常用的有每周 1 次, 6～8 次; 随后每半个月 1 次, 6～8 次; 再每月 1 次, 总疗程 2～3 年或更长。下列药物选择 1 种: ①噻替哌 30～60mg; ②多柔比星 30～100mg; ③丝裂霉素 20～60mg; ④吡柔比星 30～60mg; ⑤表柔比星 50～80mg; ⑥羟喜树碱 20～30mg, 都是溶于 50ml 相应液体, 做膀胱灌注保留 2h 或更长, 仰卧、俯卧、左侧卧和右侧卧各 0.5h。

(4)动脉内化疗: 经股动脉插管至髂内动脉给药, 给药前栓塞对侧髂内动脉和两侧臀上动脉。插管保留多日以备给药。3 周为 1 个疗程, 用 2 个疗程以上。

①甲氨蝶呤 40mg, 第 1、8、15 天注入。

②长春碱 4mg, 第 2、8、15 天注入。

③表柔比星 40mg, 或顺铂 100mg, 第 2 天注入。

(5)动静脉联合给药化疗: 3 周为 1 个疗程, 用 2 个疗程以上。

①甲氨蝶呤 20mg/m², 静脉滴注, 第 1、15、22 天。

②长春碱 0.7mg/m², 静脉滴注, 第 2、15、22 天。

③多柔比星 20mg/m², 动脉注入, 第 2 天。

④顺铂 50～70mg/m², 静脉滴注, 第 2 天。

(6)如血白细胞下降: 需防治感染, 并可用非格司亭 75～150μg, 皮下注射, 每日 1 次, 5～7d 为 1 个疗程。

(7)局部免疫治疗: 指膀胱灌注免疫治疗。

①用于治疗高危非肌层浸润膀胱尿路上皮癌时, 采用常规剂量卡介苗 (BCG)120～150mg 或其提取物卡提素 40～80mg; 用于预防非肌层浸润膀胱尿路上皮癌复发时, 采用低剂量 BCG 60～75mg 或卡提素 20～40mg, 术后 2 周开始, 药物溶于 50ml 注射用水或生理盐水, 每周 1 次, 6 次, BCG 维持灌注 1～3 年, 在 3、6、12、18、24、36 个月时重复 BCG 灌注。

②BCG 治疗失败或过敏者, 用干扰素 α-2b(IFNα-2b) 100MIU 溶入 50ml 生理盐水做膀胱灌注, 每周 1 次, 12 次; 随后每月 1 次, 12 次; 最长可用到 4 年。

③BCG 与 IFNα-2b 合用, 剂量各减半, 或两者交替应用, 疗程为 2～3 年。

(8)全身免疫治疗, 2 周后可重复 2 个以上疗程。如不良反应明显, 从更小剂量开始, 逐渐递增。IL-2 与 IFN-α 同时使用。

①IL-2 50 万～100 万 U,皮下注射,每周 5 次,5 周为 1 个疗程。

②IFN-α 300 万～900 万 U,皮下注射,每周 3 次,12 周为 1 个疗程。

(9)围术期预防用药、解痉镇痛:同肾损伤。

【用药注意事项】

1. 甲氨蝶呤用药注意事项

(1)长期应用存在导致继发性肿瘤的风险。

(2)影响生殖功能。

(3)全身极度衰竭、恶病质或并发感染及心、肺、肝、肾功能不全时禁用本品。

(4)白细胞低于 $3.5×10^9/L$ 或血小板低于 $50×10^9/L$ 时不宜使用。

(5)有肾病史或发现肾功能异常时,未准备好解救药亚叶酸钙(CF),未充分进行液体补充或碱化尿液时,禁用大剂量疗法。大剂量疗法需经住院并随时监测其血药浓度。

(6)滴注时间不宜超过 6h。

2. 顺铂用药注意事项

(1)下列情况慎用:既往有肾病史、造血系统功能不全、听神经功能障碍、用药前曾接受其他化疗或放射治疗,以及非顺铂引起的外周神经炎等。

(2)治疗前后,治疗期间和每一疗程之前,应做下列检查:肝、肾功能,全血计数,血钙及听神经功能,神经系统功能等检查。此外,在治疗期间,每周应检查全血计数。通常需待器官功能恢复正常后,才能重复下 1 个疗程。

(3)化疗期间与化疗后,男女患者均需严格避孕。治疗后若想妊娠,需事先进行遗传学咨询。

(4)顺铂可能影响注意力集中,驾驶和机械操作能力。

(5)本品应避免接触铝金属(如铝金属注射针器等)。

(6)在化疗期间与化疗后,患者必须饮用足够的水分。

3. 长春碱类药物进入肝内较多,肿瘤组织可选择性浓集,并且浓集于神经细胞较血细胞多,神经毒性重,很少通过血脑屏障。因此其共同的不良反应为骨髓抑制、消化道反应、神经系统毒性、血栓性静脉炎,尤其以后两者为主要特点。神经系统毒性为长春碱类药物的剂量限制性毒性,主要表现为四肢麻木、腱反射消失、腹痛和便秘甚至麻痹性肠梗阻等。静脉反复注药可致血栓性静脉炎,注射时漏至血管外可造成局部坏死,应立即停止注射,以氯化钠注射液稀释局部,或以 1% 普鲁卡因注射液局封,温湿敷或冷敷,发生皮肤破溃后按溃疡处理。

4. 非格司亭的注意事项同肾癌。

第四节 前 列 腺 癌

前列腺癌是男性泌尿生殖系统肿瘤中最为重要的一种。在欧美是最常见的恶性肿瘤之一,死亡率仅次于肺癌。在我国,随着寿命的延长,诊断技术的提高,发病率在逐年增高。前列腺癌98%为腺癌,好发于前列腺的外周带。80%以上为激素依赖型,非激素依赖型仅占少数。

【症状与体征】

1. 前列腺癌一般发展缓慢,不同级、期的患者,其临床表现差别较大。多数无明显临床症状,常在直肠指检、超声检查或前列腺特异性抗原 PSA 筛查增高、穿刺活检时发现。少部分在前列腺增生切除标本中偶然发现。

2. 前列腺癌较大时,可引起排尿困难、尿潴留、尿失禁、血尿或肾积水等。因前列腺癌起自前列腺的外周带,往往在晚期,癌才侵犯尿道周围腺体,故其引起排尿困难的发展速度和病程较前列腺增生肥大形成明显对照。

3. 少数患者是先发现肺、骨等转移灶,继而查出前列腺癌。

4. 出现骨转移时,可造成病理骨折等。

【辅助检查】

1. 直肠指检 不同时期的前列腺癌患者其直肠指检的感觉差别较大,早期者有时难以扪清。多数可扪及前列腺硬结,较为固定,可为单个结节,也可呈团块状,坚硬如石。

2. 血清 PSA 检测 PSA 异常升高可能为前列腺癌,应结合影像学资料及前列腺活检方可做出诊断。目前,常将血清总 PSA 与游离 PSA、PSA 密度及 PSA 速度等结合起来,对临床上不典型的可疑患者进行鉴别。

3. 超声检查 一般经直肠超声,可显示肿瘤为低回声区及肿瘤是否侵及包膜与精囊腺。

4. CT 和 MRI 可帮助显示前列腺内肿瘤及肿瘤范围、形态等。并可发现盆腔内转移肿大的淋巴结及骨转移灶。

5. 静脉尿路造影 如前列腺癌侵及压迫输尿管口,可引起上尿路梗阻,造成肾积水。

6. 前列腺病理活检 是确诊前列腺癌所必需的,有时多次活检方可确诊。最好在超声引导下经直肠或会阴做多点(6~8 针或更多)穿刺活检。尤其是早期患者,因病灶局限,超声引导的多点穿刺,对于确诊尤为重要。

7. 全身骨扫描　可显现全身骨转移病灶。

前列腺癌分期:A 期,指检不能触及肿物。又分 A_1,局灶癌;A_2,弥漫癌。B 期,指检触及肿物,但局限于包膜内。C 期,肿物穿出包膜。又分 C_1,肿物较小;C_2,肿物侵犯精囊或膀胱颈。D 期,有远处转移。

【治疗原则】

1. 一般治疗原则　前列腺癌治疗应结合肿瘤分期、患者的身体条件综合考虑。可分为警惕性观察、根治性前列腺切除术、内分泌治疗、放射治疗及化疗等。

(1)等待观察:适合于 A_1 期局限性前列腺癌,病人预测寿命<10 年,每 3 个月测定血清 PSA,直肠指诊及超声检查。

(2)根治性前列腺切除术:手术是惟一可能根治前列腺癌的方法。目前常用的方法有根治性耻骨后前列腺切除术、经会阴前列腺精囊切除术。随着腹腔镜技术的开展和应用,有的医疗中心也开展了腹腔镜前列腺癌根治术,创伤小,康复快。根治性手术适合于 C_1 期以内的前列腺癌患者,预计寿命>10 年,身体状况较好,能耐受手术治疗的患者。部分患者可于术后出现尿失禁等并发症。故应尽可能避免术后尿失禁的发生。

(3)内分泌治疗:由于大多数前列腺癌是雄激素依赖的,因此内分泌治疗是前列腺癌主要的治疗手段之一,尤其对有转移病灶患者。例如:①睾丸切除术,多采用白膜内睾丸组织剥出,可使多数前列腺癌消退或稳定,手术简单,疗效好,但可引起勃起功能障碍等。②药物治疗,促黄体释放激素类似物(LHRH-A)抗雄激素治疗;与双氢睾酮争夺前列腺内受体,因不降低体内睾酮水平,故不发生阴茎勃起功能障碍。

(4)放射治疗和冷冻治疗:前列腺癌可以进行放射治疗,包括外放射及内放射。可有效地控制前列腺的局部病变,也可缓解其他治疗无效的骨转移所致的疼痛及转移肿大的淋巴结等。

(5)化疗:可选用的化疗药物有氟尿嘧啶、环磷酰胺、多柔比星等,但疗效不十分理想。

2. 用药目的与原则

(1)以内分泌治疗为主,失败者可试用化疗。

(2)术后止血、镇痛、营养支持治疗等。

处 方

（1）下列药物可选择1种

①氟他胺片 250mg，饭后口服，每日3次。

②比卡鲁胺片 50mg，口服，每日1次。

③雌莫司汀磷酸钠胶囊 140mg，口服，每日2次。

（2）下列药物可选择1种

①醋酸亮丙瑞林 3.75mg，皮下注射，每4周1次。

②戈舍瑞林 3.6mg，皮下注射，每4周1次。

（3）对于激素难治性前列腺癌，可做化疗。方案1：每3周1次，共10个周期。

①多西他赛 $75mg/m^2$，0.9%氯化钠注射液 250ml，静脉滴注，第1天。

②泼尼松 5mg，口服，每日2次。

（4）化疗方案2：每3周1次，共3个周期。

①米托蒽醌 $12mg/m^2$，0.9%氯化钠注射液 100ml，静脉滴注 30min 以上，第1天。

②泼尼松 5mg，口服，每日2次。

（5）如血白细胞下降，需防治感染：并可用非格司亭 $75\sim150\mu g$，皮下注射，每日1次，$5\sim7d$ 为1个疗程。

（6）围术期预防用药、解痉镇痛：同肾损伤。

【用药注意事项】

1. 促性腺激素释放激素类似物（如醋酸亮丙瑞林、戈舍瑞林等）可抑制睾酮分泌，与氟他胺合用可增加疗效。

2. 雌莫司汀磷酸钠应避免与含钙药物（如含钙的抗酸药）、奶制品或其他含钙食物同服，因可降低本药血药浓度。

3. 在使用多西他赛的最初几分钟内，可能发生过敏反应，应具备相应的急救设施。为预防液体潴留和过敏反应，推荐在用药前一天开始口服地塞米松（16mg/d，连用 $4\sim5d$）。当血胆红素高于正常值上限、氨基转移酶高于正常上限1.5倍、ALP 高于正常上限2.5倍时，应停用本药治疗。

4. 应用米托蒽醌时可大量饮水、碱化尿液以预防高尿酸血症及尿酸盐沉淀。本药总累计量不宜超过 $140\sim160mg/m^2$。

5. 化疗期间每周查血常规，每月查肝、肾功能。

6. 非格司亭的注意事项同肾癌。

第22章

骨与关节化脓性感染用药与处方

第一节　急性血源性骨髓炎

化脓性骨髓炎（suppurative osteomyelitis）是化脓性细菌所引起的骨膜、骨质和骨髓的炎症。根据感染的途径可分为血源性骨髓炎、创伤后骨髓炎和外来性骨髓炎。以病程长短可分为急性和慢性两种。急性骨髓炎以骨质吸收、破坏为主；慢性骨髓炎以死骨形成和新生骨形成为主。急性血源性骨髓炎最常见于3～15岁儿童和体质虚弱的人，胫骨、股骨发病率最高，其次为肱骨、桡骨及髂骨。其致病菌多来自疖、痈、扁桃体炎和中耳炎等皮肤和黏膜的感染性病灶，经血液循环进入骨营养动脉，在长骨干骺端形成化脓性病变。最常见的致病菌是金黄色葡萄球菌和溶血性链球菌。轻者转成慢性骨髓炎长期不愈，重者形成周身感染，甚至丧失生命。

【症状与体征】

1. **症状**　发病前多有外伤史，起病急骤，寒战、高热、食欲缺乏、软弱无力等明显毒血症的症状。患区剧烈疼痛，儿童可有烦躁不安、呕吐与惊厥。严重者可出现昏迷和感染性休克。

2. **体征**　发热，体温可达39℃以上，脉搏加速。早期局部持续性剧痛、肌肉痉挛、皮温升高、肿胀压痛。当骨膜下脓肿形成后，压痛可加重。脓肿破溃入软组织后，疼痛可减轻，但局部红、肿、热、痛加重，可有波动。脓肿可破溃形成窦道。

【辅助检查】

1. **实验室检查**　①血常规白细胞计数和中性粒细胞计数增高；②红细胞沉降率增快；③血培养可获得致病菌；④脓细胞细菌培养为阳性。

2. X线检查 早期无骨膜反应,仔细检查可见干骺。早期X线检查表现为层状骨膜端骨松质内有模糊阴影,骨纹理不清,2周后逐步出现骨质破坏。如已出现骨膜反应,表示感染已至骨膜下,可能将要发生骨坏死或已坏死。

3. CT检查 可以提前发现骨膜下脓肿,对细小的骨脓肿仍难以显示。

4. ECT检查 早期可见炎症反应有明显^{99}Tc浓集,较X线平片征象出现早,对早期诊断很有帮助,并有定位意义。

5. MRI检查 可以早期发现局限于骨内的炎性病灶,并能观察到病灶的范围,病灶内炎性水肿的程度和有无脓肿形成,具有早期诊断的价值。

6. 局部脓肿分层穿刺 可抽出浑浊或血性的脓液,应同时做涂片检查和细菌培养及药敏试验。

【治疗原则】

1. 一般治疗原则

(1)积极防治休克。

(2)患肢抬高、制动,肢体可做皮肤牵引或石膏托固定。

(3)高蛋白高脂肪饮食。

2. 用药目的与原则

(1)早期联合应用足量有效的抗生素治疗。

(2)全身营养支持疗法。

(3)其他对症治疗,如退热、镇痛、镇静,保持电解质和酸碱平衡等。

处 方

(1)早期经验用药

①青霉素240万~320万U,5%葡萄糖注射液250ml,静脉滴注,每8h1次。

②阿莫西林克拉维酸1.2~2.4g,静脉滴注,0.9%氯化钠注射液250ml,每8h1次。

③克林霉素0.6~0.9g,0.9%氯化钠注射液250ml,静脉滴注,每8h或12h1次,青霉素过敏时可选用。

(2)针对MRSA感染:以下药物可选择1种。

①万古霉素0.5~1.0g,0.9%氯化钠注射液250~500ml,静脉滴注,每12h1次。

②替考拉宁400mg,0.9%氯化钠注射液250~500ml,静脉滴注,前3次

给药间隔为每 12h 1 次,维持剂量每日 1 次给药。

③利奈唑胺 0.6g,0.9%氯化钠注射液 250ml,静脉滴注,每 12h 1 次。或加用夫西地酸或利福平。

(3)存在革兰阴性菌感染时:可选择 1 种第三代头孢菌素、β-内酰胺类或喹诺酮类药物联合 1 种氨基糖苷类。

①头孢哌酮/舒巴坦 2~4g,0.9%氯化钠注射液 250ml,静脉滴注,每 12h 1 次;加阿米卡星 400mg,0.9%氯化钠注射液 100ml,静脉滴注,每日 1 次。

②哌拉西林/他唑巴坦 4.5g,0.9%氯化钠注射液　250ml,静脉滴注,每 8h 1 次;加阿米卡星　400mg,0.9%氯化钠注射液 100ml,静脉滴注,每日 1 次。

③亚胺培南/西司他丁 0.5g(以亚胺培南计),0.9%氯化钠注射液 250ml,每 6h 1 次,加阿米卡星 400mg,0.9%氯化钠注射液 100ml,静脉滴注,每日 1 次。

④左氧氟沙星 500mg,静脉滴注,每日 1 次。

【用药注意事项】

1. 应在留取血及脓液标本进行病原学检查后开始抗感染经验治疗。经验治疗多需联合应用,一种为针对金黄色葡萄球菌的抗菌药物,另一种则为广谱抗生素。获病原菌后进行药敏试验,根据经验治疗的疗效和药敏试验结果调整用药。

2. 在寒战高热期抽血培养或初诊时应每隔 2h 抽血培养 1 次,共 3 次,可提高阳性率。

3. 应用抗生素治疗后,应于 3d 后判断有无明显疗效,如不明显应及时进行调整。病情稳定后,可改为口服抗生素序贯治疗。抗生素的疗程一般 4~6 周,抗生素停药的标准:①体温正常 1 周以上;②局部症状、体征消失;③白细胞计数及分类正常;④X 线上可看到修复现象。

4. 因骨髓炎急性期能量消耗,造血系统破坏,营养补充不足,要加强营养,可给予输血、人血白蛋白等。不能进食者,可给予脂肪乳剂静脉滴注。

5. 抗生素应用的注意事项

(1)青霉素类药物在静脉给药前应做皮肤敏感试验。

(2)克林霉素在骨关节组织中具有较高浓度的特点,使得其为治疗金黄色葡萄球菌骨髓炎的首选药物。但用药期间需密切注意大便次数,如出现排便次数增多,应警惕假膜性肠炎的可能,需及时停药并做适当处理。轻症者停药即可有效,中至重症患者需补充水、电解质和蛋白质。如经上述处理,病情无明显好转时,则应口服甲硝唑 250~500mg,每日 3 次或万古霉素(或去甲万古霉素)口服,成人每次 125~500mg,每 6h 1 次,疗程为 5~10d。还需避免与氨基糖苷类联合应用,以避免发生神经肌肉阻滞的不良反应。

(3)万古霉素与替考拉宁可能存在交叉过敏,因此对万古霉素过敏的患者,不宜选择替考拉宁治疗。

(4)使用替考拉宁有下列情况者应对肾、耳功能进行监测:①肾功能不全者长时间用药。②使用神经毒或肾毒性药物(如氨基糖苷类抗生素、多黏菌素 E、两性霉素 B、环孢素、顺铂、呋塞米和依他尼酸),之后或与这两类药物联合应用。肾功能受损者应调整剂量。替考拉宁配制时,液体待其消泡,再抽出液体。再稀释后静滴。配制好的溶液应立即使用,未用完部分应丢弃。如少数情况下配制好后不能立即使用,则将其配制好的注射用替考拉宁溶液在 4℃条件下保存,但不得超过 24h。

(5)利奈唑胺使用注意事项:应 1 周进行全血细胞计数的检查,尤其是用药超过 2 周,或以前有过骨髓抑制病史,或合并使用能诱发生骨髓抑制的其他药物,或患慢性感染既往或目前合并接受其他抗菌药物治疗的患者;可能发生假膜性结肠炎;可能发生乳酸性酸中毒;可能出现视力损害,应及时进行眼科检查。对于所有长期(≥3 个月)使用的患者,应当进行视觉功能监测。多数视神经病变可于停药后缓解,但周围神经病变并非如此。故应进行用药与潜在风险评价,以判断是否继续用药;用药期间应避免食用大量酪胺含量高的食物和饮料;避免服用含盐酸伪麻黄碱或盐酸苯丙醇胺的药物,5-羟色胺再摄取抑制药或其他抗抑郁药,可能呈现苯酮尿,因口服干混悬剂每5ml 含有 20mg 苯丙氨酸。

(6)氨基糖苷类抗生素使用建议不超过 14d。

(7)抗生素不宜做局部注射。

(8)用药期间应监测患者的肝、肾功能等,警惕可能发生的不良反应。

第二节　慢性血源性骨髓炎

慢性血源性骨髓炎多数是由急性骨髓炎治疗不及时、不彻底发展而来的,也可由低毒性细菌感染所引起。致病菌最多见者是金黄色葡萄球菌。

【症状与体征】

1. 症状　既往有急性血源性骨髓炎的病史或开放性骨折的病史。在病变静止期可以无症状。急性感染发作表现为疼痛，表面皮肤转为红、肿、热及压痛。体温可升高 $1\sim2℃$。原已闭塞的窦道口可开放，排出多量脓液，有时掉出死骨。在死骨排出后窦道口自动封闭，炎症逐渐消退。急性发作约数月、数年 1 次。由于体质不好或身体抵抗力低下情况下可以诱发急性发作。

2. 体征　皮肤菲薄色泽暗；有多处瘢痕，稍有破损即引起经久不愈的溃疡。或有窦道口，长期不愈合，窦道口肉芽组织突起，流出臭味脓液。因肌肉的纤维化可以产生关节挛缩。

【辅助检查】

1. X 线检查　显示既有骨破坏，又有新生骨。前者可表现为空洞、死骨形成；后者表现为骨质硬化，髓腔消失，形成包壳，骨干变粗。

2. CT 检查　可以显示出脓腔与小型死骨。部分病例可经窦道插管注入碘水造影剂以显示脓腔。

【治疗原则】

1. 一般治疗原则　治疗原则是尽可能彻底清除病灶，摘除死骨，清除增生的瘢痕和肉芽组织，消灭无效腔，改善局部血液循环，为愈合创造条件。

2. 用药目的与原则　同急性血源性骨髓炎。

处　方

同急性血源性骨髓炎。

【用药注意事项】

同急性血源性骨髓炎。

第三节　局限性骨脓肿

局限性骨脓肿又称 Brodie 脓肿，产生的主要原因是细菌毒性低和患者的抵抗力较高。多发生于青壮年，通常发生于长骨的干骺端，多见于胫骨、股骨与肱骨。

【症状与体征】

1. 症状　通常无急性血源性骨髓炎的病史。病程往往呈迁延性，持续数年之久，当劳累或轻微外伤后局部有疼痛及皮温升高，罕见有皮肤发红，使用抗生素后炎症变化迅速消退。少数病例炎症不能控制穿破流脓。

2. 体征　表现为局部隐痛、肿、热,有时毫无不适。

【辅助检查】

1. 实验室检查　白细胞计数和中性粒细胞计数可稍增高。

2. X线检查　表现为长骨干骺端有局限性骨髓腔破坏,中心骨质破坏呈透光区,直径 1～2cm,四周有一硬化环,腔洞内偶有小死骨。

3. CT检查　CT扫描显示病区为一卵圆形低密度影。其边界有骨质硬化环。

【治疗原则】

1. 一般治疗原则　患肢制动,加强营养;手术引流。

2. 用药目的与原则　及时采用足量而有效的抗生素。

【处方】

同急性血源性骨髓炎。

【用药注意事项】

同急性血源性骨髓炎。

第四节　硬化性骨髓炎

硬化性骨髓炎又称 Garré 病、特发性骨皮质硬化和干性骨髓炎。此病较少见,病因不明,不易找到致病菌,有时可能与损伤有关。损伤产生骨膜下血肿,形成钙化,本病多发生在青壮年,男性多于女性,体质多健壮,如运动员。好发于长管状骨骨干,以胫骨为最多见。

【症状与体征】

1. 症状　慢性病程,全身症状不明显,局部常有疼痛和皮温增高。

2. 体征　局部压痛和胀痛,皮肤很少有红肿,罕见有穿破。多次发作后可摸到骨干增粗。

【辅助检查】

1. X线检查　可以显示多量骨皮质增生,骨皮质弥漫性增厚,致密,呈硬化状,与正常骨无明显分界,骨髓腔较正常狭窄或闭塞。

2. CT检查　可以探查出普通 X 线平片难以辨出的小透亮区。

【治疗原则】

1. 一般治疗原则　患侧制动,加强营养。

2. 用药目的与原则　抗感染治疗、清热解毒、活血化瘀治疗。

处　方

（1）抗感染治疗：以下药物可选择1种。

①头孢呋辛钠1.5g,0.5％葡萄糖注射液250ml,静脉滴注,每6h1次。

②头孢曲松钠2～4g,0.9％氯化钠注射液250ml,静脉滴注,每24h1次。

③克林霉素0.6～0.9g,0.9％氯化钠注射液250ml,静脉滴注,每8h或12h1次。

（2）活血化瘀治疗：血府逐瘀颗粒1袋,开水冲服,每日3次。

【用药注意事项】

克林霉素用药期间需密切注意大便次数,如出现排便次数增多,应警惕假膜性肠炎的可能,需及时停药并做适当处理。轻症者停药即可有效,中至重症患者需补充水、电解质和蛋白质。如经上述处理,病情无明显好转时,则应口服甲硝唑250～500mg,每日3次或万古霉素（或去甲万古霉素）口服,成人每次125～500mg,每6h1次,疗程为5～10d。还需避免与氨基糖苷类联合应用,以避免发生神经肌肉阻滞的不良反应。

第五节　化脓性关节炎

化脓性关节炎（suppurative arthritis）为化脓性细菌引起的关节腔内的感染。病因与急性化脓性骨髓炎相同。血源性者在儿童发生较多,受累的多为单一的肢体大关节,如髋关节、膝关节及肘关节等。致病菌以金黄色葡萄球菌最为常见。主要病理改变：①浆液性渗出期,滑膜充血、肿胀、有白细胞浸润和浆液性渗出物；②浆液纤维素性渗出期,滑膜感染明显,关节液浑浊度增加,并有大量纤维素沉着；③脓性渗出期,炎症侵犯至软骨下骨质,滑膜和关节软骨均已破坏,脓液中有大量中性粒细胞和少量红细胞,关节软骨溶解,关节将发生纤维性或骨性强直,且病变不可逆。

【症状与体征】

1. 症状　起病急,患者突然有寒战、高热,全身症状严重,小儿患者则因高热可引起抽搐。

2. 体征　局部有红肿疼痛及明显压痛等急性炎症表现。关节液增加,有波动,这在表浅关节（如膝关节）更为明显,有髌骨漂浮征。

【辅助检查】

1. 实验室检查

(1)外周血白细胞及中性粒细胞增多。

(2)红细胞沉降率增快。

(3)血培养可有阳性结果。

(4)关节穿刺和关节液检查,早期可有关节液增多、浑浊,晚期则呈脓性。涂片检查可发现大量白细胞和细菌。细菌培养可鉴定菌种。

2. X线检查 早期可见关节腔隙加宽,关节周围软组织肿胀、密度增高。晚期可有关节软骨破坏,间隙变窄,病理性脱粒,甚至关节骨性强直征象。

【治疗原则】

1. 一般治疗原则

(1)患肢固定于功能位,可应用石膏、夹板或牵引等方法。

(2)关节穿刺,抽吸脓液,用生理盐水冲洗后注入抗生素溶液。

(3)加强营养。

2. 用药目的与原则

(1)及时采用足量而有效的抗生素。

(2)营养支持治疗。

(3)其他对症治疗。

> 处 方

抗感染治疗同急性血源性骨髓炎。

【用药注意事项】

同急性血源性骨髓炎。

第23章

骨与关节结核用药与处方

骨与关节结核(bone and joint tuberculosis)是常见病,多继发于肺或肠结核,结核杆菌由原发病灶经血液侵入关节或骨骼,当机体抵抗力较强时,病菌被控制或消灭;机体抵抗力降低时,可繁殖形成病灶,并出现临床症状。一般病程缓慢,偶有急性发作。本病好发于儿童与青少年,好发部位是脊柱,其次是膝关节、髋关节与肘关节。

【症状与体征】

1. **症状** 患者可有肺结核或消化道结核的病史或结核接触史。起病缓慢,有低热、乏力、盗汗、消瘦、食欲缺乏等结核中毒症状,儿童常有"夜啼"。如合并感染,可有高热、伤口流脓等。早期病变部位多为偶然的关节疼痛,逐渐加重并转为经常疼痛,活动时疼痛加重,有压痛,疼痛可放射至其他部位。

2. **体征** 病变部位多为单发性,局部软组织肿胀,表皮温度增高,可有叩击痛、压痛及关节积液。滑膜增厚时触诊有揉面感。所属淋巴结可增大。脊椎结核和其他关节结核常有寒性脓肿,如穿破可合并感染使症状加重,形成窦道伤口长期不愈。

【辅助检查】

1. **实验室检查** ①可有轻度贫血,白细胞计数多正常;②红细胞沉降率增快;③结核菌素试验阳性;④关节积液时穿刺脓液可做培养,查结核杆菌。

2. **超声检查** 可探查深部寒性脓肿的位置和大小。

3. **X线检查** 早期可无明显改变,以后有骨质疏松,关节间隙变窄,以及骨质破坏和寒性脓肿,但少有新骨形成。必要时应与对侧关节对比。

4. **CT检查** 可了解骨破坏范围和有无死骨。在脊柱结核可了解有无椎旁脓肿及椎管内病变、脊髓和硬膜囊受压的情况。

5. **MRI检查** 可发现椎体、椎间盘组织、附件、腰大肌脓肿和椎管内的病灶范围、部位等。

6. 关节镜和滑膜活检可明确诊断

【治疗原则】

1. 一般治疗原则

(1)卧床休息。

(2)加强营养,给予高蛋白富含维生素的饮食。

(3)局部制动,石膏、支架固定及牵引等。

(4)局部治疗,包括清创,病灶清除、椎管减压等。

2. 用药目的与原则

(1)早期、规律、全程、适量、联合抗结核治疗。

(2)存在混合感染时可给予抗生素治疗。

处 方

(1)非手术抗结核药治疗:首选 2HR2E(或 S)/10HRE。

①异烟肼(H)300mg,口服,每日 1 次。

②利福平(R)450mg,口服,每日 1 次。

③链霉素(S)0.75g,肌内注射,每日 1 次。

④吡嗪酰胺(Z)1.5g,口服,每日 1 次。

⑤乙胺丁醇(E)0.75～1g,口服,每日 1 次。

(2)有贫血的患者:应用下列药物。

①硫酸亚铁 300mg,口服,每日 3 次。

②富马酸亚铁 200～400mg,口服,每日 3 次。

③多糖铁复合物 150～300mg,口服,每日 1 次。

④叶酸 5～10mg,口服,每日 3 次。

【用药注意事项】

1. 骨与关节结核病程较长,因此除同时应用 2～3 种抗结核药物外,用药时间应足疗程,膝、肘、腕、踝、手、足等中小关节用药 1 年左右,而肩、髋、骶髂、脊柱等部位用药 2 年左右。

2. 术前应正规抗结核治疗 2 周左右,术后继续抗结核治疗。

3. 链霉素用药前必须做本药皮肤试验,皮试阳性者不能使用。链霉素最长使用 6 周,可间歇后重复第 2 疗程。主要不良反应是第Ⅷ对脑神经损害(如眩晕、共济失调、耳鸣、耳聋等)。

4. 抗结核药物联合应用时,对结核杆菌有协同抗菌作用,但同时也增加肝毒性,尤其是已有肝功能损害者或为异烟肼快乙酰化者,因此在疗程的前3 个月应密切随访有无肝毒性征象出现。以后应定期监测肝功能。

5. 如疗程中出现视神经炎症状,需立即进行眼部检查,并定期复查。

6. 单用利福平治疗结核病或其他细菌性感染时病原菌可迅速产生耐药性,故必须与其他药物合用。治疗可能需持续 6 个月至 2 年,甚至数年。利福平可能引起白细胞和血小板减少,并导致齿龈出血和感染、伤口愈合延迟等。用药期间应避免拔牙等手术、并注意口腔卫生、刷牙及剔牙。用药期间应定期检查周围血常规。该药应于餐前 1h 或餐后 2h 服用,最好清晨空腹一次服用,因进食影响吸收;服药后便尿、唾液、汗液、痰液、泪液等排泄物均可显橘红色。

7. 应用铁剂治疗期间,大便颜色发黑,大便隐血试验阳性,应注意与上消化道出血相鉴别,不应与浓茶同服;宜在餐后或餐时服用,以减轻胃部刺激。通常口服铁剂后 4～5d,血液中网织红细胞数即可上升,7～12d 达高峰;血红蛋白于用药第 4 周时明显增加,但恢复正常值常需 4～12 周,而血红蛋白正常后需继续服药 2～3 个月,才能使血清铁蛋白值恢复正常。

第24章

骨肿瘤用药与处方

第一节 骨 瘤

骨瘤(osteoma)是一种隆突于骨面的肿瘤,由膜性成骨过程异常而引起组织过度增殖所形成的良性肿瘤。大多发生于颅骨和下颌骨,多发生骨瘤与肠息肉和软组织并存,称为 Gardner 综合征。

【症状与体征】

1. 症状　25 岁以前多见,男性多于女性。表现为局部肿块,生长缓慢,一般无症状。

2. 体征　单发而局限于颅面骨的扁圆形肿块,质地坚硬而固定,表面皮肤正常。

【辅助检查】

1. X 线检查　圆形致密的骨性隆起,边缘清晰,基底呈波浪状与骨板相连。

2. CT 检查　与正常骨皮质相连的高密度肿物。

3. MRI 检查　T_1 和 T_2 加权像上均为低信号或无信号灶,与原发骨皮质相连续。

4. 病理学检查　间充质细胞产生的正常成熟的骨结构。

【治疗原则】

1. 一般治疗原则

(1)无症状且不再生长的骨瘤,不需治疗。

(2)术后应注意有无伤口渗血。

(3)手术治疗。

2. 用药目的与原则　预防性使用抗生素治疗、术后镇痛治疗。

处　　方

(1)围术期抗菌药物的预防性使用:可选用以下药物的 1 种。

①头孢唑林 1～2g,0.9％ 氯化钠注射液 100ml,静脉滴注,术前 0.5～1h 给药。

②对 β-内酰胺类过敏者:0.9％ 氯化钠注射液 100～200ml＋克林霉素 0.6～0.9g,静脉滴注,术前 0.5～1h 给药。

应用人工植入物的骨科手术(骨折内固定术、脊柱融合术、关节置换术),可选用第一、二代头孢菌素;耐甲氧西林葡萄球菌检出率高的医疗机构,如进行人工关节置换,也可选用万古霉素或去甲万古霉素预防感染。

(2)术后镇痛:酌情选择以下药物的 1 种。

①布洛芬缓释胶囊 300mg,口服,每日 2 次。

②双氯芬酸钠缓释片 100mg,口服,每日 1 次。

③氟比洛芬酯 50mg,缓慢静脉注射,每日 3 次。

④帕瑞昔布 40mg,肌内注射,每 12h 1 次,连续用药不超过 3d。

⑤盐酸布桂嗪注射液 100mg,肌内注射,必要时。

【用药注意事项】

1. 抗生素宜在术前 0.5～1h 给药,或麻醉开始时给药,使手术切口暴露时局部组织中已达到足以杀灭手术过程中入侵切口细菌的药物浓度。抗生素的有效覆盖时间应包括整个手术过程和手术结束后 4h,总的预防用药时间不超过 24h,个别情况可延长至 48h。

2. 术后应用 NSAIDs 镇痛治疗,疗程不宜超过 5d。

第二节　骨样骨瘤

骨样骨瘤(osteoid osteoma)是常见的良性骨肿瘤,无转移及恶变。特征是呈类圆形,边界清晰,中心血供丰富(巢),周围有反应性硬化带。骨样骨瘤占良性骨肿瘤的 10％～20％。

【症状与体征】

1. 症状　青少年发病,男女比例约为 3:1。下肢长骨干和脊椎附件最多见。主要症状是疼痛,有夜间痛,进行性加重,能被阿司匹林缓解。若病损在关节附近,可有关节炎症状,影响关节功能。

2. 体征 局部孤立性、小圆形或圆形的痛性病变,可有局部肿胀、固定压痛。

【辅助检查】

1. X线检查 在长骨干皮质上可见圆形或卵圆形透亮区为"瘤巢",直径多在1cm以内,常被周围广泛的梭形硬化骨所包绕,重叠不易发现。瘤巢中心可有钙化,形成典型的"鸡眼征"。肿瘤在骨松质内者,周围的致密反应轻。

2. CT检查 为低密度的中央瘤巢,周围有硬化的高密度区,瘤巢内有时见钙化影。

3. MRI检查 骨样骨瘤的硬化与钙化部分在T_1、T_2加权像上都显示为低信号,瘤巢在T_2加权像上显示高信号。

4. 病理学检查 大体呈棕红色。镜下由骨样组织、新生骨小梁和有丰富血管的结缔组织混合组成。

【治疗原则】

1. 一般治疗原则

(1)术后患肢制动,必要时可用石膏托制动。

(2)注意伤口有无渗血。

(3)手术治疗。

2. 用药目的与原则 预防性使用抗生素治疗,非甾体抗炎药可缓解症状及术后镇痛。

处 方

同骨瘤。

【用药注意事项】

同骨瘤。

第三节 骨 肉 瘤

骨肉瘤(osteosarcoma)是最常见的恶性骨肿瘤,好发于青少年。发生于成骨组织,以能产生骨样组织的梭形基质细胞为特征。结合临床表现、放射学变化、病理学特点将其分为一般型骨肉瘤(瘤内起源)、骨皮质旁骨肉瘤、继发性骨肉瘤和多发性骨肉瘤。以一般型和骨皮质旁型多见,继发性是指继发于骨梗死、畸形性骨炎或良性骨肿瘤放射治疗后的骨肉瘤。本病具有恶性度高、发展快、转移早、预后差等特点。

【症状与体征】

1. 症状　患者多为 10～25 岁的青少年。好发部位为长骨干骺端和骨端,尤以股骨下端、胫骨上端、肱骨上端与腓骨上端为最多。病史几周或几个月。疼痛、肿胀是最常见的症状,早期先出现疼痛,多为持续性疼痛迅速转为剧痛,夜间尤重,服用一般镇痛药无效。后期可出现明显恶病质,消瘦、贫血,肺部转移可致呼吸困难。

2. 体征　当肿块逐渐增大时,可出现邻近关节积液,关节活动受限,肿瘤表面皮肤发热、发亮、表浅静脉怒张并有压痛,附近淋巴结反应性肿大。溶骨性骨肉瘤因侵蚀皮质而导致病理性骨折。

【辅助检查】

1. 实验室检查　贫血、白细胞计数增加或正常、红细胞沉降率增快、血清 碱性磷酸酶增高。

2. X 线检查　早期不典型,仅有轻微骨膜反应,逐渐发展,干骺端出现斑点状溶骨或边缘不清的高密度的肿瘤骨影像,两者边界不清。表现为筛孔状细条透光线破坏影。若肿瘤突入软组织,则呈现骨外生长的软组织阴影。骨肉瘤可见多种骨膜反应:线样及葱皮样骨膜反应;垂直样骨膜反应;Codman 三角和日光放射现象。

3. CT 检查　可以准确地显示肿瘤在骨内和骨外的范围,可在横断面上准确地显示出肿瘤及其周围关系。表现为不同程度的骨质破坏,也可表现为不规则皮质增厚和骨硬化。

4. MRI 检查　MRI 可使骨髓腔成像,并能发现肿瘤及肿瘤的骨外部分,可很好地评价肿块与周围组织、神经及关节的关系。影像学特点取决于肿瘤组织中主要细胞类型和有无出血坏死。

5. 病理学检查　肿瘤呈粉红色、灰白色“鱼肉样”改变。镜下见多形性基质成分,如梭形基质细胞、大量的圆形或卵圆形核深染的骨母细胞,以及多形性的多核肿瘤细胞。

【治疗原则】

1. 一般治疗原则

(1)避免承重,存在病理性骨折时应卧床,局部制动。

(2)加强营养。

(3)手术治疗。

2. 用药目的与原则

(1)术前行辅助化疗,术后继续化疗。

(2)营养支持治疗,输注白蛋白,给予肠内或肠外营养治疗。

(3)镇痛治疗,可选择阿片类镇痛药物。

(4)防治化疗引起的不良反应。

(5)其他对症支持治疗,合并感染时积极抗感染,维持水、电解质及酸碱平衡紊乱等。

处　方

(1)围术期抗菌药物的预防性使用:同骨瘤。

(2)术前镇痛治疗:可根据患者的疼痛程度选择下列药物的1种。

①曲马朵 100mg,口服,每 12h 1 次。

②盐酸布桂嗪 30～60mg,口服,每 6h 1 次。

③硫酸吗啡缓释片 10～30mg,口服,每 12h 1 次。

④盐酸吗啡注射液 10mg,皮下注射,每 4～6h 1 次。

(3)化疗方案 1:AP＋HDMTX。

①多柔比星(ADM) 25mg/m², 5％葡萄糖注射液 500ml,静脉滴注,第 1～3 天。

②顺铂 100mg/m², 0.9％氯化钠注射液 500ml,静脉滴注,第 1 天。

③MTX 8～12g/m², 5％葡萄糖注射液 500ml,静脉滴注 3h,第 1 天。

④亚叶酸钙 10～15mg,口服,每 6h 1 次,MTX 结束后 20h 开始,共 10 次。

(4)化疗方案 2:IVP 方案。

①异环磷酰胺(IFO) 3g/m², 0.9％氯化钠注射液 100ml,静脉滴注,第 1～2 天。

②长春地辛 4mg/m², 0.9％氯化钠注射液 40ml,静脉注射,第 1 天。

③顺铂 100mg/m², 0.9％氯化钠注射液 500ml,静脉滴注,第 3 天。

(5)化疗方案 3:Rosen T12 方案。

①甲氨蝶呤 8～12g/m², 5％葡萄糖注射液 500ml,静脉滴注 3h,第 1、8、29、36 天。

②亚叶酸钙 10～15mg,口服,每 6h 1 次,MTX 结束后 20h 开始,共 10 次。

③博来霉素 15mg/m², 0.9％氯化钠注射液 30ml,静脉注射,第 15、

16天。

④环磷酰胺 600mg/m²,0.9%氯化钠注射液 40ml,静脉注射,第15、16天。

⑤放线菌素 D 600μg/m²,0.9%氯化钠注射液 40ml,静脉注射,第15、16天。

(6)预防化疗所致的呕吐

①地塞米松 8mg,口服,每日 1 次。

②格雷司琼 40μg/kg,0.9%氯化钠注射液 20～40ml,静脉注射,每日 1 次。

【用药注意事项】

1. 对骨肉瘤的化疗必须是多药联合化疗,单药化疗效果有限,临床多采用以高剂量甲氨蝶呤(HDMTX)为主的联合用药。

2. 骨肉瘤对放射治疗不敏感。

3. 各种化疗方案的注意事项

(1)AP＋HDMTX 方案:①每 3 周重复;②主要不良反应有骨髓抑制、恶心、呕吐、皮肤黏膜反应、肝肾毒性、脱发、心脏毒性等;③顺铂需要水化治疗;④HDMTX 需要亚叶酸钙解救及碱化尿液、水化等;⑤需要加强止吐治疗。

(2)IVP 方案:①每 3 周重复;②主要不良反应有骨髓抑制、恶心、呕吐、肾毒性、神经毒性、脱发等;③顺铂需要水化治疗;④IFO 用后需要美司钠解毒,剂量为 IFO 的 60%;⑤需要加强止吐治疗。

(3)Rosen T12 方案:①作为新辅助化疗,在术后应根据反应情况决定术后化疗方案;②主要不良反应有骨髓抑制、恶心、呕吐、皮肤黏膜反应、肝肾毒性、脱发等;③BLM 会导致发热,治疗前可预防性应用解热镇痛药;④HDMTX 需要亚叶酸钙解救及碱化尿液、水化等,有条件者应作血清 MTX 浓度监测。

第四节　软 骨 肉 瘤

软骨肉瘤(chondrosarcoma)发病率仅次于骨肉瘤。是发生于软骨细胞的恶性肿瘤,分为原发性和继发性两种,后者多为继发于骨软骨瘤恶变。从部位上区分,软骨肉瘤又可分为中央型和周围型,中央型发生于髓腔或皮质,周围型发生于骨膜或骨膜下皮质。

【症状与体征】

发病年龄多在 40 岁以上。发病缓慢,多见于骨盆、股骨和胫骨。疼痛和肿胀为主要症状,肿瘤生长缓慢,常可形成巨大肿块压迫周围组织产生症状。

【辅助检查】

1. X 线检查 中央型表现为长骨干骺端广泛溶骨,边界不清,皮质有不规则的破坏,可见软组织内肿块,溶骨区可见不规则的钙化和骨化斑点,特征被描述为"棉絮状"或"云雾状"。周围型瘤体可见钙化,可见垂直于骨皮质的针状骨形成,并不侵犯相邻骨髓腔。

2. CT 检查 平扫时,中心型表现为髓腔内高、低密度病灶,其中破坏后的残余骨、瘤骨、钙化软骨呈高密度,囊变呈低密度。周围型表现与中心型相似,但整个病灶有蒂与骨皮质相连。病灶顶部有一软骨帽,密度低于同层肌肉组织。

3. MRI 检查 软骨肉瘤的钙化在 T_1、T_2 加权像上均为低信号区;呈斑点状不钙化的软骨基质在 T_2 上是非常高的信号强度。MRI 可显示软骨帽的厚度,如果 T_1 加权像是均匀的低信号,T_2 加权像上为很不均匀的高低混合密度病灶,表示软骨帽内钙化存在。

4. 病理学检查 肉瘤性软骨细胞分布在成软骨细胞的基质中,增生是由于基质的合成,而不是 DNA 的复制。

【治疗原则】

1. 一般治疗原则 同骨肉瘤。

2. 用药目的与原则 镇痛治疗、营养支持治疗、术中及术后 48h 内预防性使用抗生素治疗。

处　方

(1)围术期抗菌药物的预防性使用:同骨瘤。

(2)术前镇痛治疗:可根据患者的疼痛程度选择下列药物的 1 种。

①曲马朵 100mg,口服,每 12h 1 次。

②盐酸布桂嗪 30~60mg,口服,每 6h 1 次。

③硫酸吗啡缓释片 10~30mg,口服,每 12h 1 次。

④盐酸吗啡注射液 10mg,皮下注射,每 4~6h 1 次。

(3)术后营养支持治疗

①10%葡萄糖 300ml,50%葡萄糖 200ml,胰岛素 20U,氯化钾 1.5g,静脉滴注,即刻。

②中长链脂肪乳 250ml,静脉滴注,每日 1～2 次。

③18 种氨基酸 250ml,静脉滴注,每日 1～2 次。

④5％葡萄糖氯化钠 500ml,水溶性维生素 1 支,脂溶性维生素 1 支,静脉滴注,即刻。

【用药注意事项】

1. 软骨肉瘤的化疗目前仍无成熟的化疗方案。采用骨肉瘤的方案对于软骨肉瘤而言疗效并不明显。

2. 镇痛药用药注意事项同骨肉瘤。

第三篇

妇产科系统疾病用药与处方

第25章
妇科感染性疾病用药与处方

第一节 外阴阴道炎

外阴炎和阴道炎是妇产科临床最常见的疾病之一。因为外阴部暴露于外,又与尿道、阴道、肛门毗邻,局部湿润,细菌容易孳生繁殖,并与外界接触较多,易受各种物理及化学刺激,因此外阴易发生炎症,且可与阴道炎同时存在。外阴炎、阴道炎由多种原因致病,外阴接触性炎症、前庭大腺脓肿和前庭大腺囊肿、滴虫阴道炎、真菌性外阴、阴道炎、细菌性阴道病、老年性和幼女阴道炎等是其代表性疾病。

一、外阴接触性炎症

外阴接触性皮炎是妇科炎症的一种,是由于外阴部皮肤接触刺激性物质或过敏物质而发生的炎症。如接触了较强的酸碱类消毒药、阴道冲洗药、一些染色衣物及青霉素和其他过敏性药物等,均可发生外阴部的炎症。多数急性发作,如反复接触,可演变成慢性。

【症状与体征】

1. 症状 外阴部接触一些刺激性物质后在接触部位感觉灼热、疼痛、瘙痒。

2. 体征 局部出现皮肤潮红、皮疹、水疱,重者可发生坏死及溃疡;过敏性皮炎发生在接触过敏物质的部位。

【辅助检查】

如合并感染可做外阴分泌物病原体检查。

【治疗原则】

1. 一般治疗原则 需尽快除去病因,避免用刺激性物质如肥皂,避免搔抓等。

2. 用药目的与原则

(1)恢复保护皮肤屏障功能:外阴部皮肤薄嫩且皮炎时,皮肤屏障功能受到破坏,故营养保护性的药物局部外用是需要的。禁用刺激性强的外用药,并避免使用一切可能对皮肤有刺激的治疗措施,如过度烫洗搔抓。保持外阴清洁干燥,内裤应宽松、透气,不用劣质卫生用品。

(2)局部皮肤治疗

①急性期有糜烂渗出者,可用生理盐水、3%的硼酸湿敷健康搜索1%硫酸镁溶液、绿茶叶水、马齿苋煎液等做冷敷;急性皮炎红肿水疱渗液不多时,可用氧化锌油皮质类固醇霜。

②有继发感染者可用0.1%依沙吖啶(利凡诺尔)液、1:5000高锰酸钾液湿敷,然后外用含激素、抗细菌抗真菌的混合制剂,如制霉菌素/硫酸新霉素/短杆菌肽/复方曲安奈德(复方康纳乐霜)、曲安奈德/咪康唑/新霉素(皮康霜)、曲安奈德(派瑞松)等。

③亚急性阶段可用各种皮质类固醇霜;慢性干燥肥厚的损害可用富含水的皮质类固乳膏软膏制剂,仅有干燥或轻度脱屑的淡红斑,可用单一保护霜如硅霜即可;无糜烂渗液者,可于湿敷后外擦炉甘石洗剂呈慢性湿疹样皮炎者可外擦肾上腺皮质激素类药软膏。

> **处 方**

(1)局部用药:温开水或生理盐水坐浴,每日2次,7d为1个疗程;或3%硼酸溶液冷敷,每日2次,7d为1个疗程;红霉素软膏涂抹,每日2次,7d为1个疗程。

(2)抗过敏治疗:苯海拉明20mg,肌内注射;立即给予或氯苯那敏(扑尔敏)4～8mg,每日3次,口服;或阿司咪唑(息斯敏)10mg,每日1次,口服。维生素C 100～200mg,每日3次,口服。

(3)皮损广泛而严重时可配合使用泼尼松10～20mg,每日3次,口服;或地塞米松10～20mg,加入5%葡萄糖液500ml,静脉滴注,每日1次。

【用药注意事项】

应详细询问病史,寻找病因。如果病因去除不彻底,容易复发转为慢性或难治性疾病。

二、婴幼儿外阴炎

婴幼儿性器官处于"安静期",子宫呈幼稚型,外阴、阴道皮肤黏膜较薄且无弹性,阴道细长,卵巢小而狭长,尚未发育,基本上不分泌激素,因而该年龄段感染性疾病多发。婴幼儿外阴阴道炎也是儿科的常见病,症状多样及自身认知能力尚未健全,常得不到及时诊断和治疗。加上幼女免疫功能及卵巢功能发育不全,外阴皮肤菲薄,阴道与尿道和肛门邻近,缺乏外阴自净能力,受多种原因刺激(如尿液、汗液、粪便等)易发生炎症。引起婴幼儿外阴感染的病原体主要是细菌,占 64.5%。常见的细菌依次为流感嗜血杆菌、大肠埃希菌、金黄色葡萄球菌、奇异变形杆菌、凝固酶阴性葡萄球菌、淋球菌。其他致病因素包括不注意会阴卫生、蛲虫、异物和其他非细菌如念珠菌、滴虫感染等。传播方式多为母体携带病原体传染,幼儿园中衣物混杂或盆浴互相传染及自身大便污染或外阴不洁等。其特点是阴道分泌物增加及外阴瘙痒。由于致病菌及病因不同,分泌物的特点、性质及瘙痒的程度也会不同。

【症状与体征】

1. 症状　主要症状为外阴红肿、瘙痒、阴道分泌物增多。阴唇粘连者可出现排尿时哭闹、尿流变细、改变方向。

2. 体征　外阴、前庭红肿,黏液脓性白带或见分泌物自阴道溢出。严重者因皮肤破溃形成溃疡,部分造成阴唇粘连。

【辅助检查】

阴道分泌物检查病原体:用生理盐水清洗外阴,然后用无菌棉拭子擦取阴道分泌物置于生理盐水中,悬滴法或细菌培养寻找病原体。

【治疗原则】

1. 一般治疗原则　每日用温水清洗外阴,勤换内裤,不与他人混用个人卫生用品,不与父母同床,避免交叉感染。

2. 用药目的与原则　根据病原体检查结果选择敏感的抗生素。如阴唇粘连者可行手术治疗。

> **处　　方**

(1)局部用药:1:5000 呋喃西林溶液或高锰酸钾液坐浴,每日 1 次,7d 为 1 个疗程;红霉素软膏涂抹,每日 2 次,7d 为 1 个疗程。

(2)阴唇粘连手术前后用药:妊马雌酮(倍美力)软膏,每日 2 次,连续 2～8 周;1:5000 高锰酸钾液坐浴,每日 1 次,7d 为 1 个疗程;红霉素眼膏涂分离面,每日 1 次,7d 为 1 个疗程。

(3)针对肠道蛲虫:噻嘧啶 30mg/kg,顿服。或用抗蛲灵肛用软膏(含噻嘧啶 3%)。睡前洗净外阴及肛周,挤出软膏少许涂于肛门周围,再将塑料注入管插入肛门 1cm 挤出软膏 1g,连续用药 7d。或甲苯达唑 100mg,顿服。

【用药注意事项】

应详细询问病史,分泌物多少、性状、有无特殊因素,如患者的卫生情况等。根据药敏试验选择抗生素是治疗儿童外阴阴道炎、防止反复发作的关键。

三、前庭大腺囊肿和前庭大腺脓肿

前庭大腺位于女性外阴两侧大阴唇下 1/3 深部,腺管开口于小阴唇与处女膜之间的沟内,性兴奋时分泌黏液起润滑作用。因其解剖部位特殊,在性交、分娩、月经期可因卫生不良或损伤而感染病原体,引起炎症。炎症急性发作时首先侵犯腺管,导致前庭大腺导管炎,腺管开口肿胀、阻塞,使脓液不能外流而积存,造成前庭大腺脓肿。脓肿消退后,脓液逐渐转为清液形成囊肿。各种原因的外阴局部损伤,造成腺管阻塞,分泌物排出不畅,也可形成囊肿。多为混合感染,常见的病原体为葡萄球菌、大肠埃希菌、链球菌及肠球菌。随着性传播疾病发病率的增高,淋病奈瑟菌及沙眼衣原体已成为本病常见病原体。本病多见于育龄女。

【症状与体征】

1. 症状 前庭大腺脓肿多为单侧,急性期表现为小阴唇下部发红、肿胀、伴有局部疼痛。炎症波及深部,脓肿形成后疼痛加剧。前庭大腺囊肿表现为外阴异物感或性交不适,也可继发感染形成脓肿反复发作。

2. 体征 前庭大腺脓肿可见局部皮肤红肿、发热、压痛、可触及波动感,直径可达 3~6cm。部分患者可出现发热等全身症状,腹股沟淋巴结可出现不同程度的增大。当脓肿内压力增大时,表面皮肤变薄,脓肿自行破溃。若破孔大,可自行引流,炎症较快消退而痊愈;若破孔小,引流不畅则炎症不退可反复发作。前庭大腺囊肿检查可见单侧或双侧椭圆形囊肿。

【辅助检查】

阴道分泌物检查可检测病原体。

【治疗原则】

1. 一般治疗原则 先针对病原体进行治疗,祛除病因。

2. 用药目的与原则

(1)前庭大腺炎早期也可选用清热解毒中药局部热敷或坐浴。

(2)手术治疗。前庭大腺脓肿形成应及时切开引流。前庭大腺囊肿则行囊肿造口术以保持前庭大腺的功能,术后 4d 会阴坐浴至炎症消退。常规穿刺引流后,抗生素的使用并非必需,如形成蜂窝织炎或患者免疫力受损,需使用广谱抗生素,如可能有性传播疾病,建议使用抗生素。

(3)前庭大腺炎症急性发作,脓肿尚未形成时需卧床休息,减少摩擦,可取前庭大腺开口处的分泌物做细菌培养,根据病原体及药物敏感情况,选用合适的抗生素抗感染治疗,如青霉素、头孢类等。

处　　方

(1)抗感染治疗:头孢唑林 1g,每 6h 1 次,静脉滴注,加甲硝唑 1g,每日 1次,口服 3d。

(2)会阴坐浴:丽泽洗剂 10ml,每日 2 次,会阴坐浴,每次 20min;甘霖洗剂 10ml,每日 2 次,会阴坐浴,每次 20min。

【用药注意事项】

1. 术后 4d 会阴伤口拆线。

2. 术后 4d 伤口拆线后会阴坐浴至炎症消退。

3. 禁性生活 1 个月。

第二节　阴道炎症

一、滴虫阴道炎

滴虫阴道炎是由于阴道毛滴虫感染引起。

【症状与体征】

1. **症状**　表现为阴道分泌物增多(呈泡沫样)、外阴瘙痒和外阴、阴道口灼热感。

2. **体征**　外阴、阴道口充血,阴道黏膜有散在的红斑。阴道内可见黄白色稀薄液体或黄绿色脓性分泌物,常呈泡沫状。

【辅助检查】

1. **悬滴法镜检**　阴道分泌物中可找到阴道毛滴虫,敏感性仅为 60%～70%。

2. 滴虫培养 悬滴法结果阴性而临床可疑时可进一步做滴虫培养。

【治疗原则】

1. 一般治疗原则 注意卫生,勤换内裤,用过的内裤、盆及毛巾均用开水烫洗。

2. 用药目的与原则 硝基咪唑类药物是美国食品药品监督管理局(FDA)批准的用于治疗滴虫阴道炎的药物,包括口服、肠道外两种给药途径。随机临床试验显示,推荐的甲硝唑方案对滴虫阴道炎的治愈率为 90%～95%。推荐的替硝唑方案对滴虫阴道炎的治愈率为 86%～100%。对性伴侣治疗增加治愈率。不能耐受者口服或不适宜全身用药可选择局部用药,局部用药有效率≤50%。

> ## 处 方

(1)推荐方案:甲硝唑 2g,单次口服。

(2)可选方案:甲硝唑 0.2g,每日 3 次,7d 为 1 个疗程。

(3)局部用药:甲硝唑阴道泡腾片 0.2g,每晚塞入阴道 1 次,10 次为 1 个疗程,或 0.75%甲硝唑凝胶,每次 1g,每日 2 次。若先用 1%乳酸或 0.5%醋酸冲洗,改善阴道内环境,将提高疗效。

【用药注意事项】

1. 性伴侣应同时治疗,治疗期间禁止性生活。

2. 治疗后需随访至症状消失。症状持续存在者治疗后 1 周复查,初次治疗失败者可增加药量及疗程,仍可重复用甲硝唑 0.2g,每日 3 次,7d 为 1 个疗程。

3. 有关甲硝唑致癌及妊娠期使用有争议。美国食品药品监督管理局(FDA)认为甲硝唑对人类致癌风险很低,FDA 将其列为 B 类。国内药物手册等仍将甲硝唑列为禁用。

4. 妊娠期滴虫阴道炎可致胎膜早破、早产等。

5. 因滴虫阴道炎常于月经后复发,故治疗后检查滴虫阴性时,仍应每次月经后复查白带,若经 3 次检查均为阴性,方可称为治愈。治疗期间禁止性生活。

6. 未婚妇女阴道局部用药困难,采用全身用药方便。服药后偶见胃肠道反应,如食欲缺乏、恶心、呕吐等。

此外,甲硝唑能通过胎盘进入胎儿体内,并可由乳汁排泄。在妊娠早期服用时,尚未能排除对胎儿的致畸影响,因此在妊娠早期及哺乳期不用为妥。

局部用药亦可收到较好效果。

二、念珠菌阴道炎

外阴阴道念珠菌病（vulvovaginal candidiasis，VVC）又称真菌阴道炎、阴道酵母菌传染病等，是由念珠菌感染引起的外阴阴道炎症，是最常见的妇女外阴炎症之一。外阴阴道假丝酵母病是常见的外阴炎症，常与阴道假性酵母菌同时存在，两者合称为外阴阴道假丝酵母菌病。据统计，约 70％的妇女一生中至少患过一次 VVC，妊娠妇女 VVC 的发病率高于非妊娠妇女。80％～90％的起病菌是白色假丝酵母菌，少数可由光滑假丝酵母菌、近平滑假丝酵母菌或热带假丝酵母菌引起。近年来非白色假性酵母菌感染不断增加，因其对很多抗真菌药不敏感而呈现难治性，白假丝酵母菌为条件致病菌，10％～20％的非妊娠妇女及 30％的妊娠妇女阴道中有假丝酵母菌繁殖活跃而致病。临床研究表明，菌种鉴定仅适用于少数治疗无效病人，并证明复发相关因素主要为性行为，尤其是手淫、舔阴等。

【症状与体征】

1. 症状　以外阴顽固性瘙痒、灼痛，伴有尿痛、性交痛为主要特征。阴道分泌物增多，白色豆渣样。

2. 体征　外阴潮红、水肿，可见抓痕或皲裂；小阴唇内侧及阴道黏膜附着白色膜状物，擦除后可见阴道黏膜红肿，急性期可见糜烂面；阴道内可见白色黏稠豆腐渣样或凝液状分泌物增多。

【辅助检查】

1. 阴道 pH　变化不明显，通常在 4.0～4.5。

2. 生理盐水悬滴法　在显微镜可见假菌丝。悬滴法是目前临床上常用的检测方法，该法不染色，操作简便快速；但由于阴道分泌物涂片有大量的上皮细胞和正常菌群的微生物，合并感染时还有大量的脓细胞，容易造成假阴性，灵敏度比较低，认为是 40％～60％。

3. 10％KOH悬滴法　在显微镜下找芽孢和假菌丝，阳性率为 70％。

4. 革兰染色　显微镜下见到芽孢及假菌丝，阳性率可达 80％。

5. 真菌培养法　阳性率更高。可确定敏感的抗真菌药物，但需要 2～3d才能确诊，可用于难治性或复发性念珠菌阴道炎。

【治疗原则】

1. 一般治疗原则　去除诱因，若有糖尿病应积极治疗及时停用广谱抗生素、雌激素、皮质类固醇;换内裤,用过的内裤、盆及毛巾均用开水烫洗。必须夫妇同时治疗。

2. 用药目的与原则　无症状带菌者一般无须治疗。对有症状和体征,10％KOH 湿片(＋)者应接受治疗。一般念珠菌阴道炎以短期局部应用抗真菌药物(如软膏等外用剂、阴道栓剂)为主。如局部用药效果差,或因未婚不能接受阴道上药者可选用全身用药。难治及复发病例可选用全身用药,同时局部用药。局部用药咪唑类比制霉菌素更有效,它可使 80％～90％患者症状缓解,且湿片培养(一)。

处方

(1)局部用药:硝酸咪康唑栓,200mg,每晚 1 次,连用 7d,阴道上药;或硝酸咪康唑栓,400mg,每晚 1 次,连用 3d,阴道上药;或硝酸咪康唑栓,1200mg,每日 1 次,使用 1d,阴道上药。

(2)局部用药:克霉唑阴道片,500mg,每晚 1 次,使用 1d,阴道上药,阴道用药,连用 7d;或每日早晚各 1 粒,连用 3d。

(3)全身用药:伊曲康唑 200mg,每日 1 次,连用 3～5d,口服;孕妇及哺乳期不宜应用口服药物;或用旧疗法,每日服用 400mg,分 2 次服用。氟康唑150mg,1 次顿服。

【用药注意事项】

1. 首次发作或首次就诊是规范化治疗的关键时期。

2. 考虑到药物对胚胎、胎儿及婴儿的影响,孕期、哺乳期用药尤为慎重。目前按 FDA 的规定,克霉唑属 B 级,咪康唑属 C 级,氟康唑孕期禁用。

3. 一般不推荐性伴侣治疗,当男性伴侣有症状时应进行假丝酵母菌检查及治疗。反复感染者性伴侣应考虑治疗。少数男性有龟头炎、红斑、瘙痒等,抗真菌治疗可缓解。

4. 对于顽固性病例应积极寻找有无应用雌激素、抗生素或免疫抑制药的历史,并查血糖以除糖尿病。

5. 非处方药(OTC)治疗后阴道炎症状仍持续存在或 2 个月内症状反复者,应去医院诊治。此类药物滥用或使用不当常见,还可引起合并感染而延误治疗。

6. 复杂的复发性外阴阴道念珠菌病(念珠菌性阴道炎反复发作,每年发作＞4 次以上)需要局部或口服咪唑类药物 10～14d。

7. 对反复发作的病例宜全身及局部联用,或局部选用药效持续时间长、作用快的药物,每周巩固治疗为宜。

三、细菌性阴道炎

细菌性阴道炎(bacterial vaginosis,BV)是因正常寄生在阴道内的菌群平衡失调而导致的以厌氧菌感染为主的混合性细菌感染。

【症状与体征】

1. 症状　阴道分泌物增多,多为均质稀薄灰白色。有腥臭味。

2. 体征　阴道内可见白带呈灰白色,均匀一致、稀薄、黏度低。

【辅助检查】

阴道 pH>4.5,胺臭味试验阳性;取阴道分泌物少许,加入 10％氢氧化钾 1～2 滴,产生腥臭味为阳性。光学显微镜检查可见线索细胞,每一高倍视野下线索细胞>20％才有诊断意义。

【治疗原则】

1. 一般治疗原则　注意经期和性生活卫生。

2. 用药目的与原则　口服甲硝唑最为有效,但不主张长期大量应用广谱抗生素,以避免造成正常阴道菌群失调。也有主张对无症状者不必治疗的。该药有两种治疗方案:后者疗效可提高 10％以上。约有 30％患者复发,再用甲硝唑治疗仍有效。

处　方

(1)口服给药:甲硝唑 500mg,每日 2 次,口服共 7d;或甲硝唑 2g,每次口服。也可选用克林霉素 300mg,每日 2 次,连服 7d。

(2)外用给药:克林霉素适用于孕妇,用法为 300mg,每日 2 次,疗程 7d;或氨苄西林 500mg,每日 4 次,共 7d,但疗效不如甲硝唑;加 2％克林霉素软膏阴道涂用,每次 5g,每晚 1 次;连用 7d;或 0.75％甲硝唑软膏(胶)每次 5g,每日 2 次,连用 7d。

【用药注意事项】

1. 对所有的妊娠期 BV 都应进行治疗,以降低由 BV 所致的妊娠。口服甲硝唑禁用于早孕和哺乳期妇女,但中孕期可以使用,而栓剂则可使用于整个妊娠期。

2. 无症状的患者无须治疗,但对一些特殊 BV 患者,如拟进行妇科手术者(包括子宫切除术、附件切除术、刮宫术、上环术及宫腔镜检查等),应进行治疗,以免引起术后感染。

3. 对 BV 患者的性伴侣不必进行常规治疗,但对反复发作或难以治愈的 BV 患者的性伴侣可进行治疗。

4. 此药有胃肠反应、头痛、白细胞减少等不良反应,应注意查血。

四、老年性阴道炎

老年性阴道炎是由于绝经后局部抵抗力下降和雌激素缺乏,病原菌侵入引发炎症所致。

【症状与体征】

1. 症状 外阴不适,干涩,性交痛。

2. 体征 外阴阴道皮肤及黏膜变薄,可见黏膜充血。

【辅助检查】

阴道分泌物检查病原体。血性激素水平,尿促卵泡素(FSH)和黄体生成素(LH)增高,雌二醇(E_2)低于正常值低限。

【治疗原则】

一般治疗原则 消除诱因,抑制细菌生长,增加阴道抵抗力,补充少量雌激素是老年性阴道炎的治疗原则。

处 方

(1)局部抗生素用药:1%乳酸或 0.5%醋酸或 3%的硼酸液冲洗阴道,每日 1 次,疗程 7~10d。甲硝唑 0.2g,或诺氟沙星 100mg 每日 1 次,阴道上药,疗程 7~10d。

(2)局部雌激素用药:0.5%己烯雌酚软膏局部涂抹,每日 2 次,疗程 7~10d。妊马雌酮软膏局部涂抹,每日 2 次,疗程 7~10d。己烯雌酚 0.125~0.25mg,阴道上药,疗程 7d。

(3)全身用药:尼尔雌醇 2mg,每 2~4 周 1 次,2~3 周;首次加倍。

【用药注意事项】

1. 乳腺癌或子宫内膜癌慎用雌激素。

2. 应用雌激素者定期妇科随诊。

3. 勤换内裤,用过的内裤、盆及毛巾均用开水烫洗。

五、幼女阴道炎

婴幼儿外阴发育差,易受污染,雌激素水平低,阴道 pH 上升至 6~8,抗感染的能力较差,卫生习惯不良、外阴不洁、尿便污染、外阴损伤或蛲虫感染均可引起婴幼儿外阴阴道炎。婴幼儿外阴炎为非特异性感染。常见的病原菌有葡萄球菌、链球菌、大肠埃希菌等,以大肠埃希菌居多,占 80%。目前,滴虫、白假丝酵母菌、淋病奈瑟菌及支原体、疱疹病毒、人乳头瘤病毒也较常见。

【症状与体征】

1. 症状　主要症状为阴道分泌物增多,呈脓性。多是母亲发现婴幼儿搔抓外阴和内裤上有脓性分泌物而就诊。

2. 体征　可见外阴、阴蒂、尿道、阴道口充血、水肿,有时见脓性分泌物自阴道口流出。

【辅助检查】

1. 悬滴法镜检　阴道分泌物中可找到病原体。

2. 细菌培养　悬滴法结果阴性而临床可疑时可进一步做细菌培养。

【治疗原则】

1. 一般治疗原则　保持外阴清洁、干燥,减少摩擦。

2. 用药目的与原则　抑制细菌生长,增加阴道抵抗力。

处　方

局部用药用 1∶5000 高锰酸钾液坐浴,每日 1 次,疗程 7～10d;丽泽洗剂 5ml 会阴坐浴,每日 1 次,疗程 7～10d。

【注意事项】

其母有阴道炎应及时治疗。

第三节　宫　颈　炎

宫颈炎是妇科常见疾病之一。宫颈炎包括宫颈阴道部及宫颈管黏膜炎症,临床多见的是宫颈管黏膜炎。由于宫颈管黏膜皱襞多,一旦发生感染很难将病原体完全清除,久后可发展为慢性宫颈炎。

一、急性宫颈炎

【症状与体征】

1. 症状　阴道分泌物增多,呈脓性。分泌物的刺激可引起外阴瘙痒伴腰酸腹坠,也可出现性交后出血。

2. 体征　宫颈充血、水肿,有脓性分泌物自宫颈管流出或棉拭子标本上见到脓性分泌物,触之易出血。

【辅助检查】

颈管分泌物涂片,光镜下每个油镜视野有 10 个以上多形核白细胞,同时除外淋病奈瑟菌及滴虫感染。对此患者还应做衣原体及淋病奈瑟菌的检测。

【治疗原则】

用药目的与原则 主要针对病原体。由于淋菌性宫颈炎常伴有衣原体感染,而衣原体感染不一定有淋病奈瑟菌感染,因此若为淋菌性宫颈炎,治疗时除选用抗淋病奈瑟菌的药物外,同时应用抗衣原体感染药物。对找不到病原体的患者治疗效果较差。

处　方

(1)一般治疗:保持外阴清洁,对于未找到病原体患者可选用复方莪术(康妇特栓),每晚一粒,6～12d 为 1 个疗程;甲硝唑泡腾片,每晚 1 粒,7d 为 1 个疗程。症状严重者加用喹诺酮及第三代头孢菌素等广谱抗生素。

(2)淋菌性宫颈炎:头孢曲松钠 250mg,单次肌内注射;或头孢噻肟钠 1g,单次注射;或环丙沙星 500mg,单次口服。以上药物可同时加用阿奇霉素 1g,单次口服或口服多西环素 100mg,每日 2 次,共 7d。

(3)衣原体性宫颈炎:多西环素 100mg,每日 2 次,连服 7～10d;或阿奇霉素 1g,单次顿服;或氧氟沙星 300mg,每日 2 次,连服 7d。

二、慢性宫颈炎

【症状与体征】

1. 症状　阴道分泌物增多,呈乳白色或脓性。

2. 体征　宫颈有不同程度的糜烂、肥大、充血,又可见息肉、裂伤及宫颈腺囊肿。

【辅助检查】

根据临床表现做出宫颈炎的诊断并不困难,但病原体的确定有困难,且与宫颈上皮内瘤变及早期宫颈癌从外观上难以鉴别,需要做宫颈脱落细胞学涂片,颈管吸片等进行筛查,除外宫颈病变。

【治疗原则】

以局部治疗为主,根据病变不同采用不同治疗方法。

处　方

(1)宫颈糜烂:糜烂面积小,比较表浅可用康妇特栓 1 粒,每日 1 次,1～2

周;面积较大、较深可选择物理治疗。

(2)宫颈息肉:需手术做息肉摘除,切除息肉应送病理检查。

(3)宫颈管黏膜炎:局部用药效果差,需全身用药,根据颈管分泌物培养及药敏试验结果,采用抗感染药物。

(4)宫颈腺囊肿:对于小的无症状者不予处理,若囊肿大或合并感染,可用微波治疗。

第四节　盆腔炎症

一、子宫内膜炎

子宫内膜炎是妇科常见的疾病,多根据子宫体部的炎症部位,分为急性子宫内膜炎与慢性子宫内膜炎。

【症状与体征】

1. 症状　急性子宫内膜炎常见症状为下腹痛阴道分泌物增多,或有发热,白带呈水样黄白色脓性,或混有脓血,严重者可有高热及全身体质衰弱等现象。发生在产后、剖宫产后或流产后的则有恶露长时间不净。慢性子宫内膜炎常有阴道出血或月经不规则,有时可有轻度下腹痛及白带增多。

2. 体征　急性子宫内膜炎可有发热、下腹压痛。阴道分泌物增多,呈水样黄白色脓性,或混有脓血;子宫可增大,宫体压痛。慢性子宫内膜炎妇检子宫可增大,有触痛。

【辅助检查】

1. 实验室检查:急性子宫内膜炎可有血白细胞数升高,阴道宫颈分泌物涂片培养及免疫荧光检测可找到病原体。

2. 子宫内膜活检可发现子宫内膜炎的组织学证据。

【鉴别诊断】

慢性子宫内膜炎应与子宫内膜结核鉴别,子宫内膜结核多有月经异常、不孕、周期性发热等,病理检查可明确诊断。

【治疗原则】

1. 一般治疗原则

(1)急性者应卧床休息。体位宜头高足低位,给予高蛋白流质或半流质。

(2)一般状况好,症状轻,能耐受口服抗生素并有随访条件的可于门诊给予口服抗生素治疗;一般状况差,病情严重或门诊治疗无效,或诊断不清者,均应住院给予抗生素药物治疗为主的综合治疗。

(3)对放置宫内节育器者,抗生素治疗后应将其取出。

2. 用药目的与原则

(1)初始治疗:可根据病因经验及发病后已用过何种抗生素为参考选择用药,多采用需氧菌和厌氧菌兼顾的联合用药,给药途径以静脉滴注收效快。

(2)药敏试验:做出后根据结果调整用药。

(3)手术治疗:一般急性子宫内膜炎不应手术治疗,但如宫腔内有残留物或宫颈引流不畅,或宫腔内积留分泌物,或有老年妇女宫腔积脓时,应在给大量抗生素,病情稳定后清除宫腔内残留物。尽量不做刮宫,或扩张宫颈,以使宫腔分泌物引流通畅。慢性子宫内膜炎如有宫腔残留物者,可给抗生素3～5d后做刮宫术。有宫内节育器者,应在抗感染治疗后将节育器取出。

处 方

(1)口服:氧氟沙星 400mg,口服,每日 3 次,或左氧氟沙星 500mg,口服,每日 1 次;甲硝唑 400mg,口服,每日 2 次。连用 14d。头孢西丁钠 2g,肌内注射,每日 2 次。多西环素 100mg,口服,每日 2 次,连用 14d。头孢曲松 250mg,肌内注射,每日 1 次。多西环素 100mg,口服,每日 2 次,共 14d。

(2)静脉

①第二代头孢菌素或相当于第二代头孢菌素的药物:头孢西丁钠 1～2g,静脉注射,每 6h 1 次;或头孢呋辛钠 0.75～1.5g,肌内注射或静脉注射,每日 3 次;或头孢替安每日 1～2g,分 3～4 次给予,严重者可用至每日 4g,静脉注射,或头孢孟多 0.5～1g,静脉注射,每 6h 1 次;较重者 1g,每 4h 1 次。

②第三代头孢菌素或相当于第三代头孢菌素的药物:头孢替坦二钠 1～2g,静脉注射,每 12h 1 次;或头孢唑肟 0.5～2g,严重者可用至每日 4g,分 2～4 次,静脉注射;或头孢曲松钠 1g,静脉注射,每日 1～2 次;或头孢噻肟钠 0.5～1g,静脉注射,每 6～12h 1 次。如合并衣原体或支原体感染,则应在第二代或第三代头孢菌素基础上加用多西环素 100mg,口服,每日 2 次,连用 10～14d。

③喹诺酮类与甲硝唑联合方案:环丙沙星 200mg,静脉注射,每 12h 1 次;或氧氟沙星 400mg,静脉注射,每 12h 1 次;或左氧氟沙星 400mg,静脉注射,每 12h 1 次;加甲硝唑 500mg,静脉注射,每 8h 1 次。

④青霉素与四环素类药物联合方案:氨苄西林/舒巴坦 3g,静脉注射,每

12h 1 次;多西环素 100mg,口服,每日 2 次,连服 14d。

【用药注意事项】

一般急性子宫内膜炎不应手术治疗,以免炎症扩散。如需清宫,必须再给大量抗生素,病情稳定后手术。

二、子宫肌炎

子宫肌炎即子宫肌层的炎症,往往来自子宫内膜炎的扩散及子宫颈炎症的扩散。同时子宫肌炎还可以进一步向盆腔腹膜、阔韧带内扩散,子宫肌炎往往作为急性、严重盆腔炎的一部分。

【症状与体征】

1. 症状　下腹痛,阴道分泌物增多,白带呈水样黄白色脓性或混有脓血,严重者可有高热及全身体质衰弱等现象。

2. 体征　急性子宫肌炎常常伴有高热,合并盆腔腹膜炎者则下腹压痛、反跳痛和肌紧张明显。妇科检查:阴道分泌物增多,呈水样黄白色脓性或混有脓血;子宫可增大,宫体压痛。

【辅助检查】

1. 实验室检查　急性子宫肌炎时血白细胞数升高,阴道宫颈分泌物涂片培养及免疫荧光检测找到病原体。

2. 诊断性刮宫　子宫内膜活检发现子宫内膜炎的组织学证据。

【鉴别诊断】

慢性子宫内膜炎应与子宫内膜结核鉴别,子宫内膜结核多有月经异常、不孕、周期性发热等,病理检查可明确诊断。

【治疗原则】

1. 一般治疗原则

(1)急性者应卧床休息,体位宜头高足低位,给予高蛋白流质或半流质。

(2)一般状况好,症状轻,能耐受口服抗生素并有随访条件的可于门诊给予口服抗生素治疗;一般状况差,病情严重或门诊治疗无效,或诊断不清者,均应住院给予以抗生素药物治疗为主的综合治疗。

(3)对放置宫内节育器者,抗生素治疗后应将其取出。

2. 用药目的与原则

(1)初始治疗:可根据病因、经验及发病后已用过何种抗生素为参考选择用药,多采用需氧菌和厌氧菌兼顾的联合用药,给药途径以静脉滴注收效快。

(2)药敏试验:做出后根据结果调整用药。

(3)手术治疗:一般急性子宫肌炎不应手术治疗,但如宫腔内有残留物或宫颈引流不畅,或宫腔内积留分泌物,或有老年妇女宫腔积脓时,应在给大量抗生素,病情稳定后清除宫腔内残留物。尽量不做刮宫,或扩张宫颈,使宫腔分泌物引流通畅;存在宫内节育器者,根据病人情况决定取出时机;如合并严重的盆腔内炎症的扩散,如卵巢脓肿等,药物治疗难以控制,需要手术治疗。

处 方

(1)口服:氧氟沙星 400mg,口服,每日 2 次或左氧氟沙星 500mg,口服,每日 1 次;甲硝唑 400mg,口服,每日 3 次,连用 14d。头孢西丁钠 2g,肌内注射,每日 2 次;多西环素 100mg,口服,每日 2 次,连用 14d。头孢曲松 250mg,肌内注射,每日 1 次;多西环素 100mg,口服,每日 2 次,共 14d。

(2)静脉

①克林霉素与氨基糖苷类药物联合方案:克林霉素 600～900mg,静脉注射,每 8～12h 1 次;庆大霉素 80mg,静脉注射,每 8h 1 次或依替米星 30 万 U,静脉注射,每日 1 次。临床症状体征改善后继续静脉应用 24～48h,克林霉素改为 300mg,口服,每日 3～4 次。该方案对以厌氧菌为主的感染疗效较好。

②第二代头孢菌素或相当于第二代头孢菌素的药物:头孢西丁钠 1～2g,静脉注射,每 6h 1 次;头孢呋辛钠 0.75～1.5g,肌内注射或静脉注射,每日 3 次;头孢替安每日 1～2g,分 3～4 次给予,严重者可用至每日 4g,静脉注射;头孢孟多 0.5～1g,静脉注射,每 6h 1 次;较重者 1g,每 4h 1 次。

③第三代头孢菌素或相当于第三代头孢菌素的药物:头孢替坦二钠 1～2g,静脉注射,每 12h 1 次;头孢唑肟 0.5～2g,严重者可用至每日 4g,分 2～4 次,静脉注射;头孢曲松钠 1g,静脉注射,每日 1～2 次;头孢噻肟钠 0.5～1g,静脉注射,每 6～12h 1 次。如合并衣原体或支原体感染,则应在第二代或第三代头孢菌素基础上加用多西环素 100mg,口服,每日 2 次,连用 10～14d。

④喹诺酮类与甲硝唑联合方案:环丙沙星 200mg,静脉注射,每 12h 1 次;氧氟沙星 400mg,静脉注射,每日 1 次;左氧氟沙星 400mg,静脉注射,每日 1 次;甲硝唑 500mg,静脉注射,每 8h 1 次。

⑤青霉素与四环素类药物联合方案:氨苄西林或舒巴坦 3g,静脉注射,每 12h 1 次;多西环素 100mg,口服,每日 2 次,连服 14d。

【用药注意事项】

1. 子宫肌炎往往是严重盆腔炎的一部分,应首先积极静脉抗生素进行治疗,病情缓解后可以适当加用口服抗生素维持。

2. 注意子宫肌炎和盆腔结缔组织炎的细菌的特征,无药物过敏的情况下可以增加链球菌敏感性药物的使用。

3. 大肠埃希菌对诺氟沙星耐药者多见,应在给药前留取尿培养标本,参考细菌药敏结果调整用药。

4. 大剂量应用或尿 pH 在 7.0 以上时可发生结晶尿。宜多进水,保持 24h 排尿量在 1200ml 以上。

5. 肾功能减退者,根据肾功能调整剂量。

6. 本类药物可引起中、重度光敏反应。应避免过度暴露于阳光,发生后需停药。严重肝功能减退或肝、肾功能均减退者,其血药浓度增高,故均需权衡利弊后应用,并调整剂量。

7. 原有中枢神经系统疾患者,如癫痫及癫痫病史者均应避免应用,有指征时需仔细权衡利弊后应用。

8. 老年患者常有肾功能减退,因本品部分经肾排出,需减量应用。

9. 极个别缺乏葡萄糖-6-磷酸脱氢酶(G-6-PD)的患者可能发生溶血反应。

10. 可致重症肌无力症状加重,呼吸肌无力而危及生命,慎用。

11. 不应与茶碱同时使用。

三、盆腔结缔组织炎

盆腔结缔组织炎是指盆腔结缔组织初发的炎症,初发于子宫旁的结缔组织,然后再扩展至其他部位。急性盆腔结缔组织炎多由于产伤或手术损伤宫颈或阴道上端时细菌进入引起感染而产生;慢性盆腔结缔组织则多由于急性盆腔结缔组织炎治疗不彻底,或患者体质较差,炎症迁延不愈成慢性。

【症状与体征】

1. 症状　急性盆腔结缔组织炎性初期可有高热、下腹痛。如已形成脓肿,可有直肠膀胱压迫症状,如里急后重、排便痛、恶心、呕吐、尿频、尿痛等。慢性者轻度一般多无症状,偶于劳累时有下腹坠痛、腰痛;重度者可有较严重的下腹坠痛、腰酸痛、性交痛。

2. 体征　急性者妇科检查:发病初期,子宫一侧或两侧有明显的压痛及增厚感,子宫稍大,活动性差,触痛,一侧或双侧阴道穹窿可形成包块、触痛。如形成脓肿,阴道后穹窿常触及较软的包块,触痛明显。慢性者妇科检查:子宫多呈后倾后屈,三合诊时可触及宫骶韧带增粗呈条索状,触痛,两侧宫旁组织增厚,严重者可形成冷冻骨盆。

【辅助检查】

如形成脓肿,阴道后穹窿穿刺抽出脓性液体。

【鉴别诊断】

慢性盆腔结缔组织炎须与子宫内膜异位症结核性盆腔炎卵巢癌及陈旧性宫外孕鉴别。

1. 子宫内膜异位症　多有痛经,进行性加重,盆腔有结节状包块,超声及腹腔镜检查可辅助鉴别。

2. 结核性盆腔炎　多有其他脏器结核史,腹痛常为持续性,腹胀,X线检查下腹部可见钙化灶。

3. 卵巢癌　包块为实性,质硬,形状不规则,常有腹水,腹腔镜检查及病理活检有助于诊断。

4. 陈旧性宫外孕　常有闭经史及阴道出血,腹痛偏于患侧,妇科检查子宫旁有粘连的包块,触痛,腹腔镜检查有助于诊断。

【治疗原则】

1. 一般治疗原则

(1)主要以抗生素药物治疗为主,辅以对症支持治疗。应卧床休息,体位宜头高足低位,给予高蛋白流质或半流质,补液,纠正电解质紊乱及酸碱平衡,高热时可给予物理降温。

(2)对放置宫内节育器者,抗生素治疗后应将其取出。

(3)对于抗生素治疗不满意或形成盆腔脓肿者应予手术治疗。

2. 用药目的与原则

(1)初始治疗:可根据病因 临床经验及发病后已用过何种抗生素为参考选择用药,多采用需氧菌和厌氧菌兼顾的联合用药,抗生素要求达到足量,给药途径以静脉滴注收效快。

(2)药敏试验:做出后根据结果调整用药。

处　　方

(1)静脉

①第二代头孢菌素或相当于第二代头孢菌素的药物:头孢西丁钠1～2g,静脉注射,每6h1次;或头孢呋辛钠0.75～1.5g,肌内注射或静脉注射,每日3次;或头孢替安每日1～2g,分3～4次给予,严重者可用至每日4g,静

脉注射;或头孢孟多 0.5～1g,静脉注射,每 6h 1 次;较重者 1g,每 4h 1 次。

②第三代头孢菌素或相当于第三代头孢菌素的药物:头孢替坦二钠 1～2g,静脉注射,每 12h 1 次;或头孢唑肟 0.5～2g,严重者可用至每日 4g,分 2～4次静脉注射;或头孢曲松钠 1g,静脉注射,每日 1～2 次;或头孢噻肟钠 0.5～1g,静脉注射,每 12～6h 1 次。如合并衣原体或支原体感染,则应在第二代或第三代头孢菌素基础上加用多西环素 100mg,口服,每日 2 次,连用 10～14d。

③喹诺酮类与甲硝唑联合方案:环丙沙星 200mg,静脉注射,每 12h 1次;或氧氟沙星 400mg,静脉注射,每 12h 1 次;或左氧氟沙星 400mg,静脉注射,每 12h 1 次;加甲硝唑 500mg,静脉注射,每 8h 1 次。

④青霉素与四环素类药物联合方案:氨苄西林/舒巴坦 3g,静脉注射,每12h 1 次;多西环素 100mg,口服,每日 2 次,连服 14d。

(2)手术治疗:药物治疗 48～72h,体温持续不降,肿块增大,或有中毒症状,应及时手术治疗。手术治疗的目的在于明确诊断、适当切除病灶及充分引流。

【用药注意事项】

慢性盆腔结缔组织炎应用抗生素的时间不宜过长,经治疗后症状可减轻,但易复发,需对患者做好解释工作。

四、输卵管炎

(一)急性化脓性输卵管炎

急性化脓性输卵管炎是最常见的妇科炎症,由化脓菌引起,多为需氧菌与厌氧菌混合感染,炎症可累及周围的组织器官,即卵巢、盆腔腹膜及盆腔结缔组织。

【症状与体征】

1. 症状　常见症状为下腹痛、发热、阴道分泌物增多。严重者可有寒战、高热、头痛、食欲缺乏。经期发病可有经量增多经期延长。

2. 体检　急性病容,发热(体温常超过 38℃),心率增快,下腹压痛伴或不伴反跳痛及肌紧张。妇科检查:阴道充血,有大量脓性分泌物;宫颈充血水肿,可见脓性分泌物自宫颈口流出;穹窿触痛,可有饱满;宫颈举痛;宫体压痛,活动受限;附件区压痛,可触及增厚或包块。

【辅助检查】

1. 实验室检查:血白细胞总数＞$10×10^9$/L;阴道宫颈分泌物涂片培养

及免疫荧光检测找到病原体。后穹窿穿刺抽出脓性液体。

2. 超声或其他影像学检查发现输卵管增粗管壁增厚、管腔积液、合并或不合并盆腔积液或输卵管卵巢脓肿。

3. 腹腔镜检查有符合盆腔炎(PID)的异常发现,如输卵管充血水肿伞端或浆膜面有脓性渗出物。

【鉴别诊断】

1. 急性阑尾炎　易与右侧急性化脓性输卵管炎混淆。急性阑尾炎起病前常有胃肠道症状,腹痛为转移性右下腹痛,检查时麦氏点压痛明显,体温和白细胞升高的程度不如急性化脓性输卵管炎。

2. 卵巢肿瘤蒂扭转　多发生在体位变动后,大便后等情况时,突发下腹剧烈疼痛,可伴有恶心、呕吐,检查时子宫一侧可触及包块,触痛,可有活动性包块的病史,超声可辅助诊断。

3. 异位妊娠　常有闭经史,尿 HCG 常呈阳性,多有腹腔内出血的表现,阴道后穹窿穿刺抽出不凝血可明确诊断。

4. 卵巢黄体囊肿破裂　发生在黄体期,无闭经史,尿妊娠试验呈阴性,多有腹腔内出血的表现,阴道后穹窿穿刺抽出不凝血可明确诊断。

5. 盆腔子宫内膜异位症　多有痛经,不孕史,盆腔有结节状包块,常无发热,超声及腹腔镜检查可辅助鉴别。

【治疗原则】

1. 一般治疗原则

(1)主要以抗生素药物治疗为主,辅以对症支持治疗。应卧床休息,体位宜头高足低位,给予高蛋白流质或半流质,补液,纠正电解质紊乱及酸碱平衡,高热时可给予物理降温。

(2)对放置宫内节育器者,抗生素治疗后应将其取出。

(3)对于抗生素治疗不满意或形成盆腔脓肿者,应予以手术治疗。

2. 用药目的与原则

(1)初始治疗:可根据病因经验及发病后已用过何种抗生素为参考选择用药,多采用需氧菌和厌氧菌兼顾的联合用药,抗生素要求达到足量,给药途径以静脉滴注收效快。

(2)药敏试验:做出后根据结果调整用药。

处　方

(1)静脉

①第二代头孢菌素或相当于第二代头孢菌素的药物:头孢西丁钠 1～2g,静脉注射,每 6h 1 次;或头孢呋辛钠 0.75～1.5g,肌内注射或静脉注射,每日 3 次;或头孢替安每日 1～2g,分 3～4 次给予,严重者可用至每日静脉注射;或头孢孟多 0.5～1g,静脉注射,每 6h 1 次;较重者 1g,每 4h 1 次。

②第三代头孢菌素或相当于第三代头孢菌素的药物:头孢替坦二钠 1～2g,静脉注射,每 12h 1 次;或头孢唑肟 0.5～2g,严重者可用至每日 4g,分 2～4 次静脉注射;或头孢曲松钠 1g,静脉注射,每日 1～2 次;或头孢噻肟钠 0.5～1g,静脉注射,每 6～12h 1 次。如合并衣原体或支原体感染,则应在第二代或第三代头孢菌素基础上加用多西环素 100mg,口服,每日 2 次,连用 10～14d。

③喹诺酮类与甲硝唑联合方案:环丙沙星 200mg,静脉注射,每 12h 1 次;或氧氟沙星 400mg,静脉注射,每 12h 1 次;或左氧氟沙星 400mg,静脉注射,每 12h 1 次;甲硝唑 500mg,静脉注射,每 8h 1 次。

④青霉素与四环素类药物联合方案:氨苄西林/舒巴坦 3g,静脉注射,每 12h 1 次;多西环素 100mg,口服,每日 2 次,连服 14d。

(2)手术治疗:药物治疗 48～72h,体温持续不降,肿块增大,或有中毒症状,应及时手术排脓。

【用药注意事项】

联合用药时药物的种类要少,毒性小,足量。

(二)输卵管积脓

急性化脓性输卵管炎引起输卵管管腔粘连闭塞或伞端闭塞,如有渗出液或脓液积聚,可形成输卵管积脓。

【症状与体征】

1. 症状　典型症状为下腹痛、发热。严重者可有寒战、高热、头痛、食欲缺乏。经期发病可有经量增多、经期延长。

2. 体检　急性病容,发热(体温常超过 38℃),心率增快,下腹压痛伴或不伴反跳痛及肌紧张。妇科检查:阴道充血,有脓性分泌物;宫体压痛,活动受限;附件区压痛,可触及增厚或包块。

【辅助检查】

1. 实验室检查:血白细胞总数>10×10^9/L;阴道宫颈分泌物涂片培养及免疫荧光检测找到病原体。

2. 超声或其他影像学检查发现输卵管增粗管壁增厚、管腔积液。

3. 腹腔镜检查有符合盆腔炎(PID)的异常发现,如输卵管充血水肿伞端或浆膜面有脓性渗出物。

【鉴别诊断】

同急性化脓性输卵管炎。

【治疗原则】

1. 一般治疗原则 同急性化脓性输卵管炎。

2. 用药目的与原则 同急性化脓性输卵管炎。

处 方

同急性化脓性输卵管炎。手术治疗输卵管脓肿经非手术治疗病情好转，肿物局限，可行手术切除肿物。脓肿破裂，患者突然剧烈腹痛伴中毒症状时应立即手术探查。

【用药注意事项】

同急性化脓性输卵管炎。

(三)慢性输卵管炎和输卵管积水

慢性输卵管炎多由急性炎症迁延不愈而来，也可无急性炎症的过程直接发生。输卵管积脓病情迁延，脓液逐渐吸收后浆液性物蓄积于管腔形成输卵管积水。

【症状与体征】

1. 症状 常见下腹坠感、坠痛、腰痛，月经期、性交后或劳累后明显，偶有低热，有时有尿频、白带增多，月经量增多，周期不规则，经期延长等。

2. 体征 妇科检查时子宫多后倾，活动受限，可触及增粗的输卵管，有触痛；如形成输卵管积水则可触及囊性包块。

【辅助检查】

超声或其他影像学检查发现输卵管增粗管壁增厚、管腔积液。腹腔镜检查可见输卵管充血，输卵管积水可见输卵管形成大小不等的囊性肿物。

【鉴别诊断】

1. 子宫内膜异位症 多有痛经，盆腔有结节状包块，超声及腹腔镜检查可辅助鉴别。

2. 卵巢肿物 常无急性盆腔炎，有盆腔肿物史，囊壁较厚与周围常无粘连，腹腔镜检查可确诊。

【治疗原则】

1. 一般治疗原则 应加强营养，增强体质，避免重体力劳动，解除思想顾虑。药物治疗与物理治疗相结合，多采用物理疗法 中药治疗等综合治疗。

2. 用药目的与原则　对于年轻要保留生育功能者或急性发作时可采用抗生素治疗,应同时选用抗衣原体或支原体的药物。

处　方

(1)抗感染治疗:左氧氟沙星 500mg,口服,每日 1 次;头孢拉定 0.5～1g,口服,每 6h 1 次;甲硝唑 400mg,口服,每日 3 次;多西环素 100mg,口服,每 12h 1 次。

(2)促进炎症和粘连吸收:玻璃酸酶(透明质酸酶)1500U,肌内注射,隔日 1 次;α-糜蛋白酶 2.5～5mg,肌内注射,隔日 1 次,共 5～10 次。

(3)手术治疗:输卵管积水可行病灶切除;年轻有生育要求的患者如单侧或双侧输卵管均不通,根据情况可做卵管复通术。

【用药注意事项】

慢性输卵管炎不能长期应用抗生素,应以物理疗法、中药治疗等综合治疗为主。

五、卵巢脓肿

卵巢与输卵管伞端粘连引起卵巢周围炎,进一步可形成卵巢脓肿,多为慢性炎症反复发作之后形成,也可发生在初次感染之后。

【症状与体征】

1. 症状　典型症状为下腹痛、发热。严重者可有寒战、高热、头痛、食欲缺乏。

2. 体征　妇科检查可见附件区压痛,可触及增厚或包块。

【辅助检查】

超声检查可见附件区囊性包块,内回声呈脓液改变。腹腔镜检查可明确诊断。

【鉴别诊断】

1. 子宫内膜异位症　多有痛经,盆腔有结节状包块,超声及腹腔镜检查可辅助鉴别。

2. 卵巢肿物　常无急性盆腔炎,有盆腔肿物史,囊壁较厚与周围常无粘连,腹腔镜检查可确诊。

【治疗原则】

1. 一般治疗原则　同急性化脓性输卵管炎。

2. 用药目的与原则　同急性化脓性输卵管炎。

处　方

（1）同急性化脓性输卵管炎。

（2）手术治疗：卵巢脓肿经非手术治疗病情好转，肿物局限，可行手术切除肿物。脓肿破裂，患者突然剧烈腹痛伴中毒症状时应立即手术探查。

【用药注意事项】

同急性化脓性输卵管炎。

六、输卵管卵巢脓肿和输卵管卵巢囊肿

卵巢脓肿与输卵管粘连穿通形成输卵管卵巢脓肿，可向阴道直肠间穿通，也可破入腹腔导致急性弥漫性腹膜炎。慢性输卵管炎波及卵巢与卵巢粘连形成炎性包块，炎性渗出物积聚形成输卵管卵巢囊肿。

【症状与体征】

1. 症状　输卵管卵巢脓肿典型症状为下腹痛、发热。严重者可有寒战、高热、头痛、食欲缺乏。输卵管卵巢囊肿症状同慢性输卵管炎及输卵管积水。

2. 体征　妇科检查见宫体压痛，活动受限；附件区压痛，可触及囊性包块。

【辅助检查】

1. 超声检查可见附件区囊性包块。

2. 腹腔镜检查可明确诊断。

【鉴别诊断】

1. 子宫内膜异位症　多有痛经，盆腔有结节状包块，超声及腹腔镜检查可辅助鉴别。

2. 卵巢肿物　常无急性盆腔炎，有盆腔肿物史，囊壁较厚与周围常无粘连，腹腔镜检查可确诊。

【治疗原则】

一般治疗原则　输卵管卵巢脓肿同急性化脓性输卵管炎，输卵管卵巢囊肿同慢性输卵管炎和输卵管积水。

【用药注意事项】

输卵管卵巢脓肿同急性化脓性输卵管炎，输卵管卵巢囊肿同慢性输卵管炎和输卵管积水。

七、腹膜炎

女性内生殖器官炎症延及盆腔腹膜引起盆腔腹膜炎。

【症状与体征】

1. 症状　急性者典型症状为下腹痛、发热;慢性者症状同慢性输卵管炎及输卵管积水。

2. 体征　急性者有下腹压痛、反跳痛及肌紧张;慢性者可仅有下腹压痛。

【辅助检查】

急性者可有血白细胞升高。

【治疗原则】

一般治疗原则　急性者同急性化脓性输卵管炎;慢性者同慢性输卵管炎。

【用药注意事项】

急性者同急性化脓性输卵管炎;慢性者同慢性输卵管炎。

第26章

妇科急症和妇科急腹症用药与处方

第一节　流　产

妊娠少于 28 周,胎儿体重<1000g 而终止者,称为流产。12 周前终止者称为早期流产,12~28 周终止者称为晚期流产。流产分为自然流产和人工流产,后者又分药物流产和吸宫。自然流产的发生率为全部妊娠的 10%~15%,多数为早期流产。导致流产的原因很多,主要分为遗传基因缺失、母体因素和免疫因素等三大类。异常的染色体来自夫妻双方的任何一方,50%~60%发生早期自然流产,妊娠产物只是一个空孕囊或退化的胚胎;母体因素包括全身疾病、生殖系统异常、甲状腺功能异常、严重糖尿病、黄体功能不足和创伤刺激等;免疫功能异常指胎儿与母体复杂的免疫功能异常,主要相关因素包括父方的组织相容性抗原、血型抗原等异常。

【症状与体征】

1. 症状

(1)停经历史,长短不一,有些病人尿妊娠试验证实妊娠,多数患者超声检查证实有宫内妊娠的历史。

(2)患者往往开始无诱因出现阴道出血,开始可能仅为暗褐色血性白带,以后逐渐为阴道出血,并伴有腹痛。

(3)患者出现腹痛,为阵发性下腹痛。流产的腹痛是宫腔内的胎囊、蜕膜和血积聚,诱发子宫收缩,引起阵发性腹痛。往往是先痛,后有阴道出血或组织物排出。一旦排出,则腹痛缓解或消失。

2. 体征

(1)体格检查:如果出血过多,患者可以出现面色苍白、心动过速和血压下降等贫血表现,部分患者还可以出现休克的表现。

（2）腹部检查:通常无阳性发现。

（3）妇科检查:阴道出血或血块;宫颈有活动性出血,部分患者子宫颈闭合,部分患者宫颈口有血块、绒毛甚至胎体堵塞;子宫正常大小或增大,活动,软,通常无明显压痛;宫旁通常无异常发现。

【辅助检查】

1. 尿妊娠试验或血绒毛膜促性腺激素 β 单位(β-HCG)尿妊娠试验阳性,或者血绒毛膜促性腺激素 β 单位(β-HCG)超过正常值,但通常应小于相当的妊娠月份;血绒毛膜促性腺激素 β 单位(β- HCG)动态监测,表现为波动或进行性下降。

2. 血黄体酮通常会＜15nmol/L。

3. 超声检查显示宫腔内有或无胎囊,有不同程度的团块(出血),盆腔内往往无阳性发现。

【临床类型】

1. 先兆流产　妊娠 28 周前,发生少量阴道出血,量少,可以有阵发性下腹痛,但无妊娠组织排出;妇科检查子宫颈口未开,胎膜未破,子宫大小与妊娠周数相符;血绒毛膜促性腺激素 β 单位(β-HCG)检测与妊娠周数符合并动态增高;超声检查可见宫内基本正常胎囊,可见胎心和卵黄囊。经过休息和治疗,通常可以好转并继续妊娠;阴道出血增多、腹痛加重,形成难免流产。

2. 难免流产　先兆流产的基础上,阴道出血增多,阵发性下腹痛加重或出现阴道流液(破水);妇科检查子宫颈口开放,宫颈口有绒毛或胎体堵塞;超声检查宫腔内有或没有胎囊,可以有不规则回声团块或积液,宫颈管扩张,有不规则回声团块;胎囊内无胎心。流产不可避免,必须终止。

3. 不全流产　难免流产进一步发展,部分妊娠组织排出,部分妊娠组织堵塞于宫颈管或残留于宫腔,可以引起大出血;妇科检查宫颈口扩张,有组织无堵塞,有大量活动性出血,子宫小于停经周数;超声检查可以发现子宫腔和颈管有不同大小和形状的团块,可以有宫腔积液。

4. 完全流产　妊娠组织全部排出,阴道出血逐渐停止,腹痛逐渐消失;妇科检查子宫颈口闭合,可以有少量活动性出血,但无组织物堵塞;子宫相当正常大小;超声宫腔内无异常回声团块、无积液;血绒毛膜促性腺激素 β 单位(β-HCG)进行性下降。

5. 滞留流产　胚胎或胎儿死亡滞留在宫腔内,未自然排出。早期妊娠,胚胎死亡后,子宫不再增大,早孕反应消失;中期妊娠,孕妇腹部不再增大,胎动消失;超声检查显示早期妊娠提示胎停育或无胎心或无胎芽;中期妊娠提示胎心消失。

6. **习惯性流产** 连续自然流产 3 次或者以上者,称为习惯性流产。

【鉴别诊断】

1. **异位妊娠** 同样有停经、腹痛和阴道出血的历史,但腹痛往往开始为单侧下腹痛,以后变成整个下腹痛甚至全腹痛;超声检查往往有盆腔包块、积液,个别患者甚至在附件区有胎囊、胎心甚至胎体的发现。

2. **妊娠滋养细胞疾病** 主要与滞留流产和不全流产鉴别,关键是妊娠月份、动态监测血 β-HCG,最关键是诊刮或宫腔镜下活检检查。

【治疗原则】

1. **一般治疗原则** 明确流产的类型,根据每种类型及各自的治疗原则分别处理。先兆流产需要卧床休息和保胎治疗;难免流产需要立即清宫;不全流产根据临床需要决定是否立即清宫,还是择期清宫;滞留流产则需要在充分准备后清宫,包括处理 DIC 的问题,子宫收缩的问题;完全流产则不需要任何处理;习惯性流产则一定要进行详细的综合检查,明确习惯性流产的原因。

2. **用药目的与原则** 保胎治疗、刺激子宫收缩治疗。主要传统吸宫术、钳夹术、宫腔镜手术。

处　方

(1)保胎治疗:黄体酮 10～20mg,肌内注射,每日 1 次,疗程 7d,或者隔日 1 次,共 7 次;酌情延长。黄体酮丸 1 粒,口服,每日 1 次,直至妊娠满 12 周。人绒毛膜促性腺激素每次 3000U,皮下注射,隔日 1 次,根据情况决定疗程。保胎丸 1 粒,口服,每日 1 次。

(2)刺激子宫收缩治疗:缩宫素 10～20U,加入 500ml 静脉液体,静脉滴注;缩宫素 10～20U,肌内注射,每日 2 次,疗程长短视病情。米索前列醇 200～600μg,口服刺激子宫收缩;米索前列醇 200～ 600μg,阴道内,宫颈软化,主要用于不全或滞留流产手术前用药。益母草颗粒 1 袋,每日 3 次,疗程 3～7d。雌激素刺激子宫内膜增生目的是松动时间长的不全流产的机化组织,减少内膜损伤,促进手术后恢复。结合雌激素(倍美力)0.625mg,每日 2 次,共 4 周。戊酸雌二醇(补佳乐)3mg,每日 3 次,疗程 3 个月。

【用药注意事项】

1. 明确诊断是关键,明确诊断后根据不同需要制定不同治疗方案。

2. 对于习惯性流产患者,需要进行综合检查,明确原因,科学妊娠。

第二节　异位妊娠

异位妊娠是指受精卵在子宫腔以外的其他部位着床并生长,着床部位最常见的是输卵管,其次是卵巢、子宫颈和腹腔。近些年来,随着剖宫产和体外受精-胚胎移植(IVF-ET)技术的应用,两种新型的异位妊娠出现,一种是剖宫产瘢痕部位妊娠,另一种是输卵管和子宫腔同时妊娠。

一、输卵管妊娠

输卵管妊娠是最常见的异位妊娠,占异位妊娠的 95% 以上。输卵管妊娠根据妊娠部位可以分为壶腹部妊娠、伞端妊娠、峡部妊娠和间质部妊娠;输卵管妊娠可以引起腹腔内出血,最常见的类型是输卵管壶腹部妊娠流产,其次是输卵管峡部妊娠破裂。"停经、腹痛和阴道出血"是输卵管妊娠的典型三联症,随着超声技术的改进及血 β-HCG 定量测定技术的推广和普及,输卵管妊娠的诊断越来越早,不少患者在没有出现腹痛、阴道出血的情况下就已经明确诊断并进行处理。

【症状与体征】

1. 症状　生育年龄有性生活女性,具有如下宫外孕的高危因素:前次宫外孕的历史,输卵管炎或慢性盆腔炎,输卵管手术或检查,带环的女性,多次宫腔手术和多次药物流产史者。传统"三联症"包括停经、腹痛和阴道出血。停经指月经延迟,天数长短不一;腹痛指单侧阵发性下腹痛或阵发性、加重性撕裂样疼痛,进而出现全腹疼痛,甚至伴有呼吸困难;阴道出血多表现为淋漓出血,很少大出血。

2. 体征

(1)生命体征:主要是血压和脉搏,无内出血者无改变;内出血多或较急者,则表现血压下降、脉搏增数、皮肤黏膜苍白和肢端湿冷等休克表现。

(2)腹部检查:根据出血量的不同而不同,无腹腔内出血者无任何阳性体征;腹腔内出血较多者可以表现出腹膨隆,腹部压痛、反跳痛和紧张,移动性浊音阳性;出血时间较长者,由于血腹对肠道的影响,可以出现肠胀气,但腹膜刺激征(压痛和反跳痛)可能并不明显。

(3)妇科检查:阴道内多有陈旧血,来自子宫;无腹腔内出血者,可能无任何阳性发现;腹腔内出血明显者,往往有子宫颈举痛,后穹窿饱满,子宫漂浮感,宫旁压痛,但通常无明确肿物。

【辅助检查】

1. 血常规 无内出血者无变化;急性出血者可以表现严重贫血。应注意的是,部分短期内发生急性出血者,由于血液浓缩,血常规表现可能与实际情况不符,血 HGB 值高于实际值,需要注意甄别,以免延误诊断和治疗。

2. HCG 检查 尿妊娠试验阳性或血 β-HCG 高于正常值。尿妊娠试验是定性试验,结果有阴性和阳性两种,简便易行,通常阴性和阳性的血绒毛膜促性激素 β 单位(β-HCG)值在 100U/L 上下,不能对妊娠月份及宫内、宫外提供任何预测价值。血绒毛膜促性激素 β 单位(β-HCG)是非常有价值的定量检查指标,具有如下优点:可以明确妊娠的诊断;可以定量测定妊娠期的血绒毛膜促性激素 β 单位(β-HCG)的变化,由 <1U/L 到 100 000U/L;可以动态监测血绒毛膜促性激素 β 单位(β-HCG)变化,早期可以反映妊娠组织的生长状态,有助于鉴别异位妊娠和流产;血绒毛膜促性激素 β 单位(β- HCG)在 4000U/L 时,如果为正常宫内孕,通常超声可以发现胎囊,这种关系对诊断和鉴别诊断异位妊娠和不全流产非常有价值。

3. 腹腔穿刺或后穹窿穿刺 后穹窿穿刺抽出不凝血是诊断宫外孕的重要辅助方法,但后穹窿穿刺抽出不凝血并不能反映腹腔内出血的出血量;由于子宫直肠窝存在粘连、血块堆积、妊娠黄体囊肿及操作者的技术能力等,后穹窿穿刺不能抽出不凝血也不能说明没有腹腔内出血。对盆腹腔积液、可疑异位妊娠者,可以采用腹腔穿刺,方法更简便,必要时可以在超声下进行。对于处于休克状态的患者,可以果断采用腹腔穿刺,避免妇科检查和后穹窿穿刺对患者的过多骚扰。

4. 超声检查 可以采用阴道超声或经腹超声,宫腔内无妊娠征象,发现宫旁包块,宫旁发现胎囊,盆腹腔内多少不等的游离液体,这些都可以提示异位妊娠。注意如下几点:阴道超声的分辨率高于经腹超声;注意超声结果与血绒毛膜促性腺激素 β 单位(β-HCG)结果结合;输卵管妊娠表现为一侧卵巢旁不均质回声包块,注意与卵巢黄体、黄体囊肿及子宫直肠窝内的血块进行鉴别;85% 的输卵管妊娠与妊娠黄体同侧;注意宫腔积液与妊娠囊的鉴别诊断。

【鉴别诊断】

1. 不全流产 不全流产患者往往也有停经、腹痛和阴道出血的临床表现,但不全流产往往是下腹正中阵发性疼痛,非单侧下腹痛;超声发现宫内妊娠组织对鉴别诊断非常重要;动态监测血绒毛膜促性腺激素 β 单位(β-HCG)、超声甚至诊断性刮宫是非常有效的诊断和鉴别诊断不全流产和异位妊娠的综合措施。

2. 黄体破裂　黄体破裂通常发生在月经周期的黄体期,通常在末次月经的(19±3)d,性生活后渐进性加重性下腹痛,伴有腹腔内出血和休克的表现;黄体破裂者尿妊娠试验阴性或血绒毛膜促性腺激素 β 单位(β-HCG)检查无异常。另外,凝血功能异常、血液系统疾病及长期应用抗凝药物治疗者,也容易发生黄体破裂,这些患者可以无性交史甚至无性生活史,另外这些患者容易复发或频发黄体破裂。

3. 卵巢巧克力囊肿破裂　卵巢巧克力囊肿通常发生于月经期或者月经后,突然下腹痛,伴发热和白细胞升高,但患者尿妊娠试验阴性或者血 β-HCG 值正常范围。

【治疗原则】

一般治疗原则　根据患者的年龄、生育要求、输卵管妊娠的可能类型(流产型或破裂型)、超声、血 β-HCG、腹腔内出血量、生命体征等指标,制订以个体化治疗为原则的治疗方案。

(1)期待疗法:生命体征稳定,无明显腹腔内出血;不能完全除外正常宫内孕或完全流产者;可以诊断宫外孕,但血 β-HCG 基础值不高并且进行性下降者。

(2)药物治疗:主要是甲氨蝶呤(MTX)治疗。适应证:生命体征稳定,无明显腹腔内出血;确诊异位妊娠,"金标准"是诊断性刮宫病理未见绒毛或滋养细胞;宫外胚胎存活,主要依据是血 β-HCG 不断升高。

(3)手术治疗:手术治疗分开腹手术、经阴道手术和腹腔镜下手术 3 种方式。目前无法比较每种方式的优缺点,关键在于医生对该技术的掌握程度。具体手术方式包括两类:一种是保留输卵管手术;另外一种是输卵管切除手术。保留输卵管手术包括输卵管异位妊娠组织挤出术和输卵管切开取胚术。手术可能发生迟发性出血或持续性输卵管妊娠,必要时须再次手术或手术后辅以甲氨蝶呤(MTX)治疗。

处　方

(1)MTX 的治疗方案

①方案 1:MTX 20mg,肌内注射,每日 1 次,共 4d。

②方案 2：MTX 1mg/kg 或 50mg/ml,肌内注射,每日 1 次,第 1、3、5、7天;四氢叶酸 0.1mg/kg,肌内注射,每日 1 次,第 2、4、6、8 天;注意监测血常规、肝肾功能,注意动态监测血 β-HCG。

③方案 3：MTX 1mg/kg 或 50mg/ml,肌内注射,单次,无须使用四氢叶酸解毒。

(2)中药治疗方案:杀胚,天花粉;宫外孕号,丹参、赤芍、桃仁,治疗休克型和不稳定患者;宫外孕号,丹参、赤芍、桃仁、三菱和莪术,治疗盆腔包块机化后形成的包块型患者。

【用药注意事项】

1. 由于现代医疗技术水平的提高和医学知识的普及,宫外孕诊断越来越早,很少出现传统三联症。

2. 对于明确诊断异位妊娠、异位妊娠保守治疗期间或已经发生腹腔内出血者,不要进行不必要的阴道检查。

3. 将阴道超声和血 β-HCG 科学结合并动态检查,对于诊断和处理异位妊娠非常重要。

4. 后穹隆穿刺对于诊断腹腔内出血重要,但阳性不能反映出血量,阴性不能说明无腹腔内出血,必要时需要与腹腔穿刺结合。

5. 对于药物治疗的患者,应用 MTX 后的第 3 天,往往患者会出现腹痛加重、超声盆腔包块增大和血 β-HCG 升高等,需严密观察,不要急于手术。

6. 异位妊娠患者,对于附件包块需要考虑如下 3 个最常见原因:异位妊娠包块、黄体囊肿和凝血块。85% 的黄体囊肿或黄体与异位妊娠位于同侧。

7. 保守治疗患者,腹腔内出血通常 1～2 周吸收,凝血块需要 3～6 个月,血 β-HCG 需要 7～10 周,甚至 15 周降至正常。

二、卵巢妊娠

卵巢妊娠是受精卵在卵巢黄体位置"着床"、生长,可以发生卵巢破裂、出血,发生率很低,很难手术前诊断,只有在发生破裂和腹腔内出血时手术过程中发现。

【症状与体征】

1. 症状　传统"三联症"包括停经、腹痛和阴道出血。停经指月经延迟,天数长短不一。卵巢妊娠腹痛与输卵管妊娠腹痛不同,输卵管妊娠的腹痛的病理生理学机制包括出血对腹膜的化学刺激性疼痛,输卵管收缩性疼痛及输卵管妊娠的输卵管扩张引起的牵拉痛,所以输卵管妊娠常表现为单侧阵发性或进行性加重伴撕裂样疼痛;卵巢妊娠的疼痛为出血对腹膜出现刺激引起,所以只表现为突发下腹部或正下腹部疼痛,程度持续加重,范围不断扩大。阴道出血多表现为淋漓出血,很少大出血。

2. 体征　同"输卵管妊娠"。

【辅助检查】

同"输卵管妊娠"。

【鉴别诊断】

1. 输卵管妊娠　手术前几乎不能鉴别;术中往往发现输卵管无异常,而卵巢表面有血块,血块下为"火山口"样破裂的黄体。

2. 黄体破裂　通常发生在月经周期的黄体期,通常在末次月经的(19±3)d,性生活后渐进性加重性下腹痛,伴有腹腔内出血和休克的表现;黄体破裂者尿妊娠试验阴性或血 β-HCG 检查无异常。另外,凝血功能异常、血液系统疾病及长期应用抗凝药物治疗者,也容易发生黄体破裂。黄体破裂往为黄体血肿或囊肿破裂,撕裂囊肿表面的血管,血管出血,破裂口往往是不规则线性,而不是"火山口样"。

3. 腹腔妊娠　卵巢妊娠患者手术过程中往往妊娠组织混杂于出血和血块内,大体标本难以发现,除对输卵管、卵巢仔细检查外,还要对盆腔腹膜仔细检查。手术后要动态监测血 β-HCG 变化。如果手术后血 β-HCG 仍然进行性升高,需要考虑腹膜妊娠的可能。

4. 其他疾病的鉴别诊断　与输卵管妊娠相似,还要与不全流产、卵巢巧克力囊肿破裂、卵巢肿瘤扭转、急性盆腔炎、急性阑尾炎及输尿管结石等进行鉴别。

【治疗原则】

一般治疗原则　患者以腹腔内出血入院,所以需要开通静脉通道、补液、扩容、备血或输血、急症手术探查。

手术治疗:彻底清除黄体、妊娠组织、盆腹腔积血和血块。手术后要注意补液、输血、预防感染、补充能量、动态监测血 β-HCG 变化。

处　　方

术前 30min 至 1h,宜用头孢唑林 1g 静脉滴注,术后同量。每 6h 1 次,4次。对青霉素过敏者可改用克林霉素 600mg 静脉滴注,每 6h 1 次,共 4 次。

【用药注意事项】

1. 关键是手术中除外输卵管和腹腔妊娠,确定卵巢妊娠或卵巢黄体妊娠。

2. 黄体的破口往往与普通黄体破裂的破口不同,破口呈"火山口样"。

3. 卵巢妊娠即黄体妊娠,正确认识后,手术中的关键在于彻底清除妊娠组织和黄体,但有时甚至多数情况下并不能发现明显的妊娠组织,所以清除黄体组织及周围的血块成为手术的关键。

第三节 黄体疾病和黄体破裂

成熟卵泡排出后,遗留下的颗粒细胞和卵泡膜细胞会形成血体,几天后形成黄体,如果未受精,约 10d 后萎缩,月经来潮。因此,黄体只是女性卵巢的一个正常的生理结构,但这个结构也可以出现异常,出现各种疾病,最常见的有黄体破裂、黄体血肿或囊肿及黄体囊肿扭转等。

一、黄体破裂

黄体破裂是妇科常见的急腹症之一,女性一生中多数有此经历,但多数因为出血自行停止而未就医或者只在门诊进行短时间观察,还有些患者只在内科门诊进行简单诊治,由于病情轻、自然缓解并未诊断。各种文献、教材对黄体破裂的认识不足,其实黄体破裂也有很多种类型,特别是腹腔镜普及后,可以对黄体破裂的病灶进行更全面的观察。根据黄体的形态,黄体破裂可以分为黄体血肿或血体破裂、黄体囊肿破裂伴黄体囊肿表面血管撕裂及黄体表面血管破裂等几种类型。

【症状与体征】

1. 症状 对于月经周期 28d 的患者,通常发生在月经周期的第(19±3)天,即排卵后和血体期;患者有黄体破裂的历史;患者有原发性凝血功能障碍或血液系统疾病,包括再障、血小板减少、凝血因子缺乏;长期使用抗凝药物的患者,常见心脏瓣膜置换手术后。凝血功能正常者往往是性生活后渐进性加重下腹痛和全腹痛;凝血功能异常者可以有也可以没有性生活的诱因。

2. 体征

(1)血压下降、脉搏细数、皮肤黏膜苍白和皮肤湿冷等休克表现。腹膨隆,腹部压痛、反跳痛和紧张,移动性浊音阳性。

(2)妇科检查可见阴道内多无出血,子宫颈举痛,后穹窿饱满,下腹压痛。

【辅助检查】

1. 血常规　可以表现不同程度的血 HGB 下降的贫血的表现。

2. HCG 检查　尿妊娠试验阴性或血 β-HCG 正常。

3. 腹腔穿刺后穹窿穿刺　抽出不凝血。

4. 超声　阴道超声或经腹超声,宫腔内无妊娠征象,盆腹腔内多少不等的游离液体。

【鉴别诊断】

1. 异位妊娠　有典型的停经、腹痛和阴道出血的临床表现,尿妊娠试验阳性或者血 β-HCG 异常结果。

2. 不全流产　不全流产患者往往也有停经、腹痛和阴道出血的临床表现;超声发现宫内妊娠组织对鉴别诊断非常重要,盆腔内仅有少量积液或无腹腔积液。

3. 卵巢巧克力囊肿破裂　卵巢巧克力囊肿通常发生于月经期或者月经后,突然下腹痛,伴发热和白细胞升高,但患者尿妊娠试验阴性或者血 β-HCG 值正常范围。

4. 其他疾病　需要与输卵管炎、卵巢肿瘤扭转、急性阑尾炎及输尿管结石等疾病进行鉴别。

【治疗原则】

一般治疗原则

(1)非手术治疗:生命体征稳定,腹腔内出血不多,无活动性内出血者,可以采用非手术治疗措施。非手术治疗主要是严密观察,可以给予适量补血药物和止血药物,抗生素可以不使用,只要无活动性出血,几百毫升的腹腔内出血几天至 1 周内会吸收。卵巢周围的血块往往吸收慢,需要注意随诊。

(2)手术治疗:手术治疗的目的在于清除盆腹腔内积的血和血块,发现出血点并充分止血,必要时彻底切除黄体。过去黄体破裂的手术方式基本上是彻底清除黄体,随着腹腔镜的普及,腹腔镜下对黄体破裂的认识越来越全面,黄体破裂的术式也越来越多样化。如果为黄体血肿破裂,需要彻底清除黄体和血体组织,对剩余卵巢进行成形手术。黄体囊肿破裂伴黄体表面血管撕裂,如果仅仅为破裂口边缘新生的小动脉撕裂,可以仅进行黄体囊肿开窗术并注意电凝黄体表面的新生血管;黄体囊肿开窗后如黄体组织呈明黄色,组织新鲜、致密,无活动性出血,可以不予处理。黄体囊肿或者黄体表面血管破裂,黄体囊肿或黄体是完好的(黄体囊肿张力好,囊肿壁完整,囊内液清亮),仅在其表面可见一纤曲的动脉发生破裂,术中可见与脉搏一致的活动性"喷血",这样的患者可以只进行局部手术。如为黄体囊肿表面血管撕裂,可以只进行黄体囊肿表面血管电凝或黄体囊肿开窗术,不需要清除其下的黄体组织;如为黄体表面小动脉撕裂,可以只进行黄体表面小动脉电凝。

(3)特殊人群:对于原发和继发凝血功能障碍者,特别是反复出现黄体破裂,如果患者年轻,可以采用非手术治疗;非手术治疗成功后长期应用口服避孕药物;如果超过 40 岁,可以进行双侧附件切除。

处 方

生育年龄女性,无生育要求,无药物禁忌都可以使用。

(1)黄体酮注射液:肌内注射。

①先兆流产:一般 10～20mg,用至疼痛及出血停止。

②习惯性流产史者:自妊娠开始,一次 10～20mg,每周 2～3 次。

(2)去氧孕烯炔雌醇片:月经第 5 天开始,1 片,每日 1 次,共 21d,间隔 7d,继续服用。

(3)炔雌醇环丙孕酮片(达英-35):月经第 5 天开始,1 片,每日 1 次,共 21d,间隔 7d,继续服用。

【用药注意事项】

1. 预防黄体破裂最好的方法是长期使用口服避孕药物。

2. 黄体破裂的诊断和处理的关键是及时诊断,而及时诊断的关键是医生对该病的认识和采集病历过程中对月经周期、性生活史和凝血功能障碍历史的采集。

3. 有下述任一情况者禁用去氧孕烯炔雌醇片:有或曾有血栓(静脉或动脉)、栓塞前驱症状(如心绞痛和短暂性脑缺血发作)、存在一种严重的或多个静脉或动脉血栓栓塞的危险因子、伴血管损害的糖尿病、严重高血压、严重异常脂蛋白血症、已知或怀疑的性激素依赖的生殖器官或乳腺恶性肿瘤、肝肿瘤(良性或恶性)、有或曾有严重肝疾病、肝功能未恢复正常、不明原因的阴道出血、已妊娠或怀疑妊娠、哺乳期妇女。

二、黄体囊肿扭转

卵巢黄体囊肿非常常见,多数 3～6cm,经过短期观察,可以逐渐消失,少数可以增长到 10cm 以上,特别在妊娠期。和卵巢其他肿瘤一样,黄体囊肿也可以发生扭转,严重者造成附件坏死,是年轻女性和妊娠期女性常见急腹症。

【症状与体征】

1. 症状　月经后半期、月经期或早期妊娠,突发程度不同的单侧下腹痛或腰部牵扯痛;患者表情痛苦,被动体位。体温正常或低热、血压、心率无异常。

2. 体征

(1)腹部检查:可能无明显阳性体征;疼痛严重者,可以伴有固定体位,下腹定点压痛、反跳痛,可以触及包块。

(2)妇科检查:阴道、宫颈和子宫无异常,子宫旁或骨盆入口以上大小不等的触痛、囊性包块,易活动。

【辅助检查】

1. 血常规和凝血功能　白细胞可以正常或轻度升高,D-二聚体(D-dimer)可以升高。

2. 超声　子宫无异常;单侧附件区或下腹部大小不等的囊性包块。

【鉴别诊断】

1. 异位妊娠　根据典型的停经、腹痛和阴道出血历史,面色苍白,血压下降,心率增快,全腹压痛、反跳痛和肌紧张,尿妊娠试验阳性,超声盆腹腔游离液体,后穹窿穿刺或腹腔穿刺抽出不凝血等特征,不难鉴别。

2. 不全流产　根据典型的停经、阵发性下腹痛和阴道出血病史,查体全腹无压痛、反跳痛和肌紧张,尿妊娠试验阳性,超声宫腔异常,盆腹腔无游离液体,结合妇科检查也不难鉴别。

3. 卵巢巧克力囊肿破裂　巧克力囊肿破裂一般发生于月经期和月经后期,突发下腹痛并扩散,伴发热和白细胞升高,超声有游离液体,有条件进行后穹窿穿刺抽出不凝血者非常有助于诊断。黄体囊肿扭转腹部查体通常只是局限性腹膜炎体征,而卵巢巧克力囊肿破裂则为弥漫或相对弥漫性腹膜炎体征。

4. 急性输卵管炎　往往为月经周期前后的渐进性腹痛、发热,往往有节育环(IUD)使用史或不良性交习惯,查体下腹压痛,腹膜炎不局限。阴道检查:阴道分泌物增多或脓性分泌物,子宫和双侧附件区增厚、包块和压痛;超声检查可能无明显盆腔包块或者界限不清楚的巨大包块。

5. 急性阑尾炎　具有转移性右下腹痛,胃肠道症状明显,发热,麦氏点压痛、反跳痛,白细胞升高,超声检查卵巢正常而阑尾区有积液和包块。急性阑尾炎往往与月经周期无关,妇科检查往往阴道分泌物无异常,左附件区无异常,右侧附件较高位置压痛或包块。

【治疗原则】

1. 非手术治疗 此种疾病非常常见,据国外统计,20 岁之前,经腹镜确诊的患者,有 1/3 是黄体疾病;对于腹痛不严重、检查过程中自发破裂、病史短、囊肿张力低的患者,可以严密观察。

2. 手术治疗 最佳方式是腹腔镜探查术,根据探查结果有如下 3 种方式:扭转不严重,无坏死,外观考虑黄体囊肿,可以行囊肿开窗术;不能除外其他囊肿,卵巢无坏死,可以术中联系冷冻或行囊肿剥除术;扭转严重,已经坏死,可以行附件切除术。

处 方

(1)术前 30min,宜用头孢唑林 1g,静脉滴注,术后同量。每 6h 1 次,共 4次。对青霉素过敏者可改用克林霉素 600mg,静脉滴注,每 6h 1 次,共 24h。

(2)妊娠 16 周前黄体囊肿扭转后附件切除

①黄体酮 10～20mg,肌内注射,每日 1 次或隔日 1 次,直至妊娠 16 周。

②黄体酮丸 1 粒,口服,每日 1 次,直至妊娠满 16 周。

③人绒毛膜促性腺激素每次 3000U,皮下注射,隔日 1 次,直至妊娠16 周。

【用药注意事项】

1. 如果扭转严重,患者固定体位、发热、白细胞升高并且有 D-二聚体(D-dimer)升高,则说明已经发生坏死。

2. 妊娠早期常见,如果发生坏死,需要注意保胎并给予黄体酮,这些患者最佳的方式是腹腔镜手术。

3. 由于黄体组织和邻近卵巢组织充血、水肿,组织糟脆,如果需要保留卵巢,在诊断明确的情况下最好采用开窗手术,而不要进行剥除,后者由于出血止血困难而造成卵巢的过多损伤。

4. 黄体酮肾病、心脏病水肿、高血压患者慎用。

5. 黄体酮一旦出现血栓性疾病,如血栓性静脉炎,脑血管病,肺栓塞、视网膜血栓形成的临床表现,应即停药。

6. 黄体酮出现突发性部分视力丧失或突发性失明、复视或偏头痛,应立即停药。

第四节　卵巢巧克力囊肿破裂

卵巢巧克力囊肿破裂是目前非常常见而且重要的妇科急腹症之一,容易漏诊和误诊。卵巢巧克力囊肿分为两种:①自发性破裂,月经前、月经期或月经后,由于巧克力囊肿内出血,囊肿内压力增加,超过囊肿壁某些部位的承受能力,导致自发性破裂;②继发性破裂,性生活刺激、妇科检查、阴道操作和直肠操作(妇科手术前肥皂水洗肠)等外力刺激,导致巧克力囊肿破裂。

【症状与体征】

1. 症状

(1)病史:生育年龄女性,特别是 25～30 岁无妊娠史患者,或已婚已育,但 5～10 年无妊娠史、痛经、巧克力囊肿病史、巧克力囊肿破裂病史、既往急腹症史。

(2)月经期或月经前后几天,性生活、阴道检查等历史及上述检查后急性腹痛的过程;突发的逐渐加重的腹痛伴有恶心、呕吐等胃肠道症状;体温可以升高,也可以出现血压下降或心率增快。

2. 体征

(1)腹部查体:弥漫性腹膜炎症状,明显的压痛、反跳痛和肌紧张,麻痹性肠梗阻的表现。

(2)妇科检查:盆腔触诊多为明显盆腔炎的表现,直肠子宫陷凹可以有触痛结节或包块。

【辅助检查】

1. 超声检查　盆腹腔积液,盆腔囊实性包块。

2. 后穹窿穿刺或腹穿　巧克力样物或血液。

3. 血常规和凝血功能　白细胞升高伴或不伴贫血。

4. 肝功能　主要表现为胆红素和代谢产物的增加,如总胆红素(TBIL)、直接胆红素(DBIL)和间接胆红素(IBIL)的升高。

5. 血 CA125　卵巢巧克力囊肿患者常常表现为血 CA125 的轻度升高,但对于破裂者由于化学性、弥漫性腹膜炎的发生,会明显升高,通常 500U/L 左右,甚至达 2500U/L。

6. 腹腔镜或开腹探查手术　即可明确诊断。

【鉴别诊断】

1. 异位妊娠 根据典型的停经、腹痛和阴道出血历史,面色苍白,血压下降,心率增快,全腹压痛、反跳痛和肌紧张,尿妊娠试验阳性,超声显示盆腹腔游离液体,后穹窿穿刺或腹腔穿刺抽出不凝血等特征,不难鉴别。

2. 黄体破裂 通常发生在月经周期的黄体期,通常在末次月经的(19±3)d,性生活后渐进性加重性下腹痛,伴有腹腔内出血和休克的表现;黄体破裂者尿妊娠试验阴性或血 β-HCG 检查无异常。另外,凝血功能异常、血液系统疾病及长期应用抗凝药物治疗者,也容易发生黄体破裂。

3. 卵巢肿瘤扭转 有或无卵巢肿瘤史、痛经史,突发一侧下腹痛;查体:下腹部定点压痛,可触及肿物,余处无腹膜刺激症状;妇科检查:单侧附件区或下腹部触痛、活动肿瘤。

4. 急性输卵管炎 往往为月经周期前后的渐进性腹痛、发热,往往有节育环(IUD)使用史或不良性交习惯。查体:下腹压痛,腹膜炎不局限。阴道检查:阴道分泌物增多或脓性分泌物,子宫和双侧附件区增厚、包块和压痛。超声检查:可能无明显盆腔包块或者界线不清楚的巨大包块。病程相对慢。

5. 急性阑尾炎 具有转移性右下腹痛,胃肠道症状明显,发热,麦氏点压痛、反跳痛,白细胞升高,超声显示卵巢正常而阑尾区有积液和包块。急性阑尾炎往往与月经周期无关,病程较卵巢巧克力囊进展慢,消失慢。

6. 原发性痛经或继发性痛经 子宫内膜异位症患者典型的症状是继发性、进行性加重痛经,对于巧克力囊肿患者,70%的患者有不同程度的继发性痛经;这些患者发生巧克力囊肿破裂时,会在原有痛经的基础上腹痛的程度进一步加重,而且发作突然。进行鉴别的最好的方法是疼痛的性质、查体的腹膜刺激症状及影像学检查。而对于原发性痛经的患者,一定要通过影像学检查、妇科检查等措施排除盆腔子宫内膜异位症、子宫腺肌病及卵巢巧克力囊肿。

【治疗原则】

1. 一般治疗原则 静脉补液、静脉补充能量、镇痛、控制体温,根据患者的不同情况决定是非手术治疗还是进行手术治疗。

(1)诊断不清或病情严重,开腹或腹腔镜探查,以明确诊断;诊断明确,病情严重,需要手术治疗。

(2)开腹或腹腔镜下手术。

(3)手术方式分卵巢巧克力囊肿剥除术或附件切除术,如有盆腔子宫内膜异位症需要同时进行盆腔病灶的处理。

2. 用药目的与原则　急性期补液、抗炎、镇痛,病情缓解后的药物治疗非常关键,见如下处方。

处　　方

(1)米非司酮 10～20mg,口服,每日 1 次,疗程 3～6 个月。

(2)内美通 2.5mg,口服,每日 1 次,疗程 3～6 个月。

(3)达那唑(Danazol)是一种人工合成的 17α-炔睾酮的衍生物,具有轻度雄激素活性。常用剂量为 400～600mg/d,分 2～3 次口服,于月经期第 1 天开始服药,连续 6 个月。

(4)孕叁烯酮(18-甲基叁稀炔诺酮)作用机制与达那唑相似,但雄激素作用较弱。通常从月经期第 1 天开始服药,每次服 2.5mg,每周服 2 次。

(5)促性腺激素释放激素(GnRH-a)类药物亮丙瑞林(抑那通)3.75mg,皮下注射,每 4 周 1 次,共 4～6 次。戈舍瑞林(诺雷德)3.6mg,皮下注射,每4 周 1 次,共 4～6 次。曲普瑞林(达菲林)3.75mg,肌内注射,每 4 周 1 次,共4～6 次。三类药物临床效果好,具体使用哪种药物需要根据患者的年龄、生育要求、肝功能和经济情况等多种因素决定。米非司酮使用方便、临床效果好、价格低廉,适应证广泛,但需要注意该药物可能引起肝酶升高和白细胞下降,注意用药后 1 个月后进行血常规检查和肝功能检查。内美通有雄激素作用,患者可能出现痤疮、多毛和体重增加,需要向家属说明。GnRH-a 类药物效果最好,不良反应最小,适合各类患者,对生育影响小,只是价格昂贵。

【用药注意事项】

1. 卵巢巧克力囊肿的疾病的过程和疾病的程度与囊肿破裂后,巧克力物质造成的化学性腹膜炎的过程密切相关,一旦无新鲜巧克力物质外流,流出液稀薄,则病情很快好转。

2. 卵巢巧克力囊肿破裂患者于月经期或破裂后 3～7d,不适合手术治疗,主要因为卵巢和盆腔充血、水肿明显,术中出血严重,难以止血,止血过程中损伤卵巢组织过多甚至需要进行附件切除。

第27章

妇科肿瘤用药与处方

第一节　生殖道鳞状上皮内瘤变

上皮内瘤变是一组生殖道鳞状上皮癌前病变的总称。包括外阴鳞状上皮内瘤变(VIN)、阴道鳞状上皮内瘤变(VAIN)和宫颈鳞状上皮内瘤变(CIN)。目前普遍认为,该类疾病与HPV感染有关。恰当的干预,可以预防癌变的发生。

一、外阴鳞状上皮内瘤变

外阴鳞状上皮内瘤变(VIN)较为少见,但发病率有上升和年轻化趋势,有报道认为与人乳头瘤病毒(HPV)感染有关。

【症状与体征】

1. 症状　可以无症状,或无特异性症状。仅表现为瘙痒、烧灼感。

2. 体征　可以仅表现为皮肤粗糙或轻微颜色改变。有时有皮肤破损、溃疡、丘疹、斑点或疣样改变。可以单发病灶,也可以为多发。

【辅助检查】

阴道镜检查下可疑病变处多点取活检,组织病理学确诊。

【鉴别诊断】

部分患者同时存在外阴营养不良、尖锐湿疣。

【治疗原则】

1. 一般治疗原则　保持外阴清洁、干燥。

手术治疗:VIN2、3常选择病灶局部切除或单纯外阴切除。

2. 用药目的与原则

(1)药物治疗:VIN1 可外用化疗药物。

(2)物理治疗:VIN1 也可选择激光治疗。

处　方

氟尿嘧啶(5-FU)软膏病灶涂抹。

【用药注意事项】

1. 多数外阴增生性病变均需病理诊断明确后再开始治疗,以防误诊误治。

2. VIN 范围确定容易出现偏差,需要仔细检查。

3. 手术切除标本应注意切缘。

二、阴道鳞状上皮内瘤变

阴道鳞状上皮内瘤变(VAIN)罕见,研究尚少。多数 VIN 患者曾有 CIN 病史,也有两者同时存在。可能与人乳头瘤病毒(HPV)感染有关。

【症状与体征】

1. 症状　多数无症状。个别患者因合并感染,出现白带增多、性交后出血。

2. 体征　多数位于阴道上段,单发或多发。可以没有明显形态学改变,也可以表现为上皮粗糙、微红。

【辅助检查】

1. 细胞学检查。

2. 人乳头瘤病毒(HPV)测定。

3. 阴道镜检查。

4. 病灶活检病理学检查。

【鉴别诊断】

阴道炎、尖锐湿疣。

【治疗原则】

1. 一般治疗原则　阴道冲洗上药,治疗普通菌感染。病灶范围小患者可以激光治疗,40 岁以上患者可以考虑手术切除。

2. 用药目的与原则

(1)氟尿嘧啶(5-FU)软膏适合于年轻患者,病灶范围广、位置低、多发病灶。

(2)阴道上雌激素适合于雌激素低患者。

处　方

(1)氟尿嘧啶(5-FU):软膏外用。

(2)阴道上药:雌激素。

【用药注意事项】

1. 同时检查宫颈除外癌变。

2. 定期复查细胞学。

三、宫颈鳞状上皮内瘤变

宫颈鳞状上皮内瘤变(CIN)的诊断过程一般要遵循"三阶梯"原则(细胞学-阴道镜-组织学)。其中,细胞学常用方法有普通涂片(Pap smesr)、液基细胞学(LCT)、薄片(TCT),必要时 HPV 分型检测(杂交捕获 2 代,HC-2);阴道镜指示活检部位;宫颈活检病理学检查(部分患者需要颈管诊刮),最后确诊。CIN 分 3 级,CIN 3 包括重度不典型增生和原位癌。

【症状与体征】

1. 症状　可无症状或白带稍多,部分患者以接触性出血就诊。

2. 体征　肉眼观察宫颈可以正常,或慢性炎症表现。

3. 辅助检查

(1)细胞学检查:筛查方法。多数 CIN 表现为鳞状上皮异型性(AS-CUS)、低度鳞状上皮内病变(LSIL)或高度鳞状上皮内病变(HSIL)。

(2)HPV 测定:细胞学检查阳性者,需 HC-2 HPV 分型测定。

(3)阴道镜检查:细胞学阳性者,进一步需要阴道镜检查,显示病变部位。

(4)宫颈活检(必要时颈管诊刮):明确诊断。受到宫颈解剖结构、阴道镜检查技术等影响,有时不能准确显示病变程度。

(5)LEEP:显示病变程度的准确率高于阴道镜下活检。常用于 CIN 2 和部分 CIN 3 患者。LEEP 具有诊断兼治疗作用,但受病变面积和深度的限制。

(6)宫颈冷刀锥切:能准确显示病变程度。兼有诊断和治疗作用。常用于 CIN 3,不适合 LEEP 治疗者和可疑早期浸润癌者。

【鉴别诊断】

1. 慢性宫颈炎　有白带增多、接触性出血和宫颈局部改变,细胞学检查阴性。

2. 宫颈浸润癌　内生型宫颈癌和部分早期宫颈癌临床表现不明显,容易误诊。严格"三阶梯"诊断步骤和合格的诊断技术可以鉴别。

【治疗原则】

1. 一般治疗原则

(1)CIN1

①随访观察:60%以上 CIN1 可以自然逆转。在诊断 CIN1 后 6 个月和 12 个月复查细胞学,或在 12 个月后进行 HPV 检查。在随访过程中如发现 ASC 以上病变或者 HPV 阳性,进行阴道镜检查。

②积极治疗:物理治疗,冷冻、激光、电凝治疗。LEEP 治疗,兼有诊断作用,部分 CIN1 患者存在更高级病变。

(2)CIN2

①同 CIN1 积极治疗。

②冷刀锥切:适合于病变范围大、深入宫颈管或宫颈解剖结构异常者。

(3)CIN3

①LEEP 治疗:兼有诊断作用,部分 CIN1 患者存在更高级病变。

②冷刀锥切:适合于病变范围大、深入宫颈管或宫颈解剖结构异常者。

③子宫切除:适合于无生育要求的中老年患者、合并良性子宫疾病、原位癌累腺或锥切切缘阳性者。

2. 用药目的与原则　多数患者合并有不同程度的宫颈和阴道感染。

(1)目前尚无药物能直接消除 HPV 病毒。

(2)普通细菌或滴虫感染多选择甲硝唑阴道上药。

(3)念珠菌感染多选择达克宁栓阴道上药。

(4)少数合并性传播疾病。

处　方

(1)术前

①处方 1:甲硝唑泡腾片每晚 1 枚,阴道上药,疗程 3~5d。

②处方 2:甲硝唑片每晚 400mg,阴道上药,疗程 3~5d。

(2)手术预防用药:术前 30min 至 1h。头孢唑林 1~2g 或头孢呋辛 1.5g 静脉滴注。可加用甲硝唑 0.5g 静脉滴注。

【用药注意事项】

1. HPV 感染 1 年内有 70%被清除,2 年内 90%被清除。因此,HPV 检测阳性者,易在 6~12 个月时复查,过早复查没有什么意义。

2. HPV 阳性的细胞学阴性患者,可以 6～12 个月复查细胞学。

3. 物理治疗深度不易控制,没有组织标本,适合病变范围小、诊断明确患者。

4. LEEP 治疗受病变范围和深度的限制,但有组织标本,可以明确有无残留病灶。

5. 冷刀锥切需住院治疗,出血等合并症率相对较高。

第二节 外 阴 癌

外阴癌比较少见(占妇科恶性肿瘤的 4%～5%),多数(约占 90%)为鳞癌,好发年龄在 60～70 岁。可能与 HPV 感染有关。

【症状与体征】

1. 症状 多数患者有外阴瘙痒,也有因出血就诊者。

2. 体征 外阴肿物或溃疡。

【辅助检查】

病变部位活检病理检查。

【鉴别诊断】

外阴营养不良:对于增生型外阴病变者,外阴活检可明确诊断。

【治疗原则】

1. 一般治疗原则 以手术治疗为主,必要时术后辅助放射治疗。术式包括广泛性外阴切除和双侧腹股沟淋巴结清扫。部分早期、病变范围小者可以适当缩小范围。

2. 用药目的与原则 妇科围术期用药原则,手术前 30min 至 2h 用药,手术时间超过 3h 术中重复使用一次,用药后 48h 停药。

> 处 方

(1)患者对头孢菌素类过敏史可用克林霉素:克林霉素 600mg,静脉注射,每 12h 1 次。

(2)第一、二代头孢菌素:头孢唑林钠 0.5～1g,静脉注射,每 6～8h 1 次;头孢呋辛钠 0.75～1.5g,静脉注射或肌内注射,每日 3 次。

【用药注意事项】

多数外阴癌患者年龄大、并发症多,适当选择手术范围,避免手术并发症。

第三节 阴 道 癌

阴道癌少见(占妇科恶性肿瘤的 2%),多发生在绝经后,鳞癌为主。

【症状与体征】

1. 症状 阴道分泌物增多,阴道出血。

2. 体征 阴道壁肿物或溃疡,阴道弹性下降。

【辅助检查】

活检病理检查。

【鉴别诊断】

宫颈癌:阴道鳞癌与宫颈鳞癌在镜下细胞形态一致,当阴道癌侵犯到宫颈时,与宫颈癌很难鉴别,原则上按照宫颈癌处理。

【治疗原则】

1. 一般治疗原则 早期、阴道上 1/3 病变多采取手术方式治疗,晚期和阴道下 1/3 病变多采取放射治疗。

2. 药物治疗原则 妇科围术期用药原则,同外阴癌手术预防用药。

【用药注意事项】

阴道癌侵犯到宫颈者,应按宫颈癌处理。

第四节 宫 颈 癌

宫颈癌是最常见的妇科恶性肿瘤之一,在全球妇女恶性肿瘤中居第 2 位。据世界卫生组织(WHO)报道,每年约有 50 万宫颈癌新发病例,其中 80% 的病例发生在发展中国家。我国每年新发病例 13.15 万,约占世界宫颈癌新发病例的 28.8%,为我国妇女恶性肿瘤第 1 位。宫颈癌的治疗目前以手术、放疗、化疗等综合治疗为主。

【症状与体征】

1. 症状 早期宫颈癌患者常无明显症状。

(1)阴道流血:常为接触性出血。早期时流血量一般较少,晚期患者可表现为多量出血,甚至大出血。育龄患者可能仅表现为经期延长、周期缩短、经量增多等。绝经后妇女表现绝经后出血等。

(2)白带增多:白带呈白色或血性,稀薄似水样,也有表现为黏液者,可有腥臭。晚期时伴继发感染,白带呈脓性伴恶臭。

(3)晚期患者:根据病灶范围、累及的脏器而出现一系列继发性症状。癌灶压迫输尿管,导致输尿管梗阻、积水,最后导致尿毒症等。

(4)疾病后期患者:出现消瘦、贫血、发热、全身衰竭等。

2．体征

(1)宫颈:早期光滑或呈糜烂状,随着疾病的进展,病变呈菜花状、结节状、溃疡或空洞形成。颈管型病变(多见于老年患者)可形成桶状宫颈,而宫颈表面可光滑或轻度糜烂,癌灶不可见。病变表面可有灰色坏死组织,合并感染者表面可见脓苔。

(2)宫体:一般正常大小,若被癌灶侵犯子宫可能增大、固定。

(3)宫旁组织:癌肿浸润主韧带、骶韧带,可使其增厚,呈结节状、变硬、不规则、弹性下降,甚至与盆壁固定。

(4)阴道及穹窿:癌灶侵犯穹窿、阴道时,肉眼可见癌灶、组织增厚、质硬、弹性降低等。

(5)膀胱和直肠:病变侵犯膀胱、直肠后,膀胱镜或直肠镜下可见局部黏膜突起、结节、乳头,甚至溃疡。

3．辅助检查　同宫颈鳞状上皮内瘤变。

【鉴别诊断】

1．宫颈息肉　舌状,质软。

2．黏膜下肌瘤　球状,质硬,表面光滑。

【治疗原则】

1．一般治疗原则　应根据临床分期、年龄、全身情况、设备条件和医疗技术水平决定治疗措施,常用的方法有手术、放疗及化疗等综合应用。放疗适用于各期患者,手术适合于Ⅰa～Ⅱa期。

(1)手术治疗:Ⅰa1期,采用筋膜外全子宫切除术,卵巢正常者,应予保留。Ⅰa2期,次广泛全子宫切除术及盆腔淋巴结清扫术,卵巢正常者应予保留。Ⅰb～Ⅱa期,采用广泛性全子宫切除术及盆腔淋巴结清扫术,卵巢正常者,应予保留。

(2)放射治疗:可用于宫颈癌各期的治疗,但主要用于中、晚期子宫颈癌的治疗。宫颈癌的放射治疗包括腔内放射治疗和体外放射治疗两部分,二者相辅相成达到理想的剂量分布。目前普遍认为,同步放化疗可以有效提高中、晚期患者的生存率。多采取顺铂(或加用其他药物联合)治疗。

2. 用药目的与原则　常用化学药物,单一有效药物有顺铂(DDP)、卡铂(CBP)、环磷酰胺(CTX)、异环鳞酰胺(IFO)、氟尿嘧啶(5-FU)、博来霉素(BLM)、丝裂霉素(MMC)、长春新碱(VCR)、他莫昔芬(T)、紫杉醇类等,其中以顺铂效果较好。单一用药有效率较低,一般采用联合化疗。给药途径主要有静脉注射和动脉插管化疗两种方式。

> **处　　方**

(1)动脉内插管化疗或介入化疗(Interventional Chemotherapy):常用于 I b$_2$~II b 期术前控制病变范围的治疗,用于少数晚期或盆腔复发患者。常用化疗方案如下。

①DDP+BLM 方案:DDP 60mg/m^2+BLM 30mg/m^2 双侧动脉注入。

②DDP+5-FU 方案:DDP 60mg/m^2+5-FU 1500mg/m^2 双侧动脉注入。

③DDP+MMC 方案:DDP 60mg/m^2+MMC 10mg/m^2 双侧动脉注入。

(2)静脉化疗:常用于新辅助化疗、复发或未控病例。推荐化疗方案(一般按鳞癌或腺癌选择不同方案)。

①鳞癌

PT 方案:

T 75mg/m^2,静脉滴注,第 1 天

DDP 60mg/m^2,静脉滴注,第 1 天(或第 2 天)｜3~4 周重复 1 次

BLM+MMC 方案:

BLM 5mg,静脉滴注,第 1~7 天｜第 8~15 天为一周期,可用 2~5

MMC 6~10mg/m^2,静脉冲,｜周期

BOMP 方案:

BLM 30mg,静脉滴注,第 1~4 天,只用第 1~2 疗程

VCR 0.5mg/m^2,静脉冲,第 1、4 天

MMC 10mg/m^2,静脉冲,第 2 天　　　　　　　　　第 6 周重复

DDP 50mg/m^2,静脉注射(先水化),第 1、22 天｜1 次

PVB 方案:

DDP 50mg/m^2,静脉注射,第 1 天(先水化)

VCR 1mg,静脉冲,第 1 天

BLM 20mg/m^2,静脉滴注,第 1~8 天｜每 3 周重复 1 次

BIP 方案:

BLM 15mg,葡萄糖氯化钠注射液 1000ml,静脉滴注,第 1 天

IFO 1mg/m² ,林格液 500ml,静脉滴注,第 1～5 天

美司钠(mesna)200mg/m² 静脉注射,第 0、4、8 小时(保护尿路)

DDP 50mg/m² 静脉注射(水化利尿),第 1 天

　　　　　　　　　每 3 周重复 1 次

②腺癌

P-M 方案:

DDP 50mg/m² ,静脉注射,水化利尿,第 1、22 天

MMC 10mg/m² ,静脉注射,第 1 天

　　　　　　　　　每 3 周重复

FIP 方案:

5-FU 300～500mg/m² ,静脉滴注

IFO 38mg/m² ,静脉滴注

DDP 90mg/m² ,静脉注射

　　　　　　　　　分 3d 用,每 4 周重复 1 次

　　(3)同步放化疗:目前,全程放疗和术后辅助放疗患者,常同时给予周期性化疗,以提高肿瘤对放射治疗的敏感性,提高生存率。化学药物尤其是铂类药物对于放射治疗有增强及协同作用。放射后即刻化疗的增效机制是抑制放射后细胞亚致死损伤(SLD)和潜在致死损伤(PLD)的修复。此外放射对 M 期细胞最敏感,G_1G_2 期细胞次之,S 期细胞最不敏感,而许多化疗药物则对 S 期细胞最敏感,两者合用可以增强抗癌效果;使乏氧细胞再氧和,增加了肿瘤细胞的放射敏感性。近来又发现辐射可增高细胞膜的通透性,增加了对铂类(Pt)摄入,从而增加了 CDDP 对细胞的毒性作用,提高了化疗的效果。美国 NCI 推荐以顺铂单药,或顺铂联合其他化学药物治疗方案,6～8 个疗程。NCI 建议顺铂为 40mg/m² ,其他配伍药物剂量尚未统一。常用方案有 DDP＋紫杉醇类、DDP＋5-FU、DDP＋BLM、DDP＋MMC 等。

　　【用药注意事项】

　　1. 放射治疗前纠正合并内科疾病,如发热、感染、甲亢、糖尿病、贫血等。

　　2. 术中注意避免损伤周围器官,尽量保护膀胱功能,防止淋巴囊肿形成。

第五节　子　宫　肿　瘤

一、子宫肌瘤

子宫肌瘤是女性生殖器最常见的良性肿瘤,多见于 30～50 岁妇女,主要由平滑肌细胞增生而成,其间有少量纤维结缔组织。子宫肌瘤受雌、孕激素调节,雌激素可促进子宫肌瘤增大,孕激素可刺激子宫肌瘤细胞核分裂,促进肌瘤生长。根据肌瘤与子宫肌壁的关系分为肌壁间肌瘤、黏膜下肌瘤和浆膜下肌瘤;按肌瘤所在部位分为宫体肌瘤和宫颈肌瘤。

【症状与体征】

1. 症状　常表现为月经周期缩短、经期延长、经量增多,可伴有腰酸、下腹坠痛、尿频等症状,出血严重者可造成贫血;黏膜下肌瘤易感染、坏死,产生大量脓血性排液及腐肉样组织排出。

2. 体征　肌瘤较大者腹部可触及包块,妇科检查触及不规则增大的子宫,质地硬;黏膜下肌瘤子宫多为均匀增大,有时宫口扩张,肌瘤脱出于宫口外或阴道口外。

【辅助诊断】

超声、CT、宫腔镜、腹腔镜等检查可协助诊断。

【鉴别诊断】

1. 妊娠子宫　患者有闭经史、早孕反应,验尿妊娠试验阳性;妇科检查子宫均匀一致增大,质软,多普勒超声检查可确诊。

2. 卵巢肿瘤　一般无月经改变,卵巢实性肿瘤易误诊为带蒂的黏膜下肌瘤,肌瘤囊性变易误诊为妊娠子宫,应仔细行妇科检查,超声、CT 可协助诊断。

3. 子宫腺肌瘤　患者痛经症状明显,月经量增多;子宫增大均匀或结节状突起。

【治疗原则】

1. 一般治疗原则

(1)随访观察:适用于肌瘤小,无症状,近绝经期妇女,每 3～6 个月随访 1 次。

(2)手术治疗

①肌瘤剥除术:适用于未婚或已婚未生育、希望保留生育功能者,多经腹或腹腔镜进行;黏膜下肌瘤可经宫腔镜切除。

②子宫半切术:适用于年龄<40岁,已排除宫颈病变者,可经腹、腹腔镜进行。

③全子宫切除术:肌瘤较大、症状明显、药物治疗无效、不需保留生育功能或可疑肌瘤恶变者,可经腹、腹腔镜或经阴道进行全子宫切除。

2. 用药目的与原则 选择药物治疗前,均宜先行诊断性刮宫做内膜活检,排除恶性变,尤对月经紊乱或经量增多者。刮宫兼有诊断及止血作用。药物治疗的根据在于子宫肌瘤为性激素依赖性肿瘤,故采用拮抗性激素的药物治疗。新近应用的是暂时性抑制卵巢的药物。

处 方

(1)LHRH激动药(LHRH-A):即GnRHa为近年来一种新型抗妇科疾病药物。多用肌内注射,也可用于皮下植入或经鼻喷入。自月经第1天起肌内注射100~200μg,连续3~4个月。在用LHRH-A时,序贯应用醋酸甲羟孕酮200~500mg,则可维持其疗效。

(2)达那唑:具有微弱雄激素作用,200mg,每日3次口服,从月经第2天开始连续服6个月。

(3)维生素类:维生素A 150 000U,自月经第15~26天,每日口服。维生素B口服,1片,每日3次,自月经第5~14天。维生素C 0.5g,每日2次,自月经第12~26天口服。维生素E 100mg,每日1次,于月经第14~26天口服,共服6个月。

(4)米非司酮10~12.5mg,口服,每日1次,连服3个月。

(5)甲羟孕酮:周期治疗为每日口服4mg,自月经第6~25天口服。持续疗法:第1周4mg,每日3次口服,第2周8mg,每日2次。以后10mg,每日2次。均持续应用3~6个月。亦有用10mg,每日3次,连服3个月。

(6)GnRH-a亮丙瑞林:3.75mg,深部肌内注射,每4周1次,共3~6个月。

(7)甲睾素:10mg,舌下含化,每日1次,连服3个月。或月经干净后4~7d开始,每日肌内注射丙酸睾酮1次,每次25mg,连续8~10d,月总量≤300mg。长效男性素为苯乙酸睾酮,作用比丙酸睾酮强3倍,150mg每月注射1~2次。一般不会出现男性化,即使出现,停药后症状自然消失。雄激素应用宜在6个月以内,如需再用,应停1~2个月。

【用药注意事项】

药物治疗不能长期使用,避免出现不良反应,停药后出现复发。

二、子宫内膜癌

子宫内膜癌为女性生殖器三大恶性肿瘤之一,高发年龄为 58～61 岁,近年发病年龄呈现年轻化。研究发现,子宫内膜癌发病与高血压、糖尿病、肥胖、不孕等密切相关。

【症状与体征】

1. 症状　主要表现为绝经后出血,阴道异常排液,晚期可出现下腹及腰骶部疼痛、宫腔积脓、恶病质等。

2. 体征　早期妇科检查可无异常。随着病情进展可表现子宫增大、变软,宫颈质脆,触血(+),宫旁增厚或触及包块。

【辅助检查】

1. 超声检查　提示宫腔内光团。

2. 分段诊刮　是诊断该病的最可靠方法,刮出物全部送病理检查。

3. 细胞学检查　诊刮无组织物时需做印片找肿瘤细胞,必要时行宫腔吸片法。

4. 宫腔镜检查　有利于明确病变部位,提高活检阳性率。

5. MRI 及 CA125　MRI 可以很好地显示病变部位、肌层侵及深度、宫颈受累情况、盆腔淋巴结受累情况;当子宫内膜癌病理类型为腺癌尤其浆液性腺癌时可以表现 CA125 升高。

【鉴别诊断】

1. 绝经过渡期功血:主要表现为月经紊乱,无不规则出血,妇科检查无异常发现,分段诊刮有利于诊断。

2. 子宫黏膜下肌瘤或内膜息肉:多表现为月经量增多和经期延长,行超声、宫腔镜检查、分段诊刮可协助诊断。

3. 宫颈癌、子宫肉瘤:均表现为不规则阴道流血及异常排液,宫颈活检、分段诊刮可以协助诊断。

4. 老年性子宫内膜炎合并宫腔积脓表现为阴道异常排液及出血,扩张宫颈管及诊刮即可明确诊断。

【治疗原则】

1. 一般治疗原则

(1)手术治疗:术中取腹水或腹腔冲洗液找癌细胞。①Ⅰ期,筋膜外全子宫＋双附件切除＋盆腔淋巴结清扫。②Ⅱ期,广泛全子宫＋双附件切除＋盆腔及腹主动脉旁淋巴结清扫。

(2)手术＋放疗:Ⅰ期患者有子宫深肌层侵犯,癌细胞分化程度差,淋巴结可疑或已有转移,术后加用全盆外照射,剂量50Gy。Ⅱ期、Ⅲ期患者可术前加用腔内或外照射,腔内放疗后1～2周,体外照射后4周手术。

(3)放射治疗:患者年龄大或者有严重合并症不能耐受手术,或晚期患者不宜手术者可采用腔内或体外照射。

(4)化疗:晚期不能手术或复发者可使用。

①PT方案:紫杉醇(Taxol)135～175mg/m^2,化疗第1天,CDDP 70mg/m^2,化疗第2天,每28d重复1次。

②PA方案:CDDP 70mg/m^2,吡柔比星20～30mg/m^2,化疗第1～5天,每28d重复1次。

2. 用药目的与原则　孕激素治疗,晚期患者不能手术或年轻、期别早、要求保留生育功能者可使用孕激素治疗。

> **处　方**

(1)甲羟孕酮:200～400mg/d,口服,连服3～6个月,评价疗效。

(2)己酸孕酮:500mg/d,口服,连服3～6个月,评价疗效。

(3)他莫昔芬:10～20mg,口服,每日2次,可长期服用。

第六节　卵巢肿瘤

一、卵巢良性肿瘤

卵巢肿瘤发生率占妇科肿瘤的4.3%～23.9%,其中卵巢良性肿瘤占90%。在卵巢良性肿瘤中,良性囊性成熟性畸胎瘤、浆液性囊腺瘤和黏液性囊腺瘤最为常见。

【症状与体征】

1. 症状　早期肿瘤较小,多无症状,常在普通妇科检查时偶然发现。中等大小的肿瘤,患者可偶然于下腹部扪及肿物,或感觉下腹部不适。较大的卵巢肿瘤除患者则除可以扪及外,还有压迫症状,如尿频、便秘,或气促、呼吸困难等。有些具有内分泌功能的肿瘤,如卵泡膜细胞瘤,可有月经紊乱或绝经后出血。

2. 体征　腹部检查较大肿瘤可在下腹部触及囊性、囊实性或实性肿物，边界清楚，活动而无压痛。纤维瘤患者可伴有腹水，如 Meig 综合征。妇科检查(PV)在子宫一侧或双侧可触及圆形肿物，囊性、囊实性或实性，表面光滑，与子宫无粘连，可活动。有蒂扭转时，蒂部可有固定压痛点。

【辅助检查】

1. 实验室检查　包括 CA125、CEA、Fer、AFP、HCG。

2. 超声检查　单侧或双侧附件区肿物，囊性、囊实性或实性肿物，有无分隔，有无强回声光影。

3. 腹腔镜检查　可以进一步明确肿物来源，并初步判断肿物性质。

【鉴别诊断】

1. 卵巢非赘生性囊肿　以滤泡囊肿和黄体囊肿最常见。前者是由于成熟卵泡不破裂不排卵或不闭锁而持续存在，使滤泡腔内液体潴留所致；而后者是由于黄体持续存在或黄体内较多量血经吸收后形成。多为单侧，壁较薄，常可于 6～8 周自行吸收，否则应考虑为卵巢肿瘤。

2. 输卵管卵巢脓肿和输卵管积液　患者多有急慢性盆腔炎史和不孕史，肿物多为双侧发生，由于炎性粘连常使其活动受限且边界不清。

3. 输卵管系膜囊肿　多为单侧、囊性、中等大小、可活动的肿物，位于卵巢系膜内。B 超检查可见患侧存在正常卵巢组织。

4. 子宫肌瘤　子宫肌瘤囊性变或浆膜下有蒂肌瘤常易与卵巢囊性或实性肿瘤相混淆。肌瘤与宫体相连，推动瘤体，则宫体和宫颈亦随之活动。

【治疗原则】

1. 一般治疗原则　附件区囊性肿物，直径≤5cm，可活动，无症状者，可以暂不手术，严密随访 2～3 个月，如有增大或不缩小，应手术治疗。

手术治疗：实质性卵巢肿瘤均宜及早手术切除。绝经后妇女，妇科检查触及增大之卵巢，应行手术切除。年轻育龄妇女应尽量施行肿瘤剥除术，术时仔细检查对侧卵巢是否正常。单侧良性囊性畸胎瘤患者，应常规剖视对侧卵巢。年龄＜50 岁患者，可行患侧附件切除，保留对侧正常卵巢。即使双侧卵巢均有肿瘤，也应尽量保留部分卵巢组织。绝经后妇女尽可能行全子宫＋双附件切除；若有合并症或高龄应行双侧附件切除。手术应采取足够大的切口(禁忌横切口)，术中尽量保持肿瘤的完整性，切下标本由台上最高级医师剖开检查，必要时送冷冻病理检查，若为恶性应扩大手术范围，按卵巢癌处理。

2. 用 药 目 的 与 原 则　妇科围术期用药原则:手术前 30min 至 1h 用药,手术时间超过 3h 术中重复使用 1 次,用药不超过 24h。

> **处　　　方**

(1)克林霉素与氨基糖苷类药物联合方案:克林霉素 600mg,静脉注射,每 12h 1 次。

(2)第一、二代头孢菌素:头孢唑林钠 0.5~1g,静脉注射,每 6~8h 1 次;或头孢呋辛钠 0.75~1.5g,静脉注射或肌内注射,每日 2 次。

(3)经阴道手术可联合使用甲硝唑:甲硝唑 500mg,静脉注射,每 12h 1 次。

【用药注意事项】

1. 首先应初步判断肿瘤的性质,由有经验的医师对肿瘤进行剖视,若不能确定,应立即送冷冻病理,以确定恰当的手术范围。

2. 对肿瘤体积较大者,手术切口应够大,尽可能将肿瘤完整取出。当囊肿巨大时,也可先行局部穿刺放液,待瘤体缩小后取出。在操作过程中应注意保护周围组织免受污染。在巨大卵巢囊肿切除时注意缓慢放液,不要使腹压骤降。

二、卵巢恶性肿瘤

卵巢恶性肿瘤占全身恶性肿瘤的 5%,其发病率在女性生殖道恶性肿瘤中占第 3 位,但其死亡率却大于宫颈癌与子宫内膜癌之和而居于首位。这主要与卵巢癌早期诊断率低,确诊时 70%患者已属临床晚期有关。

【症状与体征】

1. 症 状　早期卵巢恶性肿瘤可无症状,多经查体发现。原为生长多年之良性肿瘤,突然生长迅速,或短期内出现腹胀、腹部肿物、腹水等。部分卵巢肿瘤可引起性早熟,功能失调性子宫出血或绝经后出血,也有引起闭经或男性化。患者迅速出现贫血、消瘦及恶病质。

2. 体 征　腹部检查发现腹膨隆,腹腔内不规则肿物,移动性浊音阳性,有时可触及大网膜转移形成的脐周肿物(omental cake)。妇科检查附件区触及外形不规则实性肿物,单侧或双侧,多为固定不动,表面为凹凸不平的结节感;阴道后穹隆可触及大小不等的质硬结节。

临床分期常用 FIGO1987 年重新修订的卵巢肿瘤分期标准,UICC 分期法(1997)也是临床常用的分期方法(表 27-1)。

表 27-1　卵巢癌 FIGO 分期与 UICC 分期

FIGO 分期	UICC 分期	肿瘤范围
Ⅰ期	T1	病变局限于卵巢
Ⅰa	T1a	病变局限于一侧卵巢;包膜完整;表面无肿瘤;无腹水
Ⅰb	T1b	病变局限于双侧卵巢;包膜完整;表面无肿瘤;无腹水
Ⅰc	T1c	Ⅰa 或Ⅰb 期病变已穿出卵巢表面;或包膜破裂;或在腹水或腹腔冲洗液中找到恶性细胞
Ⅱ期	T2	病变累及一侧或双侧卵巢,伴盆腔转移
Ⅱa	T2a	病变扩展和(或)转移至子宫或输卵管
Ⅱb	T2b	病变扩展至其他盆腔组织
Ⅱc	T2c	Ⅱa 或Ⅱb 期病变,肿瘤已穿出卵巢表面;或包膜破裂;或在腹水或腹腔冲洗液中找到恶性细胞
Ⅲ期	T3 和(或)N1	病变累及一侧或双侧卵巢,伴盆腔以外腹膜种植和(或)腹膜后淋巴结或腹股沟淋巴结阳性;肝表面转移属于Ⅲ期;肿瘤局限于真骨盆但组织学证实有小肠或大网膜转移
Ⅲa	T3a	病变大体所见局限于真骨盆,淋巴结阴性,但腹腔腹膜表面有镜下种植
Ⅲb	T3b	一侧或双侧卵巢肿瘤;腹腔腹膜种植瘤直径＜2cm,淋巴结阴性
Ⅲc	T3 和(或)N1	腹腔腹膜种植瘤直径＞2cm 和(或)腹膜后或腹股沟淋巴结阳性
Ⅳ期	M1	一侧或双侧卵巢肿瘤伴远处转移;胸腔积液存在时需找到恶性细胞;肝转移需累及肝实质

【辅助检查】

1. 超声检查　卵巢恶性肿瘤多为实性或囊实性,有助于明确肿物有无分隔或乳头,有无腹水,有无肝实质转移。

2. 腹水或腹腔冲洗液细胞学检查　涂片找到肿瘤细胞有助于明确分期。

3. CT　明确肿瘤的性质、有无肝、肾及腹膜后淋巴结转移。

4. 造影及内镜检查　胃肠造影、钡灌肠及胃镜、结肠镜检查,有助于了解消化道受累情况及排除原发于胃肠道的恶性肿瘤。腹膜后淋巴造影有助于淋巴结转移的估计。

5. 腹腔镜　可直视肿物大体外观及观察盆腹腔腹膜有无转移,有助于临床分期。

6. 实验室检查　①CA125:上皮性癌,尤其是浆液性上皮性癌 CA125 常升高。②CEA:在卵巢黏液性囊腺癌及恶性 Brenner 瘤中常升高。③AFP:内胚窦瘤患者血清 AFP 水平升高,较具有特异性。在未成熟畸胎瘤、胚胎癌、多胚瘤及混合型生殖细胞肿瘤等也可出现 AFP 的增高。④HCG:绒毛膜癌、胚胎癌、多胚瘤及混合型生殖细胞肿瘤等,血清 HCG 水平可以很高。无性细胞瘤,会出现低水平的 HCG 升高。⑤LDH:在无性细胞瘤可以升高。⑥雌、孕、雄激素:卵巢性索-间质细胞肿瘤多具有内分泌功能(卵巢纤维瘤除外),其中部分睾丸母细胞瘤分泌雄激素。另外,部分恶性 Brenner 瘤分泌雌激素。

【鉴别诊断】

1. 子宫内膜异位症　盆腔子宫内膜异位症和卵巢子宫内膜异位症肿块多不活动,而且肿物边界不清宫骶韧带处常有散在的触痛结节,易误诊为卵巢上皮癌。

2. 盆腔炎性包块　炎性包块多有盆腔感染史,病程长,局部压痛和触痛明显,抗感染治疗有效有助于两者的鉴别。

3. 结核性腹膜炎　结核性腹膜炎表现为腹部不规则且不活动的肿物,边界不清,而且伴有腹水,因此不易与上皮癌相鉴别。但前者有结核史,必要时开腹探查。

4. 卵巢外腹膜浆液性乳头状癌(EPSPC)　为原发于腹膜的多灶性恶性肿瘤,有时累及卵巢表面。需开腹探查及组织病理学诊断鉴别。

【治疗原则】

1. 一般治疗原则　恶性卵巢肿瘤的治疗,原则上应以手术治疗为主,即使对已经有腹腔内脏器广泛转移者,也不应放弃手术的机会。手术的原则是最大限度地减小肿瘤负荷,并明确手术分期。在身体状况允许的前提下,术后应尽早给予适当方案的化学治疗。放射治疗在卵巢癌中应用较少。近年来兴起的免疫治疗对卵巢癌无特效,但是针对晚期卵巢癌患者,可以提高机体的免疫功能,在化疗间期应用对肿瘤的治疗是有好处的。

（1）手术治疗：对于年轻妇女，符合下列条件者，可以施行切除患侧附件，保留对侧卵巢和子宫的手术。

①临床Ⅰa期。

②细胞分化好。

③交界性或低度恶性肿瘤。

④术中探查或剖视对侧卵巢未发现肿瘤。

⑤术后有条件随访者。对于分期超过Ⅰa期的大多数的卵巢恶性肿瘤，施行手术的基本步骤包括腹腔细胞学检查，盆腹腔全面探查分期，全子宫＋双附件切除，大网膜切除，腹膜后淋巴结探查，或活检，或切除，阑尾切除（尤其是黏液性肿瘤）。对于盆腹腔内广泛转移的患者，只要身体条件允许，还是应尽量施行标准的细胞减灭术。在综合考虑病灶去除、保持器官完整及患者一般状况的基础上，尽量使残余病灶≤2cm。

二次剖腹探查手术应用于：第一次手术取活检或肿瘤未能全部切除，经过化疗后，肿瘤缩小，估计可手术切除者，可施行二次剖腹手术，目的是切除残余肿瘤或子宫。单侧附件切除术后，病理证实为恶性度高者。术后化疗1年以上，临床检查完全正常为评价化疗是否继续，可行二次探查术，必须行多点活检，以确定其是否为病理阴性。

（2）放射治疗：无性细胞瘤对放疗最敏感，颗粒细胞瘤中度敏感，因此放疗可用于这两种肿瘤的术后辅助治疗。

（3）随访：内容包括妇科检查、超声及肿瘤标志物的监测。治疗后第1年内，每月1次，决定是否需要继续化疗。第2年每1～3个月1次。第3年后每半年1次。以后每年1次。

2．用药目的与原则　主要为化疗药物应用原则。

（1）条件

①恶性肿瘤，并且具有明确的组织病理学诊断。

②血常规检查，血红蛋白＞8g。

③肝、肾功能正常。

④心电图、胸片正常。

（2）给药途径：静脉全身化疗、腹腔化疗。

（3）化疗方式

①术前化疗：恶性卵巢肿瘤诊断明确或基本明确，临床估计手术困难者，可以先行术前1～2个疗程化疗；有腹水者可抽取腹水后，行腹腔灌注

给药。

②术后化疗:术后根据临床分期、病理类型、肿瘤细胞分化程度,选择用药方案,除Ⅰ期低度恶性或交界性肿瘤可施行单一化疗外,多采用联合化疗6~12个疗程,以后根据随访、二探情况及全身状况再决定。

③晚期广泛转移患者,伴有严重并发症,不能耐受手术。

处　方

(1)FAC方案

氟尿嘧啶(5-FU) 8~15mg/(kg·d)	静脉注射,每日 1
放线菌素 D(更生霉素,KSM) 6~8μg/(kg·d)	次,疗程 5d,每 4 周
环磷酰胺(CTX) 6~7mg/(kg·d)	重复 1 次

用于恶性上皮性肿瘤、性索间质肿瘤、生殖细胞肿瘤及转移癌。

(2)PAC方案

顺铂(cDDP) 20mg/(m²·d)	静脉注射,每日 1
多柔比星(阿霉素)(ADM) 10mg/(m²·d)	次,疗程 5d,每 4
环磷酰胺(CTX) 4mg/(kg·d)	周重复 1 次

或 cDDP80~100mg,第 1 天一次性腹腔灌注。用于恶性上皮性肿瘤。

(3)PC方案

顺铂(cDDP) 60~75mg/m²,静脉注射,第 1 天	用于恶性上皮性
环磷酰胺(CTX) 500~1000mg/m²,静脉注射,第 2 天	肿瘤

(4)PT方案

紫杉醇 135~175mg/m²,静脉注射,第 1 天	用于恶性上皮性
顺铂(cDDP) 60~75mg/m²,静脉注射,第 2 天	肿瘤

(5)VAC方案

长春新碱(VCR)1.5mg/m²,静脉注射,每周 1 次,共 10~12 次,最大量为每次 2.5mg,总量 12mg。

放线菌素 D(KSM) 300μg/(m²·d)	静脉注射,每日 1 次,疗
环磷酰胺(CTX) 150~250mg/(m²·d)	程 5d,每 4 周重复 1 次

常用于生殖细胞来源的肿瘤。

(6)VBP方案

长春新碱(VCR) 1.5mg/m²,静脉注射,每周 1 次,共 10~12 次,最大量为每次 2.5mg,总量 12mg。

博来霉素(BLM) 20mg/m²,静脉注射,每周 1 次,共 10～12 次。

顺铂(cDDP) 20mg/(m²·d),静脉注射,每日 1 次,疗程 5d,每 4 周重复 1 次。

用于性索间质肿瘤、生殖细胞肿瘤。

【用药注意事项】

1. 术前对患者进行全面评估,包括有无并发症及其轻重,能否耐受大范围较长时间的手术。手术是否能达到满意,是否需要进行肠切除、脾切除等。若术前估计手术困难,是否先行新辅助化疗。

2. 是否需要术后化疗,选择术后化疗的时机,术后早期进行化疗,对疾病控制有利,但是不利于患者恢复,甚至有生命危险。

第七节　输 卵 管 癌

原发性输卵管癌是女性生殖器最少见的恶性肿瘤,占女性生殖器恶性肿瘤的 0.3%～1.0%。主要有原发性输卵管腺癌,其次为肉瘤、中胚叶混合瘤、绒癌和鳞癌。

【症状与体征】

1. 症状　阴道排液、腹痛及腹部肿物称为输卵管癌的三联症,其中阴道排液及腹部肿物称为二联症。阴道排液及出血:典型表现为伴随腹部绞痛的血性水样物流出。腹痛:由于输卵管的蠕动,腹痛呈典型的绞痛特征。腹部肿物:部分患者可在下腹触及肿物。

2. 体征　妇科检查时,可在子宫的一侧或后方触及囊性或囊实性肿物,呈腊肠形,活动受限或固定不动。

【辅助检查】

1. 细胞学检查及诊断性刮宫　可以帮助除外宫颈及宫体的恶性肿瘤。

2. 超声　有助于了解肿瘤为囊性、实性或混合性,但与卵巢癌难以鉴别。

3. CT 及 MRI　有助于腹腔内脏器或腹膜后淋巴结有无转移。

4. 实验室检查　原发性输卵管癌或复发患者,血清 CA125 水平升高,可以作为诊断及监测病情的指标。

【鉴别诊断】

主要与卵巢癌鉴别,依靠症状及组织病理学诊断。

【治疗原则】

1. 一般治疗原则 原发性输卵管癌的分期及治疗原则与上皮性卵巢癌相似。治疗首选标准的细胞减灭术,辅之以顺铂为基础的联合化疗。

2. 用药目的与原则 主要为化疗药物应用。常为术后的辅助治疗,也可作为晚期病例的姑息治疗。现多采用与卵巢癌相似的化疗方案和给药途径。以往应用有效的化疗药物有塞替派、美法仑、氟尿嘧啶、顺铂、环磷酰胺、多柔比星等,近年有应用紫杉醇的报道。最常用的化疗方案有 CAP& 方案(顺铂、多柔比星和环磷酰胺)、CP 方案(顺铂和环磷酰胺)和 DDP 加 Taxol 方案(顺铂和紫杉醇)。输卵管癌的激素治疗尚无成熟的经验。

处 方

(1)顺铂(cDDP) 20mg/(m^2·d)

多柔比星(ADM) 10mg/(m^2·d) | 静脉注射,每日1次,疗程

环磷酰胺(CTX) 4mg/(kg·d) | 5d,每3~4周重复1次

(2)顺铂(cDDP) 20mg/(m^2·d) | 静脉注射,每日1次,疗程5d,

环磷酰胺(CTX) 4mg/(kg·d) | 每3~4周重复1次

(3)顺铂(cDDP) 60~75mg/m^2 静脉注射 第1天

环磷酰胺(CTX) 1000mg 静脉注射 第2天

(4)紫杉醇 135~175mg/m^2 静脉注射 第1天

顺铂(cDDP) 60~75mg/m^2 静脉注射 第2天

【用药注意事项】

1. 临床表现卵巢癌类似需要注意在手术中鉴别。

2. 输卵管癌的治疗原则和方案与卵巢癌类似,临床效果好于卵巢癌。

第八节 滋养细胞肿瘤

滋养细胞肿瘤是一组来源于胎盘滋养细胞的疾病。根据组织学可将其分为葡萄胎、侵蚀性葡萄胎、绒毛膜癌(简称绒癌)及胎盘部位滋养细胞肿瘤。侵蚀性葡萄胎、绒癌和胎盘部位滋养细胞肿瘤又统称为妊娠滋养细胞肿瘤。国际妇产科联盟(FIGO)妇科肿瘤委员会 2000 年建议妊娠滋养细胞疾病的临床分类可不以组织学为依据,将侵蚀性葡萄胎和绒癌合称为妊娠滋养细胞肿瘤,并根据病变范围再进一步分为两类,若病变局限于子宫,称为无转移性妊娠滋养细胞肿瘤;若病变出现在子宫以外部位,称为转移性滋养细胞肿瘤。

由于胎盘部位滋养细胞肿瘤在临床表现、发病过程及处理上与其他妊娠滋养细胞肿瘤存在明显不同,故单列一类。

葡萄胎

葡萄胎由妊娠后胎盘绒毛滋养细胞增生、间质水肿而形成,也称水泡状胎块。葡萄胎可分为完全性葡萄胎和部分性葡萄胎两类,其中大多数为完全性葡萄胎。

【症状与体征】

1. 症状　较早时间出现停经后不规则阴道流血、腹痛、严重的妊娠呕吐,较早出现妊娠期高血压征象,尤其在妊娠 28 周前出现子痫前期,及出现甲亢征象。

2. 体征　子宫大于停经月份、变软,子宫妊娠 5 个月大小时尚不能触及胎体、不能听到胎心、无胎动,应怀疑葡萄胎可能。出现双侧卵巢囊肿,支持诊断。如在阴道排出物中见到葡萄样水泡组织,诊断基本成立。

【辅助检查】

1. 绒毛膜促性腺激素(HCG)测定　常用的 HCG 测定方法是放射免疫测定和酶联免疫吸附试验。葡萄胎血清中 HCG 滴度通常高于相应孕周的正常妊娠值,血 β-HCG 多在 10 万 U/L 以上,甚至超过 100 万 U/L,而且在停经 8~10 周或以后,随着子宫增大仍继续持续上升。但也有少数葡萄胎,尤其是部分性葡萄胎因绒毛退行性变,HCG 升高不明显。近年发现,HCG 分子在体内经各种代谢途径生成各种 HCG 相关分子,包括糖基化 HCG、缺刻 HCG、游离 α 亚单位、游离缺刻 β 亚单位和 β 核心片段等。在正常妊娠时血液中的主要分子为完整 HCG,尿中为 β 核心片段,而葡萄胎及滋养细胞肿瘤则产生更多的 HCG 相关分子,因此在有条件的医疗单位若同时测定血和尿中完整 HCG 及其相关分子,有助于葡萄胎及滋养细胞肿瘤的诊断和鉴别诊断。

2. 超声检查　B 型超声检查是诊断葡萄胎的另一重要辅助检查方法,最好采用经阴道彩色多普勒超声检查。完全性葡萄胎的典型超声影像学表现为子宫明显大于相应孕周,无妊娠囊或胎心搏动,宫腔内充满不均质密集状或短条状回声等,常可测到两侧或一侧卵巢囊肿。部分性葡萄胎宫腔内可见由水泡状胎块所引起的超声图像改变及胎儿或羊膜腔,胎儿常合并畸形。

3. 组织学诊断　组织学诊断是葡萄胎最重要和最终的诊断方法,葡萄胎每次刮宫的刮出物必须送组织学检查。完全性葡萄胎组织学特征为滋养细胞呈不同程度增生,绒毛间质水肿,间质血管消失或极稀少。部分性葡萄胎时,在水肿间质可见血管及红细胞,这是胎儿存在的重要证据。

4. 染色体核型的检查 有助于完全性和部分性葡萄胎的鉴别诊断。完全性葡萄胎的染色体核型为二倍体,部分性葡萄胎为三倍体。

【鉴别诊断】

葡萄胎应注意与流产、双胎妊娠、羊水过多相鉴别。流产患者子宫多相符或小于妊娠周数,而葡萄胎患者子宫则大于相应孕周,孕期超过 12 周后 HCG 仍高;双胎妊娠、羊水过多均无阴道出血,且均有相应的超声影像特点。

【治疗原则】

1. 一般治疗原则 葡萄胎一经诊断,应及时清宫。葡萄胎每次刮宫的刮出物,必须送组织学检查。卵巢黄素囊肿一般不需特殊处理。若发生急性扭转,可在 B 型超声或腹腔镜下做穿刺吸液。扭转时间较长可发生坏死,需做患侧附件切除术。有高危因素可行预防性化疗,对于年龄>40 岁、有高危因素、无生育要求者可行全子宫切除术,但应保留卵巢。清宫后注意随访。随访期间应避孕 1 年。避孕方法首选避孕套,也选用口服避孕药。

手术治疗:吸刮术;卵巢黄素囊肿扭转发生坏死时,需做患侧附件切除术;对于年龄>40 岁、有高危因素、无生育要求者可行全子宫切除术,但应保留卵巢。

2. 用药目的与原则 主要涉及预防性化疗,其意义尚未确定,不作常规应用,对具有高危因素和随访困难的葡萄胎患者,可考虑给予预防性化疗。化疗方案建议采用单一药物甲氨蝶呤、氟尿嘧啶或放线菌素 D,HCG 止常后停止化疗。实施预防性化疗时机一般在葡萄胎清宫前 2～3d 或清宫时。

<u>**处 方**</u>

预防性化疗:具体用法见表 3-2"推荐常用单药化疗药物及其用法"。

【用药注意事项】

1. 葡萄胎的诊断注意区分部分性葡萄胎和完全性葡萄胎。

2. 葡萄胎的处理过程中要非常注意高危型葡萄胎,恰当地给予预防性化疗。

3. 葡萄胎治疗后的随访非常重要,要向患者和家属解释清楚,随访期间注意工具避孕。

第28章

妇科内分泌疾病用药与处方

第一节 功能失调性子宫出血

功能失调性子宫出血简称功血,是指由于生殖内分泌轴功能紊乱、并非器质性病变引起的子宫异常出血。按发病机制分为无排卵性和排卵性功血两大类,前者占 70%～80%,多见于青春期和绝经过渡期妇女。后者占 20%～30%,多见于育龄妇女。

【症状与体征】

无排卵功血失去正常周期和出血自限性,临床最主要的症状是子宫不规则出血。出血间隔长短不一,短者几日,长者数月,常误诊为闭经;出血量多少不一,出血量少者只是点滴出血,多者大量出血,不能自止,导致贫血或休克。出血期间一般无腹痛或其他不适。排卵性功血可表现为周期缩短、经期延长或经间期出血。一般查体无特殊阳性体征,当失血量多时可有贫血貌或血压下降、心率增快等休克体征。

【辅助检查】

1. 诊断性刮宫 简称诊刮。其目的包括止血和子宫内膜病理诊断。对于生育期和绝经过渡期妇女、药物治疗无效或存在子宫内膜癌高危因素的异常子宫出血患者,应通过诊刮排除恶性病变。对未婚患者,如激素治疗失败或疑有器质性病变,也应经患者或家属知情同意后行诊刮。

2. 超声检查 了解子宫大小、形状、宫腔内有无赘生物、子宫内膜厚度等。

3. 宫腔镜检查 在宫腔镜直视下选择病变区进行活检,较盲取子宫内膜诊断价值高,尤其可排除早期宫腔内病变,如子宫内膜息肉、子宫黏膜下肌瘤、子宫内膜癌等。

4. 基础体温测定 基础体温呈单相,提示无排卵。

5. 激素测定 酌情检查性激素水平,测定血清孕酮可确定有无排卵,查PRL 可有助于诊断高催乳素血症。

6. 其他 有性生活者行尿妊娠试验排除妊娠;宫颈细胞学检查排除宫颈病变;宫颈黏液结晶检查、阴道脱落细胞学检查有助于判断有无排卵;血常规及凝血功能测定可了解有无贫血及血小板、凝血异常。

【治疗原则】

1. 一般治疗原则 功血的主要治疗原则是止血、调整周期、有生育要求者促排卵治疗。对于不同年龄的、不同性质的出血采取不同的治疗方法。

2. 用药目的与原则

(1)无排卵性功血的治疗

①一般治疗:止血药、抗感染、纠正贫血等。

②性激素止血治疗:包括子宫内膜生长修复止血法、子宫内膜脱落止血法(药物性刮宫)、子宫内膜萎缩止血法 3 种方法。

③调整周期:包括雌孕激素周期序贯法、后半期孕激素周期性治疗、口服避孕药周期性治疗及孕、雄激素联合应用。

④促排卵治疗:适用于有生育要求,调整周期 3～6 个月未恢复排卵者。

(2)有排卵型功血治疗

排卵型月经过多功血治疗:主要子宫内膜调控异常。

①抗纤溶药物。

②前列腺素酶抑制药。

③其他止血药物。

④口服避孕药。

⑤大量孕激素递减止血。

⑥左炔诺孕酮宫内缓释系统(LNG-IUS)置入宫腔后 Lng 每天释放为 $20\mu g/d$,有效期 5 年,有 20%～30%闭经。

⑦手术治疗:子宫内膜切除,无生育要求,药物治疗无效,不宜(不愿)子宫切除患者;子宫切除,年龄大,药物治疗无效。

经间出血治疗:围排卵期出血不一定每个周期都发生,出血不多可不处理,出血多应处理。

①排卵前始补充少量雌激素。

②无生育要求者避孕药周期治疗。

③有生育要求可促排卵药物：如氯米芬 50～100mg/d，疗程 5d，于月经第 5 天开始。

经前出血（黄体功能不全）：表现为经前少量出血，周期短（频发）。

①补充孕激素。

②HCG 支持黄体功能。

③氯米芬改善卵泡发育及随后的黄体功能。

月经期延长（黄体萎缩不全）：

①经后少量雌激素，帮助内膜修复→血止。

②经前（10～11d）补充孕激素。通过多下丘脑-垂体的负反馈机制，促进黄体及时萎缩，促使子宫内膜剥脱完全。

③氯米芬：促进卵泡正常发育。

④口服避孕药。

处　方

1. **无排卵性功血的治疗**

(1) 止血

子宫内膜生长修复止血法：适用于出血时间长、量多、血红蛋白＜80g/L 的患者。

①结合雌激素 25mg，静脉注射，可 4～6h 重复 1 次，一般用药 2～3 次。次日给予结合雌激素（倍美力）3.75～7.5mg/d，口服，并按每 3d 递减 1/3 量为宜。也可在 24～48h 开始用口服避孕药。

②口服结合雌激素（倍美力），每次 1.25mg，或戊酸雌二醇（补佳乐），每次 2mg，每 4～6h 1 次，血止 3d 后按每 3d 递减 1/3 量为宜。

③苯甲酸雌二醇，肌内注射，首剂 2mg，每 4～6h 1 次。

注意：用 2～3d，血止 3d 后每 3d 减量 1 次，每次不超过原量 1/3 至维持量，血止 20d 或待血红蛋白上升后加孕激素撤血。

子宫内膜脱落止血法（药物性刮宫）：

①黄体酮注射液 20mg，肌内注射，每日 1 次，疗程 3～5d。

②黄体酮胶丸（琪宁）200mg，每日 1 次，疗程 8～10d。

黄体酮胶囊，每日 200mg，3～5d。

③地屈孕酮（达芙通）10mg，每日 2 次，疗程 5～7d。

④甲羟孕酮（MPA）6～10mg，每日 1 次，疗程 5～7d。

⑤炔诺酮(妇康片)5mg,每日1次,疗程7~10d。

⑥甲地孕酮(妇宁片)8mg,每日1次,疗程7~10d。

注意:撤退出血量;子宫内膜较厚,可延长孕酮用药时间;适用于无贫血或轻度贫血患者,患者的血红蛋白>80g/L才可以此法止血。最常选用天然黄体酮。对青春期发育中的下丘脑-垂体-卵巢轴作用较强,不作为首选药物。

子宫内膜萎缩止血法:

①炔诺酮5~7.5mg,每6~8h1次。

②甲羟孕酮(安宫黄体酮)8~10mg,每4h,每6~8h1次。

③去氧孕烯炔雌醇(妈富隆)1~4片,每4h或每6~8h1次。

④炔雌醇孕二烯酮(敏定偶)1~4片,每4~8h1次。

⑤GnRH-α,每月3.75mg。

注意:通常48~72h血止,3d后减量,减量模式可按内膜修复法中雌素减量模式,血红蛋白升高至10g/L后停药。GnRH-α包括弋舍瑞林、曲普瑞林、达菲林、亮丙瑞林等,作用机制是对垂体降调节作用,继而降低内源性雌素水平→子宫内膜萎缩→止血。缺点:费用昂贵,长期使用引起骨质疏松。适应证:绝经过渡期功血,出血量大,合并内科疾病不宜手术治疗,暂时缓解症状的过渡治疗(刮宫止血后)。

(2)调整周期

雌孕激素周期序贯法:

①结合雌激素(倍美力)0.625mg,每日1次,疗程28d。

最后10d同时服用孕酮制剂如甲羟孕酮4mg,每日2次,连续使用3~6个周期。

②戊酸雌二醇(补佳乐)1~2mg,每日1次,疗程21d。

甲羟孕酮8~10mg,每日1次,疗程10d。

③克龄蒙1片,疗程21d($E_2V_2+E_2V_2+$醋酸环丙孕酮1mg)。

注意:适用于青春期不规则子宫出血,体内雌素偏低者,少部分绝经过渡期妇女、伴严重更年期症状,已排除禁忌证者。

后半期孕激素周期性治疗:

①醋酸甲羟孕酮(安宫黄体酮)8~10mg,每日1次,疗程10~14d。

②黄体酮胶丸(琪宁)200mg,每日1次,疗程10~14d。

③地屈孕酮(达芙通)10mg,每日2次,疗程10~14d。

④甲地孕酮(妇宁片)8mg,每日1次,疗程10~14d。

口服避孕药周期性治疗：

①去氧孕烯炔雌醇(妈富隆)1 片,每日 1 次,疗程 21d。

②炔雌醇环丙孕酮(达英-35)1 片,每日 1 次,疗程 21d。

孕、雄激素联合应用：甲羟孕酮 8～10mg,每日 1 次,疗程 22d 和甲睾酮 5～10mg,每日 1 次,疗程 22d(舌下含化)。

(3)促排卵治疗

①有生育要求者可用氯米芬。也适用于对于垂体轴功能低落的闭经者。可先予雌孕激素替代治疗 3 个周期,再应用氯米芬促排卵;氯米芬无反应的患者可以采用尿促性素(HMG)。

②如为高泌乳素血症所致无排卵,应选用溴隐亭,每日 5～7.5mg,需定期复查 PRL 浓度,以调整剂量。用法：第 1 周每次 1.25mg,每晚 1 次;第 2 周 1.25mg,每日 2 次;第 3 周 1.25mg 每日晨服,2.5mg 每晚服;第 4 周后 2.5mg,每日 2 次,连续 3 个月为 1 个疗程。

③有避孕要求者可口服短效避孕药。

(4)子宫内膜增生治疗

单纯型增生

孕激素后半期周期治疗：

①甲羟孕酮 10mg/d,每周期服 14d,连服 3～6 个周期。

②炔诺酮 5mg/d,每周期服 14～15d,连服 3～6 个周期。

③地屈孕酮 20mg/d,分 2 次口服,15d(D11-25)连用 3～6 个周期。

④黄体酮胶丸 200mg/d,分 2 次口服,15d(D11-25)连用 3～6 个周期。

孕激素全周期疗法(反复发生病例)：D5-22 应用,以上药物均可应用。

口服避孕药：用法同调整周期。

复杂型增生

孕激素全周期用药：

①甲羟孕酮 20～40mg/d,分 3 次口服,(D5-25),连用 3～6 个月。

②炔诺酮 5～10mg/d,分 2 次口服,(D5-25),连用 3～6 个月。

③地屈孕酮 20mg/d,分 2 次口服,15d(D5-25),连用 3～6 个月。

持续孕激素治疗：

①甲羟孕酮 20～40mg/d,分次口服,连续 3 个月。

②地屈孕酮 30mg/d,分 3 次口服,连续 3 个月。

③炔诺酮 7.5～10mg/d,分 2 次口服,连续 3 个月。

注意:以上治疗后再次刮宫,如仍为复杂型增生,则建议子宫切除。

不典型增生:醋酸甲羟孕酮 500mg/d,连用 3 个月。

注意:3 个月后应内膜活检,决定是否需进一步处理。

2. 有排卵型功血治疗

(1)月经过多

①氨甲环酸 0.5～1g,每日 2～3 次(D1-5),减少经量 47%～54%,出血减少后停药。

②血栓栓塞性疾病或凝血酶治疗患者禁用。

(2)经间出血

①结合雌激素(倍美力) 0.3mg/d,疗程 10d,排卵前开始服用。

②戊酸雌二醇(补佳乐) 1mg/d,疗程 10d,排卵前开始服用。

③去氧孕烯炔雌醇(妈富隆) 1 片,每日 1 次,疗程 21d,月经第 1 天开始。

(3)经前出血

①黄体酮 20mg,肌内注射,每日 4 次,疗程 7～10d。

②地屈孕酮每次 10mg,每日 2 次,连用 10d。

③黄体酮胶丸 100～200mg/d,连用 10d。

④甲羟孕酮 8～10mg/d,连用 10d。

注意:上述药物均为经前 1 周左右开始使用。

(4)月经期延长

①结合雌激素(倍美力) 0.3mg/d,疗程 3～7d。

②戊酸雌二醇(补佳乐) 1mg/d,疗程 3～7d。

③黄体酮 20mg,肌内注射,4/d,疗程 5～7d。

④地屈孕酮每次 10mg,每日 2 次,连用 10d。

⑤黄体酮胶丸 100～200mg/d,连用 10d。

⑥甲羟孕酮 8～10mg/d,连用 10d。

注意:处方①②为月经第 2～3 天开始;处方③④⑤⑥为经前 1 周左右开始使用。

【用药注意事项】

1. 对于功能失调性子宫出血的患者,一定要在经验丰富的妇科内分泌医师指导下进行系统的综合治疗,普通妇科医师只能暂时处理急症情况。

2. 对于这类患者,一定要建立严格的门诊随诊系统。

第二节　多囊卵巢综合征

多囊卵巢综合征(polycystic ovary syndrome,PCOS)是由生殖内分泌和代谢功能异常导致的排卵障碍性疾病,在育龄妇女中发病率为 $5\%\sim10\%$,在无排卵的不孕症患者中约占 70%。是由月经调节失常所产生的一种综合征,这类病人具有月经稀少或闭经、不孕、多毛和肥胖,双侧卵巢呈囊性增大。本病首先于 1935 年由 Stein 和 Leventhal 两人描述,所以多囊卵巢综合征又被称为 Stein-Leventhal 综合征。PCOS 临床表现呈现高度异质性和复杂性,不仅影响生殖内分泌功能,而且易发较严重的远期并发症。

【症状与体征】

1. 发生于育龄妇女,22~31 岁约占 85%。

2. 月经稀发、月经过少、继发性闭经约占 60%,无排卵月经、月经过多、过频或功能性子宫出血者约占 20%。

3. 多毛,约占 70%,以上唇、两臂、下肢为显著,乳周、下腹中线可有一至数根长毛。

4. 肥胖,约占 30%,或只有体重增加,而肥胖不明显。

5. 不孕,约占 75%,以原发性不孕较多见。

6. 妇科检查,约 67% 的患者可触及一侧或双侧卵巢。

【辅助检查】

1. 超声检查　单侧或双侧卵巢增大,内有多个囊性卵泡。

2. 激素测定　促黄体生成素/促卵泡生成激素≥3,有诊断意义,雌酮水平往往超过雌二醇水平。雄激素水平高,而孕激素水平偏低。促黄体生成素及雌二醇都没有正常排卵前的高峰。约 30% 的患者催乳素也增高。

【治疗原则】

1. 一般治疗原则　有生育要求患者的主要治疗目的是促使无排卵的患者达到排卵及获得正常妊娠。无生育要求的患者的近期治疗目标是调节月经周期、治疗多毛和痤疮、控制体重,远期治疗目标为预防糖尿病、预防子宫内膜癌和心血管疾病。

2. 用药目的与原则

(1)有生育要求患者

①生活方式调整:肥胖患者通过低热量饮食和耗能锻炼,降低全部体重

的 5% 或更多,就能改变或减轻月经紊乱、多毛、痤疮等症状并有利于不孕症的治疗。

②降低雄激素治疗:通过降低雄激素可以增加对氯米芬的敏感性,周期性撤退性出血改善子宫内膜状态。

③促排卵治疗。

④胰岛素抵抗的治疗:对于有肥胖或胰岛素抵抗的患者,可使用胰岛素增敏剂如二甲双胍改善胰岛素抵抗,增加患者对氯米芬的敏感性。

(2)无生育要求的患者

①生活方式调整:同有生育要求患者,吸烟、饮酒者应戒烟戒酒。

②口服避孕药:适用于高雄激素血症或有高雄激素表现者。

③孕激素治疗:适用于无明显高雄激素临床及生化表现的患者,可采用定期孕激素治疗,以恢复月经。

④胰岛素抵抗的治疗-二甲双胍:同有生育要求的患者。

处 方

(1)有生育要求患者

①降低雄激素:炔雌醇环丙孕酮(达英-35),每日 1 次,疗程 21d,自月经第 1～5 天开始,连续使用 3 个周期。

②促排卵

氯米芬 50mg,每日 1 次,疗程 5d,自月经第 5 天开始,如无效,每周期增加 50mg/d 直至 150mg/d,或每个周期延长使用至 7～9d。

HMG 75U 或 150U,肌内注射,每日 1 次,疗程 5d,自月经第 5 大开始。

来曲唑 2.5mg,每日 1 次,疗程 5d,自月经第 5 天开始,如无效,可重复使用 3 个周期。

HCG 5000～10 000U,肌内注射,超声检测卵泡直径≥18mm,子宫内膜厚度≥8mm 时。使用上述促排卵药物时均需监测排卵,最好阴道超声检测,尤其是 PCOS 患者使用促性腺激素促排卵时。改善胰岛素抵抗二甲双胍 0.5g,每日 3 次,疗程 3 个月。

(2)无生育要求患者

①口服避孕药:以下可任选其一。

炔雌醇环丙孕酮(达英-35),每日 1 次,每次 1 片,疗程 21d,自月经第 1～5 天开始,连续周期使用。

去氧孕烯炔雌醇(妈富隆),每日 1 次,每次 1 片,疗程 21d,自月经第 1～

5 天开始,连续周期使用。

②孕激素治疗:以下可任选其一。

甲羟孕酮 6mg,每日 1 次,疗程 10～14d,自月经第 12 天开始,连续周期使用。

地屈孕酮(达芙通)10～20mg,每日 1 次,疗程 10～14d,自月经第 12 天开始,连续周期使用。

③改善胰岛素抵抗:二甲双胍 0.5g,每日 3 次,连续使用,每 3～6 个月复查胰岛素水平。

【用药注意事项】

多囊卵巢综合征的治疗依据病人的不同症状和需求,采取不同的治疗方案。只有月经不规律、稀发排卵、无生育要求者可采用孕激素定期撤退治疗或观察治疗,需避孕者可口服避孕药物治疗;只有雄激素水平增高者,可以采用炔雌醇环丙孕酮这种具有抗雄激素活性的避孕药来治疗;如果有胰岛素抵抗,可以采用二甲双胍或罗格列酮之类的胰岛素增敏剂来进行治疗;有生育要求或不孕者,经上述治疗后促排卵治疗,促排卵治疗时需监测排卵,最好阴道超声检测,尤其是 PCOS 患者使用促性腺激素促排卵时;在整个治疗过程当中贯穿始终的应是生活方式的调整,也就是控制体重、加强锻炼、控制饮食。

第三节　经前期综合征

经前期综合征(premenstrual syndrome,PMS)是指反复于月经前期(黄体期)周期性出现的躯体、精神及行为方面改变的症候群,影响日常生活和工作。临床特点为周期性发作,与月经密切相关但症状轻重不等,多少不一,在不同的人、不同的周期之间出现的症状也不相同。PMS 最多见于 30～40 岁的育龄妇女,发生率因采用不同的诊断标准而异,因此较难得到确切的发生率。估计 3%～10%的妇女完全没有经前期症状;30%～90%的妇女经前期有轻度的症状,通常不认为是 PMS。20%～30%的妇女经前期有干扰日常生活的中至重度症状;其中 2%～10%的症状严重,影响日常生活。

【症状与体征】

典型的 PMS 症状常在经前 1～2 周开始,逐渐加重,至月经前最后 2～3d 最为严重,月经来潮后消失;有些病人症状持续时间长,一直延续至月经开始后的 3～4d 才完全消失。另有一种不常见的情况,即月经周期中存在两个不相连接的严重症状期,一是在排卵前后,然后经历一段无症状期,于月经前 1 周再出现症状,为 PMS 的特殊类型。本病主要表现为周期性出现的易怒、抑郁和疲劳,伴有腹部胀满、四肢水肿、乳房触痛。主要症状归纳为 3 个方面:①躯体症状,表现为头痛、乳房胀痛、腹部胀满、肢体水肿、体重增加、运动协调功能减退;②精神症状,易怒、焦虑、抑郁、情绪波动、疲乏及饮食、睡眠、性欲改变;③行为改变,思想不集中、工作效率低、意外事故倾向,易有犯罪行为或自杀意图。各种体格检查包括全身查体、腹部检查、妇科检查通常无阳性发现。

【辅助检查】

无特殊辅助检查,妇科超声检查和性激素等主要妇科检查往往无明显发现,或者无与临床症状相符的阳性发现。

【治疗原则】

1. 一般治疗原则 采用心理疏导及饮食治疗,若无效可给予药物治疗。

(1)心理疏导:PMS 的处理首先是情感支持,帮助患者调整心理状态,认识疾病和建立勇气及信心,这种精神安慰治疗对相当一部分患者有效。另外,让患者的家庭成员了解该疾病周期性发作的规律和预期发病时间,理解和宽容患者经前期的行为过失,并协助调整经前期的家庭活动,减少环境刺激,使患者的失控过失减少到最小限度。

(2)饮食:合理的饮食结构对缓解症状有帮助。高糖类和低蛋白饮食可以改善 PMS 的精神症状,包括抑郁、紧张、易怒、疲劳等;咖啡因与 PMS 症状的严重性有关,PMS 患者应避免或减少咖啡因的摄入;限制盐的摄入,以减轻水钠潴留。

2. 用药目的与原则 对于一般治疗无效的患者,分析引起症状的病理生理,选择抗抑郁、抗焦虑等合适的药物。补充维生素和微量元素可改善或减轻症状。适当的体育运动有助于放松神经,对改善 PMS 症状有一定疗效。

处　方

(1)抗抑郁药

①选择性 5-羟色胺再摄入抑制药:对 PMS 有明显疗效,为一线药物。氟西汀每日 20mg/d,全月经周期服用。帕罗西汀 20mg/d。

②三环类抗抑郁药:氯丙嗪 25～75mg/d。

(2)抗焦虑药:适用于明显焦虑及易怒的患者。

阿普唑仑 0.25mg,于月经前开始用药,每日 2～3 次。逐渐递增,最大剂量为每日 4mg,一直用至月经来潮的第 2～3 天。

(3)前列腺素抑制药:吲哚美辛 25mg,每日 3 次,可缓解头痛、痛经。

甲芬那酸 250mg,每日 3 次,餐中服用,于经前 12d 用药。

(4)促性腺激素释放激素激动药:通过降调节一直垂体促性腺激素分泌,造成低促性腺激素、低雌激素状态,缓解症状。

①亮丙瑞林(抑那通,leuprorelin)3.75mg,月经第 1 天皮下注射,每 28d 注射 1 次,共 3～6 次。

②戈舍瑞林(诺雷德,goserlin)3.6mg,月经第 1 天皮下注射,每 28d 注射 1 次,共 3～6 次。

③曲普瑞林(达菲林,tryptorelin)3.75mg,肌内注射,月经第 1 天注射第 1 次,每 28d 注射 1 次,共 3～6 次。

(5)达那唑,每日 200mg,连续服用。减轻乳房疼痛,对情感、行为改变有效。

(6)溴隐亭 1.25～2.5mg,每日 2 次,经前 14d 起服用,月经来潮时停药。主要对经前乳房疼痛有效。

(7)醛固酮受体拮抗药:螺内酯 25mg,每日 2～3 次,不仅可以减轻水钠潴留症状,对精神症状也有效。

(8)维生素

①维生素 B_6 10mg,每日 1 次,连续服用。

②维生素 E 100mg,每日 1 次,连续服用。

【用药注意事项】

1. 约 15% 服用氟西汀的病人因不良反应不能耐受,如头晕、恶心等。氯米帕明与其他抗抑郁药合用存在相互作用,应单独使用。

2. 长期应用 GnRH-α 有低雌激素状态引起的不良反应,建议单独应用 GnRH-α 不应超过 6 个月。

3. 达那唑有轻度的雄激素作用并在肝代谢,可造成肝损害,治疗时应密切观察。

第四节　痛　　经

痛经(dysmenorrhea)是指经期前后或行经期间出现腹痛、腰酸、下腹坠痛或全身其他不适,严重可影响日常生活。分为原发性痛经和继发性痛经。原发性痛经是无盆腔器质性病变的痛经,多发生于初潮后几年内,也称功能性痛经。继发性痛经则指因生殖器官器质病变造成的痛经,如子宫内膜异位症、盆腔炎、肿瘤等。本节主要介绍原发性痛经。

【症状与体征】

1. 症状 主要为腹痛,于月经来潮前数小时即感疼痛,经期疼痛逐步或迅速加剧,历时数小时至 2～3d。疼痛常呈痉挛性,通常位于下腹部,放射至腰骶部或大腿内侧。50％的患者有下背痛、恶心、呕吐、腹泻、头痛及乏力;严重病例可发生晕厥。

2. 体征 一般妇科检查无异常发现。

【辅助检查】

盆腔超声一般无阳性发现。

【治疗原则】

1. 一般治疗原则 进行体育锻炼,增强体质。平日注意生活规律,劳逸结合,适当营养及充足睡眠。重视月经生理的宣传教育,通过解释说服,消除患者恐惧、焦虑及精神负担。加强经期卫生,避免剧烈运动、过度劳累和防止受寒。

2. 用药目的与原则

(1)抑制排卵:通过抑制下丘脑-垂体-卵巢轴,抑制排卵,可预防痛经。有避孕需求者口服避孕片(复方炔诺酮片或复方甲地孕酮片)为治疗原发性痛经的首选药物。应用口服避孕药物,90％以上症状可获得缓解。治疗可试服 3～4 个周期,如疗效满意,可继续服用;如症状改善不明显,可适当加用 PGS 合成抑制药。

(2)前列腺素合成抑制药(PGSI):对不愿避孕的患者,则宜选择 PGSI,它抑制内膜的 PGS 合成,显著降低子宫收缩的振幅和频度,但不影响垂体-卵巢轴功能,也不会发生像口服避孕药那样的代谢性不良反应,只要在疼痛发作前开始服用,持续 2～3d 即可,为其最大优点。但需试用一个阶段,来确定每个人疗效最满意的药物种类及最适宜的剂量。试用调整阶段有时可长达半年。常用的 PGSI 按其化学结构可分:①哚吲唑类,如吲哚美辛(消炎痛);②灭酸类,如甲芬那酸[商品名朴湿痛(ponstan)],双氯芬酸,氟芬那酸;③苯丙酸衍生物,如对异丁苯丙酸[商品名布洛芬(ibuprofen),萘普生(naproxan)]。

(3)β受体兴奋药:通过兴奋肌细胞膜上 β 受体,活化腺苷酸环化酶,转而提高细胞内 cAMP 含量。一方面促进肌质网膜蛋白磷酸化,加强 Ca^{2+} 的结合;另一方面抑制肌凝蛋白轻链激酶活性,导致子宫肌松弛,痛经得到迅速缓解,但同时有增快心率、升高血压之不良反应。近年临床应用单独兴奋子宫 β_2 受体之药物,不良反应显著减少。常用的 β_2 受体兴奋药有沙丁胺醇(舒喘灵,sulbutamol)及间羟异丁肾上腺素,商品名特布他林(间羟舒喘宁,terbutalin)。给药方法有口服、气雾吸入、皮下、肌内注射及静脉给药等。

(4)钙通道阻滞药:该类药物干扰 Ca^{2+} 透过细胞膜,并阻止 Ca^{2+} 由细胞内库存中释出而松解平滑肌收缩。主要不良反应为血压下降、心动过速、血管扩张性头痛及面部潮红等。

(5)维生素 B_6 及镁-氨基酸螯合物:利用维生素 B_6 促进镁离子(Mg^{2+})透过细胞膜,增加胞质内 Mg^{2+} 浓度之作用,来治疗原发性痛经。亦可与镁-氨基酸螯合物合用,治疗 4~6 个月,痛经的严重程度及持续时间均呈进行性下降。

(6)棉酚及中成药:醋酸棉酚治疗原发性痛经疗效可达 95% 以上,但可能产生明显不良反应,如乏力、心悸、恶心、水肿、头晕、潮热、畏食、渗透性腹泻等,严重者还可发生血小板减少、低钾血症等。中成药有桂枝茯苓丸或桃仁承气汤,据报道缓解率可达 80%,未发现有消化道症状及皮疹等不良反应。

处　方

(1)抑制排卵药物

①去氧孕烯炔雌醇(妈富隆)1 片,每日 1 次,疗程 21d,口服。

②炔雌醇环丙孕酮(达英-35)1 片,每日 1 次,疗程 21d,口服。

③复方孕二烯酮 1 片,每日 1 次,疗程 21d,口服。

④炔雌醇/甲基炔诺酮(特居乐)1 片,每日 1 次,疗程 21d,口服。

⑤忧思明 1 片,每日 1 次,疗程 21d,口服。

(2)前列腺素合成抑制药(PGSI)

①吲哚美辛(消炎痛)50mg,每日 3 次。

②布洛芬(ibuprofen)200~400mg,每日 3~4 次。

③萘普生(naproxan)首次剂量 500mg,以后 250mg,每 6~8h 1 次。

④酮洛芬(ketoprofen)50mg,每日 3~4 次。

注意:上述药物都能很快吸收,在行经的前 48h 内服用即可,但因月经来潮时间常有差异,一般宜在月经的前 3d 给药,以保证疗效,缓解率在 70% 左右。有消化道溃疡及对上述药物过敏者禁忌。不良反应较轻微,多数均能耐受。其中只有吲哚美辛(消炎痛)肠道反应发生率较高,还可发生头晕、疲乏虚弱感、头痛等症状,以致治疗中途停药者甚多。灭酸类或苯丙酸衍生物一类药物,尤其萘普生作用持续时间长,其钠盐在血中迅速达到高值,因而发生作用快,不良反应也小,为目前临床最多选用之药物。PGSI 用量较大时,偶尔出现较严重的不良反应,故应注意,必要时停止用药。

(3)β 受体兴奋药

①特布他林(间羟舒喘宁)0.25~0.5mg,皮下注射,每 4~8h 1 次。

②沙丁胺醇(舒喘灵)每 6h 2~4mg。严重时应用 0.1~0.3mg,静脉注射。

③特布他林(间羟舒喘宁)每 8h 2.5~5mg,亦可气雾吸入 0.2~0.25mg,每 2~4h 1 次。

(4)钙通道阻滞药:硝苯地平(nifedipine)10mg,每日 3 次,痛时可舌下含服。

(5)维生素 B_6 及镁-氨基酸螯合物

①维生素 B_6 10mg/d,连用 4 周。

②维生素 B_6 及镁-氨基酸螯合物各 100mg,每日 2 次,疗程 4~6 个月。

(6)棉酚及中成药

①醋酸棉酚 20mg,每日 1 次,连用 3~6 个月。

②中成药有桂枝茯苓丸或桃仁承气汤,每日量 5g,于早、晚餐前 30min 服用,连续 30d。

【用药注意事项】

1. 痛经患者注意药物的使用,一定要注意各种药物的不良反应,如非甾类抗生素的抑制凝血和消化道出血的风险,以及部分药物的依赖问题。

2. 明确病因,及时针对病因治疗。

第五节 绝经期综合征

围绝经期(perimenopausal period)是妇女自生殖年龄过渡到无生殖能力年龄的生命阶段,包括从出现与绝经有关的内分泌、生物学和临床特征起,至最后一次月经后 1 年。绝经期综合征(menopausal syndrome,MPS)是指妇女绝经前后出现性激素波动或减少所致的一系列躯体及心理症状。

【症状与体征】

约 2/3 的围绝经期妇女可出现下列临床症状。

1. 月经改变　月经周期改变是围绝经期出现最早的临床症状。大致分为 3 种类型：①月经周期延长，经量减少，最后绝经；②月经周期不规则，经期延长，经量增多，甚至大出血或出血淋漓不断，然后逐渐减少而停止；③月经突然停止，较少见。

2. 血管舒缩症状　主要表现为潮热、出汗，是血管舒缩功能不稳定的表现，是绝经期综合征最突出的特征性症状。潮热起自前胸，涌向头颈部，然后波及全身，少数妇女仅局限在头、颈和乳房。在潮红的区域患者感到灼热，皮肤发红，紧接着暴发性出汗。持续数秒至数分钟，发作频率每天数次至 30～50 次。夜间或应激状态易促发。

3. 精神神经症状　主要包括情绪、记忆及认知功能症状。围绝经期妇女往往出现激动易怒、焦虑、多疑、情绪低落、自信心降低、不能自我控制等情绪症状。记忆力减退及注意力不集中也较常见。

4. 泌尿生殖道症状　主要表现为外阴瘙痒、阴道干燥疼痛、性交困难、子宫脱垂；膀胱、直肠膨出；排尿困难、尿急、压力性尿失禁、反复发作的尿路感染。

5. 心血管疾病　一些绝经后妇女血压升高或血压波动；心悸时心率不快，心律失常，常为期前收缩，心电图常表现为房性期前收缩，或伴随轻度供血不足表现。

6. 骨质疏松　妇女从围绝经期开始，骨质吸收速度大于骨质生成，促使骨质丢失而骨质疏松。骨质疏松出现在绝经后 9～13 年，约 1/4 的绝经后妇女患有骨质疏松。患者常主诉腰背、四肢疼痛，出现驼背，严重者可致骨折，最常发生在椎体，其他如桡骨远端、股骨颈等均易发生骨折。

【辅助检查】

1. 激素测定 FSH、LH、E$_2$　绝经过渡期 FSH>10U/L，提示卵巢储备功能下降，FSH>40U/L 提示卵巢衰竭。

2. B 型超声检查　排除子宫、卵巢肿瘤，了解子宫内膜厚度。

3. 分段诊刮及子宫内膜病理检查　除外子宫内膜肿瘤。

4. 影像学检查　测定骨密度等，确诊有无骨质疏松。

【治疗原则】

1. 一般治疗原则　2/3 的围绝经期妇女出现症候群，少数妇女需要激素替代治疗才能控制症状。了解围绝经期是自然的生理过程,应以积极的心态适应这一变化。心理治疗是围绝经期治疗的重要组成部分,可辅助使用自主神经功能调节药物;如有睡眠障碍,影响生活质量,可夜晚服用艾司唑仑。为预防骨质疏松,围绝经期和绝经后妇女应坚持体育锻炼,增加日晒时间,摄入足量蛋白质和含钙食物。

2. 用药目的与原则

(1)激素替代疗法(hormone replacement therapy,HRT):雌激素的种类有天然甾体类雌激素制剂,如雌二醇、戊酸雌二醇、结合雌激素、雌三醇、雌酮;半合成雌激素,如炔雌醇、炔雌醇三甲醚;合成雌激素,如尼尔雌醇。给药途径包括口服、经皮、皮下埋植、阴道给药。常用方案有连续序贯法、周期序贯法、连续联合法、单一雌激素法、单一孕激素法及加用雄激素治疗。

(2)非激素药物:对于围绝经期和绝经后妇女,防治骨质疏松可选用。

处 方

(1)连续序贯方案:以下可任选。

①结合雌激素 0.3/0.625mg,或戊酸雌二醇(补佳乐)1～2mg/d,疗程21d。甲羟孕酮 4～6mg/d,每日 1 次,疗程 10～14d(用药第 10～14 天开始加用),自第 22 天开始下一周期。

②戊酸雌二醇 1mg,每日 1 次,疗程 21d。

甲羟孕酮 6mg,每日 1 次,疗程 10d(服戊酸雌二醇第 12 天开始加用),自第 22 天开始下一周期。甲羟孕酮可替换为微粉化黄体酮 100mg 或地屈孕酮 10mg。

(2)周期序贯方案:以下可任选。

①结合雌激素 0.3/0.625mg,每日 1 次,疗程 21d。

甲羟孕酮 6mg,每日 1 次,疗程 10d(服妊马孕酮第 12 天开始加用),自月经第 5 天开始下一周期。

②戊酸雌二醇 1mg,每日 1 次,疗程 21d。

甲羟孕酮 6mg,每日 1 次,疗程 10d(服戊酸雌二醇第 12 天开始加用),自月经第 5 天开始下一周期。可替换为微粉化黄体酮 100mg 或地屈孕酮 10mg。

(3)连续联合方案,可避免周期性出血:适用于年龄较长或不愿意有月经样出血的绝经后妇女。

①结合雌激素 0.3/0.625mg,或戊酸雌二醇 0.5～1.5mg,每日 1 次。加

用甲羟孕酮 1~3mg,每日 1 次。

②替勃龙 1.25~2.5mg,每日 1 次。

(4)单一雌激素治疗:适用于子宫切除术后,或先天性无子宫的卵巢功能低下女性。

①结合雌激素 0.3/0.625mg,每日 1 次。

②戊酸雌二醇 0.5~2mg,每日 1 次,连用 21d。

③雌二醇凝胶 2.5g,每日 1 次。

④雌二醇贴剂(松奇贴),每周 1 次,适用于尚未控制的糖尿病及严重的高血压、有血栓形成倾向、胆囊疾病、癫痫、偏头痛、哮喘、高催乳素血症者。

⑤雌二醇皮下埋置剂。

(5)阴道用药:适用于以泌尿生殖道系统症状为主诉者。

①结合雌激素软膏 1g,每日 1 次。

②雌三醇(欧维亭)软膏 0.5g,每日 1 次。

③尼尔雌醇 1mg,每周 1 次。

④普罗雌烯(更宝芬胶囊)。

上述药物连续使用 3 个月需加用孕激素撤退性出血。

(6)其他治疗

①谷维素 20mg,每日 3 次。

②艾司唑仑 1mg,每晚 1 次。

③钙尔奇 D 片,有轻微的骨吸收抑制作用,每日 1 次。

④碳酸钙 D_3(钙尔奇 D)1 片,每日 1 次。

⑤甲状旁腺素,特里帕肽(teriparatide,Ferteo),每日皮下注射 20μg。

⑥雷诺昔芬,是选择性雌激素受体调节剂,用法为 60mg/d。

【用药注意事项】

1. HRT 治疗遵循个体化原则,在有适应证(需要用),而无禁忌证(可以用)的情况下应用,科学、合理、规范的用药并定期监测,对于有子宫患者一定定期加用孕激素保护子宫内膜。

2. HRT 禁忌证

(1)下列情况时禁用

①已知或怀疑妊娠。

②原因不明的阴道出血或子宫内膜增生。

③已知或怀疑患有乳腺癌。

④已知或怀疑患有与性激素相关的恶性肿瘤。

⑤6个月内患有活动性静脉或动脉血栓栓塞性疾病。

⑥严重肝、肾功能障碍。

⑦血卟啉症、耳硬化症、系统性红斑狼疮。

⑧与孕激素相关的脑膜瘤。

（2）伴有下列疾病时慎用

①子宫肌瘤。

②子宫内膜异位症。

③尚未控制的糖尿病及严重高血压。

④有血栓栓塞性疾病史或血栓形成倾向。

⑤胆囊疾病、癫痫、偏头痛、哮喘、高泌乳素血症。

⑥乳腺良性疾病。

⑦乳腺癌家族史。

3. 为预防血栓形成，因疾病或手术需要长期卧床者酌情停用。

第29章

子宫内膜异位症用药与处方

　　子宫内膜异位症是有生存能力的子宫内膜组织或间质在子宫腔以外生长所导致的一系列特定的临床症状和体征的综合征。子宫内膜异位症主要分为3种类型：盆腔腹膜子宫内膜异位症、卵巢子宫内膜异位囊肿和子宫腺肌病。

第一节　　盆腔腹膜子宫内膜异位症

　　此症非常常见，是位于盆腔腹膜的子宫内膜异位病灶，有些患者有痛经、不孕症和子宫直肠窝结节等临床表现，有些患者可能无任何临床症状，只是在进行不孕症诊断性手术或其他妇科手术过程中发现。病灶的时间不同，临床表现不同，时间长者表现为粘连带、瘢痕、腹膜窗口征，时间短者可能为暗紫色结节，新鲜病灶则为火焰状点状病灶。

　　【症状与体征】

　　1. 症状　　生育年龄女性，未婚、未生育或有生育史，但近期未孕或生育；有痛经、性交痛或慢性盆腔疼痛历史，也可能无盆腔疼痛历史。

　　2. 体征

　　(1)生命体征无异常：腹部查体无任何阳性体征。

　　(2)妇科检查、直肠检查或三合诊：直肠子宫陷凹、宫骶韧带根部或子宫后壁可触及触痛结节；子宫表现各异，大小正常，可以前位、活动，也可以后屈、固定。

　　【辅助检查】

　　1. 超声检查　　无阳性发现。

　　2. CA125　　在月经期可能会有轻度升高或正常值上限。

3. 明确诊断　开腹手术或腹腔镜探查术，直视或对病变进行活检。

【治疗原则】

1. 一般治疗原则　对于没有经腹腔镜确诊的而只是临床诊断的患者，可以根据患者的年龄、症状、是否有不孕症和是否合并其他类型的子宫内膜异位症，选择临床观察，痛经时进行对症处理，严重者给予子宫内膜异位症特异性药物治疗甚至腹腔镜探查。

2. 用药目的与原则　包括镇痛药物和特异性的子宫内膜异位症的药物。

处　　方

(1)米非司酮 25～100mg/d，口服，为孕激素受体拮抗药，具有抗孕激素和抗糖皮质激素作用，能抑制排卵，干扰子宫内膜的完整性，造成闭经使病灶萎缩。

内美通 2.5mg，口服，每日 1 次，疗程 3～6 个月。

(2)促性腺激素释放激素激动药(GnRH-α)：通过抑制垂体促性腺激素的分泌，导致卵巢分泌的性激素减少，造成体内低雌激素状态，出现暂时绝经，起到药物暂时去势的作用而达到治疗目的。

亮丙瑞林(抑那通)3.75mg，皮下注射，每 4 周 1 次，共 3～6 次。

戈舍瑞林(诺雷德)3.6mg，皮下注射，每 4 周 1 次，共 3～6 次。

曲普瑞林(达菲林)3.75mg，肌内注射，每 4 周 1 次，共 3～6 次。

应用 GnRH-α3 个月应给予反向添加治疗(add-back therapy)，即妊马雌酮 0.625mg，加甲羟孕酮 2mg，每日 1 次。

(3)口服避孕药物：去氧孕烯炔雌醇或炔雌醇环丙孕酮，每日 1 片，连续或周期应用至少 6 个月。

(4)非甾体类解热镇痛药物：如吲哚美辛、萘普生、布洛芬等，治疗病变引起的腹痛或痛经。

【用药注意事项】

目前临床发病率非常高，不少患者并不合并卵巢巧克力囊肿和子宫腺肌病，多数患者在诊断性腹腔镜检查时发现，或因为其他原因进行手术中发现。

第二节　卵巢子宫内膜异位症
和子宫内膜异位囊肿

子宫内膜成分、上皮组织或间质组织，在卵巢表面生长称为卵巢子宫内膜异位症;卵巢内的子宫内膜异位病灶与卵巢的囊肿(卵泡、黄体囊肿等)相同,巧克力样囊内液不断积聚、增大,形成子宫内膜异位囊肿,俗称卵巢巧克力囊肿。

【症状与体征】

1. 症状 痛经、性交痛和慢性盆腔疼痛,60%～70%,程度轻重不一,特点是继发性进行性加重性痛经;不孕症和继发不孕症历史;月经异常,程度不一;大小便异常。

2. 体征 妇科检查:子宫直肠窝可以触及触痛结节,子宫后位,活动度欠;子宫单侧或双侧可以触及界线不清的包块,边界不清,不活动。

【辅助检查】

影像学检查(超声和 MRI)。

1. 超声检查 由于囊内液的性状和信号特点,囊壁的特征,超声对卵巢巧克力囊肿的诊断率非常高,目前是最常用的方法。

2. MRI MRI 对于巧克力囊内液也有特殊的信号反应,诊断准确率甚至高于超声,但价格相对昂贵,普及程度差。肿瘤标志物 CA125 最常使用,往往处于正常值上限、轻度升高(多见)、明显升高(少见,破裂者);月经期检查升高明显。目前不少医院开始注意检查 CA19-9,不少患者在 CA125 升高的同时有 CA19-9 的升高。

【治疗原则】

1. 一般治疗原则 年轻、未生育患者:早期彻底手术＋短期高效药物治疗＋及时结婚、科学妊娠、生育并哺乳;无生育要求患者:早期彻底手术＋有效药物治疗＋定期随诊/周期性药物治疗。

2. 用药目的与原则

处 方

(1)米非司酮 10～20mg,口服,每日 1 次,疗程 3～6 个月。

内美通 2.5mg,口服,每日 1 次,3～6 个月。

(2)GnRH-α 类药物

亮丙瑞林(抑那通)3.75mg,皮下注射,每 4 周 1 次,共 4～6 次。

戈舍瑞林(诺雷德)3.6mg,皮下注射,每 4 周 1 次,共 4～6 次。

曲普瑞林(达菲林)3.75mg,肌内注射,每 4 周 1 次,共 4～6 次。

(3)口服避孕药物:去氧孕烯炔雌醇(妈富隆)或炔雌醇环丙孕酮(达英-35),口服,每日 1 片。

（4）非甾体解热镇痛药物：吲哚美辛、萘普生、布洛芬等，缓解疼痛症状。重症患者可以选用前三类药物，轻症患者选择后两类药物。

【用药注意事项】

1. 目前，腹腔镜手术下卵巢囊肿剥除术＋GnRH-α类药物＋科学生育＋终身随诊是卵巢巧克力患者的最佳的综合治疗方案。

2. 腹腔下卵巢巧克力囊肿剥除术开展越来越普遍，需要注意手术医师的培训，重点是如何保护卵巢功能和彻底去除病灶。

3. 子宫内膜异位症是个长期的疾病，至少在绝经前要长期随诊。

4. 注意卵巢巧克力囊肿和卵巢子宫内膜异位囊肿的概念，前者是形态学诊断，后者是病理学和病因学诊断。卵巢巧克力囊肿是卵巢囊肿内容物为巧克力的，可以子宫内膜异位囊肿，也可以是卵巢囊肿内陈旧出血形成的巧克力物质，如卵巢交界性或早期恶性肿瘤、卵巢黄体囊肿等。

第三节　子宫腺肌病和子宫腺肌瘤

子宫内膜腺体或间质组织异位到子宫肌层并生长，称为子宫腺肌病，呈局限性生长者称为腺肌瘤。

【症状与体征】

1. 症状　生育年龄女性，有或者没有生育史。继发性、进行性加重痛经，程度严重；可以伴有不同程度的月经改变，经量增多、经期延长，部分患者可以出现贫血。腹部查体无阳性体征，也可以触及下腹部实性肿物。

2. 体征　妇科检查：子宫增大，球形，张力大，特别在月经前后，如果为单纯子宫腺肌病，子宫有一定活动度。

【辅助检查】

1. 超声　子宫增大，子宫肌壁增厚，后壁为主，界线不清。

2. MRI　对于子宫腺肌病诊断非常有价值，可以看到子宫壁内的黄豆大的出血病灶。

【治疗原则】

1. 一般治疗原则　对于年轻患者，如果无生育要求、痛经程度轻、月经不多，可以严密观察或药物治疗；对于年轻患者，如果无生育要求、痛经程度重，可使用曼月乐宫内节育器；对于年轻患者，虽无生育要求，但要求保留子宫，可以采用腹腔镜下子宫动脉电凝和子宫骶骨韧带切断术；如果40岁以上患者,无生育要求、痛经程度重、阴道出血多或月经过多,可以考虑进行次全子宫切除术或全子宫切除术。

2. 用药目的与原则

处　方

(1)米非司酮 10～20mg,口服,每日 1 次,3～6 个月。

　　内美通 2.5mg,口服,每日 1 次,3～6 个月。

(2)GnRH-α 类药物

　　亮丙瑞林(抑那通)3.75mg,皮下注射,每 4 周 1 次,共 4～6 次。

　　戈舍瑞林(诺雷德)3.6mg,皮下注射,每 4 周 1 次,共 4～6 次。

　　曲普瑞林(达菲林)3.75mg,肌内注射,每 4 周 1 次,共 4～6 次。

(3)口服避孕药物:去氧孕烯炔雌醇(妈富隆)或炔雌醇环丙孕酮(达英-35),口服,每日 1 片。

(4)非甾体解热镇痛药物:吲哚美辛、萘普生、布洛芬等,缓解疼痛症状。

【用药注意事项】

1. 子宫腺肌症高发,如果合并卵巢巧克力囊肿、盆腔子宫内膜异位症,则病情往往严重,手术治疗困难,手术效果欠佳,术后容易复发,所以必要时可以采用根治性卵巢切除手术。

2. 要求保留子宫和卵巢者,可以长期使用或长期间断使用米非司酮或者 GnRH-α 类药物。

第30章

女性盆底疾病用药与处方

第一节 女性张力性尿失禁

女性不自主的漏尿称为尿失禁,临床非常常见,尿失禁的常见类型包括张力性尿失禁、紧迫性尿失禁及混合性尿失禁 3 种,其余类型非常少见,仅占 5%～10%。

【症状与体征】

1. 症状 困难阴道分娩、急产、难产、多次阴道分娩史;长期从事体力劳动;患者在大笑、咳嗽、跳绳或者用力时点滴漏尿或大量遗尿的病史;局部神经检查包括与下尿路有关的神经,包括尿道、膀胱和盆底的神经支配。

2. 妇科检查 盆底松弛,阴道前壁膨出,可伴有阴道后壁膨出或子宫脱垂;患者膀胱充盈状态下检查,用力可以见尿液溢出。

【辅助检查】

1. 咳嗽压力试验:膀胱内尿量为 300～350ml,患者仰卧位或站立位,用力咳嗽,检查者检查有无尿液流出。

2. 残留尿测定:患者排空膀胱后,利用直接导尿法测定残留尿,也可以采用超声法测定,目的是为了除外充盈性尿失禁。

3. 尿常规检查、尿液镜检、尿液细菌培养。

4. 尿流动力学检查:显示膀胱括约肌松弛。

【治疗原则】

1. 一般治疗原则 去除咳嗽、便秘、体力活动的诱因,养成良好的排尿习惯,加强盆底功能锻炼等。

2. 用药目的与原则 主要是合并泌尿系统感染的处理及绝经后盆底组

织萎缩的处理,前者应用口服抗生素,后者需要局部应用或全身应用雌激素。

处　方

(1)尼尔雌醇,首次 2mg,阴道内用药,以后每 2 周 1 次,每次 1 片,共 3 个月。

(2)尼尔雌醇,首次 2~4mg,口服,以后每 2 周 1 次,每次 1 片,共 3 个月。

(3)结合雌激素(倍美力)软膏,每日 1 次。

【用药注意事项】

一定要明确尿失禁的原因,注意有无子宫脱垂、阴道前后壁膨出的存在。

第二节　阴道前后壁膨出和子宫脱垂

盆底的神经、肌肉、筋膜和韧带因为各种先天或后天因素出现薄弱或断裂,都可以导致盆底支持结构和功能的损伤,进而出现对膀胱、直肠和子宫的支持功能异常,进而出现器官移位,称为子宫脱垂、阴道前后壁膨出。阴道前壁膨出又称为膀胱膨出,阴道后壁膨出又称为直肠膨出。

【症状与体征】

1. 症状　困难阴道分娩、急产、难产、多次阴道分娩史;长期从事体力劳动;慢性腹压增加的病史,如咳嗽、便秘。用力后或长时间站立后自觉阴道口有肿物脱出,可以自行还纳,反复发作并进行性加重,同时伴有不同程度的排尿困难或尿失禁。

2. 体征　妇科检查:患者取膀胱截石位,屏气用力,可以见到不同程度的阴道前后壁和子宫颈和子宫脱出阴道口。

【辅助检查】

1. 检查是否合并尿失禁及明确尿失禁的原因,包括咳嗽压力试验、残留尿测定、尿常规检查、尿液镜检、尿液细菌培养和尿流动力学检查。

2. 子宫颈细胞学检查,除外子宫颈疾病,特别当宫颈出现糜烂的情况下,必要时进行阴道镜下活检。

3. 子宫内膜检查:诊断性刮宫或宫腔镜检查。

4. 超声检查:除外卵巢疾病。

【治疗原则】

1. 一般治疗原则　去除咳嗽、便秘、体力活动的诱因,加强盆底功能锻炼,应用子宫托。

2. 用药目的与原则 主要是绝经后盆底组织萎缩和局部长期磨损而发生糜烂的处理,主要是局部应用或全身应用雌激素。

处 方

(1)尼尔雌醇,首次 2mg,阴道内用药,以后每 2 周 1 次,每次 1 片,共 3 个月。

(2)尼尔雌醇,首次 2～4mg,口服,以后每 2 周 1 次,每次 1 片,共 3 个月。

(3)结合雌激素(倍美力)软膏,每日 1 次。

【用药注意事项】

注意生殖系统脱垂与直肠和泌尿系统功能障碍的相互关系。

第31章

妊娠病理性疾病用药与处方

妊娠期为了适应胎儿发育的需要,母体各系统发生了一系列的生理改变,而胎儿、新生儿处于发育过程的不同阶段,各器官发育尚未完善,用药不当对孕妇、胎儿、新生儿可能产生不良影响。因此,如何在妊娠期选择安全、有效药物,适时适量用药,对提高胎儿质量,保护母婴健康很重要。总之,妊娠期用药的知识是每一位产科医师必备的,希望每一位产科医师根据患者病情及药物对胎儿危险性。

第一节　早　　产

早产是指在满 28~37 孕周(196~258d)的分娩。文献报道早产占分娩数的 5%~15%。在此期间出生的体重 1000~2499g、身体各器官未成熟的新生儿,称为早产儿。早产儿病死率国内为 12.7%~20.8%,国外则胎龄越小、体重越低,死亡率越高。死亡原因主要是围生期窒息、颅内出血、畸形。早产儿即使存活,亦多有神经智力发育缺陷。因此,防止早产是降低围生儿死亡率和提高新生儿素质的主要措施之一。

【症状与体征】

1. 临床推算　详细了解以往月经周期,询问末次月经日期、早孕反应开始出现时间及胎动开始时间;根据早孕期妇科检查时子宫体大小是否与停经月份相符;参照目前耻骨联合上子宫长度和腹围推算孕周。

2. 症状　早产与流产相仿,亦有其发展过程,临床可分为两个阶段。

(1)先兆早产:出现子宫收缩,至少 10min 有 1 次,每次持续 30s,历时 1h 以上。

(2)难免早产:除有规律性子宫收缩,间歇期渐短、持续时间渐长,且强度不断增加之外,伴有子宫颈管缩短≥75％及子宫颈扩张≥2cm;或有进行性子宫颈容受及子宫颈扩张,且伴阴道血性分泌物或胎膜已破,情况与足月妊娠临床相仿。

【辅助检查】

超声检查:胎儿头径、头围、腹围、股骨长度与胎龄及体重密切相关。根据超声测量值可估计孕周与胎儿大小。

【治疗原则】

1. 一般治疗原则　治疗目的是延长孕期,以减少新生儿发生新生儿呼吸窘迫综合征(RDS);卧床休息。

2. 用药目的与原则

(1)抑制宫缩:按作用机制,宫缩抑制药可分为两大类。

①阻断或抑制释放合成宫缩物质,如乙醇、前列腺素合成酶抑制药等。

②改变子宫肌对宫缩物质的反应性,如硫酸镁、β_2肾上腺能受体兴奋药、降压药等。如不能阻止产程进展,应立即停用。

(2)促胎肺成熟:估计早产已难以避免,应在给予产妇宫缩抑制药的同时,肌内注射、静脉滴注或羊膜腔内注射肾上腺糖皮质激素以促胎肺成熟而预防早产儿出现呼吸窘迫综合征,提高早产儿生存率。

> ## 处　方

(1)药物抑制宫缩:药物的选择及作用机制。目前常用的药物有以下几种。

①吲哚美辛(消炎痛):为前列腺素合成酶抑制药,抑制前列腺素的合成,有刺激子宫收缩和导致子宫颈软化作用。开始50mg,每8h口服1次,24h后改为25mg,每6h 1次。

②硫酸镁:抑制作用与剂量有关。血清镁浓度为2～4mmol/L(4～8mEq/L)时,可完全抑制子宫肌的自然收缩和缩宫素引起的宫缩。首次剂量为4g,加入5％葡萄糖液100～250ml,静脉滴注,在30min内滴完。而后保持1.0～1.5/h滴速至宫缩＜每小时6次。24h总量不得超过30g。

③β_2肾上腺素能受体兴奋药:β_2受体主要在子宫、血管、支气管及横膈平滑肌内。药物直接作用于平滑肌细胞膜上的受体,与相应受体结合后,激活腺苷环化酶而使平滑肌细胞中的环磷酸腺苷(cAMP)含量增加,抑制肌质网释放钙,细胞质内钙含量减少,使子宫肌松弛而抑制宫缩。此外,由于β_2受体兴奋,使血管平滑肌松弛,动脉血管扩张,子宫胎盘血流量增加,亦可降

低子宫活性而使子宫松弛。常用药物为利托君,先静脉给药,150mg 溶于 5％葡萄糖液 500ml 中,开始保持 50～100μg/min 滴速,每 30min 增加 50μg/min,至宫缩抑制,最大给药浓度不超过 350μg/min;宫缩抑制 12～24h 后改为口服,10mg,每 2h 1 次,24h 后改为 20mg,每 4h 1 次,再过 24h 改为 20mg,每 6h 1 次,并维持此剂量,共服用 7～10d。

④钙拮抗药:主要作用在于阻止钙离子进入细胞膜,阻止细胞内肌纤维膜释放钙及增加平滑肌中的钙逐出,使细胞质内钙含量降低,子宫肌因而松弛。这类药物中,药效最强的是硝苯地平(心痛定,nifedipine),剂量为 10mg,舌下含服,每 6～8h 1 次。可减弱宫缩的振幅及肌张力。但可致外周血管扩张、房室传导减慢及随后的反射性心动过速、头痛、皮肤潮热及降低子宫胎盘血流量。

⑤阿托西班(缩宫素受体拮抗药):阿托西班为缩宫素衍生物,与缩宫素竞争缩宫素受体而起到抑制宫缩的作用,不良反应发生率较低。

(2)药物促胎肺成熟

①地塞米松 6mg,肌内注射,每日 2 次,连续 2～3d。

②倍他米松 12mg,肌内注射,每日 1 次,共 2d。

③地塞米松 10mg,羊膜腔内注射,1 次。

【用药注意事项】

1. 用药条件　凡符合以下条件者,可应用宫缩抑制药以延长妊娠数天,为肾上腺皮质激素促胎肺成熟争取时间;或数周,使胎儿能继续在宫内发育生长,以降低新生儿死亡率及发病率。

(1)难免早产诊断明确。

(2)妊娠 28 周以上。

(3)无继续妊娠的禁忌证。

(4)胎儿能继续健康成长。

(5)子宫颈扩张≤4cm,产程尚处于潜伏期,或即将进入活跃期。

2. 用药注意

(1)吲哚美辛对母体的不良反应极小,妊娠<34 周时,胎儿对药物的不良反应不敏感,尤其短期用药,不至于促使胎儿动脉导管提前关闭以致肺高压、心力衰竭和死亡。

(2)滴注硫酸镁过程中,密切注意镁中毒症状,监护孕妇呼吸、膝反射及尿量。如出现呕吐、潮热等不良反应,适当调节滴速。若宫缩一度消失后再现,可重复应用。有严重心肌损害、传导阻滞、肾功能损害者禁用。此外,应避免与其他呼吸抑制药物同用。

(3)β₂肾上腺素能受体兴奋药有恶心、头晕、头痛,致心率加快、心律失常、低血压等不良反应,并可引起高血糖、低血钾、低血钙、低血镁等。

(4)硫酸沙丁胺醇(舒喘灵)的心血管不良反应小而抑制子宫收缩的效果好。因其有诱发心动过速、心律失常甚至心搏骤停等不良反应,使用中需密切监测心率。

(5)钙拮抗药可致外周血管扩张、房室传导减慢及随后的反射性心动过速、头痛、皮肤潮热及降低子宫胎盘血流量。

第二节 妊 娠 剧 吐

妊娠呕吐是妊娠早期征象之一,多发生在妊娠2～3个月,轻者即妊娠反应,出现食欲缺乏、清晨恶心及轻度呕吐等现象,一般在3～4周即自行消失,对生活和工作影响不大,不需特殊治疗。少数孕妇反应严重,呈持续性呕吐,甚至不能进食、进水,伴有上腹不适、头晕乏力等,导致电解质紊乱,代谢性酸中毒,称为妊娠剧吐。其病因不是十分清楚,目前多认为,妊娠剧吐与血中HCG水平增高关系密切,但病状轻重个体差异很大,不一定和HCG水平成正比。本病还有可能与大脑皮质下中枢功能失调致使下丘脑自主神经系统功能紊乱有关。

【症状与体征】

1. 多见于年轻初孕妇,停经40d左右发病。

2. 初期为晨吐,以后逐渐加重,直至频繁呕吐不能进食,患者明显消瘦,神疲乏力,皮肤黏膜干燥,眼球凹陷,脉搏增快,血压降低,尿量减少,尿比重增加,并出现酮体。

3. 病情严重可出现肝肾功能受损、视网膜出血、意识模糊等。

【辅助检查】

1. **血液检查** 红细胞计数、血红蛋白、血细胞比容、全血及血浆黏度等。

2. **二氧化碳结合力、血气分析、电解质** 了解有无酸碱失衡及代谢紊乱。

3. **尿液检查** 尿比重、尿酮体等。

4. **心电图** 及时发现有无低血钾或高血钾。

5. 眼底检查　了解有无视网膜出血。

【治疗原则】

1. 一般治疗原则

(1)轻度呕吐:予以精神支持、调整饮食,补充维生素 B_1、维生素 B_6。

(2)中、重度呕吐:必须立即住院治疗。

2. 用药目的与原则　补液、补充各种维生素、电解质、氨基酸等。

处　方

(1)禁食 2~3d,每日静脉滴注葡萄糖液及林格液共 3000ml,加入维生素 B_6、维生素 C,使尿量在 1000ml 以上。

(2)肌内注射维生素 B_1,每日 100mg。

(3)根据检验结果,补充电解质;可静脉滴注碳酸氢钠纠正酸中毒。

(4)低钾者可静脉补钾,营养不良者可静脉滴注 5%氨基酸注射液、脂肪乳等。

(5)可酌情加用肾上腺皮质激素,如氢化可的松 200~300mg 加入 5%的葡萄糖液 500ml 内静脉滴注。

(6)中医中药治疗,如针灸足三里、内关穴。

【用药注意事项】

出现以下情况需及时终止妊娠:持续黄疸;持续蛋白尿;体温升高,持续 38℃以上;心率>120 次/分;多发性神经炎及神经性体征;Wernicke-Korsakoff 综合征。

第三节　妊娠高血压疾病

妊娠高血压综合征为妊娠 20 周以后出现的血压升高、蛋白尿、全身水肿为特点的一组综合征,是常见的、严重影响母婴安全的疾病。据统计,我国死亡孕产妇中,妊娠期高血压疾病原因约占 10%,是造成孕产妇死亡的第二大原因。故其防治是极为重要的,提高产前检查及处理,则可使妊娠期高血压疾病引起的孕产妇死亡率明显降低。

【症状与体征】

1. 妊娠期高血压　妊娠期首次出现,BP>140/90mmHg,但尿蛋白(一),产后 12 周内恢复正常。

2. 子痫前期　妊娠 20 周后出现,BP>140/90mmHg,且尿蛋白>

300mg/24h 或(＋)。若病情进一步发展,血压可高达 160/110mmHg 或更高;24h 尿内蛋白量达到或超过 5g;可有不同程度的水肿,并有一系列自觉症状出现。

3. 子痫 在子痫前期的基础上进而有抽搐发作,或伴昏迷,称为子痫。少数病例病情进展迅速,子痫前期征象不明显而骤然发生抽搐。子痫典型发作过程为先表现眼球固定,瞳孔放大,瞬即头扭向一侧,牙关紧闭,继而口角及面部肌颤动,数秒钟后发展为全身及四肢肌强直,双手紧握,双臂屈曲,迅速发生强烈抽动。抽搐时呼吸暂停,面色青紫。持续 1min 左右抽搐强度减弱,全身肌松弛,随即深长吸气,发出鼾声而恢复呼吸。抽搐临发作前及抽搐期间,患者神志丧失。抽搐次数少及间隔长者,抽搐后短期即可苏醒;抽搐频繁持续时间较长者,往往陷入深昏迷。在抽搐过程中易发生种种创伤。如唇舌咬伤、摔伤甚至骨折,昏迷中呕吐可造成窒息或吸入性肺炎。子痫多发生于妊娠晚期或临产前,称为产前子痫,少数发生于分娩过程中,称为产时子痫;个别发生产后 24h 内,称为产后子痫。

4. 慢性高血压并发子痫前期 高血压孕妇于妊娠 20 周前无蛋白尿,20 周后出现尿蛋白＞300mg/24h 或(＋);或妊娠 20 周前突然出现血压进一步升高,尿蛋白增加。

5. 妊娠合并慢性高血压 妊娠前或妊娠 20 周前发现高血压,但妊娠期无明显加重。

【辅助检查】

1. 尿液检查 应测尿比重、尿常规,当尿比重≥1.020 说明尿液浓缩,尿蛋白(＋)时尿蛋白含量 300mg/24h。

2. 血液检查 包括全血细胞计数、血红蛋白含量、血细胞比容、血黏度、凝血功能。

3. 肝肾功能测定 肝细胞受损时可致 ALT、AST 升高。患者可出现白蛋白缺乏为主的低蛋白血症,白/球蛋白比例倒置。肾功能受损时,血清肌酐、尿素氮、尿酸升高,肌酐升高与病情严重程度平行。

4. 眼底检查 视网膜小动脉的痉挛程度反映全身小血管痉挛的程度,可反映本病的严重程度。

【治疗原则】

1. 一般治疗原则

(1)治疗目的:防止子痫等并发症的发生,保证母儿健康,降低围生儿死亡率。

（2）加强孕期保健：及早发现和诊断，重症者积极地解痉降压，适时终止妊娠，减少母儿并发症。

2．用药目的与原则

（1）止惊：轻度患者一般不需要药物治疗，对于精神紧张、焦虑或睡眠欠佳者可给予镇静药。对于重度的子痫前期或子痫患者，需要应用较强的镇静药，防止子痫发作。

（2）解痉：治疗子痫前期和子痫的主要方法，可以解除全身小动脉痉挛，缓解临床症状，控制和预防子痫发作。

（3）降压：用药以不影响心排血量、肾血流量与胎盘灌注量为原则；凡舒张压≥14.7kPa（110mmHg）者当予以静脉滴注。

（4）必要时利尿：妊娠期高血压疾病者虽常伴有水肿，但近年来认为不可常规使用利尿药。

①应用利尿药的缺点：可致电解质平衡失调，并可导致胎儿发生急性胰腺炎而死亡；可使胎儿血小板减少而易致出血；孕妇体重减轻但蛋白尿并无好转；使孕妇血液浓度，加重微循环障碍，造成临床表现有体重减轻，似乎病情好转的假象；应用利尿药者，新生儿体重明显较对照组为轻；噻嗪类药物可使子宫收缩受抑制，而致产程延长。

②应用利尿药的指征：肺水肿、心力衰竭者；全身性水肿者；血容量过高、重度贫血者。对妊娠期高血压疾病患者仅下肢水肿即予以口服利尿药，仅医务人员的自我安慰，对病情无益。

处　方

（1）镇静

①地西泮 2.5～5mg 口服，每日 3 次，或 10mg 肌内注射或静脉缓慢注射（＞2min）。

②冬眠药物：可广泛抑制神经系统，有助于解痉降压，控制子痫抽搐。

哌替啶 100mg，氯丙嗪 50mg，异丙嗪 50mg 加入 10％葡萄糖液 500ml 内缓慢静脉滴注。

紧急情况下，可将 3 种药物的 1/3 量加入 25％葡萄糖液 20ml 缓慢静脉推注（＞5min），余 2/3 量加入 10％葡萄糖液 250ml 静脉滴注。

③吗啡：为较强的镇痛药。子痫抽搐时，皮下注射 10～15mg 可较快见效。由于可抑制呼吸，致呼吸性酸中毒，降低排尿量，并可增加颅内压，故近

年来已较少用于控制子痫的治疗。根据临床经验,对于重度先兆子痫患者,行剖宫产结束分娩后,予以吗啡镇痛,可以收到防止产后子痫发作的效果,故仍是值得应用的。在山区、农村、遇有子痫患者转院治疗时,可先予吗啡 10~15mg 皮下注射,有利于途中安全。

④苯巴比妥及巴比妥钠:具有一般巴比妥类药物的作用特点,大剂量有抗抽搐作用,如过量则有麻醉作用,甚至可抑制呼吸。本药的催眠作用较长, 6~8h,常用剂量:口服 0.03~0.06g,每日 3 次,或用巴比妥钠 0.1~0.2g,肌内注射。

(2)解痉

①首选药物为硫酸镁:静脉注射结合肌内注射。

静脉给药:首次负荷剂量 25％硫酸镁 10ml 加于 10％葡萄糖液 20ml 中,缓慢静脉注入,5~10min 推完;继之 25％硫酸镁 60ml 加入 5％葡萄糖液 500ml 静脉滴注,滴速为 1~2g/h;根据血压情况,决定是否加用肌内注射,用法为 25％硫酸镁 20ml 加 2％利多卡因 2ml,臀肌深部注射,每日 1~2 次。每日总量为 25~30g。用药过程中可检测血清镁离子浓度。

②抗胆碱药物:可解痉、改善微循环、提高血液渗透压、兴奋呼吸中枢。

东莨菪碱:以 0.3mg/ml 的注射剂直接静脉注射,或稀释于 10％的葡萄糖溶液 30ml 内静脉滴注,10min 滴完,每日 3 次。常用剂量为 0.02~0.04mg/kg,一次极量为 0.5mg。

山莨菪碱(654-2):5~10mg 肌内或静脉注射,每日 1~2 次;或 20mg 加 5％葡萄糖 500ml 静脉滴注。

③降压药物

肼屈嗪(apresoline):可阻滞 α 受体,使外周血管扩张而血压下降。优点是使心排血量增加,肾、脑血流增加,其不良反应为心率加快,面部潮红,伴有恶心、心悸等不适。用法为每 15~20min 给药 5~10mg,直至出现满意反应(舒张压控制在 90~100mmHg);或 10~20mg,每日 2~3 次口服;或 40mg 加入 5％葡萄糖液 500ml 静脉滴注。

拉贝洛尔(labetalal):为水杨酸氨衍生物,对 α、β 肾上腺素能受体有竞争性拮抗作用。优点为降压作用良好,血管阻力降低,肾血流量增加而胎盘血流量无减少,并有促进胎儿胎成熟、减少血小板消耗和增加前列环素水平等作用。静脉滴注时,血压可渐下降,但无心悸、潮红、呕吐等不良反应,较肼屈嗪更为患者所接受。剂量:50mg 或 100mg 加 5％葡萄糖液 500ml 静脉滴注,每分钟 20~40 滴,根据血压调整滴速,5d 为 1 个疗程。血压稳定后,可改口服 100mg,每日 3 次,2~3d 后根据需要加量,常用维持量为 200~400mg,每日 2 次,饭后服用。总剂量不超过 2400mg/d。

硝苯地平(nifedipine):为钙离子慢通道拮抗药。可阻止细胞外钙离子穿透细胞膜进入细胞内,并抑制细胞内在肌浆网的钙离子释放进入细胞质。肌原纤维 ATP 酶存在于细胞质内,阻止钙离子进入细胞质,继之阻止 ATP 酶的激活及 ATP 的解裂,中断了平滑肌收缩所需的能量来源。药理作用的结果是使全身血管扩张,血压下降。另由于平滑肌收缩受抑制,所以对妊娠期高血压疾病伴有微弱宫缩者不仅使血压下降,而且有助于防止先兆早产。剂量:10mg 口服,由于其降压作用迅速,目前不主张舌下含化。每日 3 次,24h 总量不超过 60mg。少数患者可出现头晕、潮红、心慌等,但一般均可耐受,在用药 2~3d 后,症状自行消失,无须停药。

卡托普利:为血管扩张素转化酶(ACE)抑制药,其作用机制为 ACE 抑制因子使血管紧张素 Ⅰ(AT-Ⅰ)不能转化成血管紧张素 Ⅱ(AT-Ⅱ),从而达到降压作用,并有抑制醛固酮的作用。剂量为 12.5~25mg,每日 2 次口服,降压效果良好。由于可显著扩张血管,同时可扩张肾血管,增加肾血流量,且无不良反应。

硝普钠:少数重度妊娠期高血压疾病患者血压很高,经上述药物治疗未能控制者,可在严密观察下使用本药。硝普钠主要作用于血管平滑肌,扩张动静脉,降低外周血管阻力及降低心脏舒张末期压力,使血压迅速下降和改善心功能,增加心排血量。必须注意的是硝普钠静脉滴注后,可迅速透过胎盘进入胎儿循环,而且胎儿血内浓度比母体高,对胎儿有毒性作用。动物实验证明,孕羊应用硝普钠静脉滴注,连续 24h 后,可致羊崽因氰化物中毒而宫内死亡。所以对于重症妊娠期高血压疾病患者只有在其他降压药物无效时,为母体安全而采用。或用于产后重症患者控制血压。剂量:50mg 加 5% 葡萄糖液 1000ml,相当于每毫升含硝普钠 100μg,开始每分钟 6 滴,以后每分钟增加 2 滴(即 12μg),直至出现满意的降压效果为止,一般使血压控制在 18.7/12~13kPa(140/90~100mmHg),并需要 5~10min 测量血压 1 次,最大剂量为 100mg/24h。

哌唑嗪:为 α-肾上腺素能受体阻滞药,使小动脉扩张,外周血管阻力降低,血压下降,可使心脏前、后负荷降低,因而使左心室使终末期压力下降,改善心功能。首次剂量为 0.5mg,以后可改为 0.5~1mg,每日 3 次口服,并可逐加剂量。在服用第一次药物时,可能出现首次剂量现象,即在服药后发生较严重的头晕不适,但以后再服用时,即可无此反应。

青心酮:化学名称为 3,4-二羟基苯乙酮,由秃毛冬青叶中分离提取的一种有效成分,具有扩张血管,调节 PGI_2-TXA_2 的平衡作用,体内及体外用药对由 ADP 诱导的血小板聚集皆有抑制作用,而且作用迅速、不良反应极少。剂量:100mg 加 5% 葡萄糖液 500ml,每日 2 次静脉滴注。

④利尿及脱水药的应用

呋塞米(速尿):用于上述指征者,其作用部位可能在髓襻升支,但对近曲小管也有一定作用。其特点为作用快,有较强的排钠、钾作用,因而可导致电解质紊乱和缺氧性碱中毒。妊娠期高血压疾病、心力衰竭及肺水肿患者以利尿药与洋地黄类药物同时应用,疗效很好。常用呋塞米 20～40mg 加 5% 葡萄糖液 20～40ml,静脉注射,并可按病情予以重复使用,可有良效。剂量可酌情加大或改肌内注射均可。

甘露醇:本品为脱水药,亦为渗透性利尿药。静脉注射后,可以提高血浆渗透压,造成血、脑间的渗透压差,使脑内水分移向血循环,从而降低颅内压,减轻脑水肿。由于甘露醇不进入细胞内,故一般不致引起颅内压反跳现象。静脉快速滴注后,由肾小球滤过,极少由肾小管再吸收,在尿内排出甘露醇时,即带出大量水分。如肾功能不全及颅内压增高时,给予本药可有一定疗效。剂量为 20% 甘露醇 200～250ml 或山梨醇 200～250ml,每 8h 1 次,或每日 2 次,于 15～20min 迅速静脉滴注,但可致低钠血症,故必得定期检测血钾、钠等。

心钠素(ANP):具有较强的排钠、利尿及扩张血管作用,因可抑制肾素-血管紧张素-醛固酮系统(R-A-A-S),故可改善肾功能,因心钠素对肾小管的抑制作用甚微,主要为增加肾血流量,对体内的电解质紊乱及酸碱失调有一定的纠正作用,对妊娠期高血压疾病并发心肾功能不全者将为重要的药物之一。

其他利尿药:如氢氯噻嗪(双氢克尿塞)或氨苯蝶啶等由于具有上述的特点,近年来多不主张广泛应用于妊娠期高血压疾病患者。总之,治疗妊娠期高血压疾病的常用药物以解痉、降压为主,扩容、利尿需按病情、化验指标决定是否应用。

⑤中药治疗:轻、中度妊娠期高血压疾病可适当加用中药治疗。

第四节　妊娠高血压并发症的治疗

一、妊娠期高血压疾病心脏病

1. 妊娠期高血压疾病心脏病的处理　在早期诊断基础上,首先应纠正心脏低排血量和高阻抗(低排高阻),控制心力衰竭和适时分娩。

(1)常用纠正低排高阻的扩血管药:酚妥拉明为 α 受体阻滞药,使肺动脉扩张,降低肺高压,纠正缺氧。在用药同时,加用罂粟碱 30～60mg 溶于 50% 葡萄液 20ml,静脉注射,以改善冠状动脉供氧。硝普钠为平衡扩张动静脉,作用迅速,静脉滴注 2～5min 出现作用,所以必须在严密监护下使用。在产前应用本药以不超过 24h 为最安全,以免致胎儿氰化物中毒死亡。而产后妊娠期高血压疾病心力衰竭则不受此限制。

(2)控制心力衰竭:在应用血管扩张药物的同时,必须应用快速洋地黄制剂,以改善心肌状况,应予以负荷量。但每个患者的负荷量各异,达到负荷量的指标如下。

①心率减慢至 80～90 次/分。

②肺部湿啰音减少,无端坐呼吸。

③尿量增多。

④肿大的肝回缩,压痛消失或好转。

⑤自觉症状好转。常用药物以去乙酰毛花苷为首选,0.4mg 加 25% 葡萄糖液 20ml 缓慢静脉注射,2～4h 加用 0.2～0.4mg,总量可用 1～1.6mg。

(3)利尿药的应用:静脉注射快速利尿药以呋塞米(速尿)为首选,40～60mg 加 5% 葡萄糖液静脉缓注,短期内可使尿量增加,有利减少心脏负荷,并可重复使用。必须注意电解质平衡。

(4)镇静药:对于严重妊娠期高血压疾病心力衰竭患者可用吗啡 2mg(1/5 安瓿)加 10% 葡萄糖液 10ml,静脉注射,最大剂量为 5mg,静脉滴注。患者可迅速转入安静,因为小剂量吗啡可抑制过度兴奋的呼吸中枢及扩张外周血管,减轻心脏前、后负荷,并还有抗心律失常作用。所以在急性左心衰竭肺水肿抢救,可收良效。

(5)如尚未应用上述诸药:可用橡皮条轮流行双下肢大腿部结扎,以减少静脉回心血量。此法虽属古老,但在紧急状况下也可收到暂时效果。

2. 有关分娩问题 妊娠期高血压疾病心力衰竭控制后,有学者主张可待其自然临床,不必过早干涉。根据我们的实践经验,认为在心力衰竭控制后 24～48h 如未临产,应根据具体情况予以引产或剖宫产。其理由是妊娠不结束,仍可能再次发生心力衰竭。另外,因妊娠期高血压疾病的病因未明,如不及时结束妊娠,妊娠期高血压疾病仍可加剧,致胎儿宫内缺氧加剧,对母婴均不利,故需择期终止妊娠。

(1)剖宫产指征:凡初产妇子宫颈条件不成熟,胎儿中等大小,即使无头盆不称,但估计产程不能在数小时内结束分娩者,则妊娠期高血压疾病心脏病本身即可作为剖宫产指征。按 Ostheimet 报道,当持续硬膜外麻醉下剖宫产时,舒张压及平均动脉压与麻醉前相比虽仅低 $0.53～0.67kPa$($4～5mmHg$),但可使下肢静脉扩张,血压下降,心脏负担减轻。国内资料指出,以超声心动图观察阴道分娩和剖宫产时的心功能变化,发现阴道分娩者第二产程时心排血量增加 11.1%,胎儿娩出时心排血量下降 24.9%;而剖宫产术者,进入腹腔后心排血量上升 9.3%,胎儿娩出时,心排血量仅下降 5.5%,提示剖宫产对产妇心功能干扰较经阴道分娩者明显减少。

(2)非手术治疗继续妊娠的指征:仅在少数情况下,如妊娠 32 周左右发生妊娠期高血压疾病心力衰竭而迅速被控制,但胎儿尚未成熟,允许在严密观察下给予支持疗法,如贫血、低蛋白血症的纠正等,并定期行胎儿监护,或及时予以促胎肺成熟,再视查时条件以决定分娩方式。

(3)无论分娩方式如何,必须注意产后子痫,限制入水量,以防再度诱发心力衰竭,更应注意产后出血及感染问题。

3. 妊娠期高血压疾病心力衰竭的新药治疗 20 世纪 80 年代中期以来,国内外开始应用心钠素(ANP)治疗高血压、充血性心力衰竭及肺水肿患者。心钠素储存于心房肌细胞特殊颗粒内,并被释放进入血循环,具有很强的利钠、利尿和舒张血管作用。杨梦庚采用人工固相合成的心钠素Ⅲ治疗妊娠期高血压疾病心力衰竭取得良效。剂量:心钠素Ⅲ$100～300\mu g$ 加 5%葡萄糖液 $250ml$,静脉滴注,速度为 $5～10\mu g/min$,$30min$ 滴完,每日 1 次,$1～3$ 次即可完全控制心力衰竭。治疗后,血清超氧化物歧化酶(SOD)浓度呈明显下降。所以心钠素Ⅲ对于控制妊娠期高血压疾病心力衰竭是一种理想的新药。

二、脑血管意外

1. 治疗 脑血栓或脑梗死与脑出血的治疗不同,故首先应明确其诊断,脑 CT 扫描为不可缺少者。

(1)妊娠期高血压疾病并发脑出血的治疗

①保持安静,绝对卧床,不宜用呼吸抑制药。

②降低颅内压:由于颅内压增高可致脑疝发生。脑出血 30ml 以下,应用 25%甘露醇 250ml,每 6h 1 次,静脉滴注,7～10d 改用 125ml,静脉滴注,继续用 1 周,并给予解痉、降压、抗感染治疗。如脑血肿在 30ml 以上,应即行开颅术。

③解痉降压药的应用:血压过高而需用硫酸镁、拉贝洛尔等药解痉降压;脑血肿在 30ml 者,脑受压明显,应在解痉、降压、脱水治疗后,即予以剖宫产并行开颅手术,有利于抢救患者生命。

④止血药的应用:可用 6-氨基己酸、对羧基苄胺或氨甲环酸(止血环酸)。有学者反对在蛛网膜下腔出血的孕产妇患者使用抗纤溶药物,但可用钙通道阻滞药,以解除血管痉挛。

⑤脑血管瘤者应在近足月妊娠时剖宫产后,当即由神经外科医师行脑血管手术为最安全。

(2)妊娠期高血压疾病并发脑血栓的治疗:此症均因患者全血及血浆黏稠度增加,血液停滞而致血栓形成。CT 扫描可见大脑半球后上部、枕叶、颞叶等部位呈低密度区。其治疗以硫酸镁静脉滴注解痉、镇静并用右旋糖酐-40 等扩容治疗,同时使用活血化瘀药,如桂利嗪 25mg,或川芎嗪 50mg,每日 3 次,口服,取得良好效果。

2. 处理

(1)一般治疗原则

①积极治疗妊娠期高血压疾病,解痉、扩容,补充血制品,以提高渗透压。

②非手术治疗 1～2d,适时终止妊娠。

③纠正凝血因子的不足。

(2)药物治疗原则:硫酸镁和降压药物联合应用,控制抽搐和降低血压,以防治高血压脑病。

处　方

(1)肾上腺皮质激素的应用:可降低毛细血管的通透性,保护细胞溶酶体及减少血小板在脾脏内皮系统的破坏,可用氢化可的松 200mg 加葡萄糖液静脉滴注。如患者水肿严重,为防止水钠进一步潴留,可使用甲泼尼松 40mg 加葡萄糖液 20ml,静脉缓注,每 6～8h 1 次,更为有效和安全。

(2)抗血小板聚集药物:1978 年 Goodlin 提出,凡妊娠期血小板<75×
10^9/L(7.5 万/mm³)可用阿司匹林每日 85mg,可使血小板凝集功能恢复正
常,血小板升高,血小板减少性紫癜可以得到纠正,然而有导致胎儿脑室内出
血的危险。如用前列环素静脉滴注则可取得良好效果。首量为每分钟 2ng/
kg,静脉滴注,以后可每分钟 8ng/kg,使舒张压控制在 12kPa(90mmHg)水
平,能对抗血小板凝集并有强烈的舒张血管平滑肌作用。但此药目前尚处于
试用阶段。

(3)输新鲜冷冻血浆:其凝血因子及抗凝血酶Ⅲ的含量多,应用后效果
极好。

(4)输鲜血:以温鲜血即刚由献血人抽取的鲜血为最佳,因凝血因子、血
小板的含量均高,效果佳。

(5)有条件者亦可静脉滴注抗凝血酶Ⅲ:剂量为每日 1000~1500U,对于
防止弥散性血管内凝血有益。

【用药注意事项】

临床医师对于有妊娠期高血压疾病,特别是仅有水肿,但伴有肝酶升高
及胆红素轻度增高、右上腹隐痛很易误诊为传染性肝炎或胆囊炎,而予以保
肝治疗,对症处理,可导致延误病情。有资料表明,对妊娠期高血压疾病患者
应常规测肝功能、血小板计数和外周围血涂片,一旦发现有全身不适、恶心呕
吐、右上腹触痛、肝酶升高、低血小板计数,以及外周血涂片有锯齿状、皱缩的
红细胞或出现小而不规则形状的红细胞碎片时,应及时诊断为 HELLP 综合
征,给予积极处理。

三、弥散性血管内凝血

妊娠期高血压疾病并发弥散性血管内凝血的治疗:原则是去祛除病因,
此点至关重要。在解痉、降压时,应予以新鲜冷冻血浆、温鲜血静脉输入以补
充凝血因子。日本铃木等以抗凝血酶Ⅱ每日 3000U 静脉滴注,有良好效果。
对于本病患者不可常规用肝素大剂量治疗,特别是平均动脉压≥18.6kPa
(140mmHg)伴有 DIC 者,更易导致脑出血。根据我们的临床经验,特别在刚
分娩之后,应以补充凝血因子为主,使用肝素以小剂量为妥。曾有 1 例为双
胎妊娠伴重度妊娠期高血压疾病,产后出血不凝,实验室指标均符合 DIC。
在输血同时予以肝素 25mg 静脉滴注,血尿及阴道出血均止,又加用 12.5mg
肝素静脉滴注,总量仅 37.5mg,但血尿及阴道出血又出现,停用肝素后,出血

渐少。此例说明产科的 DIC 特别重要的是祛除病因,则可迅速好转。不宜对妊娠期高血压疾病的 DIC 在祛除病因之后使用大剂量的肝素治疗。

四、妊娠期高血压疾病并发肾衰竭

1. 实验室诊断

(1)少尿期:少尿指尿量每日少于 400ml。

①尿常规:血尿、蛋白尿和管型均可出现,尿比重常固定在 1.012 左右。

②血氮质增高:常以尿素氮增高最为显著。

③电解质紊乱:以高钾血症、高镁血症、高磷血症、低钠血症和低钙血症为多见。

④代谢性酸中毒:少尿期常需与功能性(肾前性)少尿相鉴别,以下实验结果有助于少尿期的诊断:尿渗透浓度＜250mmol/L;尿/血渗透浓度比＜1.10;尿/血尿素氮,或尿/血肌酐比＜10;肾衰竭指数[即尿钠/(尿/血肌酐)]＞2;尿钠＞40mmol/L;钠排泄分数[即(尿/血钠之比)/(尿/血肌酐之比)]所得结果乘以 100,＞2。

(2)多尿期:尿常规为低比重尿(1.010～1.014),有蛋白尿及管型尿。氮质潴留轻重不等,初期可继续加剧,之后渐下降,有脱水可致血细胞比容增高,有时可出现低钾血症。

(3)恢复期:轻度蛋白尿、肾浓度稀释功能及肾小球滤过率下降可持续很长时间。

2. 并发 ARF 的治疗　需首先鉴别其 ARF 为功能性亦或器质性者。如为功能性肾衰竭则首先补充血容量,解除血管痉挛。当血容量已补足,外周血压已恢复而尿量仍不增多时,应给予渗透性利尿药。在补充血浆、白蛋白基础上予以快速静脉滴注 20％ 甘露醇 250ml,有利于消除肾小管细胞及间质水肿,解除肾小管痉挛。如每小时尿量达 40ml,应继续给予甘露醇,以维持每小时 100ml 的尿量。同时可给予酚妥拉明或氨茶碱,以扩张血管,增加肾血流量,再加用呋塞米 60～100mg,以避免心力衰竭。如属器质性肾衰竭,无论是少尿期或无尿期,均需按以下原则处理。

(1)积极治疗原发病,尽快祛除病因:纠正休克,改善微循环,每小时测尿量,定时测血钾及尿素氮,以便及时处理高血钾和酸中毒。

(2)严格限制入水量:过多水分进入体内可致水中毒、脑水肿及充血性心力衰竭,故必须准确记录液体出入量。每日进入体内的总液体量不可超过每日的总排出量再加 500ml,以补足由皮肤、呼吸的水分蒸发。

(3)纠正电解质紊乱:①高血钾,本病患者在出现血钾过高的同时可伴低血钠、低血钙及酸中毒而死亡,当血钾达到 6mmol/L 时,可出现钾中毒,甚可心搏骤停。可用 50％葡萄糖液加胰岛素按 1∶3(1U 胰岛素和 3g 葡萄糖)比例配制后静脉推注,每 4～6h 1 次,防止酸中毒引起钾离子自细胞内外移。②酸中毒,妊娠期高血压疾病 ARF 者,易有酸中毒,故应按实验室检查结果予以纠正。如 CO_2 结合力<13.5mmol/L(30％容积)或血气分析提示代谢性酸中毒,则应给予 5％碳酸氢钠静脉滴注纠正之,必要时可应用血液净化技术。③在治疗过程中,尚需注意稀释性低钠血症、高镁血症和低钙。

(4)抗凝药物的应用:因妊娠期高血压疾病 ARF 多由于出血、DIC 而发病,所以肝素抗凝治疗需视病情及不同阶段而应用。Winston 指出先兆子痫、子痫患者面临着血压难以控制或伴有活跃性出血,则禁用肝素治疗。如为产后溶血性尿毒症伴肾衰竭时,则可用肝素抗凝治疗。我们同意 Winston 的意见,在解痉、降压、补充血浆等之后,血压控制而 DIC 仍存在时,可用小剂量肝素,首量为 25mg 加右旋糖酐 100ml,静脉滴注之后,再按检验结果决定肝素使用的剂量。总之,对先兆子痫、子痫并发 DIC 而又有 ARF 者,不宜贸然使用大剂量肝素治疗。

(5)营养:每日补充热量应>627kJ(150kcal),蛋白质摄入应限制,以高生物效价蛋白为宜(每日 0.5g/kg)。热能可按每日 126～146kJ/kg(30～35kcal/kg)的标准补充,可用 5％～70％葡萄糖液及 20％脂肪乳剂。另以血制品和必需及非必需氨基酸作为氮质补充(以必需氨基酸为主)。并应行中心静脉插管术以保证液体输入。常用的高营养液为 750ml 蒸馏水内含葡萄糖 350g,8 种必需氨基酸 13.1g 及适量的维生素等。

(6)透析疗法:是纠正酸中毒、高血钾,尽快恢复肾功能的有效方法。早期采用预防性、支持性透析治疗则效果更佳。早期应用可使液体、蛋白质和钠的摄入不受限制,可减少感染、出血倾向等严重并发症的发生,迅速纠正酸中毒,加快肾小管功能的恢复。通常有血液透析、腹膜透析和结肠透析 3 种。腹膜透析在无人工肾时是一种安全有效的方法。透析液的制备是:5％葡萄糖生理盐水 500ml、5％葡萄糖液 500ml、等渗透水 250ml、4％碳酸氢钠 60ml、10％氯化钾 1.5～3ml、10％氯化钙 8ml。在 1000ml 透析液中加肝素 2mg,青霉素钠盐 10 万 U。

(7)预防感染:应加强无菌技术,预防感染,一旦已存在感染时,则宜选用无肾毒性或肾毒性较小的抗生素以避免累积中毒,加重肾脏负担。红霉素、氯霉素及青霉素均可使用,头孢三嗪(菌必治)为第 3 代头孢菌素,对肾功能不全者无须减少剂量,效果良好。

五、产后血液循环衰竭

处理:需结合病史及检查结果迅速判断,属低钠综合征而血钠水平尚未了解之前,可首先用生理盐水或 5％葡萄糖盐水快速静脉滴注。由于血浆的钠、氯之比为 142∶103,故输液中最好采用生理盐水 700ml 和 1/6 克分子的乳酸钠 300ml 的混合液,其中含钠 158mmol/L,氯 108mmol/L,接近于血浆中的正常值,并可纠正酸中毒。如已有休克,应迅速输血浆、右旋糖酐-70 或全血,以求尽快补足血容量。同时可静脉滴注氢化可的松,亦有助于病情恢复。

【用药注意事项】

1. 使用硫酸镁的注意事项如下:

(1)重度妊娠期高血压疾病患者特别是较长时期的低盐甚或无盐饮食,可并发低钠血症,治疗过程中可有呕吐,致钠盐的进一步丢失和酸中毒,临床表现为呼吸深而慢,肌无力,膝腱反射减弱或消失,尿量减少,胎心率减慢,易被误认为镁中毒。此情况下,既不可再盲目大剂量使用硫酸镁,也不得单纯临床观察,需立即测血清镁及常规的电解质,并进行心电图监测,决定进一步处理。

(2)注意尿量、膝反射和呼吸,此 3 项为观察镁中毒的首要指标。应精确监护尿量,至少 100ml/4h,即≥25ml/h,而且需严禁由患者家属来记录尿量,以免发生错误。此外 Mg^{2-} 可使房室传导阻滞,不可忽视。

(3)在硫酸镁作用高峰时,慎加用呼吸抑制药物,必要时亦需减少剂量。

(4)伴有心肌病存在时,必须慎用硫酸镁,因可有低排高阻性心力衰竭甚或心脏停搏。对于有瓣膜病变的心脏病患者伴有妊娠期高血压疾病时,虽不禁用硫酸镁,但必须注意静脉滴注速度和补液量。

(5)静脉滴注优于推注,后者需稀释硫酸镁浓度至 5％～8％,静脉推注必得缓慢,单位时间浓度过高亦可引起镁中毒。

(6)凡使用大剂量硫酸镁静脉及肌内注射者,必须行血清镁值测定,以决定是否应用。我们国家的孕妇一般体重均在 60kg,以不超过 30g/d 为宜;24h后可考虑减量。

(7)连续静脉滴注硫酸镁时,患者常感胎动消失或减弱,遇有此现象当停药1~2d进行观察。如属硫酸镁所致,则在停药后胎动可恢复;反之则应考虑为胎儿-胎盘功能不全所致。在有胎动减弱时,应测脐动脉血流量,以助判断胎儿宫内缺氧情况。

(8)发现中毒反应立即停用,并用10%葡萄糖酸钙10ml缓慢静推。若出现呼吸停止,立即气管插管。

2. 青光眼者禁用山莨菪碱。

3. 使用硝普钠需注意以下几点:

(1)硝普钠对光敏感,见光后可变蓝色,故需用黑纸或锡纸包遮注射瓶。

(2)降压作用极快,一般在滴注2~3min即见效,故需每5min测血压1次,待调整滴速至降压效果满意后,可改为每10min测血压1次。舒张压应维持在12~13kPa(90~100mmHg),不可过低。

(3)硝普钠的直接代谢产物为氰化物,肝功能严重损害者应慎用。

(4)因本药很快进入胎儿循环,故当患者血压下降,症状改善后,应尽快结束分娩,有利母婴安全。

4. 由于地西泮可迅速经胎盘进入胎儿体内,而且即使是足月妊娠,其胎儿肾脏排泄地西泮的速度较慢,故易使胎儿体内积蓄地西泮,甚至出生后可在体内存留1周左右,因而可影响新生儿的吸吮作用和哺乳,所以应注意需避免长期服用地西泮。

5. 妊娠期高血压疾病心力衰竭、肺水肿者,忌用甘露醇。

第五节 前 置 胎 盘

正常胎盘附着于子宫体部的后壁、前壁或侧壁。若胎盘附着于子宫下段,甚至胎盘下缘达到或覆盖宫颈内口处,其位置低于胎儿先露部,称为前置胎盘(placenta previa)。前置胎盘是妊娠晚期出血的主要原因之一,是妊娠期的严重并发症,处理不当能危及母儿生命安全。其发生率国内报道为0.24%~1.57%,国外报道为1.0%。前置胎盘患者中85%~90%为经产妇,尤其是多产妇,其发生率可高达5%。

【症状与体征】

1. 症状 妊娠晚期或临产时,发生无诱因的无痛性反复阴道出血是前置胎盘的主要症状,偶有发生于妊娠20周左右者。出血是由于妊娠晚期或临产后子宫下段逐渐伸展,宫颈管消失,或宫颈扩张时,而附着于子宫下段或宫颈内口的胎盘不能相应地伸展,导致前置部分的胎盘自其附着处剥离,使血窦破裂而出血。初次流血量一般不多,剥离处血液凝固后,出血可暂时停止,偶尔亦有第一次出血量多的病例。随着子宫下段不断伸展,出血往往反复发生,且出血量亦越来越多。阴道流血发生时间的早晚、反复发生的次数、出血量的多少与前置胎盘的类型有很大关系。完全性前置胎盘往往初次出血的时间早,在妊娠28周左右,反复出血的次数频繁,量较多,有时一次大量出血即可使患者陷入休克状态;边缘性前置胎盘初次出血发生较晚,多在妊娠37~40周或临产后,量也较少;部分性前置胎盘初次出血时间和出血量介于上述两者之间。部分性或边缘性前置胎盘患者,破膜有利于胎先露对胎盘的压迫,破膜后胎先露若能迅速下降,直接压迫胎盘,流血可以停止。由于反复多次或大量阴道出血,患者可出现贫血,贫血程度与出血量成正比,出血严重者可发生休克,胎儿发生缺氧、窘迫,甚至死亡。

2. **体征** 患者一般情况随出血的多少而定,大量出血时可有面色苍白、脉搏微弱、血压下降等休克现象。腹部检查:子宫大小与停经周数相符,因子宫下段有胎盘占据,影响胎先露入盆,故先露部高浮,约有15%并发胎位异常,尤其为臀位。临产时检查:宫缩为阵发性,间歇期子宫可以完全放松。有时可在耻骨联合上方听到胎盘杂音。

【辅助检查】

B型超声检查可清楚显示子宫壁、胎盘、胎先露部及宫颈的位置,并根据胎盘下缘与宫颈内口的关系确定前置胎盘的类型。

【治疗原则】

1. **一般治疗原则** 止血补血。应根据阴道流血量多少、有无休克、妊娠周数、产次、胎位、胎儿是否存活、是否临产等情况做出决定。

(1)期待疗法:适用于妊娠37周以前或胎儿体重估计<2300g,阴道出血不多,患者一般情况好,胎儿存活者。

(2)终止妊娠:①剖宫产术,剖宫产可以迅速结束分娩,于短时间内分娩出胎儿,对母儿均较安全,是目前处理前置胎盘的主要手段。②阴道分娩,仅适用于边缘性前置胎盘、枕先露、出血不多、估计在短时间内可结束分娩者。③紧急情况转送时的处理,若患者阴道大量出血,而当地无条件处理,可静脉输液或输血,并在消毒下进行阴道填塞,以暂时压迫止血,并迅速护送转院治疗。

2. **用药目的与原则** 抑制宫缩,止血。

> **处　　方**

（1）宫缩抑制药

①硫酸镁：常用剂量为 25％硫酸镁注射剂 60ml，加入 5％葡萄糖液 1000ml 中，1～1.5g/h 的速度静脉滴注，直至宫缩停止。

②β_2-肾上腺素能受体兴奋药

硫酸沙丁胺醇（舒喘灵）4.8mg 口服，如无不良反应，半小时后再给予 2.4mg，6～8h 再给予 2.4mg，需要时可重复再用。

羟苄羟麻黄碱（利托君）150mg 溶于 5％的葡萄糖液 500ml 中，稀释成 0.3mg/ml 溶液，静脉滴注。初始量为 0.05mg/ml，根据效果，每 10min 增加 0.05mg/ml，直至宫缩停止。待宫缩停止继续输注至少 12～18h。在停止静脉给药前半小时，开始口服 10mg，每 2h 1 次，持续 24h，然后逐渐减量，每日 20～60mg，分 2～3 次口服。

③钙拮抗药：这类药物中，药效最强的是硝苯地平（心痛定，nife-dipine）。剂量为 10mg，每日 3 次口服，舌下含服作用较快，可减弱宫缩的振幅及肌张力。

（2）药物促胎肺成熟：常用地塞米松 10mg，静脉或肌内注射，每日 1 次，连续 2～3d；或倍他米松 12～24mg，肌内注射，每日 1 次，共 2d。一般在 24～72h 后有效。

（3）胎儿娩出后，胎盘未及时娩出，需及时做徒手剥离，同时子宫肌壁内注射麦角新碱 0.2～0.4mg，以增强子宫下段收缩，配以按摩子宫，可减少产后出血量。

【用药注意事项】

1. 使用硫酸镁过程中，注意呼吸（每分钟不少于 16 次）、尿量（每小时不少于 25ml），定时检查膝腱反射存在与否。

2. 静脉输注利托君时，宜采取左侧卧位，每 15min 测血压、心率、胎心率。如心率>120 次/分，则依次逐步减量，直至心率正常。

第六节　胎盘早剥

妊娠 20 周后或分娩期，正常位置的胎盘在胎儿娩出前，部分或全部从子宫壁剥离，称为胎盘早剥（placental abruption）。胎盘早剥是妊娠晚期的一种严重并发症，由于其起病急、进展快，若处理不及时，可危及母儿生命。国内

报道的发生率为 $4.6‰\sim21‰$，国外的发生率为 $5.1‰\sim23.3‰$。发生率高低与分娩后是否仔细检查胎盘有关。有些轻型胎盘早剥于临产前可无明显症状，只在产后检查胎盘时，发现早剥处有凝血块压迹，此类患者易被忽略。

【症状与体征】

1. 轻型　以外出血为主，胎盘剥离面通常不超过胎盘的 $1/3$，多见于分娩期。主要症状为阴道出血，出血量一般较多，色暗红，可伴有轻度腹痛或腹痛不明显，贫血体征不显著。若发生于分娩期则产程进展较快。腹部检查：子宫软，宫缩有间歇，子宫大小与妊娠周数相符，胎位清楚，胎心率多正常，若出血量多则胎心率可有改变，压痛不明显或仅有轻度局部（胎盘早剥处）压痛。产后检查胎盘，可见胎盘母体面上有凝血块及压迹。有时症状与体征均不明显，只在产后检查胎盘时，胎盘母体面有凝血块及压迹，才发现胎盘早剥。

2. 重型　以内出血为主，胎盘剥离面超过胎盘的 $1/3$，同时有较大的胎盘后血肿，多见于重度妊高征。主要症状为突然发生的持续性腹痛和（或）腰酸、腰痛，其程度因剥离面大小及胎盘后积血多少而不同，积血越多疼痛越剧烈。严重时可出现恶心、呕吐，以至于面色苍白、出汗、脉弱及血压下降等休克征象。可无阴道出血或仅有少量阴道出血，贫血程度与外出血量不相符。腹部检查：触诊子宫硬如板状，有压痛，尤以胎盘附着处最明显。若胎盘附着于子宫后壁，则子宫压痛多不明显。子宫比妊娠周数大，且随胎盘后血肿的不断增大，宫底随之升高，压痛也更明显。偶见宫缩，子宫处于高张状态，间歇期不能很好放松，因此胎位触不清楚。若胎盘剥离面超过胎盘的 $1/2$ 或以上，胎儿多因严重缺氧而死亡，故重型患者的胎心多已消失。

【辅助检查】

1. B 型超声检查　对可疑及轻型患者行 B 型超声检查，可确定有无胎盘早剥及估计剥离面大小。若有胎盘后血肿，超声声像图显示胎盘与子宫壁之间出现液性暗区，界线不太清楚。对可疑及轻型有较大帮助。重型患者的 B 超声像图则更加明显，除胎盘与宫壁间的液性暗区外，还可见到暗区内有时出现光点反射（积血机化）、胎盘绒毛板向羊膜腔凸出及胎儿的状态（有无胎动及胎心搏动）。

2. 实验室检查　主要了解患者贫血程度及凝血功能。血常规检查了解患者贫血程度；尿常规了解肾功能情况，由于胎盘早剥常由重度妊高征引起，因此必要时尚应做血尿素氮、尿酸及二氧化碳结合力等检查。重型胎盘早剥可能并发 DIC,应进行有关实验室检查,包括 DIC 的筛选试验(如血小板计数、凝血酶原时间、纤维蛋白原测定和 3P 试验)及纤溶确诊试验(如 FDP 免疫试验、凝血酶时间及优球蛋白溶解时间等)。急症患者可行血小板计数、全血凝块观察与溶解试验,作为简便的凝血功能监测,以便及早诊断是否并发凝血功能障碍。全血凝块观察及溶解试验:取 2～5ml 血液放入小试管内,将试管倾斜,若血液在 6min 内不凝固,或凝固不稳定于 1h 内又溶化,提示血凝异常。若血液在 6min 凝固,其体内的血纤维蛋白原含量通常在 1.5g/L 以上;血液凝固时间超过 6min,且血凝块不稳定,其体内的血纤维蛋白原含量通常在 1～1.5g/L;血液超过 30min 仍不凝,其体内的血纤维蛋白原含量通常少于 1g/L。

【治疗原则】

1. 一般治疗原则 纠正休克,及时终止妊娠,防止产后出血。

2. 用药目的与原则 针对并发症的处理,如抗凝、补充凝血因子、抗纤溶、抗休克等。

处 方

(1)输新鲜血:大量出血可导致血容量不足和凝血因子丧失,及时、足量输入新鲜血液是补充血容量及凝血因子的有效措施。库存血若超过 4h,血小板功能即受破坏,效果差。为纠正血小板减少,有条件可输血小板浓缩液。

(2)输纤维蛋白原:若血纤维蛋白<2g/L,同时伴有活动出血,且血不凝,经输入新鲜血等效果不佳时,可输纤维蛋白原 3g,将纤维蛋白原溶于注射用水 100ml 中静脉滴注。通常给予 3～6g 纤维蛋白原即可收到较好效果。每 4g 纤维蛋白原可提高血纤维蛋白原 1g/L。

(3)输新鲜血浆:新鲜冷冻血浆疗效仅次于新鲜血,尽管缺少红细胞,但含有凝血因子,一般 1L 新鲜冷冻血浆中含纤维蛋白原 3g,且可将 V、Ⅷ因子提高到最低有效水平。因此,在无法及时得到新鲜血时,可选用新鲜冷冻血浆做应急措施。

(4)肝素:肝素有较强的抗凝作用,适用于 DIC 高凝阶段及不能直接去除病因者。胎盘早剥患者 DIC 的处理主要是终止妊娠以中断凝血活酶继续进入血内。对于处于凝血障碍的活动性出血阶段,应用肝素可加重出血,故一般不主张应用肝素治疗。

(5)抗纤溶药:当 DIC 处于血液不凝固而出血不止的纤溶阶段时,可在肝素化和补充凝血因子的基础上应用抗纤溶治疗。6-氨基己酸等能抑制纤溶系统的活动,若仍有进行性血管内凝血时,用此类药物可加重血管内凝血,故不宜使用。若病因已去除,DIC 处于纤溶亢进阶段,出血不止时则可应用,如6-氨基己酸 4～6g、止血环酸 0.25～0.5g 或对羧基苄胺 0.1～0.2g 溶于 5％葡萄糖液 100ml 内静脉滴注。

(6)预防肾衰竭:在处理过程中,应随时注意尿量,若每小时尿量少于30ml,应及时补充血容量;少于 17ml 或无尿时,应考虑有肾衰竭的可能,可用20％甘露醇 250ml 快速静脉滴注,或呋塞米 40mg 加入 25％葡萄糖液 20ml中静脉推注,必要时可重复使用,一般多能于 1～2d 恢复。经处理尿量在短期内不见增加,血尿素氮、肌酐、血钾等明显增高,CO_2 结合力下降,提示肾衰竭情况严重,出现尿毒症,此时应进行透析疗法,以抢救产妇生命。

【用药注意事项】

1. 加强产前检查,积极预防与治疗妊高征;对合并高血压病、慢性肾炎等高危妊娠应加强管理;妊娠晚期避免仰卧位及腹部外伤;胎位异常行外倒转术纠正胎位时,操作必须轻柔;处理羊水过多或双胎分娩时,避免宫腔内压骤然降低。

2. 已发生凝血障碍而有活动性出血的患者,不用肝素,否则反而加重出血。

第七节　多胎妊娠

一次妊娠同时有 2 个或 2 个以上的胎儿,称为多胎妊娠。多胎妊娠的妊娠期、分娩期并发症多,围生儿死亡率、新生儿死亡率高,故属高危妊娠。为改善妊娠结局,除早期确诊外,应加强孕期保健并重视分娩期处理。

【症状与体征】

多胎妊娠时,早孕反应较重,持续时间较长。妊娠 10 周以后,子宫体积明显大于单胎妊娠,至妊娠 24 周后更增长迅速。孕晚期,由于过度增大的子宫推挤横膈向上,使肺部受压及膈肌活动幅度减小,常有呼吸困难;由于过度增大的子宫压迫下腔静脉及盆腔,阻碍静脉回流,常致下肢及腹壁水肿,下肢及外阴阴道静脉曲张。此外,多胎妊娠期间并发症多,包括一般的与特殊的并发症。

【辅助检查】

1. B 型超声检查　是目前确诊多胎妊娠的最主要方法。应用 B 型超声显像仪经腹检查,早在妊娠 6 周时,即可显示着床在宫内不同部位的胚囊个数,每个胚囊与周围蜕膜组成具有双环特征的液性光环。至妊娠 7 周末以后,胚芽内出现有节律搏动的原始心管。妊娠 12 周后,胎头显像,可测出各胎头的双顶径。随着孕周的增长,诊断正确率可达 100%。

2. 多普勒超声检查 妊娠 12 周后,用多普勒胎心仪可听到频率不高的胎心音。

3. 血清甲胎蛋白测定 亦有助于多胎妊娠的诊断。双胎妊娠时,29.3%血清甲胎蛋白值明显升高;3 胎时,为 44.8%;4 胎及 4 胎以上,则达 80.0%。因此,筛查孕妇血清甲胎蛋白值有异常升高时,提示多胎可能,需进一步检查。超声诊断双胎妊娠的绒毛膜性,可依次采取下列步骤:①如见两个胎盘,为双绒毛膜性;②若仅一个胎盘,决定每一胎儿的性别,异性为双绒毛膜妊娠;③如双胎性别相同,仔细扫查分隔膜,4 层肯定为双绒毛膜双羊膜,2 层为单绒毛膜双羊膜。妊娠进入中期后,通过系列超声监测,倘若发现:①两个胎儿发育不一致,胎儿双顶径差>5mm 或头围差>5%、腹围差>20mm;②羊水量有显著差异;③一个胎儿出现水肿,即可做出慢性输血综合征的诊断。

【治疗原则】

1. 一般治疗原则

(1)孕期保健:左侧卧位,建议调整食谱,以增加热量、蛋白质、矿物质、维生素及必需脂肪酸的摄入为原则。

(2)加强产前检查,以利及早发现与及时治疗并发症。

(3)系列监测胎儿生长发育情况及胎盘功能。

2. 用药目的与原则

(1)适当补充铁剂及叶酸。

(2)妊娠中晚期适当应用抑制宫缩药物,预防早产。

(3)产时、产后预防出血。

处 方

(1)预防妊娠期高血压疾病的发生:妊娠 24 周后每日口服复方阿司匹林 50mg 或熟大黄。

(2)预防早产的药物。

①妊娠 16~20 周后,乙酸羟孕酮 250mg,肌内注射,每周 1 次。

②妊娠 26 周后,地塞米松 10mg,每周连续静脉注射 3d,直至 34 周。

（3）预防子宫出血。

①缩宫素 10U，静脉推注或子宫肌内注射。

②麦角新碱 0.2mg 或 PGF 2α1mg，子宫肌内注射。

（4）双胎之一宫内死亡的处理。

①在这过程中，一旦血浆纤维蛋白原水平降至 2.0g/L（200mg/dl）或估计胎儿出生后可存活，应适时引产，终止妊娠。临产后应备鲜血、纤维蛋白原以防产后出血。

②如果胎龄＜34 周，为提高胎儿成活率，可考虑应用低分子肝素治疗。肝素可对抗凝血活酶，妨碍凝血酶原变为凝血酶；可对抗凝血酶的作用；并能阻止血小板凝集和破坏，一般可用低分子肝素钙（速碧林）0.4～0.6ml 皮下注射，每日 1～2 次。由于分子较大，肝素不能通过胎盘，故应用于孕妇不会影响活胎的凝血功能。

（5）双胎输血综合征：供血儿重度贫血，受血儿血细胞比容＞0.75 时，即可交换输血。根据血细胞比容决定输血量。受血儿换血，10～15ml/kg，输入血浆或 5% 葡萄糖液，以降低血液黏稠度而改善微循环。供血儿血红蛋白＜130g/L，即应输血。

【用药注意事项】

1. 高血压患者禁用麦角新碱。

2. 铁剂补充应从 30mg 加至 60～100mg，叶酸自每日 400μg 增至 1mg，以防止贫血。

第八节　羊水过多

正常妊娠时的羊水量随着孕周增加而增多，最后 2～4 周开始逐渐减少，妊娠足月时羊水量约为 1000ml（800～1200ml），凡在妊娠任何时期内羊水量超过 2000ml 者，称为羊水过多（polyhydramnios）。最高可达 20 000ml。多数孕妇羊水增多较慢，在较长时期内形成，称为慢性羊水过多；少数孕妇在数日内羊水急剧增加，称为急性羊水过多。羊水过多的发生率，文献报道为0.5%～1%，妊娠合并糖尿病者，其发生率可达 20%。羊水过多时羊水的外观、性状与正常者并无异样。

【症状与体征】

通常羊水量超过 3000ml 时才出现症状。

1. 急性羊水过多 多发生在妊娠 20～24 周,由于羊水急剧增多,数日内子宫迅速增大,似妊娠足月或双胎妊娠大小,在短时间内由于子宫极度增大,横膈上抬,出现呼吸困难,不能平卧,甚至出现发绀,孕妇表情痛苦,腹部张力过大感到疼痛与食量减少发生便秘。由于胀大的子宫压迫下腔静脉,影响静脉回流,引起下肢及外阴部水肿及静脉曲张。孕妇行走不便而且只能侧卧。

2. 慢性羊水过多 约占 98% 而且多发生在妊娠 28～32 周,羊水可在数周内逐渐增多,属中等量缓慢增长,多数孕妇能适应,常在产前检查时,发现宫高、腹围均大于同期孕妇。羊水过多孕妇在体检时,见腹部膨隆大于妊娠月份,腹壁皮肤发亮、变薄,触诊时感到皮肤张力大,有液体震颤感,胎位不清,有时扪及胎儿部分有浮沉感,胎心遥远或听不到。羊水过多孕妇容易并发妊高征、胎位异常、早产。破膜后因子宫骤然缩小,可以引起胎盘早剥,破膜时脐带可随羊水滑出造成脐带脱垂。产后因子宫过大容易引起子宫收缩乏力导致产后出血。

【辅助检查】

1. B 型超声检查 以单一最大羊水暗区垂直深度测定表示羊水量的方法(AFD)显示胎儿与子宫壁间的距离增大,超过 7cm 即可考虑为羊水过多(也有学者认为超过 8cm 方能诊断羊水过多)。若用羊水指数法(AFI),即孕妇头高 30°平卧,以脐与腹白线为标志点,将腹分为 4 部分测定各象限最大羊水暗区相加而得,国内资料＞18cm 为羊水过多。而 Phelan 则认为＞20cm 方可诊断。经比较 AFI 显著优于 AFD 法。羊水过多时,胎儿在宫腔内只占小部分,肢体呈自由体态,漂浮于羊水中,并可同时发现胎儿畸形、双胎等。

2. 羊膜囊造影及胎儿造影 为了解胎儿有无消化道畸形,先将 76% 泛影葡胺 20～40ml 注入羊膜腔内,3h 后 X 线片,羊水中的造影剂减少,胎儿肠道内出现造影剂。接着再将 40% 碘化油 20～40ml(应视羊水多少而定)注入羊膜腔,左右翻身数次,因脂溶性造影剂与胎脂有高度亲和力,注药后 0.5h、1h、24h 分别摄 X 线片,胎儿的体表包括头、躯干、四肢及外生殖器均可显影。羊膜囊造影可能引起早产、宫腔内感染,且造影剂、放射线对胎儿有一定损害,应慎用。

3. 神经管缺陷胎儿的检测 该类胎儿畸形容易合并羊水过多。除 B 型超声之外,还有以下几种检测方法:①羊水及母血甲胎蛋白(α-FP)含量测定,开放性神经管缺损的胎儿,α-FP 随脑脊液渗入羊膜腔,当妊娠合并神经管缺损胎儿时,羊水 α-FP 值超过同期正常妊娠平均值 3 个标准差以上。而母血清 α-FP 值超过同期正常妊娠平均值 2 个标准差以上。②母尿雌激素/肌酐(E/C)比值测定,当合并神经管缺损胎儿时,E/C 比值比同期正常妊娠的均值低 1 个标准差以上。③羊水快速贴壁细胞、羊水乙酰胆碱酯酶凝胶圆盘电泳、羊水刀豆素 A 及抗 α-FP 单克隆抗体三位夹心固相免疫放射法,均可检测神经管缺损,数种方法同时检测,可以弥补 B 超与 α-FP 法的不足。

【治疗原则】

1. 一般治疗原则　对羊水过多的处理,主要取决于胎儿有无畸形和孕妇症状的严重程度。

(1)羊水过多合并胎儿畸形处理原则为及时终止妊娠。

(2)羊水过多合并正常胎儿,应根据羊水过多的程度与胎龄而决定处理方法。

2. 用药目的与原则　引产药物及止血药。

处　方

(1)慢性羊水过多孕妇的一般情况尚好,无明显心肺压迫症状,采用经腹羊膜腔穿刺,放出适量羊水后注入利凡诺 50～100mg 引产。

(2)症状严重孕妇无法忍受(胎龄不足 37 周),应穿刺放羊水,用 15～18 号腰椎穿刺针行羊膜腔穿刺,以每小时 500ml 的速度放出羊水,一次放羊水量不超过 1500ml,以孕妇症状缓解为度。放出羊水过多可引起早产。放羊水应在 B 型超声监测下进行,防止损伤胎盘及胎儿。严格消毒防止感染,酌情用镇静保胎药以防早产。3～4 周可重复以减低宫腔内压力。

(3)前列腺素抑制药如吲哚美辛(消炎痛)治疗:吲哚美辛有抑制利尿的作用,用吲哚美辛期望抑制胎儿排尿治疗羊水过多。具体用量为 2.2～2.4mg/(kg·d),分 3 次口服,用药 1～4 周,羊水再次增加可重复应用。用药期间,每周做 1 次 B 型超声进行监测。妊娠晚期羊水主要由胎尿形成,孕妇服用吲哚美辛后 15min 即可在胎血中检出。

【用药注意事项】

吲哚美辛有使动脉导管闭合的不良反应,故不宜广泛应用。

第九节　羊　水　过　少

妊娠晚期羊水量少于 300ml 者,称为羊水过少。妊娠早、中期的羊水过少,多以流产告终。羊水过少时,羊水呈黏稠、浑浊、暗绿色。过去认为羊水过少的发生率约为 0.1%,但近年由于 B 型超声的广泛应用,羊水过少的检出率为 0.5%~4%,发生率有所增加。羊水过少严重影响围生儿的预后而受到重视。

【症状与体征】

孕妇于胎动时常感腹痛,检查发现腹围、宫高均较同期妊娠者小,子宫敏感性高,轻微刺激即可引起宫缩,临产后阵痛剧烈,宫缩多不协调,宫口扩张缓慢,产程延长。若羊水过少发生在妊娠早期,胎膜可与胎体粘连,造成胎儿畸形,甚至肢体短缺。若发生在妊娠中、晚期,子宫四周的压力直接作用于胎儿,容易引起肌肉骨骼畸形,如斜颈、屈背、手足畸形。现已证实,妊娠时吸入少量羊水有助于胎肺的膨胀和发育,羊水过少可致肺发育不全。也有学者提出对过期妊娠、胎儿宫内生长受限、妊高征的孕妇,在正式临产前已有胎心变化,应考虑有羊水过少的可能。羊水过少容易发生胎儿宫内窘迫与新生儿窒息,增加围生儿死亡率。上海统计围生儿死亡率,羊水过少者较正常妊娠高 5 倍。因此是重点防治的疾病之一。

【辅助检查】

1. B 型超声诊断法 近年此法对羊水过少的诊断取得很大进展,但其诊断标准尚有不同意见。妊娠 28~40 周,B 超测定最大羊水池径线稳定在 (5.1 ± 2.1)cm 范围,因此最大羊水池与子宫轮廓相垂直深度测量法(AFD)≤2cm 为羊水过少;≤1cm 为严重羊水过少。近年提倡应用羊水指数法(AFI)。此法比 AFD 更敏感、更准确。以 AFI≤8.0cm 作为诊断羊水过少的临界值;以≤5.0cm 作为诊断羊水过少的绝对值。除羊水池外,超声检查还发现羊水和胎儿交界面不清,胎盘胎儿面与胎体明显接触及胎儿肢体挤压卷曲等。

2. 羊水直接测量 破膜时以羊水少于 300ml 为诊断羊水过少的标准,其性质黏稠、浑浊、暗绿色。另外,在羊膜表面常可见多个圆形或卵圆形结节,直径 2~4mm,淡灰黄色,不透明,内含复层鳞状上皮细胞及胎脂。直接测量法最大缺点是不能早诊断。

【治疗原则】

1. 一般治疗原则 若妊娠已足月,应尽快破膜引产,破膜后若羊水少且黏稠,有严重胎粪污染,同时出现胎儿宫内窘迫,估计短时间内不能结束分娩,在除外胎儿畸形后,应选择剖宫产结束分娩。

2. 用药目的与原则　羊膜腔输液。

处　　方

羊膜腔输液：产时羊膜腔安放测压导管及头皮电极监护胎儿，将37℃的0.9%氯化钠300ml，以每分钟10ml的速度灌入羊膜腔，一直滴至胎心率变异减速消失，或AFI达到8cm。通常解除胎心变异减速约需输注生理盐水250ml(100～700ml)。若输注800ml变异减速不消失为失败。

【用药注意事项】

通过羊膜腔输液可解除脐带受压，使胎心变异减速率、胎粪排出率及剖宫产率降低，提高新生儿成活率，但多次羊膜腔输液有绒毛膜羊膜炎等并发症。

第十节　过期妊娠

妊娠达到或超过42周，称为过期妊娠。其发生率占妊娠总数的3%～15%。过期妊娠的胎儿围生期患病率和死亡率增高，并随妊娠延长而加剧。初产妇过期妊娠胎儿较经产妇者危险性增加。

【症状与体征】

1. 核实预产期　①认真核实末次月经；②月经不规则者，根据早孕反应及胎动出现日期推算，或早孕期妇科检查子宫大小情况，综合分析判断；③超声检查；④临床检查子宫符合足月孕大小，孕妇体重不再增加，或稍减轻，宫颈成熟，羊水逐渐减少，均应考虑过期妊娠。

2. 胎儿宫内窘迫　过期妊娠的胎盘，由于逐渐退化，绒毛间腔变窄，绒毛的合体细胞层下，出现广泛纤维蛋白沉积而发生梗死和钙化现象，即所谓的"胎盘老化"。胎盘功能衰退，胎儿脐静脉血中氧的饱和量下降，因此供给胎儿的氧气和营养逐渐减少，同时胎儿越成熟，对缺氧的耐受能力越差，故当临产子宫收缩较强时，过期胎儿就容易发生宫内窘迫，甚至胎死宫内。

3. 羊水量减少　过期妊娠时，由于羊膜分泌功能降低，羊水减少，故对分娩不利。

4. 分娩困难及损伤　分娩时因胎儿巨大或因颅骨坚硬，囟门与颅缝缺乏伸缩性，不利于胎头变形，故可能发生分娩困难，因而胎儿颅内出血和母体产道损伤的机会增多。

【辅助检查】

1. hPL测定　hPL<4mg/L提示胎盘功能不良。

2. 尿 E_3、E/C 比值测定 24h 尿 $E_3<$10mg,或尿 E/C 比值<10,提示胎盘功能不良。

3. 超声检查 包括双顶径、胎盘功能分级、羊水量、胎动和胎儿呼吸运动,胎儿肌张力等。其中羊水量减少是胎儿慢性缺氧的信号。

4. 羊膜镜检查 观察羊水颜色,有无胎粪污染。

5. NST、OCT 试验 单纯 NST 有反应型,不能说明胎儿储备能力良好,常配合超声检查估计胎儿宫内安危。或进行 OCT,如在良好宫缩下,无频繁晚期减速,提示胎儿储备力良好。

【治疗原则】

1. 一般治疗原则 尽量避免过期妊娠的发生,争取在足月妊娠时处理。对确诊过期妊娠者,应根据胎盘功能、胎儿大小、宫颈成熟度等综合分析,选择恰当的分娩方式。

2. 用药目的与原则 引产药物。

处 方

(1)引产前应给予促宫颈成熟治疗:常用药物有普拉睾酮 200mg,溶于 5%葡萄糖液 20ml,静脉缓慢注射,每日 1 次,连用 3d;也可用缩宫素或前列腺素制剂促宫颈成熟。

(2)引产:常用地诺前列酮栓 10mg,阴道后穹窿放置,或 0.25%缩宫素持续静脉滴注。

【用药注意事项】

1. 已确诊过期妊娠,若有下列情况之一,应立即终止妊娠 ①宫颈条件成熟;②胎儿≥4000g 或 IUGR;③12h 内胎动累计数<10 次,或 NST 为无反应型,CST 阳性或可疑时;④持续低 E/C 比值;⑤羊水过少(羊水暗区<3cm)或羊水粪染;⑥并发中度或重度妊高征。

2. 剖宫产指征 ①引产失败;②产程长,胎先露部下降不满意;③产程中出现胎儿宫内窘迫征象;④头盆不称;⑤巨大胎儿;⑥臀先露伴骨盆轻度狭窄;⑦高龄初产妇;⑧破膜后羊水少、黏稠、粪染。

第32章

妊娠合并症用药与处方

第一节 心 脏 病

一、先天性心脏病

妊娠合并先天性心脏病(先心病)属于高危妊娠,是孕产妇死亡的主要原因之一。先心病是指出生时就存在的心血管结构或功能异常。是由于胎儿时期心血管发育异常或发育障碍,以及出生后应当退化的组织未能退化所致的心血管畸形。房间隔缺损为最常见的先天性心脏病之一。

【症状与体征】

1. 症状 轻症者可无症状,重者因妊娠期(32~34 周)及分娩期血容量及心排血量增加,严重时可发生心力衰竭。

2. 体征 因合并先心病的类型不同,体征也不同。合并房间隔缺损心脏浊音界增大,心前区呈抬举性搏动,胸骨左缘第 2 肋间可听到 2~3 级甚至 4 级的收缩期杂音。

【辅助检查】

1. X 线检查 X 线表现与缺损或狭窄大小及血流动力学改变有关。房间隔缺损表现为肺门舞蹈征,右心增大;室间隔缺损可见肺血管影增粗,右心室增大。

2. 心电图检查 正常心电图、完全性右束支传导阻滞、不完全性右束支传导阻滞、右心室肥大和左心室肥大。

3. 心向量图检查 显示水平面 QRS 环起始部向前向后然后转向左右再顺钟向运行而转向前向后,反应右心室肥大伴有室上传导阻滞。

4. 超声心动图 ①M 型超声:右心室明显扩大,右心室流出道增宽;右心房和左心房也扩大;三尖瓣活动幅度增大,启闭加速;室间隔与左心室后壁呈同向运动;②B 型超声:右心室大,流出道增宽;室间隔与左心室后壁呈同向运动,左心室由正常的圆形变为椭圆形甚至半月形;房间隔连续中断。

【治疗原则】

1. 一般治疗原则

(1)充分休息,避免过度劳累和精神紧张,防止各种感染。

(2)补充营养,纠正贫血,适当限制食盐摄入。

(3)加强产前检查,严密观察心功能。

(4)孕前应对患者先天性心脏病妊娠后可能会发生的情况进行评估,若经手术矫治后,心功能良好,可以妊娠。

(5)先天性心脏病患者妊娠,若未行手术矫治,或有明显症状,心功能在Ⅲ级以上,宜终止妊娠。若患者心功能良好可妊娠至足月,一般应放宽剖宫产指征。

2. 用药目的与原则 主要是预防感染和心力衰竭的治疗。

处 方

抗感染治疗,如肺感染。

(1)青霉素 240 万 U/d,肌内注射 3d;阿奇霉素首次口服 0.5g,0.25g/d,连续 4d。

(2)第三代头孢菌素,头孢噻肟每 8h 2g 静脉滴注,或头孢曲松 2g/d 静脉滴注;红霉素 15~20mg/(kg·d),分 4 次静脉滴注。

(3)克林霉素 0.6g,每日 2 次,静脉滴注。

【用药注意事项】

1. 产妇心功能及体质较差者,分娩后不宜哺乳,以保证产妇休息和睡眠。

2. 分娩前后应用抗生素预防感染。

3. 心功能Ⅲ级或有心力衰竭者应住院治疗,孕妇对洋地黄类强心药的耐受性差,用快速静脉注射及用维持量时,均需观察有无毒性症状出现。

4. 按美国食品药品监督管理局(food and drug administration,FDA)药物对胎儿的危险水平进行分级,青霉素类、头孢菌素类、大环内酯类(如阿奇霉素、红霉素)、克林霉素、林可霉素、甲硝唑(灭滴灵)等均属 B 级药,青霉素类、头孢菌素类哺乳期妇女适用。

5. 奥硝唑妊娠早期(妊娠前 3 个月)和哺乳期慎用。

6. 依替米星属 D 级,氨基糖苷类抗生素,具有耳毒性和前庭毒性,肾功能不全慎用。孕妇使用本品前必须充分权衡利弊。哺乳期妇女在用药期间需暂时停止哺乳。

二、风湿性心脏病

风湿性心脏病是指人体经风湿热感染后在心脏瓣膜(包括瓣环及瓣下结构)所遗留下来的病变,以致心脏功能受到损害的疾病。风湿性心脏病的孕妇,妊娠时二尖瓣和主动脉瓣狭窄的杂音可加重;而二尖瓣和主动脉瓣关闭不全的患者,其杂音则减轻。

【症状与体征】

1. 症状　根据病情轻重可有疲劳、乏力、呼吸困难、心悸、咳嗽、咯血、发绀。

2. 体征　各病变瓣膜区可出现病理性杂音。当心功能失代偿时可出现一系列的体征,如水肿、肝脾大、胸腔积液、心包积液等。

【辅助检查】

1. X 线检查　轻度狭窄患者可无明显改变。中度以上狭窄患者示双肺静脉高压,肺静脉扩张、肺淤血、肺野透明度下降。心胸比例增大。右心缘扩大,由扩大的左心房与右心房影形成双边影。考虑到放射线对胎儿的影响,故尽量少做或不做此项检查。

2. 心电图检查　轻症二尖瓣狭窄者心电图可表现为正常或电轴右偏。中度以上狭窄左心房扩大者均显示二尖瓣型"P"波。合并二尖瓣关闭不全者,可有左心室负荷增加的表现。合并主动脉瓣病变重症者可出现左心室肥厚,异常 Q 波及 T 波、ST 段改变。

3. 超声心动图　早期 M 型超声心动图,可发现二尖瓣叶呈同向运动和城墙样改变的典型图像,可为二尖瓣狭窄的诊断依据。近年,彩色多普勒血流显像技术广泛采用,可实时观察二尖瓣及主动脉瓣、三尖瓣的结构整体运动情况、病变位置、病变性质及程度。为当前最佳的无创检查方法。

【治疗原则】

1. 一般治疗原则

(1)注意休息,限制体力活动;注意避免心理压力和思想紧张。

(2)饮食应注意合理营养,减盐饮食(每日食盐量 3~4g),妊娠 20 周后应预防性使用铁剂,防止体重过度增长、水肿及贫血。

（3）预防感染,尽量避免出入公众场所,尤其避免与有呼吸道感染的患者接触,一旦有感染症状,应及时治疗,及早应用广谱抗生素,以防感染累及心脏。

（4）产前检查,根据孕妇的心功能状况,决定产前检查的次数和是否需要住院治疗等。

（5）密切监护注意心功能。

（6）积极处理妊娠合并症,如水肿、贫血、心动过速、甲亢、高血压等。

2. 用药目的与原则

（1）阴道分娩药物使用

①临产或临产后预防性使用抗生素,首选青霉素。

②心功能Ⅱ级以上者,洋地黄治疗中的待产妇,术前 2～3d 酌情减量,临产快速应用洋地黄制剂。

③临产后应给氧气吸入。

④第一产程可适当慎用镇静和镇痛药,如异丙嗪、地西泮(安定)等。产后立即用吗啡或哌替啶等镇静药,使产妇保持安静。

（2）剖宫产分娩药物使用

①剖宫产预防性使用抗生素。

②洋地黄治疗中的待产妇,术前 2～3d 酌情减量(减少体内洋地黄累积),以便术中、术后可充分快速应用洋地黄制剂。

③手术以连续硬膜外麻醉为妥。

④术中注意减少出血,缩短手术时间。

处　方

（1）咯血:吗啡 10mg 皮下注射;呋塞米(速尿)20mg 口服;巴曲酶(商品名立止血)1000～2000U,静脉滴注、肌内注射或皮下注射。

（2）急性肺水肿及心力衰竭

①吗啡 10mg,皮下注射。

②纠正缺氧(鼻导管、面罩等,必要时呼吸机正压通气)。

③呋塞米(速尿)20～40mg,静脉注射,2min 内推完,4h 后可重复 1 次。

④酚妥拉明 0.1mg/min,静脉滴注始,每 5～10min 调整 1 次,最大增至 1.5～2.0mg/min,静脉滴注。

⑤毛花苷 C(西地兰) 0.4～0.8mg,静脉注射,2h 后可酌情加 0.2～0.4mg,静脉注射。

⑥心力衰竭伴低血压者:多巴胺 $5\sim10\mu g/(kg\cdot min)$,静脉滴注。

(3)合并妊娠期高血压疾病

①酚妥拉明,10mg 加入 5% 葡萄糖液 $250\sim500ml$,缓慢静脉滴注,血压控制后改口服降压药。

②硝普钠,用 5% 葡萄糖液配成 $50\sim100\mu g/ml$ 的浓度,以 $25\sim50\mu g/ml$ 的速度静脉滴注。

【用药注意事项】

1. 不主张采用药物引产,因引产可并发感染和宫缩本身可以增加心脏负荷。

2. 阴道分娩第二产程:分娩时采取半坐位,避免仰卧,下肢尽量低于心脏水平,以免回心血量过多加重心脏负担。尽量缩短第二产程,避免用力屏气,可行低位产钳或胎吸助产,胎儿娩出后腹部加沙袋。第三产程:预防产后出血,对宫缩乏力所致产后出血,可采用双手压迫按摩子宫法止血。

3. 慎用缩宫素,禁用麦角新碱。

4. 除非紧急情况,孕妇不宜使用巴曲酶(白眉蛇毒血凝酶)。

5. 酚妥拉明及硝普钠均属美国 FDA 分级的 C 级药物,酚妥拉明母体获益大于对胎儿的风险,但硝普钠在人类和动物资料中提示对胎儿有风险,使用时需慎重。吗啡、呋塞米、毛花苷 C 均属 C 级,使用时权衡利弊。

三、心律失常

重症心律失常,如多源性室早,室上速和心房纤颤等也可导致严重心功能不良,甚至危及生命,需积极治疗心律失常,及早终止妊娠。临床经验表明,终止妊娠后心律失常可很快得以好转,心功能得到改善。

【症状与体征】

1. 症状　可无症状,也可表现为活动受限、心悸、气促、晕厥。

2. 体征　各型心律失常体征不同。可表现为第一心音增强伴分裂,第三心音、收缩期杂音等。

【辅助检查】

心电图是最有效的检查手段。

【治疗原则】

1. 一般治疗原则

(1)适当休息。

(2)不要饮酒、吸烟和引用含有咖啡因的饮料。

2.用药目的与原则 对因治疗:对于无症状,无器质性心脏病的患者,多不需要药物治疗;而有症状,有器质性心脏病的病人,应于分娩前行药物治疗,控制病情。

处　方

(1)房性期前收缩:地高辛 0.25~0.5mg,口服,每日 1 次。

(2)阵发性室上性心动过速:维拉帕米 5~10mg,2~5min 静脉注射,之后改为 40~80mg,口服,每日 3 次;普罗帕酮 70mg,5min 内静脉注射,心律恢复正常后,改为 100~150mg,口服,每日 3 次。

(3)房扑伴极快速心室率:维拉帕米 5~10mg,静脉注射至少 2min,无效 20min 后可重复用药;奎尼丁 300mg,口服,每日 3 次维持。

(4)慢性房颤:地高辛 0.125~0.25mg,口服,每日 1 次;奎尼丁 200~300mg,口服,每日 1 次维持窦律。

(5)室性期前收缩:奎尼丁 0.25~0.6g,口服,每日 1 次;普萘洛尔 30~100mg,口服,每日 3 次;普鲁卡因胺 25~500mg,口服,每日 1 次。

(6)室性心动过速:利多卡因 50~100mg,静脉注射,必要时 5min 后可重复给药 1 次;普鲁卡因胺 100mg,必要时 5min 肌内注射 1 次,总剂量不超过 10~15mg/kg。如果心律失常较严重,且有指征需要即刻结束妊娠时,可先静脉注射利多卡因 50~100mg,随后以 1~2 mg/min 的速度静脉滴注,待病情稳定后即刻行剖宫产术。

(7)室颤:利多卡因 2mg/kg 静脉注射,溴苄胺 5mg/kg 静脉注射。

【用药注意事项】

1.分娩前要对病人进行详细检查,仔细追问病史,了解病人有无器质性心脏病。

2.孕期抗凝治疗应首选肝素,因肝素不能通过胎盘,不会对胎儿造成危害。孕期应避免使用双香豆素,因其可通过胎盘,对胎儿有致畸作用。奎尼丁能通过胎盘,长期或大量使用能引起宫缩造成流产或早产,所以孕期使用应持谨慎态度。溴苄胺不宜哺乳期使用。

3.按美国 FDA 分级标准利多卡因属 B 级,普鲁卡因胺、普罗帕酮、维拉帕米、溴苄胺均属 C 级,使用时需权衡利弊。

第二节　呼吸系统疾病

一、妊娠合并肺炎

肺炎(pneumonia)是由微生物感染引起的肺实质的炎症,累及小支气管及肺泡,是妊娠期严重的合并症,占产科间接死亡的第 3 位。按病变的解剖分类,分为大叶性、小叶性及间质性肺炎。按病因分类,分为细菌性、病毒性、支原体、真菌性等。在细菌性肺炎中以肺炎球菌肺炎最多见。在非细菌感染中,以病毒性、支原体肺炎较多见。

【症状与体征】

1. 症状　常有营养不良,过度疲劳,着凉及上呼吸道感染等诱因。起病急,有高热、畏寒伴寒战、胸痛、咳嗽、呼吸困难等症状。痰中可带血丝或呈铁锈色,病情严重时,可出现呼吸困难、发绀和谵妄等。

2. 体征　早期有胸部呼吸运动幅度减小,轻度叩浊,呼吸音减低,逐渐出现肺实变的典型体征,叩渗浊音,触觉语颤加强,听诊湿啰音。累及胸膜,可闻及胸膜摩擦音。

【辅助检查】

1. 实验室检查　细菌性肺炎,白细胞计数多数在$(10\sim30)\times10^9/L$,中性粒细胞多在 80% 以上左移,并有核胞质内可见内毒素颗粒及空泡。病毒性肺炎,白细胞常常不高。痰涂片革兰染色可见阳性成对的球菌。痰及血培养可确定病原体,并可做药物敏感试验,作为选择抗生素的依据。近来,可用DNA 探针,聚合酶链反应(PCR)等方法诊断病原体。

2. 胸部 X 线片检查　实变期可发现大片均匀致密的阴影,一侧或两肺下叶有斑片状阴影。如细菌直接蔓延,淋巴或血行播散而继发胸膜炎、脓胸、心包炎等。为避免对胎儿的影响,孕期特别是孕早期,不主张行 X 线平片检查,如病情需要,应做好防护措施。

【治疗原则】

1. 一般治疗原则

(1)卧床休息,保持室内空气通畅。

(2)食用高蛋白、高热量及富含维生素 C 的食物,增加机体抵抗力。

(3)手术治疗:妊娠早期如出现持续高热,为避免对胎儿的不良影响,可根据患者情况在疾病痊愈后酌情行人工流产术。

2. 用药目的与原则

(1)对因治疗:针对不同的病原菌合理应用抗生素,在完成主要检查和留取常规病原学检测标本后,即应该早期开始经验性抗感染治疗,延迟治疗将明显影响预后;首选青霉素 G,对青霉素过敏的患者,需选用广谱抗生素,足量联合用药。可用大环内酯类联合第三代头孢菌素或联合广谱青霉素/β-内酰胺酶抑制药、碳青霉烯类;医院获得性肺炎可用喹诺酮类联合抗假单胞菌的 β-内酰胺类、广谱青霉素/β-内酰胺酶抑制药、碳青霉烯类的任一种,必要时可联合万古霉素。可根据药敏试验选用抗生素,在细菌培养结果未出来之前,可用氨苄西林加红霉素或阿奇霉素。严重的肺炎,可用第三代头孢菌素,如头孢哌酮加红霉素,或 β-内酰胺酶抑制药,如特美丁,含有克拉维酸钾,并同时加用红霉素。

(2)对症治疗:重症肺炎需要积极的支持治疗,如纠正低蛋白血症、维持水、电解质和酸碱平衡、循环和心肺功能的支持等。

处　方

(1)细菌性肺炎

①病情较轻无并发症:青霉素 240 万 U/d,肌内注射,疗程 3d;流感杆菌肺炎用阿奇霉素或克拉霉素优于红霉素,阿奇霉素首次口服 0.5mg,0.25mg/d,连续 4d;克拉霉素 500mg,每日 2 次,疗程 7～10d。

②病情严重者:第二代头孢菌素单用,头孢噻肟每 8h 2g 静脉滴注,或加头孢曲松 2g/d 静脉滴注;第二代头孢菌素联合大环内酯类,红霉素 15～20mg/(kg·d),分 4 次静脉滴注。

③重症患者:大环内酯类联合头孢噻肟或头孢曲松;具有抗假单胞菌活性的广谱青霉素/β-内酰胺酶抑制药(如哌拉西林钠舒巴坦钠,每次 2.5g 或 5g,每 8h 1 次);或头孢菌素类或前两者之一联合大环内酯类。

(2)病毒性肺炎

①金刚烷胺、金刚乙胺、奥司他韦和新药扎那韦尔对流感病毒有效,但在妊娠期的效应及安全性不明确,因此不提倡使用。

②急性水痘病毒感染预防用量:阿昔洛韦 800mg,口服,每日 1 次;治疗量:阿昔洛韦 5～10mg/kg,静脉滴注,每 8h 1 次。

(3)肺炎支原体肺炎

①红霉素 0.5g,每 8h 1 次,持续 2～3 周。

②阿奇霉素,首次口服 0.5g,0.25g/d,连续 4d。

(4)衣原体肺炎:红霉素 2g/d,口服,每日 1 次,10~14d 为 1 个疗程。

(5)肺军团菌病:红霉素 500mg,每日 4 次,静脉滴注;阿奇霉素首次 500mg,以后 250mg/d,口服或静脉滴注,疗程为 10~14d。

(6)肺真菌病:两性霉素 B 1mg/kg,口服,每日 1 次。严重时,静脉滴注,按体重 0.02~0.1mg/kg 给药。

(7)对症治疗:提高免疫力,营养支持治疗,纠正酸碱平衡和电解质紊乱。严格控制液体入量。可予 10mg/kg 丙种球蛋白静脉注射,连用 3~5d,或特异性免疫球蛋白 100~200U 静脉注射。糖皮质激素使用指征:重症肺炎中毒症状严重,高热持续 3d 不退;48h 内肺部病变面积扩大超过 50%,有 ALI 或出现 ARDS。用法:每 6h 静脉注射氢化可的松 200mg,维持 48h,或甲泼尼龙 80~320mg/d,病情缓解或胸片阴影有吸收逐渐减量。

【用药注意事项】

1. 孕期要注意观察胎心胎动,有无腹痛,阴道流血,有无宫缩。临产后,用抗生素的同时,注意纠正胎儿窘迫,无产科指征可以经阴道分娩为主,第二产程助产,产后持续抗感染治疗至痊愈。

2. 一般经验性治疗 48~72h 应对疗效作出评估。如果体温下降,呼吸道症状改善,被视为有效,则可继续治疗;治疗 72h 症状无改善,或一度改善再恶化,认为无效。应进行病原学检查,并根据病原及其药敏结果进行治疗方案的调整。

3. 禁用抑制呼吸的镇静药。

4. 大环内酯类可作为青霉素过敏,上呼吸道感染及支原体、衣原体、弓形体感染的首选药(红霉素为 B 类、阿奇霉素为 B 类、克拉霉素为 C 类)。

5. 阿昔洛韦对细胞 α-DNA 聚合酶有抑制作用,孕期慎用,使用时需告知患者,权衡利弊。

6. 红霉素可透过胎盘屏障和进入母乳,孕妇和哺乳妇女宜慎用,肝功能不全者慎用。磺胺类、四环素类药物孕期禁用。

二、妊娠合并支气管哮喘

哮喘(asthma)为呼吸系统常见病,是一种以嗜酸粒细胞、肥大细胞反应为主的气道变应性炎症。一般发病率为 4%,妊娠期哮喘发病率为 1%~4%,国内上海医科大学妇产科报道为 0.4%。临床上分为外源性哮喘和内源性哮喘。外源性哮喘即过敏性的,常见于儿童,多有家族过敏史,有季节性,有已知的过敏原,如灰尘、花粉、动物毛屑。内源性哮喘即特异性的,多见于成年人,无明显季节性及已知过敏原,多由于感染、花粉、运动、冷空气、情绪紧张引起支气管的高反应状态,平滑肌收缩和腺分泌亢进而表现为哮喘。某些患者具有两种特点,为混合性。

【症状与体征】

1. 症状　发作前常有鼻咽部发痒、咳嗽,易漏诊。进而出现呼气性呼吸困难,伴有哮鸣音、胸闷不适、发绀。严重者可出现肺源性心脏病,甚至呼吸衰竭、死亡。

2. 体征　胸廓呈鸡胸状,呼吸幅度小,叩诊呈普遍性过度清音,听诊两肺布满哮鸣音,且呼吸音低。

【辅助检查】

1. 呼吸功能检查　肺活量(VC)减少,残气容积增加,功能残气量及肺总量增加,残气占肺总量百分比增高。1min用力呼气量(FEV1)<20%,表明病情十分严重。

2. 血气分析　重度哮喘需监测血气变化,如有缺氧,PaO_2 降低,由于过度通气,可表现为呼吸性碱中毒,重症哮喘气道阻塞,CO_2 潴留,表现为呼吸性酸中毒,进而发展合并代谢性酸中毒。

3. 胸部 X 线平片检查　早期哮喘可见两肺透明度增加,呈过度充气状态,同时要注意肺不张、气胸、纵隔气肿等并发症。

【治疗原则】

1. 一般治疗原则

(1)监测孕妇肺功能及胎儿情况。

(2)避免或控制环境因素引起哮喘的发作。

(3)尽量非药物性控制,保持足够的肺功能及血氧浓度,保证胎儿充分的氧供,否则需选择药物治疗。

(4)指导孕妇用药,观察病情及进行肺功能监测等。

2. 用药目的与原则

(1)糖皮质激素应以吸入给药为主,吸入激素可在气道局部发挥作用,可明显降低全身用药的不良反应。布地奈德是妊娠期应用最为普遍且安全的吸入型药物。属于 B 类药物,对人类无明显危害性,此类药物在妊娠期应用是安全的,它是妊娠期吸入激素的首选。吸入激素氟替卡松和二丙酸倍氯米松,属于 C 类药物,未排除危险性,此类药物妊娠期间可以应用。研究显示,吸入激素可以改善妊娠期间哮喘患者的肺功能,并且可以减少妊娠期哮喘的急性发作。

(2)色甘酸钠和奈多罗米钠通过抑制肥大细胞脱颗粒起到抗感染作用,同时可减弱呼吸性神经元反射,对嗜酸粒细胞和中性粒细胞在肺上皮的积聚具有一定的抑制作用,此类药物无支气管扩张作用,可作为预防性用药。在运动前或暴露于变应原之前吸入其粉剂,可起到预防哮喘发作的作用。色甘酸钠属于 B 类药物,在妊娠期可作为肥大细胞稳定剂应用,全身吸收量不足10%,并且不通过胎盘。色甘酸钠可用于轻度持续哮喘的妊娠患者。

(3)白三烯调节剂主要包括白三烯受体拮抗药(孟鲁司特和扎鲁司特)和5-脂氧合酶抑制药。

(4)β_2 受体激动药适用于妊娠期各种程度的哮喘患者,可以作为轻度哮喘的一线用药。临床常用的药有沙丁胺醇(C 类)、特布他林(B 类)、吡布特罗(C 类)。在妊娠早期吸入 β_2 受体激动药对母婴尚安全,NAEPP 更新指南,通过十几年来大量的动物实验及妊娠哮喘患者的用药经验证实了 β_2 受体激动药在妊娠期使用的安全性,并且证实了两种长效 β_2 受体激动药(沙美特罗和福莫特罗)也是孕期可以使用的,其药理学和毒理学与短效 β_2 受体激动药(沙丁胺醇)是相似的,只是其在肺内的沉积时间延长。

(5)茶碱类药物通过松弛支气管平滑肌,兴奋呼吸中枢,增强膈肌运动、抗炎等而发挥药物作用。该类药物作为二线药物,其治疗浓度范围有限,妊娠期由于肝代谢下降,因此必须监测血或尿中的茶碱浓度,调整剂量,以免发生严重的不良反应。

(6)抗胆碱能药物可通过降低迷走神经张力、减少 cGMP 产量使支气管平滑肌舒张,吸入给药循环吸收量极少,且无明显中枢神经系统及全身不良反应。抗胆碱能药物的吸入剂主要有阿托品(C 类药物)和溴化异丙托品(B 类药物)目前认为,吸入抗胆碱能药物对妊娠期哮喘的治疗是安全的。

处　方

(1)糖皮质激素

①布地奈德:$200 \sim 1600 \mu g$,分 $2 \sim 4$ 次服用,轻微的病例每日 $200 \sim 800 \mu g$,严重的 $200 \sim 1600 \mu g$。

②氟替卡松:$100 \sim 1000 \mu g$,每日 2 次吸入。轻度,$100 \sim 250 \mu g$;中度,$250 \sim 500 \mu g$;严重,$500 \sim 1000 \mu g$。然后依据每个患者的效果调整到最小有效

剂量。

③二丙酸倍氯米松:200～2000μg,每日 2 次吸入。轻度,200～600μg;中度,600～1000μg;严重,1000～2000μg。然后依据每个患者的效果调整到最小有效剂量。

对于长期应用糖皮质激素的患者和经 1h 上述治疗不佳者可静脉注射甲泼尼松,1mg/kg,每 6～8h 1 次,病情稳定者可逐渐减量。

(2)β₂ 受体激动药类支气管扩张药(雾化吸入或用有剂量标志的吸入器),在发作后 60～90min 最多可吸入 3 次,随后每 1～2h 吸入 1 次,直至病情良好控制。

①沙丁胺醇气雾剂:100～200μg,每隔 4～8h 1 次,但 24h 最多不超过 8 次。

②特布他林气雾剂:每次 0.25～0.5mg,每天 3～4 次。严重时可增至 1.5mg。

(3)雾化吸入异丙托品。

(4)预防用药

①色甘酸钠气雾剂:3.5～7mg,每日 3～4 次。

②孟鲁司特:每日 1 次,每次 10mg。

③扎鲁司特:每日 2 次,每次 20mg。避免进食时服用。

(5)若病情需要住院患者可考虑静脉应用氨茶碱,负荷量 6mg/kg,最初维持剂量为 0.5mg/(kg·h),调整滴速保持血药浓度为 8～12μg/ml。

【用药注意事项】

1. 密切监测肺功能及胎儿情况。

2. 在临产前 4 周已用类固醇激素者,需考虑予以应激量的皮质激素,常用氢化可的松 100mg,每 8h 1 次,临产时止痛药应选择无组胺释放的止痛药。

3. 麻醉采用局麻或硬膜外麻醉。

4. 哮喘用药分级

(1)β₂ 受体激动药:①特布他林 B 级;②羟异丙肾上腺素 C 级;③沙美特罗 C 级。

(2)抗组胺药(苯海拉明、西替利嗪、氯雷他啶)均属 B 级。

(3)糖皮质激素(倍氯米松、氟替卡松、氟羟脱氢皮质甾醇、布地奈德)均属 C 级。

（4）白三烯受体拮抗药(扎鲁司特、孟鲁司特)均属 B 级。

（5）色甘酸属 B 级。

5. 布地奈德常规治疗量对胎儿无不良影响,当吸入剂量达 1.4～1.8 mg/d 时,有可能发生下丘脑-垂体-肾上腺轴功能抑制。

6. 茶碱可通过胎盘屏障,母体和脐带血清中的茶碱浓度无显著差异。当血药浓度＞10μg/ml,可以出现短暂的新生儿呕吐、震颤和心动过速。非孕哮喘患者的茶碱血药浓度应维持在 5～15μg/ml,孕妇茶碱血药浓度应维持在 5～12μg/ml。妊娠期茶碱的清除率可能会下降 20%～35%,因此应密切检测血药浓度。孕妇应用氨茶碱可减少妊娠高血压综合征和低体重儿的发生率。但可能会提高早产和先兆子痫的发生率。目前尚未发现该类药物有致畸作用。

7. X 类药物为孕妇禁用,其危害性比治疗价值更大。如抗代谢和细胞毒性药物(甲氨蝶呤、环孢素等),异丙肾上腺素及肾上腺素等,必要时权衡利弊慎用,多在急救时使用。

三、妊娠合并肺结核

肺结核(tuberculosis)是由耐酸性结核分枝杆菌在肺部引起的急、慢性传染病。其病理特点为结核结节、干酪坏死和空洞形成。目前,由于生活水平及治疗水平的提高,发病率明显下降,但仍有部分病例存在。孕妇常规筛选检查肺结核发病率可达 1%,因此,妊娠合并肺结核的诊治不容忽视。

【症状与体征】

1. 症状　患者可有低热、乏力、盗汗、体重下降、咳嗽、少量咯血,当胸膜受累时,可有呼吸困难及胸痛。进展的肺结核,可严重影响肺功能。

2. 体征　多寡不一,取决于病变性质和范围,渗出性病变范围较大或干酪样坏死时,则可以有肺实变体征,较大的空洞性病变听诊也可闻及支气管呼吸音。

【辅助检查】

1. X 线片检查　对肺结核十分重要。肺尖部多见浸润斑状小阴影为早期再感染的特征,病变可以液化空洞形成,亦可硬结、钙化。有时可见肺门纵隔淋巴结肿大、肺段或肺叶不张、胸膜渗出、粟粒性肺结核等。

2. 痰液涂片　抗酸染色可找到结核杆菌。也可收集 24h 痰做结核菌培养及药敏试验。

3. 结核菌素试验 为重要的辅助诊断方法。试剂为纯化蛋白衍生物,以 5 个结核菌素单位皮内注射,48h 后硬结＞10mm 为(＋),5～9mm 为可疑,阴性结果不能排除结核。

【治疗原则】

1. 一般治疗原则

(1)及时治疗妊娠呕吐。

(2)注意补充营养,给予高蛋白和富有多种维生素的食物。

(3)肺结核活动期应卧床休息,房间内保持通风,阳光充足。

2. 用药目的与原则 抗结核药物使用基本上同非孕期结核病的治疗,但应选择对胎儿影响小的药物,遵循早期、规律、全程、适量、联合的原则。

处 方

(1)结核菌素试验阳性伴有低热、咳嗽、盗汗等临床症状,X 线胸片显示有浸润硬结等表现时,首选异烟肼 300mg/d,联合应用利福平 600mg/d,加用维生素 B_6 50mg/d,用药 2 个月后改为异烟肼 900mg 及利福平 600mg,每周 2 次,共 9 个月。

(2)结核菌素试验阳性无活动性结核表现时,孕妇用异烟肼预防治疗,300mg/d,每日 1 次,直至分娩。

【用药注意事项】

1. 抗结核药均属 C 级药物(除乙胺丁醇属 B 级外),使用时需权衡利弊。异烟肼可通过胎盘,未发现肯定的致畸作用,伴有肝毒性,定期复查肝功能,当转氨酶大于正常 5 倍时,需停药。需同时服用维生素 B_6,减少神经系统毒性。利福平可通过胎盘,有个别报道引起胎儿低纤维蛋白原血症的可能,乙胺丁醇有产生球后视神经炎的可能,剂量不能＞2.5g/d。链霉素可通过胎盘,对胎儿听神经及肾脏有损害危险,孕期不宜使用。对氨水杨酸引起胃肠反应较重,但并不致畸形,孕期很少使用。二线药物环丙沙星孕期使用安全。

2. 产后抗结核治疗并非母乳喂养的禁忌。因为乳汁中药物浓度很低而不会引起对婴儿的毒害,但婴儿与母亲接触,有被感染的可能。

四、妊娠期急性呼吸衰竭

妊娠期急性呼吸衰竭(acute respiratory failure in pregnancy)是指呼吸功能原来正常,由于突发原因导致呼吸抑制,肺功能突然衰竭的临床表现。是孕产妇死亡的重要原因之一。主要原因有成人呼吸窘迫综合征(ARDS)、血栓栓塞、羊水栓塞、静脉气栓、呼吸道感染、误吸引起的化学性肺炎、哮喘持续状态、心脏病、受体兴奋药使用不当、重症肌无力、纵隔气肿、气胸等。

【症状与体征】

1. 症状　急性呼吸衰竭时,除原发疾病的症状外,主要是缺氧及二氧化碳潴留引起的多脏器功能紊乱。临床表现有呼吸困难、发绀、精神及神经症状,即精神错乱、狂躁、昏迷、抽搐等,肺动脉高压导致右心衰竭。严重缺氧时,可发生心室纤颤或心搏骤停,亦可出现消化道溃疡,糜烂及出血。

2. 体征　心搏、呼吸增快,发绀,胸膜摩擦音,甚至有心力衰竭、休克的体征。

【辅助检查】

1. X 线平片诊断　可了解肺部病变情况,但要用铅裙遮挡腹部防护胎儿。

2. 血流动力学监测　肺动脉导管监测中心静脉压,对产科患者无特殊并发症发生。产科使用的指征为心功能Ⅲ级及Ⅳ级的心脏病、感染性休克、肺水肿、肺动脉高压及 ARDS 等。

3. 动脉血气分析　当动脉血氧分压＜8kPa(6mmHg),二氧化碳分压＞6.6kPa(50mmHg),作为诊断急性呼吸衰竭的指标。

【治疗原则】

1. 一般治疗原则

(1)病因治疗。

(2)保持呼吸道通畅。

(3)抗感染。

(4)合理输氧。

(5)纠正水、电解质紊乱。

2. 用药目的与原则

(1)洋地黄类药物及兴奋药使用。兴奋药是否使用尚有争议。洋地黄量要比常规用量小。因为心肺衰竭患者对洋地黄类药物的耐受性差。

(2)呼吸衰竭时,酸碱平衡失调及电解质紊乱情况是错综复杂的,而且变化快。故在治疗时,要进行血清钾、钠、氯和二氧化碳结合力动态观察。有条件时须测定血气分析、心电图,根据实验室检查结果,结合临床,积极治疗。

处　　方

(1)吸氧治疗

①在呼吸心搏骤停、急性肺水肿、ARDS 等严重缺氧的患者,当动脉血氧分压低至 25mmHg,重要脏器就可能丧失功能,甚至发生不可逆的损伤,需立即吸入高浓度氧($>50\%$)或 100% 的氧,但吸氧时间不能过长,以防氧中毒发生。

②对于缺氧伴有明显二氧化碳潴留者持续低浓度($<35\%$)给氧。

(2)机械通气治疗适应证

①在给氧的情况下,PaO_2 不能维持到 60mmHg。

②非代偿性酸中毒。

③不能清除气道分泌物或因精神状态改变需保护气道通畅时。

④神经-肌肉疾病。

⑤中枢性呼吸衰竭。

⑥心脏病,如充血性心力衰竭引起的呼吸功能障碍。

⑦ARDS、肺水肿、肺炎和支气管哮喘引起呼吸衰竭。

⑧慢性呼吸衰竭病情急性加剧。

【注意事项】

孕期机械通气应注意如下。

1. 妊娠期上气道相对较为狭窄,气管插管时易造成损伤,选择较小型号的气管套管。

2. 插管前需 100% 的氧,但也不可采用过度换气来增加动脉氧分压,以免发生碱中毒而导致子宫血流减少而使胎儿缺氧。

3. 机械换气调整血氧保持在正常孕期水平,即 $PaCO_2$ 30～32mmHg,孕期的 $PaO_2>95$mmHg。

第三节 消化系统疾病

一、妊娠合并急性胆囊炎

胆系感染泛指胆管系统的急性或慢性感染,常常合并有胆石症,而胆石症和感染又往往互为因果。感染菌最为常见的是大肠埃希菌,其次为链球菌、梭形芽孢杆菌等,此外还有厌氧菌属。产后比孕期更多见。

【症状与体征】

1. 症状 与非孕期相同。主要表现为腹痛、恶心、呕吐和发热。腹痛多位于右上腹胆囊区域,常向肩背腰部放射,持续性疼痛,常有阵发性加重。腹痛剧烈或有绞痛者表示为胆囊管可能有梗阻或化脓。发病后不久即可出现恶心、呕吐,如发展成化脓性或坏疽性可出现寒战、高热。其他如嗳气、腹胀,重者出现低血压、冷汗,甚至出现发绀、昏迷以致死亡。

2. **体征**　右上腹压痛,可有反跳痛或肌张,表示有腹膜炎;可触及肿大胆囊,墨菲征阳性在孕妇不多见。

【辅助检查】

1. 血常规多有血象及中性比升高,伴核左移,菌血症时血培养可阳性,因抗生素使用,胆汁培养多阴性,严重感染可阳性。

2. 血清丙氨酸氨基转移酶(ALT)与天冬氨酸转移酶(AST)轻度升高,胆总管有梗阻时,胆红素升高。

3. 超声检查是妊娠期最好的诊断手段。超声下的 Murphy 征,胆囊壁增厚及胆囊周围积液对诊断有帮助。

需与以下疾病进行鉴别:如妊娠合并急性病毒性肝炎、急性胰腺炎、急性阑尾炎、消化性溃疡急性穿孔、右心衰竭、心肌梗死、妊娠急性脂肪肝、重度妊娠期高血压疾病并 HELLP 综合征等疾病,一般经过有关的辅助检查,结合病史及体格检查,均能做出正确的诊断。

【治疗原则】

1. 一般治疗原则

(1)多主张非手术治疗

①卧床休息。

②控制饮食,必要时禁食、胃肠减压。

③纠正水、电解质和酸碱平衡失调,补充能量和多种维生素。

④抗感染和解除梗阻并举,慢性胆系感染一般宜手术治疗,以抗感染的保守治疗为辅。

(2)手术治疗:妊娠期如反复发作经非手术治疗无效,病情仍有发展,或出现严重合并症如胆囊坏死、穿孔,腹膜炎时应做胆囊切除术。

2. 用药目的与原则

(1)解痉、利胆。

(2)抗感染。

(3)抗休克,对症止血。

处　方

(1)解痉止痛药物治疗:阿托品 0.5～1mg 加盐酸哌替啶 50～100mg,肌内注射。

(2)抗感染治疗:根据病原菌情况选用对胎儿无不良影响的抗生素,如氨苄西林、头孢菌素类等。

①氨苄西林每次 1～1.5g,静脉滴注,每 6h 1 次。

②头孢唑林每次 1～1.5g,静脉推注或静脉滴注,每 6h 1 次,最大可用至每次 2.0g。

③头孢哌酮,用量为每次 2.0g,每 12h 1 次,静脉滴注,每日最大量可达 8g。

④头孢他啶,用量为每次 1～2.0g,每 8～12h 1 次,静脉滴注。

⑤根据药敏选用。

(3)感染性休克的治疗

补充血容量:

①等渗盐水 1000～1500ml,静脉滴注。

②右旋糖酐-40 500～1000ml,需要时快速输入。

③全血、血浆视病情而定。

纠正酸中毒:

5%碳酸氢钠 250ml 静脉先行输入,查血液生化及血气分析,根据测定结果调整用量。

(4)激素的应用:氢化可的松 100～300mg 或地塞米松 5～10mg,静脉注射。具有减轻细胞损害,稳定血压等作用。需要时每 4～6h 重复上述量的 1/2。

【用药注意事项】

1. 应用解痉镇痛药或镇痛药必须是在诊断明确情况下应用,并随时准备手术。胆系感染作为急腹症,有时十分危急,切不可为此而延误诊断。

2. 对危重患者切莫等待病情好转,只有解决胆道梗阻才能逆转感染性休克。

3. 妊娠期如反复发作经非手术治疗无效,病情仍有发展,或出现严重合并症如胆囊坏死、穿孔,腹膜炎时,应做胆囊切除术。

4. 氢化可的松、地塞米松均属 C 级,若用于妊娠早期属于 D 级。

二、妊娠合并急性胰腺炎

急性胰腺炎是常见的急腹症之一。妊娠期的发生率与非孕期相同,多发生在妊娠末期与产后。轻型胰腺炎的炎症局限于胰腺本身,表现为充血、水肿;重症胰腺炎则出现胰腺出血坏死,不仅是胰腺的局部炎症病变,而且是炎症波及多个脏器的全身性疾病。与非孕妇不同的是这些孕妇并不酗酒。

【症状与体征】

1. 症状　急性水肿型胰腺炎主要症状为腹痛、恶心、呕吐、发热。而出血坏死型胰腺炎的症状除上述情况外,又因胰腺有出血、坏死和自溶,故又可出现休克、高热、黄疸、腹胀以至于肠麻痹、腹膜刺激征及皮下出现淤血斑等。

2. 体征　水肿型胰腺炎症状较轻,多有上腹部压痛、反跳痛及肌紧张,腹胀,肠鸣音减弱,如出现腹水及急性腹膜炎等表现时,应考虑病情发展为急性出血坏死型胰腺炎的可能。

【辅助检查】

1. 实验室检查

(1)白细胞计数一般为$(10\sim20)\times10^9/L$,如感染严重则计数偏高,并出现明显核左移。部分患者尿糖增高,严重者尿中有蛋白、红细胞及管型。

(2)血、尿淀粉酶多明显升高。

(3)血清脂肪酶升高。

(4)血清钙多下降。

(5)血中出现正铁蛋白。

2. 超声检查　能显示胰腺肿大轮廓、渗液的多少与分布,对假性胰腺囊肿、脓肿也可被显示。

3. CT　产后急性胰腺炎还可用 CT 判断有无胰腺坏死或脓肿,有无渗出。CT 虽使胎儿暴露于 X 线下,但考虑误诊对孕产妇的危害,必要时仍需做。

【鉴别诊断】

1. 消化性溃疡急性穿孔有较典型的溃疡病史,腹痛突然加剧,腹肌紧张,肝浊音消失,X 线透视见膈下有游离气体等可资鉴别。

2. 胆石症和急性胆囊炎常有胆绞痛史,疼痛位于右上腹,常放射到右肩部,Murphy 征阳性,血及尿淀粉酶轻度升高。超声及 X 线胆道造影可明确诊断。

3. 急性肠梗阻腹痛为阵发性,腹胀,呕吐,肠鸣音亢进,有气过水声,无排气,可见肠型。腹部 X 线可见液气平面。

4. 心肌梗死有冠心病史,突然发病,有时疼痛限于上腹部。心电图显示心肌梗死图像,血清心肌酶升高。血、尿淀粉酶正常。

5. 妊娠剧吐。

【治疗原则】

1. 一般治疗原则 多数主张非手术治疗,胃肠减压,使消化道休息,同时减少胰酶分泌,从而降低胰酶对胰腺的自溶作用。静脉输液纠正水、电解质紊乱,尤其高糖低钙时。手术治疗指征:如保守无效或有脓肿、坏死则需外科手术治疗。

2. 用药目的与原则 主要是缓解疼痛,并应给广谱抗生素。

处 方

(1) 在患者腹痛明显可给予哌替啶(B 级),缓解疼痛。因其对 Oddi 括约肌痉挛比吗啡轻,并加用阿托品(C 级)。剂量参考上节。

(2)抗感染治疗,选用头孢青霉素等广谱抗生素。具体用药参考上节。

三、妊娠合并肠梗阻

肠梗阻即肠内容物不能正常运行、顺利通过肠道,是外科常见病症。可分为:①机械性,是由于各种原因引起肠腔变狭小。如肠腔堵塞,肠管受压和肠壁病变等。②动力性,由于神经反射或毒素刺激引起肠壁肌功能紊乱,使肠蠕动丧失或肠管痉挛,以致肠内容物不能正常运行。③血供性,由于肠系膜血管栓塞或血栓形成,使肠管血供障碍,继而发生肠麻痹而使肠内容物不能运行。④原因不明性,无明显病因可查,是一种慢性疾病,表现有反复发作肠梗阻的症状,腹部 X 线平片常不显示气液面。妊娠期易发生肠梗阻的时间:①孕中期当子宫升入腹腔时;②近足月胎头入盆时;③产后当子宫突然缩小时。

【症状与体征】

1. 症状 各类肠梗阻有一共同特点即肠管的通畅性受阻,因此有程度不同的腹痛、呕吐、腹胀和停止排气排便等症状。

(1)腹痛:腹痛是机械性肠梗阻最先出现的症状,表现为阵发性绞痛,麻痹性肠梗阻的腹胀明显。腹痛不明显,阵发性腹痛尤为少见。

(2)呕吐:肠梗阻早期,呕吐呈反射性,呕吐物为食物或胃液,后期呕吐物为粪样带臭味的肠内容物。呕吐物如为棕褐色或血性,是肠管血供障碍的表现。

(3)腹胀:腹胀与梗阻程度及部位有关,一般梗阻越完全,梗阻部位越低,腹胀越明显。高位肠梗阻腹胀不明显。闭襻性肠梗阻,表现为局限性腹胀。

(4)排便排气停止:完全性肠梗阻病人多不再排便排气。绞窄性肠梗阻可排出血性黏液或果酱样粪便。

2. 体征　腹部包块、肠形、叩诊鼓音、肠鸣音亢进或消失、腹部振水音。

【辅助检查】

1. 实验室检查:合并感染者血常规及中性比可升高,可出现电解质紊乱。

2. 腹部超声检查多可见包块、气腹,肠间可有积液。

3. X 线立位腹平片可见多发气液平。

【治疗原则】

1. 一般治疗原则

(1)卧床休息。

(2)禁食水,胃肠减压。

(3)加强营养,给予高热量、高蛋白等肠外营养。

(4)手术治疗的原则和目的:在最短手术时间内,以最简单的方法解除梗阻或恢复肠腔的通畅。

手术治疗适应证:①绞窄性肠梗阻或已出现腹膜炎症状的肠梗阻;②肿瘤;③先天性肠道畸形引起的肠梗阻;④非手术治疗无效的患者。

2. 用药目的与原则

(1)抗感染治疗。

(2)矫正水、电解质紊乱和酸碱失衡。

(3)营养支持,加强术后支持治疗,防治术后并发症。

(4)解痉药对症治疗。

处　方

(1)抗感染治疗

①青霉素类或头孢类抗生素,如青霉素 400 万 U,静脉滴注,每日 2～3 次。

②甲硝唑 250ml,静脉滴注,每日 2 次。

③头孢他啶 2.0g＋生理盐水 100ml,静脉滴注,每日 2 次或每 8h 1 次。

(2)营养支持治疗

①10％葡萄糖 300ml,50％葡萄糖 200ml,胰岛素 20U,氯化钾 1.5g,立即给予。

②中长链脂肪乳 250ml,静脉滴注,每日 1～2 次。

③18 种氨基酸 250ml,静脉滴注,每日 1～2 次。

④5％葡萄糖氯化钠 500ml,水溶、脂溶性维生素各 1 支,静脉滴注,立即给予。

(3)解痉镇痛

①地西泮(安定)10mg,肌内注射,立即给予。

②吗啡 50～100mg,肌内注射,立即给予。

③哌替啶(度冷丁)50～100mg,肌内注射,立即给予。

④曲马朵 100mg,肌内注射,立即给予。

【用药注意事项】

1. 手术应做纵形切口。妊娠中期术中尽量避免干扰子宫,术后继续保胎治疗。

2. 如妊娠 34 周以上,估计胎儿肺已成熟,应先做剖宫产取出胎儿,使子宫缩小后再探查腹腔。

3. 孕妇怀疑有肠梗阻时,一定要做 X 线腹透或平片检查,因为权衡孕妇由于误诊所带来的危害远远大于胎儿暴露于 X 线的影响。

4. 甲硝唑属于 B 级药物,但妊娠前 3 个月禁用,妊娠 3 个月后、严重肝病患者、血液恶病质患者慎用。地西泮属 D 类药物,吗啡属 C 类药物,哌替啶属 B 类药物,曲马朵属 C 类药物,使用时需告知患者及家属,权衡利弊。

第四节　泌尿系统疾病

一、无症状性菌尿

无症状性菌尿(asymptomatic bacteriuria,ASB)是指泌尿道发生了细菌感染但是患者本身没有泌尿道感染的症状。孕妇菌尿的发生率为 2％～7％。最常见的因素是社会因素,在美国,贫困妇女无症状性菌尿的发生率是经济状况比较好妇女的 5 倍,但与种族无关。有镰刀细胞性贫血的孕妇无症状性菌尿的发生率是正常孕妇的 2 倍。其他的危险因素包括糖尿病、神经性尿潴留及既往有泌尿道感染,约有不到 1% 的孕妇会发生无症状性菌尿。

【症状与体征】

病人本身没有泌尿道感染的症状。

【辅助检查】

1. 对所有的孕妇首次产前检查时进行无症状性菌尿筛查,常用的检查指标是菌尿的确定,菌尿即指尿液中存在 $\geqslant 10^5/ml$ 的单一菌落。在采集标本时,如果使用导尿的方法进行,即使细菌数量没有达到此数字,也要考虑的无症状性菌尿诊断。如果尿液中细菌数量 $< 10^5/ml$,或者标本中含有一种以上细菌,通常表示标本污染。

2. 另有几种筛查方法,如尿常规检查、白细胞脂酶活力、尿滴检查、亚硝酸盐试验(Griess test)和尿培养。其中尿培养是检测妊娠菌尿存在的最准确的筛查方法。

【治疗原则】

1. **一般治疗原则**　多种抗生素治疗无症状性菌尿效果良好。对于孕妇应考虑选用对胎儿、孕妇安全的,对细菌敏感的药物。

2. **用药目的与原则**　首选氨苄西林或头孢菌素类。

处　　方

(1)阿莫西林 500mg,口服,每 8 小时 1 次,3～5d。

(2)阿莫西林一克拉维酸钾 500mg,口服,每 12 小时 1 次,3～5d。

(3)头孢氨苄 500mg,口服,每 8 小时 1 次,3～5d。

(4)磷霉素氨丁三醇 3g,口服,单剂治疗。

【用药注意事项】

1. 接受治疗的孕妇有 1/3 无症状性菌尿持续存在或妊娠期间复发,因此,应及时随访复查,以保证疗效和监测感染复发。

2. 约有 38% 的妊娠期无症状性菌尿妇女今后数年内会产生菌尿。

3. 孕期选药的原则:①选用对细菌敏感的药物;②选用对母、胎儿安全的药物;③可首选氨苄西林或头孢菌素类药物。磺胺类不适用于晚期妊娠,以防新生儿发生核黄疸;氨基糖苷类抗生素对胎儿听神经及肾脏有毒性,不宜使用;四环素为孕妇避免使用药物。

二、急性膀胱炎

妊娠期膀胱炎发生率为 0.3%～1.3%。妊娠本身不增加发生膀胱炎的危险,但是有 1/3 的膀胱炎孕妇,是在第一次产前检查中发现有菌尿史。发病机制与非妊娠妇女类似。急性膀胱炎是否增加急性肾盂肾炎或某些妊娠并发症尚不清楚。

【症状与体征】

1. 症状 以膀胱刺激症状为主,最常见的表现为尿频、尿急、尿痛或排尿困难。孕妇典型的症状是排尿时有烧灼感或尿痛。

2. 体征 耻骨上不适,偶有血尿,但不伴有明显的全身症状。

【辅助检查】

1. 冲洗中段尿沉渣中白细胞增多,亦可有红细胞增多。

2. 尿培养阳性。

【治疗原则】

1. 一般治疗原则

(1)多饮水。

(2)禁止性生活。

2. 用药目的与原则 解除症状,预防复发。

(1)选用对细菌敏感的药物。

(2)选用对母儿安全的药物。

> 处 方

(1)呋喃妥因 100mg,口服,每日 2 次。

(2)头孢克肟 100mg,口服,每日 2 次。

(3)磷霉素氨丁三醇 3g,口服,单剂治疗。

(4)阿莫西林—克拉维酸钾 500mg,口服,每 12 小时 1 次。

【用药注意事项】

完成治疗 3~5d 复查尿培养,若仍为阳性还应继续治疗。

三、急性肾盂肾炎

急性肾盂肾炎(acute pyelonephritis)是妊娠期最严重泌尿道感染。有 1%~2% 的孕妇并发急性肾盂肾炎。绝大多数急性肾盂肾炎发生在妊娠中晚期。有资料统计只有 9% 出现在妊娠早期,出现在妊娠中期占 45%,妊娠晚期占 45%。

【症状与体征】

1. 症状 起病急剧,突发寒战、高热、单侧或双侧肋痛,食欲缺乏、恶心、呕吐,伴或不伴膀胱刺激症状。

2. **体征**　急性病容,弛张高热,体温不升仅 34℃ 亦可高达 40℃ 或以上,患侧脊肋角有明显叩痛。

【辅助检查】

1. 血白细胞计数增高,中性粒细胞比例增高。

2. 尿培养阳性、尿液分析发现有成堆的白细胞或脓细胞及大量细菌。

3. 10％～15％可出现血培养阳性。细菌种类与尿培养相同,寒战时取血培养可获得较高的阳性率,最好是在治疗前培养,并同时做药物敏感试验。

【鉴别诊断】

1. **高热**　需与上呼吸道感染及产褥感染等鉴别。

2. **腹痛**　需与急腹症鉴别。

(1)急性阑尾炎,初起时有低热,并有转移性痛。

(2)胆绞痛,常有胆石症史,疼痛位于右上腹。

(3)急性胃肠炎,有发热、恶心及吐泻,常有饮食不洁史。

3. **肋痛**　需与急性肾、输尿管积水鉴别。

【治疗原则】

1. **一般治疗原则**

(1)卧床休息,取左侧卧位,有利于输尿管引流通畅,使尿液保持在 2000ml/d 以上,达到对尿路冲洗和引流作用。

(2)多饮水,补充足够的液体,纠正电解质紊乱及酸碱平衡,改善全身情况。

(3)严密监测体温、血压、脉搏及呼吸等生命体征,记录尿量。

2. **用药目的与原则**

(1)抗感染治疗。静脉给予抗生素如头孢类或氨苄西林,总有效率达 80％。大多数患者在治疗开始后 24～48h,体温恢复正常,症状消失。当治疗＞72h 未见明显改善,应重新评估抗生素的使用是否恰当,以及存在潜在的泌尿系统疾病。

(2)矫正水、电解质紊乱和酸碱失衡。

(3)营养支持,加强支持治疗,防治中毒性休克的发生。

处　　方

(1)抗感染治疗。

①青霉素类,如青霉素 400 万 U,静脉滴注,每日 2～3 次。

②头孢他啶 2.0g＋生理盐水 100ml,静脉滴注,每日 2 次。

③头孢哌酮舒巴坦钠(B 级)每日 4～6g。

④对头孢类过敏而选用氨曲南(B 级)每日 3g。

⑤治疗 7～10d,尿培养若仍为阳性,可使用呋喃妥因 100mg,每晚睡前口服,但应注意呋喃妥因禁用于足月孕妇(孕 38 周以上)。

(2)营养支持治疗:10％葡萄糖 300ml＋50％葡萄糖 200ml＋胰岛素 20U＋氯化钾 1.5g,静脉滴注,立即给予。

(3)对症治疗:控制高热(常用对乙酰氨基酚,FDA 分级为 B 级)。

【用药注意事项】

1. 严密监护胎儿情况。

2. 经常取左侧卧位有利于尿液引流及防止感染的发生。

3. 积极治疗急性膀胱炎对防止其上行感染有积极意义。

四、产后尿潴留

尿潴留(retention of urine)是指尿液在膀胱内不能排出。多数产妇于分娩后 4～6h 可以自行排尿,但有些产妇产后长时间(＞8h)膀胱充盈,而不能自行排尿,这种现象称为产后尿潴留。多见于初产妇。如尿液完全潴留膀胱,称为完全性尿潴留;如排尿后仍有残余尿液,称为不完全性尿潴留。急性发作者称为急性尿潴留;缓慢发生者为慢性尿潴留。

【症状与体征】

1. 症状　产妇产后＞8h 不能自行排尿,并自觉膀胱憋胀而不能排出。

2. 体征　检查下腹部膨隆胀满,有时可见充盈的膀胱轮廓,导尿可证实。

【辅助检查】

B 型超声可诊断。

1. 一般治疗原则　让产妇精神放松,采取自己习惯的排尿体位。用温水冲洗外阴,同时让产妇听到流水声刺激其尿意而促进排尿;或将热水倒入便盆内,令产妇坐其上,利用湿热蒸气的熏蒸可使尿道口痉挛缓解而排尿。使用热水袋热敷膀胱部位,促进膀胱收缩。可采取推拿利尿穴(脐与耻骨联合中点),以逆时针方向按摩,并间歇向耻骨联合方向推压,先轻后重,每次 5～15min。也可针刺气海、关元、中极、三阴交、阴陵泉等穴位刺激排尿。

2. 用药目的与原则

(1)新斯的明为一种易逆性抗乙酰胆碱的药物,对胃肠道、膀胱、平滑肌及骨骼肌兴奋作用较强,引起膀胱逼尿肌收缩,促进排尿,可用于产后尿潴留,且不引起膀胱炎上行感染。另外新斯的明对胃、肠道、膀胱平滑肌作用强,由于渗透力差,故对眼睛、心脏作用较弱。其心血管不良反应较少。

(2)开塞露由 50%的甘油和小量山梨醇组成,具有刺激肠蠕动、润滑肠壁、软化大便的作用,其机制是甘油直接刺激肠壁促进肠蠕动,通过反射性兴奋盆腔神经,引起膀胱逼尿肌有力收缩及膀胱内括约肌松弛,阴部神经冲动的减少,使膀胱外括约肌开放,加之排便是使腹直肌和膈肌强烈收缩,通过一系列神经反射,使腹内压及膀胱内压增高,促进尿液排出,达到治疗尿潴留的目的。

处　方

(1)新斯的明 0.5mg,分别注入双侧足三里穴。

(2)中药蝉衣 9g,煎汤后顿服,有利尿作用。

(3)开塞露 40ml,全部注入直肠内。

(4)甲磺酸多沙唑嗪,每日 1 次,每次 1 片。

经上述诸法处理仍不能排尿时,应在严格无菌操作下放置导尿管,排空膀胱并保留尿管开放 24h,使膀胱充分休息,然后每 2~4h 开放尿管 1 次,以锻炼膀胱肌肉的收缩功能,1~2d 撤除尿管多能自行恢复排尿功能。导尿同时应注意预防感染。

【用药注意事项】

1. 为防止产后的尿潴留,应让产妇每 3~4h 排尿 1 次。

2. 甲磺酸多沙唑嗪妊娠分级为 C 级。本药有降血压的作用,用药时应关注血压变化。

第五节　造血系统疾病

一、贫血

(一)缺铁性贫血

缺铁性贫血(iron deficiency anemia,IDA)是妊娠期最常见的贫血,约占妊娠期贫血的 95%。本病遍及世界各地,但地区差异较大,与地区经济情况及妇女社会地位相关,常与贫穷落后、营养不良相伴。

【症状与体征】

主要取决于体内缺铁的程度。

1. 隐性缺铁阶段　此时骨髓内储存铁减少,骨髓内含铁血黄素或嗜铁细胞减少或消失,但体内尚有足够的储存铁供应红骨髓造血,红细胞数量、血红蛋白含量及血清铁蛋白均在正常范围或其均值变化不明显,细胞内含铁酶类也无减少。临床上可无任何贫血的表现。

2. 早期缺铁性贫血阶段　此时储存铁已耗尽,血清铁开始下降,红细胞数量和血红蛋白减少,骨髓幼红细胞可利用的铁减少。出现正细胞性贫血,临床上可有轻度贫血的症状,如皮肤、口唇黏膜及睑结膜稍苍白。

3. 重度缺铁性贫血阶段　骨髓幼红细胞可利用的铁完全缺乏,各种细胞内含铁酶类亦逐渐减少,骨髓造血发生明显障碍,骨髓中红细胞系均呈代偿性增生,出现小细胞低色素性贫血,血清铁显著下降,临床出现明显贫血症状;如全身乏力、面色苍白、头晕眼花、重度妊娠水肿、活动后心悸气短,甚至可发生贫血性心脏病和充血性心力衰竭。此外还可因细胞酶类减少,组织和细胞功能因缺氧发生一系列症状,如胃肠功能低下、胃酸分泌不足或肠道吸收障碍,铁质吸收困难可使贫血进一步加重。还可因皮肤上皮细胞功能降低半胱氨酸缺乏,出现指(趾)甲扁平、脆薄易裂或反甲、皮肤变得干燥、毛发失去光泽且易脱落,孕妇显得苍老憔悴,无力懒动。

【辅助检查】

1. 实验室检查

(1) 血常规:血红蛋白<100g/L,血涂片典型小细胞低色素性贫血,红细胞平均容积(MCV)<80/μm^3,红细胞平均血红蛋白含量(MCH)<26pg,红细胞平均血红蛋白浓度(MCHC)<30%,网织红细胞正常或减少,白细胞及血小板一般无明显变化。

(2) 骨髓象:红细胞系统增生活跃,以中、晚幼红细胞增生为主,可见红细胞分裂象,无可染色铁,各期幼红细胞体积较小,胞质少,染色较正常深,偏蓝或嗜多色性。边缘不规则,核小而致密,粒细及巨核系统多无明显变化。

2. 血清学检查　血清铁<8.95$\mu mol/L$(50$\mu g/dl$),总铁结合力>64.44$\mu mol/L$(360$\mu g/dl$),铁饱和度明显降低到10%~15%或以下,当血红蛋白降低不明显时,血清铁降低为缺铁性贫血早期重要表现。

【鉴别诊断】

临床上主要与巨幼红细胞性贫血、再生障碍性贫血和地中海性贫血相鉴别,根据病史和临床表现及血常规、骨髓象的特点,一般鉴别诊断并不困难。

【治疗原则】

1. 一般治疗原则

(1)加强营养,鼓励孕妇进高蛋白及含铁丰富的食物,如黑木耳、海带、紫菜、猪(牛)肝、豆类、蛋类食品等。此类食物不但含铁丰富,而且容易吸收。

(2)教育孕妇改变不良饮食习惯,避免偏食挑食。

(3)孕期适当休息,积极预防早产。

(4)如有特殊的疾病应同时针对病因进行治疗,如有胃肠功能紊乱、消化不良可给予药物对症治疗。

2. 用药目的与原则

(1)对因治疗:补充铁剂,去除导致缺铁加重的因素。

(2)对症治疗:输血疗法。

处　　方

(1)口服给药:一般均主张以口服给药为主,其安全有效、简单易行、价格低廉。

①硫酸亚铁:为首选,0.3g,每日 3 次,如果同时服用 1% 稀盐酸 10ml 和维生素 C 100mg 更有助于铁的吸收。制酸剂、鸡蛋、奶制品、面包和其他谷类食物等如与铁剂同服可影响铁的吸收,因此在饭前 1h 和饭后 2h 内不宜口服硫酸亚铁。如果服后恶心、胃肠反应较重,也可饭后服用,但对铁的吸收率有一定影响。复方硫酸亚铁控释片(福乃得):每日 1 片,每片含硫酸亚铁 525mg,维生素 C 500mg 和 B 族维生素等。控释硫酸亚铁,使铁离子缓慢释放,减少对胃的刺激作用。维生素促进铁的吸收并对胃肠道有保护作用。

②多糖铁复合物(力蜚能):为多糖铁复合物,易被肠黏膜吸收,但无胃肠道不良反应,治疗量每日 150～350mg。

③富马酸亚铁:0.2～0.4g,每日 3 次,含铁量较高,对胃肠道刺激小,有时也有上腹不适、腹泻或便秘等。

④枸橼酸铁胺:10% 枸橼酸铁 10～20ml,每日 3 次,适用于吞服药片有困难者,但其为三价铁不易吸收,治疗效果差一些,不适于重症贫血的患者。

上述口服铁剂补充后 5～7d,血网织红细胞开始上升,7～12d 达高峰,可达 10%～15%,随之血红蛋白和红细胞容积逐渐升高,显示服铁有效。待血红蛋白明显上升以后可逐渐减少用量,为满足妊娠需要,并充分补充体内储存铁,治疗应维持到产后 3 个月。如果规则用药 3 周,血红蛋白仍无明显改善,应考虑是否为缺铁性贫血。

(2)注射用药:注射用铁剂多用在妊娠后期重度缺铁性贫血或患者因严重胃肠道反应不能接受口服给药者。使用后吸收快,缺点是注射局部疼痛。约 5％的患者可有全身不良反应或毒性反应。常用的制剂如下。

①右旋糖酐铁:每毫升含铁 50mg,首次肌内注射 50mg,如无反应可增加到 100mg,每日或隔日注射 1 次,15～20d 为 1 个疗程,一般每注射 300mg 可提高血红蛋白 10g/L。

②山梨醇铁:每毫升含铁 50mg,每次 50～100mg 肌内注射,局部反应较少,但全身反应较重。

【用药注意事项】

产时及产后处理如下。

1. 临产后鼓励产妇进食,保证足够入量,避免产程过长或急产,加强胎心监护,低流量持续吸氧。

2. 中度或重度贫血者,应配新鲜血备用,并开放静脉。宫口开全后,可助产缩短第二产程,但应尽量避免意外的产伤。

3. 积极预防产后出血,胎肩娩出后立即静脉注射缩宫素 10～20U,如无禁忌时,胎盘娩出后可肌内注射麦角新碱 0.2mg,同时用缩宫素 20U 加入 5％葡萄糖中静脉滴注,持续至少 2h。

4. 胎儿娩出后仔细检查并认真缝合会阴、阴道伤口,严格无菌操作。

5. 产后使用抗生素预防感染。如有适应证需行剖宫产时,术中应尽量减少出血。

(二)巨幼细胞贫血

巨幼细胞贫血(megaloblastic amemia)临床较为少见,占所有贫血的 7％～8％,妊娠合并巨幼细胞贫血可占全部巨幼细胞贫血的 43.2％,妊娠期发病率为 0.5％～2.6％,孕期发生妊娠高血压疾病和感染时,发生率明显增加,而双胎妊娠时可高达 17％。一般本病多在妊娠最后 3 个月发病或症状加重。

【症状与体征】

1. 贫血 孕妇多起病急,贫血多为中度或重度,常在妊娠中后期发病,表现为软弱无力、头晕、眼花、表情淡漠、皮肤黏膜干燥水肿,活动后心慌气短等,严重病例可出现原位溶血及再生障碍危象,出现黄疸及全血细胞减少。

2. 消化道症状　常有食欲缺乏、恶心呕吐、腹胀、便秘或腹泻等消化道症状,舌质红,舌乳头萎缩而致表面光滑(牛肉舌)。

3. 神经系统症状　因维生素 B_{12} 缺乏而发病,主要由于周围神经、脊髓后侧束联合变性或脑神经受损,表现为乏力、手足对称性麻木、深感觉障碍、共济失调,部分腱反射消失及锥体束征阳性,有时神经系统症状可于贫血之前出现。叶酸缺乏可引起情感改变,可出现狂躁、抑郁、定向力和记忆力减退等精神症状。

【辅助检查】

1. 外周血象　呈大细胞性贫血,红细胞体积$>95\mu m^3$,平均血红蛋白含量$>32pg$,红细胞大小不均及异型红细胞,网织红细胞大多减少,白细胞轻度或中度减少,血小板通常减少。

2. 骨髓象　红系呈巨幼细胞增生,不同成熟期的巨幼细胞占骨髓有核细胞的 $30\%\sim50\%$。

3. 叶酸及维生素 B_{12} 测定　血清叶酸$<6.81nmol/L(3ng/ml)$,红细胞叶酸$<227nmol/L(100ng/ml)$表示叶酸缺乏,血清维生素 $B_{12}<74pmol/L$($90pg/ml$)表明其缺乏。

4. 试验性治疗　可用于区分叶酸缺乏还是维生素 B_{12} 缺乏,通常叶酸$200\mu g$ 肌内注射或口服 $0.4mg$,每日 1 次连用 10d,10d 内网织红细胞数目明显增加,血常规明显好转示叶酸缺乏,或应用维生素 $B_{12}1\mu g$ 肌内注射,每日 1次,用药 2～3d 自觉症状好转、网织红细胞上升、骨髓内巨幼细胞多在 48h 内转为正常形态的红系细胞,显示维生素 B_{12} 缺乏。

【鉴别诊断】

1. 当出现巨幼细胞时应与类红血病和白血病鉴别。

2. 出现三系细胞减少时应与再障鉴别,再障患者骨髓巨核细胞减少,可与本病鉴别。

【治疗原则】

1. 一般治疗原则

(1)合理饮食,增加营养。

(2)多吃含叶酸、维生素 B_{12} 及含铁丰富的食物、新鲜蔬菜及蛋白质。

(3)密切监测孕妇与胎儿情况。

2. 用药目的与原则

(1)对因治疗:补充缺乏的造血物质。

(2)对症治疗:严重贫血需输血治疗。

(3)抗感染能力降低,积极防治感染。

(4)监测血钾情况,必要时补钾。

处　　方

(1)如果是叶酸缺乏引起的巨幼红细胞贫血,可以口服叶酸 $15\sim30mg$,分 3 次口服,也可以肌内注射叶酸,每日 $10\sim30mg$,注射 $3\sim6d$。

(2)如果是维生素 B_{12} 缺乏引起的巨幼细胞贫血,可以用维生素 B_{12} 每日 $100\sim200\mu g$,肌内注射 $3\sim6d$ 即可改善症状。

(3)适当补充铁剂。经叶酸治疗后,在贫血改善、红细胞升高的同时,对铁的需要量增加,应同时补充铁剂及维生素 C 以供造血之用。

(4)血红蛋白$<60g/L$ 时,应少量输入新鲜血。

【用药注意事项】

1. 叶酸缺乏的患者,给予叶酸治疗即可奏效,而对维生素 B_{12} 缺乏的患者仅用叶酸治疗则神经系统症状无改善,甚至可因叶酸治疗后红细胞和血红蛋白生成增加而消耗更多的维生素 B_{12},使神经系统症状加重,所以在叶酸治疗前必须排除维生素 B_{12} 缺乏的可能。对于胃酸缺乏者,维生素 B_{12} 吸收可能不足,最好在叶酸治疗的同时,给予维生素 B_{12} 做预防性治疗。

2. 计划妊娠的妇女均应补充叶酸,一般应在妊娠前 3 个月开始,$0.5\sim1mg$,每日 1 次口服,持续用药至少达妊娠 $8\sim12$ 周,妊娠后预防用量为 5mg,每日 1 次。

3. 孕中晚期发病者,及时补充叶酸及维生素 B_{12},严重贫血者给予输血;注意监测胎儿、胎盘功能情况。

(三)再生障碍性贫血

再生障碍性贫血(aplastic anemia)是由多种原因引起的骨髓造血干细胞或造血微环境受损,而造成的全血细胞减少为主要表现的一组综合征。妊娠合并再生障碍性贫血较少见,在妊娠和分娩过程中可因贫血、出血和感染对母儿造成不利的影响。

【症状与体征】

1. 贫血　贫血一般为进行性,主要为骨髓造血功能衰竭所致。

2. 出血　出血主要是由血小板生成障碍所致,可发生皮肤、牙龈、鼻、胎盘、消化道及颅脑等部位出血。

3. **感染**　感染主要因粒细胞和单核细胞减少及机体防御功能下降所致,此外也和 γ-球蛋白减少及淋巴组织萎缩有关,产后出血和创伤很容易发生产道和全身感染。产后感染是造成孕产妇死亡的主要原因。

4. **临床分类**　根据其发病情况分为急性再生障碍性贫血和慢性再生障碍性贫血。

(1)急性再生障碍性贫血:又称重型再生障碍性贫血 I 型。临床表现为发病急,贫血呈进行性加剧,常伴有严重的内脏出血及感染。

(2)慢性再生障碍性贫血:临床表现为发病慢,贫血、出血和感染较轻。

【辅助检查】

1. **急性再生障碍性贫血**　除血红蛋白下降较快外,尚具有以下 4 项中之 2 项。

(1)网织红细胞<1%,绝对值<0.015×10^{12}/L。

(2)白细胞明显减少,中性粒细胞绝对值<0.5×10^9/L。

(3)血小板<20×10^9/L。

(4)骨髓象:多部位增生减少,三系造血细胞明显减少,非造血组织增生。

2. **慢性再生障碍性贫血**

(1)血常规:血红蛋白下降速度较慢,网织红细胞、白细胞、中性粒细胞及血小板值均较急性再生障碍性贫血为高。

(2)骨髓象:三系或两系血细胞减少,至少一个部位增生不良,巨核细胞减少,骨髓小粒、脂肪组织及非造血组织增加。如果在慢性再生障碍性贫血发病过程中病情恶化,临床表现、血常规和骨髓象与急性再生障碍性贫血相同,则称之为重型再生障碍性贫血 II 型。

【治疗原则】

1. **一般治疗原则**

(1)增加营养,改善患者一般情况。

(2)提高免疫功能。

(3)避免外伤和便秘,积极预防出血和感染。

2. **用药目的与原则**

(1)对因治疗:应用细胞因子。

(2)对症治疗:输血疗法、激素疗法。

处　方

(1)输血疗法:目的是矫正贫血,预防感染,防止出血,通过少量、多次输血使血红蛋白维持在 60g/L 以上,临产前最好使 Hb 达到 80g/L 以上,以增加对产后出血的耐受力。应根据情况输成分血。

①严重贫血,可输浓缩红细胞或红细胞悬液。

②血小板数量过低伴有严重出血倾向时,应输浓缩血小板,使血小板维持在 20×10^9/L 以上。

③粒细胞计数$<0.5 \times 10^9$/L,并发严重感染时,应输粒细胞浓缩液。

(2)激素疗法

①泼尼松 30～40mg,口服,每日 1 次。

②睾酮 50～100mg,肌内注射,每日 1 次。

③苯丙酸诺龙 6～12mg,口服,每日 1 次。

【用药注意事项】

1. 再生障碍性贫血妇女病情未缓解者应严格避孕,不宜妊娠,对经治疗病情缓解妊娠者,应由血液科及产科医师共同管理。

2. 临产时做好输血准备,给予广谱抗生素预防感染,加强产力;并加强对胎儿的监测,临产后应行 CST 检查。

3. 产褥期继续支持治疗,应用宫缩药使子宫收缩,避免产后出血,应用广谱抗生素预防感染。

4. 激素疗法对妊娠和胎儿可有影响(泼尼松属于 C 级药物,睾酮、司坦唑醇均属 X 级药物),且易引起肝功能的损害,故一般不宜使用。但当再生障碍性贫血病情严重,考虑终止妊娠前,可用以改善症状和血常规。

(四)溶血性贫血

溶血性贫血是指红细胞寿命缩短、破坏增加,骨髓造血功能代偿不足时发生的一类贫血。可分为遗传性(如珠蛋白生成障碍性贫血)和获得性(如自身免疫性溶血性贫血)两类。

【症状与体征】

1. 症状　该病临床表现多样化,轻重不一。一般起病缓慢,常表现为全身虚弱、头晕,以发热和溶血起病者较少见。急性型多见于小儿,但有时也见于成人,往往有病毒感染病史。起病急骤、寒战、高热、腰痛、呕吐、腹泻,严重者可出现休克,神经系统表现有头痛、烦躁以至于昏迷。

2. 体征　皮肤黏膜苍白及黄疸可见于 1/3 患者,半数以上患者有轻度至中度脾大,1/3 患者有中度肝大,个别病例可有淋巴结肿大。一些较少见的临床表现有呼吸困难、胃肠道不适、酱油色尿、心绞痛、心力衰竭、水肿等。

【辅助检查】

1. 血常规　贫血轻重不一,血红蛋白少于 70g/L,有时甚至少于 50g/L。典型血常规为正细胞正色素性贫血,血片中可见到较多的球型红细胞;当网织红细胞显著增多时,有时呈大细胞血常规。约 1/3 病例血片中见到幼稚红细胞,偶见红细胞被吞噬现象。网织红细胞大多增高,甚至有高达 50% 者。急性溶血时可伴有白细胞增多;血小板多正常,10%～20% 的病例可见到血小板减少,称为 Evans 综合征。

2. 骨髓象　呈增生性改变,以幼红细胞为主,白细胞和巨核细胞多无改变。

3. 溶血表现　血清胆红素常呈中度升高,多为间接胆红素,溶血严重时即为明显的血管外溶血,血中结合球蛋白减少,也可出现血红蛋白尿;尿与便的尿胆原排出量增加。

4. 血清学检查　直接抗人球蛋白试验(Coomb's test)是测定吸附在红细胞膜上不完全抗体和(或)补体的较敏感的方法,是诊断本病的重要指标。

5. 其他　有免疫球蛋白增多、抗核因子阳性、循环免疫复合物增多等。

【鉴别诊断】

与其他溶血性贫血鉴别(如遗传性球型红细胞增多症),根据直接抗人球蛋白试验可进行鉴别。

【治疗原则】

1. 一般治疗原则

(1)增加营养,改善患者一般情况。

(2)提高免疫功能。

(3)积极寻找原发病因,治疗原发病。

(4)手术治疗脾切除,脾是产生抗体器官,又是致敏红细胞的主要破坏场所。脾切除后即使红细胞仍被致敏,但抗体对红细胞的生命期影响却大为减小。妊娠期间行脾切除以妊娠中期手术较好。术后复发的病例应用激素仍有效。

2. 用药目的与原则

(1)糖皮质激素为治疗本病的首选药物。其作用机制为抑制淋巴细胞产生自身红细胞抗体,降低抗体与红细胞的亲和力,抑制巨噬细胞清除被附抗体红细胞的作用。

(2)对症治疗:如输血疗法、免疫抑制药等。

处　方

(1)泼尼松:用量为 $1\sim1.5mg/(kg\cdot d)$,分 $3\sim4$ 次口服,临床症状先缓解,约 1 周后红细胞迅速上升。如治疗 3 周无效,需及时更换其他治疗方法。如果有效,溶血停止,红细胞恢复正常后,逐渐缓慢减少剂量。日服量每周减少 $10\sim15mg$,待每日量达 30mg 后,每周或每 2 周在减少日服量 5mg,至每日量 15mg 后,每 2 周减少日服量 2.5mg。小剂量激素 $(5\sim10mg/d)$ 至少维持 $3\sim6$ 个月。如果每日至少用泼尼松 15mg 才能维持血常规缓解,应考虑改用其他疗法。

(2)免疫抑制药:妊娠期间此类药物不宜应用,但分娩之后可以应用。常用药物有硫唑嘌呤、环磷酰胺、甲氨蝶呤等。主要用于激素治疗和脾切除不能缓解者;脾切除有禁忌证者;泼尼松需要量每日在 10mg 以上才能维持者。

(3)输血:若贫血不严重,一般不主张输血;贫血严重者在紧急情况下可考虑输入生理盐水洗涤过的红细胞。

【用药注意事项】

1. 使用糖皮质激素,开始剂量要足,减量不宜太快,维持时间要长。

2. 因母体的抗体可通过胎盘,有造成胎儿溶血的可能,孕期应加强胎儿监护,定期行超声检查了解胎儿发育情况及有无异常,尤其是在孕妇溶贫加重时,必要时需行脐静脉穿刺了解胎儿有无溶血及其严重程度,以决定是否终止妊娠。

3. 产后应用抗生素预防感染。

二、妊娠期血小板减少

血小板减少是因血小板的质和量发生异常而引起的,以出血和贫血为特点的疾病,对妊娠及分娩造成不利影响,重者可危及母儿的生命。

【症状与体征】

1. 症状　妊娠期常规检查反复出现血小板计数 $<100\times10^9/L$,特别是孕晚期血小板计数 $<50\times10^9/L$,临床上才有出血倾向。以黏膜及皮下出血为主,牙龈出血,反复鼻出血,呕血和便血史。

2. 体征　四肢远端出血点和瘀斑多见,脾不大或轻度增大。

【辅助检查】

1. 实验室检查　①骨髓检查为巨核细胞正常或增多,而成熟血小板型减少。②血清血小板抗体测定大部分为阳性。

2. 其他检查　肝功能检查、尿分析、HIV 及抗核抗体检测。

【治疗原则】

1. 一般治疗原则

(1)生活规律,避免过度劳累和精神紧张。

(2)与血液科共同监测血小板变化及出血倾向。

(3)超声监测胎儿发育,注意有无颅内出血。

(4)手术治疗。激素治疗无效,有严重出血倾向,危及生命($<10 \times 10^9/$L),可考虑脾切除。主张在妊娠 6 个月前实施手术,70％～90％有一定疗效。

2. 用药目的与原则

(1)皮质类醇激素:肾上腺皮质激素作用机制是降低血管壁的通透性,进而减少出血;抑制抗血小板抗体的合成及阻断巨噬细胞吞噬以被抗体结合的血小板,从而增加血小板的数量。

(2)免疫球蛋白的应用:静脉注射免疫球蛋白可阻滞单核巨噬细胞系统的 Fc 受体与血小板结合。同时单分子 IgG 与母体的 PAIgG 拮抗,减少 PAIgG 进入胎儿血循环。

(3)输入血小板。

(4)免疫抑制药的使用。

处　　方

(1)泼尼松 40～100mg/d[或 1～2mg/(kg・d),根据孕前体重],待病情缓解后逐渐减量。

(2)当血小板数$\leqslant 50 \times 10^9/$L,患者周身有瘀斑及紫癜,应采用大剂量(1g/kg 体重)丙种球蛋白静脉输入。此种剂量在第 2 天、数天或 1 周后重复。部分患者在给予首次剂量后血小板数即上升,无需第二次治疗。当患者血小板数减少相当严重时($\leqslant 10 \times 10^9/$L)可连续 2d 给予丙种球蛋白静脉输入,剂量按 0.4～2g/kg 体重,并维持 3～6 周,当血小板数再次下降时则需再次应用丙种球蛋白。

(3)当血小板$\leqslant 10 \times 10^9/$L 并有出血倾向时,适时输入新鲜血或血小板,以防发生重要脏器出血(脑出血)。

(4)其他治疗,如维生素 C 1g,口服,每日 1 次;氨肽素 1g,口服,每日

3次。

(5)产褥期应采用抗生素预防感染；10％硫酸锌溶液 10ml，每日 3 次，口服，以促进伤口愈合。

(6)分娩方式及处理。母体血小板数与胎儿血小板数无关，当孕妇血小板数≤50×10⁹/L，并有出血倾向或胎儿头皮血血小板数≤50×10⁹/L 时，以剖宫术为宜。备好血小板以供术中应用；若时间不允许可于术前给予大剂量皮质激素，如氢化可的松 500mg 或地塞米松 20～40mg 静脉输入。

【用药注意事项】

1. 浓缩血小板悬液输入是短时间内提高血小板数量的最有效的方法，止血疗效难以持久，由于血小板的输入可刺激体内产生血小板抗体，加速血小板的破坏，因而只在必须时才使用。

2. 因特发性血小板减少性紫癜母亲体内的血小板相关的 IgG 抗体可通过胎盘，造成胎儿及新生儿血小板减少，增加新生儿的出血危险，于分娩时取脐血测定新生儿血小板数，并动态监测新生儿血小板数。

3. 孕期长期应用皮质类固醇激素的孕妇，分娩后应继续应用，待血小板升至正常范围后逐渐减量。

4. 因特发性血小板减少性紫癜患者母乳内有血小板抗体，应视母亲病情严重程度及新生儿血常规，考虑是否采取母乳喂养；不宜采用宫内节育器避孕；定期复查血常规。

第六节　内分泌和代谢系统疾病

一、妊娠期糖尿病

妊娠期糖尿病(gestational diabetes mellitus,GDM)是指妊娠期间发生或首次发生的严重程度不同的糖类不耐受，但不排除糖类不耐受在妊娠前已经存在的可能性。凡是在本次妊娠期初次被确诊者均称为妊娠期糖尿病。我国 GDM 的发生率为 2.5％～3.1％，在妊娠合并糖尿病中 90％为妊娠期糖尿病。

【症状与体征】

由于妊娠期多饮、多食、多尿及体重减轻的症状常被妊娠饮食习惯改变而掩盖，故绝大多数患者均通过产前筛查而被诊断。

1. 对孕妇的影响　妊娠高血压疾病、感染、羊水过多、难产及手术产率增高、产程延长或产后出血。

2. 对胎儿的影响　巨大儿、胎儿畸形、胎儿宫内生长受限。

3. 对新生儿的影响　新生儿低血糖、低血钙、低血镁、高胆红素血症、红细胞增多症。

【辅助检查】

1. 糖筛查试验　孕期常规糖筛查时间定为妊娠 24～28 周,对此次筛查正常但又有糖尿病高危因素存在者,应在妊娠 32～34 周重复筛查,对有糖尿病高危因素的孕妇提倡在首诊时接受筛查,以便早诊断早治疗。

2. 葡萄糖耐量试验。

3. 糖化血红蛋白测定　反映取血前 1～2 个月平均血糖水平。

【治疗原则】

1. 一般治疗原则

(1)饮食控制,是治疗 GDM 的重要方法。

(2)适当运动。

(3)孕妇监测,除一般产前监测外,需动态检查血糖及尿酮体。

(4)胎儿监测,如超声检查,以了解胎儿发育情况,排除胎儿畸形,若胎儿超过相应孕周,说明血糖控制不满意,胎儿受累。

(5)加强胎盘功能监测。

2. 用药目的与原则

(1)饮食控制 3～5d 测定 24h 血糖(血糖轮廓试验)即包括 0 点、三餐前 30min 及三餐后 2h 血糖和相应尿酮体。

(2)如果饮食控制后空腹血糖及零点血糖＞5.6mmol/L 或餐后 2h 血糖＞6.7mmol/L,应及时加用胰岛素。

(3)严格饮食控制后出现酮体阳性,或者虽然血糖接近正常,但羊水测定显示胎儿高胰岛素血症存在,也应及时加用胰岛素。

(4)由于机体对胰岛素敏感性存在着个体差异,所以胰岛素用量要个体化。

处　方

胰岛素的使用:

(1)一般 24～32 周时胰岛素用量为 0.8U/(kg·d)。

(2)32～36 周为 0.9U/(kg·d)。

(3)36～40 周为 1.0U/(kg·d)。

(4)常用量一般为 40U/d,开始时用量为总需要量的 1/2～2/3,早餐前用量最大,午餐前用量最小,必要时睡前可加用。

(5)再根据四段尿糖调整胰岛素用量,尿糖每出现一个"+"增加 4U 胰岛素。

(6)产后处理。分娩后胰岛素用量应减至原用量的一半,24h 内应每 3～6h 测血糖 1 次,以后 36h 内每 12h 测定 1 次,此时胰岛素用量改为原用量的 2/3,此后继续监测血糖以调整胰岛素用量。

【用药注意事项】

1. 血糖控制标准见下表。

2. 分娩时间的选择应根据胎儿大小,成熟程度,胎盘功能和孕妇血糖控制及并发症情况综合考虑终止妊娠时间,力求使胎儿达到最大成熟度而又避免胎死宫内。

3. 终止妊娠的指征

(1)严重妊娠高血压疾病,特别是发生子痫者。

(2)酮症酸中毒。

(3)严重肝肾损害。

(4)恶性、进展性、增生性视网膜病变。

(5)动脉硬化性心脏病。

(6)胎儿宫内发育迟缓。

(7)严重感染。

(8)孕妇营养不良。

(9)胎儿畸形或羊水过多。

测定时间	空腹	餐后 2h	夜间	三餐前
血葡萄糖(mmol/L)	3.3～5.6	4.4～6.7	4.4～6.7	3.3～5.8

二、酮症酸中毒

酮症酸中毒是糖尿病严重的急性并发症。妊娠期糖尿病未能及时做出诊断,胰岛素治疗不当,以及 GDM 并发重度妊娠高血压疾病,往往易诱发酮症酸中毒。酮症酸中毒对母儿危害极大,可使孕妇脱水、血容量降低、心肌缺血、电解质紊乱,甚至昏迷、死亡。对围生儿影响亦较大,早孕期发生酮症酸中毒可有致畸作用,中晚孕期可加重胎儿缺氧,严重时引起宫内生长受限,甚至死胎、死产。

【症状与体征】

1. 症状　多食、多饮、多尿,体重减轻和全身乏力,进一步发展并继以意识模糊和最后昏迷。往往上述症状在数日内进行性发展。

2. 体征　一旦发生呕吐即急骤加重,严重者可有显著的脱水,低血压和心动过速,表现为少尿、无尿、皮肤弹性差、眼球下陷、脉搏细数,甚至休克。呼吸深快,呼出丙酮的气味(烂苹果味)。少数患者出现全腹痛,无固定压痛点。进行性血压降低,可引起体温下降而掩盖感染的征象,此时体温测定应采用肛表。

【辅助检查】

1. 尿糖测定。

2. 尿酮体测定。

3. 血糖测定,明显升高,$>27.8mmol/L(500mg/dl)$。

4. 血酮体测定$>5mg/dl$。

5. 血气分析,$pH<7.3$,二氧化碳分压$(PaCO_2)$降低$<4.7kPa$,剩余碱(BE)负值增大$(>-2.3mmol/L)$,HCO_3^-降低$<22mmol/L$,二氧化碳结合力(CO_2-CP)降低$<22mmol/L$。

6. 血液生化测定

(1)血钠:尽管病人可有大量失水,但系成比例的体液丢失,血钠浓度通常正常,但可因血三酰甘油和血糖的升高而初始表现为假性下降,继而随胰岛素治疗、血糖和三酰甘油的下降而很快下降。

(2)血清肌酐:升高,但需注意血清肌酐假性升高(因乙酰乙酸干扰测定),避免与真正的肾衰竭混淆。

(3)血清转氨酶和肌酐磷酸激酶:可非特异性地升高,避免与心肌梗死混淆。

(4)血钾:可因酸中毒时细胞内钾溢出而暂时性升高。

7. 其他实验室检查:外周血中性粒细胞,可非特异性升高,部分患者血淀粉酶升高。

【治疗原则】

1. 一般治疗原则

(1)注意休息,加强营养。

(2)密切监测胎儿宫内情况。

(3)密切监测血糖、尿酮体及血酮体。

2. 用药目的与原则

(1)补液。

(2)小量胰岛素持续静脉滴注。

(3)纠正电解质紊乱。

(4)抗感染。

(5)积极治疗诱发病及并发症,如休克、脑水肿、心肾衰竭等。

处　方

(1)补液:常用生理盐水及 5%葡萄糖,补液量应达体重的 10%～15%。开始平均每小时需滴注 1000ml,共 3h。此后补液速率可根据临床情况,如血压、心率、尿量、周围循环等调整,全部液量应在 24h 内输完。当血糖降至 13.9mmol/L 左右时需予滴注 5%葡萄糖,约每小时 250ml 以免低血糖,直至患者能进食为止。糖与胰岛素的比例可依当时血糖而定,一般 2～4g 糖:1U 胰岛素。

(2)小量胰岛素持续静脉滴注:首次剂量 0.1U/(kg·h)静脉滴注,直至酸中毒纠正(血 pH＞7.34,尿酮体转阴),若小剂量治疗 2h 血糖仍无改变,可增大剂量,如果患者对胰岛素不敏感,可以给予冲击量 8～16U 静脉注射。用法:将胰岛素＋生理盐水,每小时滴入 5U 胰岛素,严密监测血糖及尿酮体变化,每小时床旁测血糖 1 次,如血糖下降至 13.9mmol/L 或以下时,滴注速度减为 2～4U/h,调整滴注速度使血糖浓度维持于 5～10mmol/L,直至病人恢复进食,改为皮下注射胰岛素。

(3)纠正电解质紊乱:严重的酸中毒血 pH 在 7.1～7.0 或 CO_2CP＜10mmol/L 时,应予补充碳酸氢钠,一般给予 1.4%$NaHCO_3$ 最好,注意不要过早补碱。

【用药注意事项】

1. 产科处理。在积极治疗酮症酸中毒的同时,持续胎儿监测,直至代谢紊乱纠正。通过吸氧,左侧卧位及时改善胎儿宫内缺氧情况,随着酮症酸中毒的纠正,胎儿宫内窘迫可恢复。所以发现胎儿宫内窘迫并非立即终止妊娠的指征,此时如孕周已达 36 周及以上,胎儿存活,可行剖宫产终止妊娠;如孕周＜36 周,应促胎肺成熟,适时终止妊娠;如胎儿已死亡,应及时引产。

2. 结束胰岛素静脉滴注而改为皮下注射时,第 1 次皮下注射的胰岛素应包含有短效成分,必须在静脉滴注结束前 60min 应用,以保证皮下注射的胰岛素能有充分的时间被吸收。补液的静脉通道与胰岛素滴注的通道分开,以尽快恢复组织对葡萄糖的利用及控制酮体生成。

三、妊娠合并甲状腺功能亢进症

甲状腺功能亢进症(hyperthyroidism,简称甲亢)是一种常见的内分泌疾病,是由甲状腺激素分泌过多所致。甲亢妇女常表现为月经紊乱、减少或闭经、生育力低,但治疗后或未经治疗的妇女中妊娠者也不少,其发生率为 0.02%～0.20%。妊娠合并甲亢大多数是 Grave 病,这是一种主要由自身免疫和精神刺激引起的,特征有弥漫性甲状腺肿和突眼。

【症状与体征】

1. 心血管系统　心动过速,常为窦性,休息时尤其夜间睡眠时心率较快,超过 100 次/分,为本病特征之一;血压升高,脉压>50mmHg,心搏动强大,第一心音亢进,可闻及收缩期杂音。重症者常有心律失常、心脏扩大、心力衰竭表现。

2. 消化系统　妊娠期间可表现为难治的妊娠剧吐。食欲良好进食增多的情况下,孕妇体重不能按孕周增加,有的甚至体重下降,大便稀软,次数增多,夜间仍排便次数增多,有时呈脂肪痢。

3. 其他　皮肤潮红,皮温升高,温润多汗,眼球突出,手抖,甲状腺肿大伴杂音和震颤。

4. 产前检查　宫高增长缓慢,胎儿明显小于孕周。

【辅助检查】

甲状腺功能的实验室检查是诊断甲亢的“金标准”。

1. 甲状腺激素或称总甲状腺素(TT_4)　包括与球蛋白结合的甲状腺素和游离的甲状腺素两个部分。因妊娠胎盘产生大量激素,血中甲状腺激素结合球蛋白也增高,故血清 TT_4 较正常增高,故妊娠伴甲亢的标准也有所提高,一般血清 TT_4 在 $13\sim15\mu g/dl(160nmol/L)$ 或以上。

2. 三碘甲状腺原氨酸或总三碘甲状腺原氨酸(TT_3)　也分为结合和游离两部分,与 TT_4 相似,一般妊娠合并甲亢诊断标准在 $3.2nmol/L(230\mu g/dl)$ 以上为诊断依据。

3. 树脂 T_3 摄取试验(RT_3U)　为估计血清中未结合的 FT_3 和 FT_4 而设计的试验,血清中多数的甲状腺激素与球蛋白结合成 TBG,但未结合位点可为树脂摄取,通过测定摄取量反映 FT_3 和 FT_4 的水平。

【治疗原则】

1. **一般治疗原则** 主要治疗原则是保证孕妇及胎儿的安全,避免对胎儿生长发育产生不良影响。

(1)镇静,休息,左侧卧位。

(2)加强产前检查,监测胎儿生长发育情况。

(3)手术治疗手术切除部分甲状腺组织有诸多的危险和不足,只适用于个别病例,如药物确实不能控制病情,又需继续妊娠,甲状腺恶性病变不能除外,可于妊娠中期考虑手术。

2. **用药目的与原则**

(1)抗甲状腺药物治疗:ATD 治疗的常用药物为丙硫氧嘧啶(PTU)和甲巯咪唑(MML 他巴唑)。孕期治疗甲亢 PTU 为首选。

(2)β受体阻滞药:β受体阻滞药普萘洛尔(心得安)对甲亢是一种有效的治疗药物,能缓解由于过多的甲状腺激素引起的全身症状,作用快、效果好,适用于甲亢危象和紧急甲状腺手术的快速准备。

处 方

(1)PTU 通常每次剂量≤100mg,每 8h 1 次,3~4 周才能慢慢控制症状,然后可根据甲状腺功能调整减少剂量。

(2)甲亢危象发生时要降低循环中甲状腺素水平,可采用复方碘溶液口服 5 滴,每日 30 滴左右,PTU 600~800mg/d,降低周围组织对甲状腺素的反应,如降温、减慢心率,可用普萘洛尔 20~30mg,每 6h 1 次,紧急情况下可用静脉注射 1~5mg,单次;地塞米松 10mg 肌内注射。

【用药注意事项】

1. 甲亢患者发生心力衰竭时要镇静、吸氧,给予强心药,普萘洛尔要慎用。同时纠正诱发因素,如呼吸道感染、贫血、妊娠高血压疾病等。

2. 临产和分娩时要注意产程观察,甲亢孕妇一般宫缩较强,胎儿较小,产程相对较快,新生儿窒息率较高。产程中应注意补充能量、鼓励进食、适当补液,产程中持续吸氧及胎心监护,适当放宽剖宫产指征。

3. 婴儿出生后留脐血测定甲状腺功能,检查新生儿甲状腺大小,警惕甲减和甲亢症状。

四、妊娠合并甲状腺功能减退症

甲状腺功能减退症(hypothyroidism,简称甲减)妇女常出现无排卵月经、不孕,合并妊娠较少见。甲减合并妊娠最常见的是自身免疫性甲状腺病——慢性淋巴细胞性甲状腺炎。由于机体免疫功能紊乱,所产生的抗体引起甲状腺组织内弥漫性淋巴细胞浸润,导致甲状腺肿大,甲状腺功能减退。

【症状与体征】

1. 症状　疲乏、软弱、无力、嗜睡、精神淡漠、情绪抑郁、反应缓慢、脱发、皮肤干燥、出汗少,虽食欲差但体重仍有增加,肌肉强直疼痛,可能出现腕管综合征(手指和手有疼痛与烧灼感,或麻刺样感觉异常)症状,心搏缓慢而弱,心音降低,少数有心悸、气促,声音低沉或嘶哑,深腱反射迟缓期延长。

2. 体征　行动、语言迟钝,皮肤苍白、干燥、无弹性,晚期皮肤呈凹陷性水肿,毛发稀少干枯、无光泽;甲状腺呈弥漫性、轻度或中度肿大,无疼痛或轻度疼痛,甲状腺质地坚韧如橡皮,亦可呈结节状肿大。少数患者可出现心脏扩大、心包积液或有冠心病表现。

【辅助检查】

1. 血清 TSH 水平测定　是诊断甲减最好的指标。在原发甲减的初期阶段即可依赖 TSH 水平明确诊断。TSH 水平增高结合血清 FT_4I 及甲状腺过氧化物酶抗体或其他抗体检测;FT_4I 低于正常,提示体内有生物活性的甲状腺激素处于缺乏状态。

2. 血清 T_4 值　低于正常、RT_3U 明显减低等这些异常结果常在临床症状出现以前即可获得。

3. 血常规检查　甲减患者常有贫血(可高达 $30\%\sim40\%$)。由于红细胞生成率下降,故多为正细胞性贫血;也有因维生素 B_{12} 或叶酸缺乏而出现巨幼红细胞性贫血;如出现小细胞性贫血则多为同时存在缺铁所致。白细胞及血小板计数基本正常,但偶有因血小板功能异常而易发生出血。

4. 其他生化检查　常发现血脂及肌酐、磷酸激酶浓度升高。肝功能检查可有轻度可逆性异常。

【治疗原则】

1. 一般治疗原则

(1)加强营养,注意休息,左侧卧位。

(2)定期做产前检查,注意体重、腹围、宫高增长情况,及时发现胎儿宫内生长迟缓,尽早给予相应治疗。

(3)密切监测甲状腺功能。

2. 用药目的与原则　甲状腺激素补充治疗。

处　方

(1)甲状腺片:80～120mg/d,定期随诊,根据甲状腺功能情况调整剂量。

(2)左甲状腺素(L-T$_4$):在妊娠期诊断的甲减孕妇初次剂量为150μg/d,每4周测血TSH浓度1次,根据TSH值调整剂量。如TSH>20mU/L,每日增加L-T$_4$ 100μg;TSH 10～20mU/L,每日增加75μg;TSH<10mU/L,每日增加50μg;直至血TSH浓度达正常值、甲状腺激素恢复正常水平为止。

【用药注意事项】

1. 硫酸亚铁与T$_4$同服可形成不溶解的铁-甲状腺复合物,降低甲状腺素的吸收量,因此两者服用需间隔2h以上。

2. 做好新生儿复苏准备,产时留脐血,检测甲状腺功能及TSH;淋巴细胞性甲状腺炎产妇留脐血检测甲状腺抗体;第3产程注意产后出血,给予宫缩药。

3. 分娩后T$_4$剂量减少到孕前量,于产后6～8周,检测血TSH浓度以判断所用剂量是否合适。此后按常规每年随诊1次,有异常情况时增加复诊次数。

五、妊娠合并甲状旁腺功能亢进症

甲状旁腺功能亢进症(hyperparathyroidism,HPT)简称甲旁亢,合并妊娠者罕见。原发性甲状旁腺功能亢进是由于甲状旁腺本身病变(肿瘤或增生,其中肿瘤约占85%)引起的甲状旁腺素(PTH)合成与分泌过多,通过对骨与肾的作用,导致高钙血症和低磷血症。继发性甲状旁腺功能亢进是由于各种原因所致的高钙血症刺激甲状旁腺,使之增生肥大,分泌过多的PTH。常见于肾功能不全、骨软化病。少数患者腺体受到持久的刺激,部分增生组织转化为腺瘤,自主性分泌过多的PTH,称为三发性甲状旁腺功能亢进症。

【症状与体征】

一般起病缓慢,临床表现多种多样,有的以屡发肾结石为主要表现;有的以骨病为主要表现;有的因血钙过高而呈神经官能症症状,有的因多发性内分泌腺瘤而被发现;有的始终无症状。

【辅助检查】

1. 实验室检查　血清总钙升高,高于正常妊娠妇女,正常妊娠血清钙浓度不应高于2.5mmol/L,如高于此值则可疑为甲旁亢,甲旁亢患者血钙平均2.6～2.7mmol/L。早期血钙不稳定,应反复多次抽取。同时血PTH增高,尿钙增高,血清磷明显降低,血清碱性磷酸酶升高。

2. X 线摄片检查　X 线平片有骨膜下皮质吸收、囊肿样变化,多发性骨折及畸形等,特别是指骨内侧骨膜下皮质吸收,为甲旁亢的特征之一。超声检查可发现甲状旁腺腺瘤。

【鉴别诊断】

1. 与引起血钙过高的其他疾病鉴别,如多发性骨髓瘤、结节病、维生素 D 过量,长期应用噻嗪类利尿药等引起的高钙血症。可做皮质醇抑制试验,泼尼松每日 30mg,连用 10d,上述疾病血钙均可被抑制。

2. 需与继发性甲旁亢鉴别,此症患者血 PTH 增高,但血清钙常降低,血磷高,常由慢性肾功能不全所致。

【治疗原则】

1. 一般治疗原则

(1)一旦明确诊断,原则上应采取手术治疗。

(2)妊娠末期手术会增加早产的危险性,可非手术治疗,待产后行手术治疗。

(3)妊娠早期发生甲旁亢一般主张终止妊娠,如胎儿珍贵或不愿终止妊娠者,可非手术治疗,待妊娠中期手术治疗。

(4)手术治疗一旦明确诊断,原则上应采取手术治疗,切除腺瘤或部分切除增生的腺体。手术探查时,如仅一个甲状旁腺肿大,提示为单个腺瘤,应切除肿瘤。如 4 个腺体均增大,提示为增生,应切除 3 个腺体,第 4 个切除 50%,必要时做冷冻切片病理检查。妊娠期行甲状旁腺手术,最好选择妊娠 16～26 周进行,此时最为安全。

2. 用药目的与原则　对症支持治疗。

处　　方

(1)低钙饮食,静脉滴注生理盐水,给予呋塞米、糖皮质激素等治疗。

(2)高血钙危象应紧急抢救

①限制钙和维生素 D 的摄入。

②补充液体,可静脉注射大量生理盐水,根据失水情况每日给予 4～6L,大量生理盐水既纠正失水又因大量排钠而促使钙从尿液中排出。补足液量后可应用呋塞米利尿,促使尿钙排出,注意维持水和电解质平衡。

③给予泼尼松。

④静脉输入磷酸盐。

⑤使用降钙素,2～8U/(kg·d)皮下或肌内注射。

⑥维持水和电解质平衡,严重时透析治疗。

【用药注意事项】

新生儿出生后应定期做血钙检查,避免采用含磷过高的牛奶或奶粉喂养,以免加重低血钙。

第33章

异常分娩用药与处方

第一节 产力异常

产力是指将胎儿及其附属物从子宫内排出的力量,包括子宫收缩力、腹壁随意肌或不随意肌收缩力及盆底肌肉收缩力。产力中以子宫收缩力为主。子宫收缩的强度和频率可以提供预测难产发生的信息。产力异常表现在分娩过程中子宫收缩的节律性、对称性、极性不正常或强度、频率有异常改变,影响产程进展,对母儿造成危害。

【症状与体征】

1. 协调性子宫收缩乏力 又称低张性子宫收缩乏力。其特点是子宫收缩具有正常的节律性、对称性及极性,仅收缩力弱。根据宫缩乏力发生时期分为:①原发性宫缩乏力,指产程一开始就出现宫缩乏力;②继发性宫缩乏力,指产程开始子宫收缩力正常,产程进展到活跃期以后宫缩强度转弱,使产程延长或停滞,多伴有胎位或骨盆等异常。

2. 不协调性子宫收缩乏力 又称高张性宫缩乏力,多见于初产妇,其特点为子宫收缩的极性倒置、宫缩的兴奋点来自子宫下段的一处或多处冲动,子宫收缩波由下向上扩散,宫缩强度下段强而宫底弱,胎先露部不下降,宫口不扩张,属于无效宫缩。且宫缩间歇期子宫壁不放松,产妇可出现持续下腹疼痛、烦躁不安,严重可出现脱水、电解质紊乱、尿潴留,甚至胎儿宫内窘迫。

3. 协调性子宫收缩过强 特点是子宫收缩的节律性、对称性及极性均正常,仅收缩力过强。当宫口扩张速度＞5cm/h(初产妇)或 10cm/h(经产妇)、分娩在短时间内结束,使总产程＜3h,称为急产。若存在产道梗阻或瘢痕子宫,可发生病理缩复环或子宫破裂。

4. 不协调性子宫收缩过强 ①子宫痉挛性狭窄环:特点是子宫局部平滑肌呈痉挛性不协调性收缩形成的环形狭窄,持续不放松,称为子宫痉挛性狭窄环。狭窄环常见于子宫上下段交界处及胎体狭窄部,如胎儿颈部及下肢。产妇出现持续性腹痛,烦躁不安,宫颈扩张缓慢,胎先露部下降停滞,胎心时快时慢,第三产程常造成胎盘嵌顿,手取胎盘时,可在宫颈内口上方直接触到此环。②强直性子宫收缩:通常不是子宫肌组织功能异常,几乎均由外界因素异常,如缩宫药使用不当、胎盘早剥血液浸润子宫肌层等引起。其特点是子宫收缩失去节律性,呈持续性强直性收缩。产妇因持续性腹痛常有烦躁不安、腹部拒按,不易查清胎位,胎心听不清。若合并产道梗阻,亦可出现病理缩复环、血尿等先兆子宫破裂征象。

【辅助检查】

有胎儿宫内窘迫时,胎儿电子监护可出现频繁重度变异减速或晚期减速。酸中毒时血气分析可提示。

【治疗原则】

1. 一般治疗原则 无论原发性或继发性产力异常均应仔细寻找原因,对症处理。

(1)指导产妇宫缩时深呼吸,避免过早用力,减少体力消耗。宫缩间歇时协助进食,补充足量的营养、必需的电解质和水分。

(2)进行胎儿监护,有人工破膜指征的行人工破膜,以了解羊水的颜色及羊水量。

(3)经以上检查及处理后,如果胎位正常、无头盆不称,且无胎儿宫内窘迫时可根据产力异常的不同类型来给予相应处理。

(4)无论哪一种产力异常,在第一产程经处理不能改善或出现胎儿宫内窘迫时,应立即行剖宫产结束分娩。如在第二产程出现宫缩乏力,可根据先露部位置高低采用不同处理,先露若达坐骨棘下 3cm 或以下可手术助产;先露高、胎头位置不正或有胎儿宫内窘迫等情况时须行剖宫产。产后予子宫收缩药物或按摩子宫促进宫缩预防产后出血。破膜时间长者应用抗生素预防感染。

2. 用药目的与原则

(1)协调性子宫收缩乏力:①改善全身状况予静脉葡萄糖补充能量或予以镇静,减少体能消耗。伴有酸中毒时可予 5‰碳酸氢钠及必需的电解质。②静脉滴注缩宫素或口服,或局部用药前列腺素 PGE_2 及 PGF_2。

(2)不协调性子宫收缩乏力:处理原则是给予镇静药消除异常宫缩,调节子宫收缩,恢复子宫收缩极性。

(3)不协调性子宫收缩过强:①强直性子宫收缩,予以宫缩抑制药,如25%硫酸镁 20ml 静脉缓推或滴注,或给予鼻吸氧化亚氮抑制宫缩。如为梗阻性原因所致或经抑制宫缩处理后强直宫缩不缓解或出现胎儿宫内窘迫时,应立即行剖宫产结束分娩。发生先兆子宫破裂,可吸入或静脉全身麻醉,肌内注射哌替啶 100mg 等缓解宫缩,并吸氧,备血同时,尽快行剖宫产术,防止子宫破裂。②子宫痉挛性狭窄环,积极寻找原因并及时纠正,停止宫腔操作避免对子宫的刺激,应用镇静药如哌替啶 100mg 肌内注射,或地西泮 10mg 肌内注射或静脉推注。如经上述处理后子宫痉挛性狭窄环仍不能消除,先露部高,或有胎儿窘迫时应紧急行剖宫产结束分娩。

处　　方

(1)补充能量:静脉输注 5%葡萄糖 500~1000ml 加维生素 C 2g。

(2)镇静药:地西泮 10mg 缓慢静脉注射,或哌替啶(度冷丁)100mg,肌内注射。

(3)加强子宫收缩药物

①缩宫素:常用乳酸林格液、生理盐水或平衡液 500ml 加缩宫素 2.5U,充分混合后,每分钟 8 滴(2.5mU/min)开始,3~5min 起效。以后视宫缩情况每 15~40min 调整滴速(每 40min 增加 2~3mU/min),至引起有效宫缩,即 10min 内有 3 次宫缩,每次持续 40~60s,宫缩时宫腔压力达 50~60mmHg。最大剂量一般不超过 20mU/min(0.5%浓度每分钟 60 滴,1%浓度每分钟 30 滴)。缩宫素滴注过程中需严密观察血压、胎心及宫缩情况,防止由宫缩乏力转为宫缩过强(1min 宫缩达到或超过 5 次,或一次宫缩时间达到或超过 90s),出现异常立即停药,缩宫素在体内半衰期为 2~3min,停药后能迅速好转,必要时可加用镇静药抑制其作用。

②前列腺素 PGE_2 及 PGF_2:均有促进子宫收缩的作用,可口服、静脉滴注或局部用药。静脉滴注剂量为 PGE_2 $0.5\mu g/min$ 或 PGF_2 $0.5\mu g/min$,但目前国内尚未应用。

【用药注意事项】

1.缩宫素有抗利尿作用,肾脏对水重吸收增加,需警惕尿少及水中毒的发生。水中毒,即急性低钠血症,是孕期和分娩过程中新生儿抽搐的原因。通常在医院里因一些原因引起的水负荷过度,与长时间给予高剂量缩宫素与低张液(如 5％葡萄糖)配伍使用有关。由于缩宫素结构和功能与血管加压素相关,具有抗利尿特性,因此,如果缩宫素高浓度(＞20 mU/min)输注,缩宫素可能会与位于肾脏上的血管加压素受体发生交叉反应,激活血管加压素受体引起水潴留及继发性稀释性低钠血症。与缩宫素相关的低钠血症风险相关的因素有:①缩宫素与 5％葡萄糖液配伍;②应用高剂量缩宫素方案。因此为避免水中毒的发生,目前国际上主张将葡萄糖与缩宫素配伍,改为以生理盐水作为缩宫素的稀释液。

2. 若经处理不协调性宫缩乏力转变为协调性宫缩乏力时,可按协调性宫缩乏力给予加强宫缩治疗,需注意子宫收缩极性恢复之前严禁使用缩宫素。

3. 有急产史的孕妇可提前入院待产,临产后提早做好接生准备。胎儿娩出时产妇勿向下屏气用力。若急产来不及消毒,应先予脐带消毒再断脐,产后应用抗生素预防感染。若新生儿坠地应肌内注射维生素 K 预防颅内出血,并尽早肌内注射精制破伤风抗毒素 1500U。产后仔细检查软产道裂伤情况并缝合。

第二节 产 道 异 常

一、骨产道异常

骨盆的任何一个径线或几个径线短于正常,阻碍胎先露下降,影响产程顺利进展,称为骨盆狭窄(pelvic contraction)。骨盆的大小与形态异常是造成难产的首要因素,也是胎位异常的常见原因。

【症状与体征】

1. 骨盆入口平面狭窄

(1)胎先露及胎方位异常:常见初产妇腹形呈尖腹、经产妇呈悬垂腹。临产前可出现胎头衔接受阻、临产后胎头仍未入盆、胎头跨耻征阳性,并且狭窄骨盆孕产妇臀先露、面先露或肩先露等胎位异常的发生率可增加 3 倍。

(2)产程进展异常:因骨盆入口平面狭窄而致相对头盆不称时,常见潜伏期及活跃早期产程延长。绝对头盆不称时,常出现原发性、不协调性、高张性宫缩乏力及产程停滞。

(3)胎儿:在强大的宫缩压力下,胎头颅骨重叠,严重时可出现颅骨骨折及颅内出血。

(4)其他:胎膜早破及脐带脱垂等发病率增高。产妇可出现宫颈水肿,甚至病理缩复环、肉眼血尿等先兆子宫破裂征象。

2. 中骨盆平面狭窄

(1)胎方位异常:中骨盆平面狭窄时虽胎头能按时衔接,但当胎头下降至中骨盆平面时,由于中骨盆横径狭窄致使胎头内旋转受阻,易出现持续性枕后(横)位。

(2)产程进展异常:潜伏期和活跃早期进展顺利,胎头多于宫口近开全时完成内旋转,因此持续性枕后(横)位可使减速期、第二产程延长及胎头下降延缓与停滞。

(3)胎儿:胎头强行通过中骨盆以及手术助产矫正胎方位等均使胎头变形、颅骨重叠幅度增大,软组织水肿,严重时可发生脑软组织损伤、颅内出血及胎儿宫内窘迫。手术助产机会增多,易发生新生儿感染。

(4)其他:产妇可发生产时、产后排尿困难,严重者可发生尿瘘或粪瘘;可发生先兆子宫破裂及子宫破裂;严重软产道裂伤及新生儿产伤。

3. 骨盆出口平面狭窄　骨盆出口平面狭窄常与中骨盆平面狭窄并存。若为单纯骨盆出口平面狭窄,第一产程进展顺利,胎头达盆底后受阻,导致继发性宫缩乏力及第二产程停滞。

【辅助检查】

目前 X 线摄片对于妊娠妇女异常骨盆的诊断很少用于临床。

【治疗原则】

一般治疗原则　狭窄骨盆的处理必须结合狭窄骨盆的类型、程度,参考产力、胎儿大小、胎方位及胎心等因素综合判断,及早决定分娩方式。

【注意事项】

1. 骨盆入口平面狭窄的处理　根据骨盆狭窄程度及胎儿大小决定阴道试产或剖宫产。

2. 中骨盆平面狭窄的处理　根据宫口开大情况、胎方位及胎先露下降程度决定阴道助产或剖宫产。

3. 骨盆出口平面狭窄的处理　骨盆出口为骨盆最低平面,诊断为骨盆出口狭窄,不应阴道试产。如在产程较晚的阶段发现狭窄则已来不及做剖宫产术,故对出口的大小应及早做出准确的估计。

4. 骨盆 3 个平面均狭窄的处理　在胎儿小、产力好、胎位及胎心正常的情况下可试产;若胎儿较大,均应行剖宫产术。

二、软产道异常性难产

软产道是由子宫下段、宫颈、阴道、外阴、盆底软组织组成的弯曲管道。妊娠子宫与非孕子宫不同,妊娠后子宫峡部向上、下伸展成为子宫下段。分娩时子宫体肌壁变短、变厚,促使子宫下段扩展,宫颈消失,展平和宫口开大,形成一个让胎儿通过的连续的薄软有弹力的纤维通道。

【症状与体征】

1. 外阴异常　①外阴瘢痕:多为外伤、手术或炎症所致。分娩时容易撕裂,阴道分娩困难;②外阴水肿:重度子痫前期、重症贫血、心脏病及慢性肾炎引起全身水肿时可有外阴严重水肿,是发生难产的原因。

2. 阴道异常　①阴道横膈:多位于阴道上段、中段,在横膈中央或稍偏一侧有一小孔,易被误认为宫颈外口;②阴道肿瘤。

3. 宫颈病变　①宫颈水肿;②宫颈瘢痕。

4. 子宫病变　①子宫肌瘤;②子宫畸形。

5. 其他　宫颈成熟不良、子宫脱垂、子宫过度前屈或后屈、卵巢肿瘤等均可影响产程进展或造成软产道裂伤。

【治疗原则】

1. 一般治疗原则　根据种类程度不同,手术治疗处理方法也不一致。

(1)外阴瘢痕:分娩时容易撕裂,阴道分娩困难。若瘢痕范围不大,分娩时行会阴后一侧切开;若瘢痕过大,扩张困难应行剖宫产术。

(2)外阴水肿:可在临产前局部应用50%硫酸镁液热敷;临产后,可在严格消毒下进行多点针刺皮肤放液;分娩时可行会阴后一侧切开;产后加强局部护理,预防感染。

(3)阴道横膈:若横膈厚直接阻碍胎先露部下降使产程停滞,需剖宫产结束分娩;如宫口已开全,胎头下降至盆底用手指扩张横膈或直视下以小孔为中心将横膈"X"形切开,待胎盘娩出后用肠线间断或连续锁边缝合残端。

(4)阴道肿瘤:阴道囊肿可以穿刺。其他如癌瘤、肌瘤等达足月时宜选择剖宫产。

(5)子宫肌瘤:子宫下段及宫颈肌瘤阻碍胎先露部衔接及下降时,应行剖宫产术,并可同时行肌瘤切除术;若不阻碍产道可经阴道分娩。

(6)子宫畸形:常见子宫畸形有纵隔子宫、双角子宫、残角子宫、单角子宫、双子宫等。对于子宫畸形合并明显难产因素和剖宫产指征者,不应试产,应及时剖宫产。

(7)其他:宫颈成熟不良、子宫脱垂、子宫过度前屈或后屈、卵巢肿瘤等均可影响产程进展或造成软产道裂伤。

2.用药目的与原则　对症治疗。

处　方

(1)外阴水肿:可在临产前局部应用50%硫酸镁液热敷。

(2)宫颈水肿:宫颈水肿致宫口开大受阻,长时间的压迫使分娩停滞,如为轻度水肿,可穿刺除去紧张,也可于宫颈多点或两侧注射阿托品、0.5%利多卡因或地西泮。

(3)宫颈瘢痕:可静脉注射地西泮10mg或宫旁两侧注入0.5%利多卡因10ml,如无效应剖宫产结束分娩。

【用药注意事项】

1.软产道异常,除器质性病变及疾病引起的改变外,尚有孕足月宫颈不成熟时,临产后同样致产程延长。

2.宫颈坚硬者不能勉强试用剥膜引产或以小水囊引产,对于出现缩窄环者可用镇静麻醉药解除痉挛。

第34章

异常产褥用药与处方

第一节 产 褥 感 染

产褥感染是指分娩时及产褥期生殖道受病原体感染,引起局部或全身的炎性变化。是常见的产褥期并发症,发病率为 6%,是孕产妇死亡的四大原因之一。

【症状与体征】

1. 急性外阴阴道宫颈炎 会阴伤口部位出现疼痛,伤口水肿,并有触痛及波动感。阴道若有感染,可出现黏膜充血、水肿。宫颈裂伤引起炎症,症状多不明显。

2. 急性子宫内膜炎子宫肌炎 阴道内有脓性分泌物,且有臭味。查体表现为子宫复旧不良。子宫体部压痛。有些患者出现高热、头痛、白细胞增多等表现。

3. 急性盆腔结缔组织炎 患者出现持续高热、寒战、腹痛、腹胀,检查下腹部有明显压痛、反跳痛及肌紧张,宫旁组织增厚,有时可触及肿块。

4. 急性盆腔腹膜炎及弥散性腹膜炎 患者高热、腹痛、腹胀,全腹压痛、反跳痛,肠鸣音减弱或消失,并出现全身中毒症状。

5. 血栓性静脉炎 反复高热、寒战、下肢持续性疼痛、肿胀。患者侧肢体皮肤温度上升,皮肤发白,俗称"股白肿"。

6. 脓毒血症及败血症 患者出现高热、寒战等全身中毒症状,细菌大量进入血循环并繁殖形成败血症,可危及生命。

【治疗原则】

1. 一般治疗原则

（1）支持疗法：加强营养，增加抵抗力。取半卧位，使炎症局限在盆腔内。

（2）手术治疗：引流通畅，可行伤口引流或后穹窿切开引流。

2. 用药目的与原则　抗感染治疗应用广谱高效抗生素。

处　方

血栓性静脉炎的治疗：

（1）肝素 1mg/（kg·d）加入 5% 葡萄糖液中静脉滴注，连用 4～7d。

（2）尿激酶 40 万 U 加入 0.9% 氯化钠液或 5% 葡萄糖液中静脉滴注。连用 10d。

（3）阿司匹林 100mg，每日 1 次或双嘧达莫 25mg，每日 1 次。

（4）右旋糖酐 20 葡萄糖注射液，静脉滴注，用量视病情而定，250～500ml，24h 不超过 1000～1500ml。

（5）抗生素的使用

①克林霉素 900mg，每 8h 1 次静脉滴注。

②对芽孢菌感染首选大剂量青霉素，2000 万～4000 万 U/d，静脉滴注。

③头孢西丁 1～2g，每 6～8h 1 次，静脉滴注。

头孢曲松：每日 1 次，每次 1～2g。

【用药注意事项】

1. 会阴、阴道及子宫颈感染　所选抗生素应同时对链球菌、粪肠球菌、坏死梭杆菌及类杆菌有效。

2. 治疗产后子宫感染　宜选择广谱抗生素，同时考虑到药物对哺乳的影响。

第二节　晚期产后出血

分娩 24h 后，在产褥期内发生的子宫大量出血，多于产后 1～2 周发病，但也有迟至 6～8 周甚至 10 周发病者。

【症状与体征】

1. 蜕膜残留，若有蜕膜残留，可引起晚期产后出血。

2. 胎盘残留，残留在宫腔内的胎盘组织发生变性、坏死、机化。脱落时基底部血管开放，引起大量出血。

3. 胎盘附着部位感染子宫复旧不全或子宫内膜修复不全胎盘附着部位内膜修复不全，子宫复旧不全，可使血栓脱落，血窦重新开放，导致子宫大量出血。

4. 剖宫产切口裂开,①子宫切口感染;②切口选择过高或过低;③缝合技术不当。

【治疗原则】

1. 一般治疗原则

(1)纠正贫血,补充血容量,支持疗法。

(2)手术治疗:胎膜残留、蜕膜残留或子宫胎盘附着部位复旧不全,行清宫术,同时备血做好开腹手术的准备。

2. 用药目的与原则　子宫收缩药,抗感染治疗。

处　　方

(1)行清宫术的同时,选择前列腺素 E_2 液注入宫腔内,或缩宫素静脉滴注。

(2)麦角新碱 0.2～0.4mg,肌内注射,每日 2 次。

(3)缩宫素 10～20U,肌内注射,每日 2 次。

(4)麦角流浸膏 2ml,口服,每日 3 次。

(5)益母草颗粒 2g,冲服,每日 3 次。

(6)头孢氨苄 1g 加甲硝唑 0.2g,口服,每日 4 次。

【用药注意事项】

选择抗生素应注意对哺乳的影响,权衡利弊使用。

第三节　产 褥 中 暑

产褥期间产妇在高温,高湿和通风不良的环境中体内余热不能及时散发,引起以中枢性体温调节功能障碍为特征的急性热病。表现为高热,水、电解质代谢紊乱,循环衰竭和神经系统功能损害等。起病急,发展迅速,处理不当,可引起死亡。

【症状与体征】

1. 中暑先兆　表现为口渴、多汗、皮肤湿冷、四肢乏力、头晕、耳鸣、胸闷、心悸等前驱症状。体温一般在38℃以下。

2. 轻度中暑　患者出现剧烈头痛,颜面潮红,恶心胸闷加重,脉搏和呼吸加快,无汗,尿少。体温逐渐升高达 38.5℃以上。

3. 重度中暑　出现嗜睡、谵妄、抽搐、昏迷等中枢神经系统症状,伴有呕吐、腹泻、皮下及胃肠出血。查体见面色苍白,脉搏细数,心率加快,呼吸急促,血压下降,瞳孔缩小然后散大,各种神经反射减弱或消失。严重者因呼吸循环衰竭、肺水肿、脑水肿等而死亡。

【治疗原则】

1. 一般治疗原则　迅速改变高温、高湿和通风不良的环境,降低患者体温,及时纠正脱水、电解质紊乱及酸中毒,积极防治休克。迅速降低体温是成功的关键。

2. 用药目的与原则　补充水分及氯化钠,纠正酸中毒,药物降温。

处　　方

(1)口服补盐液 500ml。

(2)复方氯化钠注射液或葡萄糖氯化钠注射液,500～1000ml,静脉滴注。

(3)药物降温

①氯丙嗪 50mg 加于 0.9％氯化钠 250ml,快速静脉滴注。

②冬眠合剂Ⅰ号,全量或半量,加于 5％葡萄糖液 250ml 静脉滴注。

③地西泮 10mg 或 25％硫酸镁 16～20ml 稀释后静脉注射。

【用药注意事项】

1. 当体温降至 38℃时,应停止继续降温。

2. 估计分娩期间是在炎热潮湿的夏季 7～8 月份时,对妊娠期间的孕妇加强防暑知识的宣传。

第35章

新生儿常见病用药与处方

第一节　新生儿窒息

正常情况下,新生儿出生后立即开始呼吸,表现为响亮的哭声。在呼吸中枢功能健全和呼吸道通畅的条件下,气体进入肺泡,进行氧气和二氧化碳的交换。如果因为各种原因新生儿娩出后 1min 仅有心搏,无呼吸或呼吸功能不全者称为新生儿窒息(neonatal asphyxia);由于不能进行有效的气体交换,生理上以缺氧、高碳酸血症和酸中毒为特征,治疗不及时常常导致多系统器官衰竭甚至死亡。

【症状与体征】

1. 胎儿缺氧　早期有胎动增加,胎心率增快,晚期胎动减少或消失,胎心率变慢,羊水被胎粪污染呈黄绿色或墨绿色。

2. Apgar 评分　新生儿窒息依据严重程度不同,可以有各种表现,但由于其特殊性,目前还主要依靠临床的主要征象,如皮肤颜色、肌肉张力、呼吸情况、心搏情况及新生儿对各种刺激的反应。目前临床最常采用的仍然是1953 年推荐的 Apgar 评分,具体方法见表 35-1。

3. 各器官受损表现　窒息缺氧缺血损伤多为多器官性,但发生的频率及程度则常有差异;心血管系统表现为心源性休克、心力衰竭和持续胎儿循环;呼吸系统易发生羊水或胎粪吸入综合征,低体重儿常见肺透明膜病、呼吸暂停;肾脏损害较多见,急性肾衰竭时有少尿、蛋白尿;中枢神经系统主要是缺氧缺血性脑病和颅内出血;代谢方面常见低血糖、电解质紊乱;胃肠道有应激性溃疡及坏死性小肠结肠炎。

表 35-1　Apgar 评分标准

体征	评分	0	1	2
皮肤颜色		发绀或苍白	四肢发绀、躯干红	全身红
心跳		无	<100	>100
新生儿对刺激的反应(弹足底、气管插管)		无反应	有动作、皱眉	哭、打喷嚏
肌张力		松弛	四肢屈曲	四肢活动
呼吸		无	表浅、慢、微弱、不规律	哭声响亮

【辅助检查】

宫内缺氧的胎儿可通过羊膜镜或胎头露出宫颈口时取头皮血测 pH,已决定娩出后的抢救措施;出生后应立即抽取动脉血气分析,同时测定血糖、电解质、血尿素氮和肌酐。动态进行头颅超声检查有助于缺氧缺血性脑病和颅内出血的诊断,必要时可做 CT 检查。

【治疗原则】

1. 一般治疗原则　ABCDE 复苏方案:A(air way),清理呼吸道,尽量吸净呼吸道黏液;B(breath),建立呼吸,增加通气,保证供氧;C(circulation),维持正常循环,保证足够的心排血量;D(drug),药物治疗;E(evaluation),评价。前 3 项最为重要,其中 A 是根本,通气是关键。

2. 用药目的与原则　如果用 100% 氧给予足够通气,心胸按压 30s 后,心率仍低于 80 次/分,就应给予复苏药物。

处　方

(1)肾上腺素

①适应证:心搏停止或在正确使用 100% 浓度氧、正压通气及胸外心脏按压 30s 后,患儿的心率仍低于 60 次/分。

②剂量:一旦建立静脉通路即应立即给予 1:10 000 肾上腺素 0.1～0.3ml/kg,如经气管内给药应使用较大剂量(0.3～1ml/kg);需要时 35min 重复 1 次。浓度为 1:1000 肾上腺素会增加早产儿颅内出血的危险。

③用药方法:首选气管插管内注入,如果效果不好可改用外周静脉,有条件的医院可经脐静脉导管给药。

（2）扩充血容量药物

①指征：有低血容量的新生儿、已怀疑失血或休克，且对其他复苏措施无反应时考虑扩充血容量。

②扩容药的选择：可选用等渗晶体液（如生理氯化钠），剂量：10ml/kg，必要时可重复。大量失血则需要输入与患儿交叉配血阴性的同型血或 O 型血红细胞悬液。

③方法：首次剂量为 10ml/kg，经外周静脉或脐静脉（10min）缓慢推入。在进一步的临床评估和反应观察后可重复注入 1 次。

（3）碳酸氢钠

①指征：碳酸氢钠为高渗性液体，且可产生 CO_2，对心脏和脑有损害，在一般的心肺复苏过程中不鼓励使用碳酸氢钠，窒息时间较长，且对其他治疗无反应时或严重代谢性酸中毒时使用。

②剂量：5％碳酸氢钠 3～5ml/kg，用等量 5％～10％葡萄糖溶液稀释后经脐静脉或外周静脉缓慢注射（＞5min）。因碳酸氢钠有腐蚀性，禁止气管内给药。

（4）纳洛酮

①指征：纳洛酮为麻醉拮抗药，目前不作为常规复苏药物，而在下述两项指征同时具备时应用：在正压人工呼吸后心率及肤色已恢复正常后，仍有严重呼吸抑制；其母分娩前 4h 内有用麻醉药史。在注射纳洛酮前，必须要建立和维持充分的人工呼吸。母亲吸毒或持续使用美沙酮的新生儿不能使用，因可引起新生儿严重惊厥。

②剂量：0.1mg/kg 宜经静脉或肌内注射给药，不应经气管内给药，由于麻醉药药效时间通常比纳洛酮长，可能需要重复注射纳洛酮防止呼吸暂停复发。

（5）洛贝林：脐静脉注射 3mg，如发生中毒，人工呼吸解救。

（6）细胞色素 C：静脉注射或静脉滴注，每次 15～30mg，使病情严重每日 1～2 次，每日 30～60mg。静脉注射时，加 25％葡萄糖 20ml 混匀后缓慢注射。也可用 5％～10％葡萄糖或 0.9％氯化钠稀释后静脉滴注。用药前需做过敏试验。

（7）患儿血压低、休克时：用多巴胺及多巴酚丁胺。

（8）早产低体重儿：考虑有可能发生肺透明膜病（RDS）时，可用肺表面活性物质。

①注射用牛肺表面活性剂：70mg/kg 出生体重。通常在患儿出生后 12h 以内，不宜超过 48h，给药越早效果越好。

②猪肺磷脂注射液：推荐一次给药，100～200mg/kg 体重。

(9)反复呼吸暂停：可使用氨茶碱。

(10)脐静脉插管：脐静脉是静脉注射的最佳途径，用于注射肾上腺素或纳洛酮及扩容药和碳酸氢钠。可插入 3.5F 或 5F 的不透射线的脐静脉导管，导管尖端应仅达皮下进入静脉，轻轻抽吸就有回血流出。插入过深，则高渗透性和影响血管的药物可能直接损伤肝脏。务必避免将空气推入脐静脉。

【注意事项】

1. 接产时，胎头娩出后不要急于娩出胎体，要尽可能清理鼻腔、口腔内的羊水，特别羊水粪染者。

2. 胎儿娩出后在保温的条件下处理，包括温暖的环境、擦干全身皮肤和包裹。

3. 新生儿出生后 60s，尚未出现呼吸，需要立即进行 Apgar 评分，根据此时的评分，采取进一步措施进行处理。

(1)Apgar 评分 7～10 分，不需要特殊处理，多能自然恢复，或只是进行足底刺激、拍打臀部，刺激呼吸。

(2)Apgar 评分 4～6 分为轻度窒息，首先将新生儿置于轻度仰卧头低位，下颌向前，保证呼吸道通畅；用导管吸取喉头和口腔的黏液；仍然无自主呼吸，拍打臀部和刺激足底以刺激呼吸。此时还无呼吸，需要口对口人工呼吸。如果仍然无效，该用呼吸囊和面罩给氧，每分钟 30～40 次，注意观察新生儿胸廓的运动并注意心率。上述措施效果不理想，需要考虑气管内胎粪阻塞或先天畸形，需要进行气管插管。

(3)Apgar 评分 0～3 分为重度窒息，抢救必须分秒必争。立即进行气管插管，清理呼吸道内的羊水和胎粪后进行人工通气。此过程需要在 1min 内完成，重度窒息的新生儿一般需要人工通气 3～8min 才能建立自然呼吸。窒息时间长，血压和心率下降，循环衰竭，特别在心率低于 80 次/分，应立即进行胸外心脏按摩。胸外心脏按摩需要始终与呼吸急救同时进行，两者次数之比 5∶1。

4. 恰当处理脐带，维持脐静脉的开通，通过脐静脉给予葡萄糖补充能量，给予碳酸氢钠纠正酸中毒，给予晶体和胶体溶液扩充血容量，给予钠洛酮刺激呼吸，给予阿托品提高心率等。此时往往需要新生儿科和麻醉科共同参与抢救。

第二节 新生儿产伤

产伤指难产因素和(或)手术助产和(或)手术产过程中引起的围生儿机械性的损伤。这些损伤系分娩过程中来自胎儿体外力量造成,包括子宫收缩、软产道直接阻力、骨产道的间接阻力、手术器械和手术医生的手等。这些外力可以作用于围生儿身体的各个部位造成损伤,但最常见的部位是头部,也可以发生于骨骼、神经、肌肉和内脏。新生儿产伤是新生儿死亡及远期致残的原因之一。

【症状与体征】

1. *头颅血肿* 血肿部位以顶部多见,枕、颞、额部少见,常为一侧性,但也可两侧同时发生。血肿在生后数小时至数天逐渐增大,因颅缝处骨膜与骨粘连紧密,故血肿边界清楚,不超越骨缝,其表面皮肤正常,压之无凹陷,扪之有弹性或波动感。

2. *锁骨骨折* 骨折多发生在右侧锁骨中段外 1/3 处,病侧有增厚模糊感,局部软组织肿胀,有压痛、骨摩擦音,甚至可扪及骨痂硬块。

3. *臂丛神经麻痹* 不完全性麻痹临床多见,患侧上臂外展内旋,下臂伸展内旋,使部分屈曲手指面向后方;完全性麻痹肢体松软、干燥,近、远端肌肉均无运动。

4. *面神经麻痹* 患侧眼不能闭合常是首先引起注意的体征,小儿啼哭时眼球在睁开的眼睑内转动,鼻唇沟平坦,口角向健侧㖞斜。

【辅助检查】

X 线摄片可帮助确诊锁骨骨折,肌电图检查有助于臂丛神经损伤的定位。

【治疗原则】

一般治疗原则 产伤的处理根据产伤发生的类型、部位和严重程度而不同,而多数由损伤部位所属的科室和新生儿外科进行专科处理,产科医生只需要了解简单原则,不要独断专行,以免发生不可逆伤害而影响预后。

(1)头颅血肿一般特殊处理,大多数可自行吸收并且不遗留痕迹,注意局部皮肤清洁,如化脓则须切开引流,同时予抗生素治疗。

(2)锁骨骨折需要根据骨折的程度而定,不完全性骨折一般不需治疗,完全性骨折则需腋下置一棉垫,并将患肢用绷带固定于胸壁,也有学者不主张治疗,一般 2 周左右即可愈合。

(3)臂丛神经损伤主要是通过夹板将上肢外展、外旋固定,前臂轴关节呈屈曲位,2 周内不能活动,以后有肌肉萎缩可考虑矫形手术。

(4)轻度的面神经损伤通常需要 2 周时间自然恢复,严重的面神经损伤需要手术恢复。

【注意事项】

1. 产伤一定伴随出血,只是多少的问题。由于新生儿血容量小,对出血耐受差,一定要充分考虑产伤伴随的出血可能对新生儿的影响。

2. 产伤往往是多发的,一旦发生难产或出现产伤,一定要仔细观察并检查,尽可能及时发现所有损伤并恰当处理,特别注意一些隐性损伤,如内脏损伤和颅内损伤。

3. 产伤往往是难产的产物,而难产还会给新生儿带来缺血性损伤,所以处理产伤的过程中不要忘记缺氧性损伤的发现和处理,往往后者的处理更迫切。

4. 产伤的预后不但要注意近期问题,还要注意远期预后问题,注意随诊,这样才能更有效和科学地处理产伤。

第36章

产科特殊处理措施用药与处方

第一节　保　　胎

早产是影响围生儿预后的主要因素,占新生儿死亡原因的第一位。早产在我国的定义:发生于妊娠28～36周分娩,占分娩总数的7％～11％,早产的病因主要为母体或胎儿下丘脑-垂体-肾上腺轴异常活跃、生殖道或全身炎症、蜕膜出血及子宫病理性过皮延伸等因素有关。早产包括进入产程前胎膜完整约占40％,未成熟的胎膜早破约占40％和医疗性早产占20％,前两者出现先兆早产征兆时均需保胎治疗。保胎治疗目的是尽可能推迟分娩,促进胎儿器官(主要是肺、心血管系统)的成熟,降低新生儿死亡率。

【症状与体征】

腹部规则的阵发性腹痛,腰部酸胀,阴道出现水或血性分泌物,均提示早产的发生。

【辅助检查】

1. 宫缩应激试验　监测胎心率及宫缩的变化。

2. 阴道超声　监测宫颈扩张情况及宫颈长度。

3. 实验室检查　胎儿纤维连接蛋白,唾液雌激素测定。

【治疗原则】

1. 一般治疗原则

(1)取侧卧位,卧床休息。

(2)母胎监护:保胎过程中随时观察母体一般情况、宫缩、有无感染征,胎儿宫内状况。

2. 用药目的与原则

(1)糖皮质激素的应用:促胎肺成熟作用。

(2)宫缩抑制药的应用:保胎。

(3)广谱抗生素的应用:胎膜早破 12h 以上,预防感染。

处　　方

(1)糖皮质激素应用

①地塞米松 5mg,肌内注射,每 12h 1 次,共用 4 次;多胎妊娠者地塞米松 5mg,肌内注射,每 8h 1 次,共用 6 次。

②倍他米松 12mg,肌内注射,每日 1 次,疗程 2d;多胎妊娠者倍他米松 12mg,肌内注射,每 18h 1 次,共用 3 次。

③羊膜腔内注射地塞米松 10mg 1 次,适用于妊娠合并糖尿病者。

(2)宫缩抑制药

①硫酸镁:首次剂量为 5g,30min 内静脉滴注,此后用 25% 硫酸镁注射液 60ml 加入 5% 葡萄糖注射液 1000ml 中以静脉滴注 2g/h 的速度滴注,宫缩抑制后继续维持 4~6h 后可改为 1g/h,宫缩消失后继续滴注 l2h。

②盐酸利托君(羟苄羟麻黄碱,安宝):将盐酸利托君 100mg 溶于 500ml 葡萄糖液中,起初 0.05mg/min(相当于 0.25ml/min,约每分钟 5 滴),其后每隔 10~15min 再增加 0.05mg,直至 0.35mg/min,至宫缩停止,宫缩消失后维持 24~48h,至终止静脉输注前 30 min 给予片剂口服,首剂 24h 内 10mg/2h,以后改为 10mg/8h 口服,直至妊娠满 37 周停药。心率应<140 次/分。

③硝苯地平(心痛定,孕期用药):首次负荷量 30mg 口服或 10mg 舌下含服,20min 1 次,共 4 次。90min 后改为 10~20mg/(4~6)h 口服或 10mg/4~6h 舌下含,应用不超过 3d。

④吲哚美辛(消炎痛):150~300mg/d,首次负荷量 100~200mg 直肠给药,吸收快,或 50~100mg 口服,以后 25~50mg/(4~6)h,限于 32 周前应用。临床上主要使用前两种,后两种基本不用。

⑤缩宫素受体拮抗药:阿托西班,静脉注射或静脉滴注。常用量初始一次 6.75mg,静脉注射,注射时间不少于 1min;紧接着以每分钟 300μg 的速度静脉滴注 3h;然后以每分钟 100μg 的速度静脉滴注适当时间,最长可滴注 45h。整个疗程总剂量不宜超过 330mg。醋酸阿托西班注射液:0.9ml:6.75mg(以阿托西班计);5ml:37.5mg(以阿托西班计)。

(3)广谱抗生素的应用:有胎膜早破者,破水 12h 给予广谱抗生素预防感染,宜选用青霉素及头孢类抗生素。

【用药注意事项】

1. 硫酸镁使用中监测呼吸、心率、尿量、膝腱反射。有条件者监测血镁浓度。血镁浓度 1.5～2.5mmol/L 可抑制宫缩,但 5.0mmol/L 时可抑制呼吸,12mmol/L 可使心搏停止。应用时准备 10% 葡萄糖酸钙 10ml 用于解毒。

2. 利托君使用时注意心率,如孕妇患以下疾病禁用:心脏病,肝功能异常,先兆子痫,产前出血,未控制的糖尿病,心动过速,低血钾,肺动脉高压,甲状腺功能亢进,绒毛膜羊膜炎。

3. 宫缩抑制药不宜长期应用。

4. 阿托西班胎膜早破的患者慎用,治疗应在确诊早产后尽快开始。给药时应监测宫缩和胎儿心率。宫缩持续存在时,应考虑替换疗法,本品用于多胎妊娠的疗效尚未确定。禁用于孕龄少于 24 周或超过 33 周、孕龄超过 30 周胎膜早破、宫内胎儿生长迟缓和胎儿心率异常、产前子宫出血需立即分娩、子痫和重度先兆子痫须分娩、宫内胎儿死亡、宫内感染可疑、前置胎盘屏障、胎盘屏障分离、继续妊娠对母亲或胎儿有危险的患者禁用。

5. 合并胎膜早破者出现感染征时,不应再继续保胎治疗,需终止妊娠。

第二节 促进宫颈成熟及引产

妊娠晚期引产是在自然临产前通过药物等手段使产程发动,达到分娩的目的。主要是为了使胎儿及早脱离不良的宫内环境,解除与缓解孕妇合并症或并发症所采取的一种措施。妊娠晚期引产是产科处理高危妊娠最常用的手段之一,引产是否成功主要取决于宫颈成熟程度。但如果应用不得当,将危害母儿健康,对母儿都存在潜在的风险,如增加剖宫产率、胎儿宫内窘迫发生率等,因此,应严格掌握引产的指征、规范操作,以减少并发症的发生。

【症状与体征】

引产适应证 延期妊娠(妊娠已达 41 周仍未临产)或过期妊娠;母体疾病,如严重的糖尿病、高血压、肾病等;胎膜早破,未临产者;胎儿因素,如可疑胎儿宫内窘迫、胎盘功能不良等;死胎及胎儿严重畸形。

【辅助检查】

1. 测孕妇单次尿雌三醇与肌酐(E/C)比值 E/C 比值>15 为正常值,<10 表明胎盘功能减退。

2．胎儿电子监护仪检测　反复出现晚期减速提示胎盘功能减退。

3．超声检查　观察胎动、胎儿肌张力、胎儿呼吸运动及羊水量。

4．了解宫颈成熟度　目前公认的评估宫颈成熟度常用的方法是 Bishop 评分法（表 36-1）。评分≤4 分提示宫颈不成熟，需促宫颈成熟。评分≥7 分提示宫颈成熟。评分越高，宫颈越成熟，引产成功率越高。0～3 分引产不易成功，4～6 分成功率仅 50％，7～8 分成功率 80％，评分≥8 分者，引产成功率与阴道分娩自然临产结果相似。

表 36-1　宫颈改良 Bishop 评分

指标	0	1	2	3
宫颈口开大(cm)	未开	1～2	3～4	5
宫颈管长度(cm)及消容(%)	>3(0～30)	≥1.5(40～50)	≥0.5(60～70)	0(≥80)
宫颈软硬度	硬	中	软	—
宫颈位置	后	中	前	—
先露部高低(−3～+3)	−3	−2	−1→0	+1,+2

【治疗原则】

1．一般治疗原则　监测胎儿宫内生长发育情况，根据胎盘功能、胎儿大小、宫颈成熟度等综合分析，选择恰当引产催产方式。

2．用药目的与原则　促宫颈成熟及促进子宫收缩。

处　　方

（1）促宫颈成熟药物：目前主要是前列腺素制剂（prostaglandins，PG）。

①可控释地诺前列酮栓：其两种剂型普贝生（厚度 1.1mm）和欣普贝生（厚度 0.8mm）。应用方法：外阴消毒后将可控释地诺前列酮栓置于阴道后穹窿深处，将其旋转 90°，使栓剂横置于阴道后穹窿，宜于保持原位。在阴道外保留 2～3cm 终止带以便于取出。欣普贝生的释放需要吸收水分，在药物置入后，嘱孕妇平卧 20～30min 以利栓剂吸水膨胀。如果阴道太干，可能会影响释放效果，所以在放置前，可以将栓剂蘸少许水分或少许水质润滑剂。欣普贝生放置后，达到稳定释放速度的时间是 2h 左右，故放置后让产妇卧床

2h,并在起床活动前再一次检查并确保药物仍在原位后可活动。欣普贝生在放置后,2～3h在有的产妇身上可能会出现细小过频宫缩,非痛性,这是药物性宫缩,这时如果胎心没有异常以及没有强直宫缩征兆的情况下继续留置观察,药物性宫缩一般会平复。欣普贝生支持临床24h应用,支持胎膜早破产妇谨慎使用。出现以下情况时应及时取出:临产;如出现过强和过频的宫缩、过敏反应或胎心率异常时;如取出后宫缩过强、过频仍不缓解,可使用宫缩抑制药。

②米索前列醇:用于妊娠晚期需要引产而宫颈不成熟的孕妇。每次阴道放药剂量为25μg,放药时不要将药物压成碎片,放置前可将药物浸湿。如6h后仍无宫缩,在重复使用米索前列醇前应做阴道检查,重新评价宫颈成熟度,了解原放置的药物是否溶化、吸收,如未溶化和吸收者则不宜再放。每日总量不超过50μg,以免药物吸收过多。

(2)缩宫素引产和催产的方法

①静脉滴注药的配制方法:应先用5%葡萄糖500ml,用7号针头行静脉滴注,按每分钟8滴调好滴速,然后再向输液瓶中加入2.5U缩宫素,将其摇匀后继续滴入。切忌先将2.5U缩宫素溶于葡萄糖中直接穿刺行静脉滴注,因此法初调时不易掌握滴速,可能在短时间内进入体内过多的缩宫素,不够安全。

②掌握合适的浓度与滴速:因缩宫素个体敏感度差异极大,静脉滴注缩宫素仍从小剂量开始循序增量,起始剂量为2.5U缩宫素溶于5%葡萄糖500ml中即0.5%缩宫素浓度,以每毫升15滴计算相当每滴葡萄糖液中含缩宫素0.33mU。从每分钟8滴即2.5mU开始,根据宫缩、胎心情况调整滴速,一般每隔15～20min调整1次。方法:等差法,即从2.5 mU→5.0mU→7.5mU/min,或等比法,即从2.5mU→5.0mU→10mU/min直至出现有效宫缩。有效宫缩的判定为10min内出现3次宫缩,每次宫缩持续30～60s,伴有宫颈的缩短和宫口扩张。最大滴速不得超过每分钟30滴,即10mU/min,如达到最大滴速,仍不出现有效宫缩时可增加缩宫素浓度。增加浓度的方法是以5%葡萄糖500ml中加5U缩宫素便成1%缩宫素浓度,先将滴速减半,再根据宫缩情况进行调整,增加浓度后,如增至每分钟20mU仍无有效宫缩,原则上不再增加滴数和浓度,因为高浓度或高滴速缩宫素滴注,有可能引起子宫过强收缩而诱发胎儿窘迫、羊水栓塞甚至子宫破裂。

【注意事项】

1. 引产时应严格遵循操作规程,严格掌握适应证及禁忌证,严禁无指征的引产。

2. 根据不同病例选择适当的引产方法及药物用量、给药途径。不能随意更改和追加剂量。

3. 操作准确无误。

4. 密切观察产程,仔细记录。

5. 一旦进入产程常规行胎心监护,随时分析监护结果。

6. 若出现宫缩过强及过频、过度刺激综合征、胎儿宫内窘迫及梗阻性分娩、子宫先兆破裂、羊水栓塞等的先兆表现:①立即停止继续使用引产药物。②立即左侧卧位,吸氧,加快静脉输液。③静脉给子宫松弛药,如利托君(羟苄麻黄碱)5mg+5%葡萄糖 20ml 静脉推注,然后 100mg 加入 5%葡萄糖 500ml 静脉滴注从每分钟 8 滴开始,视心率增加情况,调整滴速或 25%硫酸镁 20ml 加入 5%葡萄糖液 100ml 静脉快滴 30min 滴完,然后硫酸镁 15g 加入 5%葡萄糖液 500ml 静脉滴注,1～2g/h。④若条件允许,应立即行阴道检查,了解产程进展,未破膜者并给以人工破膜、观察羊水量有无胎粪污染及其程度。⑤经上述综合处理,尚不能消除其不良因素,短期内又无阴道分娩可能的,或病情危重,为保母子平安应迅速选用剖宫产终止妊娠。

7. 引产禁忌证

(1)绝对禁忌证:孕妇严重合并症及并发症,不能耐受阴道分娩或不能阴道分娩者。①子宫手术史,主要是指古典式剖宫产,未知子宫切口的剖宫产术,穿透子宫内膜的肌瘤剔除术,子宫破裂史等;②前置胎盘和前置血管;③明显头盆不称;④胎位异常,横位,初产臀位估计不能经阴道分娩者;⑤宫颈浸润癌;⑥某些生殖道感染性疾病,如疱疹感染活动期等;⑦未经治疗的获得性免疫缺陷病毒(HIV)感染者;⑧对引产药物过敏者。

(2)相对禁忌证:①子宫下段剖宫产史;②臀位;③羊水过多;④双胎或多胎妊娠;⑤经产妇分娩次数≥5 次者。

8. 引产前准备:①严格掌握引产的指征;②仔细核对预产期,防止人为的早产和不必要的引产;③判断胎儿成熟度,如果胎肺未成熟,如情况许可,尽可能先促肺成熟后,再引产;④详细检查骨盆大小及形态、胎儿大小、胎位、胎头是否入盆、头盆是否相称,排除阴道分娩禁忌证;⑤对高危妊娠孕妇在引产前应常规行胎心监护、超声检查胎儿状态和羊水情况,必要时生物物理评分,以了解胎儿胎盘储备功能,胎儿能否耐受阴道分娩;⑥妊娠合并内科疾病,在引产前,需请内科医师会诊,充分估计孕妇原发病严重程度及经阴道分娩的风险,并进行相应检查,制订详细的防治预案。

9. 使用可控释地诺前列酮栓前注意事项:①孕妇患有心脏病、急性肝肾疾病、严重贫血、青光眼、哮喘、癫痫者禁用;②有剖宫产史和其他子宫手术史者禁用。

10. 米索前列醇注意事项:任何前列腺素及前列腺素衍生物引产者都存在一定的不良反应。①在引起子宫平滑肌收缩的同时,也会引起其他平滑肌收缩或松弛,如血管平滑肌、气管平滑肌、胃肠道平滑肌等,也可引起血压下降和升高,恶心、呕吐、腹泻、腹痛,眼压升高等,对中枢神经系统也有影响。因此,孕妇患有心脏病、急性肝肾疾病、严重贫血、青光眼、哮喘、癫痫者禁用。②产程过程中可能出现宫缩过频、过强,羊水胎粪污染,造成胎儿宫内窘迫、羊水栓塞,甚至子宫破裂,需要注意。③目前国内使用的米索前列醇为每片 $200\mu g$,如果试用不同剂量引产时(如 $25\mu g$、$50\mu g$),需要准确分量,且不可手掰估计,以免剂量不准造成合并症。④有剖宫产史和子宫手术史者禁用。⑤经产妇,分娩次数≥5 次者禁用。⑥专人观察和记录,发现宫缩过强和过频及胎儿心率异常者及时取出。

11. 缩宫素使用注意事项:①静脉滴注缩宫素的过程中,要专人护理,专表记录,并要严密观察宫缩强度、频率、持续时间胎心变化,必要时行胎心监护,破膜后要观察羊水量及有无羊水胎粪污染及程度。②警惕过敏反应。③禁止肌内、皮下穴位注射及鼻黏膜用药。④潜伏期延长,宫口开大 2~3cm,发现需用缩宫素时,首先行人工破膜,根据情况观察 1~2h,再决定是否静脉滴注缩宫素。⑤宫口扩张速度不但与宫缩强度和频度有关,也取决于宫颈本身条件,当宫颈质硬,宫颈厚或有宫颈水肿时,增加缩宫素用量是无效的。应配合应用降低宫颈肌张力及解除痉挛的药物,才能使产程进展。在调整缩宫素用量的同时,静脉推注地西泮 10mg 可使宫颈平滑肌松弛,提高宫颈顺应性,同时与缩宫素合用有协同作用,更有利于产程进展。⑥应用缩宫素时,可用胎儿监护对宫缩及胎心变化进行监测,如已破膜应同时检查羊水性状。⑦缩宫素结构与加压素相似,剂量增大时也有抗利尿作用,因此,用量不宜过大,以防止发生水中毒引发的抽搐或昏迷。⑧引产失败。缩宫素引产成功率与宫颈成熟度、孕周、胎先露高低有关,如连续使用 2~3d,仍无效,应改用其他方法引产。

第三节　促胎肺成熟

早产是导致围生期新生儿死亡的最主要原因,其发生率约为 10%,存活的早产儿中合并症极多,其中新生儿呼吸窘迫综合征(NRDS)是早产儿最常见的合并症之一,其病因主要是肺表面活性物质(PS)缺乏。产前应用促胎肺成熟药物可明显降低 NRDS 发生。

【症状与体征】

大多为早产儿,出生时可以无症状,但在 $6\sim12h$ 出现进行性呼吸困难,呼吸不规则,或有呼吸暂停,伴呼气呻吟、发绀。体征可有鼻翼扇动、"三凹征"。听诊呼吸音低,吸气时可闻及细湿啰音。

【辅助检查】

1. 肺部 X 线摄片检查　早期两侧肺野透亮度降低,有均匀分布的细小颗粒及网状阴影。可见支气管充气征。

2. 实验室检查　血气分析为混合性酸中毒。血液生化检查见血钠降低,血钾、血氯上升。

【治疗原则】

1. 一般治疗原则

(1)加强护理、保暖、液体及营养补充、清理呼吸道、监测生命体征。

(2)氧疗。

2. 用药目的与原则　抗生素预防感染,纠正酸中毒及电解质紊乱。

处　方

(1)表面活性物质替代疗法

①糖皮质激素:单疗程给药最好产前 24h 及 7d 内,倍他米松 12mg,肌内注射,每 24h 1 次,共 2 次。或地塞米松 6mg(或 5mg),肌内注射,每 12h1 次,共 4 次。在妊娠合并糖尿病,血糖控制不满意的情况下,国内常在行羊膜腔穿刺了解胎儿肺成熟的同时,注入地塞米松 10mg,不再肌内注射给药,以免引起母体血糖波动。

②盐酸氨溴索(沐舒坦):沐舒坦 30mg,加入生理盐水慢滴,每日 $2\sim3$ 次,连用 $3\sim5d$。

(2)抗生素治疗:青霉素 20 万~25 万 $U/(kg \cdot d)$,$3\sim4$ 次肌内注射或静脉滴注。

【用药注意事项】

1. 糖皮质激素对孕妇的潜在不良反应包括感染、高血糖、肺水肿和肾上腺功能抑制。可能抑制早产儿体格生长及神经内分泌系统发育,对胎儿增加围生期感染和病死率,单疗程应用很少出现以上不良反应。产前使用糖皮质激素促胎儿成熟,需要结合具体情况,不可滥用。①妊娠 28～35 周并在 7d 内有早产危险或因合并症需要提前终止妊娠的孕妇,产前可使用糖皮质激素促胎儿肺成熟。②倍他米松或地塞米松是最常用的糖皮质激素,应采用肌内注射的方法。③产前可给予单疗程的糖皮质激素促胎儿成熟,不常规推荐重复治疗(或多疗程)。④妊娠 34 周以上胎膜早破者不用糖皮质激素,除非有胎肺不成熟的证据。早产合并胎膜早破者,要同时应用抗生素。⑤糖尿病孕妇如果应用糖皮质激素可能会影响糖代谢,应注意必要时可改变用药途径。⑥产前应用糖皮质激素不影响产后使用肺表面活性剂。

2. 盐酸氨溴索能减少早产儿呼吸窘迫综合征和脓毒血症的发病率而对胎儿肺的发育无不良影响,胎儿和母体血中甲状腺激素水平及母体的肝肾功能检查均在正常范围内,迄今尚无大剂量盐酸氨溴索引起母婴严重不良反应的报道。在减少早产儿感染方面具有优越性,且安全、价格便宜,使用方便。

第四节 产后回奶

退奶常有两种情况:一种是产后因病或其他原因不能哺乳,乳汁还没有大量分泌时(产后 24h 内)需立即退奶;另一种是已有大量的乳汁分泌或母乳喂养了一段时间后需要回奶。

【治疗原则】

1. 一般治疗原则 加强护理,防止乳腺炎的发生。

2. 用药目的与原则 作用于下丘脑-垂体-卵巢轴,抑制乳汁分泌。

处 方

(1)口服大剂量雌激素:是临床回奶中常用的治疗措施之一。引产后用大量的雌激素负反馈抑制垂体分泌血清泌乳素,从而抑制乳汁分泌,达到回奶的目的,用于上述第一种情况。

①结合雌激素(倍美力):每片 0.625mg,每次 3 片,每日 3 次,连服 3d。

②戊酸雌二醇(补佳乐):3mg,每日 3 次,连服 3d。

③苯甲酸雌二醇:每日肌内注射 2mg,不超过 3d 后减量或改小量口服药

至生效。

(2)维生素 B_6:为水溶性维生素,可调节自主神经系统与下丘脑-垂体-卵巢轴的关系而抑制催乳激素的含成,由此产生回奶作用。口服维生素 B_6 片 200mg,每日 3 次。因为超剂量使用且无安全性资料支持,故应谨慎使用。

(3)中药:炒麦芽 100g,水煎服,每日 1 次。

(4)芒硝:250g,分装 2 个纱布袋内,敷于两侧乳房并包扎,湿硬时更换,用药期间亦应少进汤类。

(5)溴隐亭:预防性用药,分娩后 4h 开始服用 2.5mg,以后改为每日 2 次,每次 2.5mg,连用 14d。若已有乳汁分泌,则每日服用 2.5mg,2～3d 后改为每日 2 次,每次 2.5mg,连用 14d。

【用药注意事项】

如肝功损害严重者,禁用雌激素及溴隐亭,可选用炒麦芽或芒硝。

第37章

妊娠期和哺乳期用药与处方

第一节 妊娠期和哺乳期用药的基本原则

妊娠期为了适应胎儿发育的需要,母体各系统发生一系列的生理改变,而胎儿、新生儿处于发育过程的不同阶段,各器官发育尚未完善,生理情况与成年人显著不同,如用药不当,对孕妇、胎儿,新生儿可能产生不良影响。

【妊娠期用药原则】

1. 有急、慢性疾病患者应注意在孕前进行治疗,待治愈后或在医生指导监护下妊娠,孕妇患病则应及时明确诊断,并给予合理治疗,包括药物的治疗和是否需要终止妊娠的考虑。

2. 孕期可用可不用的药物尽量少用,尤其是在妊娠前 3 个月。烟、酒、麻醉药均属药物范畴,对孕妇和胎儿同样有害。

3. 孕期患病必须用药时,应根据孕妇病情需要选用有效且对胎儿比较安全的药物。一般来说,能单独用药就避免联合用药,能用结论比较肯定的药物就避免使用比较新的,但尚未肯定对胎儿是否有不良影响的药物。严格掌握剂量和用药持续时间,注意及时停药。

4. 如孕妇已用了某种可能致畸的药物,应根据用药剂量,用药时妊娠月份等因素综合考虑处理方案。早孕期间用过明显致畸药物应考虑终止妊娠。

5. 中药或中成药一般可按药物说明书孕妇"慎用"或"禁用"执行。

【哺乳期用药原则】

1. 用药前应充分估计其对母婴双方的影响,可用可不用的药物最好不用。

2. 对成人可产生严重不良反应的药物,授乳妇应避免应用。如病情需要,则应终止哺乳。

3. 允许婴儿单独使用的药物,授乳妇可使用。这类药物一般不会对乳儿造成大的危害,但不排除特异质个体。

4. 使用单剂或短期治疗的药物(如用于诊断的放射性核素),若对乳儿有危害,可采用乳制品喂养。

5. 尽可能使乳儿从乳汁中摄取的药量减至最低。其措施有:①对乳汁中浓度高的药物在其吸收高峰期应避免哺乳;②尽可能使用半衰期短的药物;③避免使用长效制剂;④采用最佳给药途径;⑤婴儿出生后 1 个月内,授乳妇应尽量避免使用药物。哺乳期用药应考虑药物对母儿双方面的影响及治疗需要,权衡利弊,合理应用,同时还应开展血药浓度监测,确保用药安全、有效。

第二节　妊娠期和哺乳期用药的分类方法

【妊娠期用药的分类方法】

根据美国食品药品监督管理局(FDA)颁布的药物对胎儿的危险性而进行危害等级(即 A、B、C、D、X 级)的分类表,分级标准如下。A 级:对照研究显示无害,已证实此类药物对人胎儿无不良影响,是最安全的。B 级:对人类无危害证据,动物实验对胎畜无害,但在人类尚无充分研究。C 级:不能除外危害性,动物实验可能对胎畜有害或缺乏研究,在人类尚无有关研究。本类药物只有在权衡了解对孕妇的好处大于对胎儿的危害之后,方可应用。D 级:有对胎儿危害的明确证据,尽管有危害性,但孕妇用药后有绝对的好处,如孕妇有严重疾病或受到死亡威胁急需用药时,可考虑应用。X 级:在动物或人类的研究均表明它可使胎儿畸形,或根据经验认为在人或在人和动物,都是有害的。本类药物禁用于妊娠或将要妊娠的患者。

【哺乳期用药的分类方法】

哺乳期用药可分为以下 3 类。

1. **避免使用的药物**　这类药物多具有内在的高毒性或较严重的不良反应,如含碘制剂、抗肿瘤药物、氯霉素、四环素、锂盐、雌激素等。

2. **慎用药**　此类药在应用时需认真监护,如解热镇痛药、抗组胺药、抗结核药、抗精神病药、抗甲亢药。

3. **允许使用的药物**　这类药物经证实比较安全。

第三节 妊娠期和哺乳期的常用药物及分类

【妊娠期常用药物及分类】

1. 抗感染药物

(1)青霉素类:大部分的青霉素类属于 A 类或 B 类,被认为是对孕妇最安全的抗感染药物。

(2)头孢菌素类:大部分的头孢类抗生素也属于 A 类或 B 类。

(3)氨基糖苷类:属于 D 类抗生素。有链霉素、卡那霉素、阿米卡星(丁胺卡那霉素)等。致先天性聋或前庭损害,有肾细胞毒性。发生率与用药量不完全相关。

(4)四环素类:属于 D 类抗生素。四环素、多西环素、土霉素为孕期典型致畸药。

(5)酚胺醇类:氯霉素属于 C 类,现已不再使用,导致灰婴综合征。

(6)喹诺酮类:大多属于 C 类。诺氟沙星、氧氟沙星、左氧氟沙星及环丙沙星等,种类很多。动物实验对胎仔有致畸作用。在人类是否有致畸作用虽未得到证实。但在孕期,特别在妊娠早期或哺乳期不应使用。

(7)磺胺类:多属于 C 类。动物实验有致畸作用,未在人类证实有致畸作用。但有可能导致胎儿血液中游离胆红素升高,发生新生儿黄疸加重。

(8)大环内酯类:大部分列入 B 类,如红霉素、罗红霉素、阿奇霉素等孕期使用比较安全,螺旋霉素,克拉霉素在 FDA 又属于 C 类。要小心用药。

(9)抗结核药:利福平及异烟肼属于 C 类。孕期结核首选乙胺丁醇。但需注意这一类药物能大量进入乳液,浓度可达母血的 50%,不一定会损伤新生儿,但应尽量避免在哺乳期服用。

(10)克林霉素(氯洁霉素):B 类药,可通过胎盘,但孕期应用无致畸报道。

(11)抗病毒药:阿昔洛韦(无环鸟苷,B 类),孕期必要时可用。更昔洛韦属于 C 类,利巴韦林(三氮唑核苷、病毒唑,X 类)本品有较强的致畸作用,故禁用于孕妇和可能即将妊娠的妇女(本品在体内消除很慢,停药后 4 周尚不能完全自体内清除)。而抗 AIDS 病的齐多夫定(叠氮胸苷)属 C 类,可用于孕期 AIDS 患者。

(12)抗念珠菌药物:制霉菌素、克霉唑属于 B 类,咪康唑(达克宁)属于 C

类,氟康唑及伊曲康唑(司皮仁诺)属于 C 类。

(13)抗寄生虫药物:甲硝唑属于 B 类。

(14)呋喃妥因(呋喃坦丁):属 B 类,孕期治疗泌尿系感染,孕晚期应用可致新生儿溶血。

2. 心血管及相关药物

(1)降血压的血管紧张素转化酶抑制药:属于 C 类,但在妊娠中晚期属于 D 类。药物有贝那普利、福辛普利、喹那普利、赖诺普利、培哚普利、群多普利、西拉普利及依那普利等,这一类药物可以通过胎盘进入胎儿体内干扰胎儿的血压调节机制,可能导致羊水过少,低血压,少(无)尿,新生儿持续性肾衰竭、肾小管发育不全,颅骨骨化程度减低、早产及低体重。

(2)肼屈嗪(肼苯达嗪)(C):无致畸作用。使用时注意监测血压,因有时仅用很小剂量,也可使血压骤降,以致影响子宫胎盘灌注量,危及胎儿。

(3)甲基多巴(C):安全、可用,特别适用于妊娠合并原发性高血压或在原发性高血压基础上并发妊娠期高血压疾病者。

(4)硝普钠(D):为速效、强效,作用短暂的血管扩张药,可通过胎盘。用量过大可引起胎儿氰化物中毒及颅压增高。静脉滴注时必须同时严密监测血压,血压下降过快可影响胎盘血流量,危及胎儿。故仅用于重度妊娠期高血压疾病,其他降压药无效而又急需降压者。产前应用不应超过 24h。

(5)利血平(D):可通过胎盘。妊娠晚期应用一般剂量即可引起新生儿鼻塞、肌张力低,故产前不用。

(6)硫酸镁(B):安全、对胎儿无致畸作用。临产前后大量应用,新生儿可发生肌张力低下、嗜睡、呼吸抑制,故产后对新生儿应加强监测。

(7)钙通道阻滞药属于 C 类:地平类有的在妊娠晚期属于 D 类,动物实验可致骨骼远端畸形。人类在妊娠晚期应用导致因低血压引起的胎儿缺氧、心动过缓、低血糖。有氨氯地平、非洛地平、尼卡地平、尼莫地平、伊拉地平等。

(8)抗心律失常药物,洛尔一族大部分属于 C 类,少数为 B 类,但在妊娠中晚期都属于 D 类。有阿替洛尔、阿替洛尔、醋丁洛尔、倍他洛尔、比索洛尔、拉贝洛尔、美托洛尔、卡替洛尔、纳多洛尔、普萘洛尔及索他洛尔等。

(9)升压药:肾上腺素、去甲肾上腺素、异丙肾上腺素、去氧肾上腺素(苯福林)、间羟胺、多巴胺等大部分属于 B 类。

(10)降脂的他汀类及降压的沙地坦类均属于 D 类:洛伐他汀、缬沙坦、伊贝沙坦、依西美坦及替米沙坦等。

3. 神经系统的用药

(1)哌替啶(B/D):分娩过程对新生儿呼吸亦有抑制作用,较吗啡轻。估计用后 4h 内不结束分娩,不会影响新生儿呼吸。

(2)氯丙嗪(C)、异丙嗪(C):对胎儿无影响。常与哌替啶合用(冬眠合剂)。分娩过程应用注意对新生儿呼吸产生抑制作用,还可出现新生儿肌张力低下。

(3)镇静药:苯二氮大部分属于 C 类,地西泮(安定)、艾司唑仑(舒乐安定)。巴比妥类、格鲁米特(导眠能)、甲丙氨酯(安宁,眠尔通)属于 C 类。

(4)抗精神病药物:吩噻嗪类属于 C 类,氯丙嗪、奋乃静一类的药物属于 C 类。这些药物大部分在妊娠中期及晚期又被划归为 D 类。

4. 激素类

(1)所有的性激素及相关的药物都属于 X 类,只有黄体酮属于 D 类。妊娠期无特殊需要不应使用。

(2)肾上腺皮质激素均属 B 类药,如氢化可的松、泼尼松(强的松类药,妊娠晚期应用本品促胎肺成熟,未见有不良影响报道。

5. 所有的抗肿瘤药都属于 D 类,影响代谢的抗癌药属于 X 类,均有致畸报道。

6. 绝大部分的解热镇痛药属于 C 类

(1)阿司匹林(如乙酰水杨酸、巴米尔)大剂量应用可能致畸,妊娠晚期应用,血凝机制可能受影响,属慎用药。

(2)对乙酰氨基酚(如扑热息痛、醋氨酚、百服宁、必理通、泰诺林)属 B 类,为非那西丁代谢产物。目前尚未发现有致畸影响。妊娠各期短期应用是安全的。

(3)吲哚美辛(消炎痛,B/D)较阿司匹林药效更强,曾用于治疗先兆早产和羊水过多,用药时间长,用药量较大,可能导致胎儿动脉导管过早关闭,充血性心力衰竭和胎儿水肿等发生。孕晚期避免使用。

7. 消化系统药物绝大部分属于 B 类。

8. 利尿药

(1)呋塞米(速尿)(C):无致畸报道。可使母血容量减少,影响胎盘灌注量,长期应用可致胎儿生长受限,电解质紊乱。

(2)氢氯噻嗪(双氢克尿塞)(D):长期应用可导致电解质紊乱,邻近分娩应用,新生儿可出现黄疸、血小板减少,溶血性贫血。

(3)甘露醇(C):短期使用对母儿无大影响。

(4)依他尼酸(D):动物实验有致畸作用,长期应用可致母儿水、电解质紊乱。

(5)保钾利尿药螺内酯、氨苯蝶啶属于 C 类。

(6)阿米洛利属于 B 类,孕晚期列为 D 类。

(7)碳酸酐酶抑制药乙酰唑胺属于 B 类。在妊娠晚期许多利尿药改列为 D 类。

9. 血液系统

(1)大部分止血药属 A 类或 B 类。

(2)大部分补血药属 A 类或 B 类。

(3)大部分抗凝血药属于 C 类或 D 类,肝素属于 C 类,分子量大。不易通过胎盘,孕期可用。华法林属于 D 类,可顺利通过胎盘,对胎儿有危害。孕晚期应用,胎儿、新生儿有出血倾向,故孕期应避免使用。阿司匹林属于 C 类。

10. 抗组胺药大部分属于 A 类或 B 类,异丙嗪、阿利马嗪及硫乙拉嗪属于 C 类。

11. 降血糖药

(1)胰岛素(B):分子量大,不易通过胎盘,对胎儿影响不大。

(2)口服降糖药:脲类可刺激内源性胰岛素生成或释放,孕晚期使用可增加新生儿低血糖的危险。其中甲苯磺丁脲(降糖宁)(D/C)有动物致畸,人类未见异常。故在孕期不用口服降糖药。糖尿病患者准备怀孕前,需要降低血糖时用胰岛素而不用口服降糖药。

12. 抗甲状腺素和碘制剂

(1)丙硫氧嘧啶(D):能很快通过胎盘,用于妊娠 4 个月后,可作用于胎儿,阻止甲状腺碘化,使垂体释放大量促甲状腺激素,形成先天性甲状腺肿,出生后可自行消失。胎儿于 4 个月前甲状腺尚无功能,故此期间用药对胎儿应无影响。

(2)碘化物(D):长期大量应用含碘的祛痰药或应用核素碘检测甲状腺功能,可使胎儿甲状腺功能低下或出生后智力低下。故妊娠早期可用,妊娠 4 个月后应避免使用。

13. 酶类药物大部分属于 B 类,链激酶及尿激酶属于 C 类。

14. 免疫抑制药硫唑嘌呤及青霉胺属于 D 类,干扰素属于 C 类,其他多属于 B 类。

15. 维生素类药物

(1)维生素 A(A/X):服用过量可致胎儿骨骼发育异常或先天性白内障。

(2)维生素 D_3(胆骨化醇)(A/D)和维生素 D_2(麦角骨化醇)(A/D)服用过量可使胎儿、新生儿血钙过高,智力发育障碍。

(3)维生素 K_1(C)应用过量,可使新生儿发生高胆红素血症和胆红素脑病。

16. 其他

(1)妊娠期免疫:目前常用的 4 种免疫方法分别为类毒素、灭活疫苗、活疫苗和球蛋白。孕妇接受的免疫应是针对那些最常见,危害最大而免疫又确实有效的疾病。因此,最好是对可避免的疾病在孕前进行免疫,如准备妊娠者检查无风疹 IgG 抗体,可在孕前注射风疹疫苗,但必须注射 3 个月后才可妊娠。孕期禁用活疫苗,除非孕妇暴露于该疾病及易感的危害超过了免疫对母儿的危害。

(2)吸烟:吸烟对胎儿有害。烟中有尼古丁、一氧化碳、氰酸盐等,均可通过胎盘,致子宫血管缩窄,减少绒毛间隙灌注,降低子宫胎盘血流量,减少胎儿供氧,影响胎儿发育及胎盘合并症增加,包括流产、早产、胎盘早剥、胎儿生长受限等。其严重程度与吸烟量密切相关。被动吸烟带来危险相当于低水平自动吸烟。另外,吸烟还可影响子代智力发育。故应劝导孕妇及其共同生活的亲属不要吸烟。

(3)饮酒:酒精干扰胎儿胎盘循环导致胎儿缺氧,损害胎儿脑组织,乙醇的代谢产物乙醛可能有致畸作用,使生殖细胞受损,受精卵发育不全,常导致流产,幸存者畸形或智力低下。亲代嗜酒婴儿出现胎儿酒精综合征。

(4)吸毒(毒瘾):对母、儿影响是有争论的。虽然各种毒品对母、儿影响不同,但吸毒母亲的新生儿多有戒断综合征(药物撤退综合征),只是各种毒品出现该症时间和持续时间不同。其临床表现为震颤、易激、喷嚏、呕吐、发热、腹泻,偶尔抽搐。

第38章
宫内节育器放置取出后用药与处方

　　1960 年起我国开始推广使用宫内节育器(IUD),这是我国育龄妇女使用最多的避孕方法,其主要优点为安全、高效、经济、简便,一次放置可长期避孕,而且作用可逆,取出后生育能力可恢复。

第一节　宫内节育器放置

【适应证】

1. 育龄妇女要求放置 IUD 且无禁忌者。

2. 用于紧急避孕,更适于愿继续以 IUD 避孕且无禁忌者。

【禁忌证】

1. 妊娠或可疑妊娠者。

2. 生殖器官炎症未经治疗及未治愈者。

3. 3 个月内有月经频发、月经过多或不规则阴道出血者。

4. 子宫颈内口过松、重度撕裂及重度狭窄者。

5. 子宫脱垂Ⅱ度以上者。

6. 生殖器官畸形,如子宫纵隔、双角子宫、双子宫者。

7. 子宫腔深度<5.5cm 或>9cm 者。

【治疗原则】

　　用药目的与原则　口服或全身给药一代头孢,预防感染,对 β-内酰胺类抗菌药物过敏者,可选用克林霉素预防葡萄球菌、链球菌感染,可选用氨曲南预防革兰阴性杆菌感染。必要时可联合使用;严重感染时根据菌培给药。

处　　方

于术前约 2h 口服或全身给药 1 剂。

①头孢氨苄,服用 0.5g,甲硝唑,0.2～0.4g。

②头孢拉定,0.5g 口服,甲硝唑,0.2～0.4g。

【并发症及处理】

1. 子宫穿孔　表现为受术者突然感觉剧烈疼痛;出血;受术者感觉器械落空感。非手术治疗时应用抗生素(详见预防感染抗生素用药)及缩宫素预防感染和出血。

(1)缩宫素 20U,肌内注射。

(2)生理盐水 250ml＋缩宫素 20U,静脉滴注。

2. 术时出血　术后 24h 内出血量超过 100ml 或有内出血超过 100ml,或术后少量出血于数天后出血量增加超过 100ml。手术当时出血者首先用止血药及缩宫药物,出血多需补足血容量;放置数天后出血者,首先止血、抗感染(详见预防感染抗生素用药),无效取出 IUD 或同时诊刮并用缩宫药止血。

3. 宫内节育器异位　凡宫内节育器部分或完全嵌入肌层,或异位于腹腔、阔韧带者称宫内节育器异位。患者一般无症状,部分患者有腰骶部酸痛,或有不规则阴道出血,如果异位于腹腔,可伤及肠管膀胱等脏器并造成粘连。处理:凡宫内节育器异位均应及早取出。IUD 嵌入肌层较浅,可经阴道取出;如嵌入肌层较深或异位于腹腔的,可经腹腔镜下取出。

4. 心脑综合征　手术过程中或术后数小时内出现心动过缓、心律失常、血压下降、面色苍白、头晕、胸闷,甚至呕吐、大汗淋漓,严重者昏迷、抽搐。同人工流产综合征(详见有关章节)。症状明显者,立即吸氧、静脉缓注阿托品和皮下注射 0.5mg。如经上述处理后症状持续,需取出 IUD。术前、术后肌内注射阿托品 0.5mg 可能有预防效果。

5. 感染　术前无生殖器官炎症,手术后 1 周内发生 PID。

处理:

(1)放置 IUD 后一旦有感染,可选用抗生素治疗。感染控制后取出 IUD 为宜。

(2)严重感染时,行宫颈分泌物培养及药物敏感试验,选用敏感抗生素。控制感染同时应取出 IUD,继续用抗生素及全身支持治疗。

(3)发生盆腔脓肿时,先用药物治疗,如无效者应手术切开引流。

(4)慢性炎症时,应在抗生素控制感染后取出 IUD,同时可配合应用理疗或中药治疗。

第二节　宫内节育器取出术

【适应证】

1. 因不良反应或并发症需取出者。
2. 带器妊娠者。
3. 要求改用其他避孕方法或绝育者。
4. 围绝经期月经紊乱者。
5. 到期需更换或已闭经半年者。
6. 计划妊娠或不需继续避孕者。

【禁忌证】

1. 全身情况不良或处于疾病急性期。
2. 生殖道炎症者。

【治疗原则】

用药目的与原则　口服广谱抗生素,预防感染。

> **处　方**

于术前约 2h 口服或全身给药,同宫内节育器放置。

第39章

输卵管绝育术后用药与处方

采用手术方式结扎、切断、电源、环套、输卵管夹阻断输卵管,防止精卵相遇,称为输卵管绝育术。

第一节　输卵管结扎术

【适应证】

1. 已婚妇女自愿要求输卵管结扎且无禁忌者。

2. 因某种疾病如心脏病、肾脏病、严重遗传病等不宜妊娠者。

【禁忌证】

1. 有感染情况,如皮肤感染。产时产后感染、盆腔炎等。

2. 全身情况虚弱,不能经受手术。

【治疗原则】

用药目的与原则　口服广谱抗生素,预防感染。

【并发症】

1. 感染

(1)腹壁切口感染:切口红、肿、热、痛,有脓肿时有局限性包块,波动感,明显压痛,可伴有全身症状。伴有全身症状者应用抗生素治疗。

①对部分肠杆菌科细菌有抗菌活性者,如氨苄西林、阿莫西林。

②对多数革兰阴性杆菌包括铜绿假单胞菌具抗菌活性者,如哌拉西林、阿洛西林、美洛西林。哌拉西林、阿洛西林和美洛西林对抗菌作用也增强。除对部分肠杆菌科细菌外,对铜绿假单胞菌亦有良好抗菌作用;适用于肠杆菌科细菌及铜绿假单胞菌所致的呼吸道感染、尿路感染、胆道感染、腹腔感染、皮肤软组织感染等。

（2）盆腔感染：PID 的症状体征。处理原则为给予 2～3 种广谱抗生素（详见预防感染抗生素用药）消炎治疗。

（3）全身败血症及中毒性休克：与其他原因的败血症治疗相同。

2. 慢性盆腔炎　术后有急性盆腔炎发作史；内诊有慢性盆腔炎，腹腔镜发现慢性盆腔炎。非手术治疗为主，亚急性发作时给予广谱抗生素及输液等全身支持疗法。慢性期可做理疗，配合中医中药治疗。

3. 盆腔静脉淤血综合征　术后出现"三痛"，即腹痛、腰痛、性交痛；曾诊断为慢性盆腔炎；腹腔镜发现及阴道超声发现等。采用孕激素对抗雌激素或前列腺素合成酶抑制药。

处方 1

甲羟孕酮（安宫黄体酮）10mg，每日 3 次，60d 为 1 个疗程。

处方 2

吲哚美辛（消炎痛）10mg，每日 3 次，60d 为 1 个疗程。

处方 3

抗感染治疗。

①头孢氨苄，每日剂量 1～2g，分 3 次服用，合用甲硝唑，每日 0.6～1.2g，分 3 次。

②头孢唑林钠，每次 0.5～1g，每日 2～3 次，肌内或静脉滴注，合用甲硝唑，每日 0.6～1.2g，分 3 次。

③头孢拉定，每日剂量 1～2g，分 2 次，肌内或静脉滴注，合用甲硝唑，每日 0.6～1.2g，分 3 次。

④克林霉素肌内或静脉滴注，每日剂量 600～1200mg，分 2～4 次；合用甲硝唑每日 0.6～1.2g，分 3 次。

⑤氨曲南，每日剂量 3～4g，分 2～3 次，肌内或静脉滴注，合用甲硝唑，每日 0.6～1.2g，分 3 次。

第二节　腹腔镜绝育术

【适应证】

1. 凡健康育龄妇女，自愿接受腹腔镜绝育术且无禁忌证。

2. 因某种疾病不宜妊娠。

【禁忌证】

1. 多次腹部手术史或腹腔广泛粘连史。

2. 急性盆腔炎或全腹膜炎史。

3. 过度肠胀气肠梗阻史。

4. 腹壁疝、膈疝等各部位疝病史。

【治疗原则】

用药目的与原则 口服一代、二代头孢,预防感染同上。

处 方

于术前 0.5~1h 给药。

①头孢唑林钠,1~2g 静脉滴注。

②克林霉素静脉滴注,每日剂量 600~1200mg。

第40章
女用甾体避孕药避孕用药与处方

　　女性避孕常使用女用甾体避孕药其主要是由人工合成的孕激素与雌激素制成的。目前国内外采用的甾体避孕药,是以人工合成的雌、孕激素复方制剂为主,也有单方孕激素制剂。

一、短效、长效、速效口服避孕药

【适应证】

要求避孕的健康育龄妇女,无甾体避孕药禁忌者。

【禁忌证】

1. 血栓性静脉炎或血栓栓塞性疾病。

2. 心脑血管病,血压高于 140/90mmHg。

3. 乳腺癌或雌激素依赖性肿瘤。

4. 肝、肾功能异常。

5. 已经妊娠或产后 6 周内母乳喂养。

6. 每日吸烟多于 20 支。

二、紧急避孕药

【适应证】

1. 未采用任何避孕措施。

2. 孕方法失败或使用不当。

3. 无可靠避孕方法的妇女受到性暴力伤害。

【禁忌证】

已确诊妊娠。

三、阴道药环

【适应证】

健康育龄妇女,对孕激素无禁忌者。

【禁忌证】

1. 子宫脱垂。

2. 阴道前后壁膨出。

3. 慢性咳嗽疾病患者。

处　　方

(1)复方短效口服避孕药

①复方炔诺酮片(口服避孕片 1 号),每片含炔诺酮 0.625mg,炔雌醇 0.035mg。用法:从月经周期第 5 天开始,每晚服用 1 片,连续 22d。如有漏服,次日晨补服 1 片。

②复方醋酸甲地孕酮片(口服避孕片 2 号)每片含醋酸甲地孕酮 1mg,炔雌醇 0.035mg。用法同上。

③复方左炔诺孕酮片。每片含左炔诺孕酮 0.15mg,炔雌醇 0.035mg。用法同上。

④口服避孕片 0 号。每片含炔诺酮 0.3mg,甲地孕酮 0.5mg,炔雌醇 0.035mg。用法同上。

⑤复方去氧孕烯避孕片(商品名妈富隆)。每片含去氧孕烯 0.15mg,炔雌醇 0.03mg。用法:从月经周期第 1 天开始,按箭头所指方向每晚服用 1 片,连续 21d 不间断。

⑥复方孕二烯酮避孕片(商品名敏定偶)。每片含孕二烯酮 0.075mg,炔雌醇 0.03mg。用法:从月经周期第 1 天开始,按箭头所指方向每晚服用白色药片 1 片,连续 21d 后,再服 7d 安慰剂(红色)。

⑦复方左炔诺孕酮三相片,每一板上有 3 种颜色药片。黄色 6 片(1～6d),每片含左炔诺孕酮 0.05mg,炔雌醇 0.03mg;白色 5 片(7～11d),每片含左炔诺孕酮 0.075mg,炔雌醇 0.04mg;棕色 10 片(12～21d),每片含左炔诺孕酮 0.125mg,炔雌醇 0.03mg。用法:按每板上箭头所指方向,从月经周期第 3 天开始服黄色片,每晚 1 片,连续 6d;接着白色片,连续 5d;再接着棕色片,连续 10d。

(2)复方长效口服避孕药

复方长效左炔诺孕酮炔雌醚片(复方左旋 18 甲长效片),每片含左炔诺孕酮 6mg,炔雌醚 3mg。用法:服用第 1 周期于月经第 5 天服 1 片,间隔 20d 后再服 1 片;第 2 周期起,按第 1 周期第 2 次服药日期开始服药,每月服 1 片。于午饭后服用,可与抗不良反应片同服。

(3)速效口服避孕药

①炔诺酮探亲片,每片含炔诺酮 5mg,于同居当天晚上开始服用,每晚服 1 片。若同居 1~10d,需服 10 片;同居 11~14d,需服 14 片;探亲 1 个月,服完 14 片后,接着服短效避孕药,至探亲结束。

②左炔诺孕酮探亲片(18 甲速效避孕片),每片含左炔诺孕酮 1.5mg,服法同处方 1,但应于探亲同居前 1~2d 开始服用。

③醋酸甲地孕酮探亲片(探亲避孕片 1 号),每片含醋酸甲地孕酮 2mg,于探亲当日中午(房事前 6~8h)服 1 片,当晚加服 1 片,以后每晚服 1 片,探亲结束次日再服 1 片。

(4)长效避孕针剂

①复方己酸孕酮避孕针,含己酸孕酮 250mg,戊酸雌二醇 5mg;第 1 次用,从月经来潮当天算起的第 5 天,肌内注射 2 支;也可自月经来潮的第 5 天和第 15 天各注射 1 支,以后每周期第 10~12 天注射 1 支。

②复方庚炔诺酮避孕针,含复方庚炔诺酮 50mg,戊酸雌二醇 5mg;首次周期第 1~5 天肌内注射 1 支,以后每周期第 10~12 日肌内注射 1 支。

③醋酸甲羟孕酮避孕针,含醋酸甲羟孕酮 150mg,首次周期第 5 天内肌内注射 1 支,以后每 3 个月再肌内注射 1 支。

(5)紧急避孕药

①米非司酮,性交后 72h 内口服 1 片(10 或 25mg)。

②左炔诺孕酮(毓婷),性交后 72h 内口服 1 片(0.75mg),12h 后重复 1 次。

(6)阴道药环

①甲硅环,含甲地孕酮 250mg,每个环使用 1 年。

②左炔诺孕酮避孕环,含左炔诺孕酮 100mg,每个环用 1 年。

【注意事项】

1. 复方短效口服避孕药

(1)避孕药应按时服用,最好固定在每晚睡前,应注意不可随意更换服药时间,以保证避孕效果。

（2）避孕药片潮解或有裂隙时，不宜服用，因为药物的剂量不足，会影响避孕效果或引起不规则子宫出血。

（3）如有呕吐或腹泻，会影响药物的吸收，可能导致避孕失败，宜暂时加用外用避孕药具。

（4）如用抗生素、利福平、苯妥英钠等药物，会降低避孕药的药效。如长期服用这类药物者宜改用其他避孕方法或加大避孕药剂量。

（5）服药妇女应定期随访体检，包括测量血压及乳房检查、妇科检查、宫颈细胞涂片检查。

（6）吸烟妇女服药，应劝告最好戒烟。

（7）服药期间若出现下肢肿胀疼痛、头痛等情况，应及时就医，考虑有无血栓栓塞性疾病或其他血管疾病。

（8）若有视力障碍、复视、视盘水肿、视网膜血管病变等情况，应立即停药，应做相应检查。

（9）服药妇女有右上腹痛，应考虑做肝脏超声检查，如诊断为与避孕药有关的肝腺瘤，应立即停药并做相应检查。

（10）服药期间避孕失败妊娠，建议终止妊娠。

（11）有相对禁忌证的妇女，服药期间应加强随访，如有异常及时诊治。

2. 复方长效口服避孕药不良反应

（1）类早孕反应。

（2）白带增多。

（3）月经改变。长效口服避孕药因所含雌激素量较大，应用较少。

3. 速效口服避孕药 53号抗孕片所含的双炔失碳酸酯具有雌激素活性，哺乳期妇女不宜服用。另外，本产品的剂量较大，故不良反应及对下次月经的影响均较其他3种单纯孕激素的探亲避孕药明显。

4. 长效避孕针剂

（1）用药前应仔细向咨询对象说明针剂的优缺点及可能出现的不良反应。

（2）如发生严重头痛、黄疸、视物模糊等症状，应及时就诊。

（3）使用中应定期做乳腺检查，如出现肿块立即停药。

（4）首次注射后，需观察15min以上，无特殊情况方可离开，以防止过敏反应。有过敏者应停药。

（5）抽取药液时，应将药物摇匀并吸净。对号避孕针，如发现针药中有固体物析出,可置于热水中,待溶解后摇匀方可使用。

5. 紧急避孕药

(1)对紧急避孕失败者应予警惕,除外异位妊娠。

(2)服用紧急避孕药的周期,不应再有无保护性生活,因紧急避孕药对服药后发生的性交无避孕作用。

(3)与常规避孕方法相比,紧急避孕药激素含量大、避孕有效率低,因此不能替代常规避孕方法。服用紧急避孕药后应尽快落实常规避孕措施。

(4)紧急避孕药没有抗 HIV/AIDS 和 STDs 感染的功能,对 STDs 高危人群应提供何处可获得 STDs 诊治和咨询的信息。

(5)不良反应及处理

①恶心和呕吐:常发生在服药当天,持续时间一般不超过 24h。

②乳房胀痛、头痛、头晕、乏力:常发生在服药后 1~2h,持续时间一般不超过 24h。

③不规则子宫出血:通常为点滴出血。以上均不需特殊处理。

④月经提前或延迟:仅在小部分妇女中发生。如果月经延迟 1 周以上,应行妊娠试验,以明确是否为避孕失败。

6. 阴道药环的不良反应及处理

(1)突破性出血:主要不良反应约占 7%。如月经周期前半期出血,可服炔雌醇 0.005~0.01mg,每晚 1 次,连服 5~6d;如月经周期后半期出血,可加服短效口服避孕片 1 号,每晚 1 次,连服至下次月经前停止。

(2)药环脱落:脱落率约为 2%。

(3)白带增多:少见。

7. 口服避孕药的不良反应

(1)雌激素引起的不良反应:恶心、呕吐、乳房触痛、乳房增大、水钠潴留引起周期性体重增加、白带多、头痛、头晕等类早孕反应;妊娠斑样色素沉着。宫颈外翻;高血压、胆囊胆汁中胆固醇增加、平滑肌瘤生长、毛细血管扩张;肝细胞腺瘤和肝细胞癌、脑血管意外、血栓栓塞和乳腺赘生物。

治疗原则:

①抗反应片(含维生素 B_6 100mg,山莨菪碱 10mg)。

②单孕激素避孕药。

(2)孕激素引起的不良反应:乳房触痛、头痛、乏力、嗜睡、体重增加、高血压、心肌梗死(很少)。治疗原则:较严重者停药。

(3)突破性出血(服药期出血):多数在漏服药后,少数未漏服药也可发生。大多数出血量少,淋漓,少数出血量可达月经量。

治疗原则:

出血发生在周期的前半期:同时加服炔雌醇0.005~0.015mg,直到服完22片避孕药为止。出血发生在周期的后半期,每晚加服避孕药1/2~1片,直到服完22片为止。出血量如月经量,当日晚上停药,停药第5天,再开始下1个月的避孕药。经量减少、停经:加服炔雌醇0.005~0.01mg,每日1次,与避孕药同服2个周期或可停药。

第41章

阴道杀精子药避孕用药与处方

利用屏障的方法阻止精子与卵子相遇而达到避孕目的。该方法不干扰机体生理,对身体无害,若使用得当,避孕效果可靠。

【适应证】

育龄夫妇均可使用。

【禁忌证】

对杀精子药物或赋形剂如泡沫、凝胶过敏者。

处方

使用避孕药膜、栓剂、片剂等制剂。

(1)避孕药膜:每张含壬苯醇醚50mg,可将1张药膜揉成松团用干燥手指放入阴道顶端,10min后性交。

(2)避孕栓剂:每枚含主药100mg。性交前将栓剂放入阴道深处,10min后性交。

(3)避孕药片:含壬苯醇醚100mg,每次1片,于房事前5～10min放入阴道深处。

(4)避孕冻胶:含壬苯醇醚,每次5g。房事前将冻胶缓缓挤入阴道深处。

【注意事项】

1. 必须按制剂说明时间使用。若无足够时间使药物溶解,则影响效果。性交后6h内不要灌洗阴道。

2. 不良反应

(1)部分妇女对杀精子药过敏,出现皮疹。

(2)阴道分泌物增多。

(3)局部烧灼感或干涩刺痛。

(4)外阴瘙痒。

(5)有时可闻杀精子药的异味。

第四篇

儿科系统疾病
用药与处方

第42章

营养障碍性疾病用药与处方

第一节　维生素 A 缺乏症

维生素 A 缺乏症是指体内维生素 A 缺乏所致的,以眼和皮肤黏膜病变为主的全身性疾病,多见于 1～4 岁小儿。近年来,我国严重的维生素 A 缺乏已不多见,但亚临床维生素 A 缺乏发生率为 40.6%,主要是由维生素 A 摄入不足,吸收障碍或营养代谢障碍所致。

【症状与体征】

1. 症状

(1)眼部:傍晚后视物不清,进入暗室后不能适应,继之发生夜盲症。双眼畏光、流泪。

(2)皮肤:皮肤干燥、脱屑,角化增生,毛孔角化呈小丘样,触之有粗沙感。

(3)生长发育障碍:患儿体格和智力发育轻度落后,常伴营养不良、贫血和其他维生素缺乏。

(4)亚临床状态:早期无上述典型临床表现,但小儿免疫力低下,呼吸道和消化道感染性疾病发生率增加,且易迁延不愈。

2. 体征　结膜干燥,无光泽,在内外眼角的结膜上可见泡沫状银灰色斑块(毕脱斑)。角膜溃疡,角膜软化,毛发干枯,易脱落,指(趾)甲脆薄多纹,易折断。

【辅助检查】

1. 血浆维生素 A 浓度　正常婴幼儿为 $300～500\mu g/L$,年长儿和成人为 $300～2250\mu g/L$;当 $<200\mu g/L$ 可诊断维生素 A 缺乏,$200～300\mu g/L$ 为亚临床状态。

2. 血浆视黄醇结合蛋白测定 血浆视黄醇结合蛋白水平能比较敏感地反映体内维生素 A 营养状况,低于正常水平提示有维生素 A 缺乏可能。

3. 暗适应检查 如暗光视觉异常有助诊断。

【治疗原则】

1. 一般治疗原则

(1)祛除病因:积极治疗原发疾病,如肠道感染,肝、胆疾病和其他全身性疾病,使体内代谢恢复正常,以便吸收和利用胡萝卜素和维生素 A。

(2)治疗并存的营养缺乏症:改善饮食,加用牛乳、卵黄、肝类及富有胡萝卜素的食物,如橙黄色与绿色的水果和蔬菜。

2. 用药目的与原则

(1)维生素 A 治疗:亚临床及轻症患儿口服维生素 A 制剂,重症可肌内注射。

(2)眼部病变治疗:有眼干燥症时双眼可滴消毒的鱼肝油及 0.25% 氯霉素眼药水或红霉素眼药膏防止继发感染。有角膜溃疡者可加滴 1% 阿托品扩瞳,防止虹膜脱出及粘连。

处 方

(1)补充维生素 A

①轻症维生素 A 缺乏病及消化吸收功能良好:每日口服维生素 A 2.5 万～5 万 U,分 2～3 次服用。

②重症或有眼部症状或口服有困难者:肌内注射维生素 A、D 油剂 0.5～1ml(25 000～50 000U),每日 1 次,3～5d 后,病情好转即改口服维生素 A。

③眼部症状消失:口服维生素 A,剂量:婴儿每日 1500～2000U;儿童每日 2000～4500U。

(2)对症治疗

①眼干燥:消毒的鱼肝油、0.25% 氯霉素眼药水、红霉素眼膏、金霉素眼膏,每日 3～4 次。

②角膜溃疡:1% 阿托品扩瞳,抗生素眼药水和消毒鱼肝油交替滴眼,约 1h 1 次,每日不少于 20 次。

(3)维生素 A 制剂

①维生素 A 胶丸:每丸含维生素 A 2500U 或 5000 U。

②维生素 A 注射液:0.5ml:25 000U;1ml:25 000U。

③维生素 AD 胶丸(鱼肝油):每粒含维生素 A 3000U,维生素 D 300U。

维生素 AD 滴剂:每 1ml 含维生素 A 5 万 U,维生素 D 5000U。

维生素 AD 滴剂(伊可新):分 2 种。0~1 岁,每粒含维生素 A 1500U,维生素 D 500U;>1 岁:每粒含维生素 A 2000U,维生素 D 700U。

维生素 AD 滴剂(贝特令):每粒含维生素 A 1800U,维生素 D 600U。

④维生素 AD 注射液:每 0.5ml 内含维生素 A 2.5 万 U,维生素 D 2500U,肌内注射。

【用药注意事项】

1. 维生素 A 治疗时必须严格掌握适应证,严格控制用量,能口服的,不予肌内注射。

2. 长期应用大剂量维生素 A 可引起维生素 A 过多症,甚至发生急性或慢性中毒,以 6 个月至 3 岁的婴幼儿发生率最高。小儿一次服用超过 30 万 U,即可致急性中毒。如连续每日服 10 万 U 超过 6 个月,可致慢性中毒,需注意。凡血中维生素 A 浓度升高,应立即停药。

3. 护理眼部时要小心,滴药时将拇指置于眼眶上缘,轻轻上提眼睑切不可压迫眼球,以防造成角膜穿孔。

第二节　营养性维生素 D 缺乏性佝偻病

维生素 D 缺乏性佝偻病是一种常见的慢性营养性疾病,是由于小儿体内维生素 D 不足引起全身性钙磷代谢失常,以致正常生长的长骨干骺端或骨组织钙化不全,多见于 2 岁以内婴幼儿。主要与日光照射不足、维生素 D 摄入量少、生长过速维生素 D 需要量增加有关。近年来,严重佝偻病发病率已逐年下降,但轻中度佝偻病发病率仍较高。

【症状与体征】

1. 症状

(1)初期:可有多汗、易激惹、夜啼、睡眠不安,常伴枕秃。

(2)激期:主要为骨骼改变和运动功能发育迟缓。全身肌肉松弛,坐、立、行、言语等发育落后,易合并感染及贫血。

(3)恢复期:症状减轻或消失。

(4)后遗症期:严重佝偻病可残留不同程度的骨骼畸形和运动障碍。

2. 体征　可见颅骨软化、方颅、前囟闭合延迟,出现肋骨串珠、鸡胸、漏斗胸、脚镯、手镯,"O"形、"X"形腿等骨骼畸形。

【辅助检查】

1. 初期 ①实验室检查:血钙正常或稍低,血磷降低,碱性磷酸酶正常或稍高;②X线:正常或临时钙化带稍模糊。

2. 激期 ①实验室检查:血钙稍低,血磷降低,碱性磷酸酶升高;②X线平片:骨骺端钙化带消失,呈杯口、毛刷状改变,骨骺软骨增宽,骨质疏松,皮质变薄。

3. 恢复期 ①实验室检查:血钙、磷渐恢复正常;碱性磷酸酶1~2个月恢复正常;②X线平片:2~3周出现不规则的钙化线,钙化带致密增厚,骨密度渐正常。

4. 后遗症期 血液生化正常,X线无活动性改变。可残留不同程度的骨骼畸形。

【治疗原则】

1. 一般治疗原则 充足的日光照射,合理饮食。早期诊断、早期治疗极为重要。

2. 用药目的和原则 补充维生素 D 剂及钙剂,目的在于控制活动期,防治骨骼畸形。治疗的原则应以口服为主,一般剂量为每日 50~100μg(2000~4000U)维生素 D,或 1,25-(OH)$_2$D$_3$ 0.5~2.0μg,1 个月以后改预防量为 400U/d;当重症佝偻病有并发症或无法口服者可大剂量肌内注射。

处 方

(1)补充维生素 D

①维生素 D$_3$(英康利):是维生素 D$_3$ 浓缩乳液,每支英康利含有 30 万 U 的维生素 D$_3$。治疗用量:每月 1 支,每月 1 次。1 年总量不超过 4 支。

②维生素 AD 滴剂(伊可欣):分 2 种。0~1 岁,每粒含维生素 A 1500U,维生素 D 500U。>1 岁,每粒含维生素 A 2000U,维生素 D 700U 只能满足预防或适用于亚临床型或轻度早期患儿。

③小施尔康滴剂:每毫升含维生素 A 1500U,维生素 D 400U,日服 0.5~1.0ml 可供预防,加倍应用尚在安全范围内,可供轻症治疗用。

④维生素 AD 滴剂(贝特令):每粒含维生素 A 1800U,维生素 D 600U。

⑤突击疗法:维生素 D$_3$ 针剂肌内注射 7.5~15mg,2~3 个月后改口服预防量。若病情确有需要,如激期重度或伴有严重新生儿肝炎综合征或肝、肾功能不全时,可经医生酌情使用阿法骨化醇、萌格旺或骨化三醇等活性维生素 D 制剂,每日或隔日口服 0.25μg 亦可[按 0.04~0.06μg/(kg·d)计算]。

应观察血清钙值,尿中 Ca/Cr 比值。

(2)根据佝偻病的治疗原则,用维生素 D 治疗时应适当补充钙剂。元素钙应在 400～600mg。

①美信钙:每片含元素钙 315mg,维生素 D 200U,儿童每次半片,每日 1 次。

②钙尔奇 D 300:每片含元素钙 300mg,维生素 D 60U,儿童每日 1 片。

③凯思立 D:每片含碳酸钙 1250mg,相当于钙 500mg,维生素 D_3 200U。儿童,每次半片,每日 1～2 次。

④乳酸钙:每片 0.25g,相当于元素钙 32.5 mg,儿童每次 1～2 片,每日 2～3 次。

【用药注意事项】

1. 维生素 D 制剂剂型多,且受光或热均易被氧化衰变,使疗效降低,所以应注意生产日期,使用时也要尽量少开启,要避光保存。由于个别儿童对维生素 D 可能过敏,使用期间应加注意观察。

2. 大剂量维生素 D 与治疗效果无正比例关系,不缩短疗程,与临床分期无关;且采用大剂量治疗佝偻病的方法缺乏可靠的指标来评价血中维生素 D 代谢产物浓度、维生素 D 的毒性、高钙血症的发生及远期效果。因此大剂量治疗应有严格的适应证。

3. 大量久服维生素 D,可引起高血钙、食欲缺乏、呕吐、腹泻甚至软组织异位骨化等。在肾、血管、肺、皮肤等处发生钙沉着,还可见生长停滞,一般小儿 2 万～5 万 U/d,长期连用可发生中毒。中毒后应立即停药,必要时采用低钙饮食,适当补充钾、钠和镁。肾上腺皮质激素与维生素 D 有拮抗作用,减少消化道的钙、磷吸收,降低血钙,可应用泼尼松 1mg/(kg·d)。亦可使用利尿药并大量饮水,促进尿钙排泄,保护肾以防肾衰竭。

4. 婴儿对肌内注射维生素 D 的个体差异大,血清钙和磷浓度乘积(mg/dl)不得＞60。

5. 市售鱼肝油制剂中,内含大量维生素 A,长期大量使用,易引起维生素 A 慢性中毒,故治疗佝偻病时宜用纯维生素 D 制剂或维生素 A 含量较低的混合制剂。此外,注射比口服易中毒。

第三节　维生素 D 缺乏性手足搐搦症

维生素 D 缺乏性手足搐搦症是由于体内维生素 D 缺乏致血中钙离子降

低,而出现惊厥、手足抽搐或喉痉挛等症状。多见于 6 个月以下小婴儿。

【症状与体征】

1. 症状

(1)惊厥:一般为无热惊厥,突然发作,表现为肢体抽动、双眼上翻、面肌痉挛、意识暂时丧失、大小便失禁等。发作时间数秒钟至数分钟。发作停止后多入睡,醒后活泼如常。可反复发作。

(2)手足抽搐:以较大婴幼儿多见。表现为双手腕屈曲,手指伸直,拇指内收贴近掌心,足踝关节伸直,足趾强直下曲,足底呈弓状。

(3)喉痉挛:主要见于婴儿。声门及喉部肌肉突发痉挛引起呼吸困难和喉鸣,严重者可发生窒息死亡。

2. 体征　通过刺激神经肌肉引出下列体征。

(1)面神经征:用指尖或叩诊锤叩颧弓和口角间的面颊部,出现眼睑及口角抽动为阳性。

(2)腓反射:用叩诊锤叩击膝部下外侧腓骨小头处的腓神经,阳性者足部向外侧收缩。

(3)特鲁索现象(trousseau phenomenon):用血压计袖带如测血压样绕上臂,打气使血压维持在收缩压与舒张压之间,阳性者于 5min 内被试测的手出现痉挛症状。

【辅助检查】

实验室检查:总血钙＜1.75mmol/L,或钙离子＜1mmol/L。

【治疗原则】

1. 一般治疗原则　本病治疗原则首先控制惊厥,吸氧,解除喉痉挛,迅速补充钙剂,使血钙快速升至正常,然后给予维生素 D,使血钙、磷代谢恢复正常。

2. 用药目的和原则　主要是止惊,补充钙剂及维生素 D。

处　方

(1)控制惊厥或喉痉挛

①10％水合氯醛,每次 40～50mg/kg 保留灌肠;或口服 6.5％的水合氯醛,一次 0.8ml/kg。

②地西泮(安定),每次 0.1～0.3mg/kg,肌内或静脉注射。

③苯巴比妥,每次 5～7mg/kg,肌内注射。

(2)补充钙剂

①10％葡萄糖酸钙：5～10ml 葡萄糖酸钙溶液加等量 10％（或 20％）葡萄糖注射液缓慢静脉注射（应 10min 以上）；反复发作者，每日可重复 2～3次，已有输液者，可将葡萄糖酸钙加入静脉滴注，必要时连续 2～3d。

②10％氯化钙：每次 5～10ml，稀释于等量开水后口服，每日 3 次（用于轻症患儿）；1 周后改为口服其他钙剂，元素钙 400～600mg（见维生素 D 缺乏性佝偻病）。

（3）补充镁剂：伴低镁血症时应补充镁剂，25％硫酸镁，每次 0.25ml/kg，肌内注射，每 6h 1 次，直至症状控制。

（4）维生素 D 治疗：症状控制后可按维生素 D 缺乏性佝偻病补充维生素 D。

【用药注意事项】

1. 钙离子水平在维生素 D 缺乏性手足搐搦症中非常重要，血清总钙量低到手足搐搦症的水平以下，但钙离子值并不低，可以不出现痉挛症状。

2. 喉痉挛时应先将舌头拉出口外，做人工呼吸或加压给氧，必要时行气管插管术。

3. 氯化钙有酸化血的作用，使钙离子浓度迅速升高，但不宜久服，以防高氯血症。

4. 静脉注射时，必须应用小针头，以等量的生理盐水或 10％～25％葡萄糖溶液冲淡葡萄糖酸钙 1～2 倍，然后缓缓注入，全剂量需要 10min 或更久。

5. 葡萄糖酸钙注射不宜太快，如静脉注射速度太快，大量钙质将由尿排出，从而减低其疗效，而且可因暂时性血钙太高而致心室传导阻滞，甚至死亡。

6. 应用钙剂 3～5d，并在惊厥停止后给予维生素 D。

第四节　锌　缺　乏　症

锌为人体重要的必需微量元素之一。锌缺乏症是一种营养缺乏性疾病，主要由于食物中含锌不足、吸收不良、丢失过多及遗传缺陷所致。小儿缺锌的主要表现为食欲差，生长发育减慢，免疫功能降低，学龄后缺锌可致性成熟障碍。

【症状与体征】

1. 症状　畏食，异食癖，生长发育落后，青春期性发育迟缓，易患各种感染。因影响维生素 A 代谢而致血清维生素 A 降低、暗适应时间延长、夜盲等。

2. 体征　身高体重低于正常同龄儿,严重缺锌可有各种皮疹、复发性口腔溃疡。男性生殖器睾丸与阴茎过小,女性乳房发育及月经来潮晚。

【辅助检查】

1. 血浆(或血清)锌低于正常,在正常低限 10.0μmol/L 以下。

2. 发锌可为慢性锌缺乏的参考指标。因发锌受头发生长速度、环境污染、洗涤方法及采集部位等多种条件影响,且与血浆锌无密切相关,并非诊断锌缺乏的可靠指标。

3. 白细胞锌为反映人体锌营养水平较灵敏的指标,但测定时需血量较多(目前国内至少需血 5ml),且操作较复杂,临床不易推广。

【治疗原则】

1. 一般治疗原则

(1)针对病因:治疗原发病。

(2)饮食治疗:鼓励多进食富含锌的动物性食物,如肝、鱼、瘦肉、禽蛋、牡蛎等。初乳含锌丰富。

2. 用药目的与原则

(1)补充锌剂:每日剂量为锌元素 0.5～1.5 mg/kg。最大量 20mg/d,疗程一般为 2～3 个月。

(2)长期静脉输入高营养者:每日锌用量为早产儿 0.4mg/(kg·d),3 个月以下足月儿 0.2mg/(kg·d),较大婴儿及幼儿 0.1mg/(kg·d),儿童 0.05mg/(kg·d)。

处　方

(1)葡萄糖酸锌:小儿 0.5～1.0mg/(kg·d),以元素锌计算,分 3 次口服。片剂每片含锌 10mg;胶囊剂每粒含锌 25mg。

(2)硫酸锌:小儿 0.5～1.0mg/(kg·d),以元素锌计算,分 3 次口服。

(3)甘草锌颗粒:按体重 0.5～1.5mg/(kg·d),以元素锌计算,分 3 次服用。

【用药注意事项】

1. 葡萄糖酸锌不良反应主要有胃部不适、恶心、呕吐等消化道刺激症状,一般减少药量或停药后反应可减小或消失。忌与四环素、青霉胺、多价磷酸盐同时服用;用药过量可影响铁的吸收,应在确证缺锌时使用,不可超量使用。

2. 硫酸锌内服易引起消化道反应,如食欲缺乏、恶心、呕吐、腹痛、腹泻等,已较少应用。

3. 口服锌剂不宜空腹服药。

第43章

新生儿与新生儿疾病用药与处方

第一节　新生儿缺氧缺血性脑病

新生儿缺氧缺血性脑病(hypoxic ischemic encephalopathy,HIE)是指围生期由于各种因素引起的缺氧和脑血流减少或暂停而导致胎儿和新生儿的脑损伤。重者有严重的神经系统后遗症。

【症状与体征】

1. 症状　意识障碍可表现为兴奋、激惹或嗜睡、惊厥及昏迷。

2. 体征　轻度者肌张力可正常,中度和重度者肌张力减弱,拥抱反射活跃、减弱或消失;吸吮反射减弱或消失;严重者出现呼吸中枢性衰竭,瞳孔反射迟钝或消失。

【辅助检查】

1. 实验室检查　血清肌酸激酶同工酶(CK-BB)值升高;神经元特异性烯醇化酶(NSE)升高。

2. 颅脑影像学检查　①脑超声表现为脑室周围呈弥漫性均匀分布的轻度回声增强,脑室、脑沟及半球裂隙变窄或消失;②头颅 CT 脑室白质软化周围均表现为密度降低,基底神经节丘脑损伤则表现为密度增高;③磁共振成像(MRI)病变性质与程度评价方面优于 CT。

【治疗原则】

1. 一般治疗原则

(1)维持良好通气换气功能,维持血气分析中各项指标在正常范围。

(2)维持血糖的正常高值(5mmol/L),以保证神经细胞代谢所需能源,根据血糖调整静脉输注葡萄糖浓度,一般 6～8mg/(kg·min)。

（3）控制液体总量，每日液体总量 60～80ml/kg，速度 4ml/(kg・h)。

2. 用药目的与原则

（1）维持良好循环功能：使用血管活性药物，以提高心肌收缩力和动脉压，组织的血流灌注恢复正常。

（2）控制惊厥：频繁惊厥会加重脑细胞的损伤，应及时止惊。

（3）降低颅内压：脑水肿是引起脑损伤的重要原因，应积极治疗，可以联合用药。

（4）维持脑代谢药物：应用脑细胞代谢激活剂和改善脑血流药物，使神经细胞能量代谢恢复正常，受损神经细胞修复和再生，减少或避免迟发性神经细胞死亡。

处　方

（1）稳定血压：维持正常血容量，以恢复脑灌注量。

①多巴胺：用量为 5～7μg/(kg・min)，用静脉输液泵滴注。

②多巴酚丁胺：常用剂量为 5～15μg/(kg・min)，用静脉输液泵给药，可与多巴胺联合用药。

（2）控制惊厥

①苯巴比妥：为首选药物。负荷量为 20mg/kg，稀释后 10min 内缓慢静脉注射，若不能控制惊厥，间隔 15～20min 加用 5mg/kg，直至总负荷量 30mg/kg。给负荷量 12h 后给维持量，每日 5mg/kg。有低钙血症可给 10% 葡萄糖酸钙 2ml/kg，加等量葡萄糖液缓慢静脉注射。

②地西泮（安定）：对顽固性抽搐者可加用地西泮。用量为每次 0.1～0.3mg/kg，静脉滴注时间不少于 3min，需要时 0.5h 后可重复，但<3 次，最大量 2mg/(kg・24h)。

③水合氯醛：10% 的水合氯醛 0.5ml/kg，稀释后保留灌肠，必要时每 8h 1 次。或口服 6.5% 的水合氯醛，每次 0.8ml/kg。

（3）降颅压治疗脑水肿

①甘露醇：可用 20% 的甘露醇，每次 0.5～0.75g/kg，静脉注射，每 6～8h 1 次，视疗效酌情维持。但有颅内出血者甘露醇慎用。

②甘油果糖：每次 5～10ml/kg 缓慢滴注，每 250ml 滴注时间需 1～1.5h。

③呋塞米：出生后第 1 天内 8h 尿量<3ml，有用药指征，剂量为每次 1mg/kg，稀释后静脉注射，间隔 6～8h，连用 2～3 次。

④地塞米松:用量为每次 0.5mg/kg,每日 2 次,一般用 2～3d。

(4)改善脑细胞缺氧及代谢障碍

①1,6 二磷酸果糖(FDP):用量为每次 250mg/kg,静脉滴注,每日 2～3 次,连用 2～3d。

②神经节苷酯(施捷因):用量为 20mg(2ml)/d 加入 5% 葡萄糖注射液 100ml,缓慢静脉滴注,15d 为 1 个疗程。

【用药注意事项】

1. 多巴胺及多巴酚丁胺大剂量可发生心率增快、心律失常及肺动脉高压等。用药前,应先补充血容量、纠正血容量。静脉滴注时应控制每分钟滴速,滴注的速度和时间,需根据血压、心率、尿量、外周血管灌流情况、异位搏动出现与否等而定。休克纠正时即减慢滴速。

2. 苯巴比妥静脉注射时,速度过快可引起呼吸抑制,其水溶液不稳定,宜新鲜配制。

3. 由于 HIE 常合并颅内出血,甘露醇一般主张在出生后 24h 后才开始应用,以防大幅度降压,加重出血;用本品要注意查水、电解质。

4. 地西泮静脉注射速度宜慢,静脉注射过快给药可导致呼吸抑制、呼吸暂停、低血压、心动过缓或心搏停止。分次注射时,总量应从初量算起。黄疸患儿慎用。

5. 改善脑代谢激活药主要适用于病情中度患者,胞磷胆碱在有活动性出血时不宜使用。

第二节 新生儿呼吸窘迫综合征

新生儿呼吸窘迫综合征(neonatal respiratory distress syndrome, NRDS),是由于缺乏肺表面活性物质(pulmonary surfac-tant,PS)所致。表现为出生后不久出现进行性呼吸困难。主要见于早产儿,胎龄愈小,发病率愈高。糖尿病母亲婴儿(infant of diabitic mother,IDM)也易发生此病。

【症状与体征】

1. 症状 出生后 6h 内出现进行性呼吸困难伴呼气性呻吟,呼吸暂停及发绀。

2. 体征 严重吸气三凹征,双肺呼吸音减低,吸气时可闻及细小水泡音。

【辅助检查】

1. 血气分析　pH 和 PaO_2 降低,$PaCO_2$ 增高,碳酸氢根减低提示伴混合性酸中毒。

2. 泡沫试验　属于生物物理测定方法。取患儿胃液 1ml 加入 95% 乙醇 1ml,振荡 15s,静置 15min 后沿管壁有多层泡沫可除外 RDS,无泡沫可考虑为 RDS。两者之间为可疑。其原理为 PS 利于泡沫的形成和稳定,而乙醇则起抑制作用。

3. PS 测定　羊水或患儿气管吸引物中卵磷脂/鞘磷脂(L/S)比值 $\geqslant$2 提示"肺成熟",$1.5\sim2$ 可疑,<1.5 提示"肺未成熟"。PS 中其他磷脂成分的测定也有助于诊断。

4. X 线检查　胸片两肺呈普遍性透过性降低,内有均匀分布的细小颗粒状、网状阴影及支气管充气征。

5. 超声检查　彩色 Dopple 超声可确定动脉导管开放和持续肺动脉高压诊断。

【治疗原则】

1. 一般治疗原则

(1)适中温度保暖,保证液体和能量供给,纠正酸中毒,补充电解质,热能不足辅以部分静脉营养。

(2)氧疗和辅助通气:①吸氧,轻症可选用鼻导管、面罩或鼻塞吸氧,维持 PaO_2 $6.7\sim9.3kPa(50\sim70mmHg)$ 和氧饱和度 $0.9\sim0.95$ 为宜。②持续气道正压通气(continuous positive airway pressure,CPAP),一旦发生呼气性呻吟,即给予 CPAP。CPAP 使肺泡在呼气末保持一定压力,增加功能残气量,防止肺泡萎缩,增加肺泡气体交换面积,减少肺内分流,改善缺氧。CPAP 的压力为 $0.39\sim0.98kPa(4\sim10cmH_2O)$,压力过高会发生高碳酸血症。吸氧浓度($FiO_2$)在 0.4 以下。③机械通气,经普通吸氧和 CPAP 治疗无效,反复发生呼吸暂停,$PaCO_2$ $>6.67kPa(50mmHg)$ 或迅速增加,PaO_2 $<6.67kPa$ $(50mmHg)$ 或氧饱和度 <0.9。应及时使用机械通气。

2. 用药目的与原则

(1)肺泡表面活性物质(PS)替代疗法:天然提取或人工合成的 PS 均有改善 RDS 的疗效。PS 替代疗法已成为 NRDS 的常规治疗。目前临床用的固尔苏(curosurf)是从猪肺中提取的肺表面活性物质。珂立苏为牛肺表面活性物质。

(2)促 PS 合成和分泌药物:有利于肺泡功能的改善。

(3)维持心血管功能稳定:可用血管扩张药物,改善灌流量扩张肾、脑、肺血管作用,增强尿量。

(4)恢复期动脉导管未闭的治疗:对出现症状的动脉导管未闭时,可静脉用吲哚美辛(消炎痛)。吲哚美辛可抑制前列腺素,使动脉导管关闭。若药物不能关闭动脉导管,可做手术结扎。

处 方

(1)肺泡表面活性物质替代疗法。

①肺表面活性物质:有 RDS 表现的婴儿一旦确诊,力争出生后 24h 内给肺泡表面活性物质。首剂为每次 200mg/kg,视病情必要时重复剂量为每次 100mg/kg,间隔 6～12h。给药方法:混悬液解冻后在 37℃水温中预热,充分摇匀,经气管插管注入气道。

②猪肺磷脂(固尔苏),每支 120mg;牛肺表面活性剂(珂立苏),每支 70mg。

(2)扩张血管,改善灌流量,维持心血管功能稳定。

①多巴胺常用剂量为 2.5～5μg/(kg・min),用注射泵给药。

②多巴酚丁胺常用剂量为 8～10μg/(kg・min),用注射泵给药,可与多巴胺联合用药。

(3)抑制前列腺素,关闭动脉导管。

吲哚美辛:共用 3 剂,每剂间隔 12h,各次量 0.2mg/kg,静脉滴注。

(4)促 PS 合成和分泌

氨溴索(沐舒坦):应用剂量为 30mg/(kg・d),每 6h 1 次,静脉滴注,疗程为 72h。

【用药注意事项】

1. 早期应用 PS 是治疗新生儿呼吸窘迫综合征成败的关键,一旦出现呼吸困难、呻吟,应立即给药(出生后 24h 内),不要等到 X 线出现典型的 NRDS 改变。给药剂量和间隔时间因不同制剂而异,视病情给药 2～4 次(详见药品说明书),现主张按需给药。

2. 使用吲哚美辛时可有肾功能减低,尿量减少,血钠减低,血钾升高,停药后可恢复。

3. 使用氨溴索时注意个别患儿可能有过敏反应和胃肠道反应。

4. 使用多巴胺及多巴酚丁胺不宜大剂量用药,可引起肺动脉高压症。

第三节　新生儿败血症

新生儿败血症是指在新生儿期细菌侵入血液循环并在其中迅速生长繁殖,产生大量毒素所造成的全身性感染。

【症状与体征】

1. 症状

(1)黄疸:可为败血症的唯一表现,黄疸迅速加重或退而复现。

(2)肝脾大:出现较晚,一般为轻至中度大。

(3)出血倾向:皮肤黏膜可有瘀点、瘀斑、紫癜,注射针孔处渗血,呕血、便血,甚至肺出血等。

(4)休克表现:面色苍灰、四肢湿冷、血压下降等。

(5)其他:呼吸暂停、腹胀中毒性肠麻痹等。

2. 体征

(1)一般表现:可有吃奶差、反应差、哭声减弱、面色不好、体温不稳定(可高热、正常或不升)、精神萎靡等。

(2)重症有休克:面色苍白,皮肤出现大理石样花纹,呼吸不规律,呕吐、腹泻、腹胀等。

【辅助检查】

1. 血常规　白细胞总数$<5.0\times10^9/L$ 或$>20\times10^9/L$,中性粒细胞所占比例≥0.2,出现中毒颗粒或空泡或血小板$<100\times10^9/L$,有诊断价值。

2. 细菌培养　①血培养应在使用抗生素之前做,操作时需绝对无菌。如有细菌生长,即做药敏试验。②脑脊液培养,约有 1/3 的败血症病例合并化脓性脑膜炎,故做腰穿者均应做脑脊液培养。③其他,如胃液、外耳道分泌物、咽拭子、皮肤拭子、脐残端等做细菌培养。

3. C 反应蛋白(CRP)　细菌感染后可升高。

4. 降钙素原(PCT)　其升高与细菌感染相关,PCT 升高早于 WBC 计数及 CRP 等指标的变化。故被用作败血症一个重要的早期观察指标。

5. 血浆、浓缩尿做对流免疫电泳及乳胶凝集试验　诊断 B 组链球菌、大肠埃希菌败血症。

【治疗原则】

1. 一般治疗原则

(1)注意保暖,纠正缺氧。

(2)黄疸较重者应及时给予光疗。

(3)清除感染灶。有脐炎、皮肤感染灶、黏膜溃烂或其他部位化脓病灶时,应及时予以相应处理。

2. 用药目的与原则

(1)抗生素治疗原则:①早用药。对临床拟诊败血症的新生儿,不等血培养结果即应使用抗生素。②合理用药、联合用药。病原菌未明确前要选用杀菌剂、易通过血-脑脊液屏障、两种抗生素联合应用。可选用青霉素和第三代头孢菌素。明确病原菌后改用药敏试验敏感的抗菌药。对临床有效、药敏不敏感者也可暂不换药。③剂量要足、疗程要足。血培养阴性者经抗生素治疗病情好转时,应继续治疗 5~7d;血培养阳性者至少需 10~14d;有并发症者应治疗 3 周以上。④静脉给药。

(2)支持疗法:①及时纠正休克及酸中毒,改善灌流量扩张肾、脑、肺血管增加尿量;②免疫疗法可用静脉免疫球蛋白,以提高免疫球蛋白(Ig)水平。

处 方

(1)抗病原体治疗

青霉素族:①青霉素,剂量每次 5 万~10 万 U/kg,每日 2~3 次,静脉给药。主要病原菌为肺炎球菌、链球菌、革兰阴性(G^-)及革兰阳性(G^+)菌。②氨苄西林,剂量每次 50mg/kg,每日 2~3 次,静脉给药。主要病原菌为 G^- 杆菌、G^+ 球菌。③哌拉西林(氧哌嗪青霉素),剂量每次 50mg/kg,每日 2~3 次,静脉给药。主要病原菌为大肠埃希菌、肺炎球菌。④舒他西林,剂量每次 50mg/kg,每日 2~3 次,静脉给药。主要病原菌为 G^+ 和 G^- 杆菌。

头孢菌素类:①头孢噻肟钠,剂量为每次 50mg/kg,每日 2~3 次,静脉给药。属头孢三代,主要病原菌为 G^+ 和 G^- 菌。②头孢呋辛,剂量每次 50mg/kg,每日 2~3 次,静脉给药。属头孢二代,主要病原菌为 G^- 杆菌、G^+ 球菌。③头孢曲松,剂量每次 50mg/kg,每日 1 次,静脉给药。属头孢三代,主要病原菌为 G^- 菌、耐青霉素葡萄球菌。④头孢哌酮,剂量每次 50mg/kg,每日 2 次,静脉给药。属头孢三代,主要病原菌为 G^- 杆菌。⑤头孢他啶(复达欣),剂量每次 50mg/kg,每日 2~3 次,静脉给药。属头孢三代,主要病原菌为铜绿假单胞菌、脑膜炎双球菌、G^- 杆菌。

其他抗生素:①美罗培南,剂量每次 20~30mg/kg,每日 2 次,静脉给药。主要病原菌为 G^+ 和 G^- 菌,对需氧和厌氧菌有强大杀菌作用。②红霉素,剂量每次 10～15mg/kg,每日 2～3 次,静脉给药。主要病原菌为 G^+ 菌、衣原体、支原体。③万古霉素,剂量每次 10～15mg/kg,2～3 次,静脉给药。主要病原菌为金黄色葡萄球菌、链球菌。④甲硝唑,剂量每次 7.5mg/kg,每日 2 次,静脉给药。主要病原菌为厌氧菌。

(2)增强心肌收缩力改善循环,纠正休克。

①多巴胺常用剂量为 5～10μg/(kg·min),用注射泵给药。

②多巴酚丁胺常用剂量为 8～10μg/(kg·min),用注射泵给药。

(3)降颅压减轻脑水肿

①甘露醇:可用 20% 的甘露醇,每次 0.25～0.5g/kg,静脉注射,15min 后出现最大的降颅内压作用,持续 4～6h,酌情每 6～12h 给药 1 次。

②甘油果糖:每次 5～10ml/kg,缓慢滴注,每 250ml 滴注时间需 1～1.5h。

(4)调节免疫

免疫球蛋白:静脉注射,每日 300～500mg/kg,疗程 3～5d。

(5)增加中性粒细胞数量

粒细胞集落刺激因子(G-CSF):每日 10μg/kg,皮下注射。

【用药注意事项】

1. 青霉素及头孢菌素类需要做皮试后方可使用。

2. 使用抗生素注意药物不良反应。<7d 的新生儿尤其是早产儿,因肝功能不成熟,给药剂量及次数宜减少,每 12～24h 给药 1 次,>7d 者 8～12h 给药 1 次。

3. 头孢曲松和头孢他啶影响凝血机制,使用时要警惕出血发生。

4. 头孢曲松不得用于高胆红素血症的新生儿和早产儿。日龄≤28d 的新生儿,禁忌将头孢曲松和含钙制剂同时使用。如正在或即将接受钙制剂治疗,则不应使用头孢曲松。

5. 万古霉素可有耳毒和肾毒性作用。

6. 使用免疫球蛋白不宜肌内注射,开瓶后不可保留。注意过敏反应。

7. 抗生素疗程一般不少于 14d,若形成迁徙性病灶,疗程需适当延长。

8. 使用多巴胺应从小剂量开始,根据病情逐渐增加剂量,最大不超过 20μg/(kg·min)。

第四节 新生儿低钙血症

当血钙低于 1.75mmol/L（7.0mg/dl）或游离钙低于 0.9mmol/L（3.5mg/dl）时称为低钙血症。

【症状与体征】

1. 症状 抽搐发作时常伴有呼吸暂停和发绀,肌张力较高,腱反射增强,踝阵挛可呈阳性。

2. 体征 主要是神经、肌肉的兴奋性增高,表现烦躁不安、肌肉抽动及震颤,可有惊跳及惊厥等。早产儿可在出生后 3d 内出现血钙降低,可只表现为四肢小的颤动。

【辅助检查】

1. 实验室检查 血清总钙＜1.75mmol/L（7.0mg/dl）,血清游离钙＜0.9mmol/L（3.5mg/dl）。

2. 心电图检查 心电图 Q-T 间期延长,足月儿＞0.19s;早产儿＞0.20s,提示低钙血症。

3. 低钙性抽搐 经治疗不缓解应测血镁,血镁＜0.6mmol/L 为低镁血症。

【治疗原则】

1. 一般治疗原则 调节饮食:因母乳中钙磷比例适当,利于肠道钙的吸收,故应尽量母乳喂养或应用钙磷比例适当的配方乳。

2. 用药目的与原则

(1)抗惊厥:出现惊厥或其他明显神经肌肉兴奋症状时,应立即静脉推注钙剂。

(2)补充镁剂:经钙剂治疗症状无缓解可能有低血镁,若严重低血镁,应给予补充镁剂治疗。

(3)钙剂:有甲状旁腺功能不全时,需长期口服钙剂治疗。需长期服用钙剂治疗过程中应定期监测血、尿钙水平,并根据检测结果和临床表现调整维生素 D 的剂量。

处 方

(1)补充钙剂抗惊厥

①用 10%葡萄糖酸钙注射液每次 1～2ml/kg,以 5%葡萄糖注射液稀释

1 倍后缓慢静脉滴注,其速度为 1ml/min。必要时可间隔 6～8h 再给药 1 次;疗程 3d。

②口服补钙:葡萄糖酸钙 10mg/(kg·d);也可用凯思立 D 或钙尔奇 D,剂量为每次半片,每日 1～2 次。或 10%氯化钙,每次 2～3ml/kg,每日 3 次。

(2)补充镁剂抗惊厥:用 25%硫酸镁注射液,剂量为每次 0.2～0.4ml/kg,缓慢静注或深部肌内注射,8～12h 可重复 1 次,一般应用 2～4 次。

(3)维生素 D 治疗:甲状旁腺功能不全时可在长期服用钙剂,同时给予维生素 D_3 1 万～2.5 万 U/d,或骨化三醇 0.25～0.5μg/d。

【用药注意事项】

1. 血钙浓度升高可抑制窦房结引起心动过缓,甚至心脏停搏,故静脉推注时保持心率＞80 次/分。

2. 应用钙剂要防止药液外溢至血管外,渗到皮下可引起严重坏死和皮下钙化。

3. 使用镁剂时,注意腹泻发生。

第五节　新生儿低血糖症

新生儿低血糖是指不论胎龄及日龄大小,全血葡萄糖测定低于 2.2mmol/L(40mg/dl)。多见于早产儿及糖尿病母亲的婴儿。

【症状与体征】

1. 症状　低血糖无临床特异症状,血糖测定是诊断的主要依据。

2. 体征　一般常见症状表现为反应差、呼吸暂停或呼吸不规则、阵发性发绀、肌张力低下、嗜睡、哭闹及惊厥等。

【辅助检查】

1. 血糖　对糖尿病母亲的婴儿、小于胎龄儿、早产儿、极低出生体重儿等高危儿出生后应常规监测血糖。

2. 其他　血钙、血镁、尿常规与酮体、脑脊液、X 线胸片、心电图或超声心动图等检查,在诊断不明确时可选择进行。

【治疗原则】

1. 一般治疗原则

(1)有低血糖高危因素的患儿,在监测血糖的同时出生后及早给葡萄糖水及早喂奶。

(2)调整饮食。对半乳糖血症病儿,应完全停止乳类食品,代以不含乳糖的饮食;对亮氨酸过敏婴儿,应限制蛋白质;糖原贮积症应昼夜喂奶;先天性果糖不耐受症小儿应限制蔗糖(白糖)和甜质水果汁。

2. 用药目的与原则

(1)有症状的患儿或口服喂养不能维持正常血糖时,要立即静脉给予葡萄糖纠正低血糖。但根据血糖调整输液速度,避免发生高血糖。

(2)常规方法不能维持血糖正常水平时,可用糖皮质激素治疗。糖皮质激素可增高肝糖原,升高血糖。

处　方

(1)纠正低血糖:一旦发现有低血糖立即用 25% 葡萄糖 2～4ml/kg,小早产儿用 10% 葡萄糖 2ml/kg,按 1ml/min 的速度静注,随即静脉持续滴注 3～5 ml/(kg·h)葡萄糖注射液,速度为 5～8mg/(kg·min)。如不能维持正常血糖水平则改为 15% 葡萄糖静脉滴注,速度同前。如血糖高于 2.2mmol/L(40mg/dl)维持 1～2d 则改为 5% 葡萄糖静脉滴注,以后逐渐停止。

(2)糖皮质激素治疗:氢化可的松 5mg/(kg·d),静脉注射,泼尼松 1mg/(kg·d),口服,用至症状消失 24～48h 后停止,一般用数日至 1 周。

(3)高血糖素治疗:高血糖素 0.02～0.1mg/kg,肌内注射,必要时 6h 后重复使用。

(4)治疗高胰岛素血症:二氮嗪,每日 5mg/kg,分 3 次口服,最大剂量低于 25mg/kg。

【用药注意事项】

经用静脉输注葡萄糖后血糖仍不能维持正常,可加用糖皮质激素。极低体重早产儿对糖耐受性差,输注葡萄糖速率>6～8mg/(kg·min),易致高血糖症。二氮嗪仅对难以处理的慢性低血糖病例适用。

第六节　新生儿感染性肺炎

新生儿感染性肺炎是新生儿常见疾病,可发生在产前、产时或产后,可由细菌、病毒、真菌或原虫等病原体引起。其发生与机体防御能力低下、呼吸道结构和功能发育不完善密切相关,院内感染所占地位亦不可忽视。

【症状与体征】

1. 产前感染性肺炎　常有窒息史,多在生后 24h 内发病。可见呼吸急促、呻吟、体温不稳定,查体肺部呼吸音粗糙、减低或可闻及湿啰音。如合并心力衰竭,可发现心脏增大、心率快、心音低钝、肝增大。血行感染者常缺乏肺部体征,而表现为黄疸、肝脾增大和脑膜炎等多系统受累。严重病例出现呼吸衰竭、抽搐、昏迷、DIC 及休克和持续肺动脉高压等症。

2. 产时感染性肺炎　分娩时感染经过一定潜伏期才发病,发病时间亦因不同病原体而异,一般在出生数日至数周后发病,细菌性感染在出生后3～5d 发病,可伴有败血症;Ⅱ型疱疹病毒感染多在出生后 5～10d 发病;衣原体感染则长达 3～12 周。

3. 产后感染性肺炎　表现为发热或体温不升、气促、鼻翼扇动、发绀、吐沫、三凹征等。肺部体征早期常不明显,病程中可出现双肺细湿啰音。呼吸道合胞病毒性肺炎表现为喘息,肺部听诊闻及哮鸣音。

【辅助检查】

1. 影像学检查:①宫内感染性肺炎胸片常显示为间质性肺炎改变,多呈弥漫性双肺累及表现。②产后感染肺炎:细菌和病毒性肺炎在 X 线胸片上不易区别,可见两肺广泛点状浸润影;片状大小不一,不对称的浸润影。

2. 血常规。

3. 红细胞沉降率、C 反应蛋白(CRP)。

4. 脐血 IgM>200mg/L 或特异性 IgM 增高对产前感染有诊断意义。血培养阳性率不高。

5. 出生后即刻胃液涂片可发现白细胞和与孕母阴道相同的病原体。出生后 8h 内气管内分泌物涂片及培养可提示肺炎致病菌。

6. 产后感染可直接吸取咽部和气管插管中痰液进行培养。

7. 怀疑病毒感染者,可进行气道分泌物或肺泡灌洗液病毒分离、免疫学及聚合酶链式反应(PCR)检查。

【治疗原则】

1. 一般治疗原则

(1)呼吸道管理:确保呼吸道通畅。呼吸困难者采用氧疗,严重者予辅助呼吸治疗。维持血 PaO_2 8～10.7kPa(60～80mmHg)。

(2)胸部物理治疗:包括雾化吸入、吸痰、体位引流、定期翻身、拍背等保持呼吸道通畅。

2. 用药目的与原则

(1)羊膜早破孕妇在分娩前可用抗生素治疗预防胎儿感染,婴儿娩出后发现临床和胸片异常者开始抗生素治疗。多采用青霉素类和头孢菌素类抗生素,可根据培养结果使用敏感抗生素。

(2)支持治疗。

处　方

(1)抗病原体治疗

抗生素:

①青霉素 G:剂量每次 5 万～10 万 U/kg,每日 2～3 次,静脉给药。

②氨苄西林:剂量每次 50mg/kg,每日 2～3 次,静脉给药。

③哌拉西林(氧哌嗪青霉素):剂量每次 50mg/kg,每日 2～3 次,静脉给药。

④舒他西林:剂量每次 50mg/kg,每日 2～3 次,静脉给药。

⑤阿洛西林钠:剂量每次 50mg/kg,每日 2～3 次,静脉给药。

⑥头孢呋辛:剂量每日 30～100mg/kg,分 2～3 次用,静脉给药。

⑦头孢噻肟钠:剂量每次 50mg/kg,每日 2～3 次,静脉给药。

⑧头孢曲松:剂量每次 50mg/kg,每日 1 次,静脉给药。

⑨红霉素:剂量每次 10～15mg/kg,每日 2～3 次,静脉给药。

抗病毒药:

①巨细胞病毒性肺炎:更昔洛韦 5～10mg/(kg・d),分 2 次用,静脉给药。

②呼吸道合胞病毒性肺炎:利巴韦林,喷雾吸入。

③单纯疱疹病毒性肺炎:阿昔洛韦,15mg/(kg・d),每日分 2～3 次用(5mg/ml)。

(2)支持治疗

①新鲜血浆,每次 10～20ml/kg。

②白蛋白 20% 溶液,每次 0.5～1g/kg。

③免疫球蛋白,每次 400mg/kg。

【用药注意事项】

1. 青霉素及头孢菌素类需要皮试后方可使用。

2. 使用大环内酯类药物时细菌易产生耐药性。主用于耐青霉素的中、轻度感染,或对青霉素过敏的替代治疗。

3. 头孢曲松不得用于高胆红素血症的新生儿和早产儿。日龄≤28d 的新生儿,禁忌将头孢曲松和含钙制剂同时使用。如正在或即将接受钙制剂治疗,则不应使用头孢曲松。

4. 阿昔洛韦:宜缓慢静脉滴注,以避免本品可在肾小管内沉积,导致肾功能损害(据报道发生率可达 10%)。并应防止药液漏至血管外,以免引起疼痛及静脉炎。新生儿不宜以含苯甲醇的稀释液配制滴注液,否则易引起致命性的综合征,包括酸中毒、中枢抑制、呼吸困难、肾衰竭、低血压、癫痫和颅内出血等。本品呈碱性,与其他药物混合容易引起 pH 改变,应尽量避免配伍使用。

5. 更昔洛韦:用静脉滴注给药,一次至少滴注 1h 以上,患者需给予充足水分,以免增加毒性。配制时需充分溶解,浓度不能超过 10mg/ml。本品溶液呈强碱性(pH=11)。避免药液与皮肤或黏膜接触或吸入,如不慎溅及,应立即用肥皂和清水冲洗,眼睛应用清水冲洗,避免药液渗漏到血管外组织。常见的不良反应为骨髓抑制,用药后约 40% 的患者中性粒细胞数减低至 $1.0 \times 10^9/L$ 以下,约 20% 的患者血小板计数减低至 $50 \times 10^9/L$ 下,此外可有贫血。

第七节　新生儿破伤风

新生儿破伤风系由破伤风杆菌由脐部侵入引起的一种急性严重感染。常有不洁分娩史,一般在出生后 4～7d 发病,故俗称"七日风"。因破伤风杆菌经脐部侵入,并在该处孳生繁殖,产生嗜神经外毒素。临床上以牙关紧闭和全身肌肉强直性痉挛为特征,病死率较高。

【症状与体征】

早期仅有哭闹和吃奶困难,此时用压舌板检查口腔时,愈用力张口愈困难,称为"锁口",此点有助于诊断。逐渐出现张口困难、奶头无法放入口中,进一步发展为牙关紧闭、"苦笑"面容、阵发性全身肌肉强制性痉挛和角弓反张状。强直性痉挛阵阵发作,间歇期肌肉收缩仍继续存在,轻微刺激(如声、光、轻触、饮水、针刺等)常诱发痉挛发作。呼吸肌和喉肌痉挛可引起呼吸停止。

【治疗原则】

1. 一般治疗原则

(1)保持室内安静,禁止一切不必要的刺激,必需的操作如测体温、翻身等尽量集中同时进行。

(2)保持呼吸道通畅,及时清除痰液。

(3)病初要禁食,从静脉供给营养及药物,痉挛减轻后再胃管喂养。

(4)脐部用3%过氧化氢或1:4 000高锰酸钾清洗,涂抹碘酒、乙醇。

2.用药目的与原则

(1)控制痉挛:止惊是治疗本病的成败关键。要选择能够使肌肉松弛及抗惊厥较强的镇静药。

(2)破伤风抗毒素和免疫球蛋白:抗毒素可中和游离破伤风毒素,愈早用愈好。

(3)控制感染:青霉素能杀灭破伤风杆菌。甲硝唑是抗厌氧菌的首选药,可用于治疗破伤风。

> **处　　方**

(1)控制痉挛

①地西泮(安定):静脉给药每次0.3～0.5mg/kg,缓慢静脉注射,每4～8h 1次。口服可由胃管给药,轻度2.5～5mg/(kg·d),重度7.5～10mg/(kg·d),分6次给药。

②苯巴比妥钠:首次负荷量为10～20mg/kg,静脉注射,维持量为5mg/(kg·d),每4～8h 1次,肌肉或静脉注射。

③10%水合氯醛:每次0.5ml/kg,灌肠或胃管注入。

④硫喷妥钠:每次10～20mg/kg(配成2.5%溶液),肌内或缓慢静脉注射。

(2)抗毒素和免疫球蛋白

①破伤风抗毒素(TAT):1万～2万U肌内或静脉滴注。脐周围用TAT 3000U封闭。

②破伤风免疫球蛋白(TIG):500～3000U肌内注射,1次即可。

(3)控制感染

①青霉素:剂量10万～20万U/kg,每日2次,共用10d。

②甲硝唑(灭滴灵):≤7d龄的新生儿剂量为15mg/(kg·d),>7d龄为15～30mg/(kg·d),分2～3次静脉滴注,疗程为7d。

【用药注意事项】

1.使用破伤风抗毒素需特别注意防止过敏反应,注射前必须先做过敏试验。破伤风免疫球蛋白不能静脉注射。

2.甲硝唑可诱发白念珠菌病,必要时可并用抗念珠菌药;可引起周围神经炎和惊厥,遇此情况应考虑停药(或减量);可致血常规改变,白细胞减少等,应予注意。

第八节　新生儿黄疸

新生儿黄疸是早期新生儿最常见症状,可以是生理性黄疸。如果足月儿血清胆红素$> 221 \mu mol/L$(12.9mg/dl);早产儿血清胆红素$> 257 \mu mol/L$(15mg/dl),为病理性黄疸。

【症状与体征】

1. 症状

(1)黄疸:黄疸出现早,出生后24h内即可发生,而且发展快。

(2)贫血:重症 Rh 溶血病的患儿,出生后即可有严重贫血;ABO 溶血病患儿贫血可不明显。但有些患儿因其抗体持续存在,也可于出生后3~6周发生晚期贫血。

(3)精神状态:根据患儿的精神、哭声、吃奶等情况,了解有无胆红素脑病的前驱症状。

2. 体征

(1)黄疸:全身皮肤有的明显黄染。

(2)肝脾大:Rh 溶血病患儿多有不同程度的肝脾增大,ABO 溶血病患儿肝脾增大则不明显。

(3)神经系统体征:如果吸吮反射、拥抱反射等减弱或消失及肌张力的改变,提示可能存在胆红素脑病。

【辅助检查】

1. 红细胞和血红蛋白　早期新生儿血红蛋白$< 145g/L$,即可诊断贫血。

2. 如疑有新生儿溶血病　①网织红细胞增高> 0.06;有核红细胞增多;末梢血涂片可见球形红细胞、椭圆形细胞等。②改良直接 Coomb 试验阳性,提示为红细胞被致敏,为免疫性溶血,常见为 ABO 或 Rh 血型不合溶血病,若母子血型不合即可诊断。如果母子血型不合,改良直接 Coomb 试验阴性,而抗体释放阳性,亦可诊断。

3. 葡萄糖-6-磷酸脱氢酶(G-6-PD)缺陷时　监测高铁血红蛋白还原率,如$< 0.75(75\%)$需进一步测 G-6-PD 活性以确诊。

【治疗原则】

1. 一般治疗原则

(1)光照疗法:是降低血清未结合胆红素简单而有效的方法。①光疗可应用单面、双面及毯式等。光照时,婴儿双眼用黑色眼罩保护,以免损伤视网膜。除会阴、肛门部用尿布遮盖外,其余均裸露。②光疗的不良反应有发热、皮疹、腹泻、核黄素缺乏症青铜症等。光疗时要注意补充水分和维生素 B_2。

(2)光疗指征:①血清总胆红素>205μmol/L(12mg/dl);②已诊断为新生儿溶血病,若生后血清总胆红素>85μmol/L(5mg/dl)便可光疗;③超低出生体重儿的血清总胆红素>85μmol/L(5mg/dl),极低出生体重儿的血清总胆红素>103μmol/L(6mg/dl)。

(3)有发绀或呼吸困难者:应给予吸氧,因缺氧对生命会带来威胁外,还可加重酸中毒的发生。

2. 用药目的与原则

(1)白蛋白:可与胆红素联结,具有保护机体免受游离的未接合胆红素,对脑细胞损伤的作用,而预防胆红素脑病的发生。

(2)纠正酸中毒:酸中毒时不利于胆红素和白蛋白的结合,应给予纠正。

(3)肝酶诱导剂:能诱导肝细胞微粒体,增加葡萄糖醛酰转移酶的生成,增加未接合胆红素与葡萄糖醛酸结合的能力。

(4)静脉用免疫球蛋白:可阻断网状内皮系统 Fc 受体发挥作用,阻断溶血过程。

(5)其他消除黄疸药物:①益生菌可减少肠壁对未接合胆红素的吸收,改变肠道内环境,对黄疸的减轻可作为一种辅助治疗;②蒙脱石(思密达)可有减少肠壁对未接合胆红素的量吸收,减少胆红素的肠肝循环量,对黄疸的减轻可作为一种辅助治疗。

处 方

(1)增加与胆红素联结:减少胆红素脑病的发生。

①白蛋白:1g/kg 加 5%葡萄糖注射液 10～20ml,静脉滴注。

②血浆:如无白蛋白可用血浆,血浆每次 25ml,静脉滴注,每日 1～2 次。

(2)阻断网状内皮系统 Fc 受体发挥作用:阻断溶血发生。

免疫球蛋白:用法为 1g/kg,于 6～8h 静脉滴注。

(3)诱导肝微粒体:增加未接合胆红素与葡萄糖醛酸结合的能力。

①苯巴比妥:5mg/(kg·d),分 2～3 次口服,连服 4～5d。

②尼可刹米:100mg/(kg·d),分 2～3 次口服,共用 4～5d。

(4)减少肠壁对未接合胆红素的吸收:辅助退黄。

①妈咪爱:每次半袋,2 次/天,口服或溶于牛奶中直接服用。

②双歧三联杆菌:每次 1 粒,2 次/天,口服或溶于牛奶中服用。

③蒙脱石:用量为每次 0.75g,2～3 次/天,溶于 25ml 水服用。

(5)纠正酸中毒

碳酸氢钠:5%的碳酸氢钠注射液稀释为 1.4%的溶液,纠正酸中毒。

【用药注意事项】

1. 白蛋白滴注速度以每分钟不超过 2ml(约 60 滴)为宜,但在开始的 15min 内,速度要缓慢,以后逐渐增加至上述速度。如有不良反应,应立即停用。

2. 苯巴比妥可有嗜睡,反应略差,影响观察病情。

3. 注意免疫球蛋白的过敏反应,该药早期应用临床效果好,可抑制吞噬细胞破坏致敏红细胞。

4. 妈咪爱开袋后尽快应用,不宜与抗生素同用。

5. 酶诱导剂呈现效果较慢,早产儿效果差,不能作为主要治疗方法。

第44章

风湿性疾病用药与处方

第一节 风 湿 热

风湿热(rheumatic fever)是一种累及多系统的结缔组织炎症性疾病。初发与再发多与 A 组乙型溶血性链球菌感染密切相关。临床表现为发热,多数伴有关节炎、心脏炎,较少出现环形红斑和皮下小结或舞蹈症。发病年龄以 5～15 岁多见。

【症状与体征】

1. 症状

(1)多数患者发病前 1～4 周先有咽炎或腭扁桃体炎等上呼吸道感染史。

(2)病初多有发热,热型不规则,可有面色苍白、多汗、疲倦、腹痛等一般性症状。随后出现特征性的症状和体征,并有反复发作的倾向。

(3)关节炎:典型的表现是游走性多关节炎,常对称累及膝、踝、肩、腕、肘、髋等大关节。以疼痛和功能障碍为主。经适当治疗后关节炎可完全治愈而不留畸形。

(4)心脏炎:为临床上最重要的表现,儿童患者中 65%～80% 有心脏病变。心肌、心内膜及心包均可受到损害,称为风湿性心脏炎或全心炎。病变轻微的局限性心肌炎,可能无明显的临床症状。弥漫性心肌炎可有心包炎和充血性心力衰竭的临床症状,如心前区不适或疼痛、心悸、呼吸困难及水肿等。

(5)皮肤表现:可有时隐时现的皮疹或皮下小结。

(6)舞蹈症:常发生于 5～12 岁儿童,女性多于男性。系风湿热炎症侵犯中枢神经系统的表现。其特征为以四肢和面部为主的不自主、无目的的快速运动,在兴奋或注意力集中时加剧,入睡后即消失。舞蹈症可单独出现,亦可伴有心脏炎等风湿热的其他表现,但不与关节炎同时出现,其他实验室检查亦可正常。

2. 体征

(1)关节炎体征:局部呈红、肿、热、痛的炎症表现,但不化脓。

(2)心脏炎体征

①心肌受累的体征:心动过速或期前收缩等心律失常、心脏扩大、第一心音减弱或奔马律,当心脏扩大引起二尖瓣口相对关闭不全或狭窄时在心尖部可听到收缩期吹风样杂音或轻微的隆隆样舒张期杂音,急性炎症消退后,上述杂音可减轻或消失。

②心内膜炎体征:二尖瓣膜最常受累,主动脉瓣次之,三尖瓣和肺动脉极少累及。一般来说需经多次发作才能造成瓣膜变形,导致二尖瓣关闭不全或狭窄分别需半年和 2 年左右。器质性二尖瓣关闭不全时,心尖区出现二级以上的较粗糙的收缩期杂音,音调较高,向腋下传导,伴有第一心音减弱。二尖瓣狭窄的主要体征为在心尖区听到一个隆隆样舒张中晚期杂音,第一心音亢进。在主动脉瓣关闭不全时,胸骨左缘第 3～4 肋间有吹风样舒张期杂音,向心尖区传导,同时伴有水冲脉及其他周围血管体征。

③心包炎体征:早期可闻及心包摩擦音,当有大量心包积液时可有心音遥远、肝大、颈静脉怒张和奇脉。

(3)皮肤表现

①渗出型:可为荨麻疹、斑丘疹、多形红斑、结节性红斑及环形红斑,以环形红斑较多见,且有诊断意义。

②增殖型:即皮下小结。结节如豌豆大小,数目不等,较硬,触之不痛,常位于肘、膝、腕、踝、指(趾)关节伸侧、枕部、前额、棘突等骨质隆起或肌腱附着处。与皮肤无粘连。

(4)神经系统体征:舞蹈症患儿可有肌力减退、四肢腱反射减弱或消失和共济失调。

【辅助检查】

1. 抗链球菌的抗体测定　包括抗链球菌溶血素"O"(ASO)、抗链激酶(ASK)和抗透明脂酸酶(AH)等。这些抗体一般在链球菌感染后 2 周左右增高,持续 2 个月左右下降。

2. 风湿热活动期实验室指标　红细胞沉降率增快、C 反应蛋白和黏蛋白增高、贫血和白细胞计数增高伴以核左移都是风湿活动的重要标志。

3. EKG 检查　并发心肌炎时心电图变化最常见者为一度房室传导阻滞,ST 段下移和 T 波平坦或倒置。心包炎时早期显示低电压、ST 段抬高,以后 ST 段下移和 T 波平坦或倒置。

4. X 线检查　可发现心脏扩大,偶见肺炎及胸膜炎。

【治疗原则】

1. 一般治疗原则

(1)根据病情卧床休息及控制活动量:在急性期宜卧床休息,无心脏炎患儿需卧床休息至少 2 周。有心脏炎表现者宜绝对卧床休息至急性症状完全消失、红细胞沉降率近于正常时,逐渐起床活动。

(2)饮食:应给予容易消化、富于蛋白质、糖类及维生素 C 的饮食。应用肾上腺皮质激素的患儿亦应适当限盐。

(3)舞蹈症的治疗:药物疗效不佳,应耐心护理,解除患儿的精神负担,提高战胜疾病的信心。

2. 用药目的与原则

(1)控制链球菌感染:原来的感染灶炎症尚未完全消退者,应用青霉素肌内注射,进行彻底治疗。一般应用 2 周,亦可根据病情及咽拭子培养持续阳性适当延长。如不能应用青霉素时,也可考虑用红霉素。

(2)抗风湿药物的应用:常用的有水杨酸制剂,对控制一般急性症状有明显效果。有明显心脏炎者可选用肾上腺皮质激素类药物,尤其在危重病例更应考虑。鉴于风湿热活动性一般常常持续 3 个月,故上述药物应用最好不少于 12 周。

(3)充血性心力衰竭的治疗:急性风湿热患儿出现心力衰竭时,宜在应用大剂量激素的同时给予吸氧、洋地黄制剂、利尿药和低盐饮食。

处　　方

(1)控制链球菌感染

①青霉素:对初发链球菌感染,体重 27kg 以下可肌内注射苄星青霉素 60 万 U,体重在 27kg 以上用 120 万 U 1 个剂量即可。对再发风湿热或风湿性心脏病的继发性预防用药:应视病情每 1～3 周肌内注射上述剂量 1 次,至链球菌感染不再反复发作后,可改为每 4 周肌内注射 1 次。

②红霉素:30～50mg/(kg·d),分 4 次口服。

③罗红霉素:2.5～5mg/kg,分 2 次口服。

（2）抗风湿

①阿司匹林：用量 50～100mg/(kg・d)，用量不超过 4g/d，分 3～4 次口服。开始剂量用至体温下降，关节症状消失，红细胞沉降率、C 反应蛋白及白细胞下降至正常，约 2 周减为原量的 3/4，再用 2 周左右，以后逐渐减量直至完全停药。

②泼尼松：1.0～1.5mg/(kg・d)，分 3～4 次口服。病情缓解后可减量至 10～15 mg/d 维持治疗。

③地塞米松：对病情严重，如有心包炎、心脏炎并急性心力衰竭者可静脉滴注地塞米松 2～10mg/d 或氢化可的松 2.5～10mg(kg・d)至病情改善后，改口服激素治疗。抗风湿疗程，单纯关节炎为 6～8 周，心脏炎疗程最少12 周。

【用药注意事项】

1. 应用阿司匹林要注意出血倾向和肝功能，饭后服用可减少恶心、呕吐等胃肠道刺激症状，或选用肠溶制剂。

2. 应用泼尼松可出现不良反应，如肥胖、满月脸、多毛、痤疮等库欣综合征表现，其他尚有高血压、糖尿病、骨质疏松、感染扩散等。应注意监测。

3. 用肾上腺皮质激素及阿司匹林治疗后，停药或减量时常出现反跳现象，多在减量或停药后 2 周内出现，轻者表现为发热、关节痛、心脏杂音又重现，重者可出现心包炎、心脏增大及心力衰竭。轻症通常于数日内自愈，很少需要用药，重症需再加用阿司匹林治疗。

4. 为防止停用激素后出现反跳现象，可于停用激素前 2 周或更早一些时间加用阿司匹林。待激素停用 2～3 周才停用阿司匹林。

第二节　过敏性紫癜

过敏性紫癜（anaphylactoid purpura），又称亨-舒综合征（henoch-schonlein purpura），是一种以小血管炎为主要病变的血管炎综合征。主要表现有皮肤紫癜、胃肠症状、关节肿痛及泌尿系统症状。多见于 5 岁以上小儿。

【症状与体征】

1. 症状

（1）皮肤症状：特征性紫癜为本病的主要表现，常为起病时的首先表现，紫癜大小不等，高出皮肤表面，呈紫红色，压之不褪色，可融合成片，或呈疱疹状、荨麻疹样或多形性红斑,并可伴神经性水肿。严重时偶可发生溃疡和坏死。紫癜多见于四肢伸侧和臀部,以下肢和踝、膝等关节处较为明显,呈对称性分批出现,易反复发作。

(2)消化道症状:不少患儿有腹痛,多为阵发性剧烈性绞痛,或为钝痛,以脐周或下腹部明显,有压痛,但无腹肌紧张。可伴有腹泻及轻重不等的便血,粪便呈柏油样或为鲜红色。重症还可有呕吐,但呕血少见。如腹痛、便血出现于皮肤紫癜之前,应与外科急腹症鉴别。本病可因肠管黏膜下出血与水肿,导致肠功能紊乱,甚至诱发肠套叠。

(3)肾脏症状:因泌尿道黏膜毛细血管通透性增加,可出现血尿及微量蛋白尿,随着紫癜的隐退而消失。但紫癜的患儿中 $1/3 \sim 1/2$ 肾受累,称为紫癜性肾炎。肾的病理改变决定着预后。尿的改变多于急性期 $2 \sim 3$ 周出现,也有于紫癜消褪后方出现。

(4)关节症状:部分患儿有关节肿痛,多累及大关节,如膝、踝、腕、肘等,小关节不受累。可单发、多发或呈游走性。关节肿胀、疼痛,活动时疼痛加重,局部常伴微热,重者有灼热感。关节症状消退后无后遗症。

2. 体征

(1)典型的皮肤紫癜及相应皮损。

(2)消化道受累者腹部可有压痛。

(3)关节受累者可表现为关节及关节周围肿胀。

(4)肾受累患儿严重者可有明显的水肿和高血压。

【辅助检查】

1. 约半数患者束臂试验阳性。

2. 白细胞轻至中度增高,可伴有嗜酸粒细胞增多。出、凝血时间,血小板计数,血块收缩时间及各项凝血因子活动度均正常。多数患者红细胞沉降率轻度增快。

3. 肾受累者尿中可出现蛋白、红细胞或管型,肾功能不全者血尿素氮及肌酐增高。

4. 腹型者呕吐物及便隐血可阳性。

5. 抗"O"可增高。约半数患者血清 IgA 升高。

6. 腹部超声检查,有利于早期诊断肠套叠。

7. 肾症状较重和迁延患者可行肾穿刺,以了解病情给予相应治疗。

【治疗原则】

1. 一般治疗原则　本病无特效疗法。卧床休息,积极寻找和祛除致病因素,控制感染。消化道出血时应禁食或进流质。

2. 用药目的与原则

(1)对症处理:有荨麻疹或血管神经性水肿时,应用抗组胺药物和钙剂;近年来又提出用 H_2 受体阻滞药如西咪替丁。大剂量维生素 C 改善血管通透性。腹痛时应用解痉药物。

(2)肾上腺皮质激素:急性期对腹痛和关节痛可予缓解,但不能预防肾损害的发生,亦不能影响预后。

(3)抗血小板凝聚药物:阿司匹林或双嘧达莫。

(4)中药治疗。

处　方

(1)控制皮疹,减轻内脏损伤

西咪替丁:20～30mg/(kg·d),分 2 次加入葡萄糖溶液中,静脉滴注。

(2)抗血小板凝聚

①阿司匹林 3～5mg/(kg·d),每日 1 次,口服。

②双嘧达莫 3～5mg/(kg·d),不超过 150mg/d,分次服用。

(3)缓解和控制腹痛

泼尼松:1 mg/(kg·d),持续 2 周,逐渐减量 2 周结束治疗。

【用药注意事项】

1. 有严重消化道病变,如消化道出血时,可用地塞米松或甲泼尼龙静脉滴注,症状缓解后即可停用。

2. 表现为肾病综合征者,可用泼尼松 1～2mg/(kg·d),疗程 8 周以上。

3. 西咪替丁用药期间注意检查肾功能及血常规。

4. 阿司匹林可能会出现消化系统症状如恶心、呕吐、消化性溃疡等,以及血液系统症状如贫血、血小板减少等。严重肝肾损害时慎用。

5. 泼尼松长期量服用引起库欣综合征,诱发神经精神症状及消化系统溃疡、骨质疏松、生长发育受抑制、并发和加重感染。

第三节　川　崎　病

川崎病(Kawasaki disease)又称皮肤黏膜淋巴结综合征(mucocutaneous

lymphnode syndrome),是一种以全身中、小动脉炎性病变为主要病理改变的急性热性发疹性疾病,最严重的危害是冠状动脉损伤所引起的冠脉扩张和冠状动脉瘤的形成,是儿童期后天性心脏病的主要病因之一。发病年龄以婴幼儿多见,80%在5岁以下。

【症状与体征】

1. 症状

(1)主要症状为持续性发热,至少在5d以上,通常可持续7~14d。呈稽留热或弛张热,体温多在40℃以上,抗生素治疗无效。

(2)发热的同时患儿可有易激惹、烦躁不安、腹痛、恶心、呕吐等一般性症状。心脏受累时可出现乏力、胸闷、心前区疼痛等。

(3)发热同时或数天后可出现皮肤、黏膜及淋巴结受累的表现。

2. 体征

(1)周围肢体的变化。急性期手掌及足底出现红斑,手足硬性水肿;恢复期指(趾)端膜状脱皮。

(2)皮疹多呈多形性红斑,亦可呈荨麻疹样皮疹,有瘙痒感,但无水疱或结痂。

(3)眼结合膜充血,非化脓性。

(4)口唇充血皲裂,口腔黏膜弥漫性充血,舌乳头增大呈草莓舌。

(5)颈部非化脓性淋巴结肿大。

【辅助检查】

1. 一般检验 急性期白细胞总数及粒细胞百分数增高,核左移。过半数患者可见轻度贫血。红细胞沉降率明显增快,C反应蛋白增高。血清蛋白电泳显示球蛋白升高,尤以 α_2 球蛋白增多显著,白蛋白减少,血小板常在第2周开始增多,血液呈高凝状态。尿沉渣可见白细胞增多和(或)蛋白尿。有些病例可见血清胆红素或谷丙转氨酶稍高。

2. 免疫学检查 血 IgG、IgA、IgM 增高。抗链球菌溶血素"O"滴度正常。类风湿因子和抗核抗体均为阴性。血清补体正常或稍高。

3. EKG 检查 心电图可见多种改变,以 ST 段和 T 波异常多见,也可显示 P-R,Q-T 间期延长,异常 Q 波及心律失常。

4. 胸部 X 线检查 可示肺部纹理增多、模糊或有片状阴影,心影可扩大。

5. 超声心动图 适用于心脏检查及长期随访,在半数病人中可发现各种心血管病变,如心包积液、左心室扩大、二尖瓣关闭不全及冠状动脉扩张或形成动脉瘤。最好能在病程的急性期和亚急性期每周检查 1 次,是监测冠状动脉瘤的最可靠的无创伤性检查方法。

6. **冠脉造影**　超声检查如有多发性冠状动脉瘤,或心电图有心肌缺血表现者,应进行冠状动脉造影,以观察冠状动脉病变程度,指导治疗。

【治疗原则】

1. **一般治疗原则**　卧床休息,清淡饮食,控制炎症,防止冠状动脉瘤的发生。

2. **用药目的与原则**

(1)急性期治疗原则:治疗目的是控制炎症、防止冠状动脉瘤的发生或减轻其病变程度。

①丙种球蛋白:研究证实,早期静脉输注免疫球蛋白加口服大剂量阿司匹林治疗,可降低川崎病冠状动脉瘤的发生率,必须强调在发病 10d 内用药。用免疫球蛋白后发热和其他炎症反应表现均于 1～2d 迅速减轻。

②大剂量阿司匹林:早期服用阿司匹林可减轻急性炎症过程,但因为急性患者对阿司匹林吸收减低和清除增加,用大剂量才能达到抗感染效果。服用 14d,热退后减为维持量。

③皮质激素:一般不用,如合并全心炎,无法得到大剂量丙种球蛋白(IVIG),或对 IVIG 治疗不反应且病情难以控制时,可考虑与阿司匹林或双嘧达莫合并应用。

(2)恢复期的治疗和随访:恢复期病例每日用阿司匹林维持量,也可加用双嘧达莫,至红细胞沉降率、血小板恢复正常。如无冠状动脉异常,一般在发病后 6～8 周停药。此后 6 个月、1 年复查超声心动图。对遗留冠状动脉瘤慢性期病人,需长期服用抗凝药物并密切随访,直至冠状动脉病变消失。原来的感染灶炎症尚未完全消退者,应用青霉素肌内注射,进行彻底治疗。一般应用 2 周,亦可根据病情及咽拭子培养持续阳性适当延长。如不能应用青霉素时,也可考虑用红霉素。

处　方

(1)防止冠状动脉瘤的发生:丙种球蛋白静脉滴注,剂量为 2g/kg,可单剂 1 次给予,于 8～12h 静脉缓慢滴注;也可分剂于 2～3d 滴注。

(2)控制炎症

①阿司匹林:大剂量为 30～50mg/(kg·d),分 3～4 次口服。当患儿退

热 48～72h,即改为维持量为 3～5mg/(kg·d),1 次服用。持续应用 6～8 周。

②双嘧达莫:3～5mg/(kg·d),分 2 次服用。

③激素:静脉滴注甲泼尼龙 30mg/(kg·d),连用 3d,退热后改为 2mg/(kg·d),约 2 周后减量停药。亦可直接口服泼尼松 1～2mg/(kg·d),退热后逐渐减量,用药 4～6 周。

【用药注意事项】

1. 应用阿司匹林要注意出血倾向,饭后服用可减少恶心、呕吐等胃肠道刺激症状,或选用肠溶制剂。

2. 接受丙种球蛋白治疗的患者中约 3% 出现不良反应,主要有轻度心力衰竭,少数有发热、皮疹等过敏反应,应注意监测。

3. 双嘧达莫用药期间可能会出现胃肠道反应。

4. 对于激素的应用宜慎重,对首次 IVIG 治疗无反应的患儿应尽早应用激素治疗,但对 ASA-IVIG 标准治疗方案有效的患儿应慎用。

第45章

传染性疾病用药与处方

第一节　麻　　疹

麻疹是由麻疹病毒引起的一种具有高度传染性的急性出疹性呼吸道传染病,临床以发热、咳嗽、流涕、结膜炎、口腔麻疹黏膜斑及全身斑丘疹为主要特征,本病多见于婴幼儿。传播方式主要为空气飞沫传播。

【症状与体征】

1. 症状

(1)潜伏期:一般 9～14d,可有发热和全身不适。

(2)前驱期:为 2～4d,有咳嗽、流涕、结膜炎、流眼泪和发热。

(3)出疹期:为 2～4d,此时发热、呼吸道症状达到高峰,出现典型的皮疹。

(4)恢复期:出疹 3～4d,按出疹顺序依次消退,体温下降。

2. 体征　皮疹出现之前,口腔颊黏膜上出现直径 0.5～1mm 的白色斑点,即麻疹黏膜斑。可作为麻疹早期诊断的依据。出疹期典型的皮疹首先在发际、耳后、颈侧部开始出现,然后项面部、颈部、上肢和胸部蔓延,然后向下蔓延。恢复期疹退后,皮肤有糠麸状脱屑及褐色色素沉着。

【辅助检查】

1. 血常规　周围血白细胞常减少,淋巴细胞和中性粒细胞均减少,如淋巴细胞严重减少,常提示预后不良,若中性粒细胞增加,提示继发细菌感染。

2. 血清学检查　应用 ELISA 测定血清特异性 IgM 和 IgG 抗体。IgM 抗体于病后 5～20d(或在皮疹出现后 1～2d)升高,可作为早期诊断;IgG 抗体恢复期增高 4 倍以上也有意义。

3. 病原学检测 从患儿鼻咽部和呼吸道分泌物、血细胞及尿沉渣细胞测定麻疹病毒抗原。

【治疗原则】

1. 一般治疗原则 卧床休息,保持室内空气新鲜,注意湿度和温度。保持口、眼、鼻清洁。给予富有营养易消化食物,注意补充维生素,特别是维生素 A 和维生素 D。

2. 用药目的与原则

(1)高热时给予物理降温或小剂量退热药;咳嗽给予止咳祛痰药;惊厥给予镇静药,体弱儿童静脉给予丙种球蛋白,注意保持水、电解质平衡。合并感染时根据病原体选择敏感药物治疗,酌情应静脉用丙种球蛋白。

(2)并发症治疗

①肺炎:根据病原体不同选用有效抗生素,如青霉素、红霉素、氨苄西林、头孢菌素等。

②喉炎:在全身应用抗生素的基础上加用短期肾上腺皮质激素治疗,如甲泼尼龙或地塞米松静脉滴注。

处 方

(1)退热

①对乙酰氨基酚:每次 10~15mg/kg,口服,3 岁以下儿童应避免使用。

②布洛芬:每次 5~10mg/kg,口服,1 岁以下儿童慎用。

(2)止咳祛痰

①小儿肺热咳喘口服液:每次 10ml,3~4/d,口服。

②氨溴特罗口服液:12 岁以下小儿口服每次 2.5~15ml,每日 2 次,根据年龄和体重调整剂量(详见药物说明书);12 岁以上儿童口服每次 20ml,每日 2 次。

(3)增强免疫力,预防麻疹或减轻症状

丙种球蛋白:可在与麻疹患者接触 7d 内按每千克体重注射 0.05~0.15ml,5 岁以下儿童注射 1.5~3.0ml,6 岁以上儿童最大注射量不超过 6ml。一次注射预防效果通常为 2~4 周。

(4)维持电解质平衡

1/4~1/3 张电解质液:按生理需要量 60~80ml/(kg·d)静脉滴注。

【用药注意事项】

1. 按时进行麻疹减毒活疫苗接种(出生后 8 个月)和复种(7 岁)。

2. 对婴幼儿和体弱多病者，接触麻疹 5d 内，注射人血丙种球蛋白 0.25ml/kg，可预防发病或减轻症状。

3. 使用退热药少数患者可出现恶心、呕吐及皮疹等。用药时间不宜超过 3d。使用布洛芬时不能同时服用含其他解热镇痛药的药品。

4. 氨溴特罗口服液可偶见头痛、手颤等精神神经系统症状。

第二节　风　　疹

风疹是由风疹病毒引起的一种急性呼吸道传染病，临床以发热、皮疹、耳后、枕部淋巴结肿大为特征，全身症状轻微。人为唯一宿主（患者是唯一传染源），从出疹前 5d 至出疹后 2d 均有传染性。主要通过飞沫传播，冬春季多见，病后可获持久免疫力。

【症状与体征】

1. 症状　获得性风疹：潜伏期 14～21d。前驱期：1～2d。症状轻（发热），常见咳嗽、流涕、咽痛、头痛、食欲缺乏等，一般全身症状轻微。体温持续不降或退而复升，应注意并发症和继发感染。

2. 体征　出疹期：发病 1～2d 出现，皮疹先于面部，为红色斑丘疹，1d 内遍及全身（如躯干、背部较多），枕后、耳后、颈后淋巴结肿大伴触痛，出疹时淋巴结更肿大。消退期：2～3d 消退，不留色素沉着。

【辅助检查】

1. 外周血白细胞正常或减少，分类淋巴细胞最初 1～4d 可减少，以后增高；合并感染时白细胞增高。

2. 血清学检查：特异性抗风疹 IgM 抗体阳性；新生儿特异性抗风疹 IgM 抗体增高提示经胎盘感染了风疹病毒。

3. 病原学检查：鼻咽部分泌物病毒分离。

【治疗原则】

1. 一般治疗原则　发热期应注意休息，多饮水，饮食清淡。如有头痛、高热、咽痛，可给予相应治疗。

2. 用药目的与原则　高热、头痛给予解热镇痛药，咳嗽给予止咳祛痰药，酌情应用丙种球蛋白。中药可用清热解毒类中药。

处　　方

(1)退热

①对乙酰氨基酚:每次 10～15mg/kg,口服,3 岁以下儿童应避免使用。

②布洛芬:每次 5～10mg/kg,口服,1 岁以下儿童慎用。

(2)止咳祛痰

①小儿肺热咳喘口服液:每次 10ml,每日 3～4 次,口服。

②氨溴特罗口服液:12 岁以下小儿口服 1 次 2.5～15ml,每日 2 次,根据年龄和体重调整剂量(详见药物说明书);12 岁以上儿童口服 1 次 20ml,每日 2 次。

(3)被动免疫:可在接触后 5d 内注射丙种球蛋白。按每千克体重注射 0.05～0.15ml,5 岁以下儿童注射 1.5～3.0ml,6 岁以上儿童最大注射量不超过 6ml。

【用药注意事项】

1. 使用退热药少数患者可出现恶心、呕吐及皮疹等。用药时间不宜超过 3d。使用布洛芬时不能同时服用含其他解热镇痛药的药品。

2. 氨溴特罗口服液可偶见头痛、手颤等精神神经系统症状。

3. 丙种球蛋白开瓶后应一次注射完毕,不得分次使用。

第三节 水 痘

水痘是由水痘-带状疱疹病毒引起的一种传染性极强的疾病,临床以斑疹、丘疹、疱疹、结痂为主要特点。冬春季多发,常呈流行性。该病毒属人类疱疹病毒 3 型,仅有一个血清型,人类是该病毒的唯一宿主。

【症状与体征】

1. 症状

(1)潜伏期:10～21d。

(2)前驱期:24～48h,婴幼儿症状轻微,年长儿可有发热、乏力、食欲缺乏、头痛、咽痛等。

(3)出疹期:发热数小时至 24h 出现皮疹。

2. 体征 皮疹先见于头皮、面部和躯干,后波及四肢,初为红色斑丘疹,数小时变为丘疹,再数小时发展成疱疹,当最初的损害结痂时,躯干和肢体出现新的皮疹,皮疹呈向心性分布,同一部位存在不同期的丘、疱、痂疹是水痘的皮疹特征。口咽和阴道可见到溃疡性损害。严重病例可表现为出血性水痘,为血小板减少或 DIC 所致。水痘多为自限性疾病,一般

10d 左右自愈。

【辅助检查】

1. 血常规　白细胞计数正常或减低,升高可能表示有继发细菌。

2. 从水疱疹基底部刮取标本涂片进行细胞学染色　可发现多核巨细胞或核内包涵体,提示可能存在水痘-带状疱疹病毒感染。

3. X 线检查　典型水痘肺炎引起双侧多个结节性致密影和含气过多。

【治疗原则】

1. 一般治疗原则

(1)保证充足水入量,给予易消化的食物,重者可静脉补液。

(2)注意皮肤清洁,修剪指甲,避免抓破皮疹继发感染。

2. 用药目的与原则

(1)发热可给对乙酰氨基酚,但不主张用水杨酸类,可做物理降温。

(2)皮肤瘙痒可局部涂搽炉甘石洗剂,疱疹破裂可涂甲紫或抗生素软膏。

(3)抗病毒治疗

①阿昔洛韦是目前治疗水痘-带状疱疹病毒的传统首选药物。一般病例不推荐使用,对重症或有并发症,或免疫受损的病例可给予静脉注射。

②伐昔洛伟是一特异性疱疹病毒抑制药,为阿昔洛韦的 L-缬氨酸酯。

③也可用 α-干扰素。

处　方

(1)抗病毒治疗

①伐昔洛韦:3~7 岁,每次 75mg;7~14 岁,每次 150mg;每日 2 次,连服 6d 为 1 个疗程。

②阿昔洛韦:静脉剂量,10~15mg/(kg·d),分 2~3 次静脉滴注;口服剂量每次 20mg/kg,最大量 800mg,每日 4 次,共用 5d。

(2)缓解皮肤瘙痒。

【用药注意事项】

1. 免疫功能低下者可给予丙种球蛋白,国外已开始使用水痘减毒活疫苗,预防效果较好。

2. 伐昔洛韦、阿昔洛韦服药期间应给予患者充分的水,防止其在肾小管内沉淀。二者用药都有可能导致轻微的胃肠道不适及头晕。

第四节 脊髓灰质炎

脊髓灰质炎(脊灰)是由脊髓灰质炎病毒引起的急性传染病,病毒主要经粪-口途径传播,发病早期也可短暂经呼吸道飞沫传播。多见于 5 岁以下儿童。临床特征为发热及肢体疼痛,部分病例可发生弛缓性瘫痪。我国自 20 世纪 60 年代大面积应用脊髓灰质炎疫苗以来发病率大幅度下降,目前该病基本得到了控制。

【症状与体征】

潜伏期 5～14d(3～35d),临床表现轻重不一,可分为隐性感染、顿挫型、无瘫痪型及瘫痪型。

1. 症状 前驱期主要表现为低至中度发热,伴全身不适、咽痛、头痛、咳嗽、流涕、食欲缺乏、恶心、呕吐、腹痛及腹泻。多于 1～4d 热退症状消失(顿挫型)。少数患者热退后 1～6d 体温再次升高,进入瘫痪前期。患儿高热、烦躁、嗜睡、全身肌肉疼痛、乏力。少数剧烈头痛、呕吐、尿潴留。如 3～5d 恢复则为无瘫痪型。瘫痪期患儿在体温开始下降时出现瘫痪,分为脊髓型、脑干型、脑型和混合型。

2. 体征 瘫痪前期患儿颈背强直、感觉过敏、肌肉痉挛或震颤,布氏征和克氏征阳性。瘫痪期患儿出现不对称性肌肉瘫痪,腹壁反射和肌腱反射减弱甚至消失。恢复期从肌肉远端肌群开始恢复。发病 1 年以上则进入后遗症期,肢体肌肉萎缩、畸形,如脊柱弯曲、足内翻、足外翻、足下垂、走路跛行等。脑干型可累及延髓呼吸中枢和循环中枢,出现吞咽困难、呼吸困难、心律失常、血压下降及循环衰竭。脑型多见于婴幼儿,表现为精神错乱、意识障碍等。

【辅助检查】

1. 血常规 无明显变化。

2. 红细胞沉降率 急性期可增快。

3. 脑脊液检查 压力稍高,白细胞轻度增多,早期多核增高,晚期单核增多为主。热退后白细胞恢复正常,而蛋白质增多,呈蛋白-细胞分离现象。

4. 病毒分离 脑脊液中分离到病毒有助于诊断。

5. 特异性抗体检测 发热 1～2 周血清或脑脊液中特异性 IgM 抗体阳性可早期诊断。恢复期 IgG 抗体 4 倍以上升高。

【治疗原则】

1. 一般治疗原则　主要是支持和对症治疗。前驱期和瘫痪前期:应卧床休息,保证热量、水及电解质平衡。必要时用镇静药减轻疼痛症状。瘫痪期:肢体瘫痪时加强护理。恢复期和后遗症期:可采用理疗、针灸、按摩促进瘫痪肌肉恢复,必要时行畸形矫正术。呼吸障碍时加强呼吸支持,及时清理呼吸道分泌物,必要时气管切开,或应用呼吸机支持。合并肺感染应根据病原体加用敏感抗生素治疗。

2. 用药目的与原则　大剂量维生素 C 和能量合剂、肌内注射丙种球蛋白等缓解神经细胞水肿,促进肌肉功能恢复。地巴唑、加兰他敏、新斯的明、维生素 B_1 及维生素 B_{12} 等促进神经传导和代谢药物。症状严重可用糖皮质激素。便秘或尿潴留时给予灌肠和导尿。

处　方

(1)缓解神经细胞水肿,促进肌肉功能恢复。

①维生素 C 1～2g,每日 1 次,静脉滴注,连续数日。

②丙种球蛋白:初次 9～12ml,以后每 2～3d 1 次,每次 3～6ml,肌内注射。

(2)促进神经传导和代谢

①维生素 B_1:每次 2.5～5mg,每日 1～2 次,皮下注射。

②维生素 B_{12}:每次 0.1～0.5mg,肌内注射。

③地巴唑:0.1～0.2mg/(kg·d),口服,疗程 10d。

④加兰他敏:0.05～0.1mg/(kg·d),肌内注射,从小剂量开始,疗程为 1 个月。

⑤新斯的明:0.02～0.04mg/(kg·d),肌内或皮下注射。

【用药注意事项】

预防:服用减毒活疫苗糖丸后 2 周可产生中和抗体,应注意在冬春季服用,以保证夏秋季获得免疫及免受其他肠道病毒干扰。避免热水服药。偶有低热和腹泻。严重免疫功能低下及营养不良、佝偻病、活动性肺结核和急、慢性心、肝、肾功能不全者忌用。见到可疑病例应隔离(自发病日起 40d),对密切接触者医疗观察 20d。加强个人卫生、饮水、饮食卫生和粪便处理。

第五节　流行性腮腺炎

流行性腮腺炎是由腮腺炎病毒引起的急性全身性感染,以涎腺非化脓性肿胀疼痛为主要临床表现,病毒还可侵犯各种腺组织、神经系统、心、肝、肾、关节等器官,引起其他并发症。

【症状与体征】

1. 症状 潜伏期 14～25d,平均 18d。前驱症状较轻,常有发热、食欲缺乏、乏力、头痛、呕吐等。腮腺肿痛,张口、咀嚼及吃酸性食物时疼痛加重。

2. 体征 一侧腮腺肿大 1～4d 后,对侧腮腺亦出现肿大。有时肿胀仅为单侧,或同时有颌下腺、舌下腺(吞咽困难)肿大,或仅有颌下腺肿大。典型者:以耳垂为中心,向前、后、下扩大,边缘不清,触之有弹性感,有疼痛及触痛。肿痛在 1～3d 达高峰,4～5d 逐渐消退,整个病程 10～14d。腮腺管口早期常有红肿。不典型病例可无腮腺肿胀而以单纯睾丸炎或脑膜脑炎的症状出现,也可仅见颌下腺或舌下腺肿胀者。

【辅助检查】

1. 外周血白细胞 正常或稍高,分类淋巴细胞相对增高。

2. 血、尿淀粉酶 轻至中度升高,同时测血脂肪酶升高有助于胰腺炎的诊断。

3. 脑脊液检查 如可疑脑炎或脑膜脑炎可做脑脊液检查。

【治疗原则】

1. 一般治疗原则 主要是对症处理:卧床休息,清淡饮食,至腺肿消失。并发睾丸炎时局部冷敷以减轻疼痛,用十字带将睾丸托起。并发胰腺炎时禁食,给予液体疗法。并发脑膜脑炎时主要是对症治疗。

2. 用药目的与原则 高热时用退热药,可用硼酸水漱口,中药局部外敷或口服中药治疗。重症睾丸炎可用糖皮质激素。

处 方

(1)退热:对乙酰氨基酚,每次 10～15mg/kg,口服。

(2)抗病毒、清热解毒:板蓝根,每次 0.5～1 袋,每日 3 次,口服。

(3)清洁口腔:复方硼酸溶液漱口,每日 3～4 次。

(4)抗炎:氢化可的松,5～10mg/(kg·d),分 2～3 次,静脉滴注。

【用药注意事项】

流行性腮腺炎本身并非重症,但常引起一些严重并发症,如神经系统有腮腺脑炎、脑膜脑炎、多发性神经炎;生殖系统有睾丸炎、卵巢炎;胰腺炎、肾炎、心肌炎、感音性耳聋等,尤其是在腮腺肿胀前出现神经系统表现者,应注意流行病学史的调查,以防漏诊、误诊。预防:主动免疫可用麻疹、风疹、腮腺炎疫苗注射。被动免疫可采用丙种球蛋白或特异性免疫球蛋白,但疗效尚不确定。

第六节　手足口病

手足口病是由肠道病毒[以柯萨奇 A 组 16 型(CoxA16)、肠道病毒 71 型(EV71)多见]引起的急性传染病,多发生于学龄前儿童,尤以 3 岁以下年龄组发病率最高。患者和隐性感染者均为传染源,主要通过消化道、呼吸道和密切接触等途径传播。主要症状表现为手、足、口腔等部位的斑丘疹、疱疹。少数病例可出现脑膜炎、脑炎、脑脊髓炎、肺水肿、循环障碍等,多由 EV71 感染引起,致死原因主要为脑干脑炎及神经源性肺水肿。

【症状与体征】

1. 一般病例

(1)症状:潜伏期 2~7d,急性起病,发热,部分患儿可伴有咳嗽、流涕、口痛、食欲缺乏、恶心、呕吐、腹泻、头痛等症状。小婴儿可表现为烦躁、哭闹、流涎、拒食等。该病为自限性疾病,多数预后良好,不留后遗症。

(2)体征:小疱疹或溃疡多见于口腔颊黏膜、舌、硬腭,偶可见于牙龈、软腭、腭扁桃体和咽部。疱疹米粒大小,疱疹周围有炎性红晕,疱内液体较少,破溃后形成小溃疡,疼痛明显;口腔疱疹后 1~2d,手掌或脚掌部出现米粒大小疱疹,臀部、腿或膝盖偶可受累。皮疹呈离心性分布。疱疹一般 5~7d 消退,疹退后不留瘢痕和色素沉着。

2. 重症病例

(1)症状:年龄<3 岁,持续高热,精神萎靡,嗜睡、呕吐、无力、面色苍白、发绀等。

(2)体征:心率增快、呼吸急促、呼吸困难或节律改变,肺部可及湿啰音;易惊、肢体抖动、肌张力减低、颈抵抗、膝腱反射减弱或消失出现弛缓性瘫痪;血压明显升高,危重者血压降低,四肢末梢循环不良。多在其病后 1~3d 发生脑干脑炎、脑膜炎、心肌炎、弛缓性麻痹、神经源性肺水肿等严重并发症。

【辅助检查】

1. 血常规　一般病例白细胞正常或降低,分类以淋巴细胞为主。重症病例白细胞计数可明显升高。

2. 血液生化　部分病例 ALT、AST、CKMB 轻度升高,重症病例血糖可升高。

3. 脑脊液检查　外观清亮、压力升高；白细胞增多，危重病例分类中多核细胞多于单核细胞；蛋白正常或轻度增多，糖类和氯化物正常。

4. 胸部 X 线检查　重症病例双肺纹理增多，网格、点状、大片状阴影。

5. 脑电图　部分病例可表现为弥漫性慢波，或棘（尖）慢波。

6. 心电图　可见窦性心动过速或过缓，ST-T 段改变。

7. 病毒检测　早期留取患儿血清、脑脊液、咽部分泌物等标本进行核酸检测、病毒分离或特异性病毒抗体检测。

【治疗原则】

1. 一般治疗原则

(1)普通病例:轻症患儿居家治疗、休息，以减少交叉感染。保持室内空气新鲜，多饮水，清淡饮食，根据出现的症状对症治疗。

(2)重症病例:防治呼吸、循环衰竭及神经系统症状。

①保持呼吸道通畅，吸氧。

②确保两条静脉通道通畅，监测呼吸、心率、血压和血氧饱和度。

③呼吸功能障碍时，及时气管插管使用正压机械通气，建议呼吸机初调参数:吸入氧浓度 $80\% \sim 100\%$，PIP $20 \sim 30cmH_2O$，PEEP $4 \sim 8cmH_2O$，f $20 \sim 40$ 次/分，潮气量 $6 \sim 8ml/kg$ 左右。根据血气、X 线胸片结果随时调整呼吸机参数。适当给予镇静、镇痛。如有肺水肿、肺出血表现，应增加 PEEP，不宜进行频繁吸痰等降低呼吸道压力的护理操作。

④在维持血压稳定的情况下，限制液体入量(有条件者根据中心静脉压、心功能、有创动脉压监测调整液量)。

⑤头肩抬高 $15° \sim 30°$，保持中立位；留置胃管、导尿管。

⑥控制颅内高压，降温、镇静、止惊。

⑦保护重要脏器功能，维持内环境的稳定。

⑧监测血糖变化，严重高血糖时可应用胰岛素。

⑨抑制胃酸分泌，可应用胃黏膜保护剂及抑酸药等。

⑩继发感染时给予抗生素治疗。

(3)恢复期治疗。

①促进各脏器功能恢复。

②功能康复治疗

③中西医结合治疗。

2. 用药目的与原则　高热可用退热药物,咳嗽用镇咳祛痰药,惊厥应用镇静药。并发症治疗,保护重要脏器功能。

(1)神经系统受累治疗

①控制颅内高压:限制入量,积极给予甘露醇降颅压治疗,每次 $0.5\sim1.0g/kg$,每 $4\sim8h$ 1 次,$20\sim30min$ 快速静脉注射。根据病情调整给药间隔时间及剂量。必要时加用呋塞米。

②酌情应用糖皮质激素治疗:参考剂量为甲泼尼龙 $1\sim2mg/(kg\cdot d)$;氢化可的松 $3\sim5mg/(kg\cdot d)$;地塞米松 $0.2\sim0.5mg/(kg\cdot d)$,病情稳定后,尽早减量或停用。个别病例进展快、病情凶险可考虑加大剂量,如在 $2\sim3d$ 给予甲泼尼龙 $10\sim20mg/(kg\cdot d)$(单次最大剂量不超过 $1g$)或地塞米松 $0.5\sim1.0mg/(kg\cdot d)$。

③酌情应用静脉注射免疫球蛋白,总量 $2g/kg$,分 $2\sim5d$ 给予。

(2)呼吸、循环衰竭治疗:根据血压、循环的变化可选用米力农、多巴胺、多巴酚丁胺等药物;酌情应用利尿药物治疗。

处　方

(1)控制颅内高压

甘露醇:每次 $0.5\sim1.0g/kg$,每 $4\sim8h$ 1 次,$20\sim30min$ 快速静脉注射。

(2)保护重要脏器功能,改善神经系统症状。

①甲泼尼龙:$1\sim2mg/(kg\cdot d)$;个别病例进展快、病情凶险可考虑加大剂量,如在 $2\sim3d$ 给予甲泼尼龙 $10\sim20mg/(kg\cdot d)$(单次最大剂量不超过 $1g$)。

②氢化可的松:$3\sim5mg/(kg\cdot d)$。

③地塞米松:$0.2\sim0.5mg/(kg\cdot d)$,病情严重者地塞米松 $0.5\sim1.0mg/(kg\cdot d)$。

④免疫球蛋白:总量 $2g/kg$,分 $2\sim5d$ 给予,静脉注射。

⑤维生素 C:$100\sim300mg/d$,静脉滴注,$7\sim10d$。

(3)呼吸循环衰竭

多巴胺、多巴酚丁胺:$5\sim10\mu g/kg$,静脉滴注。

(4)口咽部疱疹:可选用青黛散、双料喉风散、冰硼散等,每日 $2\sim3$ 次。

【用药注意事项】

对重症 EV71 感染引起的手足口病早期识别十分重要,在流行季节发生脑炎、脑脊髓膜炎或急性呼吸窘迫综合征,病情进展迅速,出现面色苍白、发绀、心率、呼吸增快、高血压、外周循环不良或胸部 X 线提示肺水肿者,应按重症感染者处理。氧合指数(PaO_2/FiO_2)进行性下降时,应及早使用呼吸机正压机械通气。使用糖皮质激素治疗待病情稳定后,尽早减量或停用。

第七节 猩 红 热

猩红热是由 A 组 β 溶血性链球菌引起的急性呼吸道传染病,临床以发热、咽峡炎、全身弥漫性红色皮疹,疹退后皮肤脱屑为特征。多见于 3～10 岁儿童。少数患儿病后 2～3 周发生变态反应性并发症,如风湿热或急性肾小球肾炎。

【症状与体征】

1. 症状

(1)通常有 2～3d 的潜伏期,病前 2 周内有与猩红热患者接触史。

(2)前驱期 1～2d,起病急,畏寒、高热、头痛、咽痛。

(3)发病后 1～2d 出疹。

(4)3～5d 进入恢复期。

2. 体征

(1)腭扁桃体充血,可见脓性分泌物,颈部及颌下淋巴结肿痛等。

(2)皮疹先见于颈部、腋下、腹股沟处,1d 内迅速蔓延全身。皮疹呈猩红色,扪之有鸡皮样粗糙感,疹间无正常皮肤,贫血性皮肤划痕症阳性。典型病人可见到口周苍白圈、杨梅舌、帕氏线。出疹时热度仍高。

(3)皮疹于 3～5d 颜色转暗,逐渐消退,按出疹顺序大片脱皮或片状脱屑。

3. 外科型猩红热 病原菌经咽外途径如伤口、产道等侵入,皮疹先见于细菌侵入部位附近,全身症状轻。

【辅助检查】

1. 血常规 白细胞总数及中性粒细胞增高,可出现中毒颗粒。

2. 病原学检查 取咽拭子或病灶分泌物培养、咽拭子涂片快速检测。

【治疗原则】

1. 一般治疗原则

(1)注意营养、热量、温盐水漱口,保持口腔清洁。

(2)对症治疗:高热可给退热药或物理降温。

2. 用药目的与原则 首选青霉素,可以迅速消灭病原菌,减轻抗原抗体反应,预防变态反应性并发症;对青霉素过敏者可用红霉素口服或静脉滴注;对红霉素过敏或不耐受者可选用头孢菌素。

处　方

(1)清除链球菌

①青霉素:3 万～5 万 U/(kg·d),分 2 次肌内注射;严重感染者可加大到 10 万～20 万 U/(kg·d),静脉滴注,疗程为 7～10d。

②普鲁卡因青霉素:每日 40 万～80 万 U,肌内注射,疗程为 7～10d。

③红霉素:30～50mg/(kg·d),分 3～4 次口服;或 20～30mg/(kg·d),分 2～3 次,静脉滴注。

④罗红霉素:2.5～5mg/(kg·d),分 2 次口服。

⑤头孢拉定:50～100mg/(kg·d),分 3～4 次口服。

(2)对症治疗

退热:对乙酰氨基酚,每次 10～15mg/kg。

【用药注意事项】

1. 早期隔离患者,早期应用抗生素,疗程为 7～10d。

2. 对可疑猩红热、咽峡炎患者及带菌者,均应隔离并给予口服复方磺胺甲噁唑或青霉素治疗 7～10d。

3. 病后 2～3 周应查尿常规和心电图,以早期发现变态反应并发症。

4. 有青霉素类药物过敏史或青霉素皮肤试验阳性患者禁用青霉素。对一种青霉素过敏者可能对其他青霉素类药物、青霉胺过敏,有哮喘、湿疹、花粉症、荨麻疹等过敏性疾病患者应慎用本品。青霉素水溶液在室温不稳定,因此应用本品须新鲜配制。

第八节　细菌性痢疾

细菌性痢疾是由志贺菌属引起的急性肠道传染病,临床以发热、腹痛、腹泻、黏液脓血便为主要表现,常见于夏、秋季。根据病程分为急、慢性菌痢,根据临床表现可分为普通型和中毒型,后者病情凶险,可出现休克、循环、呼吸衰竭而危及生命。

【症状与体征】

1. 症状　潜伏期数小时至数天不等,多数为 24～72h 起病,可有发热、乏力、食欲缺乏、恶心、呕吐,阵发性腹痛、腹泻,大便每日数次至数十次,可见黏液和脓血。儿童可有里急后重,婴幼儿可出现高热惊厥。

2. 体征　患儿精神差,面色欠佳,全腹压痛,左下腹有时可触及痉挛的乙状结肠肠管。中毒型可出现休克(皮肤内脏微循环障碍型)、脑型(脑微循环障碍型)或肺型(肺微循环障碍型)等表现。

【辅助检查】

1. 外周血　白细胞总数和中性粒细胞增高。

2. 粪便常规检查　外观黏液脓血,镜检可见成堆的白细胞,或脓细胞≥15 个/HP,伴有数量不等红细胞。

3. 大便培养　新鲜粪便可培养出志贺菌属痢疾杆菌。

4. 特异性核酸检测　可采用核酸杂交或 PCR 检查粪便中的痢疾杆菌核酸,灵敏度高,特异性强,方便快捷。

5. 血清电解质检测　重症可出现低钠血症和低钾血症、代谢性酸中毒等。

【治疗原则】

1. 一般治疗原则

(1)对症治疗:高热给予退热药,呕吐给予多潘立酮口服,或甲氧氯普胺肌内注射或静脉滴注;腹痛、腹胀、血便时应禁食,可予颠茄片或山莨菪碱(654-2)解痉。采用液体疗法纠正脱水和电解质紊乱。迁延或慢性腹泻常伴有营养障碍,避免长时间禁食,并注意热量和蛋白质的补充。必要时静脉高营养。

(2)中毒型细菌性痢疾:降温止惊,药物、物理疗法降温或亚冬眠,可用水合氯醛、苯巴比妥钠或地西泮。呼吸衰竭时机械通气。

2. 用药目的与原则

(1)一般菌痢:针对痢疾杆菌耐药率逐年增加,应根据目前药物敏感试验结果选用抗生素。补充双歧杆菌和乳酸杆菌等恢复肠道微生态平衡。黏膜保护剂加强黏膜屏障,吸附消化道气体和各种攻击因子,帮助恢复和再生上皮组织。

(2)中毒型细菌性痢疾:控制感染,由于耐药菌株增多,应选用 2 种敏感抗生素静脉滴注,如阿米卡星、头孢噻肟钠或头孢曲松钠、复方磺胺甲噁唑、阿莫西林、呋喃唑酮、磷霉素、第一代或第二代头孢菌素。

(3)抗休克治疗

①扩充血容量,纠正水、电解质平衡。

②血管活性药,如多巴胺、多巴酚丁胺、酚妥拉明改善微循环。

③应用糖皮质激素,控制脑水肿,如甘露醇、利尿药。

处　方

(1)控制感染

①三代头孢菌素:如头孢噻肟钠、头孢曲松钠等 50～100mg/(kg·d),分 2 次静脉滴注。

②头孢克肟:2～3mg/(kg·d),分 2 次口服。

③小檗碱:10～20mg/(kg·d),分 3 次口服。

④多黏菌素 E:儿童一次量 25 万～50 万 U,每日 3～4 次。重症时上述剂量可加倍。

(2)恢复肠道微生态平衡

三联活菌制剂:1～2 粒,每日 2～3 次口服。注意制剂的质量,应有足够的活菌数量并冷藏保存。

(3)改善胃肠功能

①多潘立酮:0.2～0.6mg/(kg·d),分 3 次,餐前 15～30min,口服。

②颠茄片:0.3～2mg/(kg·d),分 3 次口服,极量每次 1mg/kg。

③ 山莨菪碱(654-2):每次 0.1～0.2mg/kg,每日 3 次,口服或肌内注射。每次 0.2～1mg/kg,肌内注射或静脉注射。

④甲氧氯普胺(胃复安、灭吐灵):每次 0.1～0.15mg/kg,每日 3 次,餐前 30min 口服。0.1～0.3mg/kg,肌内注射或静脉注射,剂量不超过 0.5mg/(kg·d)。

⑤蒙脱石:1 岁以下每日 1 袋,1～2 岁每日 1～2 袋,2～3 岁每日 2～3 袋,3 岁以上每日 3 袋,均分 3 次适量冲水口服。

(4)抗休克治疗

①地塞米松:每次 0.2～0.5mg/kg,静脉滴注,每日 1～2 次。

②20% 甘露醇注射液:每次 0.5～1.0g/kg,每日 3～4 次,输液泵静脉滴注,疗程为 3～5d。

③呋塞米:每次 1～2mg/kg,肌内注射或静脉滴注,每日 2～3 次。

④多巴胺:10～20mg,加入 10% 葡萄糖注射液 100ml 中,以每分钟 1～10μg/kg 缓慢静脉滴注,从小剂量开始,逐渐加量直至血压维持至满意水平。

⑤酚妥拉明:每次 0.5～1mg/kg,加入 10% 葡萄糖注射液 100ml 中缓慢

静脉滴注,根据血压调整速度。

⑥10％水合氯醛:每次0.5～0.6ml/kg,射肛。

⑦苯巴比妥钠:每次5～10mg/kg,肌内注射。

⑧地西泮:每次0.25～0.5mg/kg,静脉注射。

【用药注意事项】

细菌性痢疾患者和带菌者是传染源,非典型患者症状较轻,容易忽视,病后带菌者亦有一定的传播作用。应注意个人手卫生和患者粪便的处理及水源的保护。对高热、惊厥、中毒症状重,而未出现腹泻的患儿应警惕中毒型细菌性痢疾,可用盐水灌肠采集标本检测。慢性菌痢警惕发生营养障碍。头孢类抗生素禁用于对任何一种头孢菌素类抗生素有过敏史及有青霉素过敏性休克史的患者。头孢哌酮可导致低凝血酶原血症或出血,合用维生素K可预防出血;亦可引起戒酒硫样反应。用药期间及治疗结束后72h内应避免摄入含酒精饮料。多黏菌素E可发生皮疹、瘙痒等过敏症状。胃肠道有恶心、呕吐、食欲缺乏、腹泻等不良反应。口服宜空腹给药。

第九节　原发性肺结核

原发性肺结核为细菌首次侵入肺部后发生的原发感染,包括原发综合征与支气管淋巴结结核。病原体为结核杆菌,属于分枝杆菌属,具抗酸性,革兰染色阳性,抗酸染色呈红色。对人类致病的结核菌主要为人型和牛型两种,前者是人类结核病的主要病原体。呼吸道为主要传染途径,小儿吸入带结核菌的唾液或尘埃后可引起感染,产生肺部原发病灶。

【症状与体征】

1. 症状　症状轻重不一,轻者可无症状,仅在体检做X线检查时发现。一般起病较慢,可有低热、盗汗、食欲缺乏、疲乏无力等结核中毒症状。婴幼儿及症状重者,突然高热达39～40℃,但一般情况尚好,与发热不相称,2～3周转为低热,并有明显结核中毒症状。但胸内淋巴结高度肿大时,压迫气管可出现痉挛性咳嗽、喘鸣。

2. 体征　肺部体征不明显,与肺内病变不成比例。只有在病灶范围广泛弥漫或有空洞时,才有相应的体征。浅表淋巴结轻度或中度肿大。此外应注意有无高度过敏表现,如结节性红斑、疱疹性结膜炎等。

【辅助检查】

1. 寻找结核菌　胃液、痰或其他分泌物结核杆菌检查对诊断有决定性意义。对治疗亦有指导作用。

2. 结核菌素试验　注射后 48～72h 看结果,根据阳性反应的强度和持续时间区别是自然感染还是卡介苗接种后的反应。

3. 血液检查　急性期时,白细胞可增高到$(10～20)×10^9/L$,伴有中性多形核粒细胞增高,淋巴细胞减少和单核细胞增多,中性白细胞核左移和出现中毒性颗粒。好转时白细胞数目恢复正常,淋巴细胞增加,嗜酸粒细胞增多。红细胞沉降率多加速。

4. 周围淋巴结穿刺液涂片检查　淋巴结穿刺液涂片检查,可发现特异性结核改变,如结核结节和干酪性坏死,有助于结核的诊断。

5. X 线检查　能指出结核病的范围、性质、类型和病灶活动或进展情况。

【治疗原则】

1. 一般治疗原则　注意营养,选用富含蛋白质和维生素的食物。有明显结核中毒症状及高度衰弱者应卧床休息。居住环境应阳光充足,空气流通。避免传染麻疹、百日咳等疾病。

2. 用药目的与原则

(1)治疗目的

①杀灭病灶中的结核。

②防治血行扩散。

(2)治疗原则

①早期治疗。

②适宜治疗。

③联合用药。

④规律用药。

⑤坚持全程。

⑥分段治疗。

(3)抗结核药

①杀菌药:如异烟肼(雷米封、INH)、利福平(RFP),对于细胞内外处于生长繁殖期的细菌及干酪病灶内代谢缓慢的细菌都有杀灭作用,而且在酸性和碱性环境中均能发挥作用。链霉素(SM)能杀灭在碱性环境中生长、分裂、

繁殖活跃的细胞外的结核菌;吡嗪酰胺(PZA)能杀灭在酸性环境中细胞内的结核菌及干酪病灶内代谢缓慢的结核菌。

②抑菌药:常用的有乙胺丁醇(EMB)及乙硫异烟肼(ETH)。

③针对耐药菌株的几种新型抗结核药:如老药的复合剂型:卫菲宁(rifamate 内含 INH 150mg 和 RFP 300mg);卫菲特(rifater 内含 INH 80mg,RFP 120mg 和 PZA 250mg)。

处 方

(1)无明显症状的原发性肺结核:选用标准疗法,每日服用 INH,RFP 和(或)EMB,疗程为 9～12 个月。

①异烟肼:口服,10～25mg/(kg·d),最大剂量不超过 400mg,每日 1 次或每日 3 次。

②利福平:口服,10～15mg/(kg·d),每日 1 次,饭前顿服。

③乙胺丁醇:口服,15mg/(kg·d),最大剂量 25mg/(kg·d),每日 2 次服用,严格按体重给药。

④卫菲宁(利福平、异烟肼固定复方糖衣片):口服,10～20mg/(kg·d),于早餐前 1～2h 1 次服用。

(2)活动性原发性肺结核:宜采用直接督导下短程化疗(DOTS)。强化治疗阶段应用 3～4 种杀菌药,INH、RFP、PZA 或 SM,2～3 个月后以 INH、RFP 或 EMB 巩固维持治疗。常用方案为 2 个月的 INH、RFP 和 PZA 加 4 个月的 INH、RFP。

【用药注意事项】

1. 利福平与异烟肼合用时,可增加对肝的毒性作用,两者剂量均以不超过 10mg/(kg·d)为宜。

2. 为减少异烟肼的肝损害,应加服维生素 B_6。

3. 服药前检查转氨酶,服药期间定期复查,肝损害者禁用。

4. 服用利福平时注意定期检查血常规、肝、肾功能。

5. 链霉素有耳毒性,婴幼儿慎用。

第十节 急性粟粒性肺结核

结核杆菌经血行播散而引起的肺结核称为粟粒性肺结核。主要发生在小儿时期,多见于婴幼儿。由于年龄幼小,机体免疫力低下,尤其是患麻疹、百日咳或营养不良时,更易诱发本病。

【症状与体征】

1. 症状　起病急剧,可突然高热(体温 39～40℃),为稽留热或弛张热,部分可为不规则发热,体温可不太高。多伴有寒战、盗汗、食欲缺乏、咳嗽、面色苍白、气促、发绀。少数婴幼儿可表现为结核的一般中毒症状,如发热、食欲缺乏、盗汗和乏力等。

2. 体征　患儿可有消瘦、表情淡漠。肺部可闻湿啰音,部分患儿伴有肝脾大,以及淋巴结肿大。半数以上患儿起病时就有脑膜炎征象。部分患儿眼底检查可发现脉络膜结核结节。少数患儿可见皮肤粟粒疹。

【辅助检查】

1. 结核菌素试验　注射后 48～72h 看结果,多为阳性反应。

2. 外周血白细胞　可减低或升高,40% 患儿白细胞升高,伴粒细胞增多及核左移,少数患儿有类白血病反应。个别有呈再生障碍性贫血及血小板减少性紫癜及反应性网状内皮细胞病表现者。

3. 周围淋巴结穿刺液涂片检查　淋巴结穿刺液涂片检查,可发现特异性结核改变,如结核结节和干酪性坏死。

4. 胃冲洗液检查　容易找到结核杆菌。

5. 红细胞沉降率　多增快。

6. 抗结核菌抗体　多呈阳性。

7. X 线检查　X 线检查能指出结核病的范围、性质、类型和病灶活动或进展情况,对诊断起着决定性作用。胸部 X 线平片可见在浓密的网状阴影上密布均匀一致的粟粒结节。婴幼儿由于病灶周围反应显著和易于融合,点状阴影边缘模糊、大小不一而呈雪花状。病变急剧进展时可形成空洞,有时可见蜂窝性肺气肿、肺大疱、自发性气胸、纵隔气肿和皮下气肿等。临床上一般需在症状出现 1～3 周才能见到典型的 X 线改变。

8. 胸部 CT　胸部 CT 扫描肺影可显示大小、密度、分布一致的阴影,部分病灶有融合。

【治疗原则】

1. 一般治疗原则　同原发性肺结核。

2. 用药目的与原则

(1)早期抗结核治疗很重要,抗结核化学药物治疗对控制结核病起决定作用,合理化疗可杀灭病灶内细菌,最终达到痊愈。休息与营养疗法仅起辅助作用。

(2)抗结核药物应用注意疗程,可三联或四联给药。

【处　方】

(1)相对较轻病例:INH＋SM＋EB 或 PAS。剂量:INH,15～20mg/(kg·d),口服,疗程 12～18 个月;SM,10～20mg/(kg·d),肌内注射,每日 1 次,疗程 1～2 个月;EB,15～25mg/(kg·d),口服,疗程 3～6 个月。

(2)以上疗效不明显,重症患儿:INH＋SM＋RFP。剂量:INH,10～15mg/(kg·d),口服,疗程 12～18 个月;RFP:10mg/(kg·d),口服,疗程 6～9 个月;SM,20～30mg/(kg·d),肌内注射,每日 1 次,疗程 1～2 个月。

(3)糖皮质激素:有严重中毒症状及呼吸困难者,在应用足量抗结核药的同时,可用泼尼松 1～2mg/(kg·d),疗程 1～2 个月。

【用药注意事项】

同原发性肺结核。

第46章

寄生虫病用药与处方

第一节 蛔 虫 病

蛔虫病(ascariasis)是儿童最常见的寄生虫病。成虫寄生于人体小肠,引起消化不良、腹痛,虫体成团可致肠梗阻、虫体进入胆道、胰管等,可引起严重并发症。蚴虫可在人体内移行引起内脏移行症。

【症状与体征】

1. 症状

(1)病情轻重差异很大:多数无症状,儿童和体弱者症状明显。

(2)消化道:成虫寄生于肠道可以引起食欲缺乏或多食、异食癖。常见腹痛,位于脐周,不剧烈,喜按揉。大量蛔虫寄生可致营养不良,影响生长发育。造成胆道蛔虫患儿可突然剧烈右上腹绞痛、发热,常伴恶心、呕吐,可吐出胆汁或蛔虫。

(3)呼吸道:大量蚴虫进入肺部,可引发蛔蚴性肺炎或蛔虫性嗜酸性细胞性肺炎(Lffler综合征)、继发性细菌性支气管炎甚至肺炎。可有高热、气促、胸闷等症状,痰中可有蚴虫。

(4)其他部位:蚴虫移行至肝、脑或眼部,可引起肝大、右上腹痛、癫痫等。

2. 体征

(1)体征很少,侵犯部位不同和出现合并症可出现相应症状。

(2)蛔虫性哮喘肺部可闻及哮鸣音。

(3)胆道蛔虫,可有黄疸。进入肝内胆管可致肝脓肿,肝区可触痛和叩痛等。

(4)蛔虫性肠梗阻好发10岁以下儿童,脐部和右下腹剧痛,肠鸣音亢进,可见肠型和蠕动波、可扪及软的、无痛性、可移动的条索状包块。

【辅助检查】

1. 粪便涂片可找到虫卵。

2. 血中嗜酸粒细胞增高有助于诊断。

3. 疑为蛔虫性肺炎,痰中找到蛔蚴可确诊。

4. 胆道造影、内镜、十二指肠胆汁引流查蛔虫卵对肠道蛔虫病有诊断价值。

5. X 线检查　①肺部感染 X 线胸片可见肺部小片状灶性阴影,但病灶易变或很快消失;②蛔虫性肠梗阻时腹部 X 线平片可见肠充气和液平面。

【治疗原则】

1. 一般治疗原则

(1)注意环境和个人卫生,减少重复感染,饭前便后洗手。

(2)对有显著营养不良的患儿,首先补充营养,待一般状况明显好转后进行驱虫治疗。对有并发症的患儿,尚需恰当的对症治疗。

(3)出现全身过敏症状性可用脱敏治疗。

(4)手术治疗:胆道蛔虫驱虫最好选用虫体肌肉麻痹驱虫药。内科无效时,可手术治疗。蛔虫性阑尾炎、腹膜炎一旦确诊,应及早手术。蛔虫性肠梗阻:不完全性可内科治疗,腹痛缓解后方可驱虫。完全性肠梗阻应及时外科手术。

2. 用药目的与原则

(1)驱虫药物治疗:①阿苯达唑,又称丙硫咪唑,商品名肠虫清,广谱杀虫药;②甲苯达唑,又称甲苯咪唑,商品名安乐士;③左旋咪唑,又称左咪唑,驱钩蛔;④枸橼酸哌嗪,又称驱蛔灵;⑤奥苯达唑,又称丙氧咪唑。广谱驱肠虫药;⑥噻嘧啶,又称噻咪唑、抗虫灵、驱虫灵,广谱驱虫药。

(2)伴腹痛者:先给予解痉药,症状缓解后方可给予驱虫药。

(3)并发症治疗:胆道蛔虫治疗原则镇静、解痉、驱虫、控制感染。可用中药乌梅丸、维生素 K_3 等。

处　方

(1)驱虫治疗

①甲苯达唑(安乐士):>4 岁儿童,200mg 1 次顿服,≤4 岁用量减半;未治愈者,于 3 周后可重复第 2 个疗程。

②阿苯达唑(肠虫清):2 岁以上儿童,200mg 1 次顿服。如需要 10d 以后

重复 1 次。

③左旋咪唑:＞2 岁儿童 2～3mg/(kg·d),睡前顿服或晨起空腹顿服。必要时可于 1 周后重复 1 次。

④枸橼酸哌嗪(驱蛔灵):100～160mg/(kg·d),每天最大量不超过 3g,睡前顿服,连服 2d。严重感染者,1 周后应再重复治疗。

⑤噻嘧啶:10mg/(kg·d),睡前顿服。连服 2d,可提高疗效(＞1 岁)。

⑥奥苯达唑:10mg/kg,半空腹顿服,连用 3d。

(2)镇静、解痉、松弛平滑肌

①中药乌梅丸:每次 4.5～9g,每日 3 次。

②维生素 K_3:4～8mg,肌内注射,每日 3 次。有松弛平滑肌作用,有助于蛔虫退出肠道。

③阿托品:0.01mg/kg,肌内注射。

【用药注意事项】

1. 驱虫药物一般宜空腹服用,服药期间应避免进食高脂类食物,以防药物的吸收增加而出现不良反应。

2. 肠虫清不良反应轻微,少数有口干、乏力、头晕、头痛、食欲缺乏、恶心、腹痛等,孕妇和 2 岁以内小儿慎用。有蛋白尿、化脓性或弥漫性皮炎、癫痫患者不宜应用。忌大剂量长期使用。

3. 枸橼酸哌嗪可使虫体肌肉发生弛缓性麻痹。毒性小,过量会出现短暂的恶心、呕吐、腹痛、眩晕或荨麻疹,甚至震颤、共济失调等,凡患慢性肝病、肾病、神经系统疾病、癫痫者均不宜使用。肠梗阻时,最好不用,以免引起虫体骚动。有便秘者可加服泻药。

4. 噻嘧啶不良反应轻而短暂,偶有恶心、呕吐、腹痛、腹胀,一般不需处理。1 岁以下禁用。急性肝炎、肾炎、严重心脏病者、溃疡病患者慎用。不宜与哌嗪并用。

5. 左旋咪唑大剂量使用有抑制免疫功能的不良反应。

6. 剧烈腹痛的小儿,应先解痉,疼痛缓解后再给予驱虫药,以防虫体骚动,进入胆道。

第二节 蛲 虫 病

蛲虫病是蠕形住肠线虫(简称蛲虫)寄生于人体小肠下段至直肠所引起

的疾病。本病常见于儿童,尤以幼儿期多见。人自食入感染期卵至雌虫发育成熟并开始产卵需 2～6 周,雌虫寿命一般不超过 2 个月,最长者可达 101d。虫卵在肛周约 6h 发育成感染性卵,当虫卵污染患儿手指,再经口食入而自身感染,虫卵进入十二指肠后,在此孵育出蛲虫,蛲虫沿小肠下行,发育为成虫需要 15～43d,成虫为细小乳白色线虫。

【症状与体征】

约 1/3 的蛲虫感染者无症状。

1. 症状

(1)肛周和会阴皮肤瘙痒:蛲虫的寄生数目一般为数十至数百条,但也可达数千。雌在肛门周围的产卵活动引起强烈瘙痒,夜间更明显,因此影响睡眠。

(2)发现虫体:患儿熟睡后 2～3h,拨开臀部,仔细检查肛周皱襞处,可见乳白色线头样小虫爬动。

(3)睡眠不足:使患儿心情烦躁、焦虑不安、注意力不集中、咬指甲、心理行为偏异或发生遗尿。

(4)消化道症状:恶心、呕吐、腹痛、腹泻、食欲缺乏等胃肠激惹现象。重度感染粪便中可带有黏液或血丝。

(5)其他并发症表现:蛲虫可钻入阑尾造成阑尾炎;雌虫亦可钻入女性尿道引起尿频、尿急、尿痛等刺激症状;侵入腹腔可引起腹膜炎的症状。

2. 体征

(1)肛周和会阴:局部皮肤可发生皮炎和继发感染或有湿疹。

(2)可出现相应并发症的体征。

【辅助检查】

虫卵检测:多用透明胶纸法,将透明胶纸剪成 4～5cm 长条,绕在玻璃或小木片上,在排便前或夜间在肛周粘取虫卵,将胶纸条取下,放在玻片上,在显微镜下可见典型的虫卵。

【治疗原则】

1. 一般治疗原则

(1)饭前便后勤洗手,每天清晨清洗小儿会阴,并勤换洗内裤,煮沸消毒。

(2)对玩具、用具经常消毒。

(3)在注意卫生的基础上,便后睡前温水洗肛门,然后给予局部治疗。

(4)除对感染者彻底治疗外,家庭成员和集体机构中的成员也要同时治疗。

2. 用药目的与原则

(1)口服药物及局部用药驱除寄生虫。

(2)药物治疗注意疗程和不良反应。

处　方

(1)驱虫治疗

①甲苯达唑(安乐士):200mg,1 次顿服。2 周后重复 1 次。

②阿苯达唑(肠虫清):200mg,1 次顿服。

③恩波吡维铵(扑蛲灵):每次 5mg/kg,睡前 1 次顿服,总量不超过 0.25g,2 周后重复 1 次。

④枸橼酸哌嗪(驱蛔灵):60mg/(kg·d),每日量不超过 2g,分 2 次,连服 7~10d。

(2)局部治疗

①2%氧化氨基汞(白降汞)软膏:涂于肛周,可止痒杀虫。

②10%氧化锌软膏:涂抹肛周,具有收敛、保护皮肤作用。

③蛲虫膏(含百部浸膏 30%,甲紫 0.2%):涂于肛周和肛内,连用 3~5d。

④3%噻嘧啶软膏:每晚睡前以温水洗净肛门周围,先挤出软膏少许涂于肛门周围,再轻轻插入肛内挤出软膏 1~1.5g 即可,连用 1 周。

【用药注意事项】

1. 局部处理和防止小儿再次污染手后食入是防止重复感染的重要措施,否则,会反复感染。影响小儿的生长发育。

2. 扑蛲灵口服粪便可染成红色。

3. 其他驱虫药物不良反应见上述。

第三节　钩　虫　病

钩虫病(ancylostomiasis,hookworm disease)是由于十二指肠钩虫和美洲钩虫寄生于人小肠引起的疾病,一般无临床表现,仅在粪便中发现虫卵,称为钩虫感染。钩虫每日产卵数千至数万。钩虫不需中间宿主。成虫寄生于空肠。其体表有鞘,对环境抵抗力强。我国华南地区和西南地区以美洲钩虫为主,十二指肠钩虫多分布在华北地区,但大多为混合感染。

【症状与体征】

1. 症状

(1)皮肤:幼虫侵入人体皮肤后,在 20~60min 出现烧灼、针刺和奇痒感。

(2)呼吸系统:蚴虫移行经过肺时引起炎症和出血,一般在感染后 3~15d 发生,可有咽喉发痒、咳嗽、咳痰、痰中带血丝、发热及气喘等。约经数天或数十天症状自行消失。

(3)消化系统:成虫引起消化吸收功能障碍,表现为上腹部不适、恶心、呕吐、腹痛、腹泻;重度感染者大便出血。

(4)血液和循环系统:钩虫成虫寄生造成肠道慢性失血,导致贫血,可表现面色萎黄、轻度患者运动后出现轻微心悸、头晕、头痛;中度患者平常有头晕、心悸;重度患者心悸、气急、头晕、眼花、耳鸣、下肢水肿。

(5)其他:少数患者有异食症。长期重症患儿可由于营养不良而发育障碍,智力减退。

2. 体征

(1)皮肤:钩虫蚴虫入侵皮肤处,局部皮肤为红色点状丘疹和小疱疹。主要见于趾间、足底、手背和指间,随后形成水疱,数日后自行消失。继发感染可形成脓疱。

(2)呼吸系统:幼虫移性至肺部呈嗜酸粒细胞增多性肺炎,两肺可闻及啰音和哮鸣音。

(3)血液和循环系统:由于贫血皮肤呈蜡黄色,眼结膜和甲床苍白。血红蛋白低至 50~90g/L 时,心脏轻度扩大、出现收缩期杂音。当血红蛋白低至 50g/L 以下时,心脏扩大,明显的收缩期杂音,肝大有压痛。

(4)其他:如营养不良和发育落后可出现相应的体征。

【辅助检查】

1. 粪便检查虫卵 从粪便标本中检出钩虫虫卵,或钩蚴培养阳性,即可确定诊断。有时需用盐水漂浮法或钩蚴培养法检查。

2. 大便隐血阳性

3. 血常规 红细胞、血红蛋白降低,属低色素小细胞型贫血。感染初期白细胞总数和嗜酸粒细胞增加,后期因严重贫血渐渐降低。

4. 血浆中白蛋白和血清铁可降低

5. X 线检查 肺感染时 X 线胸片示肺纹理增粗或肺门阴影增重。

【治疗原则】

1. 一般治疗原则

(1)注意卫生,保证休息和营养。

(2)补充多种维生素和蛋白质及其他营养物质。

(3)对症处理。

(4)皮肤透热疗法:在钩蚴钻入皮肤的早期,可将患处置于 50℃水中浸泡 30min,或用 50～60℃湿布热敷,每 30s 换 1 次,连续 10min,可止痒和局部消炎。

2. 用药目的与原则

(1)口服驱虫药:注意驱虫药物的选择。

①甲苯达唑(安乐士):对两种钩虫均有良好作用,并有显著抑制虫卵的作用,此药不溶于水,口服后吸收性低,故需超微细粉和结晶,以增加药物和虫体的接触。因此,临床上采用小剂量,多次分服的方法。两种钩虫的治愈率在 90%或以上。

②肠虫清:其驱钩虫效果与甲苯达唑 2d 效果相似,对十二指肠钩虫效果较对美洲钩虫为佳。

③其他:还可选用噻嘧啶(双氢奈酸噻嘧啶)、左旋咪唑。

(2)钩蚴皮炎局部用药:可用 2%～4%碘液;15%噻苯咪唑油膏;左旋咪唑涂肤剂(左旋咪唑 750mg 加 70%二甲亚砜水溶液 100mg)。

(3)其他药物:适当补充铁剂,贫血明显者可少量多次输血,但输注速度要慢。有心力衰竭表现的病例,适当应用强心、利尿药。

处　方

(1)口服驱虫治疗

①甲苯达唑(安乐士):200mg/d,分 2 次口服,连服 3d,总量不得超过 0.6g。

②噻嘧啶:10mg/(kg·d),睡前顿服,连服 3d。

③左旋咪唑:1.5～2.5mg/(kg·d),每晚餐后顿服,连服 3d。

④阿苯达唑(肠虫清):每次 200mg,顿服,10d 后可重复 1 次。

⑤复方甲苯达唑(每片含甲苯咪唑 100mg,左旋咪唑 25mg):每次 1 片,每日 2 次,连服 3d;4 岁以下用量减半。

⑥甲苯达唑和噻嘧啶联合:200mg/d,分 2 次口服,连服 2d;噻嘧啶 10mg/kg,连服 2d。

(2)局部消毒、杀虫:可用 2%～4%碘液;15%噻苯咪唑油膏;左旋咪唑涂肤剂。

(3)补充铁剂,抗贫血:应用硫酸亚铁或葡萄糖酸铁制剂。按元素铁计算,用作治疗:婴儿每次 7～10mg/kg,每日 3 次;儿童每次 0.1～0.3g,每日 3 次;用作预防:婴儿每次 3.5～5mg/kg,每日 2 次;儿童每次 0.05～0.15g,每日 2～3 次。饭后服用。

【用药注意事项】

1. 严重贫血的患者,驱虫前应先补充铁剂。

2. 严重感染贫血或婴儿少量输血,有助于纠正贫血和改善心功能,但输注速度要慢。

3. 铁剂对胃黏膜有刺激,宜饭后服。铁剂服用后,可使患儿大便变黑,停药后消失。

4. 其他驱虫药物不良反应见上述。

第四节　绦虫病与囊尾蚴病

绦虫病是由各种绦虫的成虫、幼虫、中间体寄生于人体所致的疾病。常见的有猪肉绦虫和牛肉绦虫。本节重点介绍猪肉绦虫。猪肉绦虫成虫寄生于人体造成猪绦虫病。囊尾蚴病,又称囊虫病,是由猪绦虫的幼虫即囊尾蚴寄生于人体组织内引起的疾病,可造成严重的临床损伤。人食入猪绦虫卵即可患病。临床上发现猪绦虫的患者,应注意其是否同时患有囊尾蚴病。

【症状与体征】

1. 症状　潜伏期 2 个月至数年不等,临床表现差异很大,有的无症状,有的出现严重症状,偶可造成死亡。

(1)成虫:①便中有虫体节片和肛门局部感觉,虫孕节自肛门逸出,可造成肛门瘙痒和不愉快感。最常见的症状是便中发现白色虫体节片。患者在排节片前肛门或直肠内有 5～10min 的蠕动感觉。②腹痛常位于中上腹或脐部,多为隐痛,晨间明显。有时为烧灼感或剧烈绞痛,食后腹痛常缓解。③消化道症状为 1/3 患者有恶心、呕吐、腹泻、便秘、食欲亢进或缺乏。④婴幼儿感染症状明显,并可致发育迟缓和贫血。⑤其他症状,如少数患者有头痛、头晕、乏力、失眠,极少可有癫痫样发作。

(2)猪囊尾蚴病:寄生部位、数目和人体反应不同,囊虫病表现复杂多样。

①脑囊虫,轻者无症状,重者可出现猝死。癫痫发作、颅内压增高和精神症状是 3 个主要症状。癫痫发作一般在排虫卵后皮下囊包出现后半年发生。②皮下及肌肉囊尾蚴病,常无明显症状。③眼囊尾蚴病,可发生在眼的任何部位,轻者视力障碍,重者失明,以单眼多见。

2. 体征

(1)腹部:可有中上腹或脐部压痛。

(2)脑囊虫病:可有颅内压增高的体征。

(3)皮下肌肉囊尾蚴病:囊尾蚴侵入肌肉和皮下组织形成圆形或卵圆形结节微隆起或不隆起皮肤表面。大小相近,如黄豆或蚕豆。中等硬度,常分批出现。亦可自动消失。蚴虫死后,发生钙化。

(4)眼囊尾蚴病:以玻璃体和视网膜受累多见。眼底镜检查可见大小不等的圆形或椭圆形的浅灰色包囊,周围有红晕光环,有时可见虫体蠕动,玻璃体混浊。

【辅助检查】

1. 病原体检查　粪便中发现虫卵或成虫节片。

2. 组织活检　皮下组织或肌肉结节病理检查可见囊尾蚴。

3. 免疫学检查　囊尾蚴抗原皮内试验、补体结合试验、酶联免疫吸附试验、免疫金银染色等方法、对流免疫电泳等多种方法用于囊虫病的免疫学诊断。各种方法均可检测患者血液、脑脊液抗体,抗原检测也可试用,有条件的多种方法抗体、抗原联合检测可提高阳性率。

4. 脑脊液　多属正常,少数细胞数和蛋白轻度增加。

5. X 线检查　脑囊虫患病时间长者(一般 5 年以上)头颅 X 线平片可见钙化影。

6. 头颅 CT 和 MRI　头颅 CT 对脑囊虫有重要的诊断价值,可对定位、鉴定活动性病灶、脑脊液通道梗阻,考核疗效提供依据。MRI 对活动性病灶较 CT 更敏感,更易查出脑室、脑室孔部位的病灶。显示头节更加清晰,但对钙化灶的显示不如 CT。头颅 CT 对脑囊虫的诊断具有重要价值。

【治疗原则】

1. 一般治疗原则

(1)对囊尾蚴的病人均应住院治疗,对有绦虫的患者,先驱治绦虫。

(2)对临床上癫痫发作频繁或颅内压增高者,应先做降颅内压治疗,必要时需外科开窗减压,然后再用抗囊虫药。

(3)眼囊尾蚴病应手术治疗,不可采用杀虫治疗,因杀虫后引起的炎症反应会加重视力障碍。颅内尤其是脑室内,单个囊虫也可手术治疗。

2. 用药目的与原则

(1)病原治疗:①吡喹酮为非锑剂广谱抗寄生虫药物,是目前驱绦虫的首选药。②阿苯达唑。③甲苯达唑适用于各种肠绦虫病,对猪绦虫效果尤佳,且无致囊虫病的危险。④氯硝柳胺适用于各种肠绦虫病。⑤硫氯酚(别丁)对牛肉绦虫有作用。

(2)对症治疗:对颅内压高者先降颅压药物连续 3~7d 再行病原治疗。除降颅内压外,可用地西泮、巴比妥钠、苯妥英钠等药物。

(3)治疗 3 个月无虫卵和节片排出为治愈。

处 方

(1)驱虫治疗

①吡喹酮:驱绦虫 10mg/kg,清晨顿服,1h 后服用硫酸镁。脑囊虫 20mg/(kg·d),分 3 次,9d 为 1 个疗程,或总剂量 180mg/kg,每日 3 次,分 3d 服用。疗程间隔 3~4 个月。

②阿苯达唑(肠虫清):驱绦虫 200mg 顿服,连服 6d。驱囊虫 15~20mg/(kg·d),分 2 次饭后服,10d 为 1 个疗程,一般需 2~3 个疗程。每疗程间隔 2~3 周。

③甲苯达唑:每次 300mg,每日 2 次,连服 3d。

④氯硝柳胺:3~6 岁,每次 0.5~0.75g,每日 2 次;7 岁以上,每次 1~1.5g,每日 2 次,隔 1h 1 次,服完后 2h 硫酸镁导泻。

⑤硫氯酚(别丁):50mg/(kg·d),分 2 次,间隔 30min 服,服完后 3~4h 服泻药。

(2)降颅内压:20%甘露醇,每次 1~2g/kg;地塞米松,5~10mg,静脉滴注,每日 1 次,连用 3~7d。

【用药注意事项】

1. 留 24h 粪便寻找绦虫节片。

2. 无论使用何种驱绦虫药,排便时应坐在盛有水温与体温相同的生理盐水中排便,以免虫体遇冷收缩而不能全部排出。

3. 氯硝柳胺药片宜嚼碎后吞服,少喝水,使药物在十二指肠上部达到较高浓度。服药后 2h 可服硫酸镁导泻,儿童每згу 1g。用于猪肉绦虫时于服药前加服镇吐药,以防节片破裂后虫卵释放至肠腔引起囊虫病。

4.硫氯酚驱绦虫时加服镇吐药防止呕吐,肝、肾、心脏病患者忌用。

5.吡喹酮眼囊虫病患者禁用。

第五节　血吸虫病

血吸虫是严重的寄生虫病之一,由多种血吸虫所致病。感染是由可自由游泳的幼虫(尾蚴)造成,尾蚴主要来自某种淡水钉螺(中间宿主)。当尾蚴侵入皮肤后,移行至肝发育为成虫,随后成虫移行至门静脉并定居于膀胱静脉、肠系膜上静脉或肠系膜下静脉。

【症状与体征】

1.症状

(1)发热:热型分3种,即低热型、弛张型和间歇型,尤以间歇型多见,常伴畏寒、多汗、头晕、头痛;稽留热型可伴有神志不清、昏睡、谵妄等。

(2)消化系统:腹泻、排黏血便、腹痛、腹胀、部分患者可便秘。

(3)呼吸系统:咳嗽、少痰、偶有痰中带血。

(4)其他:皮疹致皮肤瘙痒、乏力、癫痫(脑型)、尿痛、尿急、血尿(泌尿系感染)。

2.体征

(1)绝大多数有肝大,一般剑突下 5cm 以内,有明显压痛。半数患者有脾大,质软,无压痛。

(2)肺部偶可闻及少许干湿啰音。

(3)其他,如面色苍白、消瘦、荨麻疹。

【辅助检查】

1.血常规和红细胞沉降率　白细胞增高,一般在$(10\sim30)\times10^9/L$,甚至更高。嗜酸粒细胞一般在$(0.15\sim0.5)\times10^9/L$。贫血、红细胞沉降率增快。

2.尿　部分患儿尿检有白蛋白、血尿。

3.血液生化检查　人血白蛋白轻度降低、丙种球蛋白增高、血清 IgM、IgE、IgG 升高。

4.抗原抗体测定　血清循环抗原阳性率为 $90\%\sim100\%$;环卵沉淀试验在感染后 1 个月以上的阳性率为 100%;间接血凝和酶联免疫吸附试验检测抗体阳性率接近 100%。

5.其他　部分患者嗜异凝集反应和肥达反应阳性。

6. X线检查 肺部X线可有絮状、绒毛斑点阴影,肺边缘模糊,肺纹理增多,粗糙紊乱,伸至肺外侧。

7. 乙状结肠镜或直肠镜检查 可见肠黏膜充血、水肿、黄色小颗粒或浅溃疡。

8. 超声检查 肝脾大、肝回声增强、增粗。

【治疗原则】

1. 一般治疗原则

(1)急性血吸虫应住院、卧床休息。慢性血吸虫注意营养。晚期患者营养不良、贫血、肝功能不佳者,应加强支持疗法。

(2)高热给予物理降温补充维生素和液体。晚期患者注意补充蛋白质进行抗肝纤维化治疗,限制钠盐或水分摄入,并根据临床情况采用利尿、纠正有效容量不足等对症治疗。

(3)高热和中毒症状严重者可用糖皮质激素。

2. 用药目的与原则

(1)抗虫治疗药物:①吡喹酮(简称8440),为血吸虫首选药物。适用于急性、慢性各期及伴有并发症的血吸虫治疗。②蒿甲醚,该药对血吸虫有明显的杀灭作用,对不同发育期的血吸虫均有效,特别是5~21d的童虫。剂型为胶囊,每粒40mg或100mg。③青蒿琥酯,化学名称为二氢青蒿素-10-α-琥珀酸单酯,对不同发育期的血吸虫均有效,特别是虫龄6~10d的童虫,可预防急性血吸虫。

(2)对症药物治疗。

处 方

(1)驱虫治疗

吡喹酮:①急性期,总剂量140mg/kg,1/2在第1~2天服完,余量在第3~6天分服完。②慢性期,总剂量60mg/kg,每日2~3次,连服1~2d。晚期患者因病程漫长,病情复杂,且多数伴各种夹杂症,因此药物的剂量疗程宜个别化,一般可按总剂量40mg/kg,1次顿服;或分2次,每次20mg/kg,1d服完,饭后30min温开水送服。

(2)预防用药

①蒿甲醚:在接触疫水后1~2周开始,每2周服药1次,每次6mg/kg,脱离疫水后,每2周服药1次,剂量同前,连服2次。

②青蒿琥酯:接触疫水后7d,口服6mg/kg,以后每隔7d服药1次,到脱

离接触疫水后 7d 再服 1 次。

【用药注意事项】

1. 吡喹酮一般药物不良反应轻微,无须特殊处理。小儿服药后可有心率加快,偶见心电图改变及转氨酶升高。肺、肾功能不良者,精神病史者忌用或慎用。眼囊虫病患者禁用。

2. 于感染季节,对重流行区特定人群实施口服蒿甲醚,可降低血吸虫感染率和减轻感染度。

第47章

消化系统疾病用药与处方

第一节　鹅　口　疮

鹅口疮(thrush)又称雪口病。是由白色念珠菌感染,在口腔黏膜表面形成白色斑膜的疾病。多见于新生儿和婴幼儿。当婴儿营养不良、腹泻、长期使用广谱抗生素或激素时可以发病。新生儿多由产道感染,或因哺乳奶头不洁或喂养者手指的污染传播。

【症状与体征】

1. 症状　可没有明显痛感或仅有进食时痛苦表情。一般不影响吃奶,无全身症状。严重时患儿会因疼痛而烦躁不安、哺乳困难,有时伴有轻度发热。受损的黏膜治疗不及时可不断扩大蔓延到咽部、腭扁桃体、牙龈等更为严重者病变可蔓延至食管、支气管,引起念珠菌性食管炎或肺念珠菌病。

2. 体征　口腔黏膜出现白色微高斑膜,周围无炎症反应,不易擦去,强行擦去斑膜后,局部黏膜潮红、粗糙。好发于颊、舌、软腭及口唇部黏膜。

【辅助检查】

实验室检查:取白膜少许放玻片上加10％氢氧化钠1滴,显微镜下可见真菌的菌丝和孢子。

【治疗原则】

1. 一般治疗原则　加强营养,应选择容易消化吸收、富含优质蛋白质的食物,并适当增加维生素B和维生素C的供给,如动物肝、瘦肉、鱼类及新鲜蔬菜和水果等。

2. 用药目的与原则　一般不需口服抗真菌药物,可口服肠道微生态制剂纠正肠道菌群失调,抑制真菌生长。

处　方

(1)局部用药清洁口腔、抗真菌,促进口腔创面愈合。

①可用 2%碳酸氢钠溶液于哺乳前后清洁口腔。

②局部涂抹 10 万～20 万 U/ml 制霉菌素鱼肝油溶液,每日 2～3 次。

(2)纠正肠道菌群失调,抑制真菌生长。

①枯草杆菌、肠球菌二联活菌多维颗粒剂(妈咪爱):2 周岁以下,每次 1 袋,每日 1～2 次;2 周岁以上,每次 1～2 袋,每日 1～2 次。

②双歧杆菌(肠乐):每次 0.5～1 粒,早、晚餐后各 1 次。

③双歧三联活菌胶囊:每次 1 粒,每日 2～3 次。

④双歧杆菌、乳杆菌、粪链球菌三联活菌:6 个月内婴儿,每次 1 片,每日 2～3 次;6 个月至 3 岁小儿,每次 2 片,每日 2～3 次;3～12 岁小儿,每次 3 片,每日 2～3 次。

⑤双歧杆菌四联活菌片:儿童,6 个月以内婴儿每日 2 次,每次 1 片;6 个月至 1 岁幼儿每日 2 次,每次 2 片;1～6 岁幼儿每日 2～3 次,每次 2 片;6～12 岁儿童每日 3 次,每次 2～3 片。

【用药注意事项】

1. 鹅口疮病变可蔓延至咽喉、气管、消化道,因此应及早治疗。

2. 使用 2%碳酸氢钠溶液含漱时,不能因味涩而再用清水漱口。

3. 抗菌药物可使口服肠道微生态制剂疗效降低,如需合用应与抗菌药物间隔 1～2h 服用。

4. 口服肠道微生态制剂用温开水或温牛奶冲服或送服。

第二节　疱疹性口腔炎

疱疹性口腔炎为单纯疱疹病毒Ⅰ型感染所致。多见于 1～3 岁小儿,发病无明显季节差异。可单独发生,亦可继发于全身疾病如急性感染、腹泻、营养不良、体弱和维生素 B 及维生素 C 缺乏等。

【症状与体征】

1. **症状**　起病时发热可达 38～40℃,由于疼痛剧烈,患儿可表现拒食、流涎、烦躁。

2. **体征**　发热 1～2d,齿龈、唇内、舌、颊黏膜等各部位口腔黏膜出现单个或成簇的小疱疹,直径约 2mm,周围有红晕,迅速破溃后形成溃疡,有黄白色纤维素性分泌物覆盖,多个溃疡可融合成不规则的大溃疡,有时累及软腭、舌和咽部。所属淋巴结肿大可持续 2～3 周。

【辅助检查】

实验室检查:从患者的唾液、皮肤病变和大小便中均能分离出病毒。

【治疗原则】

一般治疗原则 保持口腔卫生,多饮水,禁用刺激性药物,食物以微温或凉的流质为宜。

【用药目的与原则】

(1)全身抗病毒治疗。

(2)对症治疗。发热时可用退热药,有继发感染时可用抗生素。

处 方

(1)局部用药

①碘苷(疱疹净):抑制病毒。外用,适量涂于患处,每日数次。

②西瓜霜喷剂:清音利咽、消肿止痛。外用,喷、吹或敷于患处,每次适量,每日数次。

③锡类散:解毒化腐。每次用少许,吹敷患处,每日 1～2 次。

④2%利多卡因:溃疡疼痛严重者,可局部涂 2%利多卡因止痛,保证患儿充分哺乳,以满足其热量和水分。

⑤2.5%～5%金霉素鱼肝油:促使糜烂面早日愈合。预防继发感染。外用,适量涂于患处。

⑥依沙吖啶:0.1%溶液可用于含漱,每次 10～15ml,每日 3～4 次。

(2)全身用药

①抗病毒药物:利巴韦林,小儿 10～15mg/(kg·d),分 3 次服。

②维生素 B_2:每次 5mg,每日 3 次,口服。

③维生素 C:儿童每日 0.1～0.3g,口服。

【用药注意事项】

1. 维生素 B_2 饭后口服吸收较完全,不宜与甲氧氯普胺合服。服用后尿呈黄绿色。对诊断的干扰:尿中荧光测定儿茶酚胺浓度可呈假性增高,尿胆原测定呈假阳性。

2. 利巴韦林治疗定期进行血常规(血红蛋白水平、白细胞计数、血小板计数)、血液生化(肝功能、TSH)检查,尤其血红蛋白检查(包括在开始前、治疗第 2 周、第 4 周)。有严重贫血、肝功能异常者慎用。利巴韦林对诊断的干扰：口服后引起血胆红素增高者可高达25%。大剂量可引起血红蛋白含量下降。

第三节　胃食管反流病

胃食管反流是指胃内容物反流到食管，甚至口咽部，分为功能性和病理性。功能性常见于6个月以下婴儿，表现溢乳为主，多发生在餐后，睡眠时较少发生，生长发育不受影响，随年龄增长症状减轻，通常不需治疗。病理性反流频发，且持续时间长，多发生于卧位、睡眠及空腹时。胃食管反流病就是指反流引起的具有一系列食管内、外症状和（或）并发症的临床症候群。

【症状与体征】

新生儿及小婴儿以呕吐为主要表现，表现为吐奶或喷射性呕吐，但呕吐物多不含胆汁，也可为漾奶、反刍等，婴儿表现为哭闹、烦躁。年长儿可有胸骨后烧灼感、反酸、嗳气等症状。如出现反流性食管炎可表现为烧灼感、咽下疼痛、呕血及便血等。与胃食管反流病相关的呼吸系统疾病有呼吸道感染、哮喘、窒息及呼吸暂停，患儿表现出相应的症状。患儿因呕吐及食管炎引起喂养困难而摄食不足可出现营养不良等。

【辅助检查】

1. 24h食管pH监测　Boix-Ochoa综合评分＞11.99和酸反流指数＞4%者，诊断为病理性胃食管反流。

2. 上消化道钡剂造影　5min内有3次以上钡剂反流至食管提示有反流。同时可排除食管裂孔疝、贲门失弛缓症、胃扭转等疾病。

3. 胃食管核素闪烁扫描　胃食管反流指数（RI）＞3.5%。

4. 胃镜　胃镜下观察食管黏膜情况。

5. 食管动力功能检查　动态观察食管动力功能。

6. 腹部超声　了解食管黏膜情况，探查有无食管裂孔疝。

【治疗原则】

1. 一般治疗原则　采用少量多餐，婴儿给予较稠厚的食物。儿童避免食入过量，避免进食咖啡、巧克力、汽水及柠檬果汁、番茄汁等（因可降低下食管括约肌压力或高酸性刺激黏膜）。睡眠时右侧卧位，可将床头抬高20～30cm。

2. 用药目的与原则　治疗目的是缓解症状，改善生活质量，防止并发症。药物治疗包括如下。

(1)促胃肠动力药:疗程为 4 周。

(2)抗酸或抑酸药:疗程为 8～12 周。

(3)黏膜保护药:疗程为 4～8 周。

处 方

(1)促胃肠动力药

多潘立酮(吗丁啉):溶液剂型,每次 0.25ml/kg,每日 3 次;片剂,每次 0.2～0.3mg/kg,每日 3 次,饭前 15～30min 服用。

(2)抗酸或抑酸药:包括 H_2 受体拮抗药和质子泵抑制药。

①西咪替丁:10～15mg/(kg·d),分 4 次,三餐后及睡前服用。

②雷尼替丁:口服,>8 岁 3～5mg/(kg·d),每日 2～3 次于早晨和睡前服用。

③法莫替丁:口服,每次 0.4mg/kg,每日 2 次,于早晚饭后服或睡前服顿服。

④奥美拉唑:口服,0.6～0.8mg/(kg·d),每日 1 次,每天清晨顿服。

(3)黏膜保护药

硫糖铝:10～25mg/(kg·d),分 4 次口服,餐前 1～2h 服用。

【用药注意事项】

1. H_2 受体拮抗药 西咪替丁、雷尼替丁、法莫替丁可影响某些检验数值,如肝功能,长期使用本品需定期检查肝肾功能及血常规。严重心脏及呼吸系统疾病、慢性炎症、器质性脑病、幼儿、有使用本品引起血小板减少史的患者、高三酰甘油血症者慎用。严重肾功能不全者、急性胰腺炎禁用。

2. 雷尼替丁 8 岁以下儿童慎用。连续使用不得超过 7d。

3. 奥美拉唑 ①肝肾功能不全慎用;②首先排除癌症的可能后才能使用本品;③不宜再服用其他抗酸药或抑酸药。

4. 硫糖铝 与西咪替丁、苯妥英钠、华法林、各种维生素、氟喹诺酮类、地高辛等不宜同时服用,连续使用超过 7d 症状未缓解应寻找原因。用药期间监测血清铝浓度。甲状腺功能亢进、低磷血症患者不宜长期用药。早产儿及未成熟的新生儿禁用。

5. 多潘立酮(吗丁啉) ①肝功能损害者慎用;②血清催乳素水平可升高;③心脏病患者(心律失常)、低钾血症及接受化疗的肿瘤患者使用本品时,有可能加重心律失常。

第四节　胃　　炎

胃炎是指各种物理性、化学性和生物性有害因子引起的胃黏膜和胃壁炎性改变的一种疾病。近几年小儿慢性胃炎的发病有不断增多的趋势,这和生活节奏的加快及学习压力的增大有很大的关系,大部分小儿胃炎还和饮食不当有关。根据病程分为急性和慢性两种。

【症状与体征】

1. 急性胃炎　轻症仅有食欲缺乏、腹痛、恶心、呕吐,严重者可出现呕血、黑粪、脱水、电解质平衡紊乱。

2. 慢性胃炎　反复发作、无规律性的腹痛是小儿临床常见的症状。小儿对疼痛的部位表达不清,泛指脐周或脐上痛。往往伴有呕吐,严重时可影响活动及睡眠。常伴有恶心、食欲缺乏、腹胀等,继而影响营养状况及生长发育。呕血、便血少见。

【辅助检查】

1. 胃镜检查　最有价值可靠的诊断方法。可见黏膜充血、水肿、脆性增加及糜烂。做胃镜检查同时,可以取胃黏膜做病理检查,协助胃炎诊断及幽门螺杆菌检测。

2. X 线钡剂造影　多数胃炎病变在黏膜表层,钡剂造影难有阳性发现。胃窦部有浅表炎症时可呈现胃窦部激惹征。

3. 幽门螺杆菌检测　①胃黏膜组织切片染色与培养,是最准确的诊断方法;②尿素酶试验,诊断小儿幽门螺杆菌感染的敏感性、特异性可达 90% 以上;③酶联免疫吸附测定(ELISA),检测幽门螺杆菌抗体 IgG 及 IgA,诊断敏感性 93%~95%,特异性 93%~100%;④核素标记尿素呼吸试验,13C 尿素呼气试验也是利用幽门螺杆菌尿素酶活性的诊断手段,目前为小儿诊断幽门螺杆菌最好的方法,敏感度高,准确性强,无损伤,易接受。

【治疗原则】

1. 一般治疗原则

(1)急性胃炎:除去一切可能引起胃黏膜屏障破坏的因素。避免生冷及刺激性食物。及时纠正水、电解质紊乱。

(2)慢性胃炎:祛除病因,积极治疗原发病。养成良好的饮食习惯及生活规律,避免服用刺激性食物和对胃黏膜有损害的药物。

2. 用药目的与原则

(1)急性胃炎:抑制胃酸分泌和中和胃酸,强化黏膜防御能力及抗幽门螺杆菌治疗。

(2)慢性胃炎:保护消化道黏膜,促进胃动力,有幽门螺杆菌感染者进行规范的抗幽门螺杆菌治疗。根除幽门螺杆菌治疗:需坚持大剂量、足疗程、联合用药。

处　　方

(1)急性胃炎

解痉镇痛药:有腹痛的患儿,短期内可服用解痉镇痛药。

①颠茄:每次 0.1~0.3mg/kg,每日 3 次。

②阿托品:每次 0.01mg/kg,每日 3~4 次,饭前服。

③山莨菪碱:每次 0.1~ 0.2mg/kg,每日 3 次;肌内注射每次 0.2~1mg/kg。

H_2受体拮抗药:抑制胃酸分泌中和胃酸。

①西咪替丁:10~15mg/(kg·d),分 4 次,三餐后及睡前服用。

②雷尼替丁:3~5mg/(kg·d),每 12h 1 次。

③法莫替丁:0.9mg/kg,睡前 1 次口服。

黏膜保护药:保护消化道黏膜,强化黏膜防御能力。

①蒙脱石散:1 岁以下,每日 1 袋,分 3 次服用;1~2 岁,每日 1~2 袋,分 3 次服用;2 岁以上,每日 2~3 袋,分 3 次服用,饭前服用。

②次碳酸铋:3~5 岁儿童,每次 0.3~0.6g,每日 3 次;5 岁以上儿童,每次 0.6~0.9g,每日 3 次。

③硫糖铝:儿童 10~25mg/(kg·d),分 4 次口服,餐前 1~2h 服用。

抗生素:细菌感染者应用有效抗生素。

(2)慢性胃炎

黏膜保护药:保护消化道黏膜,强化黏膜防御能力。

①蒙脱石散:1 岁以下,每日 1 袋,分 3 次服用;1~2 岁,每日 1~2 袋,分 3 次服用;2 岁以上,每日 2~3 袋,分 3 次服用,饭前服用。

②次碳酸铋:3~5 岁儿童,每次 0.3~0.6g,每日 3 次;5 岁以上儿童,每次 0.6~0.9g,每日 3 次。

③硫糖铝:儿童 10~25mg/(kg·d),分 4 次口服,餐前 1~2h 服用。

H_2受体拮抗药:抑制胃酸分泌中和胃酸。

①西咪替丁:10～15mg/(kg•d),分 4 次,饭前 10～30min 口服。

②雷尼替丁:3～5mg/(kg•d),每 12h 1 次。

③法莫替丁:0.9mg/kg,睡前 1 次口服。

促进胃肠动力药物:多潘立酮(吗丁啉)。溶液剂,每次 0.25ml/kg,每日 3 次。片剂,每次 0.3～0.5mg/kg,每日 3 次。

根除幽门螺杆菌治疗:

①枸橼酸铋钾:6～8mg/(kg•d)。

②阿莫西林:50mg/(kg•d)。

③克拉霉素:15～30mg/(kg•d)。

④甲硝唑:20mg/(kg•d)。

⑤奥美拉唑　0.6～1mg/(kg•d),分 2 次(餐前口服)。

处　方

(1)一线方案:PPI＋克拉霉素＋阿莫西林,疗程 10 或 14 d;若青霉素过敏,则换用甲硝唑或替硝唑,该方案适用于克拉霉素耐药率较低(＜20%)地区。

(2)克拉霉素耐药率较高(＞20%)的地区,含铋剂的三联疗法(阿莫西林＋甲硝唑＋胶体次枸橼酸铋剂)以及序贯疗法(PPI＋阿莫西林 5d,PPI＋克拉霉素＋甲硝唑 5d)可作为一线疗法。

(3)用于一线方案失败者,PPI＋阿莫西林＋甲硝唑(或替硝唑)＋胶体次枸橼酸铋剂或伴同疗法(PPI＋克拉霉素＋阿莫西林＋甲硝唑),疗程 10 或 14d。

【用药注意事项】

1. 西咪替丁与氢氧化铝、氧化镁或甲氧氯普胺同时服用,可使本品的血药浓度降低。如必须与抗酸药合用,两者应至少相隔 1h 服;如与甲氧氯普胺合用,本品的剂量需适当增加。

2. 西咪替丁与硫糖铝合用可能使硫糖铝疗效降低。与氨基糖苷类抗生素合用时可能导致抑制或呼吸停止。

3. 蒙脱石散(思密达)与其他药物合用时可能影响其他药物的吸收,应在服用本品前 1h 服用其他药物。本品要倒入温水中充分稀释摇匀后服用,不能直接倒入口中用水冲服。

4. 阿托品,婴幼儿对本品的毒性反应及其敏感,特别是痉挛性麻痹与脑损伤的儿童,反应更强,环境温度较高时,因闭汗有体温急骤升高的危险,应用时要严密观察。

5. 颠茄不能和促动力药合用。

6. 枸橼酸铋钾舌苔及大便呈灰黑色,停药后可恢复。

7. 雷尼替丁 8 岁以下儿童禁用。

第五节 小儿消化性溃疡

消化性溃疡(peptic ulcer)是指胃和十二指肠的慢性溃疡。在幼儿时期不常见,以学龄儿童多见,近年来由于内镜在临床广泛应用,发病率有增加趋势。小儿各年龄组均可发病,婴幼儿多为急性、继发性溃疡。胃溃疡常发生于小婴儿,多为应激性溃疡,十二指肠溃疡多发生于年长儿。小儿时期平均发病率十二指肠溃疡较胃溃疡多 3~5 倍。男童较女童为多,据统计约为 2:1。据报道成人病例的 21%~50%开始于儿童期。

【症状与体征】

1. 症状 年龄愈小,症状愈不典型。

(1)新生儿和小婴儿的溃疡为急性,起病多急骤,确诊较困难,易被原发病掩盖,常无特异症状。早期出现哭闹、拒食,很快发生呕吐、呕血及便血。重者恶化,最常见的并发症为穿孔,发生腹膜炎症状,腹痛,腹胀明显,腹肌强直,常伴发休克。

(2)幼儿主要症状为反复脐周及上腹部疼痛,时间不固定,不愿进食,食后常加重,很易误诊。或以反复呕吐为主要表现,食欲差、发育不良或消瘦。

(3)年长儿的临床表现与成人相似,主诉上腹部疼痛,局限于胃或十二指肠部,有时达后背和肩胛部。胃溃疡大多在进食后痛,十二指肠溃疡大多在饭前和夜间疼痛,进食后常可缓解。有些患儿因伴幽门痉挛常呕吐、嗳气和便秘。偶或突然发生吐血、血便以及胃穿孔。

2. 体征 检查时可发现剑突下有压痛点,或脐上部痛觉过敏。

【辅助检查】

1. 粪便隐血试验 阳性提示可能有活动性溃疡。

2. 胃、十二指肠纤维内镜 诊断溃疡病准确率最高的方法。国内外对小儿已广泛应用。可直接发现溃疡,并采取黏膜标本送检病理学和细菌学检查,还可内镜下控制活动性出血。

3. X 线检查 虽应用较广,但不够敏感和特异。

4. 幽门螺杆菌检测 见胃炎。

【治疗原则】

1. 一般治疗原则　保持生活规律,精神愉快,适当休息,避免食用刺激性、对黏膜有损害的食物及药物。合并出血者可输血,密切监护治疗,防止出血性休克。

2. 用药目的与原则

(1)抗酸治疗:即中和胃酸,降低胃及十二指肠内的酸度,减轻胃酸对胃肠黏膜的损伤。包括 H_2 受体拮抗药、质子泵抑制药、中和胃酸的抗酸药、胃泌素受体阻滞药。

(2)胃黏膜保护药:①硫糖铝,不被胃肠道吸收,黏附溃疡基底,形成保护层,防止氢离子逆向弥散。②枸橼酸铋钾,为溃疡隔离药,保护黏膜,聚集于溃疡部位,促进上皮的再生和溃疡愈合,此外有杀灭幽门螺杆菌、抑制胃蛋白酶活性的作用。③蒙脱石,通过增加黏膜厚度及加强黏膜屏障功能,促进溃疡愈合。

(3)抗幽门螺杆菌治疗。

处　方

(1)抗酸治疗

H_2 受体拮抗药:

①西咪替丁:儿童 $10\sim15mg/(kg \cdot d)$,每日 $3\sim4$ 次,亦有主张每日 2 次,疗程 $4\sim8$ 周。

②雷尼替丁:儿童 $3\sim5mg/(kg \cdot d)$,每日 2 次,疗程 $4\sim8$ 周。

③法莫替丁:儿童 $0.9mg/(kg \cdot d)$,每日 1 次,疗程 $2\sim4$ 周。

质子泵抑制药:奥美拉唑特异地作用于壁细胞,选择性抑制壁细胞的 H^+-K^+-ATP 酶。儿童 $0.6\sim0.8mg/(kg \cdot d)$,每日 1 次,每天清晨顿服。

中和胃酸的抗酸药:餐后 $1\sim1.5h$ 及睡前服。

①碳酸钙:凯思立 D 每片含碳酸钙 $1250mg$(相当于钙 $500mg$),每次半片,每日 $1\sim2$ 次。

②铝碳酸镁:口服,$3\sim4$ 岁,每次 $0.1\sim0.2g$;$5\sim7$ 岁,每次 $0.2\sim0.35g$;$8\sim10$ 岁,每次 $0.35\sim0.5g$;$11\sim14$ 岁,每次 $0.5\sim0.75g$;每日 3 次。

胃泌素受体阻滞药:与胃泌素受体竞争结合,抑制胃酸分泌。

丙谷胺:儿童每次 $4\sim8mg/kg$,每日 $3\sim4$ 次,饭前 $15min$ 服用,$30\sim60d$ 为 1 个疗程。

(2)胃黏膜保护药

①硫糖铝:儿童 10～25mg/(kg·d),分 4 次口服,餐前 1～2h 服用。

②枸橼酸铋钾:儿童 6～8mg/(kg·d),分 3 次。

③蒙脱石:1 岁以下:每日 1 袋,分 3 次服用;1～2 岁:每日 1～2 袋,分 3 次服用,2 岁以上:每日 2～3 袋,分 3 次服用。

④吉法酯:儿童 50～100mg,每日 3 次。饭后服,一般疗程 4～5 周,严重者疗程 2～3 个月。

(3)抗幽门螺杆菌治疗同胃炎。

【用药注意事项】

1. 蒙脱石 可能影响其他药物的吸收,必须合用时应在服用蒙脱石之前 1h 服用其他药物。少数患者如出现轻微便秘,可减少剂量继续服用。

2. 丙谷胺 肝、肾功能异常患者慎用。

3. 枸橼酸铋钾 服后舌苔及大便呈灰黑色,停药后可恢复。

4. 西咪替丁 与硫糖铝合用可能使硫糖铝疗效降低。

5. 雷尼替丁 8 岁以下儿童禁用。

第六节 小发儿腹泻

小儿腹泻(infantile diarrhea)或称腹泻病,是一组由多病原、多因素引起的以大便次数增多和大便性状改变为特点的消化道综合征。多见于 6 个月至 2 岁的婴幼儿。可分为感染性与非感染性腹泻。

【症状与体征】

1. 症状

(1)轻型腹泻:主要是大便次数增多,每日数次至 10 余次。大便稀或带水,呈黄色或黄绿色,混有少量黏液。每次量不多,偶有小量呕吐或溢乳,食欲缺乏,体温正常或偶有低热。

(2)重型腹泻:可由轻型加重而成。每日大便 10～40 次。开始转为重型时,便中水分增多,偶有黏液,呈黄或黄绿色,有腥臭味,呈酸性反应。换尿布不及时者,常腐蚀臀部皮肤,表皮剥脱而发红。随病情加重和摄入食物减少,大便臭味减轻,粪块消失而呈水样或蛋花汤样,色变浅,主要成分是肠液和小量黏液,呈碱性反应。患儿食欲低下,常伴呕吐。多有不规则低热,重者高热。

2. 体征

(1)轻型腹泻:面色稍苍白,精神尚好,无其他周身症状。体重不增或稍降。

(2)重型腹泻:体重迅速降低,明显消瘦。如不及时补液,脱水、电解质紊乱、酸中毒逐渐加重。

【辅助检查】

1. 大便常规　注意有无白细胞,有无虫卵,有无寄生虫,应多查几次。

2. 大便培养　送检新鲜大便,取黏液脓血部分,连续 3 次,根据可能的病原菌选择相应的培养基及培养条件。

3. 生化检查　了解电解质和酸碱平衡情况。

4. 免疫学检查　有助病原学诊断。

5. 电镜　有条件者可直接观察病毒形态及特异性抗原颗粒。

6. 小肠黏膜活检　是了解慢性腹泻病理生理变化的最可靠方法,必要时还可做蛋白质、糖类和脂肪的吸收功能试验、X线、结肠镜等检查综合分析判断。

【治疗原则】

1. 一般治疗原则

(1)饮食疗法:继续饮食,以母乳喂养的婴儿继续哺乳,暂停辅食;人工喂养儿米汤或稀释的牛奶,逐渐过渡到正常饮食。严重呕吐者可禁食 4~6h,好转后继续喂食,由少到多,由稀到稠,逐步增加。

(2)液体疗法:①口服补液盐。1971 年以来联合国世界卫生组织提倡用口服补液盐所配制的饮料,在世界各地对不同病原和不同年龄的急性腹泻患儿推广应用。能促进水和电解质的吸收,防治脱水。②胃肠道外补液。对呕吐或口服补液有困难及重度脱水患儿可静脉补液。

2. 用药目的与原则

(1)抗生素的选用原则:①侵袭性肠炎、肠毒素性肠炎宜选用有效抗生素,先根据病原经验性选择抗菌药物,再根据大便培养及药敏试验结果进行调整;②病毒性肠炎不用抗生素;③抗生素诱发的肠炎停用原使用的抗生素,针对病原重新选用有效抗生素。

(2)微生态疗法:恢复正常微生态平衡,抵御外来病原菌定植和入侵。

(3)黏膜保护药和锌制剂:吸附病原菌及毒素,维持肠细胞的吸收和分泌功能,增强肠道的屏障功能阻止病原微生物的攻击。

处 方

(1)微生态制剂:恢复正常微生态平衡,抵御外来病原菌定植和入侵。

①枯草杆菌、肠球菌二联活菌多维颗粒剂(妈咪爱):2 周岁以下:每次 1

袋,每日 1～2 次;2 周岁以上:每次 1～2 袋,每日 1～2 次。

②双歧杆菌:每次 0.5～1 粒,早、晚餐后各 1 次。

③双歧三联活菌胶囊:每次 1 粒,每日 2～3 次。

④双歧杆菌、乳杆菌、粪链球菌三联活菌(金双歧):6 个月内婴儿,每次 1 片,每日 2～3 次;6 个月至 3 岁小儿,每次 2 片,每日 2～3 次;3～12 岁小儿,每次 3 片,每日 2～3 次。

⑤双歧杆菌四联活菌片:儿童,6 个月以内婴儿每日 2 次,每次 1 片;6 个月至 1 岁幼儿每日 2 次,每次 2 片;1～6 岁幼儿每日 2～3 次,每次 2 片;6～12 岁儿童每日 3 次,每次 2～3 片。

(2)肠黏膜保护药

蒙脱石:1 岁以下,每日 1 袋,分 3 次服用;1～2 岁,每日 1～2 袋,分 3 次服用;2 岁以上,每日 2～3 袋,分 3 次服用。

(3)锌制剂:急性腹泻时补锌可缩短病程,减轻症状。<6 个月,补充 10mg 元素锌;>6 个月,补充 20mg 元素锌。

葡萄糖酸锌制剂

①片剂:每片含锌 10.25mg。

②胶囊剂:每粒含锌 25mg。

③口服液:每瓶 10ml,含锌 10mg。

④颗粒剂:每袋 10g,含葡萄糖酸锌 70mg,相当于含锌 10mg。

甘草锌:每袋 1.5g,相当于锌 3.6～4.35mg,每日 2～3 次,开水冲服。

硫酸锌糖浆:1ml:2mg(相当于锌 0.45mg)。

【用药注意事项】

1. 蒙脱石可能影响其他药物的吸收,必须合用时应在服用蒙脱石之前 1h 服用其他药物。少数患者如出现轻微便秘,可减少剂量继续服用。

2. 葡萄糖酸锌不宜空腹服用,忌与四环素、青霉胺、多价磷酸盐同时服用;用药过量可影响铁的吸收,应在确证缺锌时使用,不可超量使用。

3. 一般认为服用硫酸锌时宜小量、空腹,与肉食品同时服用,锌的吸收率较好,饭后或与食物同时服用,可减少胃肠反应。

4. 抗菌药物可使口服肠道微生态制剂疗效降低,如需合用应与抗菌药物间隔 1～2h 服用。口服肠道微生态制剂用温开水或温牛奶冲服或送服。

第48章

呼吸系统疾病用药与处方

第一节 急性上呼吸道感染

急性上呼吸道感染是指喉部以上的鼻和咽的急性感染,包括急性鼻咽炎、急性咽炎和急性腭扁桃体炎,简称"上感"。以病毒感染为主,常见的病毒有鼻病毒、柯萨奇病毒、艾柯病毒、流感及副流感病毒、呼吸道合胞病毒和腺病毒。还可由肺炎支原体和细菌感染引起。营养不良、缺乏锻炼和过敏体质的小儿容易发生上呼吸道感染。

【症状与体征】

1. 一般上感

(1)症状:婴幼儿局部症状不明显,全身症状重。骤然起病,高热、咳嗽、食欲差可伴呕吐及腹泻,甚至高热、惊厥。年长儿症状轻,可有鼻塞、流涕、咽痛、轻咳及发热。部分患儿伴有阵发性脐周痛。

(2)体征:精神较好,咽红,腭扁桃体肿大、充血或有白色渗出物覆着,部分患儿可有颌下淋巴结肿大及皮疹等。

2. 疱疹性咽峡炎　由柯萨奇 A 病毒引起,好发于夏秋季。

(1)症状:急起高热、咽痛、流涎、畏食和呕吐。

(2)体征:咽部充血,软腭及悬雍垂等处可见 2～4mm 的疱疹或溃疡。

3. 咽-结合膜热　由腺病毒 3 型、7 型引起,好发于春、夏季。

(1)症状:高热、咽痛、眼部刺痛及流泪。

(2)体征:咽部充血,一侧或双侧滤泡性眼结膜炎,颈部及耳后淋巴结肿大。

【辅助检查】

1. 病毒感染时白细胞正常或偏低,快速 CRP 检查正常。

2. 细菌感染时白细胞可增高,中性粒细胞增高,快速 CRP 检查升高。链球菌感染者,ASO 滴度可增高。

【治疗原则】

1. 一般治疗原则　休息,多饮水,注意呼吸道隔离及室内通风。

2. 用药目的与原则

(1)常用的抗病毒药:利巴韦林,疗程 3～5d。

(2)细菌感染:可选用青霉素、红霉素或二代头孢菌素。

(3)高热:可肌内注射或口服对乙酰氨基酚和布洛芬,也可头部冷敷或温水浴等物理降温。

处　方

(1)退热治疗

①赖氨酸阿司匹林:10～25mg/(kg·d),肌内注射或静脉滴注。对阿司匹林过敏及消化道溃疡者禁用。

②对乙酰氨基酚:12 岁以下按 1.5g/(m^2·d)分次服用。如按年龄计:2～3 岁,160mg;4～5 岁,240mg;6～8 岁,320mg;9～10 岁,400mg;＞11 岁480mg。必要时 4h 服用 1 次。

③布洛芬混悬液:1～3 岁,每次 4ml;4～6 岁,每次 5ml;7～9 岁,每次7ml,10～12 岁,每次 10ml。

(2)细菌感染时抗感染治疗

①普鲁卡因青霉素(用药前皮试):6 个月至 1 岁,每次 20 万～30 万 U;1～4 岁,每次 40 万 U;4～7 岁,每次 60 万 U;＞7 岁,每次 80 万 U,每日1 次。

②红霉素:每次 3mg/kg,每日 2 次,饭后服用。

③克拉霉素:口服,每次 7.5mg/kg,每日 2 次,最高剂量不超过500mg/d。

④阿奇霉素:10mg/(kg·d),每日 1 次,口服 3d,必要时停 4d 后相同剂量再服 3d。

⑤头孢丙烯干混悬剂:7.5mg/(kg·d),分 2 次服用。

⑥穿心莲内酯:每次 0.2ml/kg,每日 1 次,肌内注射或静脉滴注。静脉滴注时,每 2ml 加入 5%葡萄糖注射液 50ml 稀释后滴注。

⑦炎琥宁:每次 5～8mg/kg,每日 1 次,肌内注射或静脉滴注,静脉滴注时,每 80mg 加入 5%葡萄糖注射液 50ml 稀释后滴注。

（3）其他对症治疗

①利巴韦林：喷咽，每次 1～2 喷，每日 2～3 次。

②小儿肺热咳喘口服液：1～7 岁，每次 5～10ml；8～12 岁，每次 20ml；每日 3 次。

③复方氨酚甲麻液：1～2 岁，每次 4.5ml；3～6 岁，每次 6ml；7～10 岁，每次 9ml；11～14 岁，每次 12ml，每日 3～4 次。

健儿清解液：婴儿每次 4ml；1～5 岁，每次 8ml；＞6 岁，每次 10～15ml，每日 3 次。

【用药注意事项】

1. 普通感冒、病毒性咽炎和喉炎早期不使用抗生素。

2. 使用抗生素前应询问有无药物过敏史。

3. 使用大环内酯类药物时应注意耐药菌如真菌引起的二重感染。

4. 对乙酰氨基酚不宜长期应用，退热疗程一般不超过 3d。

第二节　急性感染性喉炎

小儿急性喉炎统称哮吼综合征。为感染引起的喉部黏膜急性弥漫性炎症。临床特点为犬吠样咳嗽、声嘶、喉鸣、吸气性呼吸困难。冬春季多见。常见于婴幼儿。

【症状与体征】

1. 症状　起病急，症状可轻可重。部分患儿有发热、犬吠样咳嗽、声嘶、吸气性喉鸣、吸气性呼吸困难和三凹征，哭闹及烦躁时可使喉鸣加重，呼吸困难加重。常在夜间突发声嘶。少数患儿有呛食现象，喉梗阻严重患儿，可出现阵发性烦躁不安、口周发青或苍白。年长儿会出现恐惧感。

2. 体征　轻者咽红，肺部听诊可闻及吸气性传导性喉鸣。重症可出现面色苍白、口周及指（趾）发绀、鼻扇三凹征阳性。肺部听诊可闻及喉传导音或管状呼吸音。如下呼吸道有炎症及分泌物时可闻音及痰鸣音。

【辅助检查】

实验室检查：血常规在病毒感染时白细胞正常或减低。细菌感染时，白细胞多数增高。

【治疗原则】

1. 一般治疗原则　保持呼吸道通畅，防止缺氧，必要时吸氧。

2. 用药目的与原则

(1)肾上腺皮质激素:有抗炎、抑制变态反应和减轻喉头水肿等作用,可口服、雾化,重症患者可静脉推注。

(2)抗生素控制感染:可口服、肌内注射。有气促和呼吸困难时,应及早静脉输注足量广谱抗生素,一般患儿用一种抗生素即可,病情严重时,可用 2 种以上抗生素。

(3)对症药物:因呼吸困难烦躁不安者可用镇静药。

处 方

(1)肾上腺皮质激素的应用

①地塞米松:2～5mg 即时静脉推注,继之 1mg/(kg·d),静脉滴注,疗程 2～3d。

②氢化可的松琥珀酸钠:每次 2～10mg/kg,静脉滴注,每日 2～3 次。

③泼尼松:1mg/(kg·d),每日 2～3 次,口服。

(2)抗感染治疗

①普鲁卡因青霉素:婴儿每次 20 万～30 万 U,儿童每次 40 万～80 万 U,每日 1 次。

②舒他西林:100～150mg/(kg·d),分 2 次静脉滴注。

③头孢噻肟钠:50～100mg/(kg·d),分 2 次静脉滴注。

④头孢哌酮/舒巴坦钠:40～80mg/(kg·d),分 2 次静脉滴注。

(3)其他对症治疗

①布地奈德:每次 2～4mg,用空气压缩泵雾化吸入,每日 1～2 次,共用 1～2d。

②烦躁不安者:可肌内注射苯巴比妥钠,每次 2～4mg/kg,或用 10％水合氯醛每次 0.5～0.6ml/kg,射肛。

【用药注意事项】

注意清淡饮食,轻者可在肌内注射 1 次地塞米松后,口服泼尼松,直至症状消失。呼吸困难及喉梗阻用药不能缓解者,及时气管切开。

第三节 急性支气管炎

急性支气管炎是气管和支气管黏膜发生炎症所致。常继发于上呼吸道感染。婴幼儿多见。

【症状与体征】

1. 症状　大多先有上呼吸道感染,3～4d 后以咳嗽为主,初为干咳,以后有痰。通常婴幼儿症状较重多有发热,咳嗽后呕吐及腹泻。

2. 体征　一般有咽部红肿,双肺呼吸音粗糙,伴有不固定的散在的干湿啰音,一般无气促和发绀。症状常在 21d 内缓解,如仍有咳嗽,应注意有无肺炎、肺不张及其他未发现的疾病。婴幼儿有一种特殊类型的支气管炎,称为哮喘性支气管炎,是指婴幼儿期有哮喘表现得支气管炎。特点:①多见于 3 岁以下,有湿疹或过敏史者;②有类似哮喘的症状,如呼气性呼吸困难双肺布满哮鸣音及少量的粗湿鸣;③有反复发作倾向,随着年龄的增长,发作逐渐减少,多数可痊愈,少数发展为儿童支气管哮喘。

【辅助检查】

1. 实验室检查　血常规及快速 CRP 检查,鉴别细菌和病毒感染。

2. X 线检查　怀疑有肺炎或肺不张等肺部疾病时,及时做此项检查,以免误诊。单纯支气管炎时,胸片可以正常,也可以有肺纹理增粗。

【治疗原则】

1. 一般治疗原则　同上呼吸道感染。注意经常变换体位,多饮水,适当保持空气湿度,利于呼吸道分泌物咳出。

2. 用药目的与原则

(1)病毒感染:可选用利巴韦林。

(2)细菌感染:可选用肌内注射青霉素、口服红霉素、阿莫西林或头孢类抗生素。

(3)对症治疗:氨溴特罗口服液、氨溴索口服液、美普清、健儿清解液、复方鲜竹沥口服液。

处　方

(1)抗感染治疗:参考上呼吸道感染的用药,另外还可以使用如下。

①利巴韦林:10mg/kg,分 3 次口服,共用 3d。

②阿莫西林:50～100mg/(kg・d),分 3～4 次服用(青霉素过敏者禁用)。

(2)对症治疗

①氨溴特罗口服液:<8 个月,每次 2.5ml;8 个月至 1 岁,每次 5ml;2～3 岁,每次 7.5ml;4～5 岁,每次 10ml;6～12 岁,每次 15ml。

②丙卡特罗:6 岁以上儿童,每次 12.5～25μg,每日 2 次。

③婴幼儿痰液黏稠时:糜蛋白酶5mg,氨溴索15mg,生理盐水2ml,雾化吸入,每日2~3次。

【用药注意事项】

1.使用抗生素前应询问有无药物过敏史,β-内酰胺类和其他需要皮试的抗菌药物应为患儿进行皮试且确定结果为阴性再行使用。

2.使用大环内酯类药物时应注意耐药菌如真菌引起的二重感染。

3.有严重贫血、肝功能异常者慎用利巴韦林,且口服本品后有部分患者血胆红素会升高,大剂量还可造成血红蛋白下降。

4.氨溴特罗和丙卡特罗(美普清)有可能造成心律失常,服用时应引起注意。

第四节 毛细支气管炎

毛细支气管炎是毛细支气管的炎症,是2岁以下婴幼儿特有的呼吸道感染性疾病。发病的高发年龄在2~6个月。临床表现以呼吸急促、三凹征和喘鸣音为主。50%是呼吸道合胞病毒感染引起,其他可由流感病毒、副流感病毒、腺病毒、肠道病毒及肺炎支原体引起。北方多发生于冬季和初春,南方以春夏和夏秋季多发。病死率为1%~3%。

【症状与体征】

1.症状 一般在上呼吸道感染后2~3d出现持续性干咳和阵发性喘憋,本病的特点是咳嗽和喘憋同时发生。可以无热、低热或中等度热。体温于病情无平行关系。重症者呼吸困难进展很快。

2.体征 以呼吸快而浅为特征,可达60~80次/分,心率可达160~200次/分。可出现鼻翼扇动、三凹征及口周发绀,重症患儿可出现面色苍白和发绀。肺部检查可见肺部叩鼓音、呼气相延长及呼气相喘鸣音。当毛细支气管接近完全闭塞时,呼吸音明显减弱或消失。喘憋缓解时,可闻及弥漫性细小湿鸣和中湿鸣。由于不显性失水和进食不足,部分患儿可出现脱水表现重症患儿可发生心力衰竭及呼吸衰竭。

【辅助检查】

1.实验室检查 血常规检查白细胞多在正常范围内。血气分析可有代谢性酸中毒、呼吸性酸中毒。

2.X线检查 可有不同程度的梗阻性肺气肿,1/3有小实变影(肺不张或肺泡炎）。无大片实变影。

【治疗原则】

1. 一般治疗原则

（1）吸氧：根据血氧饱和度调整吸氧浓度，使氧饱和度维持在 0.94～0.96。密切观察低氧血症、呼吸暂停及呼吸衰竭的发生。

（2）补液治疗：以口服补液为主，不足时静脉补液。注意限制液体入量，以防增加心脏负担。

（3）湿化：雾化吸入，每日 3～4 次，雾化后拍背吸痰。

（4）其他：适量应用镇静药减少耗氧量。酌情应用抗生素。

2. 用药目的与原则

（1）合并细菌感染时：可用相应抗生素（遵循儿科用药的方法）。

（2）喘憋较重者：根据病情吸入支气管扩张药物（如沙丁胺醇、特布他林康尼、溴化异丙托品等）和糖皮质激素。

（3）对症治疗：脱水的可给予口服或静脉补液，如有代谢性酸中毒，可予碳酸氢钠补碱，心力衰竭、呼吸衰竭按相应危重症治疗，必要时行气管插管进行机械通气。

（4）RSV 特异性治疗：静脉用呼吸道合胞病毒免疫球蛋白。

处　方

（1）雾化吸入用药

①特布他林：体重＜20kg，每次 2.5mg；＞25kg，每次 5mg。雾化吸入，24h 不超过 4 次。

②布地奈德：每次 1mg 雾化吸入，每日 3～4 次。

（2）口服及静脉用药：重症患儿，可酌情应用抗生素，如青霉素或第二、三代头孢菌素。

【用药注意事项】

1. 使用选择性 β_2 受体激动药特布他林和沙丁胺醇，少数人可见恶心、头痛、头晕、心悸、手指震颤等不良反应；剂量过大时，可见心动过速和血压波动；但减量即恢复，如不良反应严重时应立即停药。

2. 长期使用选择性 β_2 受体激动药亦可形成耐受性，不仅疗效降低，且可能加重哮喘。

3. 急性细菌性或病毒性感染患者慎用肾上腺皮质激素类药物；必要应用时，必须给予适当的抗感染治疗。

第五节 肺 炎

肺炎是由不同病原体导致的肺部炎症。共同的临床表现有发热、气促、咳嗽、呼吸困难及肺部固定的湿啰音,也是我国小儿因病死亡的第一位病因。小儿肺炎常见的病因有病毒、细菌、肺炎支原体,不常见的有衣原体、真菌和原虫,还有非感染性肺炎如吸入性肺炎,嗜酸细胞性肺炎等。常见的病理类型有支气管肺炎、大叶性肺炎、间质性肺炎和毛细支气管肺炎。支气管肺炎是小儿时期最常见的肺炎,全年均可发病,但在冬春季寒冷时较多。如患儿有营养不良、先天性心脏病、免疫缺陷和低出生体重儿等易患支气管肺炎。

【症状与体征】

1. 症状 大多急性起病,主要症状为不规则发热、咳嗽,初为干咳,以后有痰,气促、严重时可伴有呼吸困难,表现为呼吸急促、鼻翼扇动,甚至点头样呼吸,伴有三凹征及口周发绀。

2. 体征 早期肺部体征不明显,以后可闻及固定的中、细湿啰音,叩诊正常。如病灶融合扩大,则可出现肺实变的体征,叩浊音,呼吸音减低或出现管状呼吸音。重症肺炎除了有呼吸系统症状外,还可出现其他系统受累的临床表现。①心肌炎:面色苍白、心动过速、心音低钝和心律失常等;②充血性心力衰竭:呼吸突然加快>60次/分、心率突然>180次/分伴有烦躁不安、明显发绀、心音低钝、肝短时间内迅速扩大及尿少等;③脑轻度缺氧:烦躁、嗜睡,脑水肿时,意识障碍、惊厥及呼吸不规则、前囟隆起、瞳孔对光反射迟钝;④消化系统:轻者纳差、吐泻及腹胀,重者中毒性肠麻痹,肠鸣音消失,消化道出血,呕吐咖啡样物或便血。

【辅助检查】

1. 病原学检查 可取血、痰液、气管吸取物及肺穿刺液等进行细菌培养。发病7d内,取鼻腔及气管分泌物做病毒分离。在急性期及恢复期进行特异性抗体检测,IgM测定有早期诊断价值。

2. 外周血检查 细菌性肺炎白细胞总数及中性粒细胞增高。病毒性肺炎白细胞总数正常或偏低。肺炎支原体肺炎白细胞总数及分类多正常。

3. CRP 细菌感染时CRP浓度增高,非细菌感染时,CRP正常。

4. 其他 咽分泌物快速链球菌检查及支原体抗原检测等。

5. X线检查 肺炎早期肺纹理增粗,以后可出现小斑片状阴影,以双肺下野、中内带为多见,斑片影也可融合成大片影,可并发脓胸、胸腔积液及肺不张。

【治疗原则】

1. 一般治疗原则

(1)注意室内通风,保持湿度在 60% 左右,温度在 20℃ 左右,变换体位,可吸痰、拍背及雾化保持呼吸道通畅。以易消化的食物为主,少量多餐,不能进食者,给予静脉营养。

(2)氧疗,有呼吸困难、喘憋、口周发绀及面色灰白时应及时吸氧。氧流量为 0.5～1L/min,浓度不超过 40%,缺氧严重者可适量增加。

2. 用药目的与原则

(1)抗生素:大部分肺炎是由于细菌感染引起,故需要应用抗生素。合理选用敏感抗生素,选择最佳给药方案,及时、足量,必要时联合应用。一线抗生素有青霉素、氨苄西林和阿莫西林,青霉素为首选药。根据病情也可选用头孢类和大环内酯类抗生素。病毒性肺炎可用利巴韦林及干扰素雾化治疗。

(2)心力衰竭的治疗:镇静、吸氧、强心和利尿。

(3)腹胀的治疗:低钾时及时补钾,中毒性肠麻痹时,要禁食,静脉联合应用酚妥拉明及间羟胺。

(4)激素的应用:严格掌握适应证:中毒症状明显、喘憋严重、伴有脑水肿和中毒性脑病、感染性休克、呼吸衰竭及胸膜有渗出者。

(5)对症治疗:高热者可用物理降温或药物降温;咳嗽者可用止咳祛痰药;气喘者可用解痉平喘药。

处 方

(1)抗菌药物的使用

①舒他西林:150mg/(kg·d),分 2～3 次,加入 5% 葡萄糖注射液或生理盐水 50～100ml 静脉滴注。

②头孢替安:80～160mg/(kg·d),分 2～3 次,加入 5% 葡萄糖注射液或生理盐水 50～100ml 中静脉滴注。

(2)其他对症治疗

①氨溴索:7.5～15mg,静脉注射或雾化治疗,每日 2～3 次。

②去乙酰毛花苷 C(西地兰):用于心力衰竭 0.2～0.4mg/(kg·d),先给 1/2 量,加入 5% 葡萄糖注射液 10ml,于 10min 静脉注射,剩余 1/2 量,分 2 次间隔 6～8h 按同样方法给予。地高辛:用于维持治疗。2 岁以下,0.03～

0.04mg/kg;2 岁以上,0.02～0.03mg/kg;全效量的 1/10,每 12h 1 次。维持至心力衰竭控制。

③酚妥拉明和间羟胺:用于腹胀及中毒性肠麻痹。酚妥拉明每次 0.5～1mg/kg,与半量的间羟胺加入 5%葡萄糖注射液或生理盐水 20ml,10～20min 静脉滴注(<4 个月的婴儿,注意可能出现鼻塞,加重呼吸困难),每日1～2 次。

④水合氯醛:用于烦躁不安的镇静。每次 0.5ml/kg,射肛,必要时 4～6h可重复应用。

【用药注意事项】

1. 使用抗生素前应询问有无药物过敏史,β-内酰胺类和其他需要皮试的抗菌药物应为患儿进行皮试且确定结果为阴性再行使用。

2. 使用大环内酯类药物时应注意耐药菌,如真菌引起的二重感染。

3. 急性细菌性或病毒性感染患者慎用肾上腺糖皮质激素类药物;必要应用时,必须给予适当的抗感染治疗。

4. 水合氯醛敏感性个体差异较大,剂量上应注意个体化;胃炎及溃疡患者不宜口服,直肠炎和结肠炎的患者不宜灌肠给药。

第六节　肺炎支原体肺炎

支原体肺炎由肺炎支原体引起,占小儿肺炎的 20%左右。常年发生。4～6 年可流行 1 次。各年龄均可发病。

【症状与体征】

1. 症状　不规则发热,热程可持续 1～3 周,刺激性咳嗽为突出的表现,初为干咳,以后可咳出白色黏痰,少数有痰中带血,年长儿可有胸痛。婴幼儿以呼吸困难、喘憋为主。

2. 体征　年长儿肺部体征常不明显,也可闻及干湿啰音及肺实变体征。婴幼儿以双肺闻及哮鸣音为突出表现,也可闻及细小湿性鸣音。

【辅助检查】

1. 实验室检查　外周血白细胞多数在正常范围,少数病情严重者,白细胞可升高,可能是并发细菌感染,也可能是炎症反应过强所致。血清学检查肺炎支原体 IgM 浓度在发病 7～10d 升高,可持续数月。

2. X 线检查　有 4 种表现。

（1）以肺门阴影增浓为主。

（2）支气管肺炎改变。

（3）间质性肺炎改变。

（4）均一实变影。

【治疗原则】

1. 一般治疗原则　注意休息,进食易消化食物。

2. 用药目的与原则

（1）大环内酯类:为首选药物。其中首选红霉素,红霉素效果欠佳时可选用阿奇霉素,也可用罗红霉素、克拉霉素及阿奇霉素继静脉红霉素后续惯治疗。

（2）重症患儿:可短期应用激素。

处　方

（1）抗感染治疗

①红霉素:10～15mg/(kg·d),分 2 次加入 5%葡萄糖注射液或生理盐水中静脉滴注,疗程为 10～14d。病情需要时,可于静脉治疗结束后,口服阿奇霉素。

②阿奇霉素:10mg/(kg·d),加入 5%葡萄糖注射液或生理盐水中静脉滴注,每日 1 次,连续应用 3～5d,病情需要时,可停 4d 后再以相同剂量重复3～5d。

③合并细菌感染时:可联合应用青霉素或头孢类抗生素。

（2）肾上腺皮质激素的应用

①地塞米松:0.2～0.5mg/(kg·d),静脉注射,每日 1 次,连续应用3～5d。

②甲泼尼龙:1～2mg/(kg·d),分 1～2 次静脉注射,连续应用 3～5d。

（3）对症治疗:止咳、化痰治疗参考支气管炎及肺炎的治疗。

【用药注意事项】

1. 使用大环内酯类药物时应注意耐药菌,如真菌引起的二重感染。

2. 红霉素可抑制华法林和卡马西平在肝内代谢,增强两药的作用或毒性。与这两种药物合用时应注意观察。

第七节　支气管哮喘

支气管哮喘是一种以嗜酸细胞及肥大细胞为主的气道变应原性慢性炎

症性疾病。临床表现为反复发作性喘息、咳嗽、呼吸困难和胸闷为特点,常在夜间和清晨发作。支气管哮喘具有以下特征:①气道慢性炎症,是支气管哮喘主要的特征;②可逆性的气流受阻;③气道高反应性。

【症状与体征】

1. 症状 典型症状为咳嗽、胸闷、喘息及呼吸困难,特别是症状在夜间及清晨加重。如患儿只有反复咳嗽,尤其是早晚及夜间咳嗽,或运动后、大笑后,进食过甜及过咸的食物均可诱发的咳嗽应注意咳嗽变异性哮喘。

2. 体征 在哮喘缓解期,可以无任何体征。哮喘发作时,可出现呼吸困难、三凹征、呼气相延长、喘鸣音。值得注意的是,在气道严重受阻时,喘鸣音消失,即"闭锁肺",是哮喘最危险的体征。

【辅助检查】

1. X线检查 在需要排出其他肺部疾病时,需要摄片检查。

2. 变态反应检测 方法有体内试验即皮肤的针刺试验和点刺试验。体外试验即血清的特异性 IgE 检测。

3. 嗜酸细胞计数 痰中及外周血中嗜酸细胞计数增加。

4. 肺功能测定 测定肺功能的目的是确定是否有气流受阻;在支气管舒张药使用前后进行肺功能检测,以确定支气管收缩的可逆性;评判治疗反应。常用肺功能的指标有 1s 用力呼气容积/用力肺活量(FEV1/FVC)、PEF 及 PEF 变异率、支气管扩张试验及支气管激发试验等。

【治疗原则】

1. 一般治疗原则 坚持长期、持续、规范及个体化的原则。发作期快速缓解症状,缓解期预防哮喘发作,降低气道高反应,注意避免触发因素。

2. 用药目的与原则

(1)支气管扩张药:首选速效 β_2 受体激动药吸入制剂,也可使用抗胆碱能药物(吸入制剂)、茶碱类药物。

(2)抗炎药物:如糖皮质激素、抗白三烯药物等。

(3)抗过敏药:根据病情选用。

处 方

(1)哮喘急性发作时的用药

①布地奈德及特布他林:雾化吸入,布地奈德每次 1mg,特布他林体重<20kg,每次 2.5mg,体重>20kg,每次 5mg,每日 2~3 次。

②甲泼尼龙:1~2mg/(kg·d),分 1~2 次静脉注射。连续应用 3~5d,

症状好转后,可改泼尼松口服。

③氨茶碱:每次 3～5mg/kg,加入等量的 5％葡萄糖注射液或生理盐水中,静脉滴注,每 6～8h 1 次。

④合并感染时,可考虑应用抗生素,以大环内酯类为首选。轻症可口服,重症可静脉用药。痰液黏稠时,应用氨溴索雾化或静脉均可。

(2)哮喘缓解期的预防用药

①<5 岁的哮喘患儿,应用布地奈德每次 0.5～1mg 雾化吸入,每日 1～2 次,每 3 个月进行 1 次症状评估,无哮喘发作,可维持原治疗方案 3 个月,无哮喘发作 3～6 个月,可减量治疗。如有哮喘发作,增加布地奈德吸入剂量。或者联合口服孟鲁斯特。

②>5 岁哮喘患儿,轻度持续发作时,可单纯吸入糖皮质激素,如布地奈德,每次 1～2 吸,每日 1～2 次,3 个月症状评估,无哮喘发作,维持原治疗方案,3～6 个月无发作,可减量治疗。有哮喘发作可增加吸入剂量,或改用糖皮质激素加长效 β_2 受体激动药如布地奈德福莫特罗混合制剂(信必可)或氟替卡松沙美特罗混合制剂(舒力迭)。信必可有 4.5/80μg 装和 4.5/160μg 装,其中 β_2 受体激动药为速效并长效,故信必可在常规治疗时,如有急性发作,可按需使用。中度哮喘可从小剂量开始使用,重度哮喘可用大剂量。舒力迭有 50/100μg 和 50/250μg 装,其中 β_2 受体激动药为慢效、长效,故在哮喘急性发作时,不宜按需使用。中度从小剂量开始应用,重度从大剂量开始应用。

(3)孟鲁斯特:2～6 岁,每次 4mg;6～14 岁,每次 5mg;14 岁以上儿童,每次 10mg,每晚睡前服用。

(4)氨茶碱:既可用于急性发作的缓解药,也可用于预防用药。

【用药注意事项】

1. 使用选择性 β_2 受体激动药特布他林和沙丁胺醇少数人可见恶心、头痛、头晕、心悸、手指震颤等不良反应,剂量过大时,可见心动过速和血压波动,但减量即恢复,如不良反应严重时应立即停药。

2. 长期使用选择性 β_2 受体激动药亦可形成耐受性,不仅疗效降低,且可能加重哮喘。

3. 长期使用糖皮质激素可致库欣综合征。

4. 氨茶碱治疗浓度范围较窄,体内清除率个体差异很大,临床确定治疗量时应参血药浓度检测结果和临床效应进行调整;静脉注射或静脉滴注时不可浓度过高,速度过快,新生儿慎用。

5. 有研究表明,青春期前哮喘患儿应用孟鲁司特治疗 1 年不会影响身高,而倍氯米松吸入治疗可使患儿身高增长速率减慢。

第49章

循环系统疾病用药与处方

第一节　先天性心脏病

　　先天性心脏病是胎儿时期心血管发育异常而致的畸形疾病,是小儿最常见的心脏病。由于严重和复杂畸形的患儿每于出生后数周或数月夭折,因此,复杂的先天性心脏病在年长儿童比婴儿期少见。临床上根据心脏左、右两侧及大血管之间有无血液分流分为三大类,即左向右分流型(潜伏发绀型),如室间隔缺损、动脉导管未闭和房间隔缺损等;右向左分流型(发绀型),如法洛四联症和大动脉错位等;无分流型(无发绀型),如肺动脉狭窄和主动脉缩窄等。

一、房间隔缺损

　　房间隔缺损占先天性心脏病发病总数的 20%～30%。由于小儿时期症状多较轻,不少患儿到成人时才被发现。女性较多见。根据病理解剖主要分为卵圆孔未闭、第一孔未闭、第二孔未闭、房室共同通道。

【症状与体征】

　　1. 症状　　随缺损大小而有区别,轻者可以全无症状,仅在体格检查时发现。分流量大的可因体循环血量不足而影响生长发育。患儿表现消瘦、乏力、多汗和活动后气急,并因肺循环充血而易患支气管炎。当剧烈哭闹、患肺炎或心力衰竭时,右心房压力可超过左心房,出现暂时性右向左分流而呈现发绀。

　　2. 体征　　胸骨左缘第 2 及 3 肋间可闻及 II～III 级收缩期杂音,多较柔和,肺动脉瓣区第二心音亢进和固定分裂。左向右分流量较大时,可在胸骨左缘下方闻及舒张期杂音。肺动脉扩张明显或有肺动脉高压者,在肺动脉瓣区可闻及收缩早期喷射音。

【辅助检查】

1. X线检查 心脏外形轻至中度扩大,以右心房及右心室为主,肺动脉段明显突出,肺门血管影增粗,可有肺门"舞蹈",肺野充血,主动脉影缩小。第一孔未闭而伴有二尖瓣关闭不全者,左心室亦增大。

2. 超声心动图 右心房增大,右心室流出道增宽,室间隔与左心室后壁呈矛盾运动,主动脉内径较小。扇形切面可直接显示房间隔缺损的位置及大小。多普勒彩色血流显像可直接观察到分流的位置、方向并估计分流的大小。

3. 心电图检查 典型心电图表现为电轴右偏和不完全性右束支传导阻滞。部分病例可有右心房和右心室肥大。第一孔未闭的病例常见电轴左偏及左心室肥大。

4. 心导管检查 右心房血氧含量高于上、下腔静脉平均血氧含量。导管可通过缺损而由右心房进入左心房。

【治疗原则】

1. 一般治疗原则

(1)加强营养和护理,建立合理的生活制度,无症状时可不必限制活动量,但不宜过度疲劳。

(2)预防呼吸系统感染。

(3)一旦出现症状,应选择介入或手术治疗,若并发心功能不全和(或)肺部感染等并发症,首先控制心力衰竭和(或)感染,待病情稳定后行手术或介入治疗。

2. 用药目的与原则 主要是治疗呼吸系统感染、心律失常及心力衰竭。

处 方

(1)治疗呼吸系统感染:见呼吸系统疾病。

(2)纠正心律失常:见心律失常。

(3)控制心力衰竭:见心力衰竭。

【用药注意事项】

1. 合理选用抗菌药物。

2. 严格注意洋地黄类药物的使用剂量,防止洋地黄中毒。

3. 应用利尿药治疗水肿时要注意水、电解质和酸碱的平衡。

二、室间隔缺损

室间隔缺损是先天性心脏病中最常见的类型,在我国几乎占小儿先天性心脏病的 50%。

【症状与体征】

1. **症状**　症状轻重取决于缺损大小。小的缺损,多无明显症状。大的缺损,可有消瘦、乏力、多汗、生长发育稍差,易患肺部感染,易导致心力衰竭。有时因扩张的肺动脉压迫喉返神经而引起声音嘶哑。

2. **体征**　胸骨左缘第 3 及 4 肋间可闻及Ⅲ～Ⅳ级响亮、粗糙的全收缩期杂音,可于杂音最响的部位触及收缩期震颤。肺动脉第二心音亢进。当伴有明显肺动脉高压时,可出现右向左分流而出现发绀。此时心脏杂音较轻而肺动脉第二心音显著亢进。

【辅助检查】

1. **X 线检查**　小型室缺可正常或仅有轻度心室增大或肺充血。大型室缺可见心影增大,肺动脉段明显突出,肺血管影增粗、搏动强烈,左、右心室增大、左心房亦可增大、主动脉影减小。

2. **超声心动图**　可见左心房和左心室内径增宽,主动脉内径缩小。可直接探及缺损部位。扇形切面可显示缺损存在。多普勒彩色血流显像可直接见到缺损部位、大小及方向。并且能确诊多个缺损的存在。

3. **心电图检查**　小型缺损心电图可正常或表现为轻度左心室肥大;大型缺损为左、右心室均增大。出现心力衰竭时,多伴有心肌劳损。

4. **心导管检查**　右心室血氧含量较右心房为高,小型缺损增高不明显。大型缺损右心室和肺动脉压力可增高。出现右向左分流的患者,动脉血氧饱和度降低,肺动脉阻力显著高于正常。

【治疗原则】

1. **一般治疗原则**

(1)加强营养和护理,建立合理的生活制度,无症状时可不必限制活动量,但不宜过度疲劳。

(2)预防呼吸系统感染。儿童期如发生心力衰竭,应考虑并发亚急性细菌性心内膜炎,或主动脉瓣反流。

(3)一旦出现症状,应选择介入或手术治疗,若并发心功能不全和(或)肺部感染等并发症,首先控制心力衰竭和(或)感染,待病情稳定后行手术或介入治疗。

2. 用药目的与原则 主要是治疗呼吸系统感染、心律失常及心力衰竭。

处 方

（1）治疗呼吸系统感染：见呼吸系统疾病。

（2）纠正心律失常：见心律失常。

（3）控制心力衰竭：见心力衰竭。

【用药注意事项】

1. 合理选用抗菌药物。

2. 严格注意洋地黄类药物的使用剂量，防止洋地黄中毒。

3. 应用利尿药治疗水肿时要注意水、电解质和酸碱的平衡。

三、动脉导管未闭

动脉导管未闭为小儿先天性心脏病常见的类型之一，占先天性心脏病发病总数的 15％～20％，女性较多见。小儿出生后，随着呼吸的开始，肺循环阻力降低，动脉导管即在功能上关闭，未成熟儿动脉导管关闭延迟。多数婴儿于出生后 3 个月左右，在解剖上完全关闭。若持续开放，并产生病理生理改变，即称动脉导管未闭。

【症状与体征】

1. 症状 决定于动脉导管的粗细。导管口径较细者，临床可无症状，仅在体格检查时偶然发现心脏杂音。导管粗大者分流量大，出现气促、咳嗽、乏力、多汗、心悸等。扩大的肺动脉压迫喉返神经引起声音嘶哑。

2. 体征 胸骨左缘第 2 肋间可闻及粗糙响亮的连续性机器样杂音，占据整个收缩期与舒张期，于收缩末期最响，杂音可向左锁骨、颈部和背部传导，最响处可触及震颤，以收缩期明显，肺动脉瓣区第二心音增强，但多被杂音淹没而不易识别。婴幼儿期因肺动脉压力较高，主、肺动脉压力差在舒张期不显著，因而往往仅听到收缩期杂音。当合并肺动脉高压或心力衰竭时，多只有收缩期杂音。分流量大时，因相对性二尖瓣狭窄而在心尖部出现舒张中期隆隆样杂音。动脉舒张压降低，可出现类似主动脉关闭不全的周围血管体征。脉压显著增宽时，可闻及股动脉枪击声，有显著肺动脉高压者，出现下半身发绀和杵状指（趾）。

【辅助检查】

1. X 线检查 导管细者可无异常发现。分流量大者可发现左心室及左心房增大,肺动脉段突出,肺门血管影增粗,透视下可见搏动,肺野充血。有肺动脉高压时,右心室亦增大,主动脉弓增大,可与室间隔缺损和房间隔缺损鉴别。

2. 超声心动图 左心房和左心室内径增宽,主动脉内径增宽。扇形切面显像可显示导管的位置和粗细。多普勒彩色血流显像可看到分流的方向和大小。

3. 心电图检查 导管细的心电图可能正常。分流量大的可有不同程度的左心室肥大或左、右心室肥大和左心房肥大。

4. 心导管检查 肺动脉血氧含量较右心室为高。部分患儿导管可通过未闭的动脉导管由肺动脉进入降主动脉。

【治疗原则】

1. 一般治疗原则

(1)加强营养和护理,建立合理的生活制度,无症状时可不必限制活动量,但不宜过度疲劳。

(2)预防呼吸系统感染。

(3)一旦出现症状,应选择介入或手术治疗,若并发心功能不全和(或)肺部感染等并发症,首先控制心力衰竭和(或)感染,待病情稳定后行手术或介入治疗。

2. 用药目的与原则 主要是控制动脉导管的开放与关闭,治疗呼吸系统感染、心律失常及心力衰竭。

处 方

(1)控制动脉导管的开放与关闭

①维持动脉导管开放,右心梗阻性先天性心脏病及左心梗阻性先天性心脏病需依赖动脉导管开放才能存活。新生儿用前列腺素 E $0.025\sim0.1\mu g/$(kg·min)静脉滴注,可保持动脉导管开放,以争取手术时间。

②促进动脉导管关闭,早产儿可试用吲哚美辛每次 $0.1\sim0.2mg/kg$,每 12h 1 次,共 3 剂。使用时必须密切观察尿量、黄疸及出血倾向。

(2)治疗呼吸系统感染:见呼吸系统疾病。

(3)纠正心律失常:见心律失常。

(4)控制心力衰竭:见心力衰竭。

【用药注意事项】

1. 前列腺素 E 有抑制呼吸,诱发激惹、惊厥,发热等不良反应。

2. 应用吲哚美辛治疗动脉导管未闭时,坏死性小肠炎、胃肠道或其他部位出血及高胆红素血症、氮质血症与肌酐血症均属禁忌。

3. 合理选用抗菌药物。

4. 严格注意洋地黄类药物的使用剂量,防止洋地黄中毒。

5. 应用利尿药治疗水肿时要注意水、电解质和酸碱的平衡。

四、肺动脉狭窄

肺动脉狭窄按狭窄部位不同,可分为肺动脉瓣狭窄、肺动脉瓣下狭窄及肺动脉分支狭窄,其中以肺动脉瓣狭窄最常见,发病率占先天性心脏病总数的 $10\% \sim 20\%$。

【症状与体征】

1. 症状 早期可无症状,狭窄程度越重,症状也越重。主要为劳累后气促、乏力、心悸。少数发生水肿、昏厥。

2. 体征 肺动脉区可触及收缩期震颤,可闻及 $\mathrm{II} \sim \mathrm{V}$ 级收缩期喷射性杂音,肺动脉区第二心音减低,可有收缩早期喀喇音。

【辅助检查】

1. X线检查 肺纹理减少,肺野清晰。肺动脉段可有狭窄后扩张。根据狭窄的轻重,右心室可有不同程度的增大,甚至右心房增大。

2. 超声心动图 右心室和右心房内径增宽,右心房前壁及室间隔增厚。扇形切面显像可见肺动脉瓣增厚,活动受限。可应用连续脉冲多普勒估测跨瓣压差。

3. 心电图检查 轻者可正常。中、重者有右心房肥大及电轴右偏,部分有右心房肥大。

4. 心导管检查 右心室收缩压增高,肺动脉收缩压降低,可记录到肺动脉和右心室之间的压力阶差。

【治疗原则】

1. 一般治疗原则

(1)加强营养和护理,建立合理的生活制度,无症状时可不必限制活动量,但不宜过度疲劳。

(2)预防呼吸系统感染。

(3)一旦出现症状,应选择介入或手术治疗,若并发心功能不全和(或)肺部感染等并发症,首先控制心力衰竭和(或)感染,待病情稳定后行手术或介入治疗。

2. 用药目的与原则　治疗呼吸系统感染、心律失常及心力衰竭。

> 处　　方

(1)治疗呼吸系统感染:见呼吸系统疾病。

(2)纠正心律失常:见心律失常。

(3)控制心力衰竭:见心力衰竭。

【用药注意事项】

1. 合理选用抗菌药物。

2. 严格注意洋地黄类药物的使用剂量,防止洋地黄中毒。

3. 应用利尿药治疗水肿时,要注意水、电解质和酸碱的平衡。

五、法洛四联症

　　法洛四联症是存活婴儿中最常见的发绀型先天性心脏病,发病率占所有先天性心脏病的 $10\%\sim15\%$。由以下 4 个畸形组成:①肺动脉狭窄,以漏斗部狭窄多见,其次是漏斗部和瓣膜合并狭窄。狭窄程度可随年龄而加重。②室间隔缺损,多为高位膜部缺损。③主动脉骑跨,主动脉骑跨于左、右两心室之上。随着主动脉发育,右跨现象可逐渐加重。④右心室肥厚,为肺动脉狭窄后右心室负荷增加的结果。4 种畸形中以肺动脉狭窄最重要,对患儿的病理生理和临床表现有重要影响。

　　【症状与体征】

　　1. 症状　婴儿期动脉导管未闭之前,可无症状。动脉导管闭合后,一般在 $3\sim6$ 个月(亦可见于 1 岁后)出现发绀,而发绀的轻重及出现的早晚与肺动脉狭窄程度有关。发绀多见于毛细血管丰富的浅表部位,如唇、指(趾)甲床、球结膜等。因血氧含量下降,稍微活动则气急、发绀加重,易疲劳。患儿多有蹲踞症状。蹲踞时下肢屈曲,使静脉回心血量减少,减轻了心脏负荷,同时下肢动脉受压,体循环阻力增加,使右向左分流量减少,而缺氧症状得以暂时缓解。由于长期缺氧,使指(趾)端毛细血管扩张增生,局部软组织和骨组织增生肥大,而形成杵状指(趾)。严重缺氧,可引起突然昏厥及抽搐,这是由于肺动脉漏斗部肌肉痉挛,引起一时性动脉阻塞,使脑缺氧加重所致。此外,由于红细胞增加,血黏稠度高,血流变慢,易引起脑血栓,若为细菌性血栓,易形成脑脓肿。

　　2. 体征　患儿体格发育多落后,心前区可隆起,胸骨左缘第 $2\sim4$ 肋间可闻及Ⅱ～Ⅳ级喷射性收缩期杂音,其响度取决于肺动脉狭窄程度。狭窄重,杂音轻而短,当漏斗部痉挛时,杂音可暂时消失。肺动脉第二心音减弱或消失。

【辅助检查】

1. X线检查 心脏大小一般正常或稍增大,心尖钝圆上翘,肺动脉段凹陷,构成"靴状"心影,肺门血管影缩小,两侧肺纹理减少,透亮度增加。当侧支循环丰富时两肺野呈现网状肺纹理。

2. 超声心动图 主动脉骑跨于室间隔之上,内径增宽。有心室内径增宽流出道狭窄。左心室内径缩小。多普勒彩色血流显像可见右心室直接将血液注入骑跨的主动脉。

3. 心电图检查 电轴右偏,右心室肥大,严重者伴有心肌劳损,亦可见右心房肥大。

4. 心导管检查 导管较容易从右心室进入主动脉,说明主动脉骑跨。导管若从右心室进入左心室,说明有室间隔缺损。导管不容易进入肺动脉,提示肺动脉狭窄较重。若能进入肺动脉,则将导管逐渐拉出时,可记录到肺动脉和右心室之间的压力阶差。患儿右心室压力增高,肺动脉压力降低,连续压力曲线可以帮助辨明狭窄的类型。股动脉血氧饱和度降低,占 $45\%\sim87\%$,证明有右向左分流存在。

【治疗原则】

1. 一般治疗原则

(1)对症处理,预防与处理并发症,使患儿能持续存活并争取在患儿较好的条件下进行手术。

(2)因低氧血症代偿性红细胞增多,血红蛋白提高,血细胞比容也增高,相应的血黏度增加,致使循环滞缓,易于形成血栓及凝血的障碍。应注意液体的摄入量,尤其天热、腹泻、呕吐、高热等情况应预防脱水,必要时可给静脉补液。

(3)缺氧发作时轻者取胸膝位即可缓解,重者立即吸氧。

2. 用药目的与原则 治疗缺氧发作和心力衰竭。

处 方

(1)治疗缺氧发作

①纠正酸中毒:5%碳酸氢钠每次 $3\sim5ml/kg$,静脉滴注,同时结合血气分析调整剂量。

②解除右心室流出道痉挛：吗啡每次 0.05～0.2mg/kg，皮下注射。普萘洛尔每次 0.05～0.2mg/kg，静脉注射，注意心率的变化。

③提高外周阻力：去氧肾上腺素每次 0.1～0.2mg/kg，静脉注射。

（2）控制心力衰竭：见心力衰竭。

【用药注意事项】

1. 在缺氧发作时禁忌使用洋地黄，因该药可增加心肌收缩力，使右心室流出道更加狭窄，病情更趋恶化。

2. 应用吗啡时注意其对呼吸中枢的抑制作用。

六、完全性大动脉转位

完全性大动脉转位是婴幼儿中较常见和严重的发绀型先天性心脏病，由于胚胎期大动脉起始部发育异常而引起的先天性心血管畸形。发病率占所有先天性心脏病的 5%～8%。若不及时治疗，大多数患儿 1 岁内死亡。胚胎期若大动脉与心室之间的连接关系颠倒，即主动脉出自右心室，肺动脉出自左心室，一般主动脉位于右前方，肺动脉位于左后方，而体、肺循环各自独立，故难于存活。若能生存，必定合并其他心脏畸形，最常见的是动脉导管未闭伴卵圆孔未闭、室间隔缺损、房间隔缺损等。以男童多见。

【症状与体征】

1. **症状**　主要为发绀、气急、早期发生心力衰竭。发绀出现早，多数于出生时即有，一般为全身性，但如同时合并动脉导管未闭，则下肢发绀较上肢为轻，此点对诊断大动脉错位合并动脉导管未闭有很大的帮助。

2. **体征**　患儿发育不良，早期出现杵状指、趾。心脏杂音可有可无。其响度和部位取决于合并畸形的类型及体、肺循间的压力。合并动脉导管未闭，可在胸骨左缘第 2 肋间听到连续性杂音；合并室间隔缺损，可在胸骨左缘第 3 及第 4 肋间闻及全收缩期杂音；合并肺动脉狭窄，在胸骨左缘上方闻及收缩期喷射样杂音，杂音较响时，可伴有震颤。不合并肺动脉狭窄者，在婴儿期多并发充血性心力衰竭。

【辅助检查】

1. **X 线检查**　心脏外形呈蛋形，向两侧扩大，正位片见大血管阴影变窄，肺动脉段稍凹陷。左前斜位示大血管阴影增宽，有时可发现右心室的周期性扩大及缩小，是因为血液分流方向改变所致。大多数病例肺纹理增多，合并肺动脉狭窄者肺纹理减少。

2. 超声心动图 容易在同一探查部位同时显示两根大动脉,前位的(主动脉)半月瓣关闭时间早于后位的(肺动脉)。二尖瓣与肺动脉瓣相连接。扇形切面显示在大动脉水平的段轴位主动脉转位至肺动脉的右前方。彩色多普勒可探到分流的位置及分流量。

3. 心电图检查 电轴右偏,右心室肥大,有时有右心房肥大,亦可有左、右心室肥大。

4. 心导管检查 肺动脉血氧含量高于主动脉,导管可由右心室直接进入主动脉,右心室压力与主动脉压力相仿。当伴有其他畸形,可产生各相应部位血氧含量有意义的差别。

【治疗原则】

1. 一般治疗原则 使患儿能持续存活并争取在患儿较好的条件下进行手术。

2. 用药目的与原则 纠正低氧血症和代谢性酸中毒,新生儿时期保持动脉导管开放。

处　方

(1)纠正酸中毒:5%碳酸氢钠每次 3～5ml/kg,静脉滴注,同时结合血气分析调整剂量。

(2)新生儿时期保持动脉导管开放:持续静脉滴注前列腺素 E,起始剂量为每分钟 $0.05～0.1\mu g/kg$,病情好转后最低可减至 $0.01\mu g/kg$ 维持。也可口服给药,每次 $10～70\mu g/kg$,每 1～4h 1 次。

【用药注意事项】

前列腺素 E 有抑制呼吸,诱发激惹、惊厥、发热等不良反应。

第二节 病毒性心肌炎

病毒性心肌炎是病毒侵犯心脏所致的,以心肌炎性病变为主要表现的疾病,有的可伴有心包或心内膜炎症改变。本病临床表现轻重不一,预后大多良好,但少数可发生心力衰竭、心源性休克,甚至猝死。

【症状与体征】

1. 症状 多有轻重不等的前驱症状,主要为发热、周身不适、咽痛、肌痛、腹泻及皮疹等,某些病毒感染疾病,如麻疹、流行性腮腺炎等,则有其特异性征象。轻型患儿一般无明显症状。心肌受累明显时,患儿诉心前区不适、胸闷、心悸、头晕及乏力等。重症患儿可突然出现心源性休克,表现烦躁不安、面色灰白、皮肤发亮、四肢湿冷及末梢发绀等,可在数小时或数日内死亡。

2. 体征　心尖区第一心音低钝,部分有奔马律,一般无器质性杂音,伴心包炎者可听到心包摩擦音,心界扩大。危重病例可能出现脉搏微弱及血压下降,两肺出现音及肝脾大提示循环衰竭。

【辅助检查】

1. 实验室检查　急性期白细胞总数多增高,以中性粒细胞为主;部分病例轻度增快。血清谷草转氨酶在急性期大多增高,但恢复较快。血清肌酸磷酸激酶在早期多有增高,其中来自心肌的同工酶为主,且较敏感。血清乳酸脱氢酶特异性较差,但其同工酶在心肌炎早期亦多增高。疾病早期可以从咽拭子、咽冲洗液、粪便、血液、心包液中分离出病毒,但需结合血清抗体测定才更有意义。如恢复期血清抗体滴度比急性期有 4 倍以上增高,则有助于病原诊断。

2. X 线检查　一般轻型病例心影属正常范围,伴心力衰竭或反复迁延不愈者心脏均有明显的扩大,合并大量心包积液时则显著增大。心脏搏动大多减弱,可伴有肺淤血或肺水肿,有时可见少量胸腔积液。

3. 超声心动图检查　约 1/3 病例可见左心室扩大,室间隔及左心室后壁运动幅度降低,左心室射血分数下降。可有少量心包积液和二尖瓣关闭不全。

4. 心电图检查　多数表现为 ST 段偏移和 T 波低平、双向或倒置,可有QRS 波群低电压。Q-T 间期延长多发生在重症病例。窦房、房室或室内传导阻滞常见,其中以一度房室传导阻滞最多见。各种早搏中以室性早搏最常见,部分呈多源性;可有阵发性心动过速、心房扑动或颤动,甚至心室颤动。

【治疗原则】

1. 一般治疗原则　在急性期至少应休息到热退后 3～4 周。心脏扩大及并发心力衰竭者应延长卧床休息至少 3～6 个月,随后根据具体情况逐渐增加活动量。

2. 用药目的与原则　促进心肌病变的恢复和改善心功能,以及对症支持治疗。抗感染,抗心律失常,使用强心药、利尿药和血管扩张药改善心功能。

(1)激素可提高心肌糖原含量,促进心肌酶的活力,改善心肌功能,同时减轻心肌炎性反应,并有抗休克作用。一般用于较重的急性病例,病程早期及轻症病例多不主张应用。

(2)免疫球蛋白治疗心肌炎的可能机制是提供特异病毒抗体或抗毒素,迅速清除心肌病毒感染和损伤。调节免疫反应,阻断自身免疫过程,减轻心肌炎性病变,并下调细胞因子,从而减弱其负性肌力作用。降低神经内分泌活性,改善细胞外基质变化,有利于稳定心肌细胞结构。用于重症急性心肌炎。

(3)维生素 C 可能增加冠状动脉血流量,改善心肌代谢,有助于心肌炎损害的恢复。

(4)辅酶 Q_{10} 有保护心肌作用。

(5)1,6-二磷酸果糖可改善心肌代谢。

(6)黄芪有抗病毒和保护心脏的作用。

(7)对症治疗并发的心律失常、心源性休克、心力衰竭。

处 方

(1)肾上腺皮质激素的使用

①泼尼松:2mg/(kg·d),3 次/天,持续 1~2 周逐渐减量,至 8 周左右减至 0.3mg/(kg·d),并维持此量至 16~20 周,然后逐渐减量至 24 周停药。

②甲泼尼龙:10mg/(kg·d),2h 输入,连续用 3d,然后逐渐减量或改为口服,一般用于较重的急性病例。

(2)免疫球蛋白:2g/kg,单剂 24h 静脉注射,用于重症急性心肌炎。

(3)维生素 C:100~300mg/d,3~4 周为 1 个疗程。

(4)辅酶 Q_{10}:1mg/(kg·d),每日 2 次,连用 3 个月以上。

(5)1,6-二磷酸果糖:100~250mg/(kg·d),2 周为 1 个疗程。

(6)黄芪颗粒:每次 1/2~1 袋,每日 2 次。

(7)其他对症治疗:并发心律失常、心源性休克、心力衰竭的治疗。

【用药注意事项】

1. 静脉输入大剂量免疫球蛋白,可增加心室前负荷,促使心力衰竭加重,故必须 24h 内缓慢输入。治疗中应密切观察心力衰竭症状是否恶化,以及有无过敏反应。

2. 并发完全性房室传导阻滞时常伴发晕厥、阿-斯综合征,应及时经皮静脉右心室起搏。

第三节　克　山　病

克山病是我国一种病因未明的地方性心肌病。1935 年首先发现在黑龙江克山县,故称克山病。心肌病理改变为以线粒体损害为主要特征的实质细胞变性、坏死和瘢痕形成。

【症状与体征】

根据发病的缓急及心脏功能状态分 4 型。

1. 急型

(1)症状:多见于 7 岁以上儿童。因心肌细胞广泛变性、坏死,心排血量急骤减低,主要表现为急性心源性休克。重者于发病前数小时至数日有头晕、头痛、胸闷、全身无力,继而出现恶心、呕吐、腹痛、出冷汗、四肢发凉、烦躁不安、颜面灰暗等休克表现,此后出现干咳、心悸等急性左心衰竭的症状。

(2)体征:脉搏过快或过慢、细弱不等或触不清。血压下降,脉压缩小。心界扩大,心音低钝,心律失常,心律多变和易变是其特点,可闻及奔马律。可出现巴氏征及两侧瞳孔对光反射迟钝等自主神经紊乱的表现。

2. 亚急性型

(1)症状:早期表现为嗜睡、纳呆、表情淡漠或烦躁。1~2 周出现呼吸急促,颜面水肿。

(2)体征:心脏扩大,心音低钝,心率快速,多有奔马律,肝增大,有压痛。

3. 慢性型

(1)症状:以慢性充血性心力衰竭为特征,表现为面色苍白、咳嗽、气急、水肿、尿少。

(2)体征:颈静脉充盈,两肺底部可听到中、细湿啰音,心脏明显扩大,心音低钝,常有奔马律,可听到Ⅰ～Ⅱ级收缩期杂音,肝增大。

4. 潜在型

(1)症状:多无特异症状。表现为精神不佳、面色苍白,经常哭闹,颜面水肿。

(2)体征:心界正常或稍扩大,心音减低,低血压。

【辅助检查】

1. 实验室检查　血清谷草转氨酶、乳酸脱氢酶、磷酸肌酸激酶可升高。部分患儿血清抗心肌抗体及循环免疫复合物阳性,提示有自身免疫现象。

2. X 线检查 心脏扩大,搏动减弱,肺淤血。

3. 超声心动图检查 心脏各房室均扩大,左心室更重,左心室节段性运动不协调。

4. 心电图检查 QRS 低电压,ST-T 段改变,异常 Q 波,心律失常等。

【治疗原则】

1. 一般治疗原则

(1)重视休息,减轻心脏负担。

(2)注意保暖、吸氧。

2. 用药目的与原则

(1)急性型:尽可能做到早发现、早诊断、早治疗,积极纠正急性心功能不全。①维生素 C,是一种心肌代谢赋活剂,可激活三磷腺苷酶,供给心肌能量,增加心肌对葡萄糖的利用。通过迅速改善心肌和血管代谢,使心肌收缩力加强,心脏排血量增加,从而纠正休克症状。②亚冬眠疗法,氯丙嗪和异丙嗪,肌内注射或静脉滴注,也可用地西泮。③血管活性药物,维生素 C 治疗后血压仍未回升,可用多巴胺、间羟胺等。

(2)亚急性型:抢救心源性休克同急性型。①治疗急性心力衰竭,毒毛花苷 K、毛花苷 C 及地高辛等。②利尿药,氢氯噻嗪和氨苯蝶啶并用。

(3)慢性型:长期服用洋地黄及间断用利尿药等控制心力衰竭,及时治疗并发症。

(4)潜在型:注意营养,防止感染,定期随访。

处 方

(1)急性型

①维生素 C:每次 100～300mg/d,根据情况每 2～4h 重复 1 次,好转后延长间隔时间,可用 1 周。

②氯丙嗪和异丙嗪:各每次 0.5～1.0mg/kg,肌内注射或静脉滴注,也可用地西泮。

③血管活性药物:可用多巴胺、间羟胺等,具体使用方法见心力衰竭的治疗。

(2)亚急性型

①治疗急性心力衰竭:毒毛苷 K、毛花苷 C 及地高辛等,根据具体情况维持治疗 1～3 个月或更长,以减少复发。

②利尿药:氢氯噻嗪和氨苯蝶啶并用。

（3）慢性型：长期服用洋地黄及间断用利尿药等控制心力衰竭，持续时间有时需要 1～2 年或以上。

（4）潜在型：口服维生素 C。

【用药注意事项】

1. 长期服用洋地黄应注意不良反应，最好能做血药浓度监测。

2. 用利尿药易导致水、电解质紊乱，应注意补钾。

3. 有感染应积极抗感染治疗。

第四节　感染性心内膜炎

感染性心内膜炎是一种或多种致病原感染了心内膜、瓣膜或瓣膜相关结构，多发生在有先天性或后天性心脏病患儿，少数见于心脏正常者。

【症状与体征】

1. 症状　持续发热、寒战、疲乏、出汗、头痛、肌痛、关节疼痛等。小儿常有明显食欲缺乏。

2. 体征　面色苍白，原有心脏杂音改变或出现新的杂音，可有心脏扩大。广泛的栓塞表现，如皮肤瘀点，眼底出血点及肺、肾、脑、脾等实质脏器梗死。有脾大及压痛，杵状指（趾）。

【辅助检查】

1. 实验室检查　血常规为进行性贫血和白细胞增多，中性粒细胞升高。红细胞沉降率增快，C 反应蛋白阳性。血清球蛋白常增多，甚至白蛋白、球蛋白比例倒置。球蛋白增高，部分病例类风湿因子阳性。血培养 $80\%\sim85\%$ 可阳性。尿中可有红细胞。

2. 超声心动图　可准确探测赘生物的部位、数量、形态、大小、心瓣膜损坏情况、心脏大小及心功能状况，多次随诊检查可观察药物治疗效果以判断预后，赘生物直径 $>2mm$ 者均可以发现。

【治疗原则】

1. 一般治疗原则　注意卧床休息，加强支持疗法，给予足够的营养和维生素，保持水、电解质、酸碱平衡。必要时给予输血、血浆或静脉注射免疫球蛋白等。

2. 用药目的与原则　根据血培养选用敏感、有效的抗生素，血培养阴性时选用广谱抗生素。坚持足量和较长疗程，疗程 4～6 周，需体温正常，血培养连续 2 次培养阴性后方可逐渐停用。

> **处　方**

（1）初始经验治疗：常见为病原菌有草绿色链球菌、肠球菌属、葡萄球菌属、念珠菌属、需氧革兰阴性杆菌等感染。

①首选药物：首选苯唑西林，静脉滴注，每次 1～2g，每 4h 1 次，加庆大霉素，静脉滴注，每次 2mg/kg，每 12h 1 次；或首选青霉素静脉滴注，每次 20～40 万 U/kg，每 6h 1 次。或阿莫西林克拉维酸，静脉滴注，每次 1.2g，每 8h 1 次；或氨苄西林，每次 25mg/kg，每 6h 1 次；加阿米卡星，静脉滴注，每次 7.5mg/kg，每日 2 次。疗程一般 4～6 周。

②次选药物：若有心脏修补术或者青霉素过敏，或者怀疑为耐甲氧西林的金黄色葡萄球菌感染时，可用万古霉素，静脉滴注，15mg/kg，每 12h 1 次。

③说明：对于人工心脏瓣膜心内膜炎和真菌性心内膜炎，疗程需要 6～8 周或更长，以降低复发率。应用庆大霉素和万古霉素时要监测血药浓度和药物对耳、肾的毒性。

（2）葡萄球菌属感染

①首选药物：甲氧西林敏感的葡萄球菌患者，首选苯唑西林，每次 200mg/kg，静脉滴注，分次静脉滴注，可以联合阿米卡星，静脉滴注，每次 7.5mg/kg，每日 2 次。治疗至少 4 周。若为人工瓣膜性心内膜炎则疗程至少 6 周。甲氧西林耐药的葡萄球菌患者，去甲万古霉素（剂量同上），联合磷霉素钠，静脉滴注，每次 100～300mg/kg，分 2～3 次滴注，每 8h 1 次。

②次选药物：甲氧西林敏感的葡萄球菌属患者：如果对青霉素过敏，可用万古霉素，静脉滴注，每次 15mg/kg，每 12h 1 次。甲氧西林耐药的葡萄球菌属患者，也可以用万古霉素联合利福平，每日 0.6～0.9g，分 1～2 次口服。

（3）草绿色链球菌感染

①首选药物：青霉素敏感株患者，首选青霉素，静脉滴注，每次 400 万 U，每 4h 1 次；加（或不加）庆大霉素，静脉滴注，每次 2mg/kg，每 12h 1 次。青霉素耐药株患者，首选万古霉素，静脉滴注，每次 15mg/kg，每 12h 1 次，或去甲万古霉素，静脉滴注，每次 16～24mg/kg，分 2～4 次静脉滴注。对青霉素高度耐药时可用万古霉素，或替考拉宁，静脉滴注，剂量参考说明书，每日 1 次，加庆大霉素（同前）。

②次选药物：青霉素敏感株，次选青霉素，静脉滴注，每次 200 万～400 万 U，每 6h 1 次。加阿米卡星，静脉滴注，每次 7.5mg/kg，每日 2 次。对青霉

素过敏者可用万古霉素,静脉滴注,每次 15mg/kg,每 12h 1 次。

③说明:单独应用青霉素或万古霉素治疗完全敏感的链球菌性心内膜炎应持续 4 周。治疗人工瓣膜性心内膜炎至少用药 6 周。对青霉素、庆大霉素和万古霉素均耐药者选用亚胺培南西司他汀,静脉滴注,每次 0.5g,每 8h 1次,加氨苄西林,静脉滴注,每次 25mg/kg,每 6h 1 次。治疗更耐药的病原菌用 4～6 周。

(4)肠球菌属感染

①首选药物:青霉素,1800 万～3000 万 U,分 6 次静脉滴注或 24h 持续静脉滴注;联合庆大霉素,每次 1mg/kg,每 8h 1 次。或氨苄西林,静脉滴注,每次 25mg/kg,每 8h 1 次,联合庆大霉素,每次 2mg/kg,每 8h 1 次。

②次选药物:万古霉素,静脉滴注,每次 15mg/kg,每 12h 1 次。或去甲万古霉素,静脉滴注,每次 0.8g,每 12h 1 次;联合庆大霉素,静脉滴注,每次 2mg/kg,每 8h 1 次(仅用于对 β 内酰胺酶类过敏者)。利奈唑胺,静脉滴注,每次 0.6g,每 12h 1 次,疗程 2～4 周。

③说明:头孢菌素不推荐作为青霉素过敏的替代药物,因为其对肠球菌的作用较差。利奈唑胺的使用要严格掌握适应证,仅限于治疗 MRSA 和耐万古霉素的屎肠球菌。

(5)需氧革兰阴性杆菌感染

①首选药物:哌拉西林或阿莫西林克拉维酸,静脉滴注,每 6～8h 1 次。联合氨基糖苷类(剂量参考说明书)。

②次选药物:第三代头孢菌素,或 β 内酰胺类与 β 内酰胺酶抑制药,与规格复方制剂,与规格联合氨基糖苷类。

(6)念珠菌属感染

①首选药物:两性霉素 B,静脉滴注,每次 0.6mg/kg,每日 1 次。1 周后,每次 0.8mg/kg,口服,隔日 1 次,至手术后 6～8 周。联合氟胞嘧啶,每次 100～150mg/kg,分 4 次口服,或分 2 次静脉滴注。

②说明:肾功能损害者剂量宜减少。

【用药注意事项】

1. 选择杀菌抗生素,疗程 4～6 周。治疗 3d 无效者更改抗生素。

2. 治疗中注意复查尿常规、红细胞沉降率、肾功能、超声心动图,必要时复查血培养。

第五节 期 前 收 缩

小儿心律失常:正常心脏激动起源于窦房结,通过心脏传导系统,按一定的频率、顺序及速度传播,使心脏进行收缩和舒张活动,称为正常窦性心律;如果心脏激动的形成、频率或传导不正常,均可形成心律失常。期前收缩是小儿最常见的心律失常,是由于心脏某一异位起搏点比主导节律过早的发出激动引起的除极异常的心脏搏动。根据异位起搏点发生的部位不同,分为房性期前收缩、交界性期前收缩和室性期前收缩。其中以室性期前收缩最常见,其次是房性期前收缩。

【症状与体征】

1. 症状 多数患者无明显症状。年长儿可有心悸,心前区不适,心搏不规则或感到胸前撞击感,心脏突然下沉或停顿。

2. 体征 听诊可发现心律失常,心搏提前,其后常有一定时间的代偿间歇,心音强弱不一致。期前收缩常使脉律不齐,若期前收缩发生过早,可使脉搏短绌。

【辅助检查】

1. 房性期前收缩

(1)期前出现的房性异位 P 波,其形态与窦性 P 波不同。

(2)P-R 间期在正常范围(0.10s)或干扰性 P-R 间期延长。

(3)异位 P 波之后的 QRS 波与窦性 QRS 相同,如发生差异性传导,则 QRS 波形态有变异,如异位 P 波发生过早,房室交界区尚处于绝对不应期,则 P 波之后无 QRS 波,称为未下传的房性期前收缩。

(4)代偿间歇多为不完全性。

2. 交界性期前收缩

(1)期前出现的 QRS 波,其形态与窦性 QRS 波相同。

(2)逆行性 P 波,P Ⅱ、Ⅲ、aVF 倒置,P aVF 直立。逆行 P 波可出现在 QRS 波之前,其 P-R 间期＜0.10s;如在 QRS 波之后,则 R-P 间期＜ 0.20s;也可嵌入 QRS 波之中,则无逆行 P 波。

(3)代偿间歇多为完全性。

3. 室性期前收缩

(1)提前出现的 QRS 波,其前无 P 波。

（2）期前的 QRS 波增宽（年长儿＞0.12s；婴幼儿＞0.10s）、畸形，其后的 T 波方向与之相反。如起搏点在房室束附近，则 QRS 波接近正常。

（3）代偿间歇为完全性。

【治疗原则】

1. 一般治疗原则

（1）生活规律，睡眠充足，避免过度紧张或劳累。

（2）纠正电解质紊乱，停用可疑药物，消除感染，治疗心肌炎、先天性心脏病等。

（3）无症状的单源性期前收缩，期前收缩配对时间固定，无器质性心脏病，运动后期前收缩减少或消失，不必应用抗心律失常药物治疗，应随访观察。多源性期前收缩，期前收缩频繁呈联律，成对出现或呈短阵心动过速、室性期前收缩重叠在前面的窦性 T 波上、伴胸闷、心悸、气短、乏力等症状及伴器质性心脏病，应使用抗心律失常药物治疗。

2. 用药目的与原则

（1）房性和交界性期前收缩

①普罗帕酮（心律平）：钠通道阻滞药，减慢传导，延长动作电位时程和有效不应期，降低心肌自律性与折返。发挥药效快，疗效可靠，不良反应小，长期服用安全。不良反应有室内传导阻滞加重，QRS 波群增宽，具有负性肌力作用，诱发或使原有心力衰竭加重。有窦房、房室传导功能障碍，心肌缺血或心功能不全者慎用或减量使用。

②莫雷西嗪（乙吗噻嗪）：对顽固性房性期前收缩有效。不良反应有恶心、呕吐、眩晕、头痛、视物模糊等。

③维拉帕米（异搏定）：应用上述药物期前收缩不能有效控制者，可选用本药。

④β受体阻滞药：尤其对交感神经兴奋性增高，儿茶酚胺敏感型期前收缩疗效较好。有普萘洛尔和美托洛尔。

⑤胺碘酮（可达龙）：对上述药物临床使用疗效不显著者可选用，尤其适用于器质性心脏病和心功能不全者。长期应用的主要不良反应是甲状腺功能改变，应定期监测甲状腺功能。在常用的维持量下很少发生肺纤维化，但仍需定期拍胸片。如心率低于正常范围，则应减量或停药。

（2）室性期前收缩

①普罗帕酮：同房性和交界性期前收缩。

②美西律(慢心律):为膜抑制性药物。仅用于室性期前收缩。宜与食物同服以减少消化道不良症状。有时出现眩晕、震颤、运动失调、语言不清,视物模糊等神经系统不良反应。该药有效血浓度与毒性血浓度接近,故使用剂量不宜过大。

③莫雷西嗪:对顽固性室性期前收缩有效。不良反应有恶心、呕吐、眩晕、头痛、视物模糊等。

④胺碘酮:可达龙同前。

⑤苯妥英钠:适用于洋地黄中毒引起的室性期前收缩。

处　方

(1)房性和交界性期前收缩

①普罗帕酮:口服每次 5～7mg/kg,每 6～8h 1 次,每次剂量最大不超过 8mg/kg,连服 3～4 个月。期前收缩控制后可逐渐减量至维持量,3～5mg/(kg·d),疗程为 6～12 个月。

②莫雷西嗪:15～20mg/(kg·d),分 3 次口服。

③维拉帕米:2～4mg/(kg·d),分 3 次口服。

④β受体阻滞药:普萘洛尔 1～4mg/(kg·d),分 3～4 次口服;美托洛尔 1～3mg/(kg·d),分 2～3 次口服。

⑤胺碘酮:10～15mg/(kg·d),分 2 次口服。1 周后减量 1/3,每日 2 次,5～7d 后再减量 1/3,维持量 3～5mg/(kg·d)。

(2)室性期前收缩

①普罗帕酮:用法同房性和交界性期前收缩。

②美西律:15～20mg/(kg·d),分 3 次口服。

③莫雷西嗪:用法同房性和交界性期前收缩。

④胺碘酮:用法同房性和交界性期前收缩。

⑤苯妥英钠:15mg/(kg·d),分 3 次口服。

【用药注意事项】

就室性期前收缩本身,临床最常见,可发生在各类器质性心脏病患者,也可在正常人出现。治疗应综合考虑原发病的程度、期前收缩的频率、患者的自觉症状。有明确病因者应治疗原发病如有症状可首选口服肾上腺素β受体拮抗药,也可短期选用美西律、普罗帕酮。如伴有心肌缺血、心力衰竭、症状明显的高危患者应选用胺碘酮。

1. 对于洋地黄过量或低血钾所致的期前收缩,应停用洋地黄,补钾治疗。

2. 抗心律失常药物本身可致心律失常,应注意心电图随访。

3. 一般选择 1 种药,需联合应用时,一般不超过 2 种。联用时,必须熟悉联合适用药物的药理作用及不良反应。联合应用疗效能明显增加,但不良反应有时也会增大,故联合应用时,应考虑减少剂量。

第六节　室上性心动过速

室上性心动过速是小儿最常见的快速型心律失常。首次发病多在 2 岁以内,出生 4 个月内婴儿更多见。多数患儿无器质性心脏病。呼吸道感染、腹泻、疲劳、紧张常为发作的诱因。本病也可发生于器质性心脏病、缺氧、电解质紊乱、洋地黄药物中毒等。根据折返发生的部位可分为窦房结折返、心房内折返、房室结折返和房室间的旁路折返,其中以房室结折返和房室间的旁路折返最多见。

【症状与体征】

1. **症状**　多为阵发性,有突然发作、突然终止的特点,少数可持续发作。小儿常突然烦躁不安,面色灰白,呼吸增快,有时呕吐,年长幼儿诉心前区不适、头晕等。

2. **体征**　心率增快,为 160～300 次/分,发作时间长短不等,持续 24h 以上,易发生心力衰竭而出现相应表现。

【辅助检查】

心电图检查:R-R 间隔绝对匀齐,心室率婴儿 250～325 次/分;儿童 160～200 次/分。QRS 波形态正常。若伴有室内差异性传导,则 QRS 波增宽,呈右束支阻滞型;若为逆传型旁路折返,则呈预激综合征图形。约半数病例可见逆行 P 波(P Ⅱ、Ⅲ、aVF 倒置,P aVF 直立),紧随 QRS 波之后。ST-T 波可呈缺血型改变,发作终止后仍可持续 1～2 周。

【治疗原则】

1. **一般治疗原则**　兴奋迷走神经即通过血管压力感受器反射性增强迷走神经张力,延缓房室传导从而终止发作。

2. **用药目的与原则**

(1)洋地黄制剂:室上速并发心力衰竭者药物转复首选毛花苷 C 或地高辛静脉注射。有增强心脏收缩力,抑制房室传导的作用。

（2）普罗帕酮：抑制房室结前向传导和旁路传导，对各型室上速均有效，起效快。是目前治疗室上速的常用药。有明显心功能不全及传导阻滞者禁用，新生儿和小婴儿慎用。

（3）维拉帕米：为钙通道阻滞药，对房室结有明显的抑制作用，可增进旁道向前传导，加快心室率，故不适于逆传型房室旁道折返心动过速。严禁与β受体阻滞药合用，对新生儿及小婴儿患者易致血压下降、心脏停搏，不宜应用。应准备拮抗药、10％葡萄糖酸钙注射液以应急需。

（4）三磷腺苷：快速静脉注射有强烈兴奋迷走神经作用，并可减慢房室传导抑制窦房结、心房及浦肯野纤维的自律性。不良反应有面色潮红、呼吸急促、恶心、呕吐、头痛、窦性心动过缓等，但持续数秒钟即自行消失。有传导阻滞及窦房结功能不全者慎用。

处　方

（1）兴奋迷走神经

①按压颈动脉窦较大儿童有效。患儿仰卧位，头略后仰、侧颈。按压部位为下颌角水平，触及颈动脉搏动，向颈椎横突方向用力，每次 5～10s，先按压右侧，无效可再压左侧，不可同时按压两侧。

②屏气法用于较大儿童，令患儿吸气后用力屏气 10～20s。

③冰袋法对小婴儿及新生儿效果较好，用装 4～5℃冰水袋，或以冰水浸湿的毛巾敷整个面部，引起潜水反射，强烈兴奋迷走神经。每次 10～15s，1 次无效，隔 3～5min 可再用，一般不超过 3 次。

（2）药物治疗

①洋地黄制剂：首剂用饱和量的 1/2，余量分 2 次，每 4～6h 1 次。毛花苷 C 饱和量＜2 岁 0.03～0.04mg/kg，2 岁以上 0.02～0.03mg/kg。地高辛饱和量＜2 岁 0.05～0.06mg/kg，2 岁以上 0.03～0.05mg/kg。

②普罗帕酮：静脉注射 1～1.5mg/kg，加入 10％葡萄糖注射液 10ml 缓慢注入。首剂无效，间隔 20～30min 可给第 2 次，一般不超过 3 次。

③维拉帕米：静脉注射 0.1～0.2mg/kg，1 次量不超过 3mg，加入葡萄糖溶液中缓慢注入，15～20min 未转复者，可再给 1 剂。口服：年龄 1～5 岁，按体重每日 4～8mg/kg，分 3 次，或每 8h 40～80mg；＞5 岁，每 6～8h 80mg。

④三磷腺苷：静脉注射每次 0.04～0.05mg/kg，于 2min 内快速注射。首剂无效，3～5min 后可加倍剂量，重复应用 1～2 次。

（3）射频消融术：经导管电极消融旁路、房室结折返环或消除心房异位起搏灶,达到根治的目的。

【用药注意事项】

对于反复发作或合并严重心功能障碍者,应继续口服药物(如地高辛、普萘洛尔或普罗帕酮),维持量 6～12 个月。

第七节　室性心动过速

室性心动过速(VT)是一种严重的快速心律失常,可发展为心室颤动,引起心源性猝死。小儿 VT 分为阵发性室性心动过速,特发性室性心动过速及特发性长 QT 综合征并发尖端扭转形室性心动过速。

【症状与体征】

1. 症状　起病快,突然出现心悸、气促、胸闷、头晕,严重者可出现心力衰竭、心脑综合征,甚至猝死。

2. 体征　心率增快,为150～250 次/分,稍有心律失常,第一心音强弱不等。

【辅助检查】

心电图检查:连续 3 次以上的室性早搏、QRS 波宽大畸形、婴儿 QRS 时间可不超过 0.08s,心室率150～250 次/分;可见窦性 P 波,P 波与 QRS 波各自独立,称房室分离,心室率快于心房率;可出现室性融合及心室夺获。

【治疗原则】

1. 一般治疗原则

(1)去除引起室性心动过速的诱因。

(2)同步直流电击复律为急性重症病例首选,洋地黄中毒引起者,禁用电击复律。

2. 用药目的与原则

(1)阵发性室性心动过速

①利多卡因:为首选药物。属于 Ib 抗心律失常药物。主要作用于浦肯野纤维和心室肌,减低自律性,降低心肌兴奋性,减慢传导速度,提高室颤阈。严重房室传导阻滞、室内传导阻滞者禁用。

②普罗帕酮:同前。

③美西律:同前。

④苯妥英钠:属于 Ib 抗心律失常药物,作用与利多卡因相似。静脉注射

过快可出现低血压、心动过缓、房室传导阻滞,甚至心搏骤停、呼吸抑制。

⑤普萘洛尔:每日 0.5～1.0mg/kg,分次服用。

⑥胺碘酮(可达龙):同前。

(2)特发性室性心动过速

①维拉帕米:为首选药物,同前。

②普罗帕酮:为次选药物,同前。

(3)特发性长 QT 综合征并发尖端扭转形室性心动过速

①普萘洛尔:首选药物。同本章第六节。

②阿托品:为阻滞 M 胆碱受体的抗胆碱药,解除迷走神经对心脏的抑制,可提高基础心率＞110 次/分。

③氯化钾及硫酸镁:应监测血钾及血镁水平。

处　方

(1)阵发性室性心动过速

①利多卡因:首选药物。儿童剂量为 1～2mg/kg,稀释后缓慢静脉注射,每隔 10～15min 可重复使用,总量不超过 5mg/kg。控制后 20～50μg/(kg·min),静脉滴注维持。

②普罗帕酮:1～2mg/kg 稀释后缓慢静脉注射,每隔 20min 可重复使用,但不超过 3 次。复律后以 5～10μg/(kg·min)静脉滴注维持。

③美西律:1～3mg/kg 稀释后缓慢静脉注射,有效后可 20～40μg/(kg·min),静脉滴注维持。

④苯妥英钠:2～4mg/kg 生理盐水稀释后缓慢静脉注射,1 次剂量不超过 150mg,可在 5～10min 重复 1 次。对洋地黄中毒引起的室速效果明显。

⑤普萘洛尔:0.05～0.15mg/kg 稀释后缓慢静脉注射,1 次剂量不超过 3mg。

⑥胺碘酮:2.5～5mg/kg 稀释后缓慢静脉注射,可重复 2～3 次。

(2)特发性室性心动过速

①维拉帕米:首选药物。0.1～0.2mg/kg 稀释后缓慢静脉注射,1 次剂量不超过 5mg,可在 15min 后重复 1 次。

②普罗帕酮:次选药物。1～1.5mg/kg,静脉注射。

(3)特发性长 QT 综合征并发尖端扭转形室性心动过速

①普萘洛尔:首选药物。0.05～0.15mg/kg 稀释后缓慢静脉注射,1 次剂量不超过 3mg。

②阿托品:口服,0.01~0.02mg/kg,每日 3~4 次。

③氯化钾及硫酸镁:用 0.3%氯化钾缓慢静脉滴注,硫酸镁 15~30mg/kg 稀释为 2.5%浓度溶液缓慢静脉注射。

【用药注意事项】

特发性长 QT 综合征并发尖端扭转形室性心动过速禁用儿茶酚胺类和ⅠA、ⅠC 及Ⅲ类抗心律失常药。

第八节　房室传导阻滞

房室传导阻滞是由于房室传导系统某部位的不应期异常延长、激动,自心房经房室交界传至心室过程中传导延缓或部分甚至全部不能下传。该病按病因可分为先天性和后天性,按传导阻滞程度可分为一度、二度和三度。一度和二度Ⅰ型房室传导阻滞可因迷走神经张力增高所致。

【症状与体征】

1. 症状　一度房室传导阻滞多无自觉症状。二度房室传导阻滞可有心悸、心前区不适及头晕等,三度房室传导阻滞可有乏力、劳累后气促,严重者突然出现晕厥和抽搐。

2. 体征　一度房室传导阻滞多无特殊体征;二度房室传导阻滞可闻及心搏脱落;三度房室传导阻滞心率慢而规则,第一心音可强弱不一。

【辅助检查】

心电图检查:

(1)一度房室传导阻滞:按年龄和心率,P-R 间期超过正常最高值。

(2)二度房室传导阻滞:Ⅰ型(文氏现象)P-R 间期逐渐延长,最终 P 波后不出现 QRS 波。Ⅱ型 P-R 间期固定不变,心室搏动呈规律性的脱漏,且常伴有 QRS 波增宽,房室传导比例 2:1 或 3:1,严重时可为 4:1 或 5:1。

(3)三度房室传导阻滞:P 波与 QRS 波互不相关,各自呈节律,房率快于室率。QRS 波形态依起搏点部位而不同,如在房室分支以上,则形态正常,频率较快,在分支以下 QRS 畸形宽大,频率慢,多在 40 次/分以下。

【治疗原则】

1. 一般治疗原则　一度和二度Ⅰ型房室传导阻滞无需治疗。二度Ⅱ型房室传导阻滞心室率较慢及三度房室传导阻滞应积极治疗。

2. 用药目的与原则

(1)心率<40 次/分,或有症状者,应用加快心率的药物。

①异丙肾上腺素:为非选择性肾上腺素 β 受体激动药,可使心肌收缩力增强,心率加快,传导加速。

②阿托品:为阻滞 M 胆碱受体的抗胆碱药,解除迷走神经对心脏的抑制。

③麻黄碱:可直接激动肾上腺素受体,也可通过促使肾上腺素能神经末梢释放去甲肾上腺素而间接激动肾上腺素受体。

④碱性药物:能加速房室传导,提高心率,减少心源性脑缺血综合征的发作。

(2)房室传导阻滞伴有心力衰竭者,可静脉滴注异丙基肾上腺素,同时应用利尿药,提高心率,改善心功能,必要时安装人工心脏起搏器。

(3)由病毒性心肌炎、风湿性心肌炎引起的二度Ⅱ型、三度房室传导阻滞,急性期可用肾上腺皮质激素。

处　　方

(1)心率<40 次/分或有症状者:应用加快心率的药物。

①异丙肾上腺素:每次 2~5mg,舌下含服,每日 4~6 次,或 0.25~1mg 溶于 5%葡萄糖注射 250ml 中,静脉滴注,心率调整到安全范围减量维持。

②阿托品:每次 0.01~0.03mg/kg,口服,每日 4~6 次,或每次 0.01~0.03mg/kg,皮下或静脉注射。

③麻黄碱:每次 0.2~0.4mg/kg,口服,每日 3~4 次。

(2)急性心源性脑缺血综合征(阿-斯综合征)的处理

①阿托品:静脉或皮下注射 0.01~0.02mg/kg,必要时重复一次。

②异丙肾上腺素:经呼吸道或静脉注射,使心搏尽快恢复;异丙肾上腺素 0.5~1mg 加于葡萄糖注射液 250ml,根据心率调整滴速,至少观察 24h 未再有综合征发作,逐渐减少维持量。

【用药注意事项】

1. 注意阿托品的不良反应,如口干、皮肤潮红、腹胀、瞳孔扩大等。

2. 注意异丙肾上腺素可引起其他类型心律失常。

第九节　慢性风湿性瓣膜病

急性风湿热多起病于学龄儿童,当发展为慢性风湿性心脏病时多数已是成年人。风湿热反复发作经过 1~2 年可发展为风湿性瓣膜病。二尖瓣关闭不全为儿童期慢性风湿性瓣膜病最常见的病变,二尖瓣狭窄与二尖瓣关闭不全常同时存在。

【症状与体征】

1. 二尖瓣关闭不全

(1)症状:轻者可无症状,反流量大者有乏力、气短、心悸、苍白及心力衰竭表现。

(2)体征:心前区饱满,心尖冲动范围增大,心尖部可闻及Ⅱ级以上收缩期吹风样杂音,杂音向左腋下及背部肩胛骨下传导,响度与反流量不成比例。

2. 二尖瓣狭窄

(1)症状:轻者无症状,重者根据病理生理,临床上大致分为左心房代偿期、左心房衰竭期及右房衰竭期 3 个阶段。患儿有乏力、气短,甚至有端坐呼吸和夜间阵发性呼吸困难。

(2)体征:口唇轻度发绀,面颊潮红,心尖部可闻及舒张期隆隆样杂音,并有二尖瓣开瓣音。

3. 主动脉瓣关闭不全

(1)症状:患儿可正常活动而不感体力限制,或觉心前区有强烈的搏动感。夜间侧睡时可听到脉跳和颈动脉的搏动。

(2)体征:胸骨左缘第 3~4 肋间可闻及高调泼水样舒张期杂音。有脉压扩大、水冲脉、股动脉枪击音及毛细血管搏动征阳性。

【辅助检查】

1. X 线检查　①二尖瓣关闭不全见心脏增大,以左心房、左心室为主。可有肺淤血表现,但不如二尖瓣狭窄严重。②二尖瓣狭窄见左心房、右心房和右心室增大。肺淤血表现。③主动脉关闭不全见心影增大,以左心室为主。主动脉弓突出,搏动强烈。

2. 超声心动图　①二尖瓣关闭不全见左心房、左心室增大,可显示瓣叶不能密合,脉冲多普勒可显示反流和程度。②二尖瓣狭窄见左心房大,左心室不大,E-F 斜率减低。二尖瓣叶增厚,开放受限。③主动脉关闭不全见左心室后壁及室间隔运动增强。

3. 心电图检查　①二尖瓣关闭不全见轻者可正常。反流量大可有左心室增大。病程较久左心房很大者,可发生心房颤动。如继发肺动脉高压,右心室亦可增大。②二尖瓣狭窄见左心房,右心房及右心室增大。③主动脉关闭不全见左心室扩大。

【治疗原则】

1. 一般治疗原则   积极控制和预防链球菌感染,防治风湿活动,注意预防感染性心内膜炎。

2. 用药目的与原则

(1)预防链球菌感染:注射长效青霉素,如青霉素过敏,可选用红霉素。

(2)心力衰竭:给予利尿药及改善心功能药物治疗。洋地黄应用小剂量,是一般常用剂量的 1/3～1/2。增强心肌收缩力的药物亦可选用多巴酚丁胺。二尖瓣关闭不全,主动脉关闭不全引起心力衰竭时,减低心脏后负荷的药物卡托普利的效果好。

处　　方

(1)预防链球菌感染

①苄星青霉素:30 万～60 万 U 肌内注射,每月 1 次。

②红霉素:30～50mg/(kg·d),分 3 次服用,连续服用 5～7d。青霉素过敏时可选用。

(2)心力衰竭治疗

①利尿药及改善心功能,增强心肌收缩力。

呋塞米 12～18 岁:20～40mg 静脉注射,必要时每 8 小时重复一次,直至出现满意疗效。

地高辛:口服,儿童每日总量:早产儿按体重 0.02～0.03mg/kg;1 个月以下新生儿按体重 0.03～0.04mg/kg;1 个月至 2 岁按体重 0.05～0.06mg/kg;2～5 岁按体重 0.03～0.04mg/kg;5～10 岁按体重 0.02～0.035mg/kg;10 岁或 10 岁以上按成人常用量。总量分 3 次或每 6～8h 1 次给予,维持剂量为总量的 1/5～1/3,分 2 次,每 12h 1 次或每日 1 次。静脉注射,儿童:按下列剂量分 3 次或每 6～8h 给予。早产新生儿按体重 0.015～0.025mg/kg;足月新生儿按体重 0.02～0.03mg/kg;1 个月至 2 岁按体重 0.04～0.05mg/kg;2～5 岁按体重 0.025～0.035mg/kg;5～10 岁按体重 0.015～0.03mg/kg;10 岁或 10 岁以上按成人常用量。

多巴酚丁胺:5～10μg/(kg·min),静脉滴注。

卡托普利:1～2mg/(kg·d),分 2～3 次口服,剂量逐步增加。

②抗心律失常

普罗帕酮(心律平):口服,每次 5～7mg/kg,每 6～8h 1 次。

胺碘酮(可达龙)：口服，初始剂量每日 10mg/kg，每 8～12h 1 次，1 周后减量为 5mg/kg。

【用药注意事项】

1. 患儿在病程漫长的岁月中，如遇病情突有加重，应考虑：①风湿又活动；②发生感染性心内膜炎；③长期应用利尿药所致的低血钾、低钾低氯性碱中毒或低钠血症；④各种治疗无效时，应考虑肺梗死的存在。

2. 地高辛用药期间应注意监测血药浓度，剂量应个体化。

3. 卡托普利用药期间应定期检查白细胞分类计数、尿红细胞和蛋白、血清电解质等。用本品时若白细胞计数过低，暂停用本品，可以恢复。严重自身免疫性疾病(尤其是全身性红斑狼疮)患者服用本品易发生粒细胞缺乏症。

4. 卡托普利本品可升高血钾浓度，可能引起血钾过高。与螺内酯、氨苯蝶啶等保钾利尿药合用时应慎重。

第十节　充血性心力衰竭

心脏的主要功能是向全身组织输送足够的血液，来满足机体的正常代谢活动以及生长发育的需要。当心脏发生心肌病损或长期负荷过重，心肌收缩就逐步减退。早期通过加快心率，心肌肥厚和心脏扩大等进行代偿，调整排血量，以满足机体需要。这个阶段为心功能代偿期，临床上不出现症状。后期心功能进一步减退。上述代偿措施已不能维持足够的心排血量，因而出现静脉回流受阻、体内水分潴留、脏器淤血等，在临床上表现为充血性心力衰竭。

【症状与体征】

1. 症状　年长儿表现为劳累后气促、食欲缺乏、咳嗽，尿量减少，甚至有端坐呼吸。婴儿表现为喂养困难、体重不增或增长缓慢、烦躁、多汗、哭声弱等。

2. 体征　年长儿为颈静脉怒张，肺部音，心率增快，心音低钝，奔马律，肝大，水肿等。婴儿为呼吸浅速，颜面、眼睑水肿，鼻唇三角区发绀，肺部啰音，心音低钝，肝大等。

3. 诊断依据

(1)安静时心率增快，婴儿＞180 次/分，幼儿＞160 次/分，不能用发热或缺氧解释者。

(2)呼吸困难,发绀突然加重,安静时呼吸达 60 次/分以上。

(3)肝在肋下 3cm 以上,或在密切观察下短时间内较前增大,而不能以横膈下移等原因解释者。

(4)心音明显低钝或出现奔马律。

(5)突然烦躁不安,面色苍白或发灰,而不能用原有疾病解释。

(6)尿少、下肢水肿,以除外营养不良、肾炎、维生素 B_1 缺乏等原因所造成者。

【辅助检查】

1. X 线检查 心影扩大,搏动减弱,肺门影增强或肺淤血。

2. 超声心动图 可了解心脏有无扩大、结构有无异常及导致心力衰竭的可能病因。

3. 心电图检查 不能表明有无心力衰竭,但有助于病因诊断及了解洋地黄的应用。

【治疗原则】

1. 一般治疗原则

(1)休息:卧床休息可减轻心脏负担,应将床头抬高 15°～30°或取半坐位,避免患儿烦躁、哭闹,必要时可适当给予镇静药。

(2)饮食:婴儿喂养宜少量多次,每日供给热量(80～100kcal/kg)。年长儿钠盐摄入量每日应控制在 0.5～1g 或以下,对有水肿和呼吸困难尤为重要。

(3)限制水入量:婴儿 60～80ml/(kg·d),年长儿 40～60ml/(kg·d),注意电解质平衡。

(4)吸氧:对呼吸困难及发绀的患儿给予吸氧,经鼻导管或面罩吸入 20%～40%的氧气。

2. 用药目的与原则

(1)洋地黄类药物:该药能增强心肌收缩力、减慢心率,从而增加心排血量,改善体、肺循环。地高辛为小儿时期最常用的洋地黄制剂,它既可以口服,又能静脉注射,作用时间较快,排泄亦较迅速,因此剂量容易调节,药物中毒时处理比较容易。地高辛肌内注射局部疼痛,且吸收速度不稳定,故一般少用。如需迅速洋地黄化,除地高辛外,尚可应用毛花苷 C 等药物。

①洋地黄化量给药法:不能口服或病情较重者,可先用毛花苷 C 或地高辛静脉注射,首剂给洋地黄化总量的 1/2,余量分 2 次,每隔 4～6h 给 1 次(1/

4 化量)；能口服者给予口服地高辛，首次给洋地黄化量的 1/3 或 1/2，余量分 2 次，每隔 6～8h 给 1 次，化量最后 1 次给药后 12h 开始给予维持量。

②维持量给药法：直接给维持量，5～7d 可达有效血药浓度。

(2)利尿药：可减轻体肺循环淤血，降低心脏前负荷，改善心脏功能。心力衰竭伴有水肿、单用洋地黄治疗效果不满意或肺水肿时可选用利尿药。一般与洋地黄合并应用，重症病例可用强效快速利尿药，如呋塞米等静脉注射，慢性病例可用氢氯噻嗪或呋塞米口服，并同时服钾盐，或与保钾利尿药(氨苯蝶啶或螺内酯)合用可减少钾损失及提高疗效。

(3)血管扩张药：能使部分难治的顽固性心力衰竭得到改善。主要适用于左向右分流型先天性心脏病、房室瓣或主动脉瓣关闭不全、高血压、心肌病及心肌缺血引起的心力衰竭。二尖瓣、主动脉瓣狭窄及左心室流出道梗阻者不宜应用动脉扩张药。同时扩张动脉和静脉血管的药物如硝普钠、哌唑嗪、血管紧张素转化酶抑制药、酚妥拉明。

(4)正性肌力药物

①多巴胺：是一种内源性的儿茶酚胺类药物，具有复杂的心血管作用，小剂量多巴胺 $2～5\mu g/(kg \cdot min)$，主要作用于多巴胺受体使肾脏、冠状血管及脑血流量增加，直接对心脏的作用很弱，$>5\mu g/(kg \cdot min)$ 时，可直接刺激心脏的 β-肾上腺素能受体和使在心脏交感神经节中的去甲肾上腺素释放，间接刺激心脏；剂量为 $5～10\mu g/(kg \cdot min)$ 时，可使心肌收缩力增加，但没有明显的心率及血管作用；剂量为 $10～20\mu g/(kg \cdot min)$ 时，心率明显增快，血压明显增高；$>20\mu g/(kg \cdot min)$ 时主要产生血管收缩作用，并没有进一步的正性肌力作用。

②多巴酚丁胺：为合成的儿茶酚胺类药物，主要作用为增加心肌收缩力和心率，轻度的周围血管床的扩张作用。通常与小剂量多巴胺合用。

③磷酸二酯酶抑制药：抑制 cAMP 降解而提高心肌细胞内 cAMP 的水平，激活钙通道，使钙内流增加，心肌收缩力增强，对血管扩张作用也与血管平滑肌内 cAMP 浓度增加有关。不增加心肌耗氧，不引起心肌缺血及无明显的致心律失常作用。该类药半衰期短，急性期短期使用可有明显血流动力学效应，但要维持血流动力学效应，必须增大剂量，而增大剂量则可使不良反应增加，并且心力衰竭时心肌缺乏 cAMP，对磷酸二酯酶抑制药反应较弱，故长期使用疗效不肯定，有可能加重心肌损害。目前主张将该类药用于对常规抗心力衰竭治疗无效、对洋地黄治疗出现不良反应、先天性心脏病手术后急性

心力衰竭及顽固性重症心力衰竭患者,而不宜作为抗心力衰竭一线药物。

> **处　方**

(1)洋地黄类药物

①地高辛:口服,儿童每日总量,早产儿按体重 0.02~0.03mg/kg;1 个月以下新生儿按体重 0.03~0.04mg/kg;1 个月至 2 岁按体重 0.05~0.06mg/kg;2~5 岁按体重 0.03~0.04mg/kg;5~10 岁按体重 0.02~0.035mg/kg;10 岁或 10 岁以上按成人常用量。总量分 3 次或每 6~8h 1 次给予,维持剂量为总量的 1/5~1/3,分 2 次,每 12h 1 次或每日 1 次。静脉注射:儿童按下列剂量分 3 次或每 6~8h 给予。早产新生儿按体重 0.015~0.025mg/kg;足月新生儿按体重 0.02~0.03mg/kg;1 个月至 2 岁按体重 0.04~0.05mg/kg;2~5 岁按体重 0.025~0.035mg/kg;5~10 岁按体重 0.015~0.03mg/kg;10 岁或 10 岁以上每次 0.25~0.5mg,用 5%葡萄糖注射液稀释后缓慢注射,以后可用 0.25mg,每隔 4~6h 按需注射,但每日总量不超过 1mg。

②去乙酰毛花苷 C:儿童按下列剂量分 2~3 次间隔 3~4h 给予。早产儿和足月新生儿或肾功能减退、心肌炎患儿,肌内注射或静脉注射,每日 0.022mg/kg;2 周至 3 岁,每日 0.025mg/kg。静脉注射获满意疗效后,可改用地高辛常用维持量。

(2)利尿药

①依他尼酸:儿童剂量,>5 岁,口服,每次 0.5~1mg/kg,每日 1~3 次,3~5d 为 1 个疗程。静脉注射或静脉滴注,每次 0.5~1mg/kg,必要时 8~12h 可重复注射,以 5%葡萄糖注射液或灭菌生理盐水稀释成 2mg/2ml 于 5min 内静脉注射,或稀释至 50ml 后静脉滴注。稀释后在 24h 内用毕,3~5d 为 1 个疗程。

②呋塞米:1 个月~12 岁静脉注射,每次 0.5~2.0mg/kg,稀释成 2mg/ml,5~10min 缓慢推注,必要时 8~12h 重复。口服,2~3mg/(kg・d),分 2~3 次。

③氢氯噻嗪:口服,1~2mg/(kg・d)或 30~60mg/(m² ・ d),分 1~2 次,<6 个月婴儿剂量可达 3mg/(kg・d)。

④氨苯蝶啶:口服,开始每日按体重 2~4mg/kg 或按体表面积 120mg/m²,分 2 次服,每日或隔日疗法。以后酌情调整剂量。最大剂量不超过每日 6mg/kg 或 300mg/m²。

⑤螺内酯：口服，开始每日按体重 1～3mg/kg 或按体表面积 30～90mg/m^2，单次或分 2～4 次服用，连服 5d 后酌情调整剂量。最大剂量为每日 3～9mg/kg 或 90～270mg/m^2。

（3）血管扩张药

①硝酸甘油：静脉滴注，0.5～3μg/(kg·min)。

②肼屈嗪：口服，按体重 750μg/kg 或按体表面积 25mg/m^2，每日 2～4 次，1～4 周渐增至最大量，7.5mg/kg 或每日 300mg。

③硝苯地平：口服，1～2mg/(kg·d)，分 3～4 次。

④哌唑嗪：口服，每次 5～25μg/kg，每 6～8h 1 次。

⑤酚妥拉明：静脉注射，每次 0.05～0.1mg/kg；静脉滴注。

⑥卡托普利：口服，0.5～4mg/(kg·d)，分 2～4 次，首剂 0.5mg/kg，后根据病情逐渐加量。

⑦依那普利：口服，0.1～0.4mg/(kg·d)，分 1～2 次。

（4）正性肌力药物

①多巴胺：静脉滴注，1～10μg/(kg·min)。

②多巴酚丁胺：静脉滴注，2～15μg/(kg·min)。

③米力农：静脉注射，37.5～50μg/kg，后维持量 0.25～1μg/(kg·min)。

【用药注意事项】

1. 洋地黄制剂禁用于肥厚性阻塞型心肌病、完全性房室传导阻滞及心脏压塞患儿。

2. 洋地黄中毒剂量与治疗剂量比较接近，应预防中毒。中毒一般表现为恶心、呕吐等胃肠道症状，亦有嗜睡、头晕及色视等神经系统症状。如出现中毒症状，应立即停用洋地黄及利尿药，同时补充钾盐。

3. 应用利尿药时，防止出现电解质紊乱。

4. 应用血管扩张药，防止低血压的出现，尤其联合用药时。

5. 米力农用药期间应监测心率、心律、血压、必要时调整剂量，定期复查血小板及肝肾功能。

6. 食物可影响卡托普利的吸收，故宜在餐前 1h 服药。本品个体化差异大，应按疗效调整剂量，个体化给药。

7. 卡托普利本品可升高血钾浓度，可能引起血钾过高。与螺内酯、氨苯蝶啶等保钾利尿药合用时应慎重。

8. 多巴酚丁胺①肥厚性阻塞型心肌病患者禁用。②不能与 β-肾上腺素能受体阻滞药联合应用。

9. 多巴胺治疗前必须先纠正低血容量。

第十一节 原发性心肌病

原发性心肌病指原因不明的心肌疾病,基本病理变化为心肌肥厚,心肌退行性变和纤维性变。世界卫生组织(1980)以解剖与病理生理改变为依据,将原发性心肌病分为扩张型心肌病、肥厚型心肌病和限制型心肌病3种。

【症状与体征】

本病起病及进展缓慢,症状轻重不一。

1. 扩张型心肌病 主要表现为心脏扩大、心力衰竭、心律失常、小动脉栓塞。

(1)症状:患儿先出现心脏扩大,起初无症状,以后出现劳累后气急、乏力、心悸、胸闷等,有的可有偏瘫。

(2)体征:心界扩大,心尖区可闻及Ⅱ~Ⅲ级收缩期杂音(心力衰竭控制后杂音减轻或消失),亦可闻及奔马律,有肝增大、下肢水肿等。

2. 肥厚型心肌病 主要表现为呼吸困难、心绞痛、昏厥,亦可发生猝死。

(1)症状:呼吸困难主要是由于肺静脉回流受阻引起肺淤血。心绞痛是由于心肌过度粗大或左心室流出道梗阻引起冠状动脉供血不足。由于脑供血不足,当剧烈运动时有昏厥,甚至猝死。

(2)体征:部分病例心界扩大,有的可闻及奔马律。特发性主动脉瓣狭窄者胸骨左缘的第2肋间可闻及Ⅲ级以上收缩期杂音,向左下传导到胸骨及胸骨左缘第3及第4肋间,有的第二心音反响分裂(P_2在前,A_2在后)。

3. 限制型心肌病 表现为原因不明的心力衰竭。随受累心室及病变程度不同而不同。

右心室病变主要表现为颈静脉怒张、肝大、腹水及下肢水肿。左心室病变表现为呼吸困难、咳嗽、咯血、胸痛,有时伴有肺动脉高压的表现。

【辅助检查】

1. X线检查 心影扩大,外观呈球形,心脏搏动减弱,肺淤血,有时可有少量胸腔积液。梗阻型心肌病的左心室造影,侧位X线平片左心室腔收缩期狭窄细如舌形,左心室流出道前部狭窄。

2. 超声心动图 扩张型心肌病心腔大,尤以左心室扩大显著。肥厚型心肌病心室壁增厚,其增厚的分布并非匀称。在 M 型超声可见二尖瓣的前瓣有收缩期的向前运动,其运动的幅度和持续的时间与左心室流出道的梗阻程度直接有关。梗阻型心肌病的室间隔与左心室后壁均有增厚,室间隔肥厚尤其突出,与左心室后壁的比值＞1.3∶1(婴儿除外),而且左心室流出道内径变小。限制型心肌病可见心房扩大(左心房尤为显著),心室腔正常或变小,室间隔及左心室壁有向心性增厚,室间隔与左心室内膜增厚发亮,搏动弱,左心室等容舒张期延长。

3. 心电图检查　心房肥大,左心房肥大多于右心房;心室肥大,左心室肥大最为常见;异常 Q 波:尤见于肥厚型心肌病,常见于 Ⅱ、Ⅲ、aVF、V_3、V_4、V_5 导联,有的称为假性心肌梗死;节律改变与传导阻滞,以心房扑动、心房颤动、室性早搏较多见,传导阻滞较少见;ST-T 改变;QRS 时限延长。

4. 心肌扫描　在休息及运动时以 ^{201}Tl 做心肌扫描,可显示室间隔及后壁增厚,亦可显示室腔的形态及大小。以 ^{99m}Tc 显示室腔,可见因不对称的室壁增厚而使室腔变形。

【治疗原则】

1. 一般治疗原则　休息、保证营养;根据病人情况选择内科非手术治疗,必要时手术治疗。

2. 用药目的与原则　营养心肌;治疗充血心力衰竭;降低心肌收缩力。

处　方

(1)扩张型心肌病的治疗:按一般充血性心力衰竭用药。

洋地黄类药物

①地高辛:口服,儿童每日总量,早产儿按体重 0.02～0.03mg/kg;1 个月以下新生儿按体重 0.03～0.04mg/kg;1 个月至 2 岁按体重 0.05～0.06mg/kg;2～5 岁按体重 0.03～0.04mg/kg;5～10 岁按体重 0.02～0.035mg/kg;10 岁或 10 岁以上按成人常用量。总量分 3 次或每 6～8h 1 次给予,维持剂量为总量的 1/5～1/3,分 2 次,每 12h 1 次或每日 1 次。静脉注射,儿童按下列剂量分 3 次或每 6～8h 给予。早产新生儿按体重 0.015～0.025mg/kg;足月新生儿按体重 0.02～0.03mg/kg;1 个月至 2 岁按体重 0.04～0.05mg/kg;2～5 岁按体重 0.025～0.035mg/kg;5～10 岁按体重 0.015～0.03mg/kg;10 岁或 10 岁以上每次 0.25～0.5mg,用 5％葡萄糖注射液稀释后缓慢注射,以后可用 0.25mg,每隔 4～6h 按需注射,但每日总量不超过 1mg;不能口服者需静脉注射,维持量 0.125～0.5mg,每日 1 次。

②去乙酰毛花苷:儿童按下列剂量分 2～3 次间隔 3～4h 给予。早产儿和足月新生儿或肾功能减退、心肌炎患儿,肌内注射或静脉注射,每日 0.022mg/kg;2 周至 3 岁,每日 0.025mg/kg。静脉注射获满意疗效后,可改用地高辛常用维持量。

利尿药

①依他尼酸:儿童剂量,＞5 岁,口服,每次 0.5～1mg/kg,每日 1～3 次,3～5d 为 1 个疗程。静脉注射或静脉滴注,每次 0.5～1mg/kg,必要时 8～12h 可重复注射,以 5％葡萄糖注射液或灭菌生理盐水稀释成 2mg/2ml 于 5min 内静脉注射,或稀释至 50ml 后静脉滴注。稀释后在 24h 内用毕,3～5d 为 1 个疗程。

②呋塞米:1 个月～12 岁静脉注射,每次 0.5～1.0mg/kg,稀释成 2mg/ml,5～10min 缓慢推注,必要时 8～12h 重复。口服,2～3mg/(kg・d),分 2～3 次。

③氢氯噻嗪:口服,1～2mg/(kg・d)或 30～60mg/(m^2・d),分 1～2 次,＜6 个月婴儿剂量可达 3mg/(kg・d)。

④氨苯蝶啶:口服,开始每日按体重 2～4mg/kg 或按体表面积 120mg/m^2,分 2 次服,每日或隔日疗法。以后酌情调整剂量。最大剂量不超过每日 6mg/kg 或 300mg/m^2。

⑤螺内酯:口服,开始每日按体重 1～3mg/kg 或按体表面积 30～90mg/m^2,单次或分 2～4 次服用,连服 5d 后酌情调整剂量。最大剂量为每日 3～9mg/kg 或 90～270mg/m^2。

血管扩张药

①硝酸甘油:静脉滴注,0.5～3μg/(kg・min)。

②肼屈嗪:口服,按体重 750μg/kg 或按体表面积 25mg/m^2,每日 2～4 次,1～4 周渐增至最大量,7.5mg/kg 或每日 300mg。

③硝苯地平:口服,1～2mg/(kg・d),分 3～4 次。

④硝普钠:静脉滴注,0.5～8μg/(kg・min)。

⑤哌唑嗪:口服,每次 5～25μg/kg,每 6～8h 1 次。

⑥酚妥拉明:静脉注射,每次 0.05～0.1mg/kg;静脉滴注,2～6μg/(kg・min)。

⑦卡托普利:口服,0.5～4mg/(kg・d),分 2～4 次,首剂 0.5mg/kg,后根据病情逐渐加量。

⑧依那普利:口服,0.1~0.4mg/(kg·d),分 1~2 次。

正性肌力药物

①多巴胺:静脉滴注,5~10μg/(kg·min)。

②多巴酚丁胺:静脉滴注,2~15μg/(kg·min)。

③米力农:静脉注射,37.5~50μg/kg,后维持量 0.25~1μg/(kg·min)。

(2)肥厚型心肌病的治疗:为降低心肌的收缩力,改善舒张期的顺应性和预防猝死。

普萘洛尔:常用剂量 1~2mg/(kg·d),分次口服,以后可逐渐加大到 3~4mg/kg。

【用药注意事项】

1. 普萘洛尔可引起支气管痉挛及鼻黏膜微细血管收缩,故忌用于哮喘及过敏性鼻炎患者。

2. 普萘洛尔剂量的个体差异较大,宜从小到大试用,以选择适宜的剂量。长期用药时不可突然停药。

3. 普萘洛尔用药期间,应定期检查血常规、血压、心功能、肝肾功能等。

第50章

泌尿系统疾病用药与处方

第一节　急性肾小球肾炎

急性肾小球肾炎（acute glomerulonephritis）简称急性肾炎，广义上是指一组病因不一，临床表现为急性起病，多有前驱感染，以血尿为主，伴不同程度的蛋白尿，可有水肿、高血压或肾功能不全的肾小球疾病。可分为急性链球菌感染后肾小球肾炎和非链球菌感染后肾小球肾炎。

【症状与体征】

1. 症状

（1）呼吸道或皮肤感染史，急性起病。

（2）典型表现为晨起颜面眼睑水肿、尿量减少、血尿或蛋白尿。

（3）严重病例出现呼吸急促、胸闷、咳嗽、不能平卧，恶心、呕吐、视物模糊、一过性黑矇，尿量明显减少或无尿。

2. 体征　可有眼睑、颜面水肿，70%～80%的患儿有轻到中度高血压，可出现头痛、头晕。严重病例可出现心率加快、奔马律，肺底湿啰音，惊厥或昏迷。

【辅助检查】

1. 尿液检查　尿蛋白定性可在±，尿镜检除多少不等的红细胞外，可有透明、颗粒或红细胞管型。

2. 血清学检查　红细胞沉降率增快，ASO 增高，急性期血清补体 C3 下降，明显少尿时可有一过性血尿素和肌酐升高。

3. 血常规　白细胞一般轻度升高或正常，红细胞和血红蛋白可稍低。

【治疗原则】

1. 一般治疗原则　卧床休息,水肿高血压者应限盐及水;有感染灶时肌内注射青霉素;对症治疗,利尿、降压;严重病例根据病情给予相应治疗。

2. 用药目的与原则

(1)首选青霉素或头孢菌素治疗链球菌感染 10～14d,过敏者可选用大环内酯类抗生素。

(2)对症治疗利尿消肿,可以用氢氯噻嗪、螺内酯、呋塞米、托拉塞米。

(3)降压治疗,首选血管紧张素转化酶抑制药或受体阻滞药,也可用钙通道阻滞药等,药物包括硝苯地平、卡托普利、依那普利、利血平、硝普钠等。

(4)维持水、电解质和酸碱平衡。

处　方

(1)抗感染治疗

青霉素:5 万～10 万 U/(kg·d),每日 1 次,疗程为 10～14d。

(2)利尿消肿

①氢氯噻嗪:1～2mg/(kg·d),分 2～3 次口服。

②螺内酯:2mg/(kg·d),分 2～3 次口服。

③呋塞米:1～2mg/(kg·d),口服,注射剂量为每次 1～2mg/kg。

④托拉塞米:1～2mg/(kg·d),静脉用药。

(3)降压治疗

①硝苯地平:每次 0.25～0.5mg/kg,先从小剂量开始,分 3 次口服或舌下含服,一般不单独应用。

②卡托普利:0.3～0.5mg/(kg·d),先从小剂量开始,分 3 次口服,最大剂量 5mg/(kg·d),与硝苯地平交替使用效果更佳。

③硝普钠:5～20mg 溶于 100ml 葡萄糖注射液中,以 1μg/(kg·min)速度开始,视血压调整滴数。应注意滴注速度、需新鲜配制、输液瓶用黑纸包裹避光。

(4)严重病例可使用腹膜透析或血液透析。

【用药注意事项】

1. 发病急性期应特别警惕并发症的防治,预防严重循环充血、高血压脑病、急性肾功能不全、急性肺水肿等的发生。

2. 应用利尿药时注意保持水、电解质平衡。

3. 根本预防是防治感染,平日应加强锻炼,注意皮肤清洁卫生,以减少呼吸道和皮肤感染。一旦感染应彻底治疗。感染后 2～3 周应行尿常规检查。

第二节 肾病综合征

小儿肾病综合征(nephrotic syndrome)是一组由多种原因引起的肾小球滤过膜通透性增加,导致血浆内大量蛋白质从尿中丢失的临床综合征。依临床表现分为两型:单纯型和肾炎型。根据病理变化又分为微小病变型和非微小病变型。肾病综合征的预后转归与其病理变化密切相关。

【症状与体征】

1. 症状

(1)患儿一般起病隐匿,部分病例有病毒感染或细菌感染发病史。

(2)尿量减少,尿色变深,肾炎型肾病可有肉眼血尿。

(3)乏力、倦怠、食欲缺乏、恶心、呕吐、腹泻。

2. 体征

(1)水肿最常见,开始见于眼睑和颜面,以后逐渐遍及全身,呈体位性,全身皮肤光白发亮,水肿呈指凹性。严重病例可有浆膜腔积液,如腹水、胸腔积液、心包积液,可有外阴、阴囊、阴茎水肿。肾炎性肾病可有高血压。

(2)营养不良表现为贫血貌,毛发干枯、皮肤干燥,指(趾)甲出现白色横纹。

(3)有并发症者可表现为畏食、头痛、呕吐、视力障碍、嗜睡、休克,甚至抽搐。

【辅助检查】

1. 尿液分析 ①尿常规检查:蛋白定性多在(±)以上,少数患者有短暂镜下血尿;②尿蛋白定量:>50mg/(kg·d)。

2. 血清蛋白、胆固醇、肾功能测定 人血白蛋白≤25g/L;胆固醇>5.7mmol/L;血肌酐、尿素可能升高。

3. 血清补体测定 微小病变型大多正常,非微小病变型可以降低。

4. 高凝状态和血栓形成检查 血小板增多,血小板聚集率增加,血浆纤维蛋白原增加,FDP 增高。

5. 系统性疾病血清学检查 ANA 及抗 DS-DNA 抗体、Smith 抗体等。

6. 超声检查 可疑血栓形成者可行彩超检查。

7. 肾穿刺 适应证：①对糖皮质激素依赖、耐药、频复发；②肾炎性肾病；③慢性肾小球肾炎。

【治疗原则】

1. 一般治疗原则

(1)休息：水肿显著或大量蛋白尿，或严重高血压者均需卧床休息。

(2)饮食：显著水肿和严重高血压时应短期限制水钠摄入，蛋白质摄入 $1.5\sim2g/(kg \cdot d)$ 选用乳、鱼、蛋、禽、牛肉等优质蛋白。

(3)防治感染。

(4)利尿：水肿较重伴尿少者可加用利尿药。

(5)其他疗法：抗凝、保护肾功能、调节免疫功能等；指导家长。

2. 用药目的与原则

(1)对症支持治疗，控制感染，可根据患儿感染部位和药敏试验选择相应的抗生素。

(2)控制水肿，利尿治疗，可使用氢氯噻嗪、螺内酯、呋塞米等。

(3)首选糖皮质激素治疗，初治病例确诊后应尽早选用泼尼松治疗，频复发或激素依赖者可更换激素制剂如地塞米松等，冲击疗法应用甲泼尼龙。

(4)对于难治的病例可以联合免疫抑制药治疗，包括环磷酰胺、环孢素、硫唑嘌呤、麦考酚吗乙酯、他克莫司、雷公藤总苷等。

(5)抗凝及纤溶药物治疗，可根据病情选用肝素、尿激酶、双嘧达莫等。

(6)免疫调节药的应用，如左旋咪唑。

(7)ACEI治疗调节肾功能，常用卡托普利、依那普利、福辛普利等。

处 方

(1)控制感染：根据患儿感染部位和药敏试验选择相应的抗生素。

(2)利尿治疗

①氢氯噻嗪：$1mg/kg$，每日 $2\sim3$ 次。

②加用螺内酯或呋塞米：$1\sim1.5mg/kg$，每日 $2\sim3$ 次。

③人血白蛋白：严重水肿或血浆白蛋白 $<15g/L$，可输注人血白蛋白 $0.5\sim1g/kg$，辅以静脉输注呋塞米 $1\sim1.5mg/kg$。

(3)肾上腺皮质激素治疗：可分以下两个阶段。

①诱导缓解阶段：足量泼尼松（泼尼松龙）$60mg/(m^2 \cdot d)$ 或 $2mg/(kg \cdot d)$，最大剂量 $80mg/d$，先分次口服，尿蛋白转阴后改为每晨顿服，疗程为 6 周。

②巩固维持阶段:隔日晨顿服 1.5mg/kg 或 40mg/m²(最大剂量 60mg/d),共 6 周,然后逐渐减量。

(4)联合免疫抑制药治疗

①环磷酰胺(CTX)剂量:2～3mg/(kg·d)分次口服 8 周,或 8～12mg/(kg·d)静脉冲击疗法,每 2 周连用 2d,总剂量≤200mg/kg,或每月 1 次静脉注射,每次 500mg/m²,共 6 次。

②环孢素 A(CsA)剂量:3～7mg/(kg·d) 或 100～150mg/(m²·d),调整剂量使血药谷浓度维持在 80～120ng/ml,疗程为 1～2 年。

③霉酚酸酯(MMF)剂量:20～30/(kg·d) 或 800～1200mg/m²,分次口服(最大剂量1g,每日 2 次),疗程为 12～24 个月。

④他克莫司(FK506)剂量:0.1～0.15mg/(kg·d),维持血药浓度 5～10μg/L,疗程为 12～24 个月。

⑤甲基泼尼松龙冲击治疗:每次 15～30mg/kg,每日 1 次,3d 为 1 个疗程。

(5)其他

①双嘧达莫:5～10mg/(kg·d),分 3 次饭后口服,疗程为 3～6 个月。

②低分子肝素:每次 4000～5000U,每日 1 次,皮下注射(注意避免肌内注射)。

③卡托普利:0.3mg/(kg·d),分 3 次口服,最大剂量 5mg/(kg·d),疗程为 6 个月。

④左旋咪唑:2.5mg/kg,隔日口服,疗程为 3～6 个月,常与泼尼松联合应用。

【用药注意事项】

1. 治疗过程中应注意并发症的发生,如感染、电解质紊乱和低血容量、血栓形成、急性肾衰竭、肾小管功能障碍、生长延迟。

2. 一般情况下,首先宜选用皮质激素,如果疗效不好或不能耐受时,则考虑合用或改用其他免疫抑制药。长期激素或免疫抑制药治疗应注意药物不良反应。

3. 肾病综合征的最后转归与其病理变化密切相关,微小病变型预后最好,但易复发。灶性肾小球硬化和系膜毛细血管性肾小球肾炎预后最差。

第三节　泌尿系感染

泌尿系感染是指病原体直接侵入尿路而引起的炎症,感染可累及上、下泌尿道。小儿时期感染较难定位,故统称为泌尿系感染。因其与泌尿系畸形和膀胱输尿管反流密切相关,且易反复,导致肾瘢痕形成,最终致成人期发生高血压和终末肾衰竭。因此,对所有泌尿系感染的小儿都要及时诊断和治疗,并寻找潜在的畸形。

【症状与体征】

1. 症状　急性尿路感染,病程在 6 个月以内,随着年龄增长表现也不同。

(1)新生儿:以全身症状为主,发热、苍白、呕吐、拒乳、腹泻,生长发育停滞、体重不增等,常伴有败血症。局部泌尿系症状不明显。对不明原因发热的新生儿应做血、尿培养以明确诊断。

(2)婴幼儿:仍以全身症状为主,发热、腹泻、呕吐等。排尿时哭闹、尿频。

(3)年长儿:下尿路感染时多表现为尿痛、尿急、尿频、排尿困难等尿路刺激征,上尿路感染时出现发热、寒战、腹痛,常伴有腰痛。尿液浑浊,可出现肉眼血尿。慢性尿路感染:病程 6 个月以上,症状轻重不一,常伴有间歇性发热、消瘦、乏力、腰酸、贫血、生长迟缓等,局部尿路刺激征可有可无。多合并尿路畸形或反流,尿常规检查可无明显异常。

2. 体征　小儿泌尿系感染局部体征不明显,新生儿可出现抽搐、黄疸;婴幼儿可表现为顽固性尿布皮疹;年长儿双肾区叩击痛可阳性。

【辅助检查】

1. 尿常规　清洁中段离心尿白细胞＞5 个/HP,可怀疑尿路感染,白细胞成堆或管型尿更有意义,也可伴有血尿。

2. 尿培养　清洁中段尿培养菌落计数≥10^5/ml 可确诊,$10^4 \sim 10^5$/ml 为可疑,＜10^4/ml 为污染。粪链球菌菌落计数在 $10^3 \sim 10^4$/ml 即可确诊(因其一个链上有 32 个细菌)。通过耻骨联合上穿刺的尿培养,一旦发现细菌即可诊断。如尿路刺激征明显,尿中有较多白细胞,中段尿培养菌落计数＞10^2/ml,致病菌为大肠埃希菌,也可诊断。尿培养阴性,临床高度怀疑者,应做 L-型细菌和厌氧菌培养。

3. 尿沉渣涂片直接找菌　油镜下每个视野都能找到 1 个细菌,表明细菌在 10 万/ml 以上。

4. 亚硝酸盐试纸条试验 大肠埃希菌、副大肠埃希菌能将尿中硝酸盐还原成亚硝酸盐,后者与试剂反应产生红色重氮磺胺盐,检测晨尿可提高阳性率。

5. 尿白细胞酯酶 尿试纸条对中性粒细胞酯酶活性可产生不同反应证明尿中存在白细胞。

6. X 线检查 肾盂静脉造影、排泄性膀胱尿路造影、核素肾静态显像、CT 扫描等。

7. 超声检查 适用于检查解剖异常和肾大小。

【治疗原则】

1. 一般治疗原则 急性期卧床休息,多饮水以增加尿量,注意外阴清洁。饮食应富含蛋白质和维生素,以增强机体抵抗力。对症治疗,如退热、解痉、镇静等。

2. 用药目的与原则 高热、头痛、腰痛的患儿给予解热镇痛药;尿路刺激征明显者可给予阿托品、山莨菪碱等抗胆碱药或口服碳酸氢钠碱化尿液,以减轻尿路刺激征;根据尿培养及药敏结果,结合临床选用抗生素。抗菌药物选用原则:①选用对致病菌敏感的药物,在无尿培养结果和药敏试验之前,宜选用对革兰阴性杆菌有效的药物。以后再根据药敏试验调整药物。②选用在肾和尿内浓度高的药物,如氨苄西林、头孢菌素类。③选用对肾损害小、不良反应少的药物,小儿一般不首选氨基糖苷类和喹诺酮类药物。④新生儿、血行感染、尿路畸形或严重感染时可联合用药。⑤治疗疗程,下尿路感染者一般 7～10d,肾盂肾炎者 14d。

处 方

结合临床选用适宜的抗菌药物,严重感染可联合用药。

(1)复方磺胺甲噁唑:SMZ 20～30mg/kg,TMP 4～6mg/kg,分 2 次口服。疗程 1 周以上应监测血常规变化,嘱多饮水,避免发生尿结晶或血尿。

(2)呋喃妥因:对大肠埃希菌、葡萄球菌及肠球菌均有疗效,5～7mg/(kg·d),分 3～4 次口服,不良反应为胃肠道反应。

(3)喹诺酮类:对铜绿假单胞菌、金黄色葡萄球菌和肠球菌均有效,但因其可影响儿童软骨发育,儿童一般不用。

(4)氨苄西林:50～100mg/(kg·d),严重感染者 100～200mg/(kg·d),分 2～3 次静脉滴注。

(5)头孢哌酮/舒巴坦钠:40~80mg/(kg·d),分 2~3 次静脉滴注。

(6)头孢噻肟钠:50~100mg/(kg·d),分 2~3 次静脉滴注。

【用药注意事项】

1. 对于复发性尿路感染,要注意排除尿路畸形,必要时进行肾脏超声、静脉肾盂造影、逆行膀胱造影等检查。

2. 伴有结石、梗阻、尿路畸形者,在使用有效抗生素治疗后应进行外科治疗。

3. 尽量避免使用尿路器械,必要时严格无菌操作。

第四节　溶血尿毒综合征

溶血尿毒综合征是多种原因引起的微血管溶血性贫血、血小板减少及急性肾衰竭为特征的综合征。好发于儿童,典型(腹泻后)病例有前驱胃肠道感染史,非典型(无腹泻)病例多有家族史,病死率高。

【症状与体征】

1. **症状**　典型病例前驱均有腹泻、食欲缺乏、呕吐、腹泻,开始为水样便,很快出现血水样便。常伴有中度发热。前驱期后突然出现面色苍白、头晕、乏力、水肿、血尿、少尿,甚至头痛、嗜睡、昏迷、抽搐等神经系统症状。

2. **体征**　贫血貌、黄疸、皮下瘀斑,水肿、血压增高;肌张力改变、共济失调、偏瘫;可见肝脾大。

【辅助检查】

1. **血常规**　血红蛋白明显下降(严重者 30~50g/L),网织红细胞升高,血涂片红细胞形态异常,呈破碎、三角形、芒刺状。白细胞常增高达 20×10^9/L 以上,以中性粒细胞为主;血小板减少低至 10×10^9/L。转氨酶可升高,20% 可有淀粉酶升高。

2. **尿常规**　可见血红蛋白尿、红细胞碎片、白细胞和管型,伴有不同程度蛋白尿。

3. **骨髓检查**　巨核细胞数目增加,形态正常。

4. **凝血与纤溶**　早期凝血酶原稍低,纤维蛋白降解产物增加,凝血酶原时间延长。

5. **生化改变**　间接胆红素升高为主,血浆乳酸脱氢酶及同工酶(丙酮酸脱氢酶)升高,是诊断溶血的敏感指标。少尿期血尿素、肌酐增高,血钾升高,代谢性酸中毒。

【治疗原则】

1. 一般治疗原则 主张采取综合治疗和支持疗法,强调支持疗法和早期透析。除志贺痢疾杆菌外,不主张常规使用抗生素。出现负氮平衡和低蛋白血症时,积极采取营养支持,持续腹泻时静脉营养。

2. 用药目的与原则 高血压时可采用硝苯地平降压、惊厥发作可采用地西泮止惊。急性肾衰竭治疗:维持水、电解质平衡,水肿和低钠血症时避免过多补液、补钾,提倡尽早腹膜透析。特殊治疗:输注新鲜冷冻血浆或血浆置换补充抑制血小板凝聚因子,血细胞比容<0.15(或 Hb<60g/L)时可输新鲜红细胞悬液。一般避免输血小板,可加重微血栓。糖皮质激素:疗效不肯定,且易促进高凝状态,故目前不主张应用。

处 方

(1)特殊治疗

①新鲜冷冻血浆:首日输注 30～40ml/kg,以后 15～20ml/(kg·d),一般疗程 2 周。

②血浆置换:每日 1～2U 新鲜冷冻血浆置换,逐渐延长间隔时间,直至病情缓解、血小板正常、神经系统症状改善,但价格昂贵。

③新鲜红细胞悬液:每次 5～10ml/kg。

(2)抗高血压治疗

硝苯地平:每次 0.25～0.5mg/kg(每次<10mg),口服或舌下含服。

(3)抗惊厥治疗

地西泮:每次 0.1～0.3mg/kg,缓慢静脉注射。

【用药注意事项】

早期诊断、正确治疗和及早进行腹膜透析是降低病死率的关键。影响预后因素主要取决于肾损害程度。急性肾衰竭严重程度和蛋白尿持续存在是最有价值的预测因素。非典型病例复发率和终末肾衰竭发生率高。反复发作和有家族倾向者、伴有严重肾外症状如中枢神经系统症状,持续高血压、血样便,直肠脱垂者预后差。部分患者可出现轻微的神经系统后遗症,如注意力分散、精细动作不协调等。部分慢性肾功能不全患者需长期透析维持生命。

第51章

造血系统疾病用药与处方

第一节 营养性缺铁性贫血

营养性缺铁性贫血是由于体内缺乏铁致使 Hb 合成减少而引起的一种小细胞低色素性贫血。临床上以小细胞低色素性贫血,血清铁蛋白减少和铁剂治疗有效为特点。是小儿贫血中最常见者,以 6 个月至 2 岁的婴幼儿发病率最高,严重危害小儿健康,是我国重点防治的小儿常见病之一。

【症状与体征】

1. 症状 年长儿头晕、眼发黑、耳鸣、易疲劳,精神萎靡、注意力不集中。婴幼儿情绪易激动,易影响肠蠕动和消化酶,导致食欲缺乏、恶心、呕吐、腹胀、腹泻、便秘,口腔炎、舌炎、舌乳头萎缩,异食癖。

2. 体征 皮肤黏膜苍白突出,口唇、甲床及眼睑苍白,肝脾大(再障除外),年龄越小、贫血重、病程越长增大越明显。心动过速、动脉压升高,呼吸加快(代偿),重度时,心脏扩大、充血性心力衰竭。

【辅助检查】

1. 血常规 Hb 减少较 RBC 减少更明显,呈小细胞低色素性贫血,MCV $<80fl$,MCH$<26pg$,MCHC<0.31,网织红细胞正常或稍低,WBC 及血小板正常。血涂片可见红细胞大小不等,小细胞多,中央淡染区扩大。

2. 骨髓象 中、晚幼 RBC 增生活跃,各期 RBC 均小,胞质少,染色偏蓝(血红蛋白量少)边缘不规则,胞质成熟落后于胞核,粒细胞系及巨核细胞系正常。

3. 血清铁蛋白 反映体内贮铁情况,因而是诊断缺铁的铁缺少期(ID 期)的敏感指标,但当体内有炎症感染、肿瘤、肝和心脏疾病时可导致 SF 升高。可测红细胞内碱性铁蛋白。RBC游离原卟啉升高（＞50μg/L），血清铁、总铁结合力和转铁蛋白饱和度这3项检查是反映血浆中铁含量，通常在缺铁性贫血起期时血清铁减少，总铁结合力升高，转铁蛋白饱和度下降，低于0.15有诊断意义。

【治疗原则】

1. 一般治疗原则

(1)注意护理、避免感染、保护心脏功能。

(2)根据患儿的消化能力，合理饮食，尤其对单纯牛奶喂养的小儿，应注意补铁，对于生长发育较快的小儿注意补充铁剂，适量进食肉类食物。

(3)治疗原发病，如慢性腹泻、肠道寄生虫病等。

2. 用药目的与原则　　主要是铁剂及维生素C。以口服补铁药物为佳，慎用注射铁剂。

处　方

(1)补充铁元素

①右旋糖酐铁：儿童，体重＜5kg，25mg/d；体重5～9kg，50mg/d；体重＞9kg，按成人剂量50～100mg/d，分3次服，或遵医嘱。

②硫酸亚铁：儿童，预防量，每日5mg/kg；治疗量，1岁以下，每次60mg，每日3次；1～5岁，每次120mg，每日3次；6～12岁，每次0.3g，每日2次。2.5%硫酸亚铁糖浆，儿童每日0.6～1.2ml/kg。硫酸亚铁缓释片，每次15～30mg/kg，每日1次。

③富马酸亚铁：儿童常用量，1岁以下，每次35mg，每日3次；1～5岁，每次70mg，每日3次；6～12岁，每次140mg，每日3次。

④葡萄糖酸亚铁：儿童每日30mg/kg，分3次服用。

⑤琥珀酸亚铁：儿童，每日6～18mg/kg，分3次服用。

⑥蔗糖铁：儿童，根据血红蛋白水平，每次0.15ml/kg（3mg/kg），1周2～3次，首次用药进行测试。

(2)辅助铁剂吸收

维生素C：辅助铁剂吸收。儿童每日100～300mg，分2～3次服用。静脉注射或肌内注射，儿童每日100～300mg，至少2周。

【用药注意事项】

1. 补充铁剂按铁元素计算补铁量，4～6mg/(kg·d)，补充铁剂时，两餐间服药可以减少对胃肠刺激，避免与牛奶、茶、咖啡同服，不利于吸收，同时服维生素 C,帮助铁吸收。

2. 小婴儿服用铁剂困难时,如是母乳喂养,可母亲服用铁剂,提高母乳中铁含量,间接给患儿补铁。

3. 铁剂服至 Hb 正常后 2 个月左右停服,补足储存铁。但不可长期服用铁剂,如治疗未能达到预期的效果,应从新考虑诊断。

4. 注射铁剂期间,不宜同时口服铁,以免发生毒性反应。

5. 避免婴儿肌内注射铁剂。

6. 用药期间需定期做下列检查,以观察治疗反应:①血红蛋白测定;②网织红细胞计数;③血清铁蛋白及血清铁测定。

7. 药物过量发生的急性中毒多见于儿童,由于坏死性胃炎、肠炎,患者可有严重呕吐、腹泻及腹痛,以致血压降低、代谢性酸中毒,甚至昏迷。24~48h 后,严重中毒可进一步发展至休克及血容量不足、肝损害及心力衰竭。患者可有全身抽搐。中毒后期症状有皮肤湿冷、发绀、嗜睡、极度疲乏及虚弱、心动过速。有急性中毒征象应立即用去铁胺救治。

第二节 营养性巨幼红细胞性贫血

营养性巨幼红细胞贫血是由于维生素 B_{12} 和(或)叶酸缺乏所引起的一种大细胞性贫血,主要临床特点:贫血,RBC 的减少比 Hb 减少更明显,红细胞的胞体变大,骨髓中出现巨幼 RBC,用维生素 B_{12} 和(或)叶酸治疗有效。

【症状与体征】

1. 症状 多<2 岁的婴幼儿,表现为皮肤常呈蜡黄色,乏力、可出现烦躁不安易怒等症状,维生素 B_{12} 缺乏,表现为表情呆滞、目光发呆、反应迟钝、少哭不笑、智力动作发育落后甚至退步。重症时可出现不规则震颤,手足无意识运动甚至抽搐、感觉异常,神经精神症状。

2. 体征 呈虚胖状,可有轻度水肿,毛发纤细稀疏,黄色,严重皮肤有出血点或瘀斑。睑结膜,口唇,指甲处苍白,常伴肝、脾大。共济失调,踝阵挛及巴氏征(+)。

【辅助检查】

1. 血常规 红细胞数减少比血红蛋白减少明显,大细胞性贫血,MCV>94fl,MCH>32pg,血涂片可见 RBC 大小不等,以大细胞为多,易见嗜多色性和嗜碱点彩 RBC。可见巨幼变的有核 RBC,网织 RBC 减少,中性粒细胞分叶过多,白细胞、血小板计数常减少(需与再生障碍性贫血鉴别)。

2. 骨髓象 骨髓增生明显活跃,以红系增生为主,粒红系统均出现巨幼变,细胞核的发育落后于胞质,表现为胞体变大,核染色质粗而松,可见巨大的有胞质空泡形成的中性粒细胞而且核分叶过多,巨核细胞的核有过度分叶现象。

3. 血清维生素 B_{12} 测定 正常值 $200\sim800ng/L$,$<100ng/L$ 为缺乏。尿甲基丙二酸含量增加,是维生素 B_{12} 缺乏可靠、敏感指标。血清叶酸测定,正常值 $5\sim6\mu g/L$,$<3\mu g/L$ 为缺乏。

【治疗原则】

1. 一般治疗原则 注意营养,及时添加辅食,纠正偏食,预防感染。

2. 用药目的与原则 补充维生素 B_{12} 和叶酸。

处 方

(1)补充维生素 B_{12}:肌内注射维生素 B_{12} 数周,一般维生素 B_{12} 每次 $100\mu g$,每日或隔日 1 次,连用数周至临床症状好转,血常规恢复。对于由于维生素 B_{12} 吸收缺陷所致的患者,应长期予肌内注射维生素 B_{12} 治疗,每月 $1mg$。单纯缺乏维生素 B_{12} 时,开始治疗时不宜加用叶酸治疗,以免加剧精神神经症状。但对维生素 B_{12} 治疗反应较差者可加用叶酸治疗。

(2)补充叶酸:1 岁以上叶酸每次 $5mg$,每日 $2\sim3$ 次。口服数周至临床症状好转,血常规恢复。同时服用维生素 B_{12} 有助于叶酸吸收。

【用药注意事项】

营养性巨幼红细胞贫血常合并缺铁,应同时补铁,并补充蛋白质及其他 B 族维生素。

第三节 特发性血小板减少性紫癜

病因尚不清楚。发病前多有病毒感染史,少数有预防接种史,使机体产生了血小板抗体,与血小板膜发生交叉反应,使血小板易于破坏,寿命缩短,导致血小板减少。

【症状与体征】

1. 症状 多见于 $2\sim8$ 岁小儿,起病急,临床表现为自发性皮肤黏膜出血,可伴有鼻出血、牙龈出血,少数有消化道出血及肉眼血尿。偶发颅内出血。

2. 体征　皮肤多为针尖大小的皮肤出血点,或是紫癜和瘀斑,以四肢多见,分布不均。瘀斑多见于易于磕碰的地方。

【辅助检查】

1. 血常规　血小板计数常 $< 20 \times 10^9$/L,出血多时可有贫血。白细胞多在正常范围内,出血时间延长,凝血时间正常。

2. 骨髓象　骨髓巨核细胞数正常或增多,胞体大小不一,常有空泡形成颗粒减少。

3. 血小板抗体 IgG 检测　抗体明显升高。

4. 束臂试验　阳性。

【治疗原则】

1. 一般治疗原则　急性出血期宜住院治疗,避免外伤,卧床休息。

2. 用药目的与原则　肾上腺皮质激素、大剂量静脉输注丙种球蛋白、输血小板和红细胞及脾切除。

处　方

(1)减少出血、减低免疫反应:目前主张发病在 1 个月以内,病情属重症者应用激素。用药原则为早期、大量、短程。常规剂量泼尼松 1mg/(kg·d)。短疗程大剂量给药:甲泼尼龙 1.0g/d,3 次为 1 个疗程,或地塞米松 $10 \sim 15$mg/(m^2·d)或每次 2mg/(kg·d)。一般用 3 周左右,最长不超过 4 周,应逐渐减量停药。

(2)增强抵抗力:大剂量丙种球蛋白,0.4g/(kg·d),连用 5d。

(3)抑制免疫:激素无效者可试用。长春新碱,$1.5 \sim 2$mg/m^2(最大剂量每次 2mg),加入生理盐水 250ml 中,每周 1 次静脉滴注,$4 \sim 6$ 周为 1 个疗程。

【用药注意事项】

小儿如长期使用肾上腺皮质激素,需十分慎重,因激素可抑制患儿的生长和发育,如确有必要长期使用,应采用短效(如可的松)或中效制剂(如泼尼松),避免使用长效制剂(如地塞米松)。注射丙种球蛋白时,可能发生类过敏反应,如不适、荨麻疹、咳嗽、发热等。

第四节　急性白血病

白血病是一种克隆性,起源于造血干祖细胞的造血系统肿瘤,并在体内组织器官如肝、脾、淋巴结等脏器广泛浸润,导致贫血、出血、感染、浸润征象的疾病。是小儿时期最常见的恶性肿瘤。急性白血病可分为急性淋巴细胞白血病(ALL)和急性髓细胞白血病(AML)。

【症状与体征】

ALL 是儿童最常见的恶性疾病。多发生在 1～5 岁儿童,3～4 岁为发病最高峰。AML 中 M0、M1、M2、M3 在年长儿中更常见,10～15 岁儿童的发病率与成年人相似。M5、M7 在年幼儿中更常见。

儿童急性白血病多起病急,症状明显。主要表现为发热、热型不定。贫血引起的皮肤、口唇黏膜苍白,乏力,精神不振,食欲缺乏,活动后气促等。血小板减少引起的鼻、牙龈出血及皮肤出血点等。M3 型易并发 DIC 致出血显著。脏器浸润如肝、脾、淋巴结肿大,单/双侧睾丸无痛性肿大,颅内压高表现(如头痛、呕吐、嗜睡等)。年长儿常伴有骨和(或)关节疼痛症状。

【辅助检查】

1. 血常规 白细胞可有不同程度增高或减低,部分可超过 $100 \times 10^9/L$,也可低于 $1 \times 10^9/L$。贫血程度不一,多呈中度贫血,正细胞正色素性。血小板多减少。白细胞分类可见原始、幼稚细胞。

2. 骨髓象 是确诊的重要依据。骨髓多增生活跃至极度活跃,部分增生减低,原始及幼稚细胞超过 20%,红系和巨核系增生受抑。

3. 细胞化学染色、免疫学及细胞遗传学 可进一步确定诊断并分型。

【治疗原则】

1. 一般治疗原则 保证营养,防止感染。

2. 用药目的与原则 多药联合化疗,按危险度分型,分阶段用药,同时预防脑膜白血病。早诊断、早治疗是关键。目的:减少恶性原始细胞比例,解除浸润症状,恢复正常造血功能。

(1)支持治疗:成分输血,水化碱化,联合抗感染治疗,骨髓抑制期可予 G-CSF/GM-CSF 等造血因子。高白细胞时可行白细胞单采术。监测凝血功能。

(2)联合化疗:儿童 AML 治疗同成年人。诱导缓解治疗采用标准"7+3"DA、HA、DAE 等方案。巩固治疗采用 HD-AraC 后若有 HLA 相合配型进行异基因造血干细胞移植或继续化疗。M3 型采用全反式维 A 酸(ATRA)治疗。儿童 ALL 是治疗效果最好的一型,约 80% 可被治愈。正规化疗长期无病生存率可达 70%～80%。诱导缓解治疗采用 VDP、VDLP、CODLP 等方案。3～4 种药物联合诱导低危患儿,4～7 种药物联合诱导高危患儿。巩固治疗采用 VDLD、HD-MTX、VP/6MP＋MTX 等方案。

（3）血-脑脊液/血-睾屏障是白血病细胞药物性庇护所,小儿易并发脑膜白血病,睾丸白血病,应给予三联鞘内注射 MTX、Ara-C、DXM,颅脑或双侧睾丸局部放射治疗。

处　方

联合化疗

①阿糖胞苷（AraC）:$100\sim200$mg/(m^2・d),HD-AraC $1\sim2$g/m^2,每12h 1 次。

②柔红霉素（DNR）:$30\sim60$mg/(m^2・d)。

③多柔比星（ADR）:每周 $25\sim40$mg/m^2。

④泼尼松（Pred）:$40\sim60$mg/(m^2・d)。

⑤长春新碱（VCR）:每周 $1.5\sim2$mg/m^2。

⑥门冬酰胺酶（L-asp）:每周 $6000\sim10\,000$U/m^2。

⑦环磷酰胺（CTX）:$600\sim800$mg/(m^2・d)。

⑧甲氨蝶呤（MTX）:$15\sim25$mg/(m^2・d),HD-MTX $2\sim5$g/m^2。

⑨全反式维 A 酸（ATRA）:$30\sim60$mg/(m^2・d)。

【用药注意事项】

1. 应注意使用药物的不良反应,如 L-asp 易出现过敏反应、胰腺炎、出血、氮质血症等,使用前应皮试,监测凝血功能、淀粉酶等。ADR、DNR 等心脏毒性,计算累积剂量。HD-MTX 易出现黏膜炎,应于使用后 36h 给予四氢叶酸钙解救治疗。

2. 因患儿的年龄、白血病类型不同,上述药物的剂量和用法随着方案也不同。

第五节　获得性再生障碍性贫血

获得性再生障碍性贫血是一组由免疫介导、化学物质、生物因素、放射线或不明原因引起的骨髓造血功能衰竭,以造血干细胞损伤、骨髓脂肪化及外周血全血细胞减少为特征的疾病。

【症状与体征】

1. 症状　患儿多起病急,病情进展迅速,病程短。部分患儿起病缓慢,病情迁延。症状与血细胞减少有关,首发症状多以出血为主。出血部位广泛,可有皮肤、黏膜等体表出血,少数深部脏器出血,血便、血尿、眼底出血、颅内出血,重者危及生命。患儿可有精神萎靡、睡眠不安、食欲缺乏等贫血症状。感染以口腔、肺、皮肤、肛周、尿路感染常见,重者可发生败血症、感染性休克。

2. 体征 可有贫血,出血相应体征。可出现皮疹、关节疼痛。部分患儿可有肝、脾大。

【辅助检查】

1. 血常规 呈全血细胞减少,贫血多为呈重度贫血,正细胞正色素性,网织红细胞绝对值减少。白细胞总数减少,中性粒细胞减少尤为明显,淋巴细胞比例增高。血小板减少。

2. 骨髓象 脂肪滴多见,多部位骨穿增生减低,造血细胞明显减少,非造血细胞(如淋巴细胞、浆细胞、肥大细胞、网状细胞等)易见。巨核细胞缺如。

3. 骨髓活检 骨髓组织增生减低,主要为非造血组织,可见骨髓间质水肿和出血。

4. 造血祖细胞培养 粒-巨噬细胞集落形成单位(CFU-GM)、红系爆式集落形成单位(BFU-E)、红细胞集落形成单位(CFU-E)、巨核细胞集落形成单位(CFU-Meg)均减少。

【治疗原则】

1. 一般治疗原则 早诊断、早治疗、联合治疗是提高疗效的关键。应坚持长期治疗,逐渐减量,切忌疗程不足。

2. 用药目的与原则

(1)支持治疗:给予成分输血使 $Hb > 60g/L$,$PLT > 20 \times 10^9/L$。将患儿保护性隔离,加强皮肤及口腔护理,无菌饮食。如合并感染,应及时做病原菌培养,并给予足量、联合、广谱抗生素治疗。

(2)免疫抑制治疗:抗淋巴细胞球蛋白/抗胸腺细胞球蛋白(ALG/ATG)、环孢素(CsA)等联合治疗。

(3)促造血治疗:雄激素,造血生长因子促红细胞生成素(EPO)、粒细胞集落刺激因子(G-CSF)、粒-巨噬细胞集落刺激因子(GM-CSF)、血小板生成素(TPO)等。

处 方

(1)免疫抑制治疗

①ALG/ATG：马/猪制剂 15～40mg/(kg·d)；兔制剂 3～5mg/(kg·d)。

②CsA：3～5mg/(kg·d)，维持血药浓度 100～250ng/ml。

（2）促进造血

①康力龙：0.1mg/(kg·d)。

②EPO：50～150U/(kg·d)。

③G-CSF：2.5～5μg/(kg·d)。

【用药注意事项】

ALG/ATG 为生物制剂，使用前应皮试，患儿可出现过敏反应，以及发热、寒战、皮疹、关节肌肉酸痛等血清病反应。

第52章

神经肌肉系统疾病用药与处方

第一节 细菌性脑膜炎

细菌性脑膜炎又称化脓性脑膜炎,是儿童时期,尤其是婴幼儿时期的一种常见的中枢神经系统感染性疾病,由各种化脓性细菌引起。其临床特点为发热、头痛、呕吐、烦躁不安、惊厥、嗜睡、昏迷,前囟隆起、颈项强直,并有化脓性脑脊液变化。

【症状与体征】

1. 症状 起病前可有上呼吸道或胃肠道等前驱症状,随即出现高热、头痛、呕吐、烦躁、精神萎靡、嗜睡等症状,重者出现谵妄、昏迷、惊厥,甚至休克、呼吸困难。

2. 体征 颈项强直、克氏征和布氏征等脑膜刺激征象。婴儿前囟饱满、隆起。脑实质受累明显时,可有中枢性脑神经麻痹和肢体瘫痪,巴氏征阳性。脑疝发生时,心率减慢,血压升高,瞳孔两侧不等大,对光反射迟钝,呼吸不规则,甚至发生呼吸衰竭。新生儿和婴幼儿由于颅骨骨缝未闭而易于分离,因而颅内高压时症状不明显,又因机体反应性差,可表现为体温不升,萎靡不振,面色灰白;当并发败血症时,常有黄疸存在。

【辅助检查】

1. 血常规 白细胞总数明显增高,可达$(20\sim40)\times10^9$/L,分类以中性粒细胞为主,可高达$0.8\sim0.9$。感染严重者,白细胞总数也可减少。

2. 脑脊液 典型改变为脑脊液压力增高,外观浑浊甚至脓样。白细胞总数明显增加,多在1×10^9/L以上,也可高达数万,以中性粒细胞为主。生化检查显示糖类含量减低,蛋白含量增多。脑脊液涂片可找到病原菌,细菌培养阳性。

3. 头颅超声检查　可发现脑室扩大和硬膜下积液,对并发症的诊断有意义。

4. 头颅 CT　可发现脑水肿、脑膜炎、脑室扩大、脑室管膜炎、硬膜下积液、脑梗死等病变。

【治疗原则】

1. 一般治疗原则　保证足够的能量和营养供应,注意水及电解质平衡,必要时可输血浆。

2. 用药目的与原则

(1)原发病的治疗

①抗生素:病原菌未明时,应选用针对常见的 3 种病原即脑膜炎双球菌、肺炎球菌和流感杆菌都有效的抗生素。已知病原菌时,应参照药敏试验给药。通常肺炎球菌选择青霉素加头孢噻肟钠。对于流感杆菌,由于对氨苄西林的耐药菌株逐渐增加,目前头孢曲松已作为首选。大肠埃希菌选择头孢噻肟钠。金黄色葡萄球菌选择苯唑西林加万古霉素。

②肾上腺皮质激素:该药可稳定血-脑脊液屏障功能并降低毛细血管通透性;稳定细胞膜对阳离子的主动转运作用,从而重建细胞内外液 Na^+、K^+ 的正常分布;促使 Na^+、Cl^- 及水分排出,尿量增加,减轻脑水肿;可减轻炎症,促进脑脊液的吸收。其开始作用时间为 $6\sim8h$,$12\sim24h$ 后作用较明显,$4\sim5d$ 后产生最大效果,持续作用时间为 $6\sim9d$。

③甘露醇:该药可提高血浆渗透压;减缓脑脊液的产生;同时该药不参与机体代谢,不被肾小管吸收,保持原有结构由尿排出,从而产生脱水和利尿的作用。其开始作用时间为 $5\sim30min$,作用高峰时间为 $15\sim90min$,持续作用时间为 $3\sim8h$。

(2)并发症的治疗

①硬膜下积液:积液多时应反复穿刺放液,一般一侧每次不超过 30ml,以免颅内压骤降引起休克。当有硬膜下积脓时,可进行局部冲洗,并注入适量抗生素。

②脑室管膜炎:行侧脑室控制性引流,减轻脑室内压,并注入适量抗生素。

(3)对症处理:包括控制惊厥、感染性休克及 DIC 等参见相关章节。

处 方

病原菌未明时,选用应针对常见的 3 种病原菌即脑膜炎双球菌、肺炎球菌和流感杆菌都有效的抗生素。

(1)抗感染

①肺炎球菌:青霉素 20 万～40 万 U/(kg·d),每 6～8h 1 次,静脉滴注。头孢噻肟钠 100～200mg/(kg·d),每 6～12h 1 次,静脉滴注。总疗程 3～4 周或脑脊液完全正常后 3 周。

②流感杆菌:头孢三嗪作为首选,100mg/(kg·d),每日 1～2 次,静脉滴注。也可用头孢噻肟钠 100～200mg/(kg·d),每 6～12h 1 次,静脉滴注。总疗程为 3 周。

③大肠埃希菌:头孢噻肟钠 100～200mg/(kg·d),每 6～12h 1 次,静脉滴注。总疗程不少于 4 周。

④金黄色葡萄球菌:苯唑西林 100mg/(kg·d),每 12h 1 次,静脉滴注;万古霉素 40～60mg/(kg·d),每 12h 1 次,静脉滴注。总疗程至少 4 周,常用至 8～12 周。

(2)减轻脑水肿及炎症

地塞米松:每次 0.2～0.4mg/kg,每 6h 1 次。

(3)降低颅内压力

20％甘露醇注射液:每次 0.5～1.0g/kg,于 15～30min 静脉推注或快速静脉滴注,每 6～8h 1 次。

【用药注意事项】

1. 尽可能在用药治疗前进行脑脊液检查,根据病原学选择大剂量易透过血-脑脊液屏障的杀菌剂,用药疗程要足够。

2. 万古霉素通常在常用抗菌药物无效或不能应用时应用,大剂量和长期应用时,应注意万古霉素的肾、耳毒性。定期检测尿比重,不能与肾毒性药物同时使用。

3. 长期应用头孢噻肟钠可致二重感染,如念珠菌病、假膜性肠炎等,应予以警惕。

第二节 急性病毒性脑炎

急性病毒性脑炎是由各种病毒引起的中枢神经系统感染性疾病,病情轻重不等。轻者可自行缓解,危重者呈急进性过程,可导致死亡及遗留后遗症。病毒性脑炎多由肠道病毒、虫媒病毒、常见传染病病毒及单纯疱疹病毒所致。

【症状与体征】

病前可有上呼吸道或胃肠道等前驱症状。常表现为发热、头痛、呕吐、精神异常或意识障碍。以脑炎为主者,除烦躁不安、嗜睡、精神错乱外,常出现昏迷、惊厥、肢体瘫痪、视觉障碍,有的伴脑神经麻痹,常有肌张力增高,巴氏征等锥体束征阳性。以脑膜炎为主者,头痛、呕吐比较明显,精神异常和意识障碍比较轻微,颈项强直、克氏征和巴氏征等脑膜刺激征阳性。严重者可有脑疝,或因脑干受损出现中枢性呼吸衰竭和脑性休克。

【辅助检查】

1. 血常规　白细胞总数正常或偏低。

2. 脑脊液　外观清亮,压力多数增高。白细胞数轻度增加,早期以中性粒细胞为主,但很快转为以淋巴细胞为主。蛋白质轻度增高,糖含量正常。部分患者,脑脊液中除蛋白质含量轻度增高外,常规检查基本正常。

3. 病原检查　从脑脊液中分离出病毒,可明确病原。分别测定患者急性期和恢复期的双份血清,若特异性抗体滴度呈4倍以上升高,则有助于对相应病毒感染的诊断。

4. 头颅CT　可发现脑水肿、脑膜炎、脑软化灶等。

5. 脑电图　为多灶性、弥漫性高频或低频慢波表现。

【治疗原则】

1. 一般治疗原则　保证足够的能量和营养供应,注意水及电解质平衡。

2. 用药目的与原则

(1)抗病毒治疗

①阿昔洛韦:该药为核苷类抗病毒药。对单纯疱疹病毒、水痘-带状疱疹病毒、巨细胞病毒均有抑制作用。其不良反应包括一过性血清肌酐升高、皮疹、血尿、低血压、头痛等,滴速过快、用量过大可出现一过性肾功能障碍。

②更昔洛韦:该药为核苷类抗病毒药,能抑制病毒DNA的复制。对巨细胞病毒的抑制作用比阿昔洛韦强50倍。主要用于巨细胞病毒性脑炎。可出现白细胞减少等不良反应,当中性粒细胞绝对值$<500\times10^6/L$时禁用。

③干扰素α-2b:该药具有广谱抗病毒作用,与细胞表面受体结合,诱导细胞产生多种抗病毒蛋白,抑制病毒在细胞内繁殖。口服不被吸收,仅能肌内或皮下注射,基本不能透过血-脑脊液屏障。可有发热、乏力、头晕等不良反

应。有严重心、肝、肾功能不全和骨髓移植者禁用。

（2）肾上腺皮质激素：同本章第一节。

（3）甘露醇：同本章第一节。

处　方

（1）抗病毒治疗

①阿昔洛韦：每次 5～10mg/kg，每 8h 1 次，疗程为 7d。

②更昔洛韦：每次 5mg/kg，每日 1～2 次，疗程为 7～14d。

③干扰素 α-2b：4 岁以下，100 万 U；4 岁以上，300 万 U；肌内或皮下注射，每日 1 次，一般连用 3d。

（2）减轻脑水肿及炎症

地塞米松：每次 0.2～0.4mg/kg，每 6h 1 次。

（3）降低颅内压力

20％甘露醇注射液：每次 0.5～1.0g/kg，于 15～30min 静脉推注或快速静脉滴注，每 6～8h 1 次。

【用药注意事项】

1. 抗病毒药物多有白细胞减少的不良反应，尤其多种抗病毒药物联合应用时，故需动态监测白细胞数量的变化。

2. 单纯疱疹病毒引起的脑炎预后较差，不少存活患儿留有不同程度的后遗症。

第三节　癫　痫

癫痫是一组由不同病因所引起，脑部神经元高度同步化的异常放电所致，以发作性、短暂性、重复性及通常为刻板性的中枢神经系统功能失常为特征的综合征。在癫痫中，具有特殊病因，由特定的症状和体征组成的特定的癫痫现象称为癫痫综合征。

【症状与体征】

1. 部分性（局灶性、局限性）发作

（1）单纯部分性发作（无意识障碍，持续时间一般不超过 1min，起始和结束都较突然）：①有运动症状的发作局限性运动性发作。局部不自主抽动多见于眼睑、口角、手、足趾。Todd 瘫痪，严重发作后短暂性肢体瘫痪。杰克逊（Jackson）癫痫，异常运动从局部开始，沿皮质功能区移动。转动性发作，双眼突然向一侧偏斜,头部同向运动,伴身体转动。姿势性发作,一侧上肢外展、肘部屈曲,头向同侧扭转、双眼注视同侧。发音性发作,不自主重复发作前的单音或单词。②有躯体感觉或特殊感觉症状的发作。特殊感觉(视觉性、听觉性、嗅觉性、味觉性),眩晕性发作,如坠落感、漂动感、水平或垂直运动感,躯体感觉(痛、温、触、运动、位置觉)。③有自主神经症状的发作。如上腹不适感、苍白、多汗、肠鸣、竖毛、瞳孔散大、小便失禁。④有精神症状的发作。如记忆障碍、认识障碍、情感障碍、错觉、复合幻觉。

(2)复杂部分性发作(伴有意识障碍,临床表现有较大差异):①单纯部分性发作起病,继而意识障碍。②仅有意识障碍。③伴有单纯部分性发作。④伴有自动症,自动症即发作过程中或发作后意识模糊状态下发生的不随意运动动作,咀嚼、吞咽、恐惧、走动、词语、姿势性或表示性动作。

2. 部分性发作进展为继发性全身性

(1)单纯部分性发作进展为全身性发作。

(2)复杂部分性发作进展为全身性发作。

(3)单纯部分性发作进展为复杂部分性发作再继发全身性发作。

3. 全身性发作(惊厥或非惊厥性)失神性发作　分典型和不典型 2 种。①典型失神发作,突然发生和突然终止的意识丧失,可有轻微阵挛成分、张力丧失成分、强直成分、自动症、自主神经改变成分。②不典型失神发作,突然开始或停止较典型慢,常有肌张力降低,偶有肌阵挛。

4. 肌阵挛性发作(myoclonic seizure)　为一种全身性或相对局限性的突发、短暂、闪电样的肌肉收缩,可对称累及双侧大范围的肌群,导致患者跌倒;也可仅累及面部、躯干或肢体或个别肌肉肌群。

5. 阵挛性发作(clonic seizure)　几乎均发生在新生儿和婴儿;发作最先表现意识丧失,伴突然肌张力降低,或短暂的似整体性肌阵挛样的全面性强直性痉挛,患儿因而跌倒,接着出现双侧肌阵挛,持续 1min 至数分钟。

6. 强直性发作(tonic seizure)　主要为儿童;多见于有弥漫器质性脑损害的患者,为病情严重的标志;主要表现为全身或部分肌肉的持续、强烈、非颤抖性收缩,并使患者的肢体或身体固定于某一位置。

7. 强直-阵挛性发作(tonic-clonic seizure)　以全身肌肉强直-阵挛为主要表现,如意识丧失,双侧强直后紧接着有阵挛的序列活动。包括强直期、阵挛期、发作后期;自主神经功能紊乱。

8. 失张力性发作(atonic seizure)　表现为肌肉张力的突然降低,如累及全身可导致患者跌倒;如仅累及某些肌群可导致点头、下跪等。

【辅助检查】

1. 脑电图:发作间期可有尖波、尖慢波、棘波、棘慢波、多棘慢波等,发作期同步癫痫波型。强直发作时暴发性多棘波;失神发作时 3Hz 棘慢波持续;强直阵挛性发作棘波群、多棘慢波、棘慢波至慢波活动。

2. 影像学检查:如 CT、MRI。

3. 脑磁图。

4. 单光子发射计算机断层成像术(SPECT)。

5. 正电子发射计算机断层成像术(PET)。

【治疗原则】

1. 一般治疗原则

(1)如有明确病因,应首先针对病因治疗。

(2)避免诱因,如疲劳、缺睡、饥饿、饮酒、情感冲动等。

(3)根据发作类型选择药物。

(4)尽量精简用药种类,多主张单一用药,必要时联合用药,但不应超过3种。

(5)注意药物反应。

(6)长期规则用药,一旦找到可以控制发作的药物和剂量,应不间断按时服药。

(7)长期监控检查血药物浓度。

(8)停药及方法。癫痫被完全控制 3～5 年才能考虑撤药,逐渐减量,停药时间不少于 1 年。如复发重新治疗,必要时终身治疗。

2. 用药目的与原则

(1)全身性发作:首选丙戊酸钠(valproate,VPA),次选卡马西平(carbamazepine,CBZ)、苯妥英钠(phenytoin,PHT)、苯巴比妥(phe-nobarbitone,PB)、扑痫酮(primidone,PMD)。

(2)失神发作失张力发作:丙戊酸盐首选,次选乙琥胺(ethosux-imide)、氯硝西泮(clonazepam)、地西泮(diazepam)。

(3)部分性发作:卡马西平首选,次选苯妥英钠、丙戊酸盐、苯巴比妥、扑痫酮。

(4)肌阵挛发作:丙戊酸盐首选,氯硝西泮次选。

(5)抗癫痫新药

①托吡酯:用于难治性部分性发作,全面强直阵挛性发作,婴儿痉挛症,Lennox-Gastaut 综合征。

②加巴喷丁:用于部分性发作,全身强直阵挛性发作。

③拉莫三嗪:用于部分性发作,全身强直阵挛性发作,Lennox-Gastaut 综合征。

④菲氨脂:用于部分性发作,Lennox-Gastaut 综合征。

⑤氨己烯酸:用于部分性发作,全身强直阵挛性发作,婴儿痉挛症,Lennox-Gastaut 综合征。

处　方

见表 52-1。

表 52-1　抗癫痫药物用法及不良反应

药物	成人剂量 起始(mg/d)	成人剂量 维持(mg/d)	儿童剂量 mg/(kg·d)	药物不良反应
丙戊酸钠	600	600~1800	15~60	胃肠道反应、嗜睡、骨髓和肝功能异常
卡马西平	200	600~900	8~10	头晕、嗜睡、共济失调、皮炎、肝功能异常
苯妥英钠	300	300~600	5~10	牙龈增生、胃肠道反应、共济失调
苯巴比妥	60	60~300	2~6	嗜睡、共济失调、骨髓异常
扑痫酮	150	750~1500	10~25	嗜睡、共济失调、骨髓异常
乙琥胺	500	750~1500	10~15	胃肠道反应、嗜睡、骨髓异常、共济失调
托吡酯	25	200~400	1	震颤、头痛、共济失调、胃肠道反应
加巴喷丁	300	1200~3600	10~50	胃肠道反应、共济失调、体重增加
拉莫三嗪	25	100~500	2~15	头晕、嗜睡

药物	成人剂量 起始(mg/d)	成人剂量 维持(mg/d)	儿童剂量 mg/(kg·d)	药物不良反应
菲氨脂	400	1800~3600	15	头晕、头痛、胃肠道反应、体重减轻
氨己烯酸	500	500~2000	40~80	头痛、体重增加
氯硝西泮	1.5	6~10	0.03~0.1	嗜睡、共济失调、骨髓异常

【用药注意事项】

注意个体性差异,药物不良反应,定期检查血常规、肝功能。

第四节 癫痫持续状态

癫痫多次发作之间意识不清 1 次、癫痫持续 30min 以上不自行停止。任何一种发作类型均可产生癫痫持续状态(epileptic status),但临床常见的为全身性强直-阵挛性发作持续状态,又称惊厥性全身癫痫持续状态。

【症状与体征】

1. 全身性发作性持续状态

(1)全身性强直-阵挛发作持续状态:是临床最常见、最危险的癫痫状态,表现强直-阵挛发作反复发生,意识障碍(昏迷)伴高热、代谢性酸中毒、低血糖、休克、电解质紊乱和肌红蛋白尿等,以及各器官衰竭,自主神经和生命体征改变。

(2)强制性发作持续状态:多见于 Lennox-Gastaut 综合征患儿,表现为不同程度的意识障碍,间有强制性发作或其他类型发作。脑电图出现较慢的棘-慢和尖-慢波放电。

(3)阵挛性发作持续状态:阵挛时间持续较长时可出现意识模糊,甚至昏迷。

(4)肌阵挛发作持续状态:少见,较常见于严重器质性脑病晚期,肌阵挛多为局灶或多灶性,脑电图为广泛性放电。

(5)失神发作持续状态:意识水平降低,脑电图显示持续性棘-慢波放电,频率较慢,多由治疗不当或停药等诱发,临床要注意识别。

2．部分性发作持续状态

(1)单纯部分性运动发作持续状态:病情演变取决于病变性质,部分隐源性患者治愈后可能不再发,某些非进行性器质性病变后期可伴同侧肌阵挛。

(2)边缘叶性癫痫持续状态:意识障碍和精神症状,常见于颞叶癫痫。

(3)偏侧抽搐状态伴偏侧轻瘫:多见于幼儿,表现为一侧抽搐,伴发作后一过性或永久性同侧肢体瘫痪。

【治疗原则】

1．一般治疗原则

(1)保持呼吸道通畅,必要时气管切开,吸氧。

(2)心电图、血压、呼吸监护,定期血气、血化学分析。

(3)寻找诱发原因并予消除。

(4)控制呼吸道感染。

(5)纠正酸中毒、维持水、电解质平衡。

2．用药目的与原则

(1)抗癫痫。

(2)防治脑水肿,脱水降颅压。

(3)预防脑水肿,吸氧。

处　方

(1)抗癫痫

①地西泮:首选,儿童 0.3～0.5mg/kg,以 0.08mg/(kg·min)静脉慢推。

②劳拉西泮:儿童 0.05～0.5mg/kg,静脉慢推。

(2)防治脑水肿

10％水合氯醛:儿童每次 40mg/kg,保留灌肠,总量不超过 1g。

【用药注意事项】

1．注意药物对呼吸及心脏的抑制作用。

2．注意给药速度及剂量,因人而异。

3．地西泮、劳拉西泮可致嗜睡、轻微头痛、乏力、运动失调,与剂量有关。

第五节　吉兰-巴雷综合征

吉兰-巴雷综合征即急性炎症性脱髓鞘性多发性神经病,主要损害多数脊神经根和周围神经,也常累及脑神经,病理改变是周围神经组织中小血管周围淋巴细胞浸润与巨噬细胞浸润及神经纤维的脱髓鞘,严重病例可出现继发轴突变性。

【症状与体征】

1. 多数患者起病前1～3周有呼吸道或胃肠道感染的症状。

2. 首发症状常为四肢远端对称性无力,很快加重并向近端发展,或自近端开始向远端发展,可涉及躯干和脑神经。瘫痪为弛缓性,腱反射减弱或消失,病理反射阴性。初期肌肉萎缩可不明显,后期肢体远端有肌萎缩。

3. 感觉障碍一般比运动障碍轻,表现为肢体远端感觉异常和手套、袜子样感觉减退,也可无感觉障碍。某些患者疼痛可很明显,尤其是腓肠肌的压痛。

4. 脑神经损害以双侧面神经麻痹最常见,其次为舌咽和迷走神经麻痹,表现为面瘫、声音嘶哑、吞咽困难。动眼、外展、舌下三叉神经的损害较为少见。偶可见视盘水肿。

5. 自主神经损害有出汗、皮肤潮红、手足肿胀、营养障碍、心动过速等症状。罕见出现括约肌功能障碍,血压降低。

6. 多数病例病情迅速发展,3～15d达高峰,4周内停止进展。1～2个月开始恢复。

7. 变异型

(1)Miller-Fisher综合征主要表现为三大特点,即共济失调、腱反射减退、眼外肌麻痹。

(2)急性轴索性运动神经病:急性起病的24～48h出现四肢无力的下运动神经元瘫痪,很少有感觉受累。病情严重,常有呼吸肌受累,肌肉萎缩出现早,病残率高,恢复差。

(3)脑神经型表现为脑神经急性或亚急性的双侧对称的运动神经麻痹症状,无肢体瘫痪。

【辅助检查】

1. 实验室检查 可见周围血细胞轻度升高,生化检查正常。第2周后,脑脊液内蛋白增高而细胞数正常或接近正常,称为蛋白-细胞分离现象,此现象为本病的特征。

2. 肌电图检查 发病早期可能仅有F波或H反射延迟或消失。神经传导速度减慢,远端潜伏期延长,动作电位波幅正常或下降。

【治疗原则】

1. *一般治疗原则*

(1)本病为单向性自身免疫性疾病,急性期可应用免疫抑制药,血浆置换。

(2)本病主要死亡原因之一是呼吸肌麻痹,需密切观察呼吸,保持呼吸道通畅,必要时使用呼吸机。

(3)卧床期间加强护理,防止压疮,早期进行康复锻炼。

(4)重症病例应心电监护,观察心率变化。

2. *用药目的与原则* 消除外周血免疫活性细胞、细胞因子和抗体等,减轻神经损害,营养神经。

处 方

(1)减少神经损害

①IgG:生理盐水 100ml 冲管,地塞米松 5mg 入壶,丙种球蛋白 0.4g/(kg·d),静脉滴注,生理盐水 100ml 冲管,每日 1 次,共用 5d。

②激素:儿童,生理盐水 500ml,甲泼尼龙 0.5mg/kg,静脉滴注,每日 1 次,5d 后逐步减量,后改为泼尼松口服。

(2)营养神经:牛痘疫苗致炎兔片或针,鼠神经生长因子。

【用药注意事项】

1. 血浆置换和静脉 IgG 不必联合应用。联合应用并不增效,要交代丙种球蛋白的不良反应。少数患者在输注过程中出现中度头痛,或发生寒战、肌痛及胸部不适、恶心、乏力、发热、关节痛和血压升高。应暂停或减缓滴注速度,并加用异丙嗪或皮质激素。

2. 大剂量激素对本病的疗效有待证实,要交代甲泼尼龙不良反应。小儿如长期使用肾上腺皮质激素,需十分慎重,因激素可抑制患儿的生长和发育,如确有必要长期使用,应采用短效(如可的松)或中效制剂(如泼尼松),避免使用长效制剂(如地塞米松)。

第六节　Reye 综合征

Reye 综合征又称脑病合并内脏脂肪变性综合征,是急性进行性脑病。病理特点是急性脑水肿和肝、肾、胰、心肌等器官的脂肪变性。主要的超微结构改变是线粒体异常。临床特点是在前驱的病毒感染以后出现呕吐、意识障碍和惊厥等脑症状及肝功能异常和代谢紊乱。

【症状与体征】

各年龄均可发病,但以 6 个月至 4 岁较多见。起病前常有呼吸道或消化道的病毒感染症状,数日后或晚至 2～3 周出现频繁呕吐,尤以婴儿更为严重,可有脱水、酸中毒及电解质紊乱。随病情发展,出现意识障碍和颅内压增高的表现,惊厥、昏迷、呼吸不规则进行性加重,最后可能发生脑疝和脑干功能障碍的症状。一般没有明显的高热,神经系统限局征和脑膜刺激征也不明显。肝脏可有轻、中度增大,一般无黄疸。偶可出现心律失常、肾功能不全或胰腺炎等症状。病情轻重不等,轻者或治疗及时者可在疾病早期停止发展而逐渐恢复;严重者可在数日甚至 24h 内死亡。

【辅助检查】

1. 脑脊液　压力增高,没有炎症改变,细胞数和蛋白均正常,糖量因血糖而异。

2. 血常规　白细胞计数增加,以中性粒细胞为主。

3. 血液生化改变　血氨在早期升高超过 $176\mu mol/(300\mu g/dl)$,在数日内降至正常。早期血清转氨酶升高和乳酸脱氢酶增高超过 3 倍正常值以上,凝血酶原时间延长,以后很快恢复正常。血乳酸和丙酮酸增高,代谢性酸中毒和呼吸性碱中毒同时存在。

4. 脑电图　弥漫性脑病改变,背景波呈广泛高幅慢活动,有的有癫痫样放电(棘波)。

【治疗原则】

1. 一般治疗原则　加强护理,保持呼吸道通畅,保持适应的头高位,但不可屈颈。

2. 用药目的与原则　采取综合措施,重点是纠正代谢紊乱,降低颅内压,控制惊厥。

处　方

(1)纠正代谢紊乱

①葡萄糖:低血糖必须及时纠正,静脉滴注 10％～15％葡萄糖注射液,每日输入量约 $1200ml/m^2$。当血糖达到稍高于正常水平时,加用胰岛素以减少游离脂肪酸。

②维生素 K_1:是肝合成因子 Ⅱ、Ⅶ、Ⅸ、Ⅹ 所必需的物质。肌内或深部皮下注射,每次新生儿 0.5～1mg,每日 1～3 次。

（2）降低颅内压

①甘露醇：用法见急性化脓性脑膜炎。

②地塞米松：用法见急性化脓性脑膜炎。

【用药注意事项】

1. 小婴儿预后差，病死率为 $10\% \sim 40\%$。

2. 禁用水杨酸类制剂及吩噻嗪等药物。

3. 维生素 K_1 静脉注射宜缓慢。静脉注射偶可发生过敏样反应，速度过快可出现面部潮红、出汗、支气管痉挛心动过速、低血压等，肌内注射可引起局部红肿和疼痛，新生儿可能出现高胆红素血症、黄疸和溶血性贫血。

第七节　重症肌无力

重症肌无力是神经肌肉接头处的传递障碍所致的自身免疫性疾病。临床特点是自主运动时肌肉明显易疲劳性和无力，经休息或用胆碱酯酶抑制药治疗后减轻或消失。

【症状与体征】

1. 新生儿暂时性重症肌无力　如母亲患重症肌无力，娩出的新生儿中约 1/7 患本病。患儿出生后数小时至 3d 内，表现为哭声无力，吸吮、吞咽、呼吸均困难。肌肉迟缓，腱反射减弱或消失。很少有眼外肌麻痹及上睑下垂。可于出生后 5 周恢复。

2. 新生儿先天性重症肌无力　患儿母亲无重症肌无力。患儿出生后主要表现为上睑下垂，眼外肌麻痹，全身肌无力，哭声低弱和呼吸困难并不多见。

3. 少年型重症肌无力　发病多在 2 岁以后。根据临床特征分为 3 型。眼肌型：最多见，指单纯眼外肌受累。首先症状多数为一侧或双侧眼睑下垂，晨轻暮重，也可表现为眼球活动障碍、复视、斜视等。全身型：有一组以上肌群受累，主要累及四肢。常伴有眼外肌受累，一般无咀嚼、吞咽、构音困难。脑干型：突出症状是吞咽困难，声音嘶哑，可伴有上睑下垂及全身肌无力。

【辅助检查】

1. 新斯的明试验　每次 $0.04mg/kg$，肌内注射。新生儿 $0.1 \sim 0.15mg$，儿童常用量 $0.25 \sim 0.5mg$，观察 30min 内，肌无力改善者为阳性。

2. 肌电图　肌肉动作电位的幅度很快减低。

3. 血清抗乙酰胆碱受体抗体 一般为阳性,但结果阴性不能排除本病。

【治疗原则】

1. 一般治疗原则 胸腺切除常用于成人患者。全身型重症肌无力,病程在 1 年以内。胸腺肿瘤或胸腺增生者。眼肌型难治病例。

2. 用药目的与原则

(1)抗胆碱酯酶药物:该药作用机制是使乙酰胆碱降解速度减慢,使神经肌肉接头处乙酰胆碱量增加,从而增加乙酰胆碱击中乙酰胆碱受体的机会。首选药物为溴吡斯的明。

(2)肾上腺皮质激素:该药能抑制胆碱酯酶抗体的形成,减轻神经肌肉接头突触后膜的损伤。对重症肌无力全身型及眼肌型患儿,均可应用激素治疗,首选药物为泼尼松。

(3)丙种球蛋白:用于难治性重症肌无力或重症肌无力危象。多数患儿用药后第 10~50 天病情有明显好转,且抗乙酰胆碱受体抗体水平降低。该药不良反应小,且重复使用不会降低疗效。

(4)免疫抑制药:难治病例可慎用环磷酰胺或硫唑嘌呤等。

处 方

(1)抑制胆碱酯酶

①溴吡斯的明:口服量新生儿每次 5mg,婴幼儿每次 10~15mg,年长儿每次 20~30mg,最大量每次不超过 60mg。每日 3 次或每 6h 1 次。

②硫酸新斯的明:对吞咽极度困难而无法口服者,可暂时给予硫酸新斯的明 1mg 肌内注射,1~2h 后当该药作用尚未消失时继以溴吡斯的明口服。

(2)抑制胆碱酯酶抗体形成

①泼尼松:1mg/(kg·d),症状完全缓解后,按原剂量持续治疗 3~4 个月。以后递减至隔日口服 0.5mg/(kg·d),维持 1~1.5 年,总疗程为 1.5~2 年。

②丙种球蛋白:400mg/(kg·d),5d 为 1 个疗程。

(3)抑制免疫反应

①环磷酰胺:2~2.5mg/(kg·d),累计量 200~250mg/kg。

②硫唑嘌呤:0.5~2mg/(kg·d)。

③环孢素:6 mg/(kg·d),12 个月为 1 个疗程。

【用药注意事项】

1. 应用抗胆碱酯酶药物时应注意药物过量可产生胆碱能危象。

2. 对于激素的不良反应应予以高度重视,如血糖增高、血压增高、骨质疏松、股骨头坏死、消化性溃疡、电解质紊乱、感染扩散等,尤其进行大剂量激素冲击疗法时更易发生,甚至有发生猝死的可能,因此应用激素前应做好相关检查,并高度注意其并发症及禁忌证。应用激素的禁忌证为糖尿病、结核病、高血压及免疫缺陷病等。

3. 患儿需终身服用胆碱酯酶抑制药,全身感染时症状会加重禁用氨基糖苷类抗生素。

4. 溴吡斯的明禁用于机械性肠梗阻、尿道梗阻及过敏患儿。支气管哮喘和心律失常患儿慎用。不良反应为恶心、呕吐、腹痛、腹泻、出汗、呼吸道分泌物增加,偶见心率减慢、血压下降、呼吸麻痹、心搏停止。

5. 环磷酰胺不良反应有骨髓抑制,白细胞减少最常见,胃肠道反应,如食欲缺乏、恶心呕吐等;泌尿道反应,出血性膀胱炎等。服用该药时鼓励患者多饮水。

6. 硫唑嘌呤可致骨髓抑制、肝功能损害,亦可发生皮疹。

7. 环孢素主要不良反应为肾毒性,减药或停药后可恢复。其余的不良反应还包括恶心、头痛、多毛症和增加恶性肿瘤风险。

第八节　进行性肌营养不良

进行性肌营养不良是一组遗传性骨骼肌进行性无力和萎缩,最终完全丧失运动功能。

【症状与体征】

本病可分为数型,但病型混合不易区分的病例亦不少。

1. 假性肥大型　又称杜氏型,是最多见的病型,为性连锁隐性遗传,女性携带病态基因,男童患病的危险性为 50%。发病缓慢,起病多在 3～5 岁,运动发育迟缓,易跌倒,上梯阶困难,鸭步。下肢近端肌群最终受累,由仰卧位起立有困难,必先翻身卧位,以手支撑地面呈跪位,再用双手扶胫前、膝部,在躬身姿势下双手沿大腿前方逐步上移,以助伸直躯干,达到直立位。这种特殊的起立姿势称为 Gower 征。假性肥大多见于腓肠肌,亦可见于肩胛带肌群。肩胛带无力时,当两臂上举时肩胛骨内缘远离胸壁,呈鸟翼状。晚期严重肌萎缩见于四肢近端和躯干,同时有髋关节挛缩,脊柱前弯,腱反射消失。多数患儿有心肌病,心脏扩大。一些患儿可有智能低下。

2. **面肩肱型肌营养不良** 是常染色体显性遗传病,男女均受累,常在青春期发病,儿童少见。发病起始年龄是 5 岁。首先症状是面肌受累,呈特殊的肌病面容。其后肩带肌受累、举臂或更衣困难,最终波及躯干肌、髋带肌及双下肢、腱反射消失。如胫前肌受累可表现为足下垂。一般心脏不受累,智力正常,病情进展缓慢,部分患儿临床经过呈顿挫型。

3. **Emery-Dreifuss 型肌营养不良** 是 X-连锁隐性遗传病。起病年龄 5~15 岁。患儿的肘、颈出现挛缩,颈前屈受限,双上肢举物不能,而后出现膝踝挛缩,数年后出现足尖走路和双下肢远端无力的特殊步态。由于脊柱出现强直,因此弯腰、转身困难。腱反射消失,智力正常。可伴有心脏传导功能障碍,常因心脏病而致死亡。

4. **肢带型肌营养不良** 是常染色体隐性遗传病,男女均可患病,常在 10~30 岁隐袭起病,最早发病是 7 岁。多数以盆带肌无力萎缩为首发症状,表现为鸭步,上阶梯及起蹲均见困难。病情缓慢进展,双肩带肌受累时,举臂不能过肩。腱反射迟钝或消失,智力正常。

5. **远端型肌营养不良** 临床罕见,男女均受累。首发症状为肢体远端受累,表现为对称性足下垂,双手无力及大小鱼际肌萎缩。18 岁后病情不再进展。

6. **眼肌型肌营养不良** 是常染色体显性遗传,临床罕见,女多于男,偶见儿童。以眼睑下垂为首发症状,多为双侧,缓慢进展。一侧受累可有复视。数年后累及全部眼外肌运动,出现眼球固定。亦可累及眼轮匝肌、额肌、颈肌及肩胛带肌等。但无肢体肌萎缩及腱反射消失。病情进展缓慢,或本病期间停止进展。

【辅助检查】

1. **血清酶学检查** 血清肌酸磷酸激酶(CPK)早期增高,可达正常值 10 倍以上,随着病情进展,至病程晚期,CPK 逐渐减低,甚至正常。

2. **肌电图** 静止时可见纤颤波及正锐波,小力收缩时可见时限缩短,波幅减低,多相波增多,大力收缩时可见干扰相或病理干扰相。

3. **肌肉活体组织检查** 肌纤维肿胀,细胞核增大数目增多,肌纤维相继出现透明变性,萎缩或消失以致肌纤维减少,大小不等。肌纤维之间有脂肪组织沉积和结缔组织。

4. 其他　胸部 X 线、心电图、超声心动图等早期发现患儿心脏受累的程度。智商检测有助于疾病的分型。

【治疗原则】

1. 一般治疗原则　为保持肌肉功能及预防挛缩,进行适度运动很重要,不宜久卧床。进行肌肉、关节的被动运动和按摩,防止并发症。

2. 用药目的与原则　无特效治疗。干细胞移植治疗此病尚在研究中。

【用药注意事项】

1. 应在肌活检取样之前取血做酶学检查,因取活组织时,可使酶释放而增加其血中含量。而肾上腺皮质激素疗法可使血清酶值降低。

2. 检出携带者和产前诊断是预防假性肥大型肌营养不良的两个重要措施。

第53章

内分泌疾病用药与处方

第一节　小儿甲状腺功能亢进

小儿甲状腺功能亢进(甲亢)是指由于内源性甲状腺素过多所导致的一种临床症候群。儿童期大多由格雷夫斯病(Grave 病)所致。

【症状与体征】

1. 症状　大多数患儿在青春期发病,＜5 岁者少见;女性患儿约为男性患儿的 5 倍。初发病时症状不甚明显、进程缓慢,常先呈现情绪不稳定、急躁、容易激动、并因情绪不稳而易哭。可出现多动和注意力不集中等轻微行为改变,继而出现食欲增加、体重下降、心悸、怕热多汗、睡眠障碍和易于疲乏等。上述症状主要是由于甲状腺素水平过高,致使交感神经系统认识功能亢进所造成,但儿童格雷夫斯病的病情多数较成人患者为轻,发生甲状腺危象者亦罕见。

2. 体征　所有患儿都有甲状腺肿大,程度不一,一般为左右对称,质地柔软,表面光滑,可随吞咽动作上下移动,可闻及血管杂音。部分患儿有眼球突出,通常较轻。手臂伸直时,可出现手指颤动。心血管系统可有心率增快、收缩压和脉压增高心尖部收缩期杂音、心脏轻度扩大等,但甚少发生心力衰竭。

【辅助检查】

1. 实验室检查　血清 T_3、T_4 及游离 T_3、T_4 均升高,TSH 低正常。常常可查到甲状腺过氧化物酶抗体。多数新近被诊断为格雷夫斯病的患者中,可测出 TSH 受体抗体,这种抗体的消失预告本病的缓解。基础代谢率升高。

2. 超声检查　甲状腺超声检查了解甲状腺大小、结节性质,以除外肿瘤、囊肿等。格雷夫斯病多为甲状腺腺体弥漫性肿大。

【治疗原则】

1. 一般治疗原则

(1)发病早期及病情较重时应卧床休息,使身心得到安宁,避免外来的压力和刺激。

(2)饮食应富有蛋白质、糖类及维生素等。

2. 用药目的与原则

(1)应用广泛的两种硫酰胺类药物是丙硫氧嘧啶(PTU)和甲巯咪唑(他巴唑)。这两种药都能抑制已摄取的无机碘的有机化过程。甲巯咪唑的作用至少比 PTU 强 10 倍,而且血清半衰期也较长。因此儿科多用甲巯咪唑。

(2)β肾上腺能阻滞药,如普萘洛尔不但为 β 受体阻滞药,还能抑制 T_4 在周围组织转变为 T_3,对减轻病情有效。

(3)治疗过程中往往出现甲状腺肿大更明显、便秘、见胖、心率减慢等甲减现象,应加服甲状腺片或左甲状腺素,并减少甲巯咪唑用量。

(4)^{131}I 治疗简单、有效、经济,治疗后甲状腺可缩小,甲状腺功能减低发生率可达 92%。国内一些专家认为应至少满 17 岁才考虑此疗法。

处　方

(1)抑制甲状腺素合成

①甲巯咪唑:0.4mg/(kg·d),分 3 次口服。按病情轻重程度:轻度,10~15mg/d;中度,15~30mg/d;重度,30~40mg/d;维持量,5~15mg/d。

②甲(丙)硫氧嘧啶:4mg/(kg·d),分 3 次口服。维持量酌减。

(2)减慢心率

普萘洛尔:心率明显增快者可加用普萘洛尔 1~4mg/(kg·d),分 3 次口服,心率减慢后停用。

【用药注意事项】

1. 抗甲状腺药物不良反应很少,常见的有皮疹、关节痛、中性粒细胞减少、药物热。关节炎、肝炎、颈淋巴结肿等均罕见。治疗过程中应注意定期检测血常规,如出现血白细胞减少,则应加用升白细胞的药物,或换另一种抑制甲状腺素合成的药物。白细胞<$4×10^9$/L 或中性粒细胞低于 $1.5×10^9$/L 时停药观察。

2. 甲状腺功能亢进治疗中应每月复查甲状腺功能,根据血清游离 T_3、T_4 及 TSH 水平调整药物剂量。

3.小儿使用抗甲状腺药应根据病情调节用量,甲状腺功能亢进控制后及时减量。用药过程中应加甲状腺片,避免出现甲状腺功能减退。

4.高碘食物或药物的摄入可使甲状腺功能亢进病情加重,使抗甲状腺药需要量增加或用药时间延长。

第二节 甲状旁腺功能不全

甲状旁腺功能不全简称甲旁低,少数可因先天性甲状旁腺发育不全或不发育而出现甲旁低的症状。临床多见为特发性甲旁低,可见于各种年龄。原因不明,常合并其他自身免疫性疾病。

【症状与体征】

1.症状 轻者可无症状,常见的有四肢麻木、手足僵直、严重者手足搐搦、癫痫发作及喉痉挛等。

2.体征 皮肤色素沉着、头发稀少脱落、皮肤干燥脱屑,指甲脆弱有横沟,眼部可有角膜结膜炎,牙质差且易脱落,牙齿釉质发育障碍,钙化不全呈黄点、横纹状。可出现大片白发或斑秃或全秃。

【辅助检查】

1.生化四大特征,即血钙低、血磷高、尿钙及尿磷低。

2.血甲状旁腺素(PTH)明显降低或不能测出。

3.肾小管对磷的回吸收率比正常人略有增加。

4.脑脊液检查压力增高,钙、磷含量增高,说明有颅内钙盐沉着的可能。

5.心电图可见心动过速,Q-T间期延长,ST段延长,伴异常 T 波。

6. X 线颅骨像可示基底结及眶上有钙化影像,阴影亦不能除外颅内异位钙化。

7.脑 CT 检查显示甲状旁腺功能不全患者脑基底结钙化率为 $28\%\sim38.5\%$。癫痫样发作的患者 60%CT 有问题。

【治疗原则】

1.一般治疗原则 饮食中避免高磷食物,如粗粮、豆类、奶类、蛋黄、莴苣、奶酪等。

2.用药目的与原则

(1)提高血钙达到正常水平:急性抽搐时可静脉慢推葡萄糖酸钙,抽搐缓解改口服钙片,并配合维生素 D。

（2）应用 PTH：易有过敏及产生抗体，故仅用于急救或诊断。

（3）镇静药：若有癫痫样发作应加服镇静药，如苯巴比妥（鲁米那）、苯妥英钠、地西泮等。

处　方

（1）提高血钙水平

①急性抽搐时，将 10％葡萄糖酸钙注射液 10～20ml 溶于等量的 10％葡萄糖注射液中，按 0.5～1ml/min 的速度静脉推注或静脉滴注，每日 2 次。

②治疗初期口服 10％氯化钙 10～20ml，每日 3 次。

③2～4 周待抽搐缓解改为口服钙片，钙片有葡萄糖酸钙、碳酸钙（凯思立 D 及钙尔奇 D）、乳酸钙等，各种药物每片含元素钙量不等，需元素钙 1.5～2g/d。

④阿法骨化醇（阿法 D3，1α-羟化维生素 D3），口服 0.05～0.1μg/kg。

⑤骨化三醇（罗盖全），2 岁以内的儿童参考剂量为 0.11～0.1μg/kg，清晨服用。如生化指标和临床表现无明显改善，可每隔 2～4 周提高药物剂量。

（2）提高血镁水平：对低血钙纠正后仍抽搐者应检查血镁，如低于 0.4mmol/L，应肌内注射 50％硫酸镁 0.1～0.5g/(kg•d)，或静脉滴注 50％硫酸镁注射液 5～10ml 加入 5％葡萄糖注射液 500ml 中。

【用药注意事项】

1. 治疗过程中需定期测量身高、体重，检查有无白内障，拍头颅 CT 片注意异位钙化。尚应防止高血钙、肾钙化。

2. 葡萄糖酸钙注射液有强烈的刺激性，不宜皮下或肌内注射；静脉注射时如漏出血管外，可引起组织坏死。小儿因血管较细，应慎用。

3. 小儿口服氯化钙，一般不超过 3d，以防高氯血症性酸中毒。

4. 应用阿法骨化醇、骨化三醇时需监测血钙水平。

第三节　先天性肾上腺皮质增生症

先天性肾上腺皮质增生症（CAH）是一种常染色体隐性遗传性疾病，引起男性化者又称肾上腺性征异常综合征。CAH 主要由于肾上腺皮质激素生物合成过程中所必需的酶存在缺陷，致使皮质激素合成不正常。多数病例肾上腺分泌理糖激素、理盐激素不足而雄性激素过多，故临床上出现不同程度的肾上腺皮质功能减退，伴有女童男性化，而男童则表现性早熟，此外尚可有低血钠或高血压等多种症候群。典型的 CAH 发病率约为 10/10 万,而非典型的发病率约为典型的 10 倍,并有种族特异性。

【症状与体征】

1. 21-羟化酶缺乏症 有 3 种临床类型。

(1)单纯男性化型:临床表现为雄性激素增高的症状。男童同性性早熟,初生时多无任何症状,至 6 个月后逐步出现体格生长加速和性早熟,4～5 岁时更加明显,表现为阴茎、阴囊增大,出现阴毛、变声、痤疮等,生长加速和肌肉发达、骨龄提前,但成年终身身高落后,智能发育正常;女童出生时即可出现不同程度的男性化体征:阴蒂肥大、不同程度的阴唇融合而类似男童尿道下裂样改变,子宫卵巢发育正常,其他体格发育类似男童。

(2)失盐型:临床除出现单纯男性化表现外,还可因醛固酮严重缺乏导致低血钠、高血钾及血容量降低等失盐症状的出现,表现为呕吐、腹泻、脱水、消瘦、呼吸困难和发绀等。

(3)非典型型:症状轻微,临床表现各异。发病年龄不一,多在肾上腺功能初现年龄阶段出现症状。男童为阴毛早现、性早熟,生长加速、骨龄超前;女童表现为初潮延迟、原发性闭经、多毛症、不孕症等。

2. 11β-羟化酶缺乏症 部分患儿出现高血钠、低血钾、碱中毒及高血容量,2/3 患者出现高血压症状;也可出现类似 21-氧化酶缺乏的高雄激素症状和体征。一般女童男性化体征较轻,男童出生后外生殖器多正常,至儿童期才出现性早熟体征。部分不典型患儿可至青春期因多毛、痤疮和月经不调而就诊,大多血压正常,男童有时仅表现为加速生长和阴毛早现。

3. 3β-羟类固醇脱氢酶缺乏症 典型病例出生后即出现失盐和肾上腺皮质功能不全的症状,如畏食、呕吐、脱水、低血钠、高血钾及酸中毒等,严重者因循环衰竭而死亡。男性可有不同程度的外生殖器发育不良,女性则出现不同程度的男性化。非典型病例出生时多无异常,至青春期前后出现轻度雄性激素增高的体征,如女童阴毛早现、多毛、痤疮、月经量少及多囊卵巢等。

4. 17-羟化酶缺乏症 临床可发生低钾性碱中毒和高血压,女性至青春期呈幼稚型性征和原发性闭经,男性则表现为男性假两性畸形。

【辅助检查】

1. 尿液

(1)17-羟类固醇(17-OHCS):当 11β-羟化酶缺乏时升高,而其余几型均降低。

（2）17-酮类固醇（17-KS）：3β-羟类固醇脱氢酶缺乏和 17-羟化酶缺乏时降低，当 21-羟化酶缺乏和 11β-羟化酶缺乏时升高。

（3）孕三醇：17-羟化酶缺乏时降低，其余几型均升高。

2. 血液

（1）17-羟孕酮（17-OHP）：除 17-羟化酶缺乏时降低，其余几型均升高。

（2）醛固酮（Aldo）：降低。

（3）睾酮：在 3β-羟类固醇脱氢酶缺乏和 17-羟化酶缺乏时降低，21-羟化酶缺乏和 11β-羟化酶缺乏时升高。

（4）去氧皮质酮（DOC）：在 3β-羟类固醇脱氢酶缺乏和 21-羟化酶缺乏时降低，17-羟化酶缺乏和 11β-羟化酶缺乏时升高。

（5）肾素血管紧张素原（PRA）：在 11β-羟化酶缺乏和 17-羟化酶缺乏时降低，3β-羟类固醇脱氢酶缺乏和 21-羟化酶缺乏时升高。

（6）血钠（Na）：在 3β-羟类固醇脱氢酶缺乏和 21-羟化酶缺乏时降低，17-羟化酶缺乏和 11β-羟化酶缺乏时升高。

（7）血钾（K）：17-羟化酶缺乏和 11β-羟化酶缺乏时降低，3β-羟类固醇脱氢酶缺乏和 21-羟化酶缺乏时升高。

（8）脱氧异雄酮（DHEA）：17-羟化酶缺乏时明显降低，其余几型均正常或升高。

3. X 线检查　部分患儿可出现骨龄提前。

【治疗原则】

1. 一般治疗原则　患儿有失盐的电解质紊乱时应给高盐饮食，必须及时纠正水、电解质紊乱。

2. 用药目的与原则　首选肾上腺皮质激素类药物。失盐型患者应及时进行抢救，开始时用氢化可的松静脉滴注，补充液体及氯化钠以纠正失水及低盐，并可同时应用醋酸去氧皮质酮肌内注射；轻型失盐者可口服泼尼松，每日加入 2～5g 食盐即能保持电解质平衡。

处　方

（1）补充肾上腺皮质激素

①对失盐型患者，给予应激剂量；肾上腺危象时，给予初始剂量；氢化可的松 25～100mg/d 静脉滴注。

②口服氢化可的松 10～20mg/m²，2/3 量晚间服用，1/3 量分次白天服用。

③21-羟化酶缺乏症患儿,一般口服氟氢可的松 0.05～0.1mg/d,症状改善后可酌情减量。

(2)纠正水电解质紊乱:对失盐型患者必须及时纠正水、电解质紊乱,可用生理盐水或 0.45%盐水及碳酸氢钠溶液进行补液,但不能使用含钾溶液。

【用药注意事项】

1. 应注意 0.1mg 氟氢可的松的剂量相当于 1.5mg 氢化可的松,因此,在使用时应扣除相当的皮质醇用量,以防皮质醇过量。在皮质激素治疗过程中必须进行临床评估及监测,包括血浆 17-OHP、DHEA、T、PRA、电解质及尿 17-酮类固醇的测定,以调节两类激素的用量,达到最佳治疗效果。

2. 药物剂量因人而异;应急情况应加大剂量;女性患者及失盐型男女患者应坚持终身服药。

3. 假两性畸形患儿阴蒂切除术宜在生后 2～4 年进行,手术太早不易成功,如果太晚对患者的心理及社会影响不利。尿道及阴道同开口于尿生殖窦的患者可于月经来潮后做尿道、阴道分隔手术,以避免上行性尿路感染。如患者在青春期于肯定诊断,其外生殖器已基本上像男性,则不宜再改变其原来的外生殖器形态,因为改变性别往往对患者的心理将是一个打击,且有复杂的社会影响,可考虑做子宫及卵巢切除,使之继续保持男性的第二性征发育,并根据尿 17-酮类固醇排出量调整泼尼松用量,使之维持在正常成人男性水平。

第四节　生长激素缺乏症

小儿身高低于同年龄、同性别和同地区正常健康儿童身高的 2 个标准差(-2SD)者称为儿童矮小症。可分为原发性和继发性两种,原发性多数患者原因不明,仅小部分有家族性发病史,为常染色体隐性遗传。患儿是因垂体前叶分泌生长激素(GH)不足所致,即原发性生长激素缺乏症,亦称垂体性侏儒。继发性较为少见,任何病变损伤垂体前叶或下丘脑时均可引起生长发育停滞,常见者有肿瘤(如颅咽管瘤、视交叉或下丘脑的胶质瘤、垂体黄色瘤等),感染(如脑炎、结核、血吸虫病、弓形虫病等),外伤,血管坏死及 X 线损伤等。多数患者同时有垂体促性腺激素分泌不足,部分病例也有促甲状腺素、促肾上腺皮质激素分泌不足而引起有关内分泌腺的功能障碍。

【症状与体征】

1. 症状　原发性垂体性侏儒症多见于男童,出生时身长体重往往正常,最初 1～2 年与正常小儿差别不明显,自 1～2 岁开始生长速度减慢,停滞于幼儿期身材,年龄越大落后越明显,至成年其身长也多不超过 130cm,但智力发育正常,患儿外观比较其实际年龄为小,但身体上部量与下部量的比例常与其实际年龄相仿,故各部分发育的比例仍相称。甲状腺、肾上腺皮质功能亦往往偏低,但临床症状常不明显。继发性垂体性侏儒可发生于任何年龄,得病后生长发育开始减慢并伴有原发病的症状,患颅内肿瘤者可见颅内压增高和视神经受压迫的症状及体征,如头痛、呕吐,视野缺损或缩小等,甚至由于垂体后叶或下丘脑也受损害而并发尿崩症。

2. 体征　患者身长低于同年龄正常小儿 2 个标准差以下,肢体匀称,智力正常。头稍大而圆,毛发少而质软,皮肤细而滑腻,面容常比其实际年龄幼稚,胸较窄,手足亦较小。出牙延迟,骨化中心发育迟缓,骨龄延迟,骺部融合较晚。多数患儿性腺发育不全,第二性征缺乏,至青春期男性生殖器仍小如幼童者,隐睾症颇常见,声调如童音。女性往往有原发性闭经,乳房、臀部均不发达,身材无女性成年人特征,子宫小,外阴如小女童。

【辅助检查】

1. 实验室检查　患者血清中生长激素的浓度常明显降低。正常人休息状态下空腹(早餐前)血清中生长激素浓度为 $3\mu g/L$,儿童为 $5\mu g/L$,患儿常低于 $5\mu g/L$。GH 激发试验:正常人 GH 是呈脉冲性释放,随机 1 次采血检测 GH 无诊断价值。临床采用药物激发试验来判断垂体合成及分泌 GH 状况。常用药物有精氨酸、可乐定、L-多巴、胰岛素等。各种药物激发 GH 反应途径不同,各种试验的敏感性、特异性亦有差异,因此,通常采用至少两种作用途径不同的药物进行激发试验才能作为判断的结果。一般认为两种试验 GH 激发峰值<$5\mu g/L$ 为 GH 完全缺乏;介于 $5～9\mu g/L$ 为部分缺乏;≥$10\mu g/L$ 即为 GH 不缺乏。血清 IGF1 及 IGFBP 测定:血中浓度稳定,与 GH 水平成一致关系。垂体性侏儒症患者往往同时有垂体促甲状腺激素及促肾上腺皮质激素分泌不足,其血清胆固醇可增高,血清 T_3 及 T_4 往往降低或在边缘水平。尿内 17-羟类固醇与 17-酮类固醇排出量都减低。

2. X 线检查　骨龄延迟多在 2 岁以上。

【治疗原则】

1. 一般治疗原则

(1)纠正不合理的饮食习惯和食物组成,饮食要均衡。

(2)加强体育运动,如跑步、打球等。

(3)保证充分的睡眠。

2. 用药目的与原则

(1)生长激素替代疗法,目前应用基因重组人生长激素(rhGH),年龄愈小,疗效愈佳。在用 rhGH 治疗中可出现甲状腺激素水平下降,故须监测甲状腺功能,必要时予以补充甲状腺素。

(2)同化激素可增强蛋白质合成促进生长,但此类药物也可促进骨骺的融合而缩短生长时期,最后反而使身体形成矮胖,特别在用大剂量时更易如此,因此必须慎重。一般在 10~12 岁开始应用。用药前应先检查骨龄,每 3 个月随访 1 次,一旦骨龄已接近实际年龄即应停药。

(3)对生长激素缺乏伴性腺轴功能障碍的患儿,应于骨龄达 12 岁后开始应用促性腺激素,对性腺及第二性征的发育有刺激作用,男性患者疗效较好。

(4)生长激素释放激素(GHRH),对由于下丘脑功能缺陷而导致 GHRH 释放不足的那些生长激素缺乏症患儿,可采用 GHRH 治疗,但对垂体性生长激素缺乏者无效。

(5)此外尚可应用甲状腺素,对甲状腺功能偏低的患者更有意义。

(6)有低血糖及肾上腺皮质功能不足的患者可给予生理剂量氢化可的松。

处 方

(1)生长激素替代疗法:基因重组人生长激素(rhGH),剂量一般为 0.1U/(kg·d),于每晚睡前皮下注射。

(2)增强蛋白合成,促进生长

苯丙酸诺龙,每月 1~2mg/kg,分为 4 次,每周肌内注射 1 次。

(3)促性腺发育

①绒促性素每次 500~1000U,每周 2 次肌内注射,4~6 周为 1 个疗程。

②男童可肌内注射庚酸睾酮,开始 25mg,每 2~4 周 1 次,每 3 个月可增加 25mg,直至每个月 100mg。

③女童可用炔雌醇 1~2µg/d,或倍美力(premarin),每日 0.3mg,其酌情加至 0.625mg。或诺坤复(Estrofem)每日 0.25mg 起加至 1mg。

(4)促进生长激素释放:生长激素释放激素(GHRH),剂量一般为 8~30µg/(kg·d),每日早晚各 1 次皮下注射或 24h 皮下微泵连续注射。

(5)补充甲状腺素:甲状腺片,从小剂量开始,一般 20~40mg/d,或左甲状腺素 12.5~25µg/d。

（6）改善肾上腺皮质功能：氢化可的松 15～25mg/d，或泼尼松 2.5～5mg/d，口服。

【用药注意事项】

1. 治疗中定期测量身高，测量身高时从始至终应在同一时间（一般应在早晨），定期检查骨龄，应用生长激素治疗中定期检测血清甲状腺功能。

2. 生长激素有促进肿瘤生长的作用，矮小儿童用药前应除外鞍区占位病变。需定期观察骨龄相。蛋白同化类固醇、雄激素、雌激素或甲状腺素与生长激素同用时，均有加速骨骺提前闭合的危险，应慎重考虑。

3. 正常人夜间分泌生长激素较日间多，儿童则入睡后 1h 左右分泌峰更明显，在晚间睡前注射更符合生理性、疗效好。

第五节　儿童糖尿病

糖尿病是体内胰岛素缺乏或胰岛素功能障碍所致糖、脂肪和蛋白质代谢异常的全身性慢性疾病。儿童时期糖尿病是指＜15 岁的儿童发生糖尿病者。儿童原发性糖尿病主要分为两类：①1 型糖尿病，是以胰岛 B 细胞破坏、胰岛素绝对缺乏所造成的糖、脂肪和蛋白质代谢紊乱的一类糖尿病，95％儿童期糖尿病属此类型。②2 型糖尿病，是一类胰岛 B 细胞分泌胰岛素不足和（或）靶细胞对胰岛素不敏感（胰岛素抵抗）所致的糖尿病，儿童时期发病较少，但近年来随着儿童肥胖症发病率的增多，2 型糖尿病在儿童的发病率有所增加。

【症状与体征】

1. **症状**　起病较急，部分患儿常因感染或饮食不当而诱发。典型表现为三多一少症状，即多饮、多尿、多食和体重减轻。多尿常为首发症状，如夜尿增多，甚至发生遗尿，较大儿童突然出现遗尿应考虑有糖尿病的可能性。病史较长的年长儿，可有消瘦、精神不振、倦怠乏力等体质显著下降的情况。以酮症酸中毒为首发症状者占 20％～30％，年龄越小酮症酸中毒的发生率越高。可突然发生恶心、呕吐、畏食或腹痛、腿痛等症状，严重者出现神志改变。

2. **体征**　无并发症者除消瘦一般无阳性体征，有些患儿可出现相应并发症的体征。①糖尿病酮症酸中毒，表现为精神萎靡、意识模糊甚至昏迷，不规则深长呼吸，有酮味，节律不整，口唇樱红，皮肤弹性差，眼窝凹陷，甚至休克等。②生长障碍,典型者称 Mauriac 侏儒,表现为面色苍白、皮肤增厚、腹部膨隆、肝大,可有库欣病样面容。③糖尿病肾病,表现为水肿、蛋白尿及高血压等。

【辅助检查】

1. 血糖 空腹血糖≥7.0mmol/L;随机血糖≥11.1mmol/L。

2. 尿糖 阳性;糖尿病酸中毒时可测出尿酮体。

3. 糖化血红蛋白(HbA1c) 可反应红细胞半衰期即 60d 内的血糖平均水平。正常人<6%,未治疗的患者常大于正常的 2 倍以上。糖化血红蛋白>9%时发生糖尿病微血管并发症的危险增加。

4. 葡萄糖耐量试验(OGTT) 一般 1 型糖尿病不需做葡萄糖耐量试验,仅用于无明显症状、尿糖偶尔阳性而血糖正常或稍增高的患儿。通常采用口服葡萄糖法:试验当日从 0 时起禁食,于清晨 8 时取空腹血测血糖和胰岛素浓度,之后立即口服葡萄糖 1.75g/kg(最大量不超过 75g),3~5min 服完;再于口服葡萄糖糖后 60min,120min,180min 分别采血测血糖和胰岛素浓度。正常人空腹血糖<6.2mmol/L,口服葡萄糖 120min 后血糖<10.0mmol/L,糖尿病患儿 120min 血糖>11.1mmol/L,血胰岛素峰值也低下。

【治疗原则】

1. 一般治疗原则

(1)糖尿病患儿的教育及心理治疗:应贯穿于糖尿病诊治的整个过程,对患儿进行糖尿病知识的普及及心理教育。使患儿树立战胜疾病的信心。住院期间应对家长进行糖尿病知识的教育。首先是治疗的必需技能,如胰岛素注射、饮食安排,血糖及尿糖监测等,针对患儿及家长的焦虑、恐惧、紧张情绪等进行细致的解释和安慰,长期治疗控制好血糖的重要性等,糖尿病教育应逐步加深内容,使患儿及家长配合治疗,达到良好的控制效果,以防止、延缓并发症的发生和发展。

(2)饮食治疗:糖尿病与营养关系密切,过多的摄入热量及肥胖均是 2 型糖尿病发病率增加的重要因素。高蛋白摄入、微量元素缺乏等与 1 型糖尿病发生有关。1 型糖尿病的饮食控制是为了使血糖控制在要求达到的范围内。饮食应根据个人的口味和嗜好,制定相应的食谱,且必须与胰岛素治疗同步进行。热量要满足儿童生长发育和日常生活的需要。每日所需热量=4184+年龄×(290-420)kJ[1000+年龄×(70-100)kcal]。年龄偏小、较瘦的儿童应选择较高的热量,<3 岁儿童用每岁 418.4kJ(100kcal),随年龄而递减;

而年龄偏大、较胖,特别是青春期女童则宜用较低的热量,可每岁 209.2～251.0kJ(50～60kcal),总热量≤8368kJ/d(≤2000kcal/d)。运动量特大者可用较高热量,热量的分配为糖类占 50%～55%;蛋白质占 15%～20%;脂肪占 25%～30%。食物成分中蛋白质应以动物蛋白为主;脂肪应选用含不饱和脂肪酸的植物油。每日最好摄入足够的蔬菜或含纤维素较多的食物。每日每餐的热量分配应基本固定,可以分为早餐占 1/5,午餐和晚餐各占 2/5,每餐中留少量作为餐间点心,并按时定量进餐。不能按时进餐时必须测餐前血糖调整胰岛素或进餐量。

(3)运动治疗:运动对糖尿病患儿至关重要。糖尿病患儿应每天安排适当的运动,运动前减少胰岛素的用量或运动后适当加餐,以防止发生低血糖。运动可以提高胰岛素的敏感性,降低血糖,增加能量消耗,减少肥胖的发生,调节血脂,增强体质等,对糖尿病的治疗和并发症的防治有一定意义。在酮症酸中毒时不宜进行任何运动。

2. 用药目的与原则

(1)胰岛素治疗:胰岛素是 1 型糖尿病治疗的最主要的药物。根据胰岛素的种类及作用时间可分为短效胰岛素(RI)、中效珠蛋白胰岛素(NPH)和长效鱼精蛋白胰岛素(PZl)。根据血糖(有条件的可测定早晨空腹及早餐后 2h,午餐后 2h,晚餐后 2h 及睡前的全血血糖)和尿糖检测结果按需调整胰岛素剂量。

(2)胰岛素的调整:①早餐前用量,参照前 1 天上午第一段尿糖及午餐前尿糖或血糖进行调整;②午餐前用量,参照前 1 天第二段尿及晚餐前尿糖进行调整;③晚餐前用量,参照第三段尿和睡前尿糖进行调整;④睡前用量,参照第四段尿及次日早餐前尿糖进行调整。短、中效胰岛素混合治疗的调整,早餐前 RI 及晚餐前 RI 调整,同上述 RI 的调整方法。

(3)注射部位:双上臂前外侧、大腿前外侧、腹壁等部位为宜。应按顺序成排轮换注射,每针每行间距均为 2cm。以防止长期在同一部位注射发生局部皮下组织的纤维化或萎缩。

处　方

胰岛素治疗

(1)新患儿开始治疗时可用 RI 0.5～1.0U/(kg·d);年龄<3 岁者用 0.25U/(kg·d),总量分 3～4 次注射。每次于进餐前 20～30min 皮下注射。参考残余 B 细胞功能,如空腹 C 肽过低者及病程较长者,早餐前用量偏大,

中、晚餐前用量可相等。

(2)混合胰岛素(RI/NPH)治疗每日可注射 2 次,早餐前注射量占总量的 2/3,晚餐前占 1/3,一般 RI 与 NPH 之比不>1:3,残余 B 细胞功能较好者可用 30:70,一般用 50:50 者效果好。先抽取短效胰岛素,再抽取中效胰岛素。用混合胰岛素治疗者,若午餐前血糖经常≥11.2mmol/L,可在午餐前加用小量 RI(2~4U)。短效与长效胰岛素(RI/PZl)混合治疗:儿科应用较少,一般用于病程较长、使用胰岛素剂量较多及需要长效胰岛素提供胰岛素基础量的患儿,可以在 RI 1d 注射 3~4 次的基础上,在早餐前或晚餐前的则中加入 PZI 混合注射;二者的比例需根据患儿的具体情况进行个体化调整。一般需 RI:PZI≥4:10。

【用药注意事项】

1. 糖尿病患儿应做好家庭记录,包括饮食、胰岛素用量、血糖、尿糖、尿酮体的检查结果及参加活动等情况,有助于每次门诊复查时医生根据病情变化及早采取治疗措施。

2. 胰岛素过量可使血糖过低,其症状使血糖降低的程度和速度而定。注意必须降低血糖性昏迷与严重酮症酸血症相鉴别。有时在低血糖后可出现反跳性高血糖,即 Somogyi 反应。若睡前尿糖阴性,而次晨尿糖强阳性。参考使用胰岛素剂量,应想及夜间可能有低血糖症,此时应试行减少胰岛素剂量,切勿再加大胰岛素剂量。

第54章

青春发育性疾病用药与处方

第一节　儿童性早熟

性早熟（sexual precocity）即女童在 8 岁前，男童在 9 岁前呈现性发育征象。发病率估计在 1/10 000～1/5000。按病理过程的控制机制，性早熟主要分为 GnRH 依赖性和非 GnRH 依赖性两大类。GnRH 依赖性（gonadotrphin-dependent）又称为中枢性性早熟（central precocious puberty，CPP）、真性性早熟或完全性性早熟，系因下丘脑-垂体-性腺轴的提前发动，导致性腺发育和性功能成熟。非 GnRH 依赖性（gonadotrophin-independent）又称外周性性早熟、假性性早熟，各种原因引起的体内性激素水平升高所致第二性征呈现。本节主要介绍特发性中枢性性早熟。

【症状与体征】

1. 症状　女童 8 岁前、男童 9 岁前出现性发育征象。

2. 体征

（1）第二性征在青春发育前出现，发育程序与正常时基本相似。女性性早熟的最早征象是乳房发育，继之阴毛、腋毛出现，月经来潮并具生育能力。男童最早征象是双侧睾丸对称性增大，睾丸增大与实际年龄不相符，继之阴囊皱褶增加，阴茎增大，阴毛、腋毛、胡须生长，声音低沉，排精等。

（2）身体的线性生长加速，但由于身高随性早熟迅速发育，骨骺过早闭合，最终身材较矮小。

【辅助检查】

1. 激素水平测定　血、尿激素测定。测血 FSH、LH、E2、T 可了解垂体、卵巢及睾丸的功能状态。基础血 LH 及 FSH 增高提示中枢性早熟，女童

LH/FSH＞1 更有意义。青春早期基础值仍处于青春前期,对不易判断和矛盾者,需做 GnRH 激发试验。测定 TSH、T_3、T_4 有助甲状腺功能低下的判断。疑为先天性肾上腺皮质增生或肿瘤时应查血皮质醇、11-脱氧皮质醇、17α-羟孕酮、24h 尿、17-酮类固醇等。必要时测定绒促性素(HCG),对一些肿瘤的判断有意义。

2. GnRH 激发试验(兴奋试验)　亦称 LHRH 激发试验。静脉注射 Gn-RH $2.5\mu g/kg$(最大剂量≤$100\mu g$),于注射前(基础值)和注射后 30min、60min、90min、120min 分别采血检测 LH 及 FSH。正常 LH 峰值出现在 15～30min,激发后 LH 峰值女童＞15U/L,男童＞25U/L,或 LH 峰值较基础值增加 3 倍以上提示为 CPP,LH/FSH＞0.66～1 更有意义。若以 FSH 升高为主,FSH/LH＞1 则提示为单纯乳房早发育。在 CPP 极早期,GnRH 可呈阴性结果,E2 水平(E2＞20pg/ml)有参考意义。因此,对可疑者应定期的重复此项检查。

3. X 线检查　①左手腕骨骨龄测定,测定骨龄可判断骨龄是否超前,骨龄超过实际年龄 1 岁以上可视为提前。骨龄对判断性成熟度是最简便方法,也是治疗监测的重要指标。②头颅 CT 或 MRI 检查:除外颅内器质性病变。

4. 超声检查　根据需要做超声检查肾上腺、卵巢、子宫、睾丸等部位。女童卵巢容积＞1ml 提示进入青春期,如显示任一侧卵巢有 4 个以上直径≥4mm 的卵泡,提示性腺轴已进入青春发动。孤立性、直径＞9mm 的卵泡常为卵巢囊肿。外周性早熟时卵泡不增大。

5. 其他检查　阴道细胞学检查,根据成熟度观察雌激素的影响。男童晨尿精子检查,判断有无生精、排精功能。

【治疗原则】

1. 一般治疗原则

(1)减少或停止外源性性类固醇的摄入,特别是可能含有性类固醇或类似物质的食物。

(2)病因治疗,如为先天性肾上腺皮质增生见内分泌章节。如为肿瘤相应的手术治疗。

(3)特发性中枢性性早熟应用如下药物干预。

2. 用药目的与原则

(1)治疗目的:①延缓骨成熟的加速,防止骨骺早闭,改善最终成人身高;②停止或减慢第二性征发育;③预防初潮早现或暂时终止月经;④同步心理行为指导,恢复实际生活年龄应有的心理行为。

(2)药物:①促性腺激素释放激素(GnRHa)类似物药物治疗。治疗原理为 GnRHa 可持续作用于 GnRH 受体,使受体产生降调节,因而起到竞争性抑制自身分泌的作用,受体后的信号激活通路阻断,产生了"药物性腺切除"作用。GnRH 类似物(GnRHa)是当前主要的治疗选择,目前常用制剂有曲普瑞林和亮丙瑞林的缓释剂。②中药治疗,如大补阴丸、知柏地黄丸。

处　方

(1)促性腺激素释放激素(GnRHa)类似物:首剂 $80\sim100\mu g/kg$,最大量 3.75mg;其后每 4 周注射 1 次,体重≥30kg 者,曲普瑞林每 4 周肌注 $3\sim3.75mg$。已有初潮者首剂后 2 周宜强化 1 次。但需要强调的是,维持剂量应当个体化,根据性腺轴功能抑制情况而定(包括性征、性激素水平和骨龄进展),男童剂量可偏大。对按照以上处理性腺轴功能抑制仍差者可酌情缩短注射间歇时间或增量。不同的 GnRHa 缓释剂都有效,产品选择决定于医生用药习惯和患者接受程度(如更接受肌内或皮下注射)或当地产品供应情况。

(2)中药治疗

①大补阴丸:每次 1 丸,每日 2 次。

②知柏地黄丸:每次 1 丸,每日 2 次,3 个月为 1 个疗程。对单纯乳房早发育效果较好,但中枢性真性性早熟控制较差。

【用药注意事项】

1.GnRHa 的不良反应很小,有些女童首次注射后可能发生阴道出血,或已有初潮者又见出血,但如继续注射仍有出血时应认真评估。

2. 治疗过程中每 3～6 个月测量身高以及性征发育状况(阴毛进展不代表性腺受抑状况);首剂 3～6 个月末复查 GnRH 激发试验,LH 峰值在青春前期水平提示剂量合适。其后对女童需定期复查基础血清雌二醇(E2)浓度和子宫、卵巢超声;男童需复查基础血清睾酮浓度,以判断性腺轴功能抑制状况。每半年复查骨龄 1 次,结合身高增长,预测成年身高改善情况。对疗效不佳者需仔细评估原因,调整治疗方案。为改善成年身高的目的疗程至少 2 年,具体疗程需个体化治疗。

3. 一般认为患儿骨龄达到 11～12 岁时停止 GnRHa 治疗。

第二节　性发育不良或青春发育延迟

性发育不良或青春期发育延迟一般认为是落后于正常发育年龄平均值

的 2.5SD 尚未出现第二性征。男童常见以特发性促性腺激素型性腺功能低下(IHH)和 Kallmann 综合征(嗅觉-生殖腺发育不全)较为多见。另外,还有先天性睾丸发育不全(Klinfelter 综合征,KS),体质性青春发育延迟。女童多见于先天性卵巢发育不全(Turner 综合征,TS),暂时性 Gn 或性激素分泌障碍,如神经性畏食等。

【症状与体征】

1. 症状

(1)青春期性发育幼稚或青春期发育延迟(如睾丸、阴茎小;乳房、阴毛不发育、无月经来潮;具体界定年龄是女童超过 13 岁,男童超过 14 岁。

(2)开始发育后进展缓慢:如女童乳房发育开始后超过 5 年仍无月经,男童开始发育后 4 年半未达到成人外阴水平(Tanner V 期)。

(3)Kallmann 综合征伴有嗅觉障碍,嗅觉丧失或明显迟钝。

2. 体征

(1)Kallmann 综合征和 IHH 患儿体型类似无睾症:指距大于身高,上/下比例<0.9。性器官发育不全,阴茎和睾丸均小或隐睾,性征发育不良,男子女性型乳房和肥胖,部分患儿伴有其他畸形,如神经性耳聋、色盲和肾畸形等。

(2)Klinfelter 综合征(KS):外表呈男性,具有男性外生殖器,在儿童期呈瘦长体形(类无睾体型),但体力较弱,腋毛、阴毛及脂肪呈女性分布。阴茎短小,睾丸极小而硬,或为隐睾。少数智能落后。

(3)Turner 综合征(TS):生长迟缓,性发育不良或第二性征不发育,多发畸形,如短掌指、马德隆畸形、肘外翻、短颈、高腭弓、颈蹼等。内脏畸形,可见肾畸形、心脏畸形等。

【辅助检查】

1. 激素测定 包括 FSH、LH、T、E2,有时需进一步检查催乳素(PRL)及脑垂体其他激素。

2. 动态功能试验 ①GnRH(LHRH)刺激试验:方法见性早熟。LH 和 FSH 基础水平显著提高提示原发性性功能障碍。正常 LH 反应峰值出现时间在 15~30min,LH 在刺激试验后无变化为无反应,常为垂体促性腺激素缺乏。峰值于 60~90min 出现为反应延迟,可能存在垂体功能不足。体质性青春发育迟缓可反应正常。正常与异常儿童常有重叠,故必要时需重复检测或结合绒毛膜促性腺激素(HCG)刺激试验综合分析。②HCG 刺激试验:常用于检测男性睾丸间质细胞功能。有不同的方法:HCG 每次 3000U/m^2,隔日肌内注射 2 次,于 0、3、6d 取血测睾酮,正常者第 3 天较基值高 1 倍,第 6 天较第 3 天值高 1 倍;HCG 1500U 肌内注射,隔日 1 次共 3 次,于注射前和 3 次注射后测睾酮,睾酮增加可达 2 倍以上;HCG 剂量:<1 岁 500U,1～10 岁,1000U,>10 岁 1500U,连续肌内注射 3d,于第 4 天(最后 1 次的 24h 后)测睾酮应上升2～3 倍。

3. 染色体核型分析。

4. 影像学检查　X 线骨龄和颅脑影像学检查,如 CT、MRI。

5. 超声检查　了解子宫、卵巢、睾丸等发育状况。

【治疗原则】

1. 一般治疗原则

(1)治疗原发病:中枢神经系统的肿瘤视情况手术或非手术治疗。甲状腺功能减低者服用甲状腺激素纠正甲状腺功能减低,对各种慢性疾病原发病好转后性发育即可改善。

(2)对所有性腺功能低下的患者都应鉴别原因,制订适当的治疗方案。

2. 用药目的与原则

(1)主要是激素替代治疗。

(2)定期随访监测骨龄性发育状况,性激素水平调整药物和剂量。

处　　方

(1)性腺功能低下的治疗

男童:可用 GnRH 或 HCG 及睾酮等替代治疗。

①HCG,一般剂量每次 500～1500U,每周 3 次,6 个月为 1 个疗程,可与睾酮联合治疗。

②男童在适当年龄(14～15 岁),睾酮制剂替代治疗,可口服或通过皮下给药,可用甲睾酮 1～2mg/(kg·d)分次口服,呈现男性化后减半量维持。

③庚酸睾酮 50mg,每 3～4 周肌内注射 1 次,在 2～3 年,剂量由最初的50mg 逐渐增加至 250mg。

④丙酸睾酮,每次 25mg,肌内注射,每周 2～3 次,连续 3～6 周。

⑤Gn 不足者,可用 Gn-RH 脉冲式给药。GnRH 2～4μg,初始仅在晚间用药,其后剂量可逐渐增加,并扩展至日间,以维持青春发育进程。

女童:一般在 13.5 岁开始用雌激素替代治疗,剂量应逐渐增加。并在适当时候用药建立人工周期。炔雌醇初始剂量 2.5μg/d,在 2～3 年中逐渐增至

20μg/d,当每日剂量达 15μg 时即可发生突破性出血,应在每月最后 10d 给予甲羟孕酮 10mg/d 或醋炔诺酮 5mg/d。

(2)诊断生长激素缺乏症者给予生长激素治疗:生长激素粉剂或水剂,国内常用剂量是 0.1～0.15U/(kg·d),睡前皮下注射。

(3)对症治疗药物:根据患者情况选择。

①诊断甲状腺功能减低者给予甲状腺激素替代治疗:一般选用优甲乐,剂量根据缺乏的程度而异,从小剂量开始,需晨空腹口服给药,开始用药后2～4 周复查激素水平并调整剂量。

②诊断肾上腺皮质功能减退者:选用氢化可的松治疗。

③其他:根据相应检查结果处理。

【用药注意事项】

1. 性发育迟缓由多种原因造成,因此,需专科医师全面检查,特别是除外中枢神经系统的占位性病变。

2. 在治疗性发育延迟的同时注意心理咨询和治疗。

3. 生长激素有促进肿瘤生长的作用,矮小儿童用药前应除外鞍区占位病变。需定期观察骨龄。蛋白同化类固醇、雄激素、雌激素或甲状腺素与生长激素同用时,均有加速骨骺提前闭合的危险,应综合分析后给予相应的治疗。

4. 正常人夜间分泌生长激素较日间多,儿童则入睡后 1h 左右分泌峰更明显,在晚间睡前注射更符合生理性,疗效好。

第55章
小儿常见危重症用药与处方

第一节　小儿心肺复苏

小儿时期有多种原因可以导致突然的呼吸及循环功能停止。心肺复苏（cardiopulmonary resuscitation,CRP）是指采用一组急诊医学手段,恢复已中断的呼吸及循环功能,使生命得以维持的方法。包括基本生命支持、高级生命支持、稳定及复苏后的监护3个方面。

【症状与体征】

1. 症状　突然昏迷,部分有一过性抽搐,呼吸停止,面色灰暗或发绀,瞳孔散大和对光反射消失。

2. 体征　大动脉（颈、股动脉）搏动消失,听诊心音消失或心音极微弱,心率缓慢,无呼吸音。眼底血管血流缓慢或停滞。

【辅助检查】

心电图检查可见等电位线、电机械分离或心室颤动等。

【治疗原则】

1. 一般治疗原则

(1)保持呼吸道通畅（airway,A）:首先应去除气道内的分泌物、异物或呕吐物。其次是开通气道,将患儿头向后仰,抬高下颌,一手将头向背部倾斜并处于正中位,颈部稍微伸展;另一手的手指放在下颌骨的颏下,提起下颌骨向外上方,使气道平直。

(2)建立呼吸（breathing,B）:采用人工辅助正压通气,维持气体交换,改善缺氧状态,常用的方法有:口对口人工呼吸;复苏囊人工呼吸;气管内插管人工呼吸法。

(3)循环支持(circulation,C):即胸外心脏按压。指征为新生儿心率<60次/分;婴儿或儿童心率<60次/分,伴有灌注不良的体征。每次按压与放松比例为1:1,按压深度为胸部厚度的1/3,按压频率同该年龄小儿正常心率或为其3/4,胸外心脏按压与呼吸的配合为5:1。

2.用药目的与原则 主要包括保证心脏的搏动与有效的呼吸,维持正常的心率与心律,保证正常的血压,维持组织的有效灌注及氧供给,维持体内酸碱、电解质平衡。给药途径有静脉注射、气管内给药、骨髓腔给药、心内注射。

处 方

(1)心搏、呼吸骤停、心律失常及维持血压

①肾上腺素:首剂为0.01mg/kg(1:10 000注射液0.1ml/kg),静脉或骨髓腔内给予;若无效第2剂和以后的剂量可用0.1～0.2mg/kg(1:1000注射液);或气管内给药0.1～0.2mg/kg。间隔3min可重复1次。

②阿托品:0.01～0.02mg/kg,静脉、气管内或骨髓腔给药,间隔5min可重复使用。最大剂量儿童不能超过1mg,青少年不超过2mg。

③利多卡因:首剂1mg/kg稀释后静脉、气管、骨髓腔给药,后予20～50μg/(kg·min)的速度静脉维持。

④多巴胺:多用于维持血压,5～10μg/(kg·min)。

⑤纳洛酮:0.1mg/kg,静脉、气管给药,最大剂量2mg。

(2)体液平衡

①钙剂:用葡萄糖酸钙100～200mg/kg(10%葡萄糖酸钙注射液1～2ml/kg)或氯化钙10～30mg/kg(10%氯化钙注射液0.1～0.3ml/kg)。

②碳酸氢钠:1mmol/kg,稀释成等张液体,可经静脉或骨髓腔给予。碳酸氢钠的进一步用量可依血气分析的结果而定。

(3)其他用药

①甘露醇:在复苏后多常规使用,减轻脑水肿。用量0.5～1g/kg,第1天每4～6h给药1次,此后酌情给予。

②葡萄糖:心搏、呼吸骤停患儿常见应激性低血糖,一经确定新生儿给予10%葡萄糖注射液1ml/kg静脉注射,儿童给予25%葡萄糖注射液1ml/kg静脉注射。

【用药注意事项】

1.复苏过程中,应反复做心电图(ECG)检查或予以心电监护,以了解病

因及心脏受累程度,指导治疗。

2. 电击除颤复律(electricity,E),当出现室颤、室速、室上速时,可使用。

3. 复苏过程中,应详细、准确记录患儿的临床表现,实验室检查结果,心搏、呼吸停止与恢复的时间,抢救措施以及患儿对治疗的反应等。

4. 一期复苏后,应严密监护患儿,注意维持有效循环,积极实行脑复苏术,维持水、电解质平衡,加强呼吸道管理及预防感染。

5. 积极治疗原发病,避免再次出现心跳呼吸骤停。

6. 肾上腺素用量过大或皮下注射时误入血管后,可引起血压突然上升而导致脑出血。

7. 新生儿及 2 岁以下患儿碳酸氢钠用量超过每分钟 10ml 高渗溶液时可导致高钠血症、脑脊液压力下降甚至颅内出血。

第二节　休　　克

休克(shock)是由各种原因引起的循环灌流不良、不能满足重要生命器官代谢需要的急性综合征。由于不能为组织提供足够的氧以维持有氧代谢,细胞只能进行比较低效的无氧代谢,由此而产生的有机酸可导致代谢性酸中毒;如组织灌注继续不足,各种代谢性和全身性反应产物将导致机体生理功能的显著改变。由于休克常呈进行性发展,后期常造成多脏器损害。临床上最常见的原因有低血容量性、心源性和感染性休克。

【症状与体征】

1. **症状**　早期患儿表现为一些非特异性症状及体征,包括不能解释的心动过速,突然烦躁或哭闹、表情紧张、呼吸加快、尿量减少、肢端稍凉、外周皮肤发凉、花纹、苍白或发绀。神经系统症状常隐匿发生,可出现神志改变、意识模糊、易激惹、少哭少动、激惹与抑制交替出现,休克晚期可出现嗜睡、惊厥或昏迷。

2. **体征**　心率加快,呼吸加速,血压降低,脉压缩小,脉搏细弱、脉压减少,甚至不能触及脉搏,毛细血管再充盈时间延长(>2s),对疼痛刺激的反应性降低。休克进一步发展可出现腱反射抑制、瞳孔缩小、呼吸节律改变,肌张力降低及间歇性屈曲或伸展姿势。

【辅助检查】

1. 血气分析:提示代谢性酸中毒和低氧血症。

2. 血液生化：血乳酸增高，低血糖，肝、肾功能异常。

3. 血小板减少，凝血功能异常。

4. 蛋白尿。

【治疗原则】

1. 一般治疗原则

(1)治疗开始应保持呼吸道通畅，评估呼吸状态，给予吸氧，持续监测心率、血压和血氧饱和度。对于心功能不全，血氧分压<10kPa(75mmHg)者给予人工呼吸机辅助通气，以减少心脏做功。

(2)治疗过程中应连续评估患儿，结合 CVP 及血压、无创性心功能检测。有条件可测定中心静脉压、血氧饱和度、心指数等。

2. 用药目的与原则

(1)扩容复苏。

(2)血管活性药物。

(3)其他治疗包括治疗原发病，控制感染，纠正酸中毒和电解质紊乱，纠正低血糖，对于重症休克可使用肾上腺皮质激素。

(4)对于难治性休克对任何药物均无效时，可使用体外膜肺氧合(EC-MO)。

> ## 处　方

(1)扩容药物

①生理盐水或 2∶1等张含钠液：20ml/kg，30～60min 快速滴注。

②白蛋白：0.5～2g/kg，扩容效果好，可以减少输液总量。

③全血或血浆：10ml/kg，应尽量使用新鲜血。

(2)血管活性药物

①多巴胺：5～10μg/(kg·min)静脉滴注，为早期休克常用药物。

②肾上腺素：0.05～2.0μg/(kg·min)，常用于心肺复苏后的休克状态。

③多巴酚丁胺：5～10μg/(kg·min)静脉滴注，β_1 效应较多巴胺强，可加强心肌收缩力。

④去甲肾上腺素：0.05～1.5μg/(kg·min)，收缩血管使外周阻力增高，血压升高。

⑤米力农：负荷量 50～75μg/kg，维持量 0.5～0.75μg/(kg·min)。

⑥山莨菪碱：每次 1～3mg/kg，可调节微循环舒缩紊乱。

(3)纠正酸中毒：按碳酸氢钠毫摩尔数＝0.3×体重(kg)×BE 计算纠正

酸中毒。

(4)肾上腺皮质激素:甲泼尼龙,每次 20～30mg/kg,每 6h 1 次,1～2d 停用。

【用药注意事项】

1. 尿量是肾功能估计的良好指标,正常儿童尿量为 1～2ml/(kg·h),尿量＜1ml/(kg·h)提示肾灌注不良或低血容量。

2. 经过适当的补液治疗患儿仍有灌注不足,休克表现,需要应用血管活性药物。

3. 使用去甲肾上腺素,浓度高时,注射局部和周围发生反应性血管痉挛、局部皮肤苍白,时久可引起缺血性坏死。小儿应选粗大静脉注射并须更换注射部位,并且须防止药液漏出血管外。

4. 对高危患者实行持续监测,边诊断边治疗。

5. 治疗目标是毛细血管再充盈时间＜2s,脉搏正常,无中心性与外周的脉搏差异,四肢温暖,尿量＞1ml/(kg·h),神志正常,血压在相应年龄的正常范围。

第三节　急性呼吸衰竭

由于直接或间接原因导致呼吸功能异常,使肺不能满足机体代谢的气体交换需要,引起动脉血氧下降和(或)二氧化碳潴留称呼吸衰竭。其血气诊断标准为动脉血氧分压(PaO_2)＜6.7kPa(50mmHg),和(或)动脉血二氧化碳分压($PaCO_2$)＞6.7kPa(50mmHg)。并可依据血气分析分为Ⅰ型呼吸衰竭(低氧血症型呼吸衰竭);Ⅱ型呼吸衰竭(高碳酸低氧血症型呼吸衰竭)。

【症状与体征】

1. 原发病的临床表现　吸气性喉鸣为上气道梗阻的征象,呼气延长伴喘鸣是下气道梗阻的征象。

2. 症状　缺氧可出现面色发青或苍白,烦躁不安,甚至昏迷、惊厥。二氧化碳潴留则会有头痛、烦躁、多汗、肌震颤。四肢湿,皮肤潮红,唇红,眼结膜充血。严重者可有昏迷、抽搐。

3. 体征

(1)因肺部疾病所致呼吸衰竭,主要表现呼吸困难、三凹征、鼻翼扇动,呼吸增快是婴儿呼吸衰竭最早的表现,出现呼吸无力及缓慢提示病情极其严重。呼气性呻吟是婴儿及儿童呼吸衰竭的另一临床征象。

(2)中枢性急性呼吸衰竭主要表现为呼吸节律不齐,早期多为潮式呼吸,晚期出现抽泣样呼吸、叹息、可有呼吸暂停。

(3)低氧血症可表现为发绀,心、肝、脑、肾、胃等重要器官障碍或衰竭。

(4)二氧化碳潴留可表现为淡漠、嗜睡、谵语,严重者可有视盘水肿乃至脑疝;早期心率快,血压上升,严重时心率减慢,血压下降,心律失常。

【辅助检查】

1. 水与电解质紊乱 血钾多偏高,但饥饿、入量少、使用脱水药与利尿药,又常引起低血钾、低血钠,血氯、血钙减低。

2. 血气分析 不同程度的动脉血氧分压降低,和(或)动脉血二氧化碳分压升高。代谢性酸中毒、呼吸性酸中毒。

【治疗原则】

1. 一般治疗原则

(1)基本原则是改善氧气摄取及促进二氧化碳排出,维持血气接近正常。早期及轻症用一般内科疗法即可,晚期或危重病例,则需气管插管或气管切开,进行机械通气。

(2)当存在难以解除的上气道梗阻,需清除大量下呼吸道分泌物,吞咽麻痹、呼吸肌麻痹或昏迷,欲开放气道机械通气时,应行气管插管及切开。

(3)机械通气,利用呼吸机产生间歇正压,将气体送入肺内再借胸廓和肺的自然回缩完成呼气。呼吸机的作用是改善通气功能和换气功能,减少呼吸肌做功,也有利于保持呼吸道通畅。

2. 用药目的与原则

(1)A(birway)气道管理和通畅气道:湿化、雾化及排痰;解除支气管痉挛和水肿。

(2)B(breathing,brain)保障呼吸和大脑功能:给氧;根据呼吸功能障碍不同,改善血气,必要时机械通气;呼吸兴奋药,根据病情慎用;降颅压、控制脑水肿阻断恶性循环。

(3)C(cardia 和 circulation)维持心血管功能:强心、利尿、血管活性药。

(4)D(drug)其他药物治疗:针对病因对症用药,如纠酸。

(5)E(etiology)病因治疗:抗生素及抗病毒药物的应用。

(6)F(fluid)液体治疗:保证并控制入量,一般 60~80ml/(kg·d),脑水肿时 30~60ml/(kg·d)。

(7)肺表面活性物质与一氧化氮吸入

①PS 主要功能是降低肺泡表面张力防止肺不张。

②NO 是选择性肺循环血管扩张药,用于肺动脉高压及严重低氧血症,以降低肺内分流。

处　方

(1)雾化药物

①蒸馏水或生理盐水。

②氨溴索:促排痰药,每次 7.5～15mg,每日 2～3 次。

③布地奈德:<1 岁,每次 0.5mg,每日 2～4 次;>1 岁,每次 1.0mg,每日 2～4 次。

④特布他林:0.25mg,2～4/d。

(2)呼吸兴奋药

①尼可刹米:<6 个月,每次 75mg;1 岁,每次 125mg;4～7 岁,每次 175mg。

②洛贝林:肌内注射或皮下注射,每次 1～3mg;静脉注射,每次 0.3～3mg,必要时每隔 30min 可重复使用。

③多沙普仑:0.5～1.5mg/kg,可用于镇静、催眠药中毒,12 岁以下儿童慎用。

(3)降颅内压:25%甘露醇,用量为每次 0.5～1g/kg。

【用药注意事项】

1. 呼吸兴奋药对神经肌肉病所致的急性呼吸衰竭无效,仅用呼吸兴奋药而不改善气道阻塞,将增加呼吸肌无效功,使之疲劳反而加重急性呼吸衰竭。

2. 呼吸兴奋药的选择性作用与剂量有关,如使用剂量过大可引起惊厥、中枢神经抑制及昏迷,严重者可致死,而所引起的昏迷状态不能用中枢兴奋药解救。为防止用药过量引起中毒,一般应交替使用,严格控制剂量及用药间隔时间,并密切观察病情。

3. 注意呼吸衰竭时对机体各系统正常功能的影响。

4. 注意呼吸机治疗带来的危害如肺部感染或全身的败血症;气管插管及切开造成的痰块堵塞,气管插管脱落;气管插管拔除后的喉水肿;长期气管切开可造成局部溃疡、坏死、气管狭窄;机械通气所致压力损伤。

第四节 急性肾衰竭

急性肾衰竭(acute renal failure,ARF)指由于肾自身和(或)肾外各种原因引起的肾功能在短期内(数小时或数天)急剧下降甚至丧失,导致代谢产物堆积,患儿出现氮质血症、水及电解质紊乱和代谢性酸中毒的一组临床综合征。急性肾衰竭依常见的病因可分为肾前性、肾实质性和肾后性3大类。

【症状与体征】

少尿型急性肾衰竭,临床过程分为3期。

(1)少尿期:①水钠潴留,患儿全身水肿、胸腔积液、腹水、高血压、肺水肿、脑水肿和心力衰竭。②电解质紊乱,"三高三低",即高钾、高镁、高磷;低钠、低钙、低氯。③代谢性酸中毒,表现为恶心、呕吐、疲乏、嗜睡、呼吸深快、面色灰、口唇樱红、食欲缺乏,甚至昏迷。④尿毒症,因肾排泄障碍使各种毒性物质在体内积聚所致。可出现全身各系统中毒症状。消化系统可表现为食欲缺乏、恶心,呕吐和腹泻等,严重者出现消化道出血或黄疸;心血管系统表现为高血压和心力衰竭,还可发生心律失常、心包炎等;神经系统症状可表现为嗜睡、神志混乱、焦虑不安、抽搐、昏迷和自主神经功能紊乱如多汗或皮肤干燥,还可表现为意识、行为、记忆、感觉、情感等多种功能障碍;血液系统常伴有正细胞正色素性贫血,出血倾向。⑤感染,以呼吸道和尿路感染多见。

(2)多尿期:全身水肿减轻,24h尿量达250ml/m² 以上,可出现脱水、低钠和低钾血症。早期氮质血症持续甚至加重,后期肾功能逐渐恢复。

(3)恢复期:肾功能改善,尿量恢复正常,血尿素氮和肌酐逐渐恢复正常,而肾小管功能需要数月才能恢复正常,少数患者转为慢性。患儿可表现为虚弱、无力、消瘦、营养不良、贫血和免疫功能低下。

【辅助检查】

1. 尿液检查 少尿(每日尿量<250ml/m²)或无尿(每日尿量<50ml/m²),尿比重及尿渗透压降低,蛋白尿、镜检可见颗粒管型和红细胞管型。

2. 血液生化检查 血清肌酐≥176μmol/L,血尿素氮≥15mmol/L,或每日血肌酐增加≥88μmol/L,血尿素氮增加≥7.5mmol/L;肾小球滤过率每分钟≤30ml/1.73m²;有酸中毒、电解质紊乱。

3. 肾影像学检查 ①腹部X线平片、IVP;②超声;③CT;④MRI,有助于了解肾的大小、形态,血管及输尿管、膀胱有无梗阻,也可了解肾血流量、肾小球和肾小管的功能。

4. 肾活检　对原因不明的 ARF 肾活检是可靠的诊断手段,可帮助诊断和评估预后。

【治疗原则】

1. 一般治疗原则

(1)祛除病因和治疗原发病,避免接触肾毒性物质,严格掌握肾毒性抗生素的用药指征,密切监测尿量和肾功能变化。

(2)饮食和营养,应选择高糖、低蛋白、富含维生素的食物,尽可能供给足够的能量。

(3)控制水、钠摄入,坚持"量入为出"的原则。每日液体量控制在:尿量＋显性失水(呕吐、大便、引流量)＋不显性失水－内生水。

(4)非手术治疗无效者,应尽早进行透析。

2. 用药目的与原则

(1)维持水、电解质、酸碱平衡:①高钾血症、低钙血症、高磷血症的治疗;②低钠血症,稀释性低钠应严格控制水分入量,缺钠性低钠适当补充高渗盐;③纠正代谢性酸中毒,当血浆 HCO_3^- ＜12mmol/L,或动脉血 pH＜7.2,可补充 5% 碳酸氢钠。

(2)低钙抽搐:静脉给予葡萄糖酸钙同时给予镇静药。

(3)严重水钠潴留:可用利尿药及扩张肾血管;高血压脑病应用降压药。

(4)控制感染。

处　方

(1)纠正电解质紊乱及酸碱失衡

①高钾血症:每 3～4mg 葡萄糖配 1U 胰岛素,每次用 1.5mg/kg 可暂时降低血钾 1～2mmol/L。

②低钠血症:3% NaCl 1.2ml/kg,可提高血钠 1mmol/L。

③酸中毒:5% $NaHCO_3$ 1ml/kg,可提高血 HCO_3^- 1mmol/L。

④低钙抽搐:静脉给予 10% 葡萄糖酸钙注射液 10ml。

⑤高磷血症:口服 10% 氢氧化铝凝胶,每次 10ml,每日 3～4 次。

(2)少尿及水钠潴留的治疗

①呋塞米:注射剂量为每次 1～2mg/kg,每日 1～2 次。

②多巴胺及多巴酚丁胺:各 10mg 加在 10% 葡萄糖注射液 100ml 内,以 5μg/(kg·min)静脉滴注,每日 1 次,连用 7d。

（3）高血压脑病

①硝普钠：5～10mg 加在 10％葡萄糖注射液 100ml 内，以 1.5μg/(kg·min)静脉滴注，开始 0.2μg/(kg·min)，以后每 5min 增加 0.1～0.2μg/kg，直至产生疗效或出现不良反应，最大剂量 4～5μg/(kg·min)。

②硝苯地平：为 0.25～0.5mg/kg，舌下含服。

③普萘洛尔：0.5～4mg/(kg·d)，分 4 次口服。

（4）抗惊厥

①10％水合氯醛：每次 0.5～1ml/kg，射肛。

②苯巴比妥：每次 5～10mg/kg，肌内注射。

③地西泮：每次 0.3～0.5mg/kg，静脉注射。

【用药注意事项】

1. ARF 患儿对洋地黄制剂非常敏感，应慎用。

2. 高钾血症应限制高钾饮食和药物，不输陈旧血。

3. 纠正代谢性酸中毒后，注意预防低钙抽搐。

4. 多尿期应注意补充钾、钠，适当限制水分入量，重点是维持水、电解质和酸碱平衡，控制氮质血症和防止各种并发症。

5. 蛋白质摄入量宜控制至每日 0.6～0.8g/kg，并补充足够的热量每日 30～35kcal/kg。

第五节 小儿颅内高压

颅内压为颅内容物对密闭、容量固定的颅腔所施加的压力。颅内容物包括脑组织、脑脊液及血液，由于颅内容量几乎是不可压缩的，上述任何一种成分的增加均会占用另外两种成分的空间，引起脑容积和重量增多，并出现颅内压增高。

【症状与体征】

1. 颅压增高的症状与体征

（1）症状：头痛，喷射性呕吐，视力改变，易激惹，步态异常，进行性意识不清。婴幼儿尖声哭叫，烦躁不安，拍打头部。

（2）体征：反应迟钝，展神经麻痹，视盘水肿，血压增高，心动过速，呼吸不规则，肌张力增高，中枢性发热。小婴儿囟门隆起，骨缝裂开。

2. 脑疝的症状与体征

(1)症状:昏迷,肢体松软,呼吸不规则或消失。

(2)体征:去脑强直,瞳孔缩小或固定,中枢性呼吸衰竭或过度通气,血压、心率波动。小脑幕切迹疝引起瞳孔忽大忽小,双侧大小不等;同侧瞳孔不均,反射消失、眼睑下垂。

【辅助检查】

1. 实验室检查　脑脊液压力、侧脑室穿刺测压、前囟测压增高。

2. 头颅 X 线平片　慢性者可见指压迹征,骨皮质变薄,骨缝裂开,脑萎缩。

3. CT　脑组织丰满,脑沟回变浅,外侧裂缩小,脑室缩小。

4. MRI　脑水肿、脑疝。

【治疗原则】

1. 一般治疗原则

(1)祛除病因,减少颅内容量。

(2)吸氧,安静卧床休息,维持水、电解质和酸碱平衡。

(3)机械通气,控制 $PaCO_2$,过度通气。

(4)头部低温治疗。

2. 用药目的与原则

(1)渗透性利尿药。

(2)利尿药。

(3)肾上腺皮质激素常用于治疗脑水肿,其对肿瘤或感染引起的脑水肿有效。

(4)镇静药。

> **处　　方**

(1)甘露醇:0.25~1.0g/kg,每 4~8h 1 次。

(2)呋塞米:每次 0.5~1mg/kg,静脉滴注。

(3)肾上腺皮质激素:①地塞米松,0.5~1mg/kg,静脉注射。②甲泼尼龙,1~2mg/kg,静脉注射。

【用药注意事项】

1. 应用高渗脱水剂时,每次 15~30min,否则达不到脱水目的。

2. 注意适当补充液体和电解质。

3. 当原发感染的病原不明或不易控制时,慎用激素。

4. 长时间使用激素要逐渐减量停药,不宜骤停,以免复发或出现肾上腺皮质功能不足症状。

第六节 急性中毒

某些物质接触人体或进入体内后,与体液和组织相互作用,破坏机体正常的生理功能,引起暂时或永久性的病理状态或死亡,这一过程称为中毒。造成小儿中毒的原因主要是由于年幼无知,缺乏生活经验,不能辨别有毒或无毒,因此小儿接触的各个方面都可能发生中毒,且常为急性中毒。在青春期,面对挫折,由于其心理脆弱,服毒自杀的情况也可见到。

【症状与体征】

1. 症状 首发症状多为腹痛、腹泻、呕吐、惊厥或昏迷。

2. 体征 要注意有重要诊断意义的中毒特征,如呼气、呕吐物与某种物质相关的特殊气味;口唇甲床是否发绀或樱红;出汗情况;皮肤色泽;呼吸状态、瞳孔、心律失常、神志、幻觉、肌肉震颤及麻痹等。

3. 搜寻中毒的证据 检查衣服、皮肤及口袋中是否留有毒物,检查现场需注意患儿周围是否留有剩余毒物,尽可能保留患者饮食、用具,以备鉴定。仔细查找吐出物、胃液或粪便中有无毒物残渣。

【辅助检查】

1. 毒物鉴定 采集患儿呕吐物、血、尿、便或可疑的含毒物品进行鉴定。

2. 血液生化 明确有无心、肝、肾等重要脏器的受损。

【治疗原则】

1. 一般治疗原则

(1)尽快清除未被吸收的毒物:接触中毒时应脱去衣服,用大量清水冲洗毒物接触部位;对于吸入中毒,应将患儿移离现场,放置在通风良好、空气新鲜的环境;对口服中毒的患儿,应催吐、洗胃、导泻、洗肠。

(2)防止及减少毒物的吸收:注射或有毒动物咬伤所致的中毒,在肢体近心端加止血带,阻止毒物经静脉或淋巴管弥散;对口服中毒的患儿,应给予拮抗药直接与未被吸收的毒物发生作用。

(3)促进毒物的排泄和解毒:输液、利尿、血液净化方法、高压氧。

(4)监测患儿的生命体征:血氧饱和度、心率和心电图;建立静脉输液通路。

2. 用药目的与原则

(1)特异性解毒药:根据毒物选用相应的解毒药。

(2)对症治疗:抗惊厥,维持呼吸、循环、脑、肾等重要器官的功能。

处　方

(1)一般治疗

①生理盐水彻底洗胃。

②导泻,20%甘露醇 100ml,口服;硫酸镁 1g/kg,加水 50～250ml,口服。

③静脉滴注碳酸氢钠 1～2mmol/kg 碱化尿液;维生素 C 1～2g 酸化尿液。

(2)特异性解毒药

①有机磷中毒:阿托品每次 0.05～0.1mg/kg,每 5～10min 1 次,至瞳孔散大,肺水肿消退,逐渐减量至每次 0.01～0.02mg/kg,每 30～60min 1 次,静脉射注,轻中度酌减。碘解磷定,每次 15～30mg/kg,配成 2.5%溶液静脉滴注,2h 后可重复。

②重金属中毒:二巯丙磺钠,5%溶液 0.1ml/kg,肌内注射,第 1 天 3～4 次,以后递减,共 3～7d,总剂量 30～50ml。依地酸钙钠,1～1.5g/(m^2 · d),肌内注射,每 12h 1 次;或每次 15～20mg/kg,配成 0.3%～0.5%注射液静脉滴注,每日 2 次,共 5d。硫代硫酸钠,每次 10～20mg/kg,配成 5%～10%注射液静脉或肌内注射,每日 1 次,3～5d。

③氰化物中毒:亚硝酸钠 6～10mg/kg,配成 1%注射液静脉注射,3～5min 注入,注意血压下降时予肾上腺素。亚甲蓝,每次 1～2mg/kg,配成 1%注射液静脉注射,0.5～1h 后可重复。

④麻醉药、镇静药中毒:纳洛酮每次 0.01mg/kg,静脉注射。如无效增加至 0.1mg/kg,可重复或静脉滴注维持。

⑤毒鼠药中毒:维生素 K$_1$ 10mg 肌内注射或静脉注射,每日 2～3 次,持续 3～5d。

⑥亚硝酸盐中毒:亚甲蓝 1～2mg/kg 配成 1%注射液静脉滴注;维生素 C 500～1000mg/kg 加在葡萄糖注射液中静脉滴注。

⑦汞、铅中毒:青霉胺 100mg/(kg · d),不超过 1g 口服。

⑧抗胆碱能化合物:水杨酸毒扁豆碱 0.5～2mg,缓慢静脉注射。

【用药注意事项】

1. 管理好药品及家庭日常用的灭虫、灭蚊、灭鼠剧毒药品,避免小儿接触。

2. 催吐及洗胃时注意防止误吸。

3. 强酸或强碱等腐蚀性毒物中毒禁忌催吐及中和剂,以免加重损伤。

4. 牛奶、豆浆、蛋清为常用且安全的中和剂,且有保护黏膜延缓吸收的作用。

5. 1:5000 高锰酸钾溶液可以氧化解毒。

第七节 热 性 惊 厥

热性惊厥是儿童期最常见的惊厥之一(占全部小儿的 5%~6%),在各类小儿惊厥中约占 1/3。

【症状与体征】

1. 初次发作年龄 3 个月至 5 岁。

2. 在上呼吸道感染或其他感染性起病初期,体温升至>38℃时突然出现惊厥,多是一过性(多持续时间<5min,可自行缓解)。

3. 神经系统检查无持续性意识障碍,无脑膜刺激征及病理反射,无种属神经系统局灶征。

4. 脑脊液检测正常,脑电图正常或轻度节律异常,在 1 周内恢复正常。

5. 必须排除颅内感染和其他引起惊厥的器质性或代谢性异常方可诊断此病。

6. 既往没有无热惊厥史。

【辅助检查】

1. 必需的检查项目包括血常规、尿常规、大便常规;肝肾功能、电解质、血糖检测;脑电图检查。

2. 疑有颅内感染,特别是<1 岁婴儿,应腰穿脑脊液检查。

3. 疑有感染或其他颅内病变者可选择病原微生物检查、影像学检查。

【治疗原则】

1. 一般治疗原则

(1)尽快控制惊厥发作,积极治疗原发病,控制感染,恢复正常体温。酌情预防惊厥的复发

(2)对于高危患者,长期抗癫痫药物预防治疗

2. 用药目的与原则

(1)抗惊厥:惊厥持续 5min 以上进行止惊药物治疗,可选用苯二氮䓬类、水合氯醛、苯巴比妥钠等。

(2)预防治疗:丙戊酸钠等。

处　方

(1)惊厥持续 5min 以上给予止惊药物

①苯二氮䓬类:为一线药物。地西泮 0.2～0.5mg/kg 缓慢静脉推注,最大剂量不超过 10mg。

②水合氯醛:10％水合氯醛 0.2～0.5ml/kg 保留灌肠。

③苯巴比妥钠:惊厥未能控制或再次发作,负荷量 15～20mg/kg。

(2)有高危因素者长期抗癫痫药物预防

丙戊酸钠口服液:＞20kg 儿童,每日 15～30mg/kg,分 2 次口服;＜20kg 儿童,每日 20mg/kg,分 2 次口服。

【用药注意事项】

地西泮可致嗜睡、轻微头痛、乏力、运动失调,与剂量有关;长期应用可致耐受与依赖性,突然停药有戒断症状出现,宜从小剂量用起;幼儿中枢神经系统对本药异常敏感,应谨慎给药。丙戊酸钠缓释片可蓄积在儿童发育的骨骼上,应注意。